淋巴水肿管理

（第4版）

Lymphedema Management

The Comprehensive Guide for
Practitioners, Fourth Edition

主 编
〔美〕约阿希姆·恩斯特·楚特（Joachim Ernst Zuther）
〔美〕史蒂夫·诺顿（Steve Norton）

主 译
张 路 宋 坪 高铸烨 许 斌

北京科学技术出版社

Copyright © 2018 of the original English language edition by Thieme Medical Publishers, Inc., New York, USA.
Original title: Lymphedema Management, 4/e by Joachim E. Zuther / Steve Norton
本书原始英文版版权自2018年起由位于美国纽约市的蒂姆医学出版社有限公司所有。
原英文书名：Lymphedema Management, 4/e by Joachim E. Zuther / Steve Norton

著作权合同登记号　图字：01-2018-2752

图书在版编目（CIP）数据

　淋巴水肿管理：第4版 /（美）约阿希姆·恩斯特·楚特（Joachim Ernst Zuther），（美）史蒂夫·诺顿（Steve
Norton) 主编；张路等主译 . — 北京：北京科学技术出版社，2020.9
　书名原文：Lymphedema Management：The Comprehensive Guide for Practitioners，Fourth Edition

　ISBN 978-7-5714-0568-7

　Ⅰ.①淋… Ⅱ.①约… ②史… ③张… Ⅲ.①淋巴水肿–诊疗–指南 Ⅳ.① R551.2-62

　中国版本图书馆 CIP 数据核字（2019）第 289160 号

策划编辑：何晓菲		网　　址：www.bkydw.cn	
责任编辑：何晓菲		印　　刷：北京捷迅佳彩印刷有限公司	
责任校对：贾　荣		开　　本：889mm×1194mm　1/16	
封面设计：北京永诚天地艺术设计有限公司		字　　数：900 千字	
图文制作：北京永诚天地艺术设计有限公司		印　　张：37	
责任印制：吕　越		版　　次：2020年9月第1版	
出 版 人：曾庆宇		印　　次：2020年9月第1次印刷	
出版发行：北京科学技术出版社		ISBN 978-7-5714-0568-7	
社　　址：北京西直门南大街16号			
邮政编码：100035			
电　　话：0086-10-66135495（总编室）			
0086-10-66113227（发行部）			

定　　价：298.00元

主 编 简 介

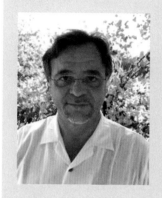

约阿希姆·恩斯特·楚特（Joachim Ernst Zuther）

综合消肿治疗临床讲师（CDT Clinical Instructor），北美淋巴学协会认证淋巴水肿治疗师（CLT-LANA），淋巴研究学院（Academy of Lymphatic Studies）创始人与理事，北美淋巴水肿教育协会（North American Lymphedema Education Association, NALEA）创始成员。现居美国佛罗里达州塞巴斯蒂安市（Sebastian,Florida, United States）。

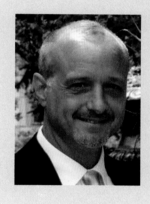

史蒂夫·诺顿（Steve Norton）

综合消肿治疗临床讲师（CDT Clinical Instructor），北美淋巴学协会认证淋巴水肿治疗师（CLT-LANA），诺顿淋巴治疗学校（Norton School of Lymphatic Therapy）创始人与执行理事，北美淋巴水肿教育协会（North American Lymphedema Education Association, NALEA）创始成员。现居美国新泽西州詹姆斯堡市（Jamesburg, New Jersey, United States）。

审译者名单

主　审

张允岭　杨龙会　陆永辉

主　译

张　路　中国中医科学院西苑医院

宋　坪　中国中医科学院

高铸烨　中国中医科学院西苑医院

许　斌　资深译审

译　者　（按姓氏拼音排序）

胡冕华　自由译者

贾冠春　中国中医科学院西苑医院

蒋　磊　德国汉诺威医科大学康复医院

蒋兆媛　中国中医科学院

李　佳　自由译者

刘　丽　首都医科大学

沈建武　中国中医科学院西苑医院

宋玉娟　深圳市龙华区中心医院

王　晶　中国中医科学院西苑医院

王明月　中华健康快车基金会

王晓东　天津医科大学总医院

徐　峰　中国中医科学院西苑医院

徐敬东　首都医科大学

杨添淞　黑龙江中医药大学附属第一医院

袁　远　首都医科大学

张　超　天津中医药大学第一附属医院

张子隽　中国中医科学院

行政秘书：张莉莉　中国中医科学院西苑医院

文字秘书：吴敏清　香港基督教家庭服务中心－香港中文大学中医诊所暨教研中心（观塘区）

蔡海燕　北京中医协会

主译简介

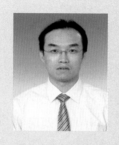

张 路

医学博士，副主任医师，硕士研究生导师。助理翻译（英），欧盟德语中级2水平。就职于中国中医科学院西苑医院针灸科，现主持科室日常科研、教学、外事培训工作。长期从事徒手治疗技术翻译引进与临床转化应用工作，曾主持翻译《全身关节松动术》，参译《解剖列车》（第三版）。依托翻译引进技术开展临床特色专病门诊2个；另从事现代新材料技术在针灸器具方向创新研发，申请国际、国家发明专利多项，主持或主要参与新材料针具研发多个，依托新针具临床转化项目，开展针灸周围神经刺激技术、痛风局部止痛技术、放血技术等多项特色针灸技术，主持或主要参与各级各类课题6项，以第一作者或通信作者身份发表SCI论文3篇，国内核心期刊收录论文10余篇，依托自主课题培养硕士研究生5名。荣获"北京市中医住院医师规范化培训十佳教师"荣誉称号。

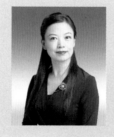

宋 坪

医学博士，博士研究生导师。中国中医科学院国际合作处处长，中国中医科学院广安门医院皮肤科主任医师，九三学社中央科技委副主任兼秘书长，中华中医药学会皮肤病专业委员会常委兼副秘书长，中国中医药信息学会中西医结合皮肤病专业委员会副主任委员，中国卫生监督协会健康相关产品安全专业委员会副主任委员。从事中医皮肤科临床工作20余年，以及国际合作交流、科研管理等行政工作7年。长期坚持临床一线，秉承名老中医学术思想，传承挖掘创新，在治疗银屑病、湿疹、痤疮等皮肤科常见难治性疾病方面有独到见解及较好疗效。主持国家自然科学基金等各级各类科研课题21项，承担并完成国际合作课题1项；近年在核心期刊发表学术论文86篇。作为特约专家，在中央电视台、北京电视台等多个媒体的专栏节目进行皮肤健康咨询。曾获得全国卫生系统"青年岗位能手"称号，国家中医药管理局"巾帼建国标兵"称号。

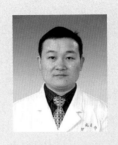

高铸烨

博士，主任医师，硕士研究生导师。中国中医科学院西苑医院教育处副处长，兼任《世界中医药杂志》常务编委，中国中西医结合学会活血化瘀专业委员会秘书长，中华中医药学会内科专业委员会青年委员，中国中西医结合学会心血管病专业委员会心血管病临床研究方法专业组委员，北京市中医住院医师规范化培训内科委员会委员。从事中西医结合临床工作20年，从事教学培训工作9年，承担及参与国家级、省部级项目21项，发表论文102篇，参编著作5部。获国家科学技术奖二等奖、中国中西医结合学会科技奖等奖励8项。

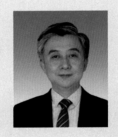

许 斌

翻译学硕士，美国蒙特雷国际研究学院国际会议口译硕士。历任高校外语教师、政府部门国际合作与交流负责人、美国CNS研究中心访问学者、新东方口译教师、国家外文局培训中心特聘口译专家、自由译者（同传、交传和译审）。笔译累计数百万字、口译数百场，参加过多部译著的翻译出版。

译者前言

10年前我曾在门诊接待了一名乳腺癌术后导致右上肢淋巴水肿的患者，她的肢体肿胀厉害，影响手指、肘关节活动。她问我："医生，有没有什么方法可以治疗？"当时，我只能告诉她一些诸如避免用右侧肢体测量血压、注意卫生、预防感染等简单的护理建议。从她眼中，我似乎看到了一丝失望。

时光荏苒，白驹过隙，8年后我在北京协和医院组织的一个学术讲座上第一次了解到欧美地区有专门治疗淋巴水肿的徒手治疗技术，这不禁让我回忆起当年的那个患者，医生的职责即是尽己所能帮患者解决临床问题，于是从2017年起，我开始系统学习和了解此项技术，以期日后能帮助罹患此病的患者。

由于我时常翻译一些专业文献和书籍，2018年春季，出版社的编辑找到我，咨询我一本大部头的医学专著是否有引进价值，仅第一眼，我就被打动了，书名是《淋巴水肿管理》（第4版）。我看了看书的体量，近600页的大开本，这本书是关于淋巴水肿治疗的综合方案，内容非常经典，但至今没找到合适的译者，可能是国内目前这个技术还不够普及，了解的医生不多，再有就是工作量太大了！我有些犹豫，是啊，工作量太大了。可当我想起初入医学院校时的一句誓言："你以生命相托，我便全力以赴"，此类疾病虽然无关生死，但也是亟须解决的临床问题。不仅是乳腺癌术后上肢水肿，妇科肿瘤术后下肢水肿、原发性淋巴水肿的病患也很多，肿胀的身体会给患者造成活动障碍、容易感染、局部硬化、影响社交和心理负担等诸多问题。于是，我便不再犹豫，对编辑说："我来主持翻译，这项工作对患者来说太有意义了。"

此后近一年多时间，译者们开始了艰辛的工作，此书主要译者包括针灸推拿学科的一线中青年临床医师、基础医学专业的教师、外事工作者和教学管理者，一线的临床、教学、外事、管理工作是紧张而忙碌的，他们经常挑灯夜战、字斟句酌、反复推敲、组内讨论、请教专家、查阅文献，历经四季，译稿初现。

本书堪称淋巴水肿治疗技术的经典之作。全书大致分三部分，第一部分介绍淋巴系统解剖、生理、病理生理基础知识；第二部分介绍淋巴水肿的治疗总则、徒手淋巴引流技术、多层弹力绷带的制作原理和具体应用、弹力衣如何制作和使用、日常如何指导患者护理等；第三部分介绍了如何在医疗机构中建立淋巴水肿专病门诊，以及欧美地区对此的医疗保障制度。全书图文并茂，逻辑清晰，细节叙述到位，是一部系统学习该技术方案的经典指导书。在临床实际中，我们按照书中技术治疗了多名淋巴水肿患者，确实收到了可喜疗效，一时间我又想起了10年前的那名患者，觉得，如果当时就掌握此项技术该多好呢。

特别值得感谢的是，我们的工作得到了诸多专家指导，中国中医科学院西苑医院张允岭教授、中国中医科学院杨龙会教授、中国中医科学院西苑医院陆永辉教授对译稿进行了专业审定。知名翻译专家许斌先生在语言翻译上给予了大力支持，并作为主译之一参与具体工作，另有几位语言学老师分别参与了部分章节的文字翻译处理工作，在此一并感谢。

另外，此书的顺利出版得到了中国中医科学院及西苑医院、北京市中医管理局的大力支持。中国中医科学院与德国汉诺威医科大学合作，在德国汉诺威医科大学康复医学部筹建了"中国德国中医药中心"，汉诺威医科大学康复医学部医师亦参与了本书的翻译工作。本书将作为"北京市针灸推拿学科住院医师规范化培训"精品选修课教程。译者的翻译工作获得以下机构或项目的支持：中国德国中医药中心（国家中医药管理局国际合作专项）；北京市中医药管理局教学改革项目——中医住院医师规范化培训三优教学团队建设。

本书适合物理医学与康复学医师、治疗师，针灸推拿学医师，乳腺外科、妇科、肿瘤科医师及护士学习使用；同时，关注淋巴系统的医学院校教师及学生也可参考使用；从事促进健康人体淋巴引流工作的美容技师亦可学习本书中介绍的基础徒手淋巴引流手法。

需要说明的是：徒手淋巴引流技术与按摩是不同的概念，具体解释见本书第 4 章，但手法治疗在中国普遍称为"按摩"，如翻译成"手法作用""手法治疗"等其他名词可能引起误解，故本书第 5 章具体手法治疗步骤中仍使用了"按摩"字样，读者须注意，此处按摩，非传统按摩技术，是针对于淋巴引流的特定手法治疗。

由于水平有限，翻译过程中难免出现纰漏，如在使用中发现问题，敬请读者指正。

译者代表：张路

2020 年 6 月

第 4 版序

Steve Norton 和 Joachim E. Zuther 想请我为他们的著作——《淋巴水肿管理》(第 4 版)——撰写序，起初我颇感忐忑，但想到他们是业内学识渊博的医师和杰出的教育家，便随即欣然应允。此次能够助其一臂之力，我荣幸之至且乐而为之。

我最初从事的是基础淋巴学的研究工作，不久，我的兴趣转移到多模式淋巴系统影像学领域，1989 年在亚利桑那大学时，Charles Witte、Marlys Witte 和我都对淋巴水肿 - 血管发育不良患者的临床治疗和评估产生了浓厚兴趣。值得关注的是，尽管医师和治疗师对淋巴水肿患者及其可能出现的问题的认知不断加深（尤其在美国），但仍然任重道远，哪怕在我所在的医学院，医学课程中都始终未曾涉及过淋巴水肿 / 脂血症患者，以及那些未得到重视却身患复杂的、有时还会危及生命的淋巴系统异常症患者。尽管我们拥有世界知名的临床医师、教育工作者和最先进的影像学技术并一直开展临床研究，但淋巴水肿系统疾病仍然普遍存在。除了某些解剖学领域，淋巴系统的研究范围最小，但淋巴治疗师数量的增长却一直激励着我们不断前行，Joe 和 Steve 都为此做出了巨大贡献，他们通过自己医学院校的良好声誉，指导并培养了许多训练有素、积极进取且小有成就的治疗师（还有医师）。无论是对于淋巴学的顺利发展，还是美国淋巴医师的师资培养，亦或是最终得到治疗的淋巴疾病患者，他们都做出了巨大贡献，当得起所获的荣誉。

本书保留了之前版本风格，对解剖学、生理学和病理生理学配有简明模式设计，并扩充了综合治疗章节，最后一章为诊所行政管理事务。本书适合本领域从业者在教学及治疗过程中使用。各章节内容流畅，Steve 和 Joe 带领多名业内专家，以简洁的语言向读者分享了大量专业知识，并进行融汇概括。本书内容有深度，却通俗易懂，便于携带及使用。

本书第 4 版对前几章进行了更新和修订，力求在保持篇幅可控的同时便于读者理解。特别增加了针对头部、颈部、乳房和躯干淋巴水肿等更为深入的研究主题，还包括诸如肥胖、针对癌症幸存者的综合消肿治疗（complete decongestive therapy, CDT），以及运动指南中的相关发现等主题。第 4 版对涉及影像学、遗传学、患者生活质量及其他研究领域等实践内容的章节和 ICD-10 代码的更新均做了修订。第 4 版涵盖 140 多个新影像技术和 30 多个新图表，还包括了诸多知名专家的研究成果：Karen Louise Herbst 博士进一步探讨了淋巴水肿及其相关疾病（Dercum 病、Madelung 病）的治疗方法；Jay W. Granzow 博士介绍了可以联合外科手术（多种手术相联合或分期手术）治疗淋巴系统疾病，如血管化淋巴结移植术（VLNT）、吻合及旁路技术，负压辅助蛋白质去脂术（SAPL）等；Frank Aviles（PT）分享了用于综合治疗的高级创伤护理法；Nicole L. Stout（DPT）增加了关于早期干预和保守治疗的章节，以强调通过前瞻性监测和适当调整治疗的方法来识别淋巴水肿的重要性；Julie M. Soderberg（PT）对专业淋巴外科医师如何在实际操作中结合传统疗法和技术做了相应补充；Susan Struckhoff Allen（OT）、Dawn Fries Brinkmann（OT）和 Sandra Elizabeth Harkins（PT）共同提出了"家庭淋巴水肿疗法"，这是针对越来越多的家庭护理专业人员遇到淋巴水肿及其他综合水肿病症时所需的调整疗法；Joy C. Cohn（PT）增加了"通过邮寄方式试穿弹力衣"的新内容，阐述了从强化治疗阶段到自我管理阶段的所有重要转变，弹力衣的合身剪裁、加工生产、功能用途以及患者自主性等关键方面；John Beckwith（PT）对其原有的"创伤专家治疗水肿的方案"内容做了扩充，探讨了伤口愈合中徒手淋巴引流的基本原理和使用负压创面治疗（NPWT）吸引时的按压手法。最后，两位编者也对本版内容做了扩充：Steve 补充了小儿淋巴水肿和儿科 CDT 两个新专题；Joe 对连续间歇性充气加压治疗的章节（常存在争议）做了进一步阐述，包括相关禁忌证的介绍，以及如何将这些设备应用于淋巴水肿的治疗中。

更新后的第 4 版令人欣喜振奋，它将成为治疗各种淋巴系统疾病的宝贵资源和应用指南。对于想成为淋巴治疗师的学生而言，本书实用性强，资料翔实，具有参考价值。对于力求文字简明清晰、信息丰富的健康专家和研究人员及那些喜欢可以快速检索且参考文献齐全的指南且具有丰富经验的临床医师来说，本书系统全面、信息量大，是一本从业人士不可或缺的案头参考书。感谢 Steve 和 Joe 为此做出的努力！

Michael Bernas, MS

第 4 版前言

应出版商要求我们出版了本书的第 4 版。我们日渐认识到，对淋巴水肿的认识和治疗应用正在各地迅速扩展。近期本书第 3 版日文版的发行令人振奋，因为这使得日本患者和治疗师能够获取这些专业知识，这也促进了日本淋巴水肿框架工程的建设。在各种情境下，学习应用 CDT 方案，被证明是十分有效的。通过学习并有技巧地、系统地应用这一治疗方法，能够服务患淋巴水肿却被误诊、面临绝望的患者，他们之前往往对这一疾病知之甚少。这些全面、精确、以循证为基础并且实用的知识正在被更多的人所了解更是令人感到欣慰的。

作为教育工作者，我们各个淋巴水肿管理学校所招收的受过良好训练的康复专业人员数量正在稳步增长，这进一步证明了这类标准健康照护正在被广泛应用，虽然速度不快，但增长的趋势是不可否认的。CDT 正是这样的"标准健康照护"，随着相关文献不断丰富，CDT 依然是衡量其他方法的基准。

20 多年来，持续夯实 CDT 坚固的基础是我们及其他受人尊敬的 CDT 教育工作者的共同愿景。但正如本书所反映的那样，我们欢迎通过科技进步、患者教育、监测和早期预防手段，在疾病进入慢性期、需要投入大量人力并且产生摧毁性后果之前，通过淋巴水肿检测和管理进行干预。也就是说，尽管现代化和精细化的介入性治疗方法已经显示出巨大疗效，也可以作为该领域和本书的补充内容，但作为编者，我们将保持严谨态度，在这些疗法未长期应用并且取得明确的效果之前，暂时不会将这些疗法应用到我们的教育中。

第 4 版的实用性仍然是独一无二的，因为临床医师可以立即吸收这些内容，将具体先进的改良治疗方案提供给患者，这些治疗方案是其他著作中没有写到的。第 3 版中写到的大多数主题和内容已由该领域的专家和作者进行了更新和扩展。高度适合家庭环境治疗的方法是本书的新增内容，这种需求虽然还很少，但是已经系统性地表现出来。外科认证淋巴水肿治疗师（CLT）的主题中也增加了内容，这主要是针对已经接受自体组织移植，同时还依赖 CLT 但是有意向选择 CDT 模式治疗的患者。

淋巴水肿专家在治疗水肿时，也会遇到伤口护理问题，第 4 版书为此加入了大量伤口病理方面得核心知识。与脂肪问题相关的脂肪水肿知识进展得很快，所以我们很兴奋地看到第 4 版对此方面知识进行了很多拓展，在临床中脂肪水肿患者是很常见的。很少有图书介绍 CDT 对于儿童水肿患者的重要性，在第 4 版中具体介绍了依据年龄、水肿程度、父母 / 看护者能力及其治疗意愿的分阶段治疗模式。这一版的修订，对于因淋巴障碍和血管综合征导致肢体肿大的儿童患者，有助于应用这些更复杂和更精细的诊断方法，为他们选择安全的 CDT 模式，针对可能产生的禁忌证提出预防措施，实现最佳治疗结果。

从 2017 年至今，我们一直期待在不久的将来，当前的科学研究能够产生新的理念，为我们寻求最佳的实践决策，定制私人化健康照护方案，在患者生活质量显著提高的同时实现健康服务与自我护理的简化。

我们非常感谢同行研究者日益增加的关注。

Steve Norton

Joachim E. Zuther

第 3 版序

作为一名专注于癌症治疗后继发性淋巴水肿护理的研究人员，我有幸为《淋巴水肿管理》（第 3版）撰写序言。

据估计，美国有超过 100 万名男性、女性和儿童患有淋巴水肿系统疾病。尽管这是一个长期存在的疾病，但只要我们多方努力，完全可以进行有效治疗，以减轻水肿并控制其他症状。在过去的 20年中，越来越多的医疗保健专业人员（包括来自不同学科的医师）都把淋巴水肿疾病的管理纳入各自的临床实践中。

除了前两版中所有已更新的章节外 [淋巴系统的完整解剖学、生理学和病理学；淋巴水肿及其相关病症防控的综合指南（静脉功能不全、脂血症、腋网综合征和各类创伤）；对 CDT 的描述以及详细的治疗顺序]，以下内容均已得到广泛修订，一些国际知名专家为之做了大量贡献。补充内容包括：丝虫病、淋巴水肿的手术和药物选择、水肿与淋巴水肿的对比、与淋巴水肿有关的肥胖、由辐射诱发的臂丛神经病变、淋巴水肿的营养问题、低水平激光治疗、间歇性压迫疗法、护理弹力衣、运动疗法、躯干淋巴水肿和相关诊断等。本书第 3 版的新编者包括：Steve Norton、John Beckwith、Michael Bernas、Joy C. Cohn、Janice N. Cormier、Kate D. Cromwell、Marga F. Massey、Maureen McBeth、Linda McGrath Boyle、Judith Nudelman、Nicolle Samuels、Brad Smith、Sarah A. Stolker 和我。《淋巴水肿管理》一书由 Joachim E. Zuther 和 Steve Norton 编写，他们都是美国及国际上德高望重的淋巴水肿教育家。作为各自院校（淋巴研究学院和诺顿淋巴治疗学院）的代理院长，他们在美国已经培训了大量临床淋巴水肿治疗师，并在 20 多年前就引入了 CDT。为本书做出贡献

的专家还包括备受尊敬的临床医师及淋巴学领域的研究人员，他们中许多人都在专门的淋巴诊所任职，为各种罕见性淋巴水肿（如躯干淋巴水肿、头颈部淋巴水肿、外生殖器淋巴水肿、神经损伤淋巴水肿、第三阶段肢体淋巴水肿等）患者提供治疗。

执业治疗师需要切实可行的技巧，以便将 CDT 的基础知识应用于淋巴水肿急危重症的诊疗中。本书第 3 版是对现有可用资源的有益补充。作者给出了目前临床上的成功经验和基于证据的技术。作为两所顶尖院校提供的 CDT 认证课程的配套书籍，本书旨在为培养从事淋巴水肿治疗的人员提供教学手册。因此，第 3 版涵盖了执业治疗师可能会非常感兴趣的新内容，更新了先前发表的专题，同时，针对患有肢体水肿和其他罕见水肿类型的患者，以及那些接受姑息治疗的患者，第 3 版对临床指南中 CDT 的应用和调整也做了相应更新。作者将"如何治疗"的技术指南纳入到几个专题中。较之其他相关书籍，本书内容不冗杂，专业难度适当，我相信，临床淋巴学从业者会更倾向使用本书，在实践操作中会发现其精准性和循证支持性。本书将充当读者从课堂迈向临床的桥梁，为临床实践提供持续参考。

除了适用于普通和疑难病例的 CDT 实用指南外，本书还为研究人员、医师及其他医疗保健专业人员提供了了解淋巴水肿护理问题及其复杂性的综述。本书通过大量的全彩手绘图、图片和照片突出了内容的关键点，以进一步强化治疗师、临床医师、教育工作者和研究人员对本书内容的理解。编者们的广博学识和丰富经验在整本书中都有明显体现。无论治疗师的专业背景如何，其治疗淋巴水肿

的主要目的都是为了更好地了解淋巴水肿的状况，帮助患者恢复健康并达到最佳的功能状态。我相信，所有的作者都怀抱同样的目的，我为尊敬的 Joachim E. Zuther 和 Steve Norton 两位同仁对本专业做出的杰出贡献而喝彩！

Jane M. Armer, RN, PhD, CLT, FAAN

第 3 版前言

本书的出版代表了淋巴水肿治疗领域的一个令人振奋的进步，特别是对亟须帮助的淋巴水肿治疗师和淋巴水肿患者来说，这本书是非常有价值的。第 1 版和第 2 版应用广泛，已经帮助了全球数以千计的治疗师和患者。值得注意的是，通过应用被证实有效的综合消肿治疗（CDT）已经治疗了多种临床病症。第 3 版由多位优秀且经验丰富的作者编写，每位作者都能够提供数百个患者案例用来借鉴，这从他们广泛、健全和慷慨的建议中可以看出来。

第 3 版新增的内容包括：淋巴水肿弹力胶带、遗传学和成像、患者伤口的压迫法、肢体瘫痪和晚期治疗。第 3 版还添加了对头部和颈部、躯干相关、病态肥胖和姑息性患者的治疗，对多种细微的原发性和继发性淋巴水肿提供了特定治疗方案。书中专门有一章节论述淋巴显微外科手术以及淋巴水肿手术治疗结果。此外，考虑到癌症患者情况的不断变化，讨论认证淋巴水肿治疗师（CLT）针对肿瘤康复的部分是一个重要的补充。

最后，从最新研究视角出发，对于生活质量、水肿检测／记录指标的内容，能够反映未来令人振奋的发展趋势，并且预示了当前及众多未确诊患者将获益。第 3 版扩展的主题包括：使用泡沫填充物包扎上肢和下肢、弹力衣和绷带的临床应用与护理说明、外生殖器徒手淋巴引流（MLD）步骤说明和包扎技巧，以及关于弹力衣的选择和应用建议。

另外，第 3 版还拓展了在治疗淋巴水肿期间产生的各种并发症的 CDT 应用，并且从患者评估、早期检测／监测、风险降低、运动、针对医师运用淋巴水肿诊断方法等方面进行了更新。关于淋巴丝虫病、腋网综合征、Klippel-Trénaunay 综合征和 Parkes Weber 综合征以及伤口护理的进一步更新也是创新之处。这 20 多年来，在共同创作本书的过程中，为各个国家培养了大量治疗师的过程中，我收获的感动及对于他们的尊重之情难于言表。

将本书作为两所学校联合使用的授课指南是我们的共识。我们希望能够借此反映出我们对 CDT 黄金标准的认可，并且它在使用之中积累的实证也足以证明这种治疗方法有确切的疗效。我们也希望我们的合作能够使临床医师之间的关系更紧密，加强医师对这一领域的认同感，对建立淋巴水肿医疗机构中有所助益。这些机构的建立在很大程度上依赖于教育工作者的协助与合作，以继续培养高技能的淋巴水肿治疗师。

同时，我们也明确认识到，淋巴水肿治疗在康复领域作为一个专科还相对薄弱。为此，我们将继续关注主要目标，以确保能够对患者进行安全的治疗，并持续证明 CDT 在减少患者痛苦方面的有效性。

Joachim E. Zuther

Steve Norton

致　谢

首先，我要感谢以此书为指导，依据它治疗和管理淋巴水肿患者的每个医疗机构。撰写此书的初衷是：清晰地呈现淋巴系统的解剖学和生理学知识；详细介绍淋巴水肿的研究进展；全面介绍当前治疗淋巴水肿的可行方案及其他相关信息。

看到本书的前 3 版出版，我为之骄傲并感到欣喜，这证明此书对于希望了解更多淋巴系统知识的医疗卫生从业人员来说是物尽其用的工具书，并且此书还为淋巴水肿患者提供了如何进行自我管理的大量信息。

本书的第 1 版于 2005 年首次出版，此后版本的问世经历了漫长的过程。我要对所有为此书提供过支持、评论以及对前 3 版、本次新版的出版做出巨大贡献的同事和朋友表示由衷的感谢！其中要特别感谢的是淋巴水肿管理领域杰出的教育者 Steve Norton。Steve 是我一直以来敬重的同事和朋友，他和我是第 3 版以及第 4 版新版的共同作者和合编者。他在本领域的经验丰富，我俩在淋巴水肿管理领域志同道合，这些因素使得前 3 版、本次新版以及未来再版在内容上有了极大的丰富。

我要向对前 3 版书籍出版做出过贡献的所有人表示感谢，是你们更新并扩展了目前最新、最好的治疗和管理淋巴水肿的研究进展和临床操作方案。我还要衷心地感谢此次为本书新版的出版做出贡献的如下学者：Susan Struckhoff Allen、Frank Aviles、Dawn Fries Brinkmann、Jay Granzow、Sandra Harkins、Karen Herbst、Julie Soderberg、Rebecca Spigel 以及 Nicole Stout。你们知识渊博，是本领域受人敬仰的专家，你们为本书新版提供了有价值的新内容，这极大地提升了新版书的质量。

非常感谢蒂姆出版社（纽约），是贵单位与我们合作，并全程指导了本书前 3 版以及新版——第 4 版的出版，Jane Armer 为第 1、2 版书提供了非常好的内容，并为第 3 版撰写前言。最后，我要感谢 Michael Bernas，他百忙中仍拨冗为第 4 版书做序，而且还为出版做了其他许多工作。所有人的精诚合作至关重要，正是大家的这些付出，使得本版书籍成为了淋巴水肿管理领域极富价值的资源！

Joachim E. Zuther

Contributors

Susan Struckhoff Allen, OTR/L, CLT-LANA

Primary Instructor

Norton School of Lymphatic Therapy

President

Lymph Logic, LLC

Cocoa, Florida, United States

Jane M. Armer, RN, PhD, CLT, FAAN

Professor

Sinclair School of Nursing

University of Missouri

Director

American Lymphedema Framework Project

Columbia, Missouri, United States

Frank Aviles, Jr., PT, CWS, FACCWS, CLT

Wound Care Service Line Director

Natchitoches Regional Medical Center

Wound Care Consultant

Louisiana Extended Care Hospital

Wound Care Consultant

Faculty, Medical Advisor, and Instructor

Academy of Lymphatic Studies

Care River Therapy Services, LLC

Natchitoches, Louisiana, United States

John Beckwith, PT, CLT-LANA

Lymphedema Specialist

Primary Instructor

Norton School of Lymphatic Therapy

Sacred Heart Medical Center

Springfield, Oregon, United States

Michael Bernas, MS

Associate Scientific Investigator

Department of Surgery

University of Arizona

Tucson, Arizona, United States

Linda McGrath Boyle, PT, DPT, OCS, CLT-LANA

Clinical Team Leader Oncology

Lehigh Valley Health Network

Primary Instructor

Norton School of Lymphatic Therapy

Allentown, Pennsylvania, United States

Dawn Fries Brinkman, OTR/L, CLT-LANA

Associate Instructor

Norton School of Lymphatic Therapy

Lymphedema Specialist

Orlando Health, Health Central Hospital Outpatient
  Rehabilitation Services

Ocoee, Florida, United States

Joy C. Cohn, PT CLT-LANA

Primary Instructor

Norton School of Lymphatic Therapy

Team Leader-Lymphedema Services

Penn Therapy and Fitness-Good Shepherd Penn Partners

Philadelphia, Pennsylvania, United States

Teresa Conner-Kerr, PT, PhD, MBA

Dean and Professor

College of Health Sciences & Professions

University of North Georgia

Dahlonega, Georgia, United States

Jay W. Granzow, MD, MPH, FACS
Assistant Chief
Division of Plastic Surgery
Harbor-UCLA Medical Center
Associate Professor of Surgery
David Geffen School of Medicine at UCLA
Hawthorne, California, United States

Sandra Elizabeth Harkins, PT, CLT/LANA
Lead Physical Therapist
Florida Hospital Home Care Services, Inc.
Orlando, Florida, United States

Karen Louise Herbst, PhD, MD
Associate Professor of Medicine
University of Arizona College of Medicine
Director
TREAT Program
Tucson, Arizona, United States

Linda Koehler, PhD, PT, CLT-LANA
Assistant Professor
Division of Physical Therapy
Department of Rehabilitation Medicine
Medical School
University of Minnesota
Minneapolis, Minnesota, United States

Maureen McBeth, MPT, CLT-LANA
Primary Instructor
Norton School of Lymphatic Therapy
M. McBeth Consulting, LLC
Hunt Valley, Maryland, United States

Steve Norton, CDT Clinical Instructor, CLT-LANA
Founder, Executive Director
Norton School of Lymphatic Therapy
Founding member
North American Lymphedema Education Association
 (NALEA)
Jamesburg, New Jersey, United States

Judith Nudelman, MD
Clinical Associate Professor of Family Medicine
Alpert Medical School
Brown University
Providence Community Health Centers
Providence, Rhode Island, United States

Pamela Lynne Ostby, PhD, RN, OCN, CLT
Research Specialist
Sinclair School of Nursing
University of Missouri
Columbia, Missouri, United States

Nicolle Samuels, MSPT, CLT-LANA, CWS, CKTP
Director of Rehabilitation and Wellness Services
Certified Lymphedema Therapist (Instructor)
Certified Wound Specialist
Certified Kinesiotaping Practitioner
Academy of Lymphatic Studies
Adjunct Professor
University of South Dakota
Briar Cliff University
Director of Rehabilitation and Wellness Services
Hegg Memorial Health Center
Rock Valley, Iowa, United States

Brad G. Smith, MS, CCC-SLP, CLT

Speech Language Pathologist

Certified Lymphedema Therapist

Specialist Instructor

Norton School of Lymphatic Therapy

Sammons Cancer Center-Dallas

Baylor University Medical Center

Dallas, Texas, United States

Julie M. Soderberg, MPT, ATC, CLT-LANA

Lymphedema Program Coordinator

Providence Little Company of Mary

National Lymphedema Center

Torrance, California, United States

Rebecca Spigel, PT, DPT, CLT-LANA, STAR/C

University of Chicago Medicine

Chicago, Illinois, United States

Sarah A. Stolker, MSPT, CLT-LANA

Primary Instructor

Norton School of Lymphatic Therapy

Physical Therapist

Certified Lymphedema Therapist

David C Pratt Cancer Center

Mercy Hospital

Creve Coeur, Missouri, United States

Nicole L. Stout, DPT, CLT-LANA, FAPTA

Partner

3e Services, LLC

Sarasota, Florida, United States

Joachim E. Zuther,CDT Clinical Instructor, CLT-LANA

Founder, Director

Academy of Lymphatic Studies

Founding member

North American Lymphedema Education Association

 (NALEA)

Sebastian, Florida, United States

目录

第 3 章 病理学

第 4 章　综合消肿治疗（CDT）

第 5 章　治疗方案

第 6 章　行政管理事务

第 1 章

解剖学

1.1　循环系统

循环系统也称心血管系统，包括心脏、血液和血管，具有向身体各器官和组织提供氧气和营养物质，并带走身体废物的综合功能。循环系统的重要功能包括促进血液流动以满足运动中更高的能量需求，并调节体温。当外来物质或生物体侵入人体时，循环系统将免疫系统的抗病成分（如白细胞和抗体）输送到被入侵的区域。此外，在受伤或出血的情况下，循环系统还可将凝血细胞和蛋白质输送到受伤部位促进止血和伤口愈合。

1.1.1　组成

心脏、血液、血管是构成循环系统的三要素，心脏是循环系统的动力器官。

心脏

心脏分为右心房、右心室、左心房和左心室四个腔室。腔室壁由肌肉组织构成，称为心肌，心肌连续、有节奏地收缩以泵血。每次心跳，心脏泵血分为两个阶段：心脏休息时为舒张期；心脏收缩时为收缩期，将缺氧血液泵至肺部（肺循环）、将含氧血泵至身体（体循环）。每次心跳一般能泵出 60~90mL 血液。

血液

血液由三种细胞组成：携氧的红细胞、抗病的白细胞、具有凝血功能的血小板。所有这些细胞都处于一种叫作血浆的液体中，通过血管运输。血浆呈淡黄色，由水、盐类、蛋白质、维生素、矿物质、激素、溶解气体和脂肪组成。

血管

血管分为三类，形成一个相互交织的管网遍布人体。动脉将血液从心脏运送至身体各处，静脉将血液输送回心脏。毛细血管是连接动脉和静脉的细小血管，其功能是让氧气和营养物质进入组织。血管内层（内膜）分布的内皮细胞为血液运输创造了平滑的通道。内层由结缔组织（血管中层）和平滑肌包绕，使血管能够扩张或收缩。

动脉血管壁比静脉血管壁厚，能承受心脏泵出血液的压力，血管壁的平滑肌也更为发达。静脉血压力较低，其血管平滑肌不如动脉血管平滑肌发达。静脉具有单向瓣膜，保证血液只能向心流动并防止血液淤积。毛细血管是身体最小的血管，只能在显微镜下观察到。10 根毛细血管并排排列还不如人的一根头发粗。

体循环通过主动脉将含氧血从心脏（左心室）输送到除肺以外的身体所有组织，并将携带二氧化碳等废物的缺氧血输送回心脏（右心房）。肺循环通过肺动脉将缺氧血从心脏（右心室）输送到肺部。血液在肺内释放二氧化碳并吸收氧气。含氧血通过肺静脉返回心脏（左心房），之后再次进行体循环。

1.1.2　体循环

主动脉分出较小的动脉，分布到身体各个部分。这些较小的动脉又分成更小的动脉，称为小动脉。小动脉分支越来越小，最终形成毛细血管。血液一旦进入毛细血管，血压就会大大降低。

毛细血管壁很薄，血液中溶解的氧和营养物质可由此扩散到被称为组织液的液体中，组织液填充在人体组织、器官的细胞间隙。组织液中的溶解氧和营养物质通过细胞膜进入细胞。同时，二氧化碳和其他废物渗出细胞，通过组织液进入毛细血管壁，并最终进入血液。通过这种方式，血液可以在不离开毛细血管的情况下输送营养物质，并带走身体代谢产生的废物。

毛细血管在静脉端汇合形成细小的静脉，称为小静脉。小静脉进一步相连形成较大的静脉，并最终汇聚成两大静脉：收集下半身静脉血的下腔静脉和收集上半身静脉血的上腔静脉。两大静脉注入右心房。

由于小动脉和毛细血管中的压力逐渐减小，静脉中的血液要在非常低的压力下回流到心脏，特别是当人站立时，静脉中的血液要向上流动。血流主要通过静脉中每隔几厘米就有分布的单向瓣膜克服重力。例如，当小腿或手臂肌肉收缩时，肌肉将血液挤压回心脏。如果单向瓣膜正常，血液只能流向心脏而不能回流。如果单向瓣膜出现缺陷，则血液会回流，血管会扩张或膨胀，形成静脉曲张。

淋巴系统是淋巴液从组织间隙进入血流的辅助通道。在进入静脉循环的过程中，淋巴穿过连续的淋巴结，过滤出淋巴液中的杂质（图 1.1）。

心血管系统与淋巴系统密切相关。两者的共性如下。

- 均由浅表系统、深层系统和器官系统构成。
- 有相似的管道结构。
- 有粒细胞（两个系统均含有单核细胞和淋巴细胞）。
- 有血浆（淋巴系统将渗出或过滤的血浆输送回血流）。
- 有血清蛋白（淋巴系统内浓度较低）。
- 进入心脏的途径一致。
- 均保护身体免受感染和病原体侵害。

两者的主要区别如下。

- 淋巴系统不是封闭的循环系统。因此，用"淋巴运输"而不是"淋巴循环"描述淋巴系统更为贴切。

- 淋巴系统没有中心泵。
- 淋巴运输被淋巴结打断。

1.2　淋巴系统

1.2.1　功能

淋巴系统是循环系统的一部分，由淋巴管网组成，淋巴管运输的透明液体，称为淋巴（淋巴在拉丁语中的意思是水）。淋巴系统具有多重相互关联的功能。主要功能是收集并运输身体各组织的组织液从细胞间隙回到静脉系统（液体平衡）。淋巴系统吸收和运输来自消化系统的乳糜形式的脂肪酸，并在免疫反应中起着至关重要的作用。淋巴结和其他淋巴器官过滤淋巴，去除微生物和其他外源颗粒。

1.2.2　组成

淋巴系统由淋巴器官、淋巴管网和循环淋巴液组成。

淋巴器官可分为初级淋巴器官和次级淋巴器官两类。

初级淋巴器官（骨髓和胸腺）负责产生 T 淋巴细胞和 B 淋巴细胞。骨髓负责 T 细胞的产生，以及 B 细胞的产生和成熟。B 细胞在成熟后将立即进入循环系统并转移至次级淋巴器官，而 T 细胞从骨髓进入胸腺，并进一步发育。

次级淋巴器官包括淋巴结、脾脏、扁桃体、Peyer 斑块以及黏膜相关的淋巴组织（MALT）。这些周围器官形成一系列过滤器，监测淋巴、组织液和血液的含量。过滤这些液体的淋巴组织以不同方式排列。次级淋巴组织也是成熟的淋巴细胞被抗原激活，进行适应性免疫反应的部位（见 1.3.4 内容）。

1

1.2.3　淋巴系统的胚胎学和发育

淋巴系统在第 5 孕周结束时开始发育。淋巴管、淋巴结和脾脏由中胚层发育形成。

中胚层是 3 层原始生殖细胞的中间层。另外两层是外胚层和内胚层。中胚层分化产生多种组织、结构，包括结缔组织、肌肉、骨骼、泌尿生殖系统和循环系统。

淋巴系统独立发育，但和静脉密切相关，在胚胎静脉附近，起始于一系列或多或少规则的盲端突起（淋巴囊）。淋巴囊由大量静脉毛细血管汇合而成。发育初期，淋巴囊和静脉系统没有关联，但在后期生长过程中，其和静脉的联系逐渐恢复。因此，淋巴系统可以看作是静脉系统的分支，其管道内壁由内皮细胞构成。

淋巴囊由间充质间隙融合、扩张发育而来。相邻间隙融合、扩张形成毛细淋巴管网，并在胚胎第 2 个月发育结束时形成初始淋巴系统。在人类胚胎中，淋巴管由 6 个淋巴囊发育而来：两个成对的，颈淋巴囊和后淋巴囊；两个不成对的，腹膜后淋巴囊和乳糜池。淋巴囊按头尾向从颈部向骨盆部位生长发育。发育后期，除乳糜池外所有的淋巴囊均被细长的结缔组织桥分隔并逐渐转变为淋巴结组。乳糜池的下半部分也有类似的变化，上半部分在发育成熟后仍然是池状。

1.3　淋巴系统概况

淋巴系统被筋膜（连接皮肤与下层组织）分隔为浅层淋巴系统和深层淋巴系统。浅层（筋膜上）负责皮肤和皮下组织的引流，深层（筋膜下）负责肌肉组织、肌腱鞘、神经组织、骨膜和关节的引流（部分四肢远端关节通过浅层引流）。浅淋巴管理于皮下脂肪组织中；深淋巴管通常与血管伴行，聚集于同一筋膜中。浅、深淋巴管通过穿支相连。

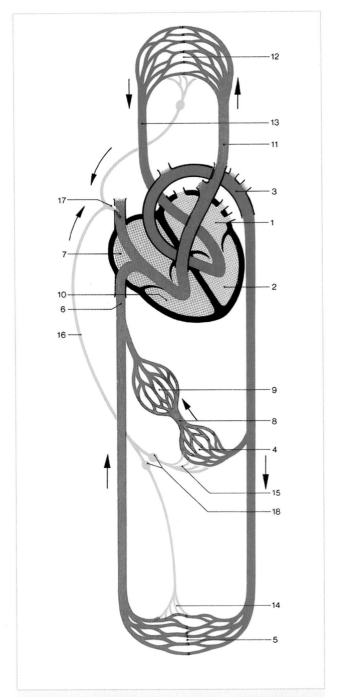

图 1.1　循环器官。1. 左心房；2. 左心室；3. 主动脉；4. 肠毛细血管网；5. 其他器官毛细血管网；6. 下腔静脉；7. 右心房；8. 门静脉；9. 肝毛细血管网；10. 右心室；11. 肺动脉；12. 肺毛细血管网；13. 肺静脉；14. 浅淋巴管和深淋巴管；15. 引流肠道的淋巴管；16. 淋巴干；17. 静脉角；18. 淋巴结（引自 Kahle W, Leonhardt H，Platzer W. Color Atlas/ Text of Human Anatomy Vol. 2: Internal Organs. 4th ed. Stuttgart/New York：Thieme；1993.）

内脏器官的淋巴系统是深层淋巴系统的一个分支。

1.3.1　淋巴液

组织液一旦进入淋巴系统，便被称为淋巴液。淋巴液是一种清澈透明的半流体介质，只有一处例外，即肠道系统淋巴管中的乳糜液是乳白色的（这是因为肠道淋巴管吸收了脂肪酸，因此会产生乳白色或奶白色的淋巴液）。

淋巴液由淋巴负载组成。这个术语是 Földi 创造的，用于描述那些通过淋巴系统离开组织区的物质。

1.3.2　淋巴负载

淋巴负载包括蛋白质、水、细胞与颗粒及脂肪。

蛋白质

每天，血液里至少一半的蛋白质会离开毛细血管（和毛细血管后微静脉），进入组织间隙。因此，间质蛋白质浓度可以长期保持低于血液蛋白质浓度的水平。间质蛋白质有重要的作用，如为细胞提供营养、免疫防御和凝血（纤维蛋白原）。它们还负责运输脂肪、矿物质、激素和废物。蛋白质在体液平衡中起着至关重要的作用，如维持胶体渗透压差（见第 2 章）。

蛋白质不能通过毛细血管重新进入血液。

在间质中，循环的蛋白质通过淋巴系统返回到血液中。毛细淋巴管的细胞间隙（图 1.2 和图 1.3）可以吸收大的蛋白质分子。

外源性蛋白质，如细菌分解产生的蛋白质，也构成淋巴负载。

淋巴水肿导致蛋白质无法充分返回的情况将在第 3 章中讨论。

水

身体中，10%~20% 的水通过滤出方式离开毛细血管进入淋巴，形成淋巴中的水。这部分滤出液再通过胸导管、右淋巴导管和静脉角返回血液循环，每天 2~3L。然而，身体一天中产生的淋巴要比由胸导管和右淋巴管返回血液的滤出液（3L）多得多，大部分剩余的滤出液被淋巴结的毛细血管重新吸收。

淋巴中的水在人体体液管理中起着至关重要的作用，是其他淋巴负载的溶剂。

细胞与颗粒

白细胞（及部分红细胞）不断离开毛细血管并被淋巴管吸收。淋巴细胞通过循环回到血液的过程在人体免疫反应中起着至关重要的作用。

创伤或组织新形成的细胞碎片及细菌和癌细胞也通过淋巴系统运输。癌细胞利用淋巴系统在淋巴结和其他组织形成转移。

通过呼吸、消化或外伤进入人体的其他颗粒（各种来源的灰尘、真菌孢子和其他细胞成分）也被淋巴管吸收并输送到淋巴结，并在那里激活免疫过程。

脂肪

某些脂肪化合物不能被小肠血管重新吸收，但可被肠淋巴管吸收，这些肠淋巴管也称乳糜管。除了前面所述的淋巴负载外，乳糜管还将脂肪酸和脂肪化合物送回到血液中。如果淋巴液中含有脂肪，则通常情况下透明的淋巴液会呈现乳白色。

1

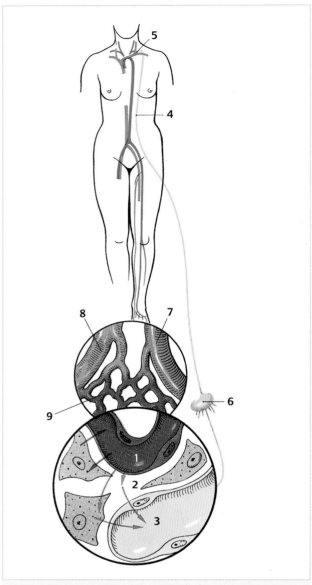

图 1.2　淋巴回流。 1. 毛细血管；2. 间质组织；3. 毛细淋巴管；4. 较大的淋巴管（集合管和淋巴干）；5. 静脉角；6. 淋巴结；7. 毛细血管前动脉；8. 毛细血管后静脉；9. 毛细血管（引自 Kahle W, Leonhardt H, Platzer W. Color Atlas/Text of Human Anatomy, Vol. 2: Internal Organs. 4th ed. Stuttgart/New York: Thieme; 1993.）

1.3.3　淋巴管

　　淋巴管存在于所有血流通过的区域。此前，人们曾认为中枢神经系统（CNS）是唯一没有淋巴管的地方。脑部作为中枢神经系统的一部分，由血管

提供养料，但由于脑部淋巴管的位置很隐蔽，一直未被发现，因此，长久以来，人们曾认为脑部没有淋巴管。2015 年，两个独立的研究小组分别发现脑膜（包裹着大脑和脊髓）血管的周围存在功能性淋巴管系统。

　　该淋巴管系统由大脑神经胶质细胞管理，由于其对这些细胞的依赖性而被命名为胶质淋巴体系统。其与硬脑膜窦相贴，将来自于脑脊液（一种包裹大脑和脊髓的透明液体）的免疫细胞和液体引流至颈深部淋巴结。

　　在中枢神经系统中存在淋巴系统这一发现可能会改变大脑作为免疫特权器官的传统观念。研究表明，脑淋巴清除可能在神经免疫性疾病中发挥重要作用。脑淋巴通路破坏可能与免疫功能障碍相关的神经系统疾病有关，如阿尔茨海默病、帕金森病、多发性硬化症、脑膜炎等，这些疾病影响着全世界数以千万计的人。

　　淋巴管道可分为毛细淋巴管、预收集管、淋巴集合管和淋巴干。下文将讨论不同淋巴管的不同特性。

毛细淋巴管

　　毛细淋巴管在文献中也被称为初始淋巴管，是淋巴引流系统的开始。它们发生于毛细血管附近或以盲端起始于皮肤和黏膜下内皮层的间隙（图 1.2 和图 1.3）。浅表的毛细淋巴管相互连接，像网络一样覆盖身体整个表面，也称初始淋巴管丛。初始淋巴管丛在手指（屈肌部位）、手掌和足底区域的管网更为纤细。

　　毛细淋巴管类似毛细血管，但两者也存在明显差异。毛细淋巴管较大，管腔不规则，通透性比毛细血管强。由于其独特的结构，毛细淋巴管能够吸收大分子（如蛋白质）。淋巴管内扁平内皮细胞呈单层排列。细胞连接方式可以是连续连接（紧密连接）、彼此相邻或重叠。内皮细胞的重叠形成了入

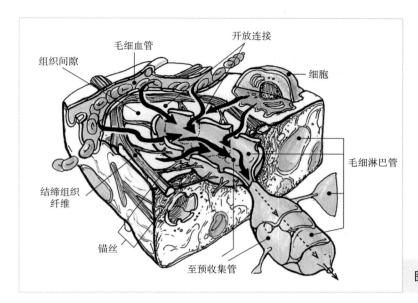

图 1.3　毛细淋巴管和锚丝

口瓣膜（开放连接）。这种结构特性确保蛋白质、水和其他大分子物质能够返回心血管系统。

半弹性纤维也称锚丝，连接毛细淋巴管内皮下层的微纤维网与周围的结缔组织（图 1.3）。这使得毛细淋巴管在高组织压力下也能保持开放状态。

> 毛细淋巴管的主要作用是形成淋巴，即吸收淋巴负载进入淋巴系统。

如前所述，大约 20% 的毛细血管滤液会残留在间质中，导致组织液的体积增大和压力升高。间质中积聚的液体越多，结缔组织纤维彼此之间的距离就越远，从而对连接毛细淋巴管和周围纤维网络的锚丝产生拉力。

锚丝将张力传递到毛细淋巴管，内皮细胞的开放连接点会像入口瓣膜一样打开。毛细淋巴管内腔（低压）和周围组织（高压）之间的压力差产生吸力效应，促进组织液和其他成分从间质间隙进入淋巴系统。

当淋巴管充满时，这种淋巴管负载的定向流动就结束了。在这个阶段，毛细淋巴管内的压力实际上高于周围间质组织的压力。这种压力差导致开放连接（或入口瓣膜）关闭。毛细淋巴管的开启和关闭机制与组织间隙中液体的体积相适应。这个过程不断重复，在所有血流供应区域和毛细血管超滤的区域均如此。

借助外力作用于结缔组织（见第 4 章）有助于刺激锚丝，打开毛细淋巴管，从而促进淋巴系统对淋巴液的吸收。

毛细淋巴管没有瓣膜，因此淋巴液能够在初始淋巴管丛内向各个方向自由流动。在正常生理条件下，由于预收集管体积较大，阻力低于毛细淋巴管的阻力，因此淋巴液会从毛细淋巴管进入预收集管。

预收集管

预收集管连接毛细淋巴管和淋巴集合管。一般说来，位于浅表淋巴系统的预收集管连接毛细淋巴管和皮下脂肪层的浅表淋巴集合管。部分预收集管穿过筋膜，在浅、深淋巴系统之间建立连接（穿支预收集管）。

预收集管的管壁结构各不相同。内皮细胞主要呈紧密连接，管壁部分区域有平滑肌组织。与毛细淋巴管相似，部分内皮细胞之间也存在开放连接。预收集管可能存在瓣膜，但数量少于集合管的瓣膜数量。

> 据推测，预收集管的主要功能是将淋巴液从毛细淋巴管输送至淋巴集合管。由于部分区域预收集管管壁和毛细淋巴管管壁结构相似，因此预收集管能够吸收淋巴负载。这是预收集管在一些文献中被认为是初始淋巴管一部分的原因。

淋巴集合管

淋巴集合管将淋巴液运输到淋巴结和淋巴干。集合管的直径为 0.1~0.6mm 不等；管壁结构类似静脉结构，分为 3 层。内层（内膜）由内皮细胞和基底膜构成，中层（中膜）为平滑肌网，外层（外膜）为胶原组织。淋巴集合管内和静脉一样有瓣膜，液体只能单向流动（近端）。瓣膜间隔不等，介于 6~20mm（大淋巴干的瓣膜间隔最长可达 10cm）。位于近端和远端瓣膜之间的一段集合管称为淋巴管泵（图 1.4）。淋巴集合管瓣膜区中膜与淋巴泵区相比缺少平滑肌。在静息时，淋巴管泵每分钟有 10~12 次的自主收缩（淋巴管收缩）。

在正常情况下，淋巴集合管收缩时近端瓣膜打开，远端瓣膜关闭；舒张时，情况相反。这使得淋巴从远端向近端定向流动。有瓣膜功能障碍的淋巴管扩张时，淋巴液可以向远端逆流（淋巴反流）。

如果淋巴增多，淋巴集合管收缩频率会相应地升高。进入淋巴管泵的淋巴液体积增加，会对该区域管壁产生牵拉，从而导致淋巴管自主收缩频率升高（见第 2 章）。

其他可能影响淋巴管自主收缩频率的因素包括：淋巴泵壁的外部牵拉（如徒手淋巴引流）、温度、肌肉和关节的活动、腹式呼吸、相邻动脉搏动及某些组织激素。刺激局部交感神经也会提升淋巴集合管的搏动频率。

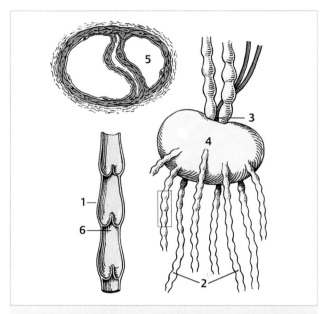

图 1.4　淋巴集合管。1. 淋巴集合管；2. 入淋巴结的输入淋巴管；3. 出淋巴结的输出淋巴管；4. 淋巴结；5. 瓣膜区淋巴集合管横截面图；6. 淋巴管泵（引自 Kahle W, Leonhardt H, Platzer W. Color Atlas/Text of Human Anatomy, Vol. 2: Internal Organs. 4th ed. Stuttgart/New York: Thieme; 1993.）

如前所述，淋巴集合管可分为浅层、深层两种。浅表淋巴系统的集合管位于皮肤的皮下脂肪层，并沿着引流区通向淋巴结，而位于深层和器官的集合管则分别与大血管和器官血管伴行。

> 淋巴集合管负责身体某个部位的淋巴液引流，称为引流范围或引流区域。浅表淋巴系统大部分引流区域可细分为不同的淋巴区域。

淋巴区域由负责同一区域引流的数条淋巴集合管组成。该淋巴区域内的所有淋巴集合管都将淋巴液运输到同一组淋巴结（局部淋巴结）。不同的淋巴区域之间由淋巴分水岭分隔开（见本章后面的讨论）。四肢的淋巴集合管与分水岭平行，向淋巴结横向延伸，而躯干的淋巴集合管通常起始于分水岭。

同一淋巴区域的淋巴集合管（区域内淋巴吻

合）相互连接很密集，这对于确保淋巴液充分回流十分重要。相邻区域淋巴管之间的连接要少得多。不同区域的淋巴管吻合情况取决于区域位置（见本章后面的讨论）。

淋巴干

淋巴干的管壁结构与淋巴集合管管壁结构相同，但总体而言，淋巴干的中层平滑肌更发达。淋巴干和淋巴集合管一样，受交感神经支配。淋巴干内瓣膜具有和淋巴集合管内瓣膜相同的结构和功能。

> 淋巴集合管将淋巴液从身体浅层、深层和器官输送到淋巴干，淋巴干继续将淋巴液输送到静脉角（图 1.5）。

腰干

左、右腰干负责下肢、躯干下部和外生殖器的淋巴液引流（图 1.6 和图 1.7）。两侧腰干和肠干（负责引流胃和肝脏、胰腺的淋巴液）一起形成乳糜池（图 1.6 和图 1.7）。来自消化系统的乳糜淋巴液和其他组织透明的淋巴液在乳糜池中混合。乳糜池是囊状储液器，通常位于 T11（第 11 胸椎）和 L2（第 2 腰椎）（前）之间，长度为 3 ~ 8cm，宽度为 0.5 ~ 1.5cm。

胸导管

胸导管起始于乳糜池，是人体内最大的淋巴干。长度为 36 ~ 45cm，宽度为 1 ~ 5mm。它的起始位置在腹膜和脊柱之间，介于 T11 和 L2 之间（图 1.6 和图 1.7）。胸导管与主动脉一起穿过主动脉裂孔，在后纵隔向颅侧上行，注入静脉角。在大多数情况下，胸导管将淋巴液（平均每天 3L，占人体淋巴液的 3/4）全部输送至左静脉角。左静脉角由左颈内静脉和左锁骨下静脉组成（图 1.7）。静脉角和胸导管连接处的瓣膜可以防止静脉血反流到淋巴系统。

右淋巴导管

右淋巴导管长 1~1.5cm，由右颈干、锁骨上干、锁骨下干和胸骨旁干汇合而成，在右静脉角（由右颈内静脉和右锁骨下静脉形成）区域内与静脉系统相连。每天约 1/4 的淋巴液通过右淋巴导管进入静脉系统（图 1.6 和图 1.7）。

颈干、锁骨上干、锁骨下干、胸骨旁干均呈双侧对称分布，位于身体上半部分。它们分别或共同通过胸导管或右淋巴导管连接相应的静脉角（该部位其他干与淋巴水肿管理无关，本书不再讨论）。

颈干

颈干由颈内淋巴结的输出管形成，负责头颈部的淋巴液引流（图 1.6 和图 1.8）。

锁骨上干

锁骨上干由锁骨上淋巴结的输出管形成，负责头颈部、肩部和部分乳腺的淋巴液引流（图 1.8）。

锁骨下干

锁骨下干（长约 3cm）负责腋窝淋巴结的淋巴液引流，主要包括上肢、躯干上部（前、后）、大部分乳腺，以及肩部（图 1.6 和图 1.8）。

> 毛细淋巴管→预收集管→淋巴集合管→淋巴结→淋巴干→静脉角

图 1.5　淋巴回流进入静脉的路径

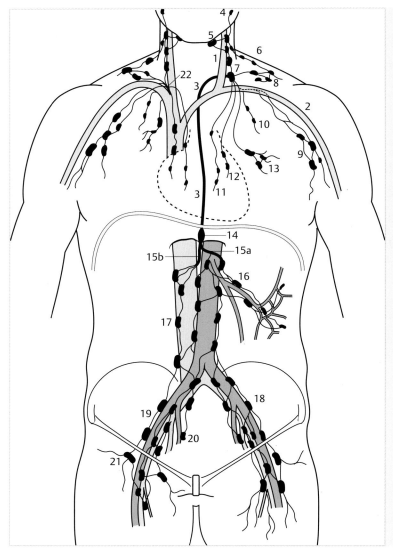

图 1.6 人体最重要的淋巴干和淋巴结群。1. 颈内静脉（左）；2. 锁骨下静脉（左）；3. 胸导管；4. 腮腺淋巴结；5. 下颌下淋巴结；6. 副神经伴随淋巴结；7. 颈内淋巴结与（左）颈静脉干；8. 锁骨上淋巴结与（左）锁骨上干；9. 腋淋巴结与（左）锁骨下干；10. 肋间淋巴结与（左）肋间干；11. 胸骨旁淋巴结与（左）胸骨旁干；12. 前纵隔淋巴结与（左）前纵隔干；13. 支气管淋巴结与（左）气管支气管干；14. 乳糜池；15a. 左腰干；15b. 右腰干；16. 肠系膜淋巴结；17. 腰淋巴结；18-20. 髂淋巴结；21. 腹股沟淋巴结；22. 右淋巴导管（引自 Wittlinger H, Wittlinger D, Wittlinger A, Wittlinger M. Dr. Vodder's Manual Lymph Drainage. Stuttgart/New York: Thieme; 2001.）

胸骨旁干

胸骨旁干起始于胸骨旁淋巴结，负责引流部分乳腺，部分胸膜、膈、肝脏、心包膜和胸腹部横纹肌组织的淋巴液（见本章后面的讨论）。

1.3.4 淋巴组织

淋巴组织由网状细胞产生的网状纤维构成。淋巴组织可以是分散的细胞团，可以是结缔组织内的致密结节（特别是扁桃体或肠壁上的 Peyer 斑块），也可以是被包裹在囊内的淋巴细胞聚集物，如淋巴结、脾脏和胸腺（图 1.9）。一般来说，淋巴组织的主要作用是制造并运输淋巴细胞。

淋巴结

淋巴结有三大主要功能。

保护功能

淋巴结是淋巴液中有害物质（如癌细胞、病原体、灰尘和污垢）的过滤器。

免疫功能

淋巴结负责产生抗原刺激性淋巴细胞（产生抗体）。淋巴细胞是在血液和淋巴系统中循环的白细胞。

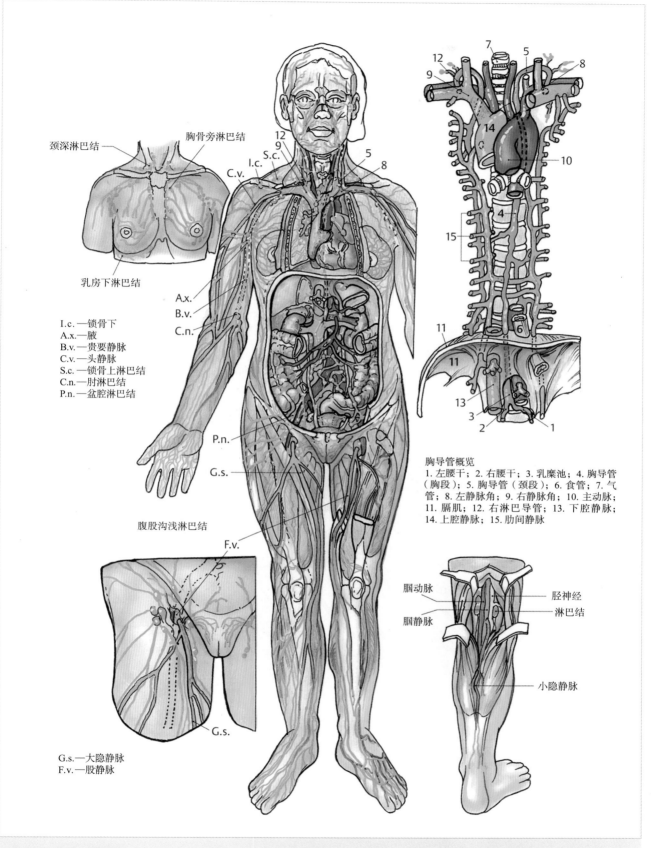

颈深淋巴结

胸骨旁淋巴结

乳房下淋巴结

I.c.—锁骨下
A.x.—腋
B.v.—贵要静脉
C.v.—头静脉
S.c.—锁骨上淋巴结
C.n.—肘淋巴结
P.n.—盆腔淋巴结

A.x.
B.v.
C.n.

12
9
I.c. S.c.
C.v.
5
8

P.n.

G.s.

腹股沟浅淋巴结

F.v.

G.s.

G.s.—大隐静脉
F.v.—股静脉

7
12
5
9
8

14

10

4

15

11
11

6

13

3
2
1

胸导管概览

1. 左腰干；2. 右腰干；3. 乳糜池；4. 胸导管
（胸段）；5. 胸导管（颈段）；6. 食管；7. 气
管；8. 左静脉角；9. 右静脉角；10. 主动脉；
11. 膈肌；12. 右淋巴导管；13. 下腔静脉；
14. 上腔静脉；15. 肋间静脉

腘动脉

腘静脉

胫神经

淋巴结

小隐静脉

图 1.7 淋巴系统概览

1. 枕淋巴结
2. 枕深淋巴结
3. 耳后淋巴结
4. 耳前淋巴结
5. 耳下淋巴结
6. 腮腺深淋巴结
7. 颧淋巴结
8. 鼻唇淋巴结
9. 颊淋巴结
10. 下颌下淋巴结
11. 颏下淋巴结
12. 颈前淋巴结
13. 颈外侧淋巴结（深）
14. 胸锁乳突下淋巴结
15. 颈外侧淋巴结
16. 副淋巴结
17. 颈斜方肌下淋巴结
18. 锁骨上淋巴结
19. 斜角肌淋巴结
20. 头淋巴结
21. 中央腋窝淋巴结
22. 锁骨下淋巴结
23. 锁骨下干
24. 颈干
25. 锁骨上干
26. 右淋巴导管
27. 气管支气管干
28. 泪腺
29. 乳腺

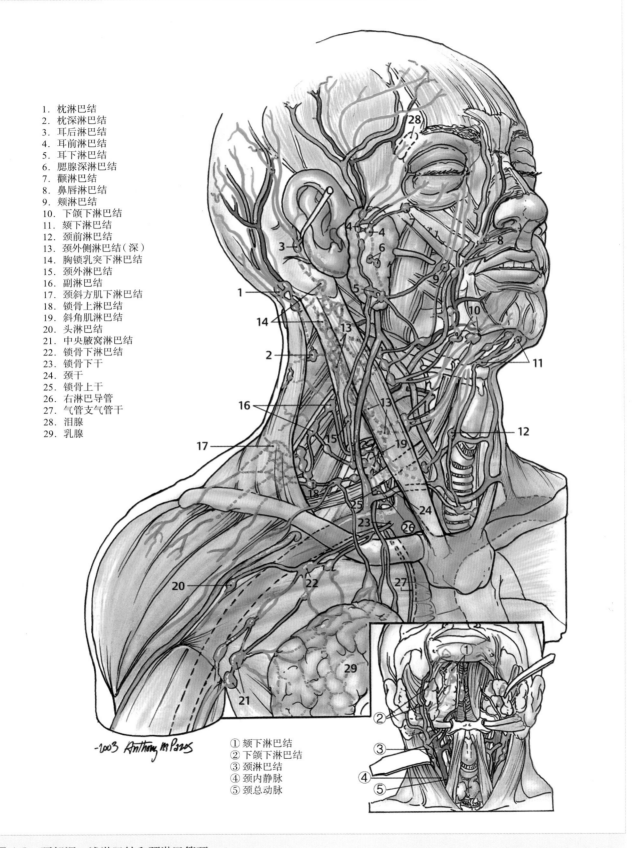

① 颏下淋巴结
② 下颌下淋巴结
③ 颈淋巴结
④ 颈内静脉
⑤ 颈总动脉

图 1.8　颈部深、浅淋巴结和颈淋巴管环

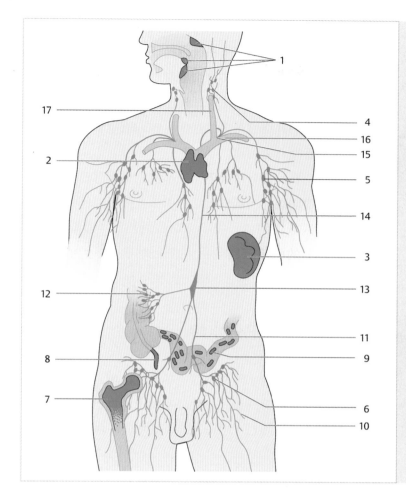

图 1.9 淋巴组织、淋巴管道和淋巴结。1. 扁桃体；2. 胸腺；3. 脾；4. 颈淋巴结；5. 腋淋巴结；6. 腹股沟淋巴结；7. 骨髓；8. 阑尾；9. 肠道内的 Peyer 斑块；10. 腹股沟淋巴结的淋巴输入集合管；11. 腰干；12. 肠淋巴结；13. 乳糜池；14. 胸导管；15. 左静脉角；16. 锁骨下静脉；17. 颈内静脉（引自 Faller A, Schuenke M. The Human Body. Stuttgart/New York: Thieme; 2004.）

淋巴细胞位于淋巴结和脾脏，是免疫系统的一个部分，负责直接（T 细胞和巨噬细胞）和间接（B 细胞产生抗体）攻击外来入侵者。淋巴结产生的抗体通过淋巴输出管离开淋巴结，随淋巴液流动，进入全身的血液。淋巴输出管中淋巴细胞的数量多于输入管中淋巴细胞的数量。

淋巴液浓缩

淋巴结内的毛细血管可以重新吸收淋巴液中的大部分水分，从而减少通过胸导管（和右淋巴管）返回静脉的淋巴液量。

一般来说，平均每人有 600~700 个圆形、肾形或豆形的淋巴结，大部分淋巴结位于肠道和头颈部（病原体容易进入的部位）。

成人淋巴结的大小为 0.2~0.3cm。其形状、数目、大小取决于年龄、性别、体质等因素。淋巴结的数量是出生时就确定的；在成长过程中，淋巴结的体积可能会增大或减小，但不会再生或消失。

大多数淋巴结嵌于脂肪组织中，呈团状或链状分布。淋巴结的被膜由致密结缔组织构成。

淋巴液通过淋巴输入管穿过被膜进入淋巴结，在淋巴结门离开淋巴结（图 1.10）。淋巴集合管连接着不同的淋巴结。例如，一个淋巴结的输出管也可能是下一级淋巴结（次级淋巴结）的输入管。为了保证充分过滤，淋巴液在重新进入血液循环前会通过多个淋巴结。

淋巴结内部由小梁组成，它们将淋巴结分成小腔，这些小梁起始于淋巴结门，内含结内血管。小梁之间存在大量的淋巴细胞和巨噬细胞，并由松散

1

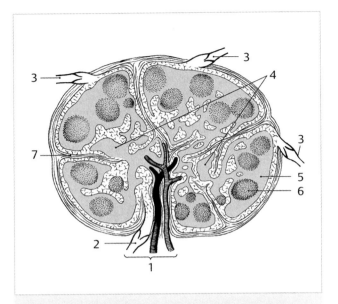

图 1.10　淋巴结的横切面。1. 淋巴结门（血管进入，血管和淋巴管离开淋巴结）；2. 离开淋巴结的淋巴输出管；3. 穿过被膜进入淋巴结的淋巴输入管；4. 淋巴结外层和淋巴结门之间的淋巴网状组织；5. 淋巴窦系统；6. 淋巴滤泡；7. 小梁（引自 Feneis H, Dauber W. Pocket Atlas of Human Anatomy. Stuttgart/New York: Thieme; 2000.）

的纤维网连接。

淋巴在淋巴窦系统内循环，淋巴窦系统位于包膜区，在小梁与防御细胞群之间。淋巴液通过输入管进入淋巴窦系统时，淋巴液流动的速度比在集合管内的速度慢得多，这使巨噬细胞能够更好地识别和吞噬有害物质。

在大部分情况下，局部淋巴结是淋巴运输的第一道防线。局部淋巴结的引流范围可能包括多个淋巴区域。例如，腹股沟部位淋巴结（腹股沟淋巴结）的引流范围包括下肢、臀部、外生殖器（皮肤）、会阴和躯干下部（腹和腰）。

1.4　淋巴分水岭

淋巴分水岭是皮肤上的线性区域，是不同的淋巴区域的分割线，淋巴分水岭上的淋巴集合管相对较少（图 1.11 和图 1.12）。虽然同一淋巴区域内的

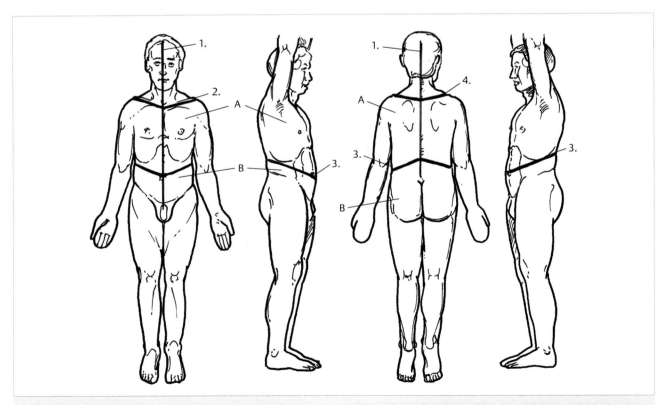

图 1.11　淋巴分水岭。1. 矢状（中线）分水岭（前、后）；2. 上水平分水岭（前）；3. 水平（横向）分水岭（前、后）；4. 上水平分水岭（后）；A. 上象限（前、后）；B. 下象限（前、后）

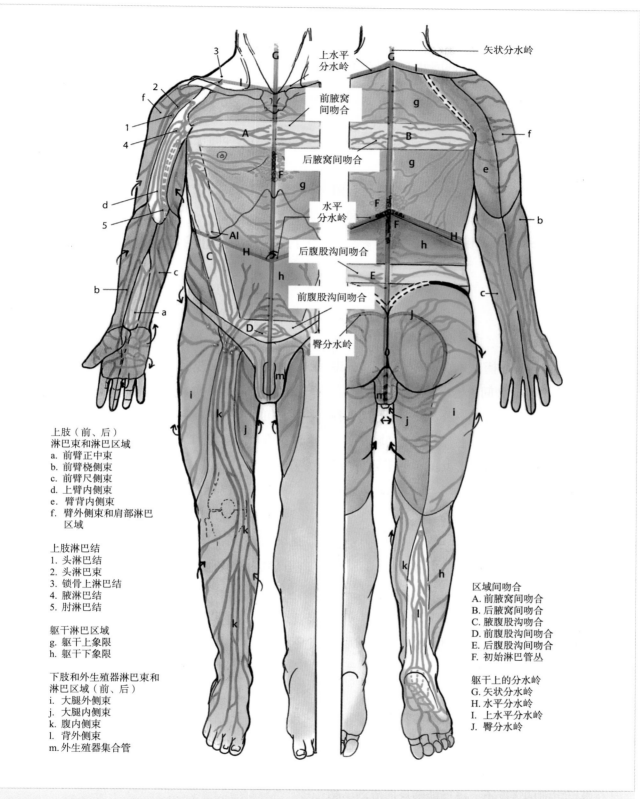

上水平
分水岭

矢状分水岭

前腋窝
间吻合

后腋窝窝间吻合

水平
分水岭

后腹股沟间吻合

前腹股沟间吻合

臀分水岭

上肢（前、后）
淋巴束和淋巴区域
a. 前臂正中束
b. 前臂桡侧束
c. 前臂尺侧束
d. 上臂内侧束
e. 臂背内侧束
f. 臂外侧束和肩部淋巴
区域

上肢淋巴结
1. 头淋巴结
2. 头淋巴束
3. 锁骨上淋巴结
4. 腋淋巴结
5. 肘淋巴结

躯干淋巴区域
g. 躯干上象限
h. 躯干下象限

下肢和外生殖器淋巴束和
淋巴区域（前、后）
i. 大腿外侧束
j. 大腿内侧束
k. 腹内侧束
l. 背外侧束
m.外生殖器集合管

区域间吻合
A. 前腋窝间吻合
B. 后腋窝间吻合
C. 腋腹股沟吻合
D. 前腹股沟间吻合
E. 后腹股沟间吻合
F. 初始淋巴管丛

躯干上的分水岭
G. 矢状分水岭
H. 水平分水岭
I. 上水平分水岭
J. 臀分水岭

图 1.12　淋巴分水岭、淋巴吻合和淋巴区域

集合管吻合较多，但相邻区域集合管之间的吻合却较少。

位于躯干和躯干与四肢之间的分水岭将在下文中讨论。

1.4.1　矢状分水岭

矢状分水岭也称中线分水岭，是头顶与会阴（前、后）的连接线，其将头部、颈部、躯干和外生殖器的淋巴引流区分成相等的左右两部分。

1.4.2　水平分水岭

上水平分水岭将颈、肩与臂、胸部分隔开，此线从颈静脉切迹（胸骨柄）开始向外至肩峰，并继续向后延伸达 C7 和 T2 间椎体水平。

下水平分水岭始于脐部，沿着胸廓下缘向脊柱延伸。该分水岭将躯干分为上、下两个区域。

矢状分水岭和水平分水岭共同将躯干划分为 4 个淋巴区域，这 4 个区域也被称为象限（见 1.6.3 内容）。

1.4.3　躯干与四肢之间的分水岭

分隔下肢和躯干的分水岭（腹股沟分水岭）从耻骨联合开始，沿髂嵴至骶骨顶点。从喙突开始，沿着腋襞向后延伸到肩胛冈中点，将手臂与躯干分开的分水岭是腋分水岭。

在正常情况下，淋巴集合管内瓣膜的位置和方向会抑制相邻区域之间的淋巴液流动。部分淋巴液可能通过毛细淋巴管（初始淋巴丛）穿过分水岭。

在淋巴淤滞的情况下，淋巴能够反向流动，越过分水岭，并经由其他通路流动。

● 初始淋巴管丛的淋巴管膨胀（图 1.12）。淋巴淤滞使受影响区域的淋巴管膨胀。膨胀的淋巴管阻力较大，阻力迫使淋巴重新进入毛细淋巴管（皮肤淋巴回流）并穿越分水岭。

● 淋巴集合管异常膨胀可能最终导致瓣膜功能不全。瓣膜功能不全会导致淋巴从淤滞区域向毗邻的正常区域反向流动。此时，淋巴液流经的通路被称为区域间吻合（图 1.12 和图 1.13）。

1.5　区域间吻合

如果一个区域内正常的淋巴液流动被打断，则跨区域吻合可能被激活以防止肿胀的发生，这是身体自身避免淋巴淤滞的部分机制（见第 3 章）。如果出现肿胀，可以利用这些区域间的吻合手动改变淤滞淋巴液的流向。例如，如果右上肢出现淋巴水肿，可以利用前后胸廓的腋间吻合以及右侧腋腹股沟吻合改变淋巴回流的路径，让淋巴液流入邻近的引流区域（见第 5 章）。

躯干淋巴集合管一般起始于分水岭，并沿着直线流向其区域淋巴结。其中一些淋巴集合管与相邻区域的集合管"同向"或水平。这些集合管似乎比同区域内的其他淋巴集合管的吻合程度更高。

1.5.1　前腋窝间（AAA）吻合

前腋窝间（anterior axillo-axillary，AAA）吻合是左、右上象限之间的吻合。该吻合的淋巴集合管连接了躯干前部对侧腋窝淋巴结群。

1.5.2　后腋窝间（PAA）吻合

后腋窝间（posterior axillo-axillary，PAA）吻合连接的是躯干后部两个上象限的对侧腋窝淋巴结。

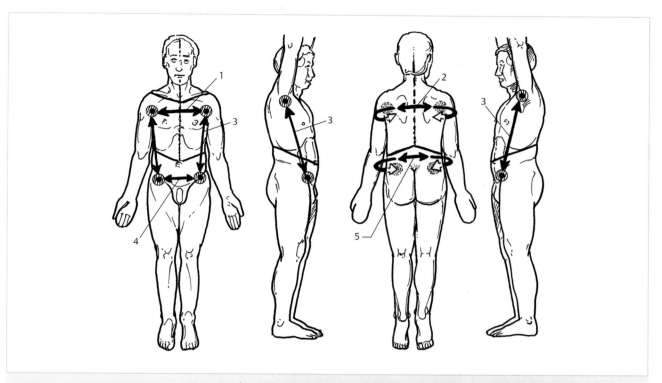

图 1.13　淋巴区域间吻合。1. 前腋窝间（AAA）吻合；2. 后腋窝间（PAA）吻合；3. 腋窝 - 腹股沟（AI）吻合，也称为腹股沟 - 腋窝（IA）吻合；4. 前腹股沟间（AII）吻合；5. 后腹股沟间（PII）吻合

1.5.3　腋窝 – 腹股沟（AI）吻合

腋窝 - 腹股沟（axillo-inguinal，AI）吻合也称腹股沟 - 腋窝（IA）吻合，是同侧上、下象限淋巴集合管的连接，也是同侧腋窝和腹股沟淋巴结群之间的连接。

1.5.4　前腹股沟间（AII）吻合

前腹股沟间（anterior interinguinal，AII）该吻合位于耻骨上区域，连接躯干前下象限的两侧腹股沟淋巴结。

1.5.5　后腹股沟间（PII）吻合

后腹股沟间（posterior interinguinal，PII）吻合由骶骨部位的淋巴集合管形成，连接躯干后下象限

的两侧腹股沟淋巴结。

1.6　身体不同部位的淋巴引流和局部淋巴结群

淋巴水肿几乎完全发生在皮肤和皮下组织。这里主要讨论身体不同部位的浅层淋巴系统，偶尔涉及深层淋巴系统和器官淋巴系统的引流（表 1.1）。讨论中涉及的淋巴结数量在括号中予以标注。

1.6.1　头皮和面部淋巴引流

该区域的大部分淋巴集合管通向沿着头颈边缘排列成环形的淋巴结。这些淋巴结的输出管主要通向颈深淋巴结。以下所有局部淋巴结统称为颈周淋巴环。

表 1.1 局部淋巴结的引流范围和输出管

	淋巴结	浅表引流范围（皮肤）	输出管
1	颏下	下唇中间部分、下颌和颏部	至 6 →静脉角
2	下颌下	下睑内侧、颊、鼻、上下唇、下颌外侧	至 6 →静脉角
3	腮腺	颞部头皮、前额、上眼睑、下眼睑外侧、耳郭前部	至 6 →静脉角
4	耳后	顶部头皮、耳郭后部	至 6、7 →静脉角
5	枕部	枕部头皮、颈上部	至 7 →静脉角
6	颈内	接收 1~5 的淋巴液	颈干→静脉角
7	副	接收 4、5 的淋巴液	8 →静脉角
8	锁骨上	接收 7 和肋间淋巴结、颈前外侧皮肤、部分上臂外侧、部分乳腺的淋巴液	锁骨上干→静脉角
9	胸骨旁	乳腺（约 25%）和部分脏器	胸骨旁干→静脉角
10	腋	上肢、乳腺（约 75%）、上象限（前、后）	锁骨下干→静脉角
11	腹股沟	阴茎和阴囊皮肤、阴道下段、会阴、肛门、臀部、下象限（前、后）	骨盆淋巴结→腰淋巴结→腰干→乳糜池→胸导管→静脉角

颏下淋巴结（2~3 个）

位置

颈阔肌下面，二腹肌前腹的脂肪组织中（图 1.8 和图 1.15）。

引流范围

下唇中间部分、下颌和颏部。

下颌下淋巴结（3~6 个）

位置

下颌骨后面，下颌下腺的浅表面（图 1.8，图 1.14 和图 1.15）。

引流范围

下睑内侧、颊、鼻、上下唇、下颌外侧部分。

腮腺淋巴结

有 8 个深淋巴结、9 个浅淋巴结，但不同文献数字差异较大。

位置

浅淋巴结位于腮腺周围的皮下脂肪中，耳前侧。深淋巴结位于腮腺（图 1.8 和图 1.14）。

引流范围

颞部头皮、前额、上眼睑、下眼睑的外侧部分，以及耳郭前部皮肤。

耳后淋巴结（2~3 个）

位置

胸锁乳突肌的乳突止点处，耳后肌下方（图 1.8 和图 1.14）。

引流范围

顶部头皮和耳郭后部。

枕淋巴结（1~3 个）

位置

头半棘肌的止点处（图 1.8 和图 1.14）。

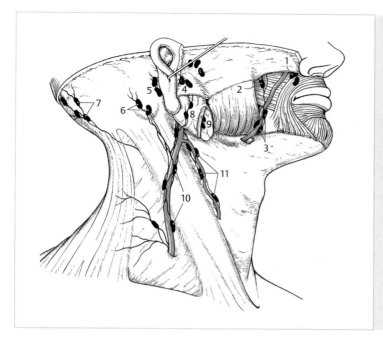

图 1.14 头颈部浅淋巴结。1. 鼻唇淋巴结（鼻唇沟下）；2. 颊淋巴结（颊肌深处）；3. 下颌下淋巴结（下颌骨处）；4. 腮腺淋巴结（耳前）；5. 耳后淋巴结（耳下）；6. 乳突淋巴结（耳后）；7. 枕淋巴结；8. 腮腺深淋巴结（腮腺筋膜下）；9. 腺内淋巴结（腮腺内部）；10. 外侧浅淋巴结（颈外侧淋巴结）；11. 前侧浅淋巴结（颈前淋巴结）（引自 Feneis H, Dauber W. Pocket Atlas of Human Anatomy. Stuttgart/New York: Thieme; 2000.）

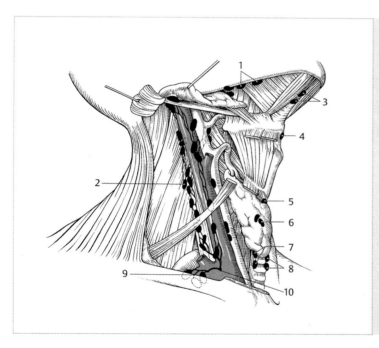

图 1.15 头颈部深淋巴结。1. 下颌下淋巴结；2. 颈内淋巴结；3. 颏下淋巴结；4. 舌骨下淋巴结；5. 喉前淋巴结；6. 甲状腺淋巴结；7. 气管旁淋巴结；8. 气管前淋巴结；9. 锁骨上淋巴结；10. 右静脉角（引自 Feneis H, Dauber W. Pocket Atlas of Human Anatomy. Stuttgart/New York: Thieme; 2000.）

引流范围

枕部头皮和颈上部皮肤。

1.6.2　颈部淋巴引流

颈部淋巴结可分为前群和外侧群两个淋巴结群。这些淋巴结群又可细分为深淋巴结和浅淋巴结。

前群

该淋巴结群的分布是不规则、不统一的。浅淋巴结（颈前淋巴结）围绕着颈前静脉分布，其引流范围包括部分颈前皮肤和肌肉组织（图 1.14）。

本群深淋巴结分布在喉前、喉外侧、气管和甲状腺。深淋巴结的引流范围包括喉下部、甲状腺和气管上部。本群深、浅淋巴结的输出管均通向颈外

1

侧深淋巴结，颈外侧深淋巴结也是外侧淋巴结群的一部分（图 1.8 和图 1.15）。

外侧群

浅淋巴结（颈外侧淋巴结）沿腮腺和锁骨上淋巴结之间的颈外静脉外侧分布。颈外侧深淋巴结位于从颅底到静脉角区域的脂肪组织中。深淋巴结沿着颈外侧三角的边界呈链状分布，颈外侧三角由胸锁乳突肌（前）、斜方肌（后）上部和锁骨（下）围成。深淋巴结之间存在大量连接（图 1.8 和图 1.15）。

颈内淋巴结（10~20 个）

位置

胸锁乳突肌后，沿颈内静脉排列。

引流范围

头皮和面部（颈周淋巴环），鼻腔、腭（软腭、硬腭）、舌、咽、扁桃体、中耳、喉（包括声带）。

输出管汇成颈干（见本章"淋巴干"内容），颈干直接或分别经胸导管或右淋巴导管汇入静脉角（图 1.8 和图 1.15）。

副淋巴结（5~20 个）

位置

沿斜方肌上部和副神经前方分布。

引流范围

收集枕部和耳后淋巴结的淋巴液。

附加引流范围

枕部头皮，颈外侧皮肤，部分颈部肌肉组织。

副淋巴结的输出管与锁骨上淋巴结相连（图 1.8）。

锁骨上淋巴结（4~12 个）

位置

锁骨后方的肩胛舌骨肌下腹和胸骨舌骨肌（静脉角区）之间。

引流范围

运输副淋巴结的淋巴液。

附加引流范围

颈前外侧皮肤、肋间淋巴结、上臂外侧、部分乳腺组织。

锁骨上淋巴结的输出管汇成锁骨上干（见本章"淋巴干"内容），锁骨上干直接或分别经胸导管或右淋巴管汇入静脉角（图 1.8）。

> 锁骨上干与胸导管和其他汇入静脉角的淋巴干距离很近，且很可能相互连接，这解释了为什么乳腺、肺、食管、外生殖器和肠道的肿瘤会转移到锁骨上淋巴结。

1.6.3 躯干淋巴引流

躯干可分为 4 个象限（图 1.11 和图 1.12）。上区（前、后）是躯干上下两个水平分水岭和腋分水岭之间的部分，腋分水岭将躯干和上肢分隔开（见 1.4.3 内容）。上区的局部淋巴结是腋淋巴结。下区（前、后）是躯干下水平分水岭和下肢与躯干分水岭之间的部分；局部淋巴结是腹股沟淋巴结。上下区被矢状分水岭划分为左上、右上、左下、右下 4 个象限。

4 个象限的淋巴集合管均如同轮辐条一样排列，起始于分水岭和局部淋巴结群的中心位置（图 1.12 和图 1.16）。部分集合管与毗邻区域的淋巴管相连接，使淋巴液能够实现区域间流动（见 1.5 内容）。

初始淋巴系统的结构与毛细淋巴管的结构相同。初始淋巴管丛覆盖了前、后躯干的整个表面，包括分水岭区域（图 1.12）。

> 淋巴液可绕过局部淋巴结，利用淋巴管丛从四肢流到躯干，或在象限之间流动。

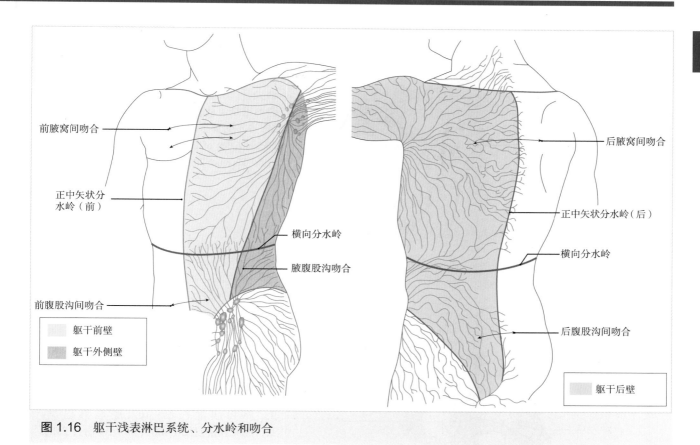

前腋窝间吻合

正中矢状分水岭（前）

横向分水岭

腋腹股沟吻合

前腹股沟间吻合

躯干前壁

躯干外侧壁

后腋窝间吻合

正中矢状分水岭（后）

横向分水岭

后腹股沟间吻合

躯干后壁

图 1.16　躯干浅表淋巴系统、分水岭和吻合

乳腺淋巴引流

局部淋巴结

腋淋巴结（也可间接通过锁骨上淋巴结）和胸骨旁淋巴结。

腋淋巴结（10~24 个）

位置

均呈三角形分布，顶点是腋窝，前缘为胸小肌，后缘为肩胛下肌。大多数淋巴结位于脂肪组织中，一些分布在血管（胸外侧动脉、肩胛下动脉、腋静脉）和神经（肩胛下神经）周围。腋淋巴结既可存在于筋膜上，也可存在于筋膜下，并可分为 5群（图 1.7、图 1.16 和图 1.17）。

- 前（胸）群。
- 后（肩胛下）群。
- 中央群。
- 外侧（锁骨下）群。
- 尖群。

引流范围

腋淋巴结收集同侧上象限（前、后）、同侧乳腺（约 75%）和同侧上肢的淋巴液。

腋淋巴结的输出管汇入锁骨下干，锁骨下干直接或分别通过胸导管或右淋巴管进入静脉角。

胸骨旁（乳腺内）淋巴结（4~6 个）

位置

肋间隙的前缘，平行于乳腺内动脉（图 1.17和图 1.18）。

引流范围

乳腺（约 25%），胸腹部的肝脏、胸膜、膈、心包和横纹肌组织。输出管通过胸骨旁干汇入静脉角区域。

1

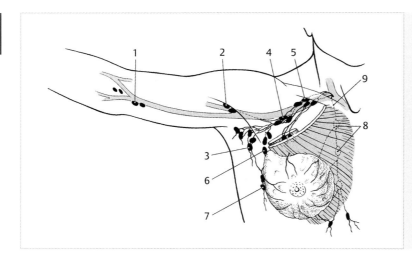

图 1.17　乳腺引流。1. 肘淋巴结；2. 腋淋巴结外侧（锁骨下）群；3. 腋淋巴结后（肩胛下）群；4. 腋淋巴结中央群；5. 腋淋巴结尖群；6. 腋淋巴结前（胸）群；7. 乳腺旁淋巴结（乳腺的外侧缘）；8. 胸骨旁淋巴结；9. 胸骨旁干（引自 Feneis H, Dauber W. Pocket Atlas of Human Anatomy. Stuttgart/New York: Thieme; 2000.）

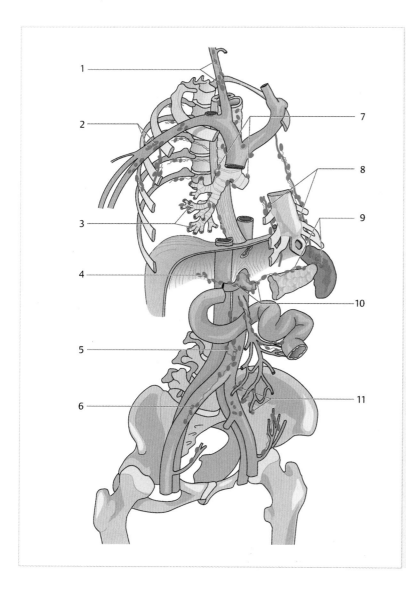

图 1.18　躯干局部淋巴结。1. 颈深淋巴结；2. 腋淋巴结；3. 支气管肺淋巴结；4. 肝淋巴结；5. 盆总淋巴结；6. 盆腔淋巴结；7. 气管支气管淋巴结；8. 胸骨旁淋巴结；9. 脾和胰淋巴结；10. 腹腔淋巴结；11. 肠系膜淋巴结（100~150 个）（引自 Faller A, Schuenke M. The Human Body. Stuttgart/New York: Thieme; 2004.）

乳腺淋巴管起自小叶间丛和乳腺管壁。这些淋巴管从腺体组织中间部分延伸至乳晕下方复杂的淋巴丛。这些淋巴丛也接收来自乳腺中央部分皮肤以及乳晕和乳头的淋巴液。该区域约有 4 条输出管，引流乳房（外侧象限）约 3/4 的淋巴液进入腋淋巴结。引流乳腺内侧淋巴液的淋巴管起始于相似的腺内丛，这些淋巴管穿过胸壁，与胸骨旁淋巴结相连，引流乳房（内侧象限）约 1/3 的淋巴液。

腺内丛连接胸部所有引流区的淋巴管。因此，外侧象限淋巴液可能进入胸骨旁淋巴结，内侧象限淋巴液也可能进入腋淋巴结。

乳腺癌最常见的转移处是腋淋巴结中央群。

1.6.4　上肢淋巴引流

上肢淋巴管分为浅层淋巴管和深层淋巴管。两层淋巴管之间相互连接，两层之间的连接在两个方向上都有分布。手部淋巴管的连接以从深到浅为主。在手臂其他区域，穿支淋巴管建立了从浅到深的连接。

深、浅淋巴管的局部淋巴结均为腋淋巴结。

浅层

初始淋巴管丛遍布皮肤各处，其网状结构在手掌和手指的屈肌部分更细。上肢（和下肢）区域的浅层淋巴管也称为束（图 1.12 和图 1.19）。

手部淋巴管

手部淋巴管位于手指两侧（起于第二指），并向后延伸至手背，负责手指淋巴管丛淋巴液的引流。

从掌侧致密的淋巴丛开始，手部淋巴管沿不同方向走行。拇收肌区域的淋巴管引流掌中央淋巴丛的淋巴液，在大鱼际和小鱼际之间，沿掌侧向上形成前臂内侧区。手部桡侧区引流手掌桡侧、示指与拇指间指蹼，以及大鱼际的淋巴液。手部尺侧区引流手掌尺侧和小鱼际的淋巴液。手降区淋巴管负责指蹼以及邻近掌指关节皮肤淋巴液的引流。桡侧、尺侧和降区淋巴管绕至手背，与手背的淋巴管相连，手背的淋巴管也负责指骨间关节的淋巴液引流。手部淋巴管从手背经过腕汇入前臂淋巴管。

前臂淋巴管

前臂有 20~30 支淋巴管，被分为桡侧区、尺侧区和正中区。前臂正中区与手拇收肌区相延续，位于前臂的前面。手背淋巴管延续至前臂桡侧区和尺侧区，分别与头静脉和贵要静脉伴行。两侧淋巴管束绕过前臂在肘前区与正中区汇合，同时淋巴管数量有所减少。

肘前淋巴结位于贵要静脉附近，可进一步过滤尺侧区域淋巴管的淋巴液。肘前淋巴结的数量不等。

前臂桡侧区的淋巴管偶尔会伴随头静脉至腋淋巴结群或锁骨上淋巴结群。Kubik 将这种引流通路定义为长上臂型（存在于 16% 的人群中），该类型在腋淋巴结切除的情况下具有重要作用（例如，长上臂型个体可能不会出现继发性上肢淋巴水肿）。

上臂淋巴管

来自前臂的淋巴管沿着上臂内侧至腋淋巴结群，它们位于上臂内侧的肱二头肌和肱三头肌之间。该区域的淋巴管也负责上臂背内侧和肩部淋巴液引流。

上臂外侧区负责上臂背外侧和肩部皮肤淋巴液引流。该区部分淋巴液被引流至腋淋巴结和锁骨上淋巴结。通向锁骨上淋巴结的淋巴管通常沿着锁骨下窝与头静脉伴行。这个引流路径也被称为头淋巴束，头淋巴束包含数量不等的淋巴结（三角胸肌淋巴结）。

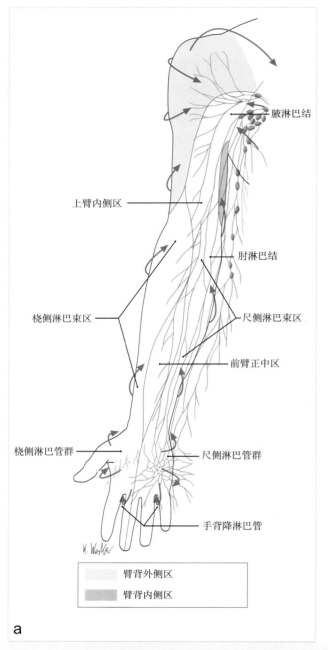

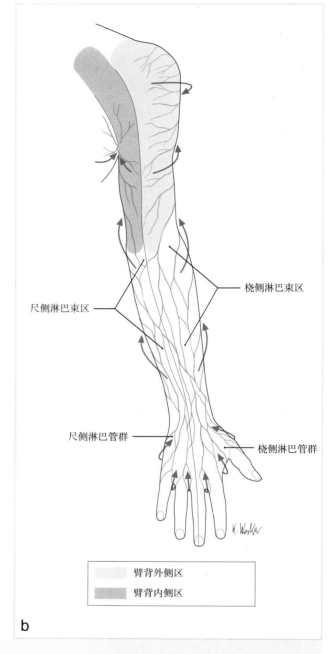

图 1.19 上肢浅表淋巴系统。a. 前（正面）；b. 后（背面）

深层

筋膜下组织（除掌指关节和指骨间关节外）的淋巴液通过深层淋巴系统引流，深淋巴管与深血管伴行。前臂有四组深淋巴管，对应桡动脉、尺动脉、掌侧动脉和骨间背侧动脉。上臂深淋巴管伴随肱动脉，将淋巴液输送到腋淋巴结。

1.6.5 下肢淋巴引流

除足趾外，下肢淋巴管与上肢淋巴管一样，分为浅层淋巴管和深层淋巴管两类。足趾皮下组织和肌层之间不存在筋膜，因此没有深浅淋巴管之分。

浅层和深层淋巴管通过穿支淋巴管连接。腹股沟淋巴结的深、浅层之间也相互连接（图 1.7 和图 1.20）。

浅层

腹股沟浅淋巴结（6～12 个）

位置

腹股沟浅淋巴结嵌在脂肪组织中，位于大隐静脉周围，股三角（由腹股沟韧带、缝匠肌和内收肌构成）内侧的上半部分，可分为水平和垂直两组。水平组淋巴结呈链状排列，紧贴腹股沟韧带的下方。垂直组淋巴结围绕隐静脉裂孔排列。（图 1.7 和图 1.20）

引流范围

水平组淋巴结收集脐、阴囊、阴道下段、会阴、肛门、臀部及脐以下躯干前、后壁（下象限）的淋巴液。垂直组淋巴结主要负责下肢浅淋巴管，也收集部分阴茎皮肤、阴囊、阴道、会阴和臀部淋巴液。

输出管穿过腹股沟韧带下方的筋膜，大部分淋巴管沿着盆腔动脉走行，与盆腔淋巴结相连（图 1.7 和图 1.21）。淋巴液从盆腔淋巴结经腰淋巴结（位于脊柱 L5~L1 水平）和腰干进入乳糜池和胸导管（图 1.7 和图 1.22）。

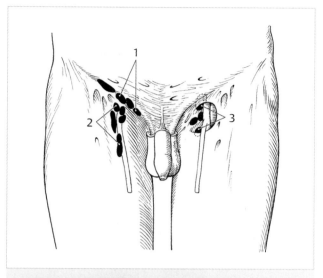

图 1.20　腹股沟淋巴结。1. 腹股沟淋巴结，水平组（浅）；2. 腹股沟淋巴结，垂直组（浅）；3. 腹股沟深淋巴结（引自 Feneis H, Dauber W. Pocket Atlas of Human Anatomy. Stuttgart/New York: Thieme; 2000.）

足部淋巴管

初始淋巴管丛形成网络，遍布皮肤各处，但在足底和足趾屈肌部位更为纤细。足背淋巴管收集足底、足趾和内踝大部分淋巴液，经过踝前侧和内侧，延续为小腿腹内侧区的一部分。引流外踝、足外缘和足后缘淋巴液的淋巴管（包括部分足底外侧部）延续为近端下肢背外侧区淋巴管（图 1.12 和图 1.23）。

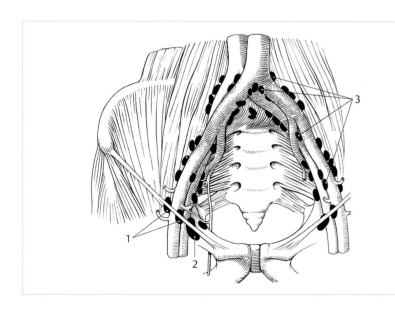

图 1.21　盆腔淋巴结。1. 陷窝淋巴结；2. Cloquet 淋巴结或 Rosenmüller 淋巴结；3. 盆腔淋巴结（引自 Feneis H, Dauber W. Pocket Atlas of Human Anatomy. Stuttgart/New York: Thieme; 2000.）

1

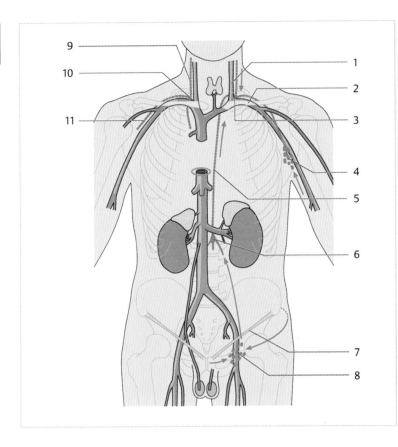

图 1.22　淋巴通路。1. 颈内静脉；2. 锁骨下静脉；3. 左静脉角；4. 腋淋巴结；5. 胸导管；6. 乳糜池；7. 腹股沟韧带；8. 腹股沟淋巴结；9. 颈干；10. 右静脉角；11. 锁骨下干（引自 Faller A, Schuenke M. The Human Body. Stuttgart/New York: Thieme; 2004.）

小腿和膝关节淋巴管

小腿可分为两个引流区。腹内侧区引流大部分足（来自足背和内踝的淋巴管的延续）和小腿皮肤的淋巴液，小腿中部除外。腹内侧淋巴管比腹外侧淋巴管更大、更多。腹外侧淋巴管起始于足外侧和足后缘，引流小腿中间部分皮肤淋巴液，并沿小隐静脉到达腘浅淋巴结。淋巴液由腘浅淋巴结注入腘深淋巴结，并通过筋膜下淋巴管进入腹股沟深淋巴结（图 1.7，图 1.12 和图 1.24）。

腹内侧区的淋巴管与大隐静脉伴行，经股骨内侧髁后至大腿（图 1.12，图 1.23，图 1.25 和图 1.26）。膝关节内侧以下的淋巴管数量减少至平均 4~6 支（小腿 5~10 支）。膝关节手术，尤其是膝内侧切口，可能会导致严重的术后肿胀，包括关节远端组织肿胀。

大腿淋巴管

腹内侧淋巴管一直与大隐静脉伴行，至腹股沟浅淋巴结。大腿外侧区引流大腿外侧和臀外侧皮肤的淋巴液。大腿内侧区引流大腿内侧、臀内侧和会阴的淋巴液。从臀部中间和大腿后部穿行至腘窝的分水岭分隔了这两个区域（臀分水岭，见图 1.12）。

深层

下肢深淋巴系统负责肌肉、肌腱、韧带和关节淋巴液引流。膝以下深淋巴管分为 3 组，分布于胫前、胫后和腓侧，均与相应的血管伴行。3 组淋巴管均将淋巴液运输至腘深淋巴结。

大腿的深淋巴管与股深动脉伴行，至腹股沟深淋巴结。臀部的淋巴管和臀动脉伴行，将淋巴液输送到盆腔淋巴结。

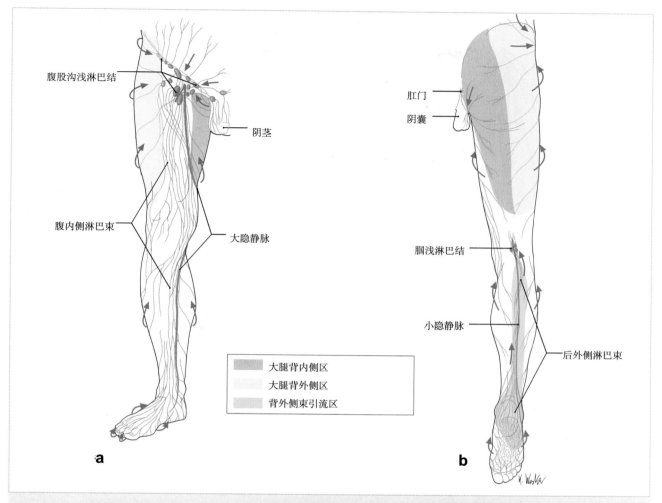

图 1.23　下肢及邻近躯干的浅表引流区，箭头为淋巴主要引流方向。a. 正面（前），b. 背面（后）（引自 Wittlinger H, Wittlinger D, Wittlinger A, Wittlinger M. Dr Vodder's Manual Lymph Drainage. Stuttgart/New York: Thieme; 2001. ）

图中标注：

腹股沟浅淋巴结

阴茎

腹内侧淋巴束

大隐静脉

肛门

阴囊

腘浅淋巴结

小隐静脉

后外侧淋巴束

大腿背内侧区

大腿背外侧区

背外侧束引流区

a

b

腘深淋巴结（4~6 个）

位置

嵌于腘窝脂肪中（图 1.7 和图 1.24 ）。

引流范围

背外侧淋巴束（腘浅淋巴结注入腘深淋巴结）引流范围包括部分皮肤、足部肌和肌腱、小腿、大腿后侧远端、踝关节和膝关节后侧。

腘深淋巴结的输出管穿过收肌腱裂孔，沿股动脉至腹股沟深淋巴结。

腹股沟深淋巴结（1~3 个）

位置

位于股静脉内侧的筋膜下面。如果存在 3 个淋巴结，则最下面的淋巴结位于大隐静脉和股静脉交汇处，中间的淋巴结位于股管，上部的淋巴结位于股环外侧。上淋巴结也称 Cloquet 淋巴结或 Rosenmüller 淋巴结（图 1.20 和图 1.21 ）。

引流范围

腹股沟深淋巴结收集与股动脉伴行的深淋巴管

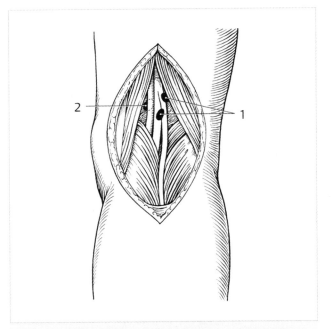

图 1.24　腘淋巴结。1. 腘浅淋巴结；2. 腘深淋巴结（引自 Feneis H, Dauber W. Pocket Atlas of Human Anatomy. Stuttgart/New York: Thieme; 2000. ）

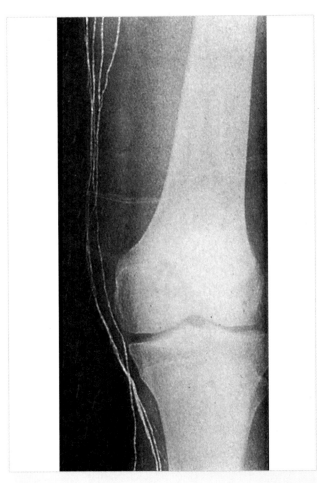

图 1.26　腹内侧区 X 线片

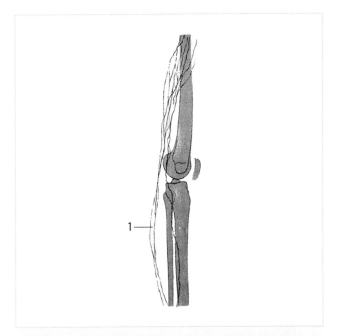

图 1.25　下肢腹内侧区。1. 腹内侧区淋巴管在股骨内侧髁后经过膝关节（引自 Kahle W, Leonhardt H, Platzer W. Color Atlas/Text of Human Anatomy, Vol. 2: Internal Organs. 4th ed. Stuttgart/New York: Thieme; 1993. ）

及来自阴茎和阴蒂外层的淋巴液。经腹股沟浅淋巴结滤过的淋巴液注入腹股沟深淋巴结。

（李　佳　刘　丽　宋　坪　张　路　译）

参考文献

[1] Louveau A, Smirnov I, Keyes TJ, et al. Structural and functional features of central nervous system lymphatic vessels. Nature. 2015; 523(7560):337–341

[2] Aspelund A, Antila S, Proulx ST, et al. A dural lymphatic vascular system that drains brain interstitial fluid and macromolecules. J Exp Med. 2015; 212(7):991–999

[3] Dissing-Olesen L, Hong S, Stevens B. New Brain Lymphatic Vessels Drain Old Concepts. EBioMedicine. 2015; 2(8):776–777

推荐阅读

Bates DO, Levick JR, Mortimer PS. Change in macromolecular composition of interstitial fluid from swollen arms after breast cancer treatment, and its implications. Clin Sci (Lond). 1993; 85(6):737–746

Clodius L, Foeldi M. Therapy for lymphedema today. Inter Angio 1984:3

Földi E, Földi M, Clodius L. The lymphedema chaos: a lancet. Ann Plast Surg. 1989; 22(6):505–515

Földi M, Földi E. Das Lymphoedem. Stuttgart: Gustav Fischer Verlag; 1991

Földi M, Kubik S. Lehrbuch der Lymphologie. Stuttgart: Gustav Fischer Verlag; 1999

Guyton AC. The lymphatic system, interstitial fluid dynamics, edema, and pulmonary fluid. In: Guyton AC, ed. Textbook of Medical Physiology. 7th ed. Philadelphia, PA: WB Saunders; 1986:361–373

Olszewski W. Peripheral Lymph: Formation and Immune Function. Boca Raton, FL: CRC Press; 1985

Tortora GJ. Grabowski SR. Principles of Anatomy and Physiology. 7th ed. New York, NY: HarperCollins College; 1993

Weissleder H, Schuchardt C. Lymphedema, Diagnosis and Therapy. 3rd ed. Köln: Viavital-Verlag; 2001

Zöltzer H, Castenholz A. The composition of lymph [in German]. Z Lymphol. 1985; 9(1):3–13

第 2 章

生理学

2.1　概述

淋巴系统的主要功能之一是促进组织液向血液循环回流。对毛细血管 - 组织 - 毛细淋巴管之间液体输送的复杂性的理解有助于了解淋巴系统及其在液体平衡中的作用。

2.2　心脏和循环

心血管系统是具有精密连接的网络器官，可将氧气和营养物质输送到器官，并从组织中运走代谢产物。它主要是由将血液运送到全身的心脏和血管系统组成。循环系统中血液进出肺部的部分被称为肺循环（低压系统），而全身其他部分的血液循环被称为体循环（高压系统）（图 2.1）。

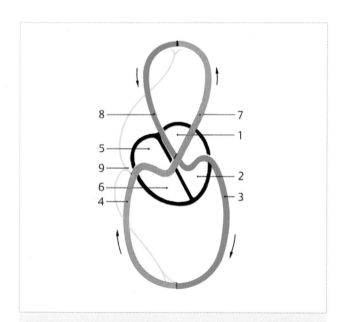

图 2.1　肺循环和体循环。1. 左心房；2. 左心室；3. 主动脉；4. 下腔静脉；5. 右心房；6. 右心室；7. 肺动脉；8. 肺静脉；9. 淋巴系统回到低压系统（引自 Kahle W, Leonhardt H, Platzer W. Color Atlas and Textbook of Human Anatomy, Vol. 2: Internal Organs. 4th ed. Stuttgart-New York: Thieme; 1993. ）

在肺组织中经过气体交换后的富含氧气的血液经体内最大的动脉——主动脉从心脏的左心室射出，主动脉弓从心脏左心室向上至上胸部，然后向腹部下行，形成动脉循环的主干，然后主动脉分成许多小动脉，将富含氧气的血液输送到身体的各个组织中。这些小动脉进一步细分为更小的血管，即毛细血管前微动脉，而毛细血管前微动脉可继续分支成更小的血管、毛细血管。毛细血管通常只能通过一个红细胞。 毛细血管包括一个动脉环路和一个静脉环路。

大动脉壁和小动脉壁由外层、中层和内层组成，外层为结缔组织（外膜），中层为平滑肌（中膜），内层为内皮细胞（内膜）。而毛细血管的壁不含肌纤维，它们仅由单层内皮细胞组成（图 2.2）。 这种结构有利于某些物质在毛细血管和周围组织之间交换。毛细血管壁的内皮细胞则可调节壁渗透性。血液和组织液、氧气（O_2）、二氧化碳（CO_2）、营养物质、水、无机离子、维生素、激素、免疫物质和代谢产物可透过血管壁进行物质交换。而许多代谢产物则是通过血液流经肾脏时从肾脏滤过。

毛细血管平均长度约 1mm，其管径约 8μm，毛细血管内的血流速度约为每秒 0.2mm，在不同组织中毛细血管的数量或密度与其代谢活动成正比。据估计，如果将身体的所有毛细血管首尾相连，它们将达到 60000 英里（约 96500km）。如果分成两半，它们将覆盖相当于 1.5 个足球场的面积。

血液从毛细血管输送至毛细血管后微静脉，其含氧量明显降低。在血液返回心脏时，静脉血通过静脉血管，最终经过上腔静脉和下腔静脉进入右心房。 静脉血管的壁很薄，其内的压力远低于动脉系统内的压力（图 2.3）。较大静脉内的瓣膜系统可防止下肢静脉血液淤滞。 事实上，静脉系统的

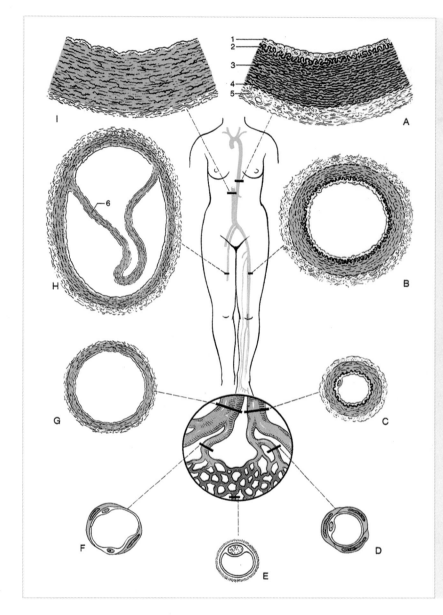

图 2.2　体循环各部分血管壁的分层。A. 主动脉：1. 内膜；2. 内弹性层；3. 含有平滑肌肉组织的中膜（带小孔的弹性膜）；4. 外弹性膜；5. 外膜。B. 大外周动脉。C. 小外周动脉。D. 毛细血管前微动脉（其中膜由一层或两层平滑肌组织形成（毛细血管前括约肌）。E. 毛细血管（内壁不含平滑肌）。F. 毛细血管后微静脉（它们的壁包含不规则分布的肌细胞）。G. 小外周静脉（它们的壁由内皮和一层很薄的螺旋排列的平滑肌组成，但大多数没有明显的三层结构）。H. 大外周静脉：壁结构与 G 相同；静脉有多个像阀门一样的瓣膜，称为半月状小袋，当血流向心脏方向流动时，瓣膜开放；上腔静脉和下腔静脉、门静脉、肾脏和大脑中血管没有瓣膜；6. 静脉瓣膜的横截面。I. 下腔静脉（壁有一层完整的内膜，中膜中的肌束纵行排列成小束）（引自 Kahle W, Leonhardt H, Platzer W. Color Atlas and Textbook of Human Anatomy, Vol. 2: Internal Organs. 4th ed. Stuttgart-New York: Thieme; 1993.）

压力很低，如果没有肌肉泵和关节泵的作用、膈肌收缩与舒张，以及心脏在舒张期心室负压的抽吸作用，就不可能有足够的血液返回心脏。另外，瓣膜系统具有推动静脉血返回心脏的功能。

血液由右心室泵出，经过肺动脉到达肺组织，肺动脉将含氧量低的静脉血输送到肺部。肺动脉在此处分成两条动脉，两肺各有一支动脉分布，当其分支成为薄壁的肺毛细血管时，CO_2 从肺毛细血管扩散至肺泡，并通过呼吸道排出体外。O_2 则通过肺毛细血管壁重新进入血液，富含 O_2 的血液通过肺静脉返回到左心房。在肺循环中，动脉和静脉的作用与其在体循环中的作用相反（图 2.1）。

2.3　血压

血压是血液对血管壁的压力。它以毫米汞柱（mmHg）为单位，在收缩期血液从心脏射入体循环，在左心室和主动脉中血压达到最高值，形成收缩压，心室舒张期血压的最低值形成舒张压。

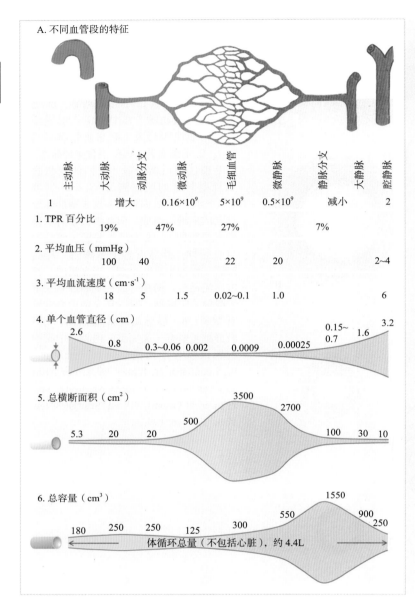

A. 不同血管段的特征

主动脉	大动脉	动脉分支	微动脉	毛细血管	微静脉	静脉分支	大静脉	腔静脉
1	增大		0.16×10^9	5×10^9	0.5×10^9	减小		2

1. TPR 百分比

	19%	47%		27%		7%		

2. 平均血压（mmHg）

	100	40		22	20			2~4

3. 平均血流速度（cm·s⁻¹）

	18	5	1.5	0.02~0.1	1.0			6

4. 单个血管直径（cm）

2.6   0.8   0.3~0.06   0.002   0.0009   0.00025   0.15~0.7   1.6   3.2

5. 总横断面积（cm²）

5.3   20   20   500   3500   2700   100   30   10

6. 总容量（cm³）

180   250   250   125   300   550   1550   900   250

体循环总量（不包括心脏），约 4.4L

图 2.3　不同血管段的平均血压值及其他特征。TPR，总外周阻力（引自 Despopoulos A, Silbernagl S. Color Atlas of Physiology. 5th ed. Stuttgart-New York: Thieme; 2003.）

血管内的血压与它们离心脏的距离成反比；例如，血压随着离心脏的距离增加而降低，毛细血管血压低于动脉血压。

血压因年龄、性别和个体体质而异。成人正常收缩压数值粗略估计是 100mmHg 加上其年龄。舒张压约为收缩压的 2/3。

平均动脉血压是舒张压与 1/3 脉压之和，健康成年人的血压在 100mmHg 左右。血压在体循环的动脉末端到静脉末端之间连续下降。在上、下腔静脉中，血压仅为 1.5~4mmHg（图 2.3）。足够的静脉回心血量取决于前面描述的机制。

肺循环属低压系统；肺动脉中的收缩压约为 25mmHg。

2.3.1　毛细血管血压

动脉系统中血管分支越远，其直径越小；这些血管内的阻力与其直径成反比（即血管越小，阻力越大）。如果血管内阻力增加，毛细血管血压

（BCP）则会下降（图 2.3，2.4.4 内容）。

由于主动脉和较大动脉的直径较大，这些血管中的平均血压变化较小。微动脉和毛细血管中的阻力较高（直径较小），使得这些血管内的压力显著降低。毛细血管动脉端压力（BCP_{art}）平均约为 29mmHg，毛细血管静脉端压力（BCP_{ven}）约为 14mmHg。

微动脉中的环状平滑肌（毛细血管前括约肌）收缩或扩张对毛细血管血压（BCP）产生影响。当括约肌收缩时，毛细血管前微动脉管腔变窄，使得血液通过动 - 静脉吻合支直接流入毛细血管后微静脉，导致毛细血管内血液减少，BCP 将降低。如果括约肌扩张，更多血液进入毛细血管，BCP 会升高。

血管运动神经纤维调节毛细血管前括约肌。同时，局部组织的代谢需要（例如，由毛细血管供血的组织缺氧）、外部因素（温度）或激素也可调节毛细血管的血流量。

由于静脉回流减少（静脉或心脏功能不全、妊娠），BCP 也可能升高。静脉回流受阻使静脉管腔扩张，导致静脉压力升高。静脉回流受阻也会导致毛细血管内的血量增加，引起 BCP 升高（被动血管舒张）。BCP 的变化可能对淋巴水肿和滤出增加而引起的其他肿胀有着重要影响（见 2.6.3 内容）。

2.4 毛细血管与物质交换

人体可以被看作由血管内和血管外两部分液体容积组成。血管内部分由心腔和血管组成，其内含有血液；血管外部分指系统血管之外的容积。血管外部分由多种小室组成，如间质、细胞和淋巴分小室及含脑脊液的专门系统。

这些腔室之间不断有体液、气体、营养物质和其他物质的交换。物质交换的主要部位是真毛细血管，其是由同一个毛细血管前微动脉分支形成。一些物质可直接通过内皮细胞交换，而另一些物质（特别是水）则通过毛细血管壁中的毛细孔道进出毛细血管。

毛细血管交换对淋巴水肿的临床意义将在 2.4.4 中讨论。

与毛细血管交换相关的方式包括扩散、渗透、滤过和重吸收。

2.4.1 扩散

扩散是液体中脂溶性分子和颗粒物质沿浓度梯度从高浓度区到低浓度区的物质转运方式。

物质从高浓度区扩散到低浓度区，经过一段时间后，这些物质分布均匀，即达到扩散平衡。在此状态下，无净扩散量。这种物质的扩散属于被动转运，并受以下因素的影响。

温度

如果温度升高，则扩散加快。

浓度梯度

浓度梯度越大，扩散速度越快。

分子的大小

小的分子（例如 O_2）比大的分子（例如蛋白质）易扩散。

表面积

表面积越大，扩散越快。

扩散距离

距离越短扩散效率越高（速度更快）。

扩散可以分为单纯扩散和易化扩散。在单纯扩

2

散时，物质沿浓度梯度从高浓度（或较高温度）一端向低浓度（或较低温度）一端扩散。这种扩散形式出现在细胞间隙或细胞内。在易化扩散时，会由膜将物质分为胞内与胞外（图 2.4）。

下面的例子将有助于理解分子通过毛细血管壁或细胞膜的运动。一个盛有水的容器被一层膜分成两个部分。其中一个部分中放糖分子，而另一个不放。该膜对于糖分子和水分子都是完全可通透的。尽管糖分子会向各个方向移动，但大多数糖分子会从容器中高浓度一端向低浓度一端移动（或扩散）。同时，水分子会从高浓度的一端通过膜上的小孔扩散到低浓度的一端。直到两侧的糖和水浓度相同，最终达到平衡（净扩散为零）（图 2.5）。

易化扩散是氧气和二氧化碳在人体中交换的重要方式。人体获取大部分营养物质和其他物质以及排出代谢产物，也都是通过扩散来完成。为确保足够的气体交换和代谢，短扩散距离是必不可少的。正常情况下，每个组织细胞与毛细血管的距离通常只有 2~3 个细胞直径。

临床意义：在肿胀的情况下，毛细血管与这些由毛细血管提供养分的细胞之间的距离扩大。扩散距离的扩大将导致供应给细胞的氧气和营养物质明显减少。代谢产物和二氧化碳将积聚在细胞和组织中。这会导致组织极易受感染，皮肤破裂，细胞损伤和延迟愈合。在组织肿胀的早期阶段启动治疗性消肿措施，对避免并发症和促进受损组织的愈合具有非常重要的意义。

2.4.2 渗透和渗透压

渗透是水分子通过选择性半透膜，从高浓度处向低浓度处移动或扩散，其仅对水分子通透而不通透其他分子。

体内的细胞膜通常可渗透水，水通过渗透的方式达到全身平衡。

为了更好地理解水通过细胞膜的过程，以容器举例。用膜把容器分成两个部分。其中一侧放置糖水，另一侧只有水。膜对水分子有渗透性，但不能透过糖分子。在糖溶液中，水的浓度较低；糖分子占据了水分子本来会占据的空间。水分子将从溶质浓度高的一侧扩散，通过选择性半透膜到达另一侧。糖分子不能穿过膜；渗透仅朝向容器的一侧（朝向糖水的一侧），导致容器这一侧的水位升高，致使该侧的静水压升高，导致膜两侧产生压力差，这称为渗透压（单位：mmHg）（图 2.5）。

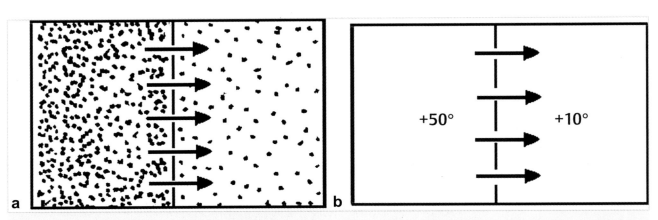

图 2.4 扩散。a. 易化扩散（分离两种介质的膜，正在减缓分子从浓度较高位置向浓度较低位置的移动）；b. 单纯扩散（温度沿着压力梯度从高到低扩散）

为了将水移回到容器的另一侧（水分子浓度较高的一侧），需要在容器一侧给予一定的渗透压使水位上升。该渗透压可对抗糖分子的静水压。

通过细胞膜扩散最多的物质是水。每秒从各个方向进出细胞膜的水量约等于细胞本身体积的100倍。

临床意义：由于进出细胞的水量是相同的，细胞的容积保持不变。但是，在某些条件下，可能会在膜两侧出现溶液浓度差。在淋巴水肿和淋巴系统受损的情况下，该区域的组织液中蛋白质浓度升高（高蛋白水肿）。这些蛋白质的亲水性和间质中的高浓度溶质导致水分子向间质移动，使该部位的体积增加。为了减少渗透，在水肿区域提高静水压，可促进水分子重新进入细胞或毛细血管。

2.4.3　胶体渗透和胶体渗透压

血浆中蛋白质的浓度约为 75g/L。蛋白质是血浆中仅有的可溶解且不易通过毛细血管壁扩散的物质。那些离开毛细血管进入组织间液的蛋白质很快通过淋巴系统从组织间隙中回流。因此，血浆中蛋白质的浓度平均约比大多数组织间液中的蛋白质浓度高 3 倍。血浆中的蛋白质与组织间液中的蛋白质（组织液胶体渗透压；COP_{IP}）相比有较高的胶体渗透压（COP_{PL}，也称间质液体胶体渗透压）。COP_{PL}的平均值约为 25mmHg。

临床意义：淋巴水肿中蛋白质浓度升高和组织液胶体渗透压（COP_{IP}）随之升高带来的影响已在 2.4.2 中讨论过。患者和治疗师应谨慎使用外部压力泵治疗淋巴水肿。这些装置可暂时从组织间液中去除水分，而将蛋白质留下。这将使组织液胶体渗透压升高（蛋白质分子将吸引更多的水流出毛细血管）。利尿剂可能有同样的效果（见第 3 章）。

当血浆蛋白质数量减少（低蛋白血症）时，血浆蛋白质的胶体渗透压降低。这将导致更多的水离开毛细血管并积聚在组织中。低蛋白血症引起的肿胀会引发全身性水肿。注意将其与淋巴水肿区别。

2.4.4　滤过和重吸收

水通过被动交换穿过膜的方式称为滤过。

该过程取决于膜两侧的压力梯度，并始终由较高压力区向较低压力区移动。如前所述，毛细血管膜对于含有小分子（溶质）的水（溶剂）是可渗透

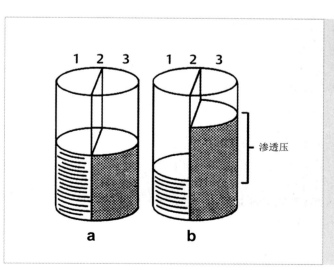

图 2.5　渗透。1. 装有水的容器一侧；2. 膜；3. 装有糖水溶液的容器一侧。a. 可渗透水和糖的膜（易化扩散）；b. 对糖不通透，只对水通透的选择性膜。OP 为渗透压（单位：mmHg）。3 中水位升高可导致静水压升高

的，但是对较大分子如血浆蛋白不可渗透。

压力梯度由血压产生；毛细血管内的压力大于组织间液静水压，另一个影响滤过的因素是血浆蛋白的胶体渗透压。

Ernest Henry Starling（1866—1927）发现，在正常条件下，血浆蛋白的平均毛细血管血压（BCP）和胶体渗透压（COP）大致相同（Starling 平衡）。但由于毛细血管动脉端的 BCP 为 29mmHg，高于 COP（25mmHg），水通过毛细血管膜进入组织间隙→滤过（$BCP_{art} > COP_{PL}$）。

在毛细血管的静脉端，毛细血管血压（BCP）（14mmHg）低于血浆蛋白的胶体渗透压（25mmHg）；水被重新吸收回毛细血管→重吸收（$BCP_{vm} < COP_{PL}$）（图 2.6 和图 2.7）。

通过滤过离开血管的液体携带营养物质和其他溶质从组织细胞间流过。体液通过重吸收将细胞的代谢产物带回静脉系统。滤过和重吸收的这种"平衡"经常通过毛细血管前括约肌收缩或舒张而改变（见 2.3.1 内容）。在括约肌舒张时，BCP 升高至仅允许滤过发生的水平。如果括约肌收缩，BCP 大幅降低，这样在毛细血管全段仅可进行重吸收（图 2.8）。

在一天中，大约 20L 液体（相当于血流量中 0.5% 的血浆）被非肾毛细血管滤过到组织间隙中。80%~90% 的滤过液被重吸收回到毛细血管中。10%~20% 的剩余部分，也被称为净滤液，约为 3L，通过淋巴系统返回血液循环。

影响滤过和重吸收的其他因素还包括：组织液胶体渗透压（COP_{IP}）和组织液静水压（IP）。

组织液胶体渗透压（COP_{IP}）：尽管毛细血管膜通常对蛋白质分子无渗透性，但在血液循环中约有一半蛋白质会在一天内从毛细血管扩散出来。蛋白质在不同组织之间的渗透性，可依据不同的蛋白

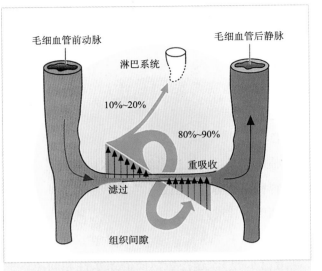

图 2.6 毛细血管水平上的滤过和重吸收（引自 Faller A, Schwenke M. The Human Body. Stuttgart-New York: Thieme; 2004.）

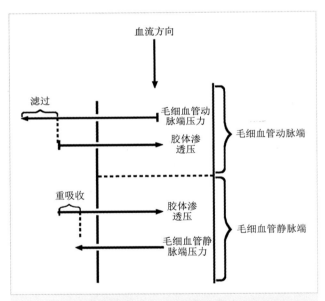

图 2.7 毛细血管血压（BCP_{art} 和 BCP_{ven}）和血浆蛋白胶体渗透压（COP_{PL}）对滤过和重吸收的影响

微结构而不同。如前所述，血管周围组织间隙中蛋白质的存在产生了 COP_{IP}，平均约为 8mmHg。COP_{IP} 使水分子向组织间隙扩散，从而"抵抗"血液中的蛋白质对液体的重新吸收。

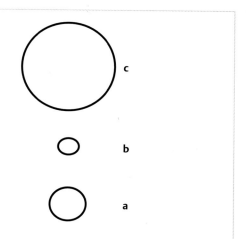

图 2.8　毛细血管前括约肌肌肉组织对毛细血管前微脉中毛细血管血压和血压的影响。a. 正常肌张力下，毛细血管前微动脉的管腔直径；b. 毛细血管前括约肌的收缩导致毛细血管前微动脉管腔直径减小，血液流入毛细血管量减少，导致毛细血管血压下降，此时毛细血管前微动脉的血压升高；c. 毛细血管前括约肌的舒张导致毛细血管前微动脉的管腔直径增加，流经毛细血管的血流量增加，导致毛细血管血压增加，此时毛细血管前微动脉的血压下降

组织液静水压（IP）。这是组织间液中的压力。由于一些并没有在本书中进一步阐述的原因，测量该压力值非常困难。一些作者称其是负值（低于大气压），而另一些则称是正值。 如果该值为正值，则表示有一种力抑制滤过并促进重吸收；如果它是负值，表示该力促进滤过并抑制重吸收。

有效滤过压

为了确定毛细血管动脉端有效滤过压的值，需要用作用在毛细血管上的促进液体外向流动的力（外向力）减去阻碍液体内向流动的力（内向力）。

外向力

BCP_{art}，COP_{IP}（如果值为负）。

内向力

COP_{PL}，IP（如果值为正）。

在正常情况下，毛细血管动脉端外向力大于内向力。

净重吸收压

为了确定毛细血管静脉端的净重吸收值，必须从内向力中减去外向力。

内向力

COP_{PL}，IP（如果值为正）。

外向力

BCP_{ven}，COP_{IP}，IP（如果值为负）。

在正常情况下，毛细血管静脉端内向力大于外向力。

临床意义：几乎所有治疗措施和活动（以及病理异常），都会对有效滤过率产生影响。了解了滤过和重吸收之间的关系和相互作用，就有助于理解为什么某些治疗措施或活动可以帮助和支持淋巴系统，而某些则无效。

增加有效滤过：毛细血管血压 (BCP) 的升高会使更多的液体从毛细血管出来。如果进入毛细血管的血量增加（血管舒张），BCP 会升高。可能的原因包括按摩、温度变化（冰、热、桑拿、晒伤）、被动血管舒张（静脉回流不足）、剧烈运动、感染和其他因素（图 2.9）。

从毛细血管扩散出来的液体增多，淋巴对液体的负载就会增加。在大多数情况下，对于淋巴系统功能良好的健康人来说，这不会引发问题。淋巴系统可以通过激活其安全因子调节淋巴液增加的负载量（见 2.5.2 内容）。

　　然而，如果淋巴系统受损，出现水肿和淋巴水肿，就无法对净滤液局部增加做出反应。为了避免治疗过程中出现额外的问题，要避免导致有效滤过显著增加的诱因（热、感染、剧烈运动、静脉回流受损）。

　　净重吸收增加：使组织液重新吸收回毛细血管，这是治疗组织水肿和淋巴水肿的有效方法。

　　使用特殊的绷带材料或弹力衣巧妙地增加压力会增加重吸收，减少滤过，这样有助于达到治疗的目的（见第 4 章）。

2.5　淋巴系统生理学

　　前文讨论了影响液体通过毛细血管壁进出毛细血管的不同因素，本节讨论淋巴系统最重要的生理功能之一，即清除蛋白质和其他物质，同时通过减少组织液来解决水肿。

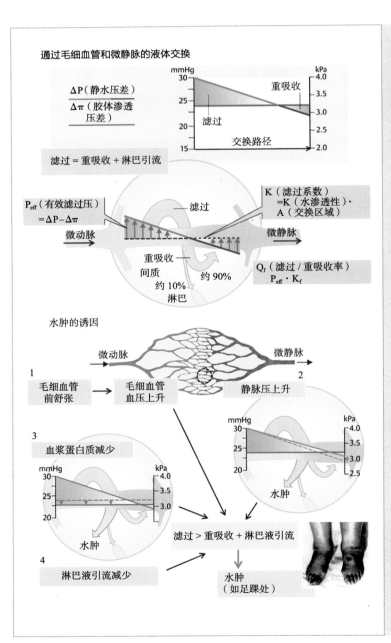

图 2.9　水肿的原因。1. 血管舒张（热、按摩、感染、剧烈运动）；2. 静脉回流不足导致血管被动舒张（静脉或心功能不全、妊娠）；3. 低蛋白血症（营养不良、肾脏、肝脏疾病）；4. 淋巴系统的运送能力降低（引自 Despopoulos A, Silbernagl S. Color Atlas of Physiology. 5th ed. Stuttgart-New York: Thieme; 2003.）

2.5.1 淋巴系统容量与淋巴系统转运能力

淋巴时间容积（LTV）是单位时间内淋巴系统能够运输的淋巴液的量。LTV 在休息时较低，活动时较高。

淋巴系统的运送容量（TC）代表淋巴系统通过其最大振幅和频率输送淋巴液的量，它等于最大淋巴时间容积（TC = LTV$_{max}$）。

在生理条件下，在静息时 LTV 约等于 TC 的 10%。LTV 和 TC 之间的差值则表示淋巴系统的功能储备（FR）（图 2.10）。

为了阐明淋巴系统 LTV、TC 和 FR 之间的关系，以胸导管为例进行说明。24 小时内通过胸导管返回血液循环的淋巴液的体积为 2~3L。在某些病理情况下，每天测量到的淋巴液可超过 20L。FR 代表在 LTV 增加时，组织中淋巴液和蛋白质的体积增加。

2.5.2 淋巴系统的安全因素

机体可以对增加的淋巴负载体液（净滤液增加）和蛋白质的量做出相应反应，包括对水肿主动和被动的保护措施。

水肿被动保护：过多的水分从毛细血管渗出导致积聚在组织间隙中的液体增加；组织液静水压将随之增加。参考前文中"有效滤过压"和"净重吸收压"部分的讨论。显而易见，组织液静水压（IP）升高将减少有效滤过且增加重吸收，从而减轻水肿。间质中的多余的体液将降低间质蛋白质的浓度，从而降低 COP$_{IP}$。这些变化使更多的液体被重新吸收回毛细血管。

水肿主动保护：淋巴系统激活其安全因子，即淋巴管对水和蛋白质的负载量增加做出反应，同时毛细淋巴管水平的淋巴液生成增加，淋巴集合管和淋巴干收缩频率升高（LTV 升高），促进淋巴液回流（图 2.11）。

第 1 章中讨论了组织液增多对毛细淋巴管和锚丝的影响。淋巴集合管和淋巴干中的淋巴管内压升高，可刺激淋巴管壁内的平滑肌组织，引起这些管壁内的平滑肌收缩频率和振幅增加，促进淋巴液的排出。

炎症发生时，组织中蛋白质含量增加也会激活安全因子。蛋白质增加使 COP$_{IP}$ 升高，COP$_{IP}$ 的升高反过来使更多的液体通过毛细血管壁，进入组织间隙中。如前所述，由此产生的高液体负荷对淋巴系统具有相同的效果。

> 如果淋巴系统的运送容量（TC）大于淋巴对水和蛋白质的负载量，则淋巴系统是功能健全的。

2.6 淋巴系统功能不全

如果淋巴系统的运送容量小于淋巴负载量（TC<LL），则发生淋巴功能不全；淋巴功能不全会引起组织水肿（局部或全身）。

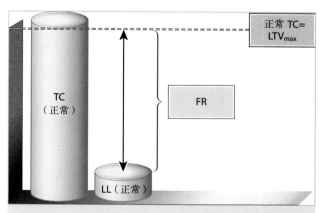

图 2.10 功能性淋巴系统的功能储备。FR 为淋巴系统的功能储备；LL 为淋巴负载量或淋巴体积；LTV 为淋巴时间容积（TC = LTV$_{max}$）；TC 为淋巴系统的运送容量

2

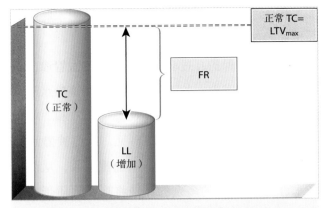

图 2.11　淋巴安全因素。在淋巴管扩张症时会有充足的淋巴系统对淋巴容积的增加做出反应。FR 为淋巴系统的功能储备；LL 为淋巴负载量或淋巴体积；LTV 为淋巴时间容积（TC = LTV_max）；TC 为淋巴系统的运送容量

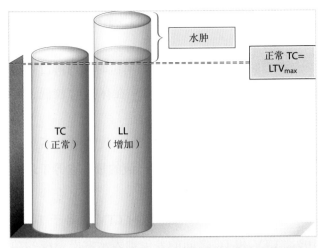

图 2.12　动态功能不足。淋巴体积超过正常淋巴系统的运送容量，导致出现水肿。LL 为淋巴负载量或淋巴体积；LTV 为淋巴时间容积（TC=LTV_max）；TC 为淋巴系统的运送容量

可导致水肿或淋巴水肿的功能不全有 3 种：动力功能不全、机械功能不全或复合功能不全。

2.6.1　动力功能不全

动力功能不全是最常见的功能不全，又称为高容量功能不全。在这种情况下，淋巴负载量（水或蛋白质和水）超过结构和功能完整的淋巴系统的运送容量（LL>TC）；如前所述，淋巴系统的运送容量（TC）限制着 FR（图 2.12）。

> 如果水肿的主动和被动保护机制不足，会出现动力功能不全，并导致水肿。

> 水肿是由大量的液体异常积聚在组织细胞的间隙所引起的肿胀，其可见和（或）可触及感知（凹陷）。它是一种症状而不是疾病，可能是由心功能不全、静止不动、慢性静脉功能不全（Ⅰ期和Ⅱ期）、低蛋白血症、妊娠和其他因素引起的。

临床意义：如果动力功能不全长期存在（例如，数月或因身体状况和严重程度持续时间不定），对淋巴系统的继发性损害将很快发生。长时间以淋巴系统的运送容量（TC）工作的淋巴集合管内压力升高，可能导致管壁及其瓣膜系统受损。淋巴集合管的继发性损伤可能导致其运送容量（TC）降低，进而加剧水肿。

为了避免对淋巴系统和组织的继发性损伤，必须尽快降低淋巴对体液（或炎症时对蛋白质和水）的负载量。对于局部水肿，通常通过抬高患处、施加压力和锻炼来改善。徒手淋巴引流（manual lymphatic drainage，MLD）不是动力功能不全的治疗方案。徒手淋巴引流（MLD）可以使淋巴系统降低了的 TC 有所增加；但不可能使超负荷但健康的淋巴系统的正常 TC 增加。

加压治疗和徒手淋巴引流 (MLD) 在因心功能不全（血液动力功能不全）引起的水肿中严禁使用，因为液体回心容积增加可导致心脏超负荷或其他损伤。

2.6.2　机械功能不全

典型的机械功能不全也称为低容量功能不全，是由于功能性或器质性原因引起的淋巴系统的运送容量（TC）降低（图 2.13）。

> 受损非常严重，导致淋巴系统无法应对正常淋巴负载量[TC<LL（正常）]或无法对体液和蛋白质的淋巴负载量增加做出相应反应。

涉及淋巴系统的手术、辐射、创伤或炎症等器质性原因可导致机械动力不全。功能性原因可能包括因某些药物或寄生虫（丝虫病）引起的淋巴管麻痹及由于瓣膜功能不全所致的淋巴管扩张症。淋巴管壁可能由于高内渗压力及蛋白质渗入壁结构（壁功能不全）而纤维化。

> 淋巴系统不能完成其基本功能，例如，不能从组织中运送出水和蛋白质，将导致局部或全身出现高蛋白水肿或淋巴水肿。

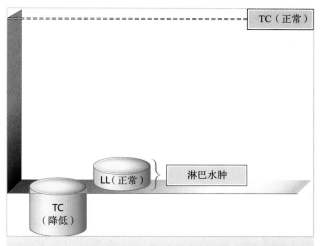

图 2.13　机械功能不全。运送容量低于正常淋巴体积。LL 为淋巴负载量或淋巴体积；TC 为淋巴系统的运送容量

临床意义：如果不及时治疗，淋巴水肿将导致严重后果。水、蛋白质和其他代谢产物在组织间隙中淤滞可能会导致组织损伤。富含蛋白质的肿胀延长了扩散距离，从而降低了巨噬细胞和淋巴细胞到达组织中的能力，而导致人体防御能力受损。这将导致人体对感染的高度易感性（例如蜂窝织炎）。

为了减少淋巴水肿造成的严重损伤，综合消肿治疗（CDT）是治疗这种疾病所必需的（见第 4 章），并可避免易导致血管过度扩张（净滤液增加）和感染的情况。综合消肿治疗（CDT）几乎没有副作用，且远期效果极好。

2.6.3　功能不全综合征

功能不全综合征，淋巴系统的运送容量（TC）降低，而同时淋巴的负载量却升高（图 2.14）。

如果 TC 降至低于正常淋巴负载量水平（机械动力不足），并且淋巴负载量大于健康淋巴系统的运送容量（TC）（动力不足），则功能不全综合征的程度最为严重，导致受影响区域的严重组织损伤（坏死）和慢性炎症。

动力或机械功能不全可能导致功能不全综合征。正如前文所述，如果长时间存在动力功能不全，淋巴集合管的壁和瓣膜可能会受到损伤。由此导致的 TC 降低将引起功能不全综合征。

如果出现机械功能不全，淋巴对体液（或蛋白质和水）的负载量升高，也会导致功能不全综合征。

临床意义：为了避免动力功能不全时出现更多并发症，首要目标是降低淋巴负载量。淋巴水肿（机械功能不全）的临床治疗目标是尽快减少间质肿胀。另外，特别注意感染、创伤和特殊的运动方式也会导致淋巴负载量升高，进而可能导致功能不全综合征和并发症。为了避免这种情况发生，给淋巴水肿患者提供尽可能多的预防措施非常重要（见第 5 章）。

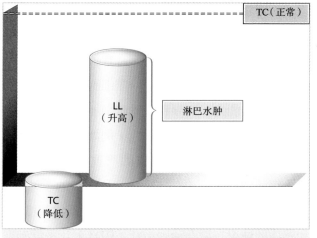

图 2.14 机械或动力功能不全综合征。LL 为淋巴负载量或淋巴体积；TC 为淋巴系统的运送容量

2.7 水肿与淋巴水肿概览

"肿胀"一词可被认为是水肿的同义词。尽管形成肿胀的原因是不同的，但是大部分肿胀会涉及淋巴系统的动力或机械功能不全，而导致液体在皮肤软组织中的积聚。

为了了解水肿和淋巴水肿的区别，首先要知道人体的主要组成成分是水。Guyton 编写的医学生理学教材提到一个体重正常的男性，身体水量约为体重的 60%，而女性约为 55%。在一个体重 160磅（约 72.57kg）的男性体内，相当于有约 40L 的水。2/3 的水位于细胞内，形成细胞内液；1/3 的水位于细胞外，形成细胞外液。在细胞外液中，1/5 的水位于血管内，称血液。其余的液体（约10.5L）分布在组织间质内，形成组织液。

血液和组织液之间不断交换液体、气体（氧气和二氧化碳）、营养物质和废物。交换的主要场所是毛细血管。毛细血管是最小的血管，是身体微循环的一部分。毛细血管壁非常薄，仅由单层细胞组成。这些细胞之间的间隙允许某些物质和水通过，使毛细血管中的物质与组织液之间进行物质交换。

组织液过量积聚则会发生水肿；如果过多的液体离开毛细血管，或者位于组织中的水没有被有效地重新吸收回到毛细血管中，就会发生水肿。水肿有全身性水肿和局部性水肿。

在正常情况下，人体保持进出的水量大致相同，保持组织中液体的平衡。但是，有些因素会影响身体的液体平衡导致水肿。

2.7.1 水肿

正如本章前文所述，水肿本身是一个症状而不是疾病，它可能由以下几种情况引起。

- 充血性心力衰竭。
- 慢性静脉功能不全。
- 静止不动（长时间站立或坐着、瘫痪）。
- 妊娠。
- 过紧的首饰、过紧的绷带或过紧的衣服造成的压力。

在这些情况下，由于静脉血液回流不足造成组织间液体积聚，也称为静脉池（venous poding）。大量的血液以及随之升高的静脉和毛细血管内的静水压，使液体很难从组织流回血管。虽然淋巴系统通过代偿来纠正这种不平衡，但是当组织液过量增加，远超淋巴管代偿能力，平衡就不能维持。

白蛋白浓度的变化（如低蛋白血症）也可能引起水肿。血浆中的蛋白质具有在血液中容纳一定水和盐的能力，而蛋白质浓度降低可能影响液体进出毛细血管，导致过量的水积聚在组织中。肾脏疾病、肝脏疾病或甲状腺疾病，营养不良、失血过多、慢性引流创伤和灼伤可能导致血浆蛋白质丢失。创伤和关节炎引起的炎症反应也是引起水肿的常见原因。

水肿是因组织液产生多于回流而出现的液体积

聚。通常用拇指在水肿组织上轻按，会出现暂时的凹陷（凹陷性水肿）。水肿可以是暂时的或永久的，其治疗的重点是纠正原发病因；如果这种情况得以改善，水肿就会消散。如果根本病因不能纠正，则可通过抬高受影响的身体部位、穿着弹力衣、服用利尿剂或低盐饮食来治疗水肿。

2.7.2 淋巴水肿

淋巴系统功能不全是导致淋巴水肿的主要原因，即淋巴系统不能从身体相关部位的组织中运送水和蛋白质回流入循环。这种功能不全可能由淋巴系统发育异常（原发性淋巴水肿）或淋巴系统受损（继发性淋巴水肿）引起，如癌症手术中淋巴结被清扫或经过放射治疗；或由淋巴系统感染引起。淋巴水肿可以发生在四肢、头颈部、躯干或外生殖器。在有些患者中蛋白质和水在组织中的滞留可能是渐进性的，但在有些患者中可能是突发的；不论哪种情况，其结果都是高蛋白水肿。淋巴水肿时的高蛋白含量会导致继发性并发症，特别是未经治疗或治疗失败的淋巴水肿，易出现组织渐进性硬化、感染和肿胀增加。

> 与水肿这样的低蛋白性肿胀相反，淋巴水肿是一种疾病而不是一个症状，其根本原因是淋巴系统功能不全且不可逆转。淋巴水肿不能自愈，在治疗不充分时会进行性加重。

淋巴水肿治疗的目标是利用剩余的健康淋巴管和其他淋巴通道将淋巴水肿消减至正常或接近正常，减少淋巴液的滞留。一旦淋巴水肿消除，第二个目标就是减少和防止淋巴液的再积聚，这些目标可通过国际公认的淋巴水肿治疗的"金标准"——综合消肿治疗（CDT）来实现。CDT 被许多国际组织、国家级协会和淋巴水肿相关协会公认为淋巴水肿的首选治疗方法。

淋巴水肿的病理生理学内容将在第 3 章进行讨论。而第 4 章和第 5 章则会介绍淋巴水肿的各种干预技术。

2.8　Starling 平衡定律

生物、物理、化学或生理过程中常见的例子有助于加深对 Starling 平衡的理解。微循环中许多过程及原理可用"脱水豆子"的例子来演示和研究。

2.8.1　过程 1

如果要做一种含有豆子的汤，而使用的豆子很可能是脱了水的干豆，这时需要给它们补充水分。将豆子在一碗水中浸泡数小时，之后可看到以下变化。

预期发现如下（图 2.15）。

- 豆子吸水膨胀。
- 碗里水少了。
- 豆子的皮可能破了。

非预期发现如下。

- 完全均匀的豆类和水混合物（糊状或汤状）。

原理：生理比较

在此过程中起作用的哪些"物理原理"能够支持我们的预期发现？

- 扩散受阻：为什么？豆皮是半透膜。它阻止大分子物质（蛋白质）通过它的孔隙，但允许水通过。蛋白质被留在原地，水自由移动。毛细血管壁的作用是保留大分子和细胞，但允许水自由通过。
- 胶体渗透：为什么？因为豆子含有大量的蛋白质，而且扩散是单向的（只有水向内扩散）。
- 胶体渗透压（COP）：为什么？因为很多豆

2

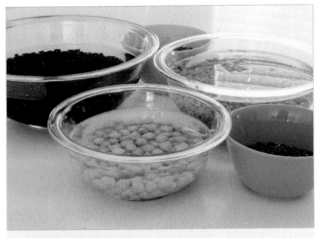

图 2.15　胶体渗透。水单向进入豆子

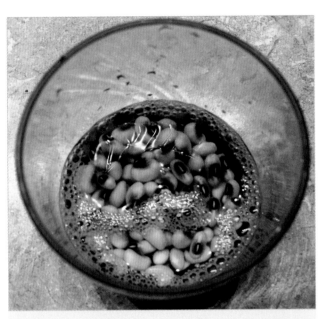

图 2.16　扩散受阻。水通过半透膜自由移动。蛋白质被留于豆皮之中

子（蛋白质）需要更多的空间来储存水，产生的压力"撑破"了豆皮。血浆保持对血管壁的压力（因为蛋白质），血管壁不会破裂，而是去适应这种压力变化且其值是可测定的（图 2.16）。

2.8.2　过程 2

现在假设将豆子包在粗棉布中并从碗中提起。豆子里的水是否会漏回到碗里？不会。

预期发现：豆子能够留住水分并保持饱和状态。重力不起作用。

为什么是这样？豆子（蛋白质）和水之间产生的胶体渗透压大于大气压加上豆皮产生的向内压力，包括粗棉布包裹产生的压力。

原理：生理比较

- COP_{PL} 超过 BCP = 吸收。血浆的胶体渗透压（COP_{PL}）大于 BCP，即容器的外压力（向内）较低。
- 无超滤。如果没有额外施加机械力迫使水分出来，血液（如富含蛋白质的豆子）不会自发漏水。

2.8.3　过程 3

水怎样才能从膨胀的豆子（血浆蛋白质）中释放出来呢？方法是什么？

从豆子中将水释放出来的方法是轻轻挤压裹在粗棉布里的豆子。这种外部的力大于豆子自身保留水分的力，水分从蛋白质中脱离出来。只有水漏回碗内，而蛋白质被半透膜（豆皮）挡住。

原理：生理比较

- BCP 超过 COP_{PL} = 超滤。在毛细血管的动脉端，BCP 超过（血浆的）胶体渗透压，这个过程被称为超滤（UF）。水离开血液的微循环（或豆子），而蛋白质被留下。在此过程中，一定量的水已经"滤过"回到碗中（组织液）。

2.8.4　过程 4

如果豆子被重新泡入一碗水中，豆子周围的压力会发生什么变化？当蛋白质重新吸收水至饱和时，将发生重吸收（R），重新产生渗透压。

原理：生理比较

- COP_{PL} 超过 BCP = 重吸收。在毛细血管的静脉端，血液脱水，因此 BCP 较低，并且血浆蛋白质的 COP 大于 BCP，导致水向蛋白质所在部位移动。

2.8.5　过程 5

如果碗中（之前仅含有水）实际上先放入了一些被浸泡的豆子会有什么变化呢？

当我们将装有豆子的粗棉布浸入水中时，水穿过粗棉布并进入碗中的豆子里（细胞间隙）。所以可以说，碗中先放入的豆子减少了可以重新返回到粗棉布中豆子里的水量（图 2.17）。

原理：生理比较

- COP_{IP} 增加超滤量，减少重吸收。

像能吸水的磁铁一样，间质蛋白质产生胶体渗透压（COP_{IP}），使血管外的水滞留在血管外，而不能返回血管。这种力可以促进水从毛细血管（豆），"渗漏"（超滤）进入间质（碗），同时减少水通过重吸收返回到静脉端（豆）的量。

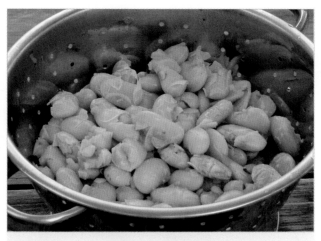

图 2.17　超滤。膨胀的豆子保持水分不外流。水分流出需要施加额外的机械力

（王明月　徐敬东　张　路　许　斌　译）

推荐阅读

Földi M, Kubik S. Lehrbuch der Lymphologie. Germany: Gustav Fischer Verlag; 1999

Guyton AC, Hall JE. Textbook of Medical Physiology. 9th ed. Philadelphia, PA: WB Saunders; 1996

Kügler C, Strunk M, Rudofsky G. Venous pressure dynamics of the healthy human leg. Role of muscle activity, joint mobility and anthropometric factors. J Vasc Res. 2001; 38(1):20–29

Kuhnke E. Die Physiologischen Grundlagen der Manuellen Lymphdrainage. Physiotherapie. 1975; 66:723–730

Silbernagl S, Despopoulos A. Color Atlas of Physiology. 6th ed. New York, NY: Thieme Medical Publishers; 2009

Weissleder H, Schuchardt C. Erkrankungen des Lymphge-faes-systems. Köln: Viavital Verlag; 2000

第 3 章

病理学

3.1 淋巴水肿

3.1.1 定义

淋巴水肿是一种非常常见的严重疾病,在美国至少有300万人患有淋巴水肿。如果淋巴系统的运送能力(TC)低于正常淋巴负荷(LL,见第2章),则会导致水和蛋白质主要在皮下组织中异常淤滞。

淋巴水肿可能会出现在四肢、躯干、腹部、头部、颈部,以及外生殖器和内脏;在一些患者中其发作是逐步显现出来的,而在另一些患者中则出现得很突然。在西方国家,大多数患者在手术和(或)放射治疗各种癌症(乳腺癌、子宫癌、前列腺癌、膀胱癌、淋巴瘤、黑色素瘤)后会出现淋巴水肿,在这种情况下,它被称为继发性淋巴水肿。其他一些患者则是在人生的不同阶段出现淋巴水肿而无明显病因(原发性淋巴水肿),还有一些患者在受到创伤或深静脉血栓形成后出现淋巴水肿。在发展中国家,由寄生虫(丝虫病)引发淋巴水肿的患者有数百万人。

淋巴水肿是一种严重的疾病,它长期影响着患者的生理和社会心理状况;如果不加处理,它会持续恶化。如果淋巴水肿合并其他病症(心脏和静脉功能不全、慢性关节炎等),额外的压力施加在已经受损的淋巴系统之上,对患者病理、生理方面的影响会进一步加剧(见第2章)。淋巴水肿所引起的外表畸形难以掩盖,而且其并发症经常发生(纤维化、蜂窝织炎、淋巴管炎、淋巴漏等)。之所以说淋巴水肿是一种严重疾病,还因为其诊断和治疗普遍缺乏医学专业知识支持,而且临床医师倾向于癌症患者治疗淋巴水肿并不重要。

3.1.2 淋巴水肿的发病和流行病学

关于淋巴水肿的一般发病率和患病率,目前并没有一致的数据。不同发病率数据的差别很大,这是由于评估淋巴水肿发病率的研究使用了不同的测量技术和定义,以及普遍缺乏关于原发性和继发性淋巴水肿发病率的文献依据。

在全世界范围内,估计有1.4亿~2.5亿例淋巴水肿患者,其中丝虫病这一寄生虫感染疾病(见本章"继发性淋巴水肿"部分)是最常见的病因。

> 在美国,淋巴水肿的发病率在乳腺癌术后最高,特别是在接受放疗的患者中的发病率最高,其次为接受腋窝淋巴结清扫术(ALND)的患者。

除皮肤癌外,乳腺癌是美国女性中最常见的癌症。由于其症状出现晚,以及缺少标准化诊断标准,乳腺癌(治疗)相关淋巴水肿(BCRL)的发病率的文献记载通常较少。在美国300万癌症幸存者中,40%的人都有患乳腺癌相关淋巴水肿(BCRL)的风险。所有女性都有患乳腺癌的风险,而女性患乳腺癌的概率随着年龄的增长而升高。大多数乳腺癌发生于50岁以上女性。尽管乳腺癌在年轻女性中不太常见,但年轻女性会比年长女性更容易患上恶性度高的类型的乳腺癌,这也许可以解释为什么年轻女性乳腺癌患者的存活率较低。在美国,不同种族群体和不同地理位置的发病率也各不相同(表3.1)。

其他有淋巴水肿风险的癌症幸存者包括那些已经接受癌症手术和(或)放射治疗的患者,如上肢或下肢恶性黑色素瘤、前列腺癌、妇科癌症、卵巢癌和睾丸癌、结肠直肠癌、胰腺癌或肝癌。

表 3.1　按年龄划分的乳腺癌发病率

30 岁以上	1 : 2212
40 岁以上	1 : 235
50 岁以上	1 : 54
60 岁以上	1 : 23
70 岁以上	1 : 14
80 岁以上	1 : 10
终身	1 : 8

来源：改编自美国国家癌症研究所，1999 年。

继发性下肢淋巴水肿发病率的文献报道不如继发性上肢淋巴水肿发病率的文献报道多。已有研究显示，对恶性黑色素瘤进行淋巴结清扫术后的淋巴水肿发病率可以高达 80%，尽管也有其他一些研究显示发病率介于 6%~29%。宫颈癌、子宫内膜癌和外阴恶性肿瘤的治疗已被证实引发淋巴水肿的风险介于 5%~49%；如果涉及放射治疗，淋巴水肿的发病率会更高。在前列腺癌中，观察到的淋巴水肿发病率为 3%~8%，放射治疗后发病率会增加 3~4 倍。

人们普遍认为手术过程中清除的淋巴结越多，淋巴水肿的发病率就越高。实际上，患有任何类型淋巴水肿的患者的人数都是未知的。

通常随访时间较长的研究显示出的淋巴水肿发病率更高，水肿也更严重。一些作者认为，采用更保守的手术方式（乳腺癌改良根治术）及采用前哨淋巴结活检术（见本章"继发性淋巴水肿"部分）后淋巴水肿的发病率有所下降。目前还没有足够的随访资料可以肯定地支持这一点。

据报道，原发性淋巴水肿在 20 岁以下人群中的流行率（见本章"原发性淋巴水肿"部分）为 1.15 : 100000。先天性淋巴水肿在出生时已有明显的临床表现，占 10%~25%；早发性淋巴水肿占所有原发性淋巴水肿病例的 70%~80%。

基于上述及其他统计数据，预计美国目前有 200 万~300 万继发性淋巴水肿病例，100 万~200 万原发性淋巴水肿病例。

> 原发性淋巴水肿可能会在一生中的任何时间出现。继发性淋巴水肿可能会在手术后立即出现，或手术后几个月、几年、20 年甚至更长时间才出现。

3.1.3　非乳腺癌患者的淋巴水肿发病率

淋巴水肿是公认的乳腺癌幸存者面临的重大问题。然而，这种进展缓慢的疾病也可能发生在其他实体肿瘤的治疗后，特别是那些需要淋巴结清扫术的实体肿瘤治疗后。虽然已有几项研究调查了乳腺癌治疗后淋巴水肿的发病率和危险因素，但对其他肿瘤治疗后发生淋巴水肿的了解还很少。

我们的研究团队对肿瘤相关的医学文献进行了系统回顾和 Meta 分析，以确定乳腺癌以外的其他癌症治疗后淋巴水肿的发病率和风险因素。我们检索了 3 个主要医学索引（MEDLINE，Cochrane Library 数据库和 Scopus），以确定 1972 年至 2010 年发表的所有肿瘤治疗后淋巴水肿病例的前瞻性研究。我们根据恶性肿瘤的类型对这些研究进行识别和分类。从每篇文章中提取有关外科手术、放射治疗、随访间隔、淋巴水肿测量标准和淋巴水肿发病率的详细信息。用诊断准确性研究的质量评估工具评估单个研究质量，评分范围为 0（最差）到 14（最佳）。淋巴水肿发病率的总体估计根据研究规模的大小，用加权平均值对每种类型的恶性肿瘤进行计算。

在多项研究中，我们共确定了 47 个符合条件的研究，这些研究对不同类型癌症患者的继发性淋巴水肿进行了评估，黑素瘤（$n = 19$），妇科恶性肿瘤（$n = 25$），泌尿生殖系统恶性肿瘤（$n = 8$），头颈部恶性肿瘤（$n = 1$）和肉瘤（$n = 1$）（部分研究计入了多个分组）。中位数（范围）研究质量评分如下：黑色素瘤 7（4~10），妇科恶性肿瘤 7（4~10），泌尿生殖系统恶性肿瘤 5（3~9），头颈部恶性肿瘤 5（4~10），和肉瘤 7（4~10）。这些报告中共有 8341 名患者，其中 16% 被诊断为淋巴水肿，报告发病率为 0~73%。不同的发病率可归因于这些研究对淋巴水肿的临床定义、淋巴水肿测量方法和随访持续时间之间的显著差异。

肉瘤患者合并淋巴水肿的发病率最高（30%），其次是妇科恶性肿瘤（20%）、黑素瘤（16%）、泌尿生殖系统恶性肿瘤（10%）和头颈部恶性肿瘤（4%）（表 3.2）。在黑素瘤患者中，接受腋窝淋巴结清扫术（ALND）治疗的患者淋巴水肿发病率（5%）远低于接受腹股沟淋巴结清扫术的患者（28%）。总体而言，22 项研究中的 2837 名患者接受了盆腔淋巴结清扫术以治疗各种恶性肿瘤，他们的淋巴水肿发病率是 22%。18 项研究中 1716 例患者接受了放射治疗，他们的淋巴水肿发病率是 31%。

我们根据 Meta 分析结果得出结论，淋巴水肿的发病率根据原发性肿瘤的类型、治疗方法和解剖部位的不同，存在很大差异。目前，在临床上还没有用来定义或测量淋巴水肿的金标准，癌症治疗后

发生的淋巴水肿经常被忽视和存在诊断不足。所有接受淋巴结清扫术治疗实体肿瘤的患者都应该被认为终身处于发生淋巴水肿的风险中。医护工作者需要提高诊断意识，而且术后监测也至关重要。至少，监测应包括观察水肿指征和评估淋巴水肿相关的症状，如肢体感觉沉重和紧绷，原因在于淋巴水肿的早期发现和治疗极为重要。

3.2　淋巴水肿的遗传学

3.2.1　遗传性淋巴水肿

在很多西方国家，淋巴水肿主要是继发性的，是由癌症治疗引起的。然而，早在 1892 年，人们根据 Milroy 的研究，就已经认识到也有存在于家族中（遗传性）的原发性淋巴水肿。尽管淋巴水肿作为疾病的历史很长，但淋巴水肿遗传学方面的进展集中在过去的 10~15 年，随着分子淋巴学的爆炸式发展而进行的。然而真正的淋巴水肿发病率并不明确，因为并没有一个标准化的评估方案，也几

表 3.2　非乳腺癌患者淋巴水肿的发病率

恶性肿瘤的类型	患者数量	研究数量	淋巴水肿评估	合并，加权发病率（%）	发病率，范围（%）
泌尿生殖系统	1060	8	主观评估：肢体周径	11	3~9
膀胱	267			16	3~9
男性外生殖器	244			21	4~5
前列腺	549			4	4~6
妇科	2829	25	主观评估：肢体周径、水置换量、通用毒性标准	25	0~73
宫颈	1657			27	2~49
子宫内膜	168			1	1[a]
外阴部	1004			30	0~73
头颈部	139	1	主观评估：肢体周径	4	5~8
恶性肉瘤	54	1	主观评估	30	30[a]
黑素瘤	4259	19	主观评估：肢体周径、体积	9	1~66
上肢				3	1~39
下肢				18	6~66

[a] 没有发病率范围，因为每个疾病类型只有一项研究。

乎没有研究中心能够将重点放在遗传相关淋巴病变患者的身上，检验的选择也有限。根据目前的知识和检验能力，我们可以做的一个合理估计是，5%~10% 的原发性淋巴水肿是遗传性的。女性的发病率略高，男性一般在出生时发病，女性在青春期时发病；然而，这并不是诊断结论。对这些淋巴系统有缺陷的患者进行检查，已经发现了不发育、发育不全、淋巴管和淋巴结增生所导致的淋巴水肿。到目前为止，有记录的大多数患者都具有常染色体显性突变，这意味着传递给下一代的单个突变基因足以导致淋巴水肿。另一些患者的突变是常染色体隐性的，需要同时携带来自父母双方各一个突变基因才会患病。这些基因中的一些基因外显率低，这意味着即使该基因存在，但其影响可能看不到。也有一些基因有着不同程度的表现。可以理解的是，这些特点需要临床团队的仔细评估。

在线孟德尔人类遗传数据库（Online Mendelian Inheritance in Man，OMIM）针对的主要是遗传病。该数据库经常更新且易于搜索。针对淋巴水肿或淋巴管扩张症，有将近 40 种综合征将淋巴水肿作为其

症状的一部分，其中许多具有涉淋巴系统的多种表型异常。另外还有一些综合征尚未在 OMIM 中记录。

已知基因

迄今为止，在与淋巴水肿相关的综合征中，有 11 个基因既可以作为初步表型也可以作为一致特征，还有更多没有确切与淋巴水肿综合征相关的基因，以及 6 种染色体异常综合征（表 3.3）。这些突变和染色体异常遍布人类基因组，并且似乎不太可能将尚未被发现的基因划分到更集中的区域。有趣的是，迄今为止所有的突变都是发现于染色体的 q 臂（长臂）上的。新基因是否也这样有待进一步研究。

这对门诊患者意味着什么

虽然近年来对淋巴系统和淋巴水肿相关综合征的遗传学发展的认识已经取得了重大进展，但对确定临床表型和基因型之间联系的认识还远远不够。首先要由临床团队进行详细评估，以获得完善的病史和体检结果，这点对进行患者表型分析至关重

表 3.3　已知与淋巴水肿综合征相关或不相关的基因及染色体异常

综合征	基因	主要表现	OMIM	遗传方式	候选基因位点
基因相关综合征					
遗传性淋巴水肿 1A（米尔罗伊病）	FLT4 (VEGFR3)	先天性淋巴水肿	153100	AD	5q35
遗传性淋巴水肿 1C	GJC2	肢体淋巴水肿，1~15 岁起病	613480	AD	1q41
淋巴水肿 - 双行睫综合征	FOXC2	腿部淋巴水肿和双行睫	153400	AD	16q24
Hennekam 淋巴管扩张 - 淋巴水肿综合征	CCBE1	肢体淋巴水肿，肠壁淋巴管扩张，智力缺陷	235510	AR	18q21
稀毛症 - 淋巴水肿 - 毛细血管扩张综合征	SOX18	淋巴水肿，脱发，血管扩张	607823	AD	18q21
淋巴水肿 - 鼻后孔闭锁综合征	PTPN14	腿部淋巴水肿，鼻道阻塞（鼻后孔）	608911	AR	1q32
Emberger 综合征	GATA2	腿部淋巴水肿，免疫异常，耳聋	614038	AD	3q21
脑过小 - 淋巴水肿 - 脉络膜视网膜病变	KIF11	脑过小	152950	AD	10q23
米尔罗伊样（Milroylike）淋巴水肿	VEGFC	淋巴水肿	615907	AD	4q23
眼 - 齿 - 指淋巴水肿	GJA1	淋巴水肿，面部、眼部症状	164200	AD	6q22
小儿巨脑畸形（Sotos 综合征）	NSD1	淋巴水肿，过度发育	117550	AD	5q35
努南综合征（子集）	PTPN11	淋巴水肿，淋巴回流	163950	AD	12q24

综合征	基因	主要表现	OMIM	遗传方式	候选基因位点
胆汁淤积 - 淋巴水肿（Aagenaes 综合征）	?		214900	AR	15q1
无综合征突变					
? 淋巴水肿 - 淋巴管扩张	*HGF*	多处淋巴水肿	—		7q21
?	*MET*	多处淋巴水肿	—		7q31
染色体异常					
克兰费尔特综合征	?	伴有淋巴水肿	—	—	XXY
特纳综合征	?	伴有淋巴水肿	—	—	XO
13- 三体综合征	?	伴有淋巴水肿	—	—	13
18- 三体综合征	?	伴有淋巴水肿	—	—	18
21- 三体综合征	?	伴有淋巴水肿	—	—	21
22- 三体综合征	?	伴有淋巴水肿	—	—	22

注：AD—常染色体显性；AR—常染色体隐性；OMIM—在线孟德尔人类遗传数据库。

要。这种表型应该包括淋巴系统的成像，以更清晰地明确淋巴系统中出现的缺陷。如果不能明确区分特定综合征内、外的患者，那么高超的基因技术也无法发挥其强大的作用。

其次是获取基因型信息。这很大程度上是由团队中的遗传学专家或知识渊博的医师来进行的。在患者签署同意书后，即要求无论患者是否参加研究，都可以通过分析遗传物质获得基因型信息，然后取样分离 DNA。该样品可以是血液、刮下的口腔颊部细胞、大口漱口后的漱口水或者手术时取下的一小块组织。采用标准化方案从这些样品中分离 DNA。可以参与的家庭成员的人数，以及是搜索一个或多个特定基因还是一个新基因，将决定采用何种类型的分析。研究中可能会进行复杂的连锁分析，也可能会使用全基因组、特定基因或外显子组测序技术，或采用更新的基因芯片技术。不同中心在这些技术方面有着不同水平的专业知识，某些特定基因检测在市场上也可以进行，但也必须考虑相关成本。

展望

在对小鼠的研究中，我们知道还有更多的基因可以影响淋巴系统，这些基因在人体中还没有相对应的基因，或者还未发现相对应的突变。许多综合征至今还没有发现与它们有关的基因缺陷。很显然，未来我们需要在这些领域取得更多进展。此外，临床医师应对基因检测的可得性和复杂性进行推动，以及获得身体和淋巴系统更全面和更确切的表型信息，以推动该领域的发展。

针对淋巴水肿相关综合征的遗传学研究目标是，将这些发现带回临床并改善患者的生活。如果能够识别对淋巴系统生长和发育至关重要的基因，那么我们可能能够利用这些知识在淋巴系统无法正常运作的时候来激发（或抑制）淋巴系统。此外，通过仔细确定表现出淋巴水肿的综合征，我们可能能够制订出具体的遗传治疗计划，并确定时机来纠正或改善缺陷。遗憾的是，近年来基因治疗尚未取得成功，我们对未来治疗所需的具体基因、相互作用和环境仍然缺乏理解。

3.2.2　淋巴水肿的病因

根据其内在病因，可以将淋巴水肿分为原发性和继发性。然而，在确定治疗方法上，这种分类通常意义不大（表 3.4）。

3

原发性淋巴水肿

> 原发性淋巴水肿指的是淋巴系统的发育异常，可以是先天性的或是遗传性的。它可以有多种异常表现。

发育不全

这种最常见的发育异常指的是淋巴管的发育不全；也就是说，淋巴管的数量减少，现有淋巴管的直径也比正常的要小。

增生

在这种发育异常中（淋巴管扩张或淋巴管增大），淋巴管的直径比正常的要大。淋巴管的扩张导致淋巴管内的瓣膜系统发生功能障碍，经常导致淋巴反流。

表 3.4　淋巴水肿的病因

原发性淋巴水肿	继发性淋巴水肿
不发育	淋巴结被切除
发育不全	
增生（淋巴管扩张／淋巴管增大）	放疗
	创伤
淋巴结的纤维化	手术
淋巴结不发育	感染
先天性	恶性肿瘤
小于 35 岁：早发性淋巴水肿	慢性静脉功能不全
35 岁及以上：迟发性淋巴水肿	不活动
	自我诱发

不发育

与这种异常相关的单个淋巴管、毛细血管或淋巴结的缺失可能是原发性淋巴水肿的病因。

腹股沟淋巴结纤维化（Kinmonth 综合征）是原发性淋巴水肿发病的原因之一。纤维化的改变主要影响所涉及淋巴结的淋巴窦和小梁区域。这可能会影响传入淋巴管中的淋巴液转运。

有了对淋巴系统生理学的基本理解，可以明

显看出上述的所有异常中，淋巴系统的运送容量（TC）是减少的（图 3.1）。正如第 2 章所讨论的，如果淋巴系统的运送容量（TC）低于正常的淋巴负载量（LL），就容易出现淋巴水肿。

虽然发育异常是在出生时就已经显现出来，但淋巴水肿可能会在之后的生活中才出现。只要淋巴系统的（降低了的）运送容量（TC）足以应对淋巴负载量（LL），淋巴水肿可能就不会出现。原发性淋巴水肿的分类通常是按照水肿发作时患者的年龄进行划分的。

先天性淋巴水肿在出生时或在生命的最初 2 年内临床表现很明显。先天性淋巴水肿患者有一个家族遗传模式，称为米尔罗伊病（Milroy disease）。如果原发性淋巴水肿发病在出生后但在 35 岁之前，则称为早发性淋巴水肿，这也是最常见的原发性淋巴水肿类型，最常在青春期或妊娠期发病。迟发性淋巴水肿相对少见，在 35 岁之后发病。

原发性淋巴水肿几乎只影响下肢（单侧和双侧），并且主要影响女性。水肿通常始于足和足踝，并逐渐影响肢体的其余部分。它可能在没有任何已知外力作用的情况下发生，或者可能在轻微创伤（昆虫叮咬、注射、扭伤、拉伤、烧伤、割伤）、感染或不活动后发生。这些诱发因素对已经受损的淋巴系统施加额外的压力，导致机械功能不全（图 3.2）。

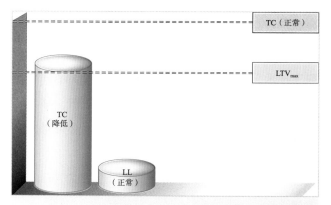

图 3.1　淋巴水肿亚临床期的运送容量降低。LL 为淋巴负载量或淋巴体积；LTV 为淋巴系统容量（TC=LTV$_{max}$）；TC 为淋巴系统的运送容量

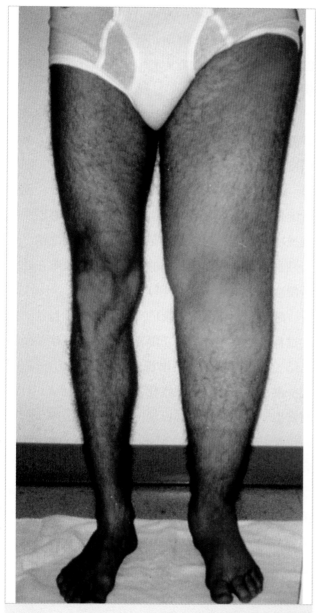

图 3.2　左下肢原发性淋巴水肿（机械功能不全）

继发性淋巴水肿

继发性淋巴水肿中的机械功能不全是由已知的对淋巴系统的损害引起的。

继发性淋巴水肿的最常见原因包括手术和放疗、创伤、感染、恶性肿瘤、不活动和慢性静脉功能不全（CVI）。

手术和放射治疗：如前所述，这是迄今为止美国继发性淋巴水肿的最常见原因。癌症治疗中的外科手术通常包括淋巴结的切除。这样做的目的是消除癌细胞并挽救患者的生命。

淋巴结清扫术的一个副作用是破坏了淋巴液的运输。如果剩余的淋巴管不能应对淋巴负载量（LL），则会发生继发性淋巴水肿。

在乳腺癌手术的早期，根治性乳房切除术是患者唯一的选择。根治性乳房切除术包括切除整个乳腺、腋窝淋巴结和胸大肌。尽管根治性乳房切除术在过去很常见，但现在已经非常少见，只有当癌细胞扩散到乳腺下的肌肉时才推荐进行这种手术。现在更常用的是改良根治性乳房切除术。这个手术包括去除乳房和部分腋窝淋巴结。在某些类型的乳腺癌中，医师会进行全乳房切除术，仅切除乳腺但不切除腋窝淋巴结。

现在，许多乳腺癌患者可以选择乳房切除术或乳房肿瘤切除术。乳房肿瘤切除术也被称为保乳手术，只去除含有恶性肿瘤的乳腺部分和一些正常的周围组织。大多数手术后的女性，特别是乳房肿瘤切除术后，要继续接受放射治疗（图 3.3）。

前哨淋巴结活检术（sentinel lymph node biopsy，SLNB），是一种相对较新的技术，用于确定癌细胞是否扩散至腋窝淋巴结和躯干，而无须进行传统的腋窝淋巴结清扫术（ALND），SLNB 平均去除 10~15 个腋窝淋巴结。SLNB 只需要去除乳腺首先流向的淋巴结（前哨淋巴结），不包括之后流向的其余腋窝淋巴结。然后由病理医师仔细检查其中的 1~3 个淋巴结。如果它们不含有癌细胞，那么剩余的腋窝淋巴结不含癌细胞的可能性大约为 95%，并且这样可以避免去除更多的腋窝淋巴结。

放射治疗（简称放疗）是用电离辐射治疗癌症和其他疾病。放疗的目的是摧毁手术后可能残留的癌细胞。它使用精确瞄准的高能量外部射束辐射肿瘤区域或将放射性粒子植入肿瘤区域。癌细胞的生

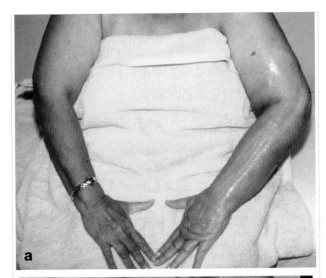
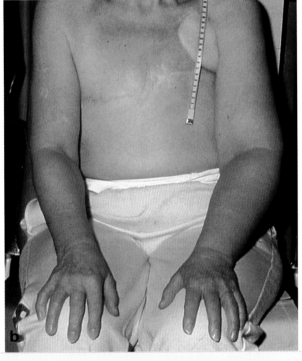

图 3.3 a. 左上肢继发性淋巴水肿；b. 双侧乳房切除术后，左上肢继发性淋巴水肿

长速度通常比正常细胞要快，这使得许多癌症对放疗非常敏感，即放疗会达到很好的效果。

虽然放疗对癌细胞和正常细胞均有损害，但正常细胞能够自我修复并继续正常工作。放疗通常每周进行 5 天，连续数周。放疗也可能导致淋巴水肿。射线会导致组织纤维化，进而导致淋巴液运输

受损，并阻碍淋巴管的再生。放疗也可能影响神经组织，在治疗淋巴水肿期间导致各种问题，影响淋巴水肿程度或患者的能力和依从性（放射性神经丛病，见 3.2.7 内容）。

创伤：淋巴系统的创伤可能导致淋巴液的流动显著减少，进而导致继发性淋巴水肿（烧伤、大面积皮肤擦伤）。瘢痕组织妨碍淋巴管的再生（淋巴管 - 淋巴管吻合），会进一步加剧淋巴水肿。创伤后继发性淋巴水肿是由于组织损伤导致的淋巴系统机械功能不全引起，不应与创伤性水肿相混淆。创伤性水肿是一种创伤导致的局部影响，通常在几天后便会消退（见 3.18 内容）。

感染：影响淋巴系统的复发性急性（慢性）炎症过程可能会导致机械功能不全。如果炎症涉及淋巴结（淋巴结炎）或者淋巴管（淋巴管炎），那么这些淋巴管壁会发生纤维化，淋巴液会凝结并且冲刷淋巴管，因此造成淋巴液的流动阻塞。除了现有的机械功能不全之外，LL 的体积增加，会导致联合性功能不全。

淋巴结和淋巴管感染可由细菌（特别是链球菌）和真菌感染引起。影响类风湿关节炎中关节内和关节周围组织的炎症过程可能会扩散到淋巴管，这是机械功能不全的另一个原因（见 3.19 内容）。

一般来说，淋巴系统炎症和淋巴水肿最常见的原因是丝虫病。

淋巴丝虫病

淋巴丝虫病是世界范围内淋巴水肿的主要原因，并且是一种令人痛苦且极其影响外观的疾病，世界卫生组织（WHO）已将其确定为世界上终身残疾和长期残疾的第二大病因。它是一种热带高发病，在非洲、印度地区、东南亚和南美洲的 80 多个国家以及太平洋岛屿和加勒比地区流行。淋巴丝虫病在美国极为少见，而且患上这种病的人很可能之前去过丝虫病流行的地区。

世界卫生组织称，世界上有 13 亿人处于这种疾病的风险之中，目前有超过 1.2 亿人得了这种病，其中大约 4000 万人因淋巴水肿而影响外观，并且患有反复感染和其他继发性疾病。

丝虫病是由三种类型的圆形寄生丝虫引起的，其中最常见的是班氏丝虫（Wuchereria bancrofti）。另外两种类型为马来丝虫（Brugia malayi）和布鲁格丝虫（Brugia timori），是东南亚特有的。

淋巴丝虫病通过携带感染期幼虫的不同类型的蚊子传播给人类。在蚊子叮咬人时，丝虫幼虫进入伤口并留在受害者的皮肤里；从那里，寄生幼虫迁移到淋巴系统，并在淋巴系统度过 6~12 个月，发育为成虫并进行交配。雄性和雌性丝虫共同生活在淋巴系统的淋巴结和淋巴管中，将其当作"巢穴"。成虫的寿命约为 4~6 年；雄性丝虫的长度可以长到 3~4cm，而雌性丝虫可以达到 8~10cm。

雌性丝虫一生中会产下数百万个微小丝虫（微丝蚴），在宿主的血液中传播，然后再进入叮咬人的蚊子体内。一旦进入蚊子体内，微丝蚴会长成感染期幼虫，然后再传播给其他人，从而完成整个传播周期（图 3.4a）。

丝虫一生都寄生在宿主淋巴系统中，会引起淋

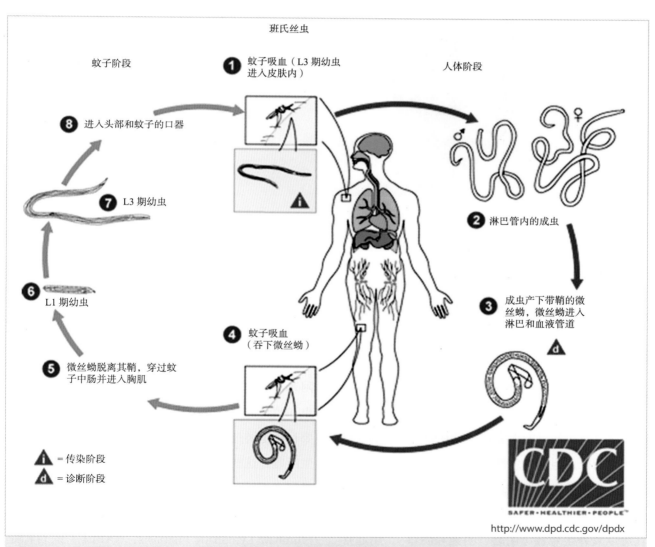

图 3.4a　班氏丝虫的生命周期（经美国疾病预防和控制中心许可转载）

3

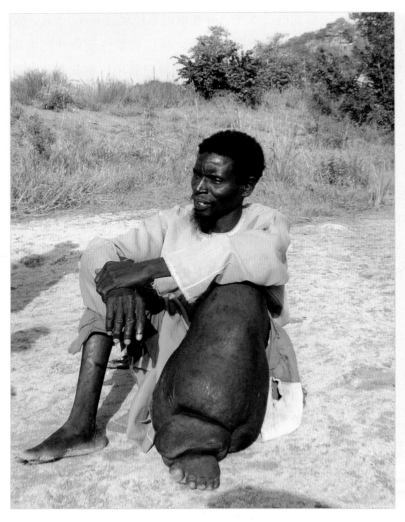

图 3.4b　一名患有象皮病的尼日利亚男子，淋巴丝虫病的最极端形式（经 Carter 中心许可转载。摄影：Emily Staub）

巴管的扩张和损伤，限制淋巴液的正常流动，并引起肿胀、纤维化以及淋巴管和淋巴结的感染（淋巴管炎、淋巴结炎）。

虽然丝虫感染一般发生于生活在丝虫病流行国家人群的童年时期，但该病所带来的痛苦和对外观的影响通常在患者之后的生活中才表现出来。

淋巴丝虫病可能无症状，没有外观体形的变化或感染指征，但伴有急性（感染、发热、水肿）或慢性亚临床淋巴管损伤。慢性期包括淋巴水肿，水肿可能异常增大，并可能影响四肢（通常是腿）、乳房以及外生殖器（阴唇、阴囊和阴茎），引起疼痛、残疾和性功能障碍（图 3.4b）。

淋巴丝虫病的诊断通常是通过血液检测来进行的，血液检测可以发现血液中的微丝蚴；也可通过抗原检查进行检测。

淋巴丝虫病主要通过药物 [乙胺嗪（DEC）、阿苯达唑和伊维菌素] 进行治疗，目的在于消除成虫和流动的微丝蚴，从而中断传播周期。防治的重要目标是通过预防措施消除淋巴丝虫病这一公共卫生问题，这些措施涉及对一个国家的整个高危人群进行大规模药物配给。

全球消除淋巴丝虫病联盟（Global Alliance to Eliminate Lymphatic Filariasis，GAELF）的目标是阻止丝虫感染的传播并通过免费发放药物来消除这种疾病。为阻断感染传播，应在丝虫病流行地区实施为期 4~6 年的大规模药物配给。

去过丝虫病流行国家的外国人很少受到感染；然而，作为一种预防措施，蚊子活动最活跃时，应使用蚊帐、驱虫剂，穿长袖衬衫和长裤，不要在黄昏和黎明时外出，以避免被蚊子叮咬。

如果能够接受综合消肿治疗（CDT），可以用它来有效治疗淋巴丝虫病引起的淋巴水肿。其他改善淋巴水肿和感染的措施有教育患者进行自我护理，包括保持卫生、皮肤护理、压力疗法、锻炼和抬高患肢。

恶性肿瘤

恶性肿瘤可能从外部压迫淋巴结构而机械性地阻止淋巴液流动（见 3.2.7 内容）。恶性肿瘤细胞也可能浸润淋巴系统，并在淋巴管（恶性肿瘤淋巴管生成）或淋巴结中增殖，从而阻断淋巴液流动（图 3.5）。改良后的 CDT 方案可用来解决与恶性肿瘤相关的症状（图 3.6）。

慢性静脉功能不全

静脉回流不足会导致静脉血压升高。随后毛细血管血压的升高会导致净滤液增加（见本章 3.12 内容）。淋巴系统的基本功能是积极避免水肿，它会尽力通过激活安全因子来弥补较高的淋巴负载量（见第 2 章）。如果最开始没有对静脉问题进行适当的治疗，由于持续受到压力，淋巴系统可能会随着时间推移出现机械功能不全（联合性功能不全）（图 3.7）。

不活动

如果没有得到良好的照顾，因脊髓损伤、中风或脑出血而造成的不活动，最终可能导致类似前面所述的问题（例如静脉回流不足，随后出现淋巴超负荷）。

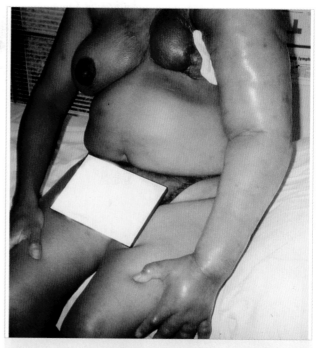

图 3.5　左上肢恶性淋巴水肿

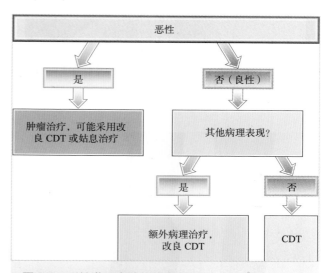

图 3.6　恶性淋巴水肿的治疗方法

自我诱发的淋巴水肿

因为使用止血带（绷带、橡皮筋），一些人的肢体会形成静脉阻塞和淋巴阻塞，产生淋巴水肿的体征和症状。通常很容易在水肿部位的旁边看出绷带留下的痕迹。这种水肿极为罕见。如果治疗师怀疑是自我诱发的淋巴水肿（也称人为性淋巴水肿），则建议治疗师在评估结束后联系转诊医师（图 3.8）。

3

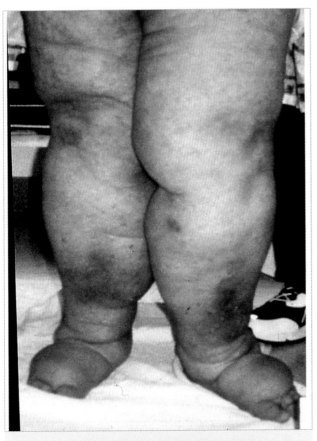

图 3.7　双下肢淋巴水肿合并慢性静脉功能不全（2 期）

3.2.3　淋巴水肿的分期

目前，对于淋巴水肿没有治愈或永久性补救措施。受损淋巴系统的运送容量（TC）是无法恢复到原始水平的（见图 2.13）。

> 如果存在淋巴水肿，淋巴系统会产生机械功能不全，也就是说，TC 降至正常 LL 以下。

虽然一些早期患者的水肿在夜间可能会有所减退，但淋巴水肿是一种渐进性的疾病。不管起因如何，在大多数情况下，如果不治疗，淋巴水肿将逐渐发展、恶化（表 3.5）。

淋巴水肿患者的某个特定分期没有固定时长。例如，患者并不一定会在 1 期维持 4 个月，然后进入 2 期维持 6 个月，再进入 3 期。

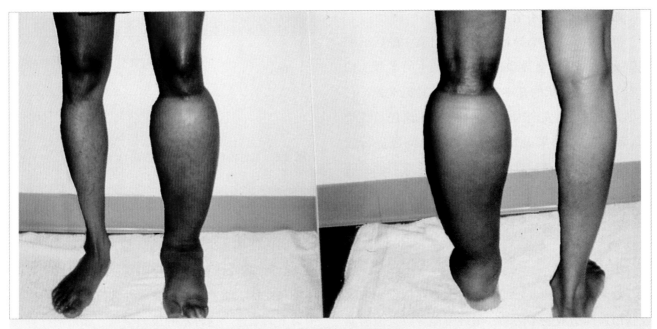

图 3.8　左下肢自我诱发的淋巴水肿（注意左膝关节下方绷带留下的痕迹）

0 期

这一期也被称为淋巴水肿的亚临床期或前期。在这一期，淋巴系统的运送容量（TC）低于正常值，但仍然足以应对正常的淋巴负载量（LL）（图3.1）。这种情况会导致淋巴系统的功能储备受限（见第 2 章）。

做过淋巴系统相关的手术（或有创伤）的患者在没有经历淋巴水肿发作时，处于潜伏期，这是 0 期的一种亚型。例如，那些接受了乳房手术的女性乳腺癌患者（有或没有淋巴结清扫和放射治疗），并未出现乳房切除术或乳房肿瘤切除术后的淋巴水肿，则被认为处于潜伏期。在这些患者中，淋巴系统的运送容量（TC）再一次低于正常水平，但仍足以应对正常的淋巴负载量（LL）。

表 3.5　淋巴水肿各期的典型症状

淋巴水肿的分期	症状
● 潜伏期	● 无水肿
● 淋巴管病（也是 0 期 / 前期 / 亚临床期）	● 运送容量降低 ● "正常的" 组织一致性
1 期（可逆期）	● 水肿很软（有凹陷） ● 无继发性组织变化 ● 抬升水肿部位能够减轻水肿
2 期（自发性不可逆期）	● 淋巴淤滞纤维化 ● 组织变硬（没有凹陷） ● Stemmer 征呈阳性 ● 频繁感染
3 期（淋巴淤滞象皮病）	● 水肿部位体积和组织极度增加，伴有典型皮肤变化（乳头状瘤、深层皮肤皱褶等） ● Stemmer 征呈阳性

当淋巴系统的运送容量 (TC) 因淋巴系统的先天性畸形（发育不全）而减少时，淋巴管病就会出现。只要低于正常值的运送容量可以负担淋巴负载量，临床表现就不会出现淋巴水肿。

前期患者处于患有淋巴水肿的 "风险" 之中。淋巴系统的功能储备（FR）的减少导致低于正常值的运送容量和淋巴负载量之间的平衡很弱。淋巴水肿的发作是因为淋巴系统失代偿，不能应对其受到的增大的压力，或是与某些可能导致肢体中水（或水和蛋白质）的淋巴负载量增加的情形的发生频率有关。

患者宣教，特别是手术后的宣教，可以显著降低淋巴水肿的发生风险（见第 5 章）。

1 期

这一期也称为可逆期，其特征在于软组织的柔韧性增强而没有任何纤维化改变。按压后很容易发生凹陷，并且（拇指）按压的压力会使水肿部位的压痕保持一段时间（图 3.9）。在 1 期早期阶段，水肿可能在一夜之后消失。

如果在这一早期阶段进行适当治疗，患者肢体有希望恢复到正常大小（与未受影响的肢体相比）。反之，绝大多数情况下病情都会不可避免地进入2 期。

要将 1 期淋巴水肿和其他原因的水肿区分开来是很困难的。临床医师需要考虑患者的病史以及是否可以通过常规治疗（压力治疗、抬高）使水肿消失（见 3.6 和 3.7 内容）。

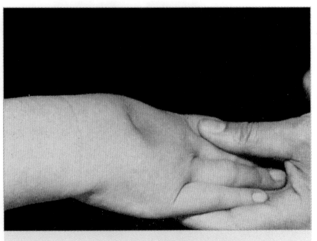

图 3.9　按压右手淋巴水肿部位产生的凹陷（1 期）

2 期

2 期也称为自发性不可逆期淋巴水肿，主要通过组织增生和随后的组织纤维化（淋巴淤滞纤维化）来判别。随着时间的推移，组织变得更硬，且按压后很难引起凹陷。在 2 期，Stemmer 征呈阳性（图 3.10）。如果手指和足趾背部的皮肤无法提拉或提拉很困难（与未受影响的一边相比），则 Stemmer 征呈阳性。Stemmer 征呈阳性被认为可以准确诊断四肢的淋巴水肿；然而，未出现 Stemmer 征并不能说明淋巴水肿不存在（假阴性 Stemmer 征）。

在许多情况下，水肿部位的体积增大会使已经受损的局部免疫防御功能（扩散距离增加）进一步下降。正因为如此，这个阶段的感染（蜂窝织炎）很常见。

如果在淋巴水肿的这个阶段进行适当的治疗，

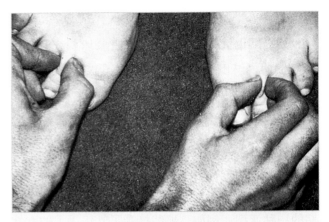

图 3.10　Stemmer 征出现在下肢淋巴水肿的右足第二趾

可以实现水肿部位体积的减少。在大多数情况下，在综合消肿治疗（CDT）的强化阶段，硬化的组织不会完全消退（见第 4 章）。纤维化组织的减少主要发生在采用压力疗法且拥有良好患者依从性的综合消肿治疗（CDT）的 2 期（图 3.11）。

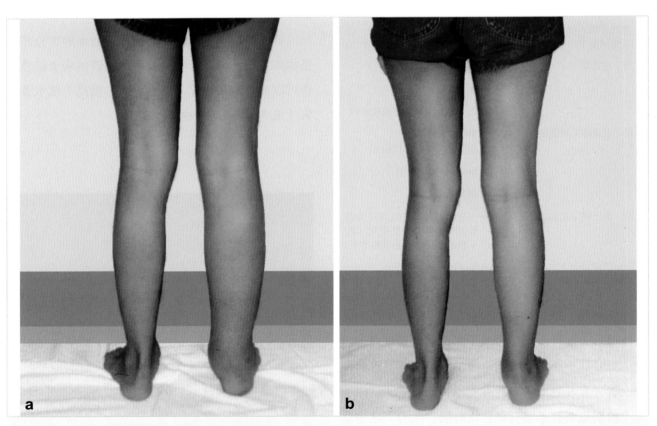

图 3.11　a. 右下肢原发性淋巴水肿在 CDT 之前；b. 同一患肢在 CDT 之后

通常淋巴水肿在 2 期稳定下来。反复感染的患者的淋巴水肿可能发展到 3 期，即淋巴淤滞象皮病。

3 期（淋巴淤滞象皮病）

这一阶段的典型症状是淋巴水肿部位体积的增大及组织的进一步变化。淋巴淤滞纤维化的硬度增加，常有其他皮肤改变，如乳头状瘤、囊肿和瘘管、角化过度、指（趾）甲和皮肤的真菌感染以及溃疡。按压后可能不出现凹陷。天然的皮肤褶皱变化，尤其是腕部和足踝背部的皮肤褶皱加深，Stemmer 征更加明显。许多患者反复发作蜂窝织炎（图 3.12）。

如果在这个阶段开始治疗淋巴水肿，水肿仍然可以减轻。为了取得良好的效果，延长 CDT 强化阶段的时间很有必要。在许多情况下，强化阶段必须重复多次。即使是极端的淋巴淤滞象皮病患者，

如果护理和患者依从性良好，水肿部位都可以降至正常或接近正常的大小（见 3.11 内容）。

组织变化或纤维化进展仍然是区分不同淋巴水肿分期的临床特征。

淋巴水肿进展中常见的组织变化是结缔组织细胞的增殖、胶原纤维的产生以及脂肪沉积和纤维化改变（淋巴淤滞纤维化）的增加。随着时间的推移，纤维化组织变得更加坚硬。

淋巴淤滞纤维化最初出现在四肢末端，手指和足趾（图 3.13）。

通常在淋巴水肿的早期阶段凹陷会更明显，检查者用拇指按压水肿组织会出现凹陷。凹陷测试通常在肢体末端进行（最好在骨头突起处），凹陷的出现是由于拇指平面施加的压力导致水肿组织中的液体移位。如果皮肤纤维化的程度非常低，则凹陷（由压力产生的压痕）会在测试部位停留一段时间。

淋巴管肉瘤（或斯图尔特－特里夫斯综合征，见 3.2.7 内容）可能出现于长期患有淋巴水肿的患者，特别是 3 期淋巴水肿患者。这种类型的淋巴管肉瘤可能出现在原发性或继发性淋巴水肿，以广泛的恶性肿瘤为特征。这种疾病是高致命性的。目前还没有关于淋巴水肿患者的淋巴管肉瘤发病率的可

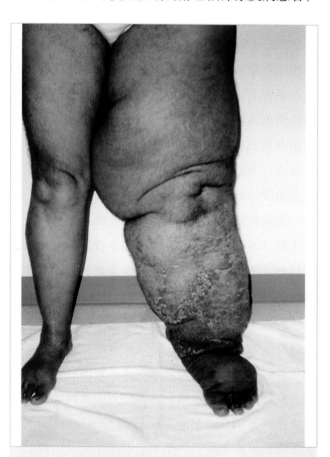

图 3.12　左下肢处于淋巴水肿 3 期

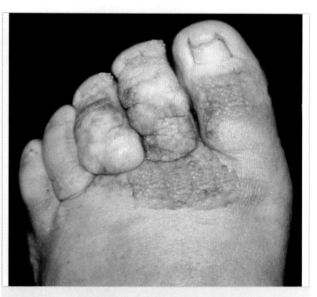

图 3.13　左足淋巴淤滞纤维化，乳头状瘤和真菌感染

3

靠数据。

3.2.4　基于严重程度的淋巴水肿分级

在淋巴水肿的不同分期，肢体末端体积并不在考虑范围。单侧淋巴水肿的严重程度根据肢体体积大小的增加，可以在每个分期分为轻度（增加少于 20%）、中度（增加 20%~40%）和重度（超过 40%）（表 3.6）。

3.2.5　淋巴水肿的诱发因素

对于"处于危险中"的患者，是否会患上淋巴水肿取决于许多因素（见 3.2.6 内容）。一些患者能够通过再生淋巴管、利用其他的侧支循环途径、淋巴管–静脉吻合术以及增加剩余淋巴管的淋巴系统容量来有效代偿降低了的运送容量（TC）和功能储备（FR）。只要淋巴系统已经找到代偿的方法，这些患者可能不会出现淋巴水肿的体征或症状。

如前所述，原发性淋巴水肿患者一生中的任何时候都有可能出现淋巴水肿。在继发性淋巴水肿患者中，水肿可能在术后立刻出现，也可能在术后几个月、几年内，甚至 20 年或更长时间后出现。

根据病理学、病理生理学以及患者的报告，可以确定引起淋巴水肿发作的一些诱发因素（淋巴水肿的诱发因素和预防的更详细介绍见第 5 章）。

降低淋巴水肿风险（静脉穿刺和血压）

乳腺癌患者的手术有乳房切除术、部分乳房切

表 3.6　基于严重程度的淋巴水肿分级

淋巴水肿的严重程度	体积增加
轻度	< 20%
中度	20%~40%（含本数）
重度	> 40%

除术和乳房肿瘤切除术。在实际的乳腺癌手术中，腋窝淋巴结被清扫和（或）经放射治疗。腋窝淋巴结被清扫后，末端的正常淋巴引流受损，一些患者会出现淋巴水肿。水肿手臂中淤滞的淋巴液为细菌提供了丰富的培养基，这使得肢体淋巴水肿皮肤组织极易受到感染。简单的损伤和穿刺伤可能会发展成局部或全身感染，可能会进一步导致淋巴系统破坏和阻塞。为了降低这些术后并发症的风险，建议大多数患者不要在手术侧的手臂量血压、静脉输液或采集血样。

对于量血压、抽血和注射对接受了手术的肢体带来的患淋巴水肿的确切风险，几乎没有公开可用的数据。由于缺乏对个人淋巴系统（淋巴结的数量或大小）的研究和正常变异，我们难以从每个诱发因素中量化个人风险。

虽然仍需要进一步研究，但专业医护人员应尽可能在未进行手术的肢体量血压、抽血及注射，以降低淋巴水肿的风险。对于双侧乳腺癌患者，这些操作应在腿部或足部进行。如果不行，则应该在非惯用手臂上进行。如果一侧没有进行淋巴结清除，则应使用该侧的手臂，而不管它是否是惯用手臂。但是在紧急情况下（例如车祸），如果必须开始静脉输液，那就必须允许专业医护人员做到尽可能快地开始静脉输液。

如果有静脉输液端口，应该直接从那里抽血。对于有"不良"静脉的患者，充足饮水和某种形式的热敷（热垫、温水）有助于在穿刺置管之前扩张静脉。

为避免淋巴水肿或淋巴水肿感染的发生，卫生保健专业人员应遵循有关最佳实践的专家共识，以避免淋巴水肿，并告知乳腺癌患者患淋巴水肿的风险。在进一步研究之前，应该使用美国淋巴水肿治疗协作网（National Lymphedema Network，NLN）关于降低风险实践的声明向患者提供相关信息。

并非所有医疗专业人员都熟悉能避免淋巴水肿

的预防措施，所以患者必须特别注意如何避免淋巴水肿。美国全国淋巴水肿网络提供淋巴水肿警戒手环。佩戴这个手环不仅增加了避免患淋巴水肿的概率，同时还可以为医学界人员提供教育帮助。

毛细血管血压升高

由局部或全身治疗导致的主动性充血（血管舒张）会引起血流量增加，最终会增加水的淋巴管的运送容量（TC），并加重已受损的淋巴系统负担（见第 2 章，图 2.9）。主动性充血的例子包括局部热敷、其他热量模式（透热疗法、电刺激、超声）、按摩、剧烈运动以及"处在风险中的"肢体的感染。热水浴和桑拿浴、炎热的天气和高湿度及外伤都是额外的诱发因素。

由于静脉回流受阻导致的被动性血管舒张也会导致净滤液增加，并对受损的淋巴系统产生额外的压力。这样的例子包括下肢慢性静脉功能不全（CVI）、心功能不全和静止不动，以及接下来的分类中列举出的例子。

体重增加和液体体积的波动

孕期、肥胖、月经周期中体重过度增加（周期性特发性水肿）和某些药物会通过对受损的淋巴系统施加额外的压力（淋巴负载量）而引发淋巴水肿。

外伤

即使在淋巴水肿的亚临床期，免疫应答也会由于微观水平上组织的水肿饱和而降低。任何对皮肤完整性的破坏都可能导致感染，从而引发淋巴水肿。这样的例子包括昆虫叮咬、宠物的抓挠、注射、静脉插管、对相关肢体进行血压测量、割伤和擦伤。

压力的变化

飞机飞行过程中机舱压力的变化，加上静止不

活动，可能会引发乘客的淋巴水肿。机舱压力减小可能会使更多的液体进入组织间隙。静止不活动会促进静脉池的产生，这将最终导致毛细血管血压的增加，从而增加滤过和淋巴负载量（LL）（见第 5 章）。

3.2.6 避免机制

为了保持液体稳态，身体有能力对淋巴淤滞做出反应，这样可防止淋巴水肿的出现。接下来的讨论将聚焦于人体的代偿机制。

安全因素

不受堵塞（手术、放疗、创伤）或畸形影响的淋巴管将增加其收缩频率和振幅（淋巴管运动性），以代偿那些受机械功能不全影响的淋巴管。这些代偿性淋巴管位于相同的支流区域。有关淋巴系统安全因素的机制在第 2 章中介绍。

侧支循环

环绕着阻塞区域的淋巴管可能能够通过将淋巴液转向具有充分淋巴引流的区域来避免发生淋巴水肿。例如，上臂外侧的淋巴管可能会将淋巴液引流入锁骨上淋巴结。这在施行腋窝淋巴结清扫术（ALND）的情况下可能是很重要的，因为一部分淋巴液可能会在腋窝区域改变路线流到锁骨上淋巴结。在这种情况下，如果上臂外侧的淋巴结与位于桡骨前臂区域的淋巴结相连（长上臂类型），则避免手臂上出现淋巴水肿的机会更大。如果存在这种连通，来自前臂和上臂的淋巴液将能够绕过被堵塞的腋窝区域进入锁骨上淋巴结。

区域间吻合为淋巴液提供了另一种可能的旁路。如果躯干内的正常淋巴液流动被淋巴结清扫术中断，则区域间吻合可以防止那些常会将淋巴液排入已清扫的淋巴结群的象限区域中的水肿发作。正

如第 1 章所述，吻合的数量越多，避免淋巴水肿的机会就越大。

淋巴管－淋巴管吻合术

在相对较短的时间（2~3 周）后，切断的淋巴管会趋于重新连接。新形成的淋巴管将远端与近端淋巴管的残端重新连接起来（图 3.14）。瘢痕组织可能会阻止淋巴管 - 淋巴管吻合。由钝性创伤（无皮肤破损）分离的淋巴结比由切口创伤断开的淋巴结更能有效地再生。

淋巴管－静脉吻合术

切断的淋巴管的远端可能会与一个相邻的静脉连接，产生自然分流。然后淋巴液直接流入静脉血液。

血管外膜中的淋巴管

较大的血管有它们自己的营养血管（血管滋养管），它们为较大的动脉和静脉提供氧气和营养。

较大血管的外膜中也有淋巴管（淋巴滋养管）。在存在淋巴水肿的情况下，淋巴液可以通过组织通道到达这些淋巴滋养管。血管外膜中的淋巴管具有增强其自身活性的能力，从而为停滞的淋巴液提供额外的引流通道。

巨噬细胞

如果富含蛋白质的液体积聚在组织中，单核细胞就会大量离开毛细血管。它们一旦进入组织，就成为巨噬细胞（吞噬细胞），会消化累积起来的蛋白质分子。随后降低了的组织蛋白浓度会导致重吸收增加和净滤液减少，这将有助于降低淋巴负载量（LL）。被消化的蛋白质分子被分解成氨基酸，氨基酸不引起淋巴负载量（LL）变化，并且可以被血液循环系统去除。

3.2.7　淋巴水肿的并发症

淋巴水肿通常会合并其他病理情况和疾病，这会加重现有症状，或在治疗淋巴水肿时有额外的复杂因素出现。

以下列举的是最常见的并发症。

反流

反流的定义是因淋巴管的瓣膜功能不全引起淋巴液回流。瓣膜功能不全是由于增生对淋巴液持续的压力或阻塞导致的淋巴管的收缩，或淋巴管壁的器质性改变（壁膜功能不全；见第 2 章）。

如果存在瓣膜功能不全，淋巴液在淋巴管收缩时不仅向近端，也向远端（逆向流动）推进。回流

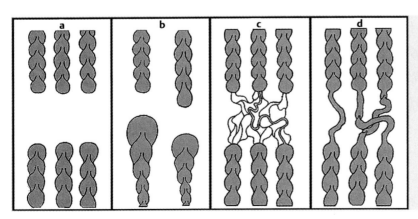

图 3.14　钝性创伤后淋巴管的重新连接。a. 切断了的淋巴管；b. 远端淋巴管残端的淋巴管内压增加；c. 新形成的淋巴管连接着远端和近端淋巴管残端；d. 淋巴管 - 淋巴管再生

引起皮肤表面上出现泡状结构（淋巴囊肿），通常见于腋窝（图 3.15）、肘部、外生殖器（见第 5 章，图 5.25）和腘窝。淋巴囊肿包含淋巴液，可能是清澈液体或乳糜液。如果是乳糜液，则意味着回流来源于肠淋巴系统。

临床联系

淋巴囊肿可能很容易破裂，为病原体打开入口，进而引发感染。与淋巴液泄漏（淋巴漏）有关的突发性囊肿被称为淋巴瘘。

为避免损伤囊肿和预防感染，建议在治疗过程中使用无菌纱布覆盖囊肿（应在淋巴瘘周围使用局部抗生素），并避免在囊肿和淋巴瘘上或周围用手施压。囊肿应用软泡沫材料（圆环或 U 形垫）覆盖，以避免患者在戴上绷带时直接接触绷带材料。

放射性纤维化

放射性纤维化是皮肤对放射的反应，即在皮肤和皮下组织上留下可见和（或）可触知的变化。放射性纤维化的皮肤呈现红棕色（图 3.16），并且受照射区域的浅表血管可能会扩张（毛细血管扩张）（图 3.17）。新形成的瘢痕组织可能是软的或硬的，并且皮肤可能黏附在下面的筋膜上。

临床联系

随着时间的推移，放射性纤维化的组织会变得更少，可能导致静脉血管受压以及随后浅静脉扩张。

> 如果接近关节，放射性纤维化可能会造成疼痛、关节活动度（ROM）受限、感觉异常、局部麻痹和瘫痪，这些甚至可能在放射治疗数年后发生。

发生放射性纤维化的皮肤可能会更脆弱。受放射区域皮肤易受到机械损伤，如果有筋膜粘连或受放射区疼痛，综合消肿治疗禁止在局部放射性纤维化区域使用。应将轻度伸展受影响的皮肤区域的运动纳入锻炼计划。如果出现皮肤褪色或毛细血管

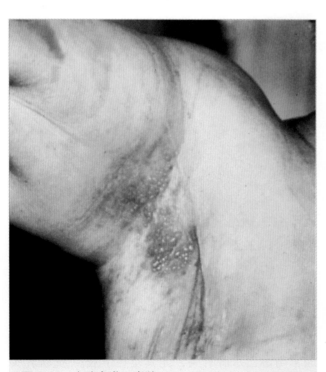

图 3.15　右腋窝淋巴囊肿

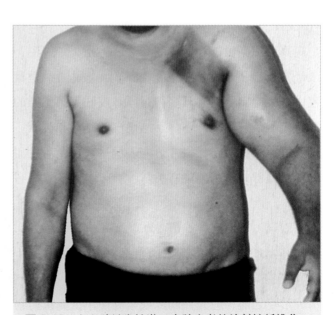

图 3.16　左上肢继发性淋巴水肿患者的放射性纤维化

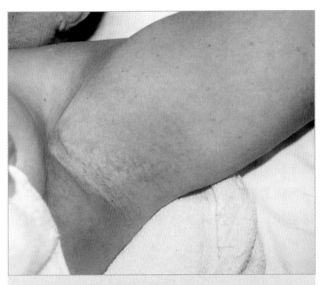

图 3.17　左腋毛细血管扩张

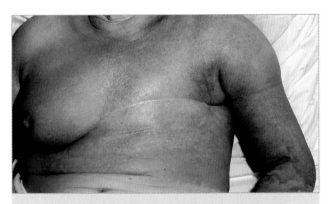

图 3.18　左上肢继发性淋巴水肿患者的蜂窝织炎

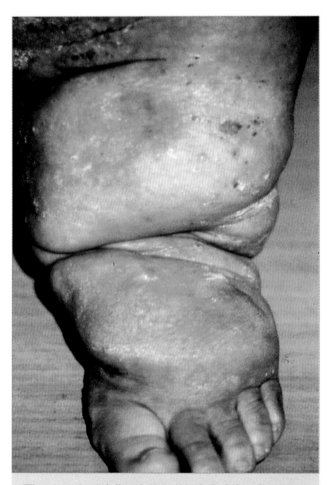

图 3.19　左下肢淋巴水肿患者的真菌感染和淋巴漏

扩张和（或）浅静脉扩张，同时皮肤柔韧，那么应用 CDT 技术则没有太大问题。

感染

细菌（尤其是链球菌）和真菌感染在淋巴水肿患者中很常见（特别是 2 期和 3 期）。蜂窝织炎的临床症状是发热和压痛，皮肤呈红色且边缘模糊（图 3.18）。

真菌感染可能涉及皮肤和（或）指（趾）甲，最经常影响下肢（图 3.19）。指（趾）甲通常呈黄色，分裂、剥落，并且变得过厚。皮肤真菌感染的症状包括足趾之间的瘙痒、结硬皮、结垢和浸软。皮肤可能潮湿或干燥，并可能表层呈灰白色。发甜的气味通常与真菌感染有关。

临床联系

蜂窝织炎（或丹毒）通常需要全身使用抗生素。在感染清除之前 CDT 通常是禁忌的。在淋巴水肿治疗之前，应先在局部或全身使用抗真菌药物来治疗真菌感染。

角化过度

角化过度的定义是皮肤角质层肥大。这种情况通常与淋巴水肿有关，尤其是在下肢。疣状乳头状瘤通常出现在足部或足趾上。皮褶可能会加深。

临床联系

保持良好的皮肤卫生是很必要的，以避免潮湿的皮肤褶皱中可能发生感染。角化过度可以用非处方药治疗，或者在极端情况下可以手术切除（消肿后），尤其是如果乳头状瘤干扰了穿戴弹力衣的时候。由于乳头状瘤是突起的结节，必须注意不要在穿衣服时撕裂瘤体。

瘢痕

垂直于淋巴管的瘢痕可能会阻碍淋巴引流，尤其是瘢痕组织黏附于下方组织和（或）宽度超过3mm的时候。

临床联系

有关新鲜瘢痕的治疗方法将在本章后面创伤性水肿部分讲解。更老旧的瘢痕会引起不适，阻塞淋巴流动或阻碍运动计划，可使用能够软化硬化组织（泡沫、手法技术、非热损式超声）的技术和材料来治疗它。

恶性肿瘤

淋巴回流阻塞可能是由恶性肿瘤引起的，在这种情况下，水肿会被归类为恶性淋巴水肿。如本章前面所述，由于长期淋巴水肿（淋巴管肉瘤或斯图尔特–特里夫斯综合征），可能会形成罕见的恶性肿瘤。恶性肿瘤细胞也可能浸润淋巴系统，导致淋巴回流阻塞（恶性肿瘤淋巴管生成）（图 3.20）。

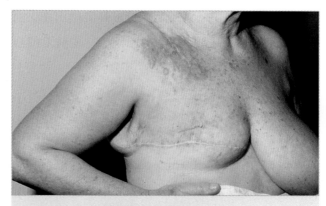

图 3.20　恶性肿瘤淋巴管生成

> 恶性肿瘤的体征和症状包括突然出现肿胀、疼痛（特别是在水肿的肢体）、感觉异常、局部麻痹和瘫痪、淋巴结肿大、皮肤溃疡、胸部静脉曲张和因上肢受累所致疼痛而抬高的肩部，且进展快速（图 3.21）。

皮肤颜色和完整性的变化也可能提示恶性肿瘤：类似蜂窝织炎的发红常与恶性肿瘤淋巴管生成相关

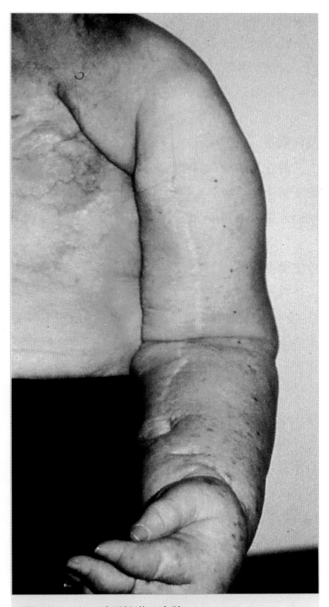

图 3.21　左上肢恶性淋巴水肿

（图 3.20）（发红并不像蜂窝织炎那样突然出现，而是在数周至数月的过程中缓慢出现）。皮肤上的血肿样褪色可能表明存在淋巴管肉瘤。

临床联系

如果出现上述任一症状，或治疗对淋巴水肿无效，或先前治疗过的淋巴水肿突然复发，必须立即咨询医师。改良了的 CDT 方案可用于减轻和缓解与恶性肿瘤相关的症状（姑息治疗）。

局部麻痹和瘫痪

部分或完全丧失运动功能可能是由于周围神经、脊髓的破坏，脑卒中或脑出血，恶性肿瘤对神经组织的渗透或放疗（放射性神经丛病）引起的。

临床联系

静止不活动对淋巴回流有害。锻炼计划的调整对于解决运动功能受损是很必要的。患者可能需要辅助装置来增强运动。

外生殖器水肿

外生殖器水肿经常与下肢淋巴水肿一同出现。在 40%~60% 的男性淋巴水肿人群中，除了下肢受累外，外生殖器（阴囊和阴茎）也可能存在明显的水肿。女性较少受影响。

临床联系

应对这些患者进行全面的自我管理指导（如卫生保健、在水肿部位使用绷带或垫、适当的衣物等）。重要的是弹力衣要覆盖外生殖器水肿部位（连裤袜，对身体部位施加压力；见第 4 章和第 5 章中的相关部分）。

其他病变合并淋巴水肿

淋巴水肿经常合并其他病症和病变，这可能会使淋巴水肿相关的症状进一步恶化或给治疗方案带来额外障碍并使其变得更为复杂。

临床联系

有必要在淋巴水肿的治疗方案中加入修订条款，以更好地处理与任何其他病理情况相关的体征和症状。

举例

淋巴水肿和心功能不全

此情况下对腹部施加压力是禁忌的；受影响的肢体（尤其是下肢淋巴水肿）应分段治疗，以避免治疗过程中静脉血和淋巴液回流过多。出于同样的原因，施加的压力要更小，这是非常必要的。

淋巴水肿和肥胖

肥胖易引发淋巴水肿，并且经常会使现有的淋巴水肿症状进一步恶化（见 5.18 内容）。密苏里大学哥伦比亚分校 2008 年的一项研究表明，与正常体重的女性相比，体重指数（BMI）超标的女性乳腺癌手术后发生上肢淋巴水肿的风险要高出 40%~60%。他们的研究包括了 193 名乳腺癌幸存者，研究人员还报告称，利手侧接受癌症治疗的超重或肥胖女性，或术后发生水肿的超重或肥胖女性，患淋巴水肿的风险尤其高。

超重和肥胖也可能导致发生下肢原发性和继发性淋巴水肿。体重过重，特别是病态肥胖，会对腿部淋巴液的回流产生消极影响；与肥胖相关的额外液体量可能彻底破坏已经受损的淋巴系统。过量脂肪组织对淋巴管产生的直接压力，膈肌呼吸受损以及肌功能下降也可能是导致淋巴水肿的因素。慢性静脉功能不全（CVI）往往与肥胖相关。CVI 病例中淋巴系统负荷的增加会极大程度地加速下肢淋巴水肿的出现。

对于 BMI 指数高的淋巴水肿患者来说，他们的治疗进展可能会严重受阻。肥胖患者使用绷带通常很困难，特别是在患有下肢淋巴水肿时更为困难。此外，肥胖患者在淋巴水肿肢体上穿戴压力材料（绷带、弹力衣）时，压力材料会容易滑动。弹力衣可能需要定制，给患者带来额外的经济负担。

淋巴水肿治疗的一个非常重要的方面——锻炼，也可能会变得很困难。与高 BMI 相关的行动问题可能影响患者参与治疗，上下肢淋巴水肿治疗中使用的锻炼计划可能也需要做相应调整。

体重管理和合理的营养对于长期成功治疗淋巴水肿至关重要（见本章 3.11.7 内容）。

淋巴水肿和骨科问题

淋巴水肿的症状和骨科疾病相关的症状将相互影响并加重，甚至可能加剧当前任何一种或两种疾病。相关的合并症有肩周炎合并上肢淋巴水肿或髋（膝）问题合并腿部淋巴水肿。为了打破这一恶性循环，有必要解决所有相关的疾病。通常的建议是，根据评估期间发现的更多限制因素来决定如何进行优先治疗。

淋巴水肿和静脉功能不全

静脉功能不全会促进淋巴水肿的发生，并使已经存在的下肢淋巴水肿的症状进一步恶化（见 3.12 内容）。如果额外存在静脉性溃疡，则需要进行适当的伤口护理（图 3.22，见本章 3.13.6 内容）。建议淋巴水肿治疗师将内科医师开出的药物加入压力

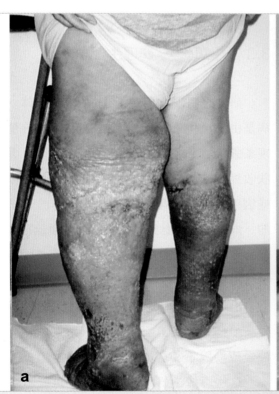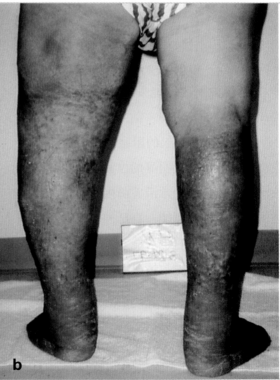

图 3.22　淋巴水肿合并双下肢静脉功能不全（3 期）。a. 溃疡和淋巴漏综合消肿治疗（CDT）之前；b. 综合消肿治疗（CDT）之后

绷带中。

　　尽管静脉功能不全能从 CDT 中受益，但仍非常有必要观察与静脉功能不全（血栓性静脉炎）相关的可能并发症。这些并发症可能是治疗淋巴水肿的禁忌证。

淋巴水肿和糖尿病

　　糖尿病常与皮肤干燥、频繁感染、神经病变、伤口愈合缓慢和高血压有关。为了解决这些问题，可以相应地调整淋巴水肿的治疗方案，并更加重视皮肤卫生。如果存在溃疡，则非常有必要将伤口护理纳入方案。与治疗静脉溃疡一样，淋巴水肿治疗师应使用内科医师开出的药物并将其与弹力绷带联合使用。

3.3　腋网综合征（AWS）

3.3.1　定义

　　腋 网 综 合 征（axillary web syndrome，AWS）是在腋窝淋巴管中断后可能发展的病症，例如腋窝淋巴结清扫术（ALND）、前哨淋巴结清扫术（SLND）、创伤或癌症引起的阻塞。患者肩部外展后，就会出现一个可见且明显的拉紧了的组织网。它位于腋窝区域，并且经常沿着前内侧上臂朝肘前间隙向远侧延伸，并且可能一直延伸至拇指根部。在体型较瘦的患者中，它也可能沿着胸外侧壁向近端延伸（图 3.23a）。在少数情况下，也有皮下小结呈条索状延伸。它看起来像是皮肤下的一条紧绷的条索状物（图 3.23b），有时也被称为 "cording（条索）病"。其他用于描述 AWS 的术语包括 Mondor 病（胸壁浅表血栓性静脉炎）、淋巴条索、皮下纤维条带、小提琴琴弦现象、淋巴管纤维化、淋巴管

纤维化血栓形成和淋巴血栓形成。AWS 很痛苦，并限制肩膀、手肘、手腕和躯干的全范围关节活动度（ROM）。与那些接受 SLND 后的患者相比，接受 ALND 后的患者的条索状物会延伸得更长。AWS 并不与致密的软组织相似，因为许多患者在 ALND 术后，软组织虽然绷紧但没有出现 AWS。

3.3.2　风险因素

　　AWS 的风险因素包括 ALND、体重指数（BMI）较低、年龄较小、根治性乳房切除术、因肋间臂神经损伤引起的麻木、淋巴结阳性状态和血肿。AWS 在体型较瘦的患者中出现的频率更高，其原因不明。有可能在体重较重的患者中更难检测到条索状物，因为厚厚的皮下组织可能会将其覆盖住。皮下脂肪组织也可能使皮肤更难以黏附到由条索状物构成的下层组织上。

3.3.3　生理学 / 病理生理学

　　研究表明，AWS 是 Mondor 病的变体。Mondor 病是由于浅静脉中血栓形成引起的，并在胸壁上出现条索状物，这种病会导致疼痛、脆弱，并引起皮肤收缩和牵拉。AWS 被认为是由于 ALND、创伤或因癌症形成的阻塞导致的腋窝淋巴管损伤引起的。淋巴管与静脉通道的中断导致血栓形成和淋巴静脉液滞留，引发炎症、纤维化和组织缩短。来自少数患者的条索状物活检已显示淋巴管扩张、淋巴管中出现纤维蛋白凝块和静脉血栓形成。

　　AWS 的影像学研究表明，条索状物与静脉、神经或筋膜不相容，表明条索状物起源于淋巴系统。这些影像学研究确定，AWS 可能不是静脉血栓形成的结果。

3

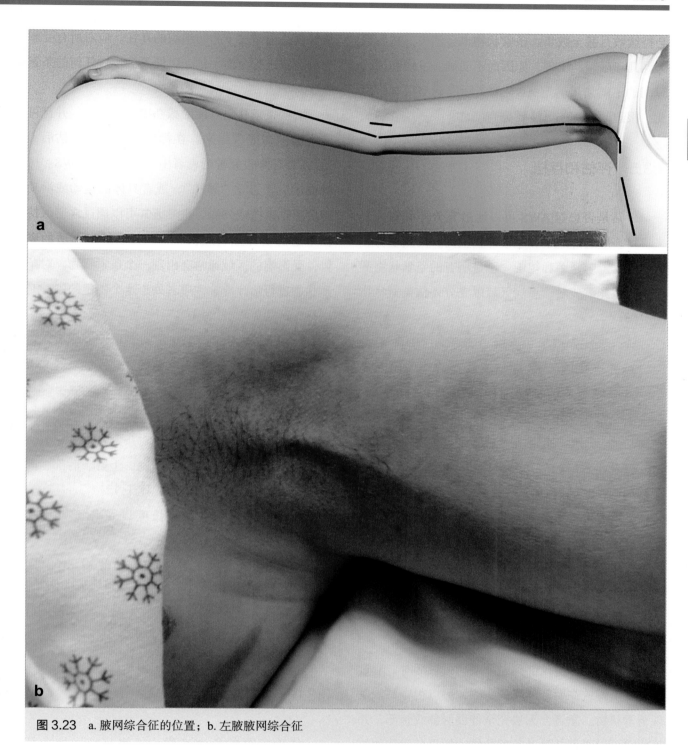

图 3.23　a. 腋网综合征的位置；b. 左腋腋网综合征

3.3.4　腋网综合征的发病率、发病和持续时间

　　AWS 的报告发病率为 6%~72%。与 SLND

（0.9%~41%）相比，ALND 术后的发病率更高（6%~72%）。AWS 最经常发生在术后早期 1~5 周。尽管不太常见，也有一些患者在术后数月甚至数年后患上 AWS。先前的研究表明，AWS 会在 2~3 个月内自行消失，但更多最新研究表明 AWS 可能

会持续数月甚至数年。条索状物也会消失，然后数天到几年后重新出现，原因尚不明确。发病和持续时间的不同使得确定 AWS 的实际发病率很难；因此，报道的发病率可能要更高。

3.3.5 评估和存档

评估是否患有 AWS 可以通过充分伸展肘关节来进行。应通过观察和触诊评估腋窝、内侧手臂、肘、前臂、腕、手和躯干。不是所有的条索状物都可见，因此需要触诊患病区域以充分评估条索状物的范围。

所有乳腺癌或黑色素瘤患者在 ALND 术后都应进行标准化的 AWS 评估。最近的一项研究显示，乳腺癌术后的早期，有 AWS 的女性的肩关节外展全范围关节活动度（ROM）要显著低于没有 AWS 的女性。通常，术后 AWS 的出现会有延迟，患者在术后的前几周内有相当正常的 ROM。在几周内，患者开始出现手臂紧缩和疼痛，ROM 开始受限。手臂受影响的患者进入门诊时，可能会采取肩部前伸、内旋和肘部屈曲的保护姿势，同时手腕弯曲和外旋，因为让手臂靠在身旁会很疼痛。在大多数情况下，肩部外展最为受限，但肘部外展也可能受限，尤其是手臂外展时更加受限。触摸条索状物时出现紧绷、疼痛。

条索状物严重延伸到肘部或拇指根部时，通过尝试将手臂放在肘部伸展的一侧，可以很容易地发现条索状物。患者会无法完全伸展肘部或腕部，并且前臂可以看到并触及条索状物。如果条索状物位于腋窝，当使手臂外展并拉伸条索状物时，条索状物将显现出来或可触及。在体型偏瘦的患者中，在肩外展和躯干侧弯的末端范围的侧胸壁上可以看到条索状物。即便没有观察到这些条索状物，一些患者也会显示侧胸壁张力增大，类似于手臂和腋窝的条索状物症状。在这一区域中看不见条索状物的可能原因是由于皮下脂肪组织的存在。应对所有受影响的区域进行全面评估，以便不会错过任何的条索状物。

一些条索状物可能隐藏在皮下组织中，并且可能不会立即显现出来。在标准化肩关节评估后，ROM 看起来很完善的患者中，也发现了 AWS。患者描述肩膀感觉"异样"，或者具体的运动或活动时会感觉牵拉或阵痛。患者通常可以通过自己保持在不适的姿势重现症状。一旦处于这个不适的姿势，受影响的区域通常会出现一个条索状物。对条索状物进行治疗应该在患者处于这个特定的姿势时进行。

记录 AWS 对于显示病情的严重程度、治疗效果和患者进展情况是很有必要的。建议记录的文档包括以下几项。

- 病史。
- 患者功能、疼痛程度和对条索状物的意识。
- 条索状物的位置（即腋窝、上臂、肘部、前臂、手腕、手、胸部、躯干）。
- 条索状物的数量、长度以及是否可见和（或）可触知。
- 四肢和躯干的主动 ROM 与被动 ROM。
- 姿势评估。
- 淋巴水肿措施。
- 照片。

3.3.6 治疗方法

从治疗师的角度来看，任何与腋网综合征（AWS）可能相关的指征都不应该被忽视。有证据显示，涉及拉伸和加强练习的物理疗法、全范围的关节活动和手法治疗技术可以改善患有腋网综合征的乳腺癌患者的肩部功能、减轻疼痛程度和提高生活质量。徒手淋巴引流（MLD）的益处主要在于减轻手臂淋巴水肿的程度。AWS 的治疗可以迅速减轻由于条索状物牵拉引起的疼痛感，并显著改善 ROM 和功能。如果不进行治疗，AWS 可能会导致肩部无法运动的时间延长，从而导致继发性问题，如运动模式改变、姿势不良、力线异常、肌肉失衡、撞击综合征、肩周炎、软组织绷紧和慢性疼痛。

用于 AWS 的一种有效的手法技术是皮肤牵引，从条索状物的最远端部分开始向近端进行，轻轻拉伸条索状物上的浅表组织。用双手手指的掌面，沿条索状物放置，间隔为 2~10cm，沿着条索状物的方向反方向进行牵拉（图 3.24）。一旦患者不再感觉到该区域紧张，重新将其手臂进一步外展以在条索状物上施加更多的张力。患者的反馈在整个治疗过程中是必不可少的，因为随着一个区域被释放，条索状物可能在另一个区域变得紧张。对患者感觉紧张的条索状区域进行治疗。在整个外展过程中肘部应该保持伸展状态。也可以通过手腕伸展来获得条索状物的张力。

条索状物弯曲是另一种用于治疗 AWS 的手法技术。当患者处于伸展状态时，条索状物被拉紧，用拇指向条索状物垂直施加压力，同时用其他手指使条索状物向相反方向弯曲。条索状物弯曲应该应用在患者感觉紧张的条索状区域。该技术也可用于胸部区域以拉伸组织（图 3.25）。

在治疗过程中，条索状物可能会断裂或松开，并且可以感知到，有时可听到砰的声音。还没有报道称条索状物断裂后会出现不良影响，但在使条索状物断裂时要小心并避免用力过大，这点很重要，直到出现关于条索状物断裂的确切机制的进一步研究为止。人们还不知道断裂的声音是由于实际的条索状物断裂还是周围的支撑纤维组织断裂或其他原因造成的。如果条索状物断裂，ROM 就会立刻增加。为了减轻患者的焦虑，推荐的做法是向他们解释条索状物可能断裂并且可能会在治疗过程中听到声响并感觉到条索松开，并确认这是正常的反应。温柔的手法技术在帮助解决条索状物问题时非常有效，且不会用力过度。

如果条索状物一直延伸到手臂，则温和而有效的快速解决方法是短期使用梯度压力包扎。实现梯度压力的短拉伸弹力绷带可以使用 1~3 天。它与常规的淋巴水肿加压包扎相比，需要的压力更小；因此，有着适当衬垫的 2~3 个弹力绷带通常就足够了。如果有淋巴水肿，则提示可用适当的压迫来治疗淋巴水肿。和绷带包扎一样，密切监测和患者教育对于避免并发症是非常必要的。弹力衣在解决条索状物方面效果还不够。

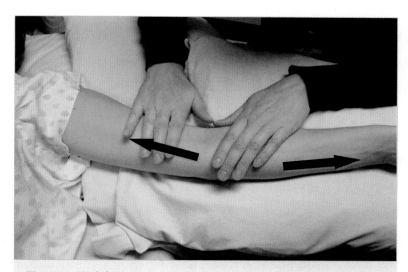

图 3.24　皮肤牵引

3

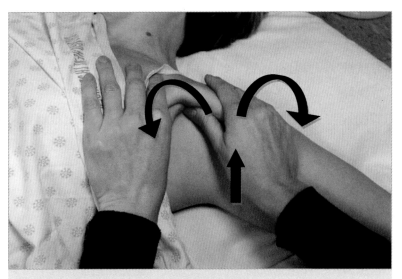

图 3.25　胸部区域的弯曲（条索状物弯曲技术）

指导家庭锻炼计划取决于条索状物的位置和严重程度。柔和的 ROM 练习应首先从条索状物的最远端部分开始。延伸到拇指根部的条索状物可能非常疼痛；因此，拇指和手腕延伸至肘部的疼痛可能是所有患者初期可以忍受的。当条索状物向远端延伸时，可以增加近端 ROM 练习（例如钟摆练习和手指练习在墙壁上行走）。可以指导患者进行类似于神经伸展的自我皮肤伸展，即将患侧手放在墙上，手腕伸展，前臂翻转，肘部伸展，臂外展 90°以内，肩胛骨压低。未受影响的手掌面可以用于在条索状物上施加轻柔的近端拉伸（图 3.26）。这种条索状物的自我皮肤伸展也可以应用更高级的伸展技术，如胸大肌和背阔肌伸展或治疗师指示的其他练习。也可以指导护理人员施行手法技术，拉伸条索状物以帮助增加 ROM。

在整个治疗过程中应重点关注姿势教育。如治疗师所指出的，筋膜松解术、颅骶疗法、瘢痕松动术、关节松动术、神经滑动术和强化技术也可以被纳入到治疗中。非类固醇消炎药和阿片类药物也可能有助于治疗与 AWS 相关的疼痛。有趣的是，辅助治疗方法，如低能量激光治疗（low-level laser therapy, LLLT）也被用于治疗 AWS，但并没有科学证据支持这些方法。

3.4　淋巴水肿对生活质量的影响

淋巴水肿影响所有年龄段、所有文化和性别人群的心理健康和生活质量。尽管大多数研究都已在乳腺癌相关淋巴水肿（BCRL）领域完成，发达国家患有淋巴水肿的患者中大多数可能是乳腺癌的幸存者，但研究表明，这种慢性疾病对患有原发性或继发性淋巴水肿的患者的生活质量均可产生负面影响。

生活质量与淋巴水肿的关系长期以来一直备受关注，其研究可追溯到 30 多年前。据报道，20 岁以下的人群受原发性淋巴水肿影响的比例为 1.15 / 100000。早在 1985 年，Smeltzer 等报告的梅奥诊所对患有原发性淋巴水肿的儿童和青少年进行的纵向研究结果表明，青少年尤其应该被转诊去接受心理咨询。

10 年后，尽管对这种问题的临床认识有所提高，但仍缺乏有效的评估生活质量的工具，于是 Augustin 等人开发并验证了一种用于评估淋巴水肿患者生活质量的工具。他们发现，与早期静脉功能

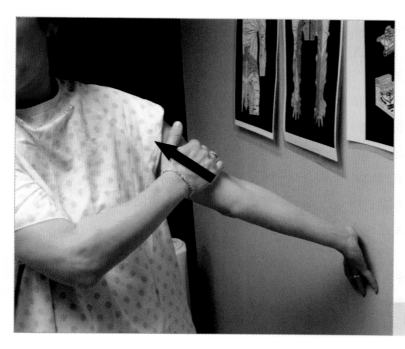

图 3.26　用近端皮肤拉伸，条索状物的自我拉伸

不全患者相比，患有原发性和继发性淋巴水肿的患者在所有评估类目（例如，身体状况、日常生活、社交生活、情绪幸福感、治疗、满意度和职业或家庭）中的生活质量均显著受损，与静脉性下肢溃疡患者相比，生活质量也有所降低。

在一个更大范围的调查中，研究人员报道了患有淋巴水肿的乳腺癌幸存者的生活质量结果，他们在生理和心理方面都有明显的障碍。例如，在对淋巴水肿对心理社会影响的系统评估中，与乳腺癌相关淋巴水肿（BCRL）相关的 23 项研究中，有 19 个总结了淋巴水肿和治疗对个人心理和社会心理的影响。据报道，淋巴水肿的影响包括消极的自我认同、情绪障碍和心理困扰。社会影响包括边缘化感和公众场合表现冷漠、财务负担、社会孤立感和性欲减退。此外，在 11 个定量研究中，淋巴水肿患者较差的社会幸福感有统计学意义。所有 12 篇综述性定性研究都报告了与淋巴水肿有关的负面的心理和社会影响。此外，使用认知和情绪参数的研究及随后的工具发展，已经将自我效能和自我调节的概念确定为影响乳腺癌相关淋巴水肿

（BCRL）高危人群成功应对疾病的有效预测因素。自我效能感是个人对自己能够影响情境或疾病的信念，是个人的自我调节能力，即控制那些影响原定健康控制目标的可能情绪、行为和干扰的能力。理解淋巴水肿有助于积极应对疾病和增强自我赋权感，从而提高个人的健康认知，以及评估当前应对与治疗策略的能力。针对原发性淋巴水肿患者自我效能感和自我调节降低与依从性之间的关系，还应对此进行研究。

那些与影响生活质量的因素有关的新研究成果的项目内容很重要，应不断对其开发，如心理和社会心理参数（例如，对自我效能感和自我调节的认知）。除了 LYMQOL（一种针对肢体淋巴水肿的生活质量衡量量表），Klernäs 等人介绍了淋巴水肿生活质量量表的精简版本（LyQLI）。LyQLI 是一个包含 45 个项目的清单，展示了良好的内部一致性、可靠性、表面有效性和一致有效性，包括身体、心理和实践三个领域。虽然需要进一步的研究来评估其敏感性，但它有可能应用于针对原发性和继发性淋巴水肿患者的临床和横断面研究。淋巴水

肿患者的护理计划应包括教育、获得的持续互动式支持和治疗及心理和社会心理参数的评估，所有这些都有助于改善患者的预后并可能提高生活质量。

生理性症状可能会影响正常的日常活动（如睡眠、开车、搬运物品、做家务、工作、穿衣服或园艺及其他休闲活动）、家庭角色，以及家庭责任。与没有淋巴水肿的幸存者相比，患有淋巴水肿的幸存者会出现更多症状（手臂和肩部变大，衣服、袖口、首饰发紧，肘部功能受限，手臂或手无力，因手臂不适而引发的睡眠不足，压痛，水肿，凹陷，起疱，发紧，沉重，僵硬，乳胀）。Fu 等人的一项研究（数据来自 250 名女性：60 名健康女性，42 名乳腺癌相关淋巴水肿女性患者，以及 148 名有淋巴水肿风险的女性）的最新证据表明，患有淋巴水肿的乳腺癌幸存者受乳腺癌影响的一侧上肢持续患有多发性淋巴水肿症状。所有患有淋巴水肿的乳腺癌幸存者都报告有手臂水肿，其他人也报告有手臂紧绷、手臂沉重、手臂发硬、手臂酸痛、刺痛、手臂运动受限、僵硬、皮下积液、手指活动受限、手臂温度升高及肘部运动受限。淋巴水肿组或风险组都没有起疱的报道。此外，3 组参与者之间建立了界限。在患有淋巴水肿的乳腺癌幸存者和健康组之间做出了 3 种症状的诊断分界点（敏感度 = 94%，特异性 = 97%），并且在淋巴水肿组和风险组之间做出了 9 种症状的临床分界点（敏感度 = 64%，特异性 = 80%）。

尽管乳腺癌幸存者称他们最担心的是癌症复发，但我们注意到他们的第二大恐惧是患上淋巴水肿。大多数乳腺癌幸存者年龄在 65 岁或以上，虽然年龄并不是划分什么是老年人时唯一需要考虑的因素，Nazarko 报告称，老年人患乳腺癌相关淋巴水肿的可能性比年轻人高出 3 倍，并且由于其他形式的水肿和合并症的存在而有延误诊断的风险。Konecne 和 Perdomo 报道，淋巴水肿可能导致老年人功能受限（如碰触、举起、推、拉、扭、搬运、推和抓的能力下降），这反过来会影响他们的生活质量。随着原发性和继发性淋巴水肿患者逐渐衰老，淋巴水肿对他们生活质量的影响可能会越来越大。

基于对个人和家庭的定性研究及对功能和财务等领域的生活质量的客观影响，本章重点介绍了淋巴水肿对患者生活质量的影响。个人引述（Armer，未发表的数据）和回顾性研究揭示了这种慢性病既普遍又广泛的影响。

3.4.1　全球对淋巴水肿的个人观点

这就像分娩一样。每个人都可以告诉你分娩的感觉是怎样，但只有亲身体验，你自己才会知道……

如果你有孩子，有丈夫，那你必须站起来。你没有时间生病……它确实影响了人际关系，尤其是你与丈夫的关系……我的丈夫喜欢胸部丰满和身材好的漂亮女人。所以，应对这整个事情对我来说一直很困难……

我想最开始……你还抱有希望……希望这只是一种暂时的情况。可是最终你感觉到的是失望，随着时间越来越长，你意识到它不会消失，而你必须在余生中应对它，所以这让人很失望。

　　　　患者 V，乳腺癌幸存者、职业女性
　　　　患有淋巴水肿，生活在南非

自从 5 年前经历乳腺癌并且手臂出现水肿以来，我的医师说"它"只会变得更大……照顾我的家人一直非常困难……

我战胜自己的弱点，努力与癌症抗争……我抗争……付出……我是一个谦虚的人。我对每一件事、每一天都很感激。我很感激……还有一些时候，我因为手臂的重量总在想手臂有多么粗壮。但是，我必须把它从我的脑海中抹去……还有许多其他需要担心的事情，一个体面的住所，自来水……

患者 E，乳腺癌幸存者、家政小时工
患有淋巴水肿，生活在南非

与所有这些年（39 年）的淋巴水肿相比，乳腺癌的手术（41 年前）根本算不了什么。

患者 R，乳腺癌幸存者、已退休的秘书
患有淋巴水肿，生活在美国中西部

这些话揭示了在世界上两个迥然不同的地区接受乳腺癌治疗后患有淋巴水肿的个人的观点，她们的话引起了不同年龄和文化背景的人的共鸣，即淋巴水肿对生活质量的影响有多么大。重要的是，健康专业人士能够听到他们所面对的淋巴水肿患者的声音。

3.4.2 最小肢体体积变化对淋巴水肿幸存者生活质量的影响

最近发表的一项前瞻性队列研究评估了接受乳腺癌手术女性的症状、生活质量和健康状况。对上肢周径、失血测量仪（Juzo, Cuyahoga Falls, OH）体积和症状报告进行连续评估，每 3 个月进行 1 次评估，持续 1 年后，再每 6 个月评估 1 次，

持续 18 个月。根据 Wilson 和 Cleary 以及 Ware 和 Sherbourne 的研究所改编的模型对分析进行了指导，表明健康相关的生活质量，如特定的健康措施[症状和肢体体积变化（LVC）] 和通用健康措施（功能和生活质量），是未来健康结果（如花费、对治疗的反应、工作效率、残疾以及死亡率）的最佳预测指标。分析显示，虽然功能状态略有下降，但并不显著，体积变化从 5% 增加到大于等于 15%，随着体积增加，症状更为明显，即使轻度肢体体积增加，生活质量也显著下降（图 3.27）。

这些发现强调了评估淋巴水肿患者的症状、肢体体积、功能和生活质量的重要性。它们揭示了甚至只是轻度的肢体体积增加也会导致生活质量下降，并支持了对于满足淋巴水肿诊断标准的病例进行早期、有效、基于证据的干预的必要性。

淋巴水肿对乳腺癌幸存者经济状况的影响

通过美国医疗保健研究与质量局（Agency for Healthcare Research and Quality, AHRQ）的医疗保健费用和利用项目（Healthcare Cost and Utilization Project, HCUP）中 5 个州的住院患者数据库，一项回顾性队列研究对 18 岁及以上者进行了乳房肿瘤切除术或乳房切除术以治疗乳腺癌且同时也进行了腋窝淋巴结手术的女性患者进行了研究。采用

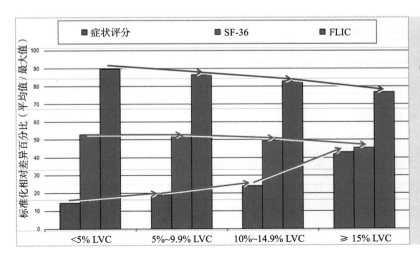

图 3.27 按肢体体积变化（LVC）分类的症状评分、功能[36 道题的简单健康调查（SF-36）] 和生活质量[功能性生活指数 - 癌症（FLIC）] 图（转载已获得 Cormier 等人许可）

ICD-9 分类代码以确定 2007 年 1 月 1 日至 2009 年 12 月 31 日的病例。该研究的目的是计算与乳腺癌手术后淋巴水肿发病率相关的住院费用。在 56075 名女性患者中，1279 名（2.3%）患者术后 2 年内至少有 1 次因严重淋巴水肿住院，与没有淋巴水肿的女性相比，这些患者因各种原因入院的次数为后者的 5 倍。淋巴水肿组患者的住院费用明显高于非淋巴水肿组，分别为 58088 美元 / 患者与 31819 美元 / 患者（$P<0.001$）。

另一个由健康经济学研究员领导的研究小组，通过将患有淋巴水肿的乳腺癌幸存者的保险索赔总额与无淋巴水肿的乳腺癌患者的保险索赔总额进行比较开展了一项研究，以估算淋巴水肿相关的花费。采用的索赔数据来自全国就业数据库中 1877 名平均年龄为 48.8 岁，乳腺癌淋巴水肿发病率为 9.6% 的个人。人数比例为 3∶1，即对照组乳腺癌患者为 3，患有淋巴水肿的乳腺癌患者为 1，同时与乳腺癌治疗的症状（乳房切除术、乳房肿瘤切除术、淋巴结清扫术、化疗、放疗）进行对照。采用回归模型比较患有淋巴水肿和没有淋巴水肿的乳腺癌幸存者患蜂窝织炎或其他感染的风险，并估算淋巴水肿相关的费用。

Shih 等人的研究结果显示，统计学上，那些患有淋巴水肿的患者由于蜂窝织炎或淋巴管炎以及其他并发症进行健康索赔的风险更高。此外，与没有淋巴水肿的乳腺癌幸存者相比，患有淋巴水肿的患者 2 年间的预计健康索赔费用要高出 22000 美元，其中高出的约 13500 美元与癌症治疗无关。与生活质量特别相关的是，患淋巴水肿的乳腺癌幸存者比没有淋巴水肿的乳腺癌幸存者使用了更多的心理咨询服务。

值得注意的是，这些数据来自有医疗保险的成年女性雇员数据库，因此，这些数据反映的是患有淋巴水肿并且处于风险中的更易被调查到、保额更高、不易受疾病影响的人群；其他未投保或保额不足的群体可能并发症发生率更高、健康花费更高，这些对他们的生活质量的影响也更大。

淋巴水肿对家庭生活的影响

Radina 和 Armer 的一系列种族志研究结果揭示了以下信息：应对慢性疾病和淋巴水肿对女性家庭角色的影响，女性乳腺癌淋巴水肿患者及其家属的复原力，以及幸存者从照顾他人到受他人照顾的角色转变。

应对慢性疾病：淋巴水肿对女性家庭角色的影响

第一项研究采用家庭调整和适应反应模型，并调查了淋巴水肿对女性及其家庭在完成家务和履行家庭职责的影响。例如，随着淋巴水肿的发展，女性可能不能像以前一样移动家具、搬运食品杂货、照顾孩子或老人。能够更灵活地调整日常任务并且拥有预先用于应对压力源的家庭比那些死板、应对压力差的家庭更能获得更积极的结果。

女性乳腺癌淋巴水肿患者及其家属的复原力

第二项研究以家庭压力、调整和适应性复原力模型为指导。这一针对淋巴水肿如何发作及其相关压力源如何影响女性及其家庭的调查发现了 3 种特别的压力源：①需要调整日常任务，②淋巴水肿提示了所患的乳腺癌，③对医疗专业人员感到失望。

从照顾他人到受他人照顾的角色转变：功能自主的患有淋巴水肿的乳腺癌幸存者

第三项研究探讨了女性因乳腺癌术后患上淋巴水肿而经历的从照顾他人到受他人照顾的角色转变。在工作和家庭中都处于盛年的女性意外地变成受他人照顾的角色往往是一个突然的变化，这一变化使她们与同龄人的发展状态产生不同步。

有两个主要主题被揭示出来：①不想成为负担；②希望过独立的生活。即使在有家人和朋友愿意帮助的情况下，女性也想继续像以前一样独立自主地生活。

这些定性研究揭示淋巴水肿对乳腺癌幸存者及其家庭的影响。这三项研究提供的证据进一步证实和阐明了 Shigaki 等人和其他人关于淋巴水肿对个人和家庭有关日常生活的家庭角色和活动影响的研究结果。Radina 和 Armer 发现，家庭对个人淋巴水肿的适应和调节负有主要责任。这些研究表明，家庭内的干预可以增强慢性疾病患者的复原力。因此，医护专业人员关注的应该是整个家庭，甚至是社区，而不仅仅是个人。

应对淋巴水肿

Heppner 等人的定性研究调查了与乳腺癌患者患有淋巴水肿相关的压力源以及面对压力的应对方式和社会支持的作用。本研究采用密集的半结构式访谈和交感定性研究方法。患有淋巴水肿的乳腺癌幸存者经历了比以前文献中报道的更多的压力源。这些发现包括以下主题：①淋巴水肿的影响是无处不在的；②积极应对比逃避型应对更有益。

与淋巴水肿相关的压力源如下（以报告的频率为尺度，数字表示与该主题相关的报告的病例数，报告最频繁的以粗体显示）。

- **对进行日常活动的担忧（和过多的时间需求）（10）。**
- **与淋巴水肿相关的身体症状和疼痛（10）。**
- 消极情绪和认知反应（9）。
- 医护人员缺乏关心和关怀（9）。
- 对预后的担忧（7）。
- 魅力和性问题（6）。
- 消极的社会支持（6）。
- 缺乏充分的医疗保险（6）。
- 伴侣或儿童的压力和焦虑（5）。
- 缺乏社会支持（2）。
- 与文化有关的压力源（1）。

淋巴水肿相关压力源的应对策略如下。

- **积极寻求信息或治疗方案（10）。**
- **掌握治疗淋巴水肿症状的物理方法（10）。**
- **接受淋巴水肿症状带来的受限（10）。**
- **关注生活的积极方面（10）。**
- 精神或心理方法（9）。
- 公开谈论淋巴水肿并接受相关教育培训（9）。
- 坚持休闲娱乐活动（6）。
- 使用了无效的应对方法（5）。
- 种族和社会经济背景对应对淋巴水肿的影响（1）。

应对淋巴水肿相关压力源的社会支持和社会资源包括如下几项。

- **养育他人的机会（10）。**
- 与伴侣之外的其他人结成的可靠联盟（9）。
- 可靠的伴侣联盟（8）。
- 医护人员的关心和支持（7）。
- 来自他人的精神支持（5）。
- 保持现状（3）。

这项调查乳腺癌幸存者所报道的应对策略和压力源的定性研究，为医疗专业人员评估淋巴水肿患者的应对和压力提供了指导。这些定性研究共同为那些旨在开发和评估干预措施以加强家庭功能、加强应对并减轻与这种慢性病相关的压力的研究奠定了基础。

现状重塑

文献进一步加强了我们对淋巴水肿这一慢性疾病对生活质量影响的理解。最后一段引语抓住了本质，即患者身心重塑可能已经被证明是意外的、灾难性的生活事件，不管是否出现原发性或继发性淋巴水肿。

它（淋巴水肿）并不是不严重，但我之所以心怀感激是我通过它对自己的身体有了非常多的了解。消极的经历也可以带来积极的经历，我想这是我的应对方式之一。我试图从这之中寻找积极的结果。如果你能看到积极的东西，你就可以更好地应对。它也不会变得过于严重而突然。

患者 U，美国中西部城市环境工作人员

数据来自 Heppner 等人

淋巴水肿对个人和家庭的影响、对生活质量的影响、对功能和财务的影响及普遍和广泛的影响既是可以定性的又是可以定量的。在全球范围内，淋巴水肿都影响着患者的生活质量。

这些研究能够让人们深入了解淋巴水肿患者的特点和面临的挑战，以及以证据为基础的干预措施，以提高患有淋巴水肿的患者个人和家庭的生活质量。

3.5 早期确诊和保守治疗：临床意义和干预措施

3.5.1 介绍

淋巴水肿的自然病程随着时间的推移，发病和发展相对缓慢。对于继发性淋巴水肿，通常是先有一个已知事件，对淋巴系统造成损害并使个人患淋巴水肿的风险升高。在这种情况下，应该监测和筛查有发生淋巴水肿风险的个人，以促进早期确诊和早期干预。

早期确诊和治疗淋巴水肿需要采用一种标准化方法来筛查和监测与肢体或身体部位早期水肿有关的症状。为了尽早成功确诊淋巴水肿，重要的是让临床医师了解早发型表现，识别与发病相一致的患者症状，采用能够可靠评估组织变化的临床测量工具，以及利用足够敏感的诊断阈值来促进早期干预。

当淋巴水肿在早期甚至亚临床期得到确诊时，治疗干预措施是经过调整后的传统综合消肿治疗（CDT）。CDT 仍然被认为是治疗早期淋巴水肿的基础，但是可以对它进行适当的调整以降低干预的强度。

本章将对一些必备知识进行回顾，以便早确诊并确定早期干预的方案，还提供了一个基于证据的临床模型以促进淋巴水肿的早期发现和治疗。

3.5.2 病理生理学和早期淋巴水肿的表现

有研究确切证明淋巴系统所起的作用并不是作为液体流动的线性系统。淋巴管解剖结构在身体各个区域和部分都不相同，因而淋巴液运动轨迹的变化也不相同。在不同身体区域，淋巴管密度和淋巴液流动模式也存在变化。由于淋巴管形态和身体区域功能的细微差别，淋巴水肿的发作也可能是不同的。

淋巴分水岭

部分淋巴系统解剖结构的差异可以通过淋巴分水岭的理论来解释。分水岭描述了身体区域内的液体流动模式。绘制淋巴系统的早期工作确认了系统内这些细微的血管轨迹。最近的研究表明，这些分水岭及其系统性变异是早期发现淋巴水肿的重要考虑因素。淋巴管淤滞不是沿肢体或整个身体区域到处发生。它的发病是渐进的，从肢体的一个区域开始并发展。Stanton 及其同事发现，如果未得到治疗并且变成慢性化，淋巴水肿的发病会从肢体的某些区域开始并发展至邻近区域。

3.5.3 局部水肿

慢性淋巴水肿发作前的区域性水肿累积的概念是由 Stanton 及其同事提出的，且在 Stout 等人研究的乳腺癌人群中经过了临床验证。这些发现表明，在更广泛的区域性水肿发作之前，液体开始积聚在身体的特定区域。

这是由于肢体的浅表部分和筋膜下间隔之间的分段淋巴引流模式不同。当发生淋巴中断时，由于这些组织的顺应性极小，所以在肢体筋膜下间隔中的淋巴管压力会增加。这导致从浅表组织进入较深的间隔中的淋巴引流不良，而这是液体引流的必要机制。结果是浅表淋巴管超负荷和间质组织中的液体淤滞。这支持了淋巴水肿最初的临床表现可能在本质上是分节段性的，并且可能最初分布在肌肉间隔表面的组织中。当在大量亚临床期淋巴水肿的乳腺癌患者中探索这种机制时，与更大的肌群相关的肢体节段被确定为肢体中第一个显示临床上有意义的水肿的区域。此外，这些节段的体积变化预示了淋巴水肿的发作。

发展到全肢或身体区域之前的局部水肿的出现对早期确诊淋巴水肿有着重要意义。证据表明肢体或部分身体区域可能最初会出现液体淤滞和水肿症状，这些症状可以使用标准化的测量方法来确定。采用一致的措施监测组织随着时间的推移发生的变化，可以实现早期确诊组织淤滞和亚临床淋巴水肿。

3.5.4 早期确诊

早期确诊是淋巴水肿治疗的一个重要问题。随着淋巴水肿变成一种慢性疾病，它会随着逐渐变得更严重的组织疾病和水肿而恶化。早期淋巴水肿通常表现为轻度水肿，极少或没有软组织纤维化。早期阶段进行治疗干预需要的医疗保健服务资源更少，并减轻了个人的负担。有证据支持早期干预可能会阻止这种疾病进展到慢性、严重阶段。淋巴水肿进展到慢性期会使患者的身心都变得脆弱。因此，早期确诊对保证个人的生活质量也是最为有益的。

淋巴水肿最明显的临床症状是组织中可见水肿；然而，液体淤滞的发生早在明显可见的水肿临床症状出现之前就开始引起组织改变。为了在淋巴水肿最早出现时确诊，应对风险人群进行监测并让其自我报告早期的淋巴水肿症状，由医护工作者进行临床评估和适当的测试与测量，并鼓励风险人群采取降低风险的行为。使用主动监测早期症状的标准化临床干预措施能够确定最早的组织淤滞变化并加强早期治疗。

间质组织中的亚临床液体淤滞会导致一些跟感觉相关的症状，患者通常将这些症状描述为肢体或身体部位麻木、疼痛、刺痛、胀感或沉重感。个人通常会报告称有间歇性水肿发作，并称其会消散且可能时常"来来去去"。这些主观症状通常可预测高危人群中淋巴水肿的发生，并应在患者报告时主动监测并采取措施。

许多临床测量工具可用于协助诊断和监测淋巴水肿。这些工具及其临床有效性和相关性将在本书其他章节重点讲解。对于医护工作者来说，选择临床有效的测量工具对于早期确诊淋巴水肿非常重要，但使用一致的测量方法并主动进行组织评估更加重要。最好的情况是，在继发性淋巴水肿高风险人群中，开始进行已知的会损害淋巴系统的癌症治疗之前，建立起肢体体积或组织液的基线测量。然后使用一致的方法定期重复测量，以评估它们随着时间的流逝发生的变化。当监测肢体时，谨慎的做法是使用对侧未受影响的肢体作为可能由体重波动或全身液体淤滞引起变化的对照。一种前瞻性监测模型能够及早发现和治疗亚临床淋巴水肿。

前瞻性监测模型

最初 Stout 及其同事将前瞻性监测模型（Prospective Surveillance Model, PSM）描述为一种标准模型，用于主动评估和监测高危人群中淋巴水肿的发病。使用此标准化模型可以在亚临床水平就检测到淋巴水肿，并使用保守方法来治疗它。该模型是识别早期淋巴水肿并缓解病情发展的有效方法。它具有良好的临床实用性和可行性。

PSM 先评估个体的活动性、功能、体重和肢体体积的水平，最理想的状况是在癌症诊断时和癌症治疗开始之前进行评估。这些临床措施建立了一个基线并随着时间推移对措施进行比较。PSM 框架要求在癌症治疗期间和之后，在没有明显症状的情况下，定期主动对这些临床试验进行重新评估，以从基线确定变化并确定这些变化是否具有临床意义。当确定是临床上有意义的变化后，应开始进行治疗。在这种标准化方法中，PSM 作为一种筛查机制辅助淋巴水肿的早期发现。

干预早期淋巴水肿的决定是基于临床上有意义的肢体体积或与基线相比液体的变化做出的，同时考虑到对侧肢体情况。该诊断阈值为比基线高出 3%~5% 的 LVC。主观感觉症状可能存在也可能不存在，但应该受到评估。为了控制组织的水肿淤滞，此时应采取保守的干预措施。这个阶段的淋巴水肿被认为是亚临床的，因为可能没有明显可见的水肿并且没有明显可见或可触知的组织变化。

3.5.5　早期干预

早期发现的意义是当病情处于可逆的早期阶段时，能够尽早对淋巴水肿实施干预。淋巴水肿处于早期时可以采取保守治疗干预，其强度较低且花费更少。自 20 世纪后期有关亚临床淋巴水肿早期发现的开创性研究以来，越来越多的文献都支持早期干预。一旦淋巴水肿的亚临床阈值得以确定，早期干预有主动（预防）干预和病情治疗干预两种形式。

预防性早期干预

Stout 及其同事所描述的最早的前瞻性监测模型（PSM）并未规定任何淋巴水肿发展之前的干预措施。该模型证明了筛查和监测框架有助于及早发现淋巴水肿。该模型在进一步的研究中得到扩展，包括预防性干预措施和定期监测及筛查建议。最近的一项系统性综述强调了运动和徒手淋巴引流（MLD）技术的结合，将其教授给处在基线的高危人群，并加强定期重新评估干预，结果是其淋巴水肿的发病率与未接受教育或干预的对照组相比更低。

这些发现表明，当采用旨在增强淋巴功能的干预措施时（主要通过锻炼、皮肤护理和淋巴系统刺激），PSM 提供的标准化方法得到进一步增强。PSM 模型是促进早期确诊淋巴水肿的有效框架，除此之外，它还在病情发展中起到潜在的预防作用。

淋巴水肿治疗的早期干预

前瞻性监测模型（PSM）为促进早期确诊淋巴水肿提供了一个框架。只有提供干预措施，减少液体淤滞的初始症状以改变病情的发展轨迹并防止其进展到更严重的阶段，早期确诊淋巴水肿才有意义。最理想的情况是，这种干预措施是一种保守的方法，用于缓解组织中的液体淤滞，而不会给患者带来繁重的护理工作。早期干预应该包括压力疗法、自我淋巴消肿技术、锻炼和教育。

压力疗法

压力疗法是一种很成熟的方法，用于标准的淋巴水肿治疗方案。弹力衣增加组织间质压力，提供一个反压力防止组织中液体的积聚，并使液体重新进入静脉循环。在强化治疗已经最大限度地减少了肢体体积之后，弹力衣在维持阶段用于传统的 CDT。使用弹力衣的目标是维持肢体体积，并在强化消肿疗法后防止淋巴水肿再次累积。

然而，在早期淋巴水肿中压力疗法的作用是不同的。早期检测能够在该病导致显著的软组织变化之前就识别组织中的液体淤滞。因此，在淋巴系统尚未受压过度或不能从组织中排出液体之前，液体更具动态性。水肿早期的压力疗法可以在压力水平降低时使用，并且比传统 CDT 持续时间短。

在早期淋巴水肿中，建议采用压力较低的弹力衣：手臂和手部衣服的压力为 20~30mmHg，腿部衣服的压力为 30~40mmHg。这些较低水平的压力使组织的液体动力学发生有意义的变化，但仍为肢体提供更温和的支持性压力。尝试在早期淋巴水肿阶段短期使用弹力衣是一种有效的干预措施，可以解决最初的液体淤滞并将肢体体积缩小至接近正常的状态。

研究 PSM 的压力疗法的早期试验中，在亚临床淋巴水肿存在的情况下，应在 4~6 周的时间内日常应用该疗法。夜间不进行压力疗法。重新评估后，当确定液体淤滞已经减轻了之后，进一步减少弹力衣的穿着，只在过度活动或肢体感觉紧张（包括运动、举重物活动或肢体出现症状）的时候才穿。

淋巴消肿

一些研究支持将自我徒手淋巴引流（MLD）教育作为在早期阶段改善淋巴功能并减少液体淤滞的机制。有证据表明，将自我 MLD 技术作为预防方案的一部分可以减少淋巴水肿的发作。这些报告中有关进行自我 MLD 的时间、身体位置以及频率的建议各不相同。在现有研究的基础上，我们推断至少将日常自我 MLD 纳入早期预防性干预措施是很合理的。

锻炼

大肌群的运动有助于改善淋巴液流动。无论是否使用压力疗法，肌肉的泵作用均可增强淋巴管活动并使淋巴液持续流动。有人建议将以运动为基础

的锻炼计划作为预防性干预计划的一部分。早期证据表明，阻力运动可能起到保护作用；然而，需要更多的研究来更好地整合这些干预措施，以确保高危人群的安全。

教育

教育是淋巴水肿治疗的一个标志，它作为预防性监测计划的一部分，对于高危人群尤为重要。从基线开始评估和教育干预是合理的，它为个人提供了最佳时机，以了解自己患病的风险和那些应该关注的症状。

3.5.6 总结

前瞻性监测模型（PSM）提供了一个评估和干预框架，可以及早发现和治疗淋巴水肿。该模型已扩展并包括了额外的功能措施以及那些已知可降低淋巴水肿风险的干预措施。图 3.28 概括了可应用于临床实践的 PSM 的组成部分，以便能够持续评估高危人群，以尽早发现淋巴水肿发作，从而促进早期的保守性干预。

3.6 淋巴水肿的诊断

淋巴水肿是一种没有诊断"金标准"的疾病，也没有可复制、普遍公认、可推广的单一的统一诊断标准。尽管疾病是动态的，但目前的诊断标准几乎完全仅仅基于体格检查结果。由于缺乏一个普遍被接受的诊断标准，淋巴水肿的发病率将不可避免地随着用于确定其存在的方法而变化。

淋巴水肿是一种只能通过临床来诊断的疾病。由于没有全球通用的标准，任何诊断它的客观测量标准其本身就是很任意的。正如 Cheville 写道："没有哪个值或标准你可以用来说'好吧，如果你达到了它，你就有淋巴水肿，如果没有达到，那么

3

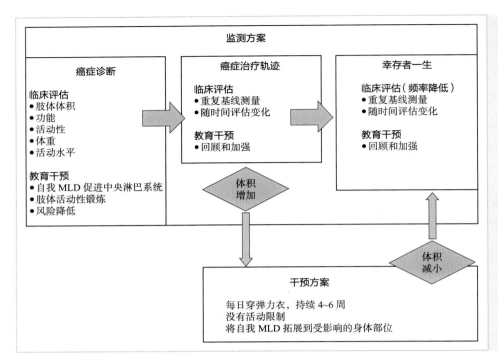

图 3.28　淋巴水肿早期确诊和早期干预的前瞻性监测方案

你就没有淋巴水肿'。"因此，诊断要依靠临床评估、症状评估和客观测量。

美国医疗保健研究与质量局（AHRQ）淋巴水肿技术综述提出："是否有任何'金标准'来正式分级或测量淋巴水肿的严重程度？"

根据目前能提取到的研究证据，似乎没有什么金标准可以正式地宣称"这个阶段可能持续几个月，要测量淋巴水肿的严重程度"。

大多数研究是针对继发性淋巴水肿的，主要是乳腺癌相关淋巴水肿，而关于下肢、躯干、乳房、外生殖器、腹部、头部和颈部以及原发性淋巴水肿的文献相对较少。

为了制订客观的测量指南来诊断淋巴水肿，已经使用的各种测量标准包括：体积测量、生物阻抗（用来测量组织中液体）以及症状调查。同样，由于临床诊断会随时间变化而不同，临床医师必须采用全部方法，并认识到淋巴水肿可以是很难察觉且多变的，以及"患者报告的体征和症状通常是有临床意义的淋巴水肿的首要指征"。

3.6.1　淋巴水肿的多种诊断方法

- "2 厘米规则"：适用于两肢之间的周径测量差异，其敏感性和特异性与测量次数以及是否将其用于测量肢体体积直接相关。Armer 等人发现，对于随访 5 年的女性使用单点差异，导致淋巴水肿的发病率为 91%。美国淋巴水肿治疗协作网（National Lymphedema Network，NLN）关于乳腺癌相关淋巴水肿早期检测的意见书指出，数值比基线增加 1cm，应该进行 1 个月的随访，增加 2cm 则应该进行转诊治疗。显然，这种临界差异诊断不能推广到非肢体淋巴水肿。

- 肢体体积测量：可以通过周径测量、失血测量仪或体积置换测量获得。周径测量可用于在两点系统中计算手臂体积：平截头圆锥体标志方法（截锥体积）或圆盘模型方法（相加截头圆锥体）。显著肢体体积差异用于诊断淋巴水肿尚未得以明确；已发现 5% 的体积增加可有 91% 的敏感性，10% 的体积增加相当于 49% 的敏感性。一项研究通过增量测量，测得了肢体体积的准确性，并得出结论，对测量手臂体积来说 4cm 的测量是准确的，腿部体积可以用 4cm、8cm 或 12cm 增量测量来获得。

- 体格检查：Stanton 等人使用失血测量仪和体格检查，发现对于体积测量值在正常范围内的乳腺癌患者，她们有淋巴水肿的早期指征，即静脉可见度下降、内侧肘部区域轮廓平滑、触诊时皮肤和皮下组织增厚以及水肿凹陷。还注意到局部区域的水肿限制，例如限制仅仅出现在手、手腕或上臂。Stemmer 征，即手指皮肤固定，是淋巴水肿一直以来的标志体征。皮肤增厚和皮肤弹性与淋巴水肿的成功治疗有关，并且可以使用另一种客观测量方式。

- 症状：患者会报告的症状有水肿、感觉温暖、沉重、刺痛、紧绷和（或）皮肤变化。Armer 等人开发了密苏里大学淋巴水肿和乳腺癌调查问卷（LBCQ）来评估乳腺癌相关淋巴水肿。症状可以出现在明显的水肿之前，潜伏期阶段淋巴水肿可能只出现症状或微妙的前述报告中的身体发现。Yost 等人为下肢淋巴水肿开发了一份有效问卷，可以从他们的文章中获得这份问卷。还有其他一些有效的调查工具可以付费获取。

- 更新的技术：生物阻抗频谱分析（BIS）专门用于诊断潜在淋巴水肿，适用于从 0 期至发生身体变化之前。该装置测量细胞外液，但需要准确地使用和按顺序测量，并且对纤维化患者无用。由于淋巴水肿的早期诊断和前瞻性监测已被证明可最大限度地减少乳腺癌相关淋巴水肿，生物阻抗是一种测量方式，通过结合对患者的全面评估，可帮助检测早期淋巴水肿。该设备的宣传资料称，它并不是用于诊断或预测淋巴水肿，然而它已被建议如此使用。临床上，它是全面临床评估的有效辅助手段，并且可以在远景监测中发挥作用。

- 影像检查：根据 AHRQ 述评："有 4 项研究评估了超声、淋巴闪烁显像（lymphangioscintigraphy，LAS）、计算机断层扫描（CT）或磁共振成像（MRI）的有效性。由于研究数量有限，样本量小，一项研究中的一个参考标准存在问题，以及两项研究中对 LAS 的评分方法存在问题，因此几乎没有证据能说明这些检查的有效性。"

- 非肢体淋巴水肿：NLN 的乳腺癌相关淋巴水肿论文表明，对于躯干和乳房淋巴水肿，要检查患者胸部或躯干是否有水肿的"客观"证据或可见水肿，以及该区域的症状。Williams 称，"对这些区域没有完全有效的评估方法"，尽管多达 70% 的经过治疗的患者可能发生躯干或乳房淋巴水肿。

- 皮肤弹性会受到淋巴水肿的影响。刚刚开始有团队研究发明出客观的测量装置。此外，临床检查会识别出皮肤弹性的变化。

- 头颈部淋巴水肿：接受头颈部癌症治疗的患者已经使用 Földi 量表进行了外部检查，并在内部进行了内镜检查，结果发现淋巴水肿的发病率高达 50%。

- 淋巴水肿等级量表：Földi 量表、通用毒性标准第三版（淋巴水肿）、LVF 定位、体积、Kasseroller 的纤维化量表、RG 量表和国际淋巴学会分期（见 3.6.2 内容）。大多数量表完全依赖于体积，这对双侧或非肢体淋巴水肿几乎没有价值。

3.6.2　国际淋巴学会（ISL）淋巴水肿分期

ISL 0 期

这是一个亚临床期，尽管淋巴液运输受损，但水肿并不明显。这个阶段可能会存在数月至数年才出现明显水肿。

ISL 1 期

这是淋巴水肿发病的早期，组织液淤滞并在肢体抬高后消退。该阶段可能会出现水肿凹陷。

ISL 2 期

仅靠抬高肢体很少能减轻水肿，并且凹陷很明显。

ISL 2 期晚期

由于组织纤维化更明显，可能出现凹陷也可能不出现。

ISL 3 期

组织变硬（纤维化）并且不会出现凹陷。存在皮肤变化，如增厚、色素沉着过度、皮肤褶皱增加、脂肪沉积和疣的过度生长。

然而，不管进行何种评估，全面的病史对诊断至关重要，而且在淋巴水肿出现身体症状之前，患者通常存在轻微的症状和病史，有助于诊断。

3.6.3　病史

应考虑病史来评估原发性和继发性淋巴水肿以及其他导致水肿的身体状况。

既往病史的典型体征：位置、特点、放射治疗、强度或严重程度、发病、加重因素、缓解因素和相关症状。

应该了解疾病或症状的模式。淋巴水肿是一个动态过程。应记录发病的本质：突发的、潜伏的、由创伤或感染事件所引发的。症状的本质：时重时轻，渐进性，以及是由诸如运动、高温、长期站立等行为所引发的。

水肿的模式为诊断提供了重要线索。在原发性淋巴水肿中，水肿通常从远端开始，即通常从足趾处开始，而很少涉及手部，并向近侧发展。脂肪水肿是一种皮下脂肪组织紊乱，往往会影响女性，并且不成比例地影响下半身，而不影响足踝下方的区域。在脂肪水肿中，受影响的区域通常对触摸和压力过度敏感。继发性淋巴水肿发生在高危人群中，发生在手术、放射治疗、损伤和（或）感染导致局部淋巴管破坏后。继发性淋巴水肿可以从该象限的任何部分开始。在继发于静脉功能不全的淋巴水肿中，将出现静脉曲张、静脉淤滞改变和（或）深静脉血栓形成的病史，并且水肿通常从远端开始且最初随着肢体抬高而消退。应询问患者是否有家族水肿和四肢病史，且水肿不随体重减轻和（或）肢体抬高而减轻。身体体质和家族性身体体质给出了关于脂肪水肿和原发性淋巴水肿的重要线索。

国外旅行史对评估丝虫病很重要。

应评估对淋巴系统的破坏情况：创伤史、手术、放疗、化疗、静脉血栓形成、静止不动，以及皮肤感染史。

应评估水肿的继发性原因，如充血性心力衰竭（CHF）、肾衰竭、静脉功能不全、静脉曲张、肝功能不全、甲状腺功能减退、神经病变、反射性交感神经营养不良和任何瘫痪等。

此外，药物可能会引起周围性水肿，因此应该详细询问药物治疗史，包括处方药和非处方药。

应该询问与水肿相关的症状史：沉重、发痒、衣服或首饰变紧、明显的水肿、身体轮廓的变化、骨骼或肌腱标志模糊、衣服或其他压力留下痕迹、发热、皮肤颜色变化、麻木、感觉异常，以及这些症状的出现可能是暂时的。一种有效的乳腺癌患者调查问卷，即 LBCQ 问卷，已经由 Armer 等人制订出来。Cheville 及其同事制订了一份关于下肢淋巴水肿的调查问卷。

对任何一位患者，都应该采集完整的现病史、过往病史和社会史，并关注职业、功能、运动、家族史和系统回顾，包括情绪障碍的筛查。应使用额外的特殊问卷来评估功能、疼痛和症状。

在怀疑有淋巴水肿的区域，应该对系统进行彻底的回顾。

与往常一样，疼痛症状应记录在案并进行分级评分。

3.6.4　一般体格检查

应获得包括体重指数在内的生命体征数据；每次面诊都应该测量体重。应该注意步态、平衡和肢体的使用并进行记录。

应该在医护工作人员的专业领域之内进行一般的体格检查。显然，这将随着培训而变化，但理想的情况是，最完整的体格检查应该是其从业人员接受过培训，且获得了做检查所需要的专业知识。例如：对于头颈部淋巴水肿，最好进行内镜评估，以及吞咽功能的评估。

应进行心脏、肺部、肝脏、皮肤、神经系统和肌肉骨骼系统的评估。

针对淋巴水肿的体格检查

患者检查应该在身体的四个象限中都进行，注意明显的水肿、肌腱和骨骼标志的模糊、皮肤检查、手术瘢痕、肌肉骨骼功能和神经系统检查。皮肤检查应关注皮肤变化、增厚、纤维化、颜色变化、皮肤受损、充分的指（趾）甲检查、静脉曲张、静脉淤滞改变以及所有伤口的评估。Stemmer 征如存在则应记录在案。

应评估与进行性淋巴水肿相关的皮肤变化：增厚、乳头瘤样增生、角化过度、淋巴囊泡和（或）瘘管。

在乳房中，皮肤增厚可以表现为"橘皮样"外观。

如前所述，如果可能的话，应该对患者进行定量测量：获得肢体水肿的肢体间体积作为计算体积，进行失血测量仪测量和（或）水置换量测量。

另外，为了评估一般的细胞外液——注意 L-dex 并非用于诊断或预测淋巴水肿（见制造商信息）——可以通过使用一致的指导原则获得连续的 BIS 测量结果，指导原则包括排空膀胱，避免喝咖啡和酒，并平躺足够的时间。BIS 可测量细胞外液并可帮助诊断淋巴水肿。一旦出现皮肤纤维化，该装置的测量结果就不再可靠（ImpediMed correspondence）。

对于疑似非肢体性淋巴水肿，应检查患者是否有明显的水肿——凹陷或无凹陷，皮肤和皮下组织的变化，以及应用造影技术记录外部体检异常，如乳房或躯干、外生殖器、腹部和头颈部水肿。

淋巴水肿是由淋巴液组成的水肿。患者可出现由充血性心力衰竭、肾病综合征、肝功能不全和血管功能不全导致的水肿。如果淋巴系统受损，它们也可能与淋巴水肿共存。此外，病态水肿可能会因阻塞而导致淋巴水肿。

重新评估

由于淋巴水肿是一种慢性疾病，重新评估至关重要。

应获得治疗疾病的症状和方式的重点病史。

应获得体重、身高和体重指数，并记录当前服用的药物和定期身体状况。

应评估症状和疼痛以及身体功能。

如果适用的话，应记录定量测量结果。对于肢体体积而言，比"正常"基线增加 3% 被认为是亚临床淋巴水肿的指示，增加 5% 被认为对淋巴水肿有敏感性和特异性。正如 Stanton 所记录的，即使在体积不增加的情况下，对细微变化的观察也可能发现有临床意义的疾病。如果使用生物阻抗作为辅助测量手段，应该获得尽量精确的系列测量结果：厂商声明 "L-dex 值高于 +10 或增加 10 可能表明淋巴水肿"。

应该使用经过治疗的慢性疾病的概念：CDT 和压力疗法后出现好转的患者随后可能出现肢体或身体体积减小和症状减轻，但由于淋巴水肿是慢性的，虽然疾病严重程度降低，且他们的 ISL 分期可能出现逆转，但这并不是终点，而仅是对治疗的反应特别好。

3.6.5　关于淋巴水肿的医学教育

不幸的是，医学院对淋巴系统进行研究的程度通常是对大体解剖学情况进行观察和对病理生理学中淋巴结肿大进行讨论。淋巴水肿的话题很少被讨论。大多数医学院校毕业生都没有足够的医学教育背景，甚至可能都没有意识到这种疾病，也可能没有受到足够的教育来诊断它。

研究生医学教育也会忽视淋巴水肿，因为在考试中几乎没有任何有关它的考题，继续医学教育中也没有突出它。

即使在有些相关领域，继发性淋巴水肿可能成为治疗的副作用，但医学肿瘤学家、外科医师和放射肿瘤学家也不会定期接受有关淋巴水肿疾病诊断或治疗的教育。

最近 Kaiser Permanente 的一项对 HMO 工作人员模型中的执业医师的研究表明，医学肿瘤学家和外科医师以及一般的女医师对乳腺癌相关淋巴水肿有更好的了解，但只有 44% 治疗过女性乳腺癌患者的医师曾做过淋巴水肿治疗的转诊。

个人观察：在参加由哈佛医学院在某大型癌症中心主办的幸存者会议时，笔者采访了 Livestrong 诊所，其使命宣言包括淋巴水肿的治疗，而它的主任不知道如何治疗淋巴水肿。在联系了他们的理疗科后，得知他们聘请了淋巴水肿治疗师，但不知道他们的培训水平，并提议将淋巴水肿作为 "哨兵事件"，即 "重大医疗失误" 的代名词。此外，这个杰出机构官网上公布的关于淋巴水肿的信息有许多事实错误。尽管我已经与该机构的医疗主任联系，网站内容却从未更新过，并且该机构随后的幸存者会议并未提及淋巴水肿。

此外，与他们关系密切的附属医院之一，一直用失血测量仪对女性进行测量以诊断淋巴水肿并进行监控，但一直发表文章 "揭穿" 减少淋巴水肿风险的行为，并安慰医师前哨淋巴结活检术引发的淋巴水肿风险极低，应该考虑进行预防性乳房切除术而不用担心引发淋巴水肿，因为它很可能不会出现。他们将淋巴水肿 "定义" 为高危手臂的体积增加 10%，这样做本身就会导致许多淋巴水肿病例被忽略，因为只靠简单的体积增加 10% 这一指征，没有评估皮肤弹性或症状，会忽略很多乳腺癌相关淋巴水肿的女性患者。一项研究表明，绝大多数评估组中的乳腺癌相关淋巴水肿女性患者均因简单体积测量而被忽略。全面的临床检查和症状评估是非常必要的。

医学界忽视了淋巴水肿，并且由于没有统一的诊断标准，所有的研究本质上都是不一致的。由于没有统一的客观诊断标准，临床医师无法进行简单的检测，而必须对患者进行全面评估并做出临床判断。医师需要对淋巴水肿进行学习和理解。

病例分析

一名 58 岁的女性接受了保乳手术和放疗来治疗乳腺癌。她已被诊断出癌症 5 年，并服用了 5 年的他莫昔芬。大约 3 年前，她接受了左侧手臂淋巴水肿的 CDT 并穿着弹力衣。她是一名文书，她注意到手臂有刺痛和疼痛，且在夜间变得更糟，经常使她从睡梦中疼醒。

检查时，她的手臂在近端部分有局部水肿，皮肤增厚，静脉变得模糊，皮肤颜色变淡。这个部位比未治疗的手臂增厚了 2~3cm，但手臂的其他部位则大小相同，手背也没有明显的水肿，也没有肌腱模糊。

在检查她受过治疗的乳房时，发现有皮肤增厚、毛孔突出，以及残留的因放疗而发黑的部位。

该病例中的"红旗"是淋巴水肿的病史，因为淋巴水肿进展的最大预测因素是轻度淋巴水肿史、腋窝手术史和放疗史，以及疼痛和刺痛症状。

很可能该患者受累的手臂体积不会增加 10%，但临床表现有乳房、躯干淋巴水肿和肢体淋巴水肿并伴有纤维化，并可通过 MLD 和弹力衣治疗其乳房和躯干淋巴水肿，以及治疗她的纤维化病灶区域；由于她的症状在晚上加重，向她展示如何使用绷带并建议她晚上穿不同的弹力衣可能有助于减轻手臂的水肿、纤维化和其他症状。她因为进行了淋巴水肿治疗而出院并且没有进行随访，在进行乳腺癌治疗 5 年后，很可能许多医师都会选择让她出院。然而，她患上淋巴水肿或淋巴水肿进一步发展的风险是终身的。

3.6.6 总结

目前尚没有一个统一的淋巴水肿诊断标准。目前的诊断标准倾向于关注肢体淋巴水肿。

人们应认识到，如果没有统一的淋巴水肿诊断标准，那么诊断、报告的发病率和疾病的发病率会有固有差异。

淋巴水肿是一个动态的过程，完全依靠检体诊断可能导致漏诊。

获得全面的病史至关重要，正如获得与卫生保健专业人员实践相一致的那些客观测量数据表格一样重要。即使在肢体周径差异不到 2cm 的情况下，淋巴水肿也可能存在。症状可能会先发或与有临床表现的淋巴水肿共存。体格检查可能会随治疗、引发的疾病和合并症而变动。

淋巴水肿可与水肿、静脉功能不全、充血性心力衰竭及其他合并症共存。

依靠单一模式来诊断淋巴水肿可能导致疾病的漏诊，应该通过症状、病史、体格检查和客观测量来对患者进行评估。

在各级医务人员和他们临床生涯的所有阶段，有关淋巴水肿的医学教育往往是缺失的。

3.7 淋巴水肿的评估

准确和及时诊断淋巴水肿至关重要，这样可以采用迅速、经济且强度最低的方式进行适量的治疗。尽管关于评估、治疗和早期干预或预防淋巴水肿的证据日益增多，但是许多争议和知识鸿沟仍然存在。这意味着许多患者的诊断和治疗会受到持续延迟。疾病一旦确诊，患者会希望获得及时治疗，但目前的治疗模式通常要求患者长时间等待才能预约成功。

无论淋巴水肿处在哪一期，它都是一种动态疾病。治疗潜伏期淋巴水肿与治疗严重的 3 期淋巴水肿大不相同；然而，两者都是慢性的，都需要终身护理。根据淋巴水肿的分期、严重程度和复杂程度，需要进行不同程度的干预。认证的淋巴水肿治疗师和淋巴水肿门诊必须采用这种更先进的方法来治疗淋巴水肿，并调整策略，安排初步评估的时间，以及对患者进行分诊并开展实际治疗。

通过初步评估期间遇到的大量疾病表现，可判断存在淋巴水肿和其他水肿疾病。这些疾病表现可分为 3 个不同的类别。

①患者有明显的客观体征和 (或) 淋巴水肿慢性病史，有或无可能的感染；②患者没有明显的客观体征，但抱怨其主观认为患有的疾病，并在患处有

3

微妙的感觉改变；③患者在进行任何手术、放射治疗或去除淋巴结和（或）使患者有淋巴水肿发展的风险的治疗之前，先进行预康复就诊以建立基线测量（表 3.7）。

诊所可能需要制订一份简单的预评估问卷，以协助其工作人员对患者进行分诊，并根据这些疾病表现类别建立淋巴水肿评估，而不是采取"先到者先接受服务"的模式。安排诊疗时间时需要考虑淋巴水肿可能处在的阶段、严重程度和复杂性。诊所还必须确保工作人员筛查出可能需要紧急医疗护理的感染患者，并建议患者立即就医。

注意发病之后的时间、目前的症状和已知的危险因素非常重要。在很多门诊，晚期慢性淋巴水肿患者要进行全面强化期 CDT，都要等待很长时间才能就诊。有感觉改变或淋巴水肿亚临床症状的 0 期或 1 期淋巴水肿患者不能等待 1~2 个月才由医师进行评估。必须有一种高时效的机制来触发早期干预评估，也可以及时对早期 0 或 1 期淋巴水肿患

者进行治疗。研究表明，高达 80% 以上的淋巴水肿患者直到 2 期才得以诊断。研究还表明，轻度 BCRL 往往可预测产生更严重的淋巴水肿，如果不进行治疗，约 50% 的患者会在 5 年内进展为更严重的淋巴水肿。同样，一项研究发现，近 80% 的女性向其保健医生说起淋巴水肿症状，但只有 47% 的人得到了治疗。大多数接受治疗的患者已经处于淋巴水肿的晚期，出现中度至重度症状。

综合评估过程需要足够的时间来执行完整的系统评估，但它应该专注于症状和（或）诊断。评估将提供鉴别诊断所需的必要的数据，量化和（或）对病情进行分级，以及确定是否需要 CDT 或部分 CDT 进行治疗。这往往是患者第一次见到淋巴水肿专业的医疗保健提供者，且患者通常缺乏关于这一病情的基本信息。患者可能没有意识到他们的完整病史和（或）手术史的相关性，而这些与他们的个人史经常一同揭示出其淋巴水肿微妙和渐进的发作，或他们患上淋巴水肿的可能性。在所有病例

表 3.7　基于淋巴水肿症状对患者进行分类和就诊安排，确定时间范围和治疗范围的框架

淋巴水肿症状	从安排就诊到评估的时间	评估和治疗范围	治疗频率和持续时间
有可能发生淋巴水肿的患者的预康复（预处理或术前）	● 由于手术计划可能需要加快评估 ● 必须在择期手术或治疗之前	● 预处理基线 ● 关注任何当前的损伤 ● 在整个治疗过程中对可能出现的问题进行计划	● 初诊，如果有重大问题会影响手术则进一步随诊 ● 术后随诊 ● 监测随诊
亚临床，主观症状的患者	● 需要尽快就诊 ● 7 天内	● 如果可能的话，与治疗前基线进行比较 ● 在锻炼、护肤和使用弹力衣方面进行教育	● 取决于他们接受的其他治疗 ● 在 4~6 周内至少就诊 1~3 次 ● 确保依从性和症状无进展
有水肿、慢性症状、既往治疗，目前没有指征和伤口或感染症状的客观体征的患者	● 可以放在等候名单上 ● 根据患者的时间安排就诊	● 全面评估，以实现成功的 CDT ● 在开始治疗前评估任何护理障碍	● 完整的 CDT；每周 5 天，3~4 个星期或更长，取决于严重程度 ● 一旦已经测量过弹力衣的尺寸，如果需要的话可以减少到 3 个星期，直到试穿弹力衣
有水肿、慢性症状、既往治疗，目前有指征和伤口或感染症状的客观体征的患者	● 在被列入等待名单之前，需要预先筛查可能的感染 ● 必要时必须转给医师 ● 协调从紧急护理到门诊患者的过渡	● 预先筛查紧急医疗问题 ● 如果可能，感染必须转诊到最权威的地方进行治疗 ● 然后全面评估以实现成功的 CDT 治疗 ● 在开始治疗前评估任何护理障碍	● 完整的 CDT；每周 5 天，3~4 个星期或更长，取决于严重程度 ● 根据需要协调进行伤口护理 ● 一旦感染得到妥善治疗，就开始包扎以防止淋巴水肿进展

中，由治疗师进行彻底评估可以明确医学诊断并建立康复诊断，以此作为熟练治疗服务的基础。患者可能会被准许接受治疗，但许多转诊医师可能没有意识到 CDT 及其组成部分对全身的作用。通过识别治疗的禁忌证和（或）预防措施，评估还可以避免不必要或不安全的治疗。由于任何看起来严重的肿胀或水肿都被可疑地称为淋巴水肿，因此患者偶尔会带着不准确的诊断而被转诊到淋巴水肿门诊。要确诊淋巴水肿，淋巴系统必须存在异常，无论是后天性的还是发育异常，最终导致机械功能不全。如果在彻底评估之后没有发现明确的水肿原因，治疗师应与转诊医师联系以进一步进行医学检查和咨询。

全面的评估能够使治疗师确定患者的功能目标和功能障碍，明确康复诊断，确定治疗的预后并制订全面的护理计划。它还将评估教育风格、护理障碍及对伴随疾病的其他治疗需求。护理计划将包括短期和长期的以患者为中心的目标，选择适当的干预措施（例如包扎、MLD、弹力衣、补救性锻炼和自我护理），并制订全面的出院后计划。在最初的评估中，治疗师确定患者是否需要熟练护理，并确认患者是否有能力独立进行自我护理和管理是非常必要的。否则，必要的护理人员或协助人员到位之后才会进行治疗。同时必须对患者是否能获得必需的用品和弹力衣给予同样的关注。如果在评估时没有明确的保险费用来源或需自付费用，则需要在开始治疗前进行全面评估。治疗师不应该在消肿的强化阶段才发现患者无法获得必要的弹力衣，因为这样会使治疗无用。许多患者资金非常紧张，限制了他们获取合适的弹力衣。必须在开始治疗之前制订计划。

在实际评估之前，治疗师必须尽可能多地获得关于患者病情的信息。这将使评估有重点，因为治疗师会更好地了解淋巴水肿的程度和对患者生活的影响。这可以通过让所有新患者填写与 NLN 使用的淋巴水肿预处理问卷类似的问卷来完成。至少，一个简单的对功能状态、工作状态、看护者状态、可用的社会支持、生活情况、交通状况的评估问卷将使治疗师深入了解患者的能力和资源。一旦评估完成，治疗师可以选择合适的功能结果和（或）生活质量指标来让患者填写。通常，患者可能有多个功能问题，需要多个工具来充分评估他们的进展和结果。这些工具包括最近验证的淋巴水肿生活影响量表（LLIS），LYMQOL，Lymph-ICF，淋巴水肿和乳腺癌调查问卷（LBCQ），ULL27 上肢淋巴水肿评估，或 FLQA-I 手臂或腿部淋巴水肿评估。通过提供评估治疗有效性的结果指标，使用这些特定工具可能会使临床医师受益，并有助于临床评估。如前所述，这些工具可以与其他常见的功能状态测量工具结合使用，例如手臂、肩部和手部调查问卷（DASH）、下肢功能量表（LEFS）和 TUG（Timed Up and Go）等。当患者先前存在合并症时，这一点尤为重要。

患者评估包括主观和客观两部分，这两部分结合起来就形成了对患者病情的综合评估。Földi 表示："病史、检查、触诊和叩诊越来越被医师忽视，取而代之的是基于实验室数据做出诊断。对相互关系的理解则被丢掉。"受过专门培训的临床医师进行全面淋巴水肿评估的好处是，他或她有能力进行相互关系的连接，并确保在充分理解患者情况的基础上提供适当的治疗。评估的前几分钟会得出关于患者情况的重要信息。患者是如何走进房间的？患者是否表现出任何体力消耗的指征？他或她坐在椅子上或治疗台上的姿势是否自然？是否有人陪同患者前来并给予支持？他们看起来焦虑或是不安吗？从第一次见到患者那一刻，观察就开始了。

在患者仍然穿着衣服时，以询问患者水肿的发生和发展史来开始评估通常是有帮助的。应该全面询问患者水肿的进展过程，并根据需要回顾他的病史。水肿是缓慢发展还是迅速发展的？水肿出现在远端还是近端？有疼痛或不适吗？患者是否有一个或多个已知的可能导致继发性淋巴水肿的原因？最初有症状出现时，他或她几岁？有水肿家族史吗？患者是否曾经有过与水肿相关的感染？如果有，他或她接受了什么抗感染的治疗？感染位于何处？患者接受了哪些治疗？他或她是否因感染而住院？目前患者是否采取了任何针对感染的预防性护理措施？

建立起临床关系需要花一些时间，但这是非常重要的，因为它使治疗师有时间通过评估过程告诉患者淋巴系统是如何工作的。这会帮助患者理解为什么治疗师必须评估整个身体情况以及为什么患者需要穿上长袍进行评估和治疗。此时要对患者过去的内外科病史进行全面评估，同时拿到患者的用药清单，因为对一些常见的可能引起水肿的药物，如钙离子通道阻滞剂，必须进行评估。患者提到的内容应与他们记录上的健康史相一致，因为患者经常忘记非常重要的身体异常状况和（或）手术史。应该注意最近的诊断检查、实验室检查和治疗。还应注意所有之前的治疗，包括对他们的水肿的自我护理。在其他地方接受过治疗的患者应该尽量在初始评估期间提供其治疗的病历。患者还应该带来在使用的弹力衣（昼夜）、绷带，以及任何特定名称或型号的气动压力装置（正在使用或曾经使用过的 PCD 装置），或是提供一份相应的清单。

必须评估并记录疼痛及所有其他重要的基线生命体征。应注意疼痛的发作、位置、持续时间和疼痛的描述及能改变疼痛程度的因素。许多患者会尝试区分疼痛和不适，或者忽略某些身体部位的疼痛。要鼓励患者说出他们的全部疼痛，因为这可能会影响他们接受治疗或参与自我管理的能力。治疗师不应该质疑淋巴水肿患者是否疼痛，因为不同患者的痛觉是不同的。当没有明确的疼痛原因时，可能需要进一步的医学评估，对于有癌症治疗史的患者尤为如此。淋巴水肿患者可能有其他潜在的疾病

导致其症状，只是这些疾病由于水肿的存在而被忽略掉了。

最初的评估还用于在淋巴水肿门诊内对患者进行一般治疗方案的讲解。如果需要，应该向患者展示如何穿上长袍并用一张床单遮盖住他们的身体。患者需要接受细致的手部卫生教育，以及为什么他们在治疗台上不能穿鞋，他们的赤足要离开地面。治疗师还必须评估患者身体功能活动，如穿脱衣服和鞋子的能力，一般灵活性，洗手或失禁问题及整体自我护理情况。记录患者换上长袍需要多长时间可以大致了解他们的自我护理状况及他们单独或通过别人协助完成这件事的能力。目前，如果惯例或政策要求患者出席一些场合，则应为患者提供监护人。这在外生殖器淋巴水肿评估中尤为重要。如果患者是未成年人，那么无论诊断如何，在整个评估中，其父母或法定监护人都必须在房间内陪同。

上肢水肿患者穿着的衣服应能使整个腰部或膈肌以上的胸部部位保持可见。衣服向后打开能够使得更多分散的检查在后胸部进行。同样，下肢水肿患者穿着的衣服必须能使膈肌下方的整个区域保持可见。患者教育贯穿于整个评估过程，治疗师会向患者解释许多概念，例如为什么必须评估对侧肢体以及为什么也需要检查正常组织。不同表面淋巴区、分水岭和吻合部位的解剖描述宣教非常重要，通过这些宣教才能使患者充分了解治疗正常的组织是如何影响病变的组织的。

应首先注意所涉及的肢体、身体部位和（或）象限的外观，并对正常的部位进行观察，了解所涉及的身体区域的对称性或不对称性，以及皮肤的大致状况。哪些可观察到的淋巴引流区域受到影响？记录任何可观察到的皮肤变化，如瘢痕、伤口、纤维化、变色、皮肤橙黄色、角化过度、乳头状瘤和淋巴囊肿。请注意在皮肤下可见的侧支静脉、异常皮褶、放射标记和植入设备，以及任何可能的感染区域。是否有过度干燥、潮湿或皮肤挛缩的区域？

是否有脂性硬皮症或含铁血黄素染色的区域？加倍仔细地检查任何异常表现显著的区域，以评估它们对表层淋巴运输的影响。瘢痕的方向和位置会妨碍正常的表层排水吗？可观察到的表层放射性变化可能意味着更深层的放射性纤维化吗？是否有皮肤脆弱问题并对治疗产生影响？根据对这部分组织的观察是否有必要进行进一步评估？

仔细观察也是考虑到要对相关组织进行安全有效的触诊。触诊使治疗师能够更好地了解受影响的组织。在检查身体的各个组织和部位时，重要的是要说明你在触诊期间的感受。水肿是否凹陷？使用轻触或更用力按压的触诊有压痛吗？受影响部位与正常部位的皮肤质地和体温是怎样的？手指或足趾上是否呈 Stemmer 征阳性？是否有细微的组织变化或解剖结构的丧失，或肢体已纤维化和变得厚实？与另一侧相比，受影响部位所在的一侧是否会感觉较重？躯干、乳房淋巴水肿与大腿内侧、背部和上臂小叶组织淋巴水肿往往会有上述情况。应记录任何异常触诊的情况和位置。身体图可能有助于准确定位所关注的区域。拍照也很重要，但只有在获得患者书面同意并且记录在病历中后方可拍摄。拍照需要有明确的操作规范，以便以一致的方式为患者拍摄照片。使拍摄对象与相机之间的距离保持一致，并在相似的光线下拍摄照片。同时确保尽可能地保护患者的隐私，并尽量不拍摄患者有可识别特征的部位。

接下来，应对肢体体积、围长进行测量，或对相关部位（例如头部、颈部、乳房和外生殖器淋巴水肿）进行适当的测量。将人体测量数据与基线身高、体重和计算的 BMI 进行比较是非常重要的。进行癌症治疗的患者体重通常有显著变化，这点必须在整个治疗过程中加以考虑。用卷尺进行周径测量很标准，可以用于简单的围长测量，或者可以将数据置于体积测算程序中，以将周径测量结果转换为肢体体积。商用的体积测算程序也可用于测量肢

体体积。这些程序会自动计算治疗过程中降低的百分比，并比较肢体，生成可作为患者记录一部分的报告。其他测试方法，如 BIS 和红外线测量也是可用的测量工具。应遵循特定的方案，以确保所有技术的标准化使用。

对 ROM、肌肉力量测试、灵活性和感觉进行评估，以确保任何可能的缺陷不会抑制淋巴水肿治疗。因为类似的原因，对姿势、平衡和步态也必须进行评估。如果患者在包扎时提到需要爬楼梯，则还需要进行评估。必须解决会影响淋巴水肿治疗结果的缺陷。如果对患者的某项能力有任何疑问，应具体评估功能。临床医师必须预见任何类型的包扎对患者功能的影响。如果包扎成为不安全的环境因素，必须采取措施来纠正这种情况。永远不能让患者回家时处于绷带带来的不必要的跌倒或受伤的风险中。

在最初的评估结束之前应对患者进一步宣教。至少，他们需要治疗淋巴水肿的特定信息。应告知患者 CDT 的组成部分，治疗的每日要求，与治疗相关的所有费用（如绷带和弹力衣），特殊服装和合适的鞋子（下肢治疗需要合适的鞋子）。教育还应该包括细致的皮肤和指（趾）甲护理以及降低风险的教育。需要对服装和耐用医疗设备（DME）这一主题进行讨论。由于地域原因，许多诊所使用外部供应商提供的 DME 服务。诊所需要患者的同意书才能将受保护的健康信息提供给这些服务的公司。患者需要与这些公司合作以确定他或她的弹力衣是否有 DME 福利优惠。待弹力衣和绷带的费用支付来源确定清楚之后才能开始治疗。其他一些患者应该处理以避免阻碍治疗立即开始的情况包括：获得进一步的体检，根据家庭和医疗休假法案（Family and Medical Leave Act，FMLA）安排工作时间表，安排在家获得协助，获得可靠的交通方式，并获得必要的治疗的保险许可（表 3.8）。

在患者离开诊所时，评估过程可能并未完全完

表 3.8　成功 CDT 中常见的护理障碍举例

护理障碍的类型	举例
医学 / 生理学	● 需要进一步体检 ● 合并症 ● 淋巴水肿的症状 ● 疼痛
心理 / 社会心理学	● 缺乏支持 ● 社交隔离 ● 在公众场合对新情况的敏感度低 ● 焦虑 / 抑郁
自我管理	● 自我治疗的复杂性 ● 无法进行自我卫生保健 ● 无法执行基本的日常生活活动 ● 家庭支持不足
经济	● 有限的保险承保范围 ● DME / 弹力衣的承保有限或不承保 ● 财务资源有限
工作	● 工作时间外参加治疗的时间有限 ● 需要安排 FMLA / 工作时间表 ● 使用绷带时无法工作 ● 职业角色的变化
地理位置	● 地理位置差异 ● 诊所太远以至于无法接受常规护理
交通	● 交通工具不足或缺乏 ● 身体活动性问题影响交通工具的类型 ● 复杂的交通问题

成，特别是对于体检结果存有疑问时。治疗师可能需要额外的时间来收集相关的医疗记录，以充分地整理和制订对患者病情的评估。无论如何，由于初始治疗的要求很复杂，患者需要清晰的后续指导。治疗师为患者提供书面清单或计划至关重要。这将作为即将到来的治疗和继续教育的指南。

评估的最后一步是通过预期的改善目标和所需的时间来确定预后。还应该根据具有客观标准和时间基础的功能目标来确定护理计划。直接干预措施包括 CDT 的组成部分及其他所需的干预措施。还需要制订出院计划，明确规定患者何时可出院及他或她的自我护理阶段。重要的是要记住，保险公司和 DME 公司通常会通过评估来确定是否为患者提供服务。评估是一个机会，向患者宣教并确保他或她得到妥善的淋巴水肿护理和治疗。治疗师在开始治疗时一定不能感到有压力，而是直到患者符合能

够使治疗成功的条件后才开始。很多时候，一旦患者意识到与 CDT 有关的事情，他或她就需要在开始强化治疗之前制订进一步的计划。对于慢性淋巴水肿，是有时间针对治疗做计划的。早期干预和监督需要两套不同的标准，而治疗必须及时。

3.7.1　监视和早期干预

随着康复基线评估和早期干预治疗，以及具有高度敏感性和特异性的检测早期变化的新诊断方法的出现，与癌症相关的继发性淋巴水肿的治疗有可能会产生显著的不同。计划进行会使其淋巴系统受损的癌症手术、化疗或放疗之前，应先对患者进行治疗前基线评估。最常见的是在乳腺癌手术之前进行康复评估，但对于黑色素瘤，妇科、前列腺、头部、颈部癌症，以及某些其他癌症如肉瘤，这种评估越来越普遍。

康复基线评估在任何治疗干预之前建立了一个参考点。这一评估对 ROM、力量、感觉、肢体体积或围度、功能性活动、工作状态和锻炼习惯进行评估。它将评估任何先前存在的不足或损伤。它还提供患者教育、活动调整和锻炼，作为术后或治疗后护理计划的一部分。

早期干预模型是建立在淋巴系统的解剖学、生理学和病理生理学知识之上的。Földi 概述的机械功能不全的概念对理解淋巴水肿如何发展及其原因至关重要。这一概念可以用简洁明了的以患者为中心的语言和可视化的效果阐述，让患者理解早期发现淋巴水肿的重要性。淋巴系统的运送容量、淋巴负载量和功能储备的简单绘图，可以显示患者手术后可能发生的容量的变化。其他技术包括使用不同尺寸的杯子或携带 LL 的媒介做类比，或者展示可代表早期液体量变化的小容器。对于 BCRL，这一变化可能非常小，正如 2008 年 Bethesda 小组的工作所证明的那样，其检测到的基线评估的体积变

化量为 83mL（图 3.29）。

患者通过视觉方式，了解到可能使他或她患上淋巴水肿的风险，以及看到代表临床显著变化的少量液体的生理变化过程。这是风险降低教育的基础。治疗师可以回顾风险降低教育的不同组成部分，向患者展示有多少淋巴水肿诱发因素，可使 LL 超过 TC。这些信息可能看起来过于详细，因为在被诊断为癌症时患者经常不知所措。但是研究已经证实了，接受术前信息和淋巴水肿的教育对患者有积极的作用。

简单的解剖图显示了浅表淋巴管如何引流到各自区域淋巴结，这也有助于患者了解其将面临风险的区域。同样地，具有许多传入血管和少量传出血管的淋巴结的解剖图对于进行 SLNB 的患者也可能是有用的。单个淋巴结可能从多个解剖区域吸收物质，这一概念对于患者来说可能是具有挑战性的。一旦显示了淋巴结是如何工作的，患者可以了解他们自己的情况。对风险区域的明确定义和描述对于患者全面了解在何处寻找症状至关重要。BCRL 之前的风险降低教育和患者教育侧重于手臂淋巴水肿。但是，我们很清楚这一人群的躯干、胸部和乳房淋巴水肿的问题。同样，对于其他类型的癌症，必须告知患者淋巴结将被移除的位置以及将

移除的数量。应该向患者展示哪些区域的淋巴引流向这些淋巴结，以及说明哪些部位有风险。

监测模型应规范术后定期随访时间的间隔。建议的时间间隔最早从术后 1 个月开始，随后至少在第一年内每隔 3 个月进行一次监测评估。告知患者不能延迟向医师报告风险部位的任何沉重或紧张的症状，不要等到他们的症状进展之后才报告。监测和早期干预的目标是预先防止可能不可逆的进展症状。治疗师需要允许患者提出问题并说出之前被忽视的症状。主观提出有沉重或紧张症状的患者需要进行及时的淋巴水肿评估，即使他或她不在任何一个标准化监测点。基于对与 BCRL 发展相关的风险因素的新理解，绝不要轻视轻度水肿的发作。由于大多数关于早期干预和监测的研究来自 BCRL 领域，因此我们不应将研究结论直接应用于其他癌症领域。迄今为止，已经发表了多项关于其他类型癌症相关淋巴水肿的初步数据的研究。2015 年，美国癌症协会发表了一篇关于癌症相关淋巴水肿治疗和预防进展的优秀综述，该综述对当前的知识体系进行了总结。

淋巴水肿的本质是动态的，尤其在其早期阶段更是如此。患者可能会有一些来自其他治疗方法的混淆症状，如化疗、附加手术和放疗。在此期间不

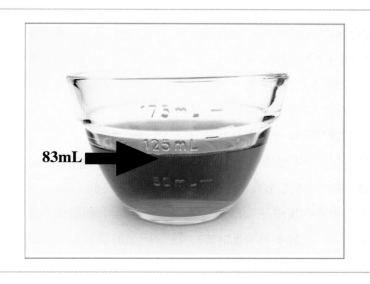

图 3.29　亚临床淋巴水肿体积的视觉模型，基于 Stout 等人的 CANCER 研究，帮助患者了解乳腺癌相关淋巴水肿概念的早期症状

应该停止治疗，特别是如果患者主诉感觉沉重和肿胀。我们一定不能让症状进展到需要全面消肿治疗的阶段。已经有文献指出，这些早期症状在没有治疗的情况下会自然地发展成更严重的症状。治疗这些早期症状需要的强度要小得多。治疗师并不需要做整套 CDT，并且可以根据需要选用单个治疗部分，这样费用也更低。患者能够学习到可以帮助他们管理病情的终身技能。他们未来可能会有类似的症状，了解身体及对某些活动、治疗、锻炼和弹力衣的反应也会增强他们的信心。

监督和早期干预（康复）模式必须承认保险和报销制度中的缺陷。许多国家仅在诊断有损伤时才进行治疗。对于大多数有已知风险因素的患者来说，这已经太迟了。如果只有出现明显可见的水肿，保险才会支付弹力衣和（或）治疗费用，那么我们从一开始就要对患者采取更强化的治疗模式。采用前瞻性监测和筛查模型，患者和治疗师需要缩短获得治疗和获得合适弹力衣之间的时间间隔。这会要求在当前的淋巴水肿计划中改变治疗慢性淋巴水肿的等待名单这一概念。来自 BCRL 的证据显示，大多数患者在治疗后的前 3 年内可能出现淋巴水肿。6~9 个月被认为是发生早期症状的关键时间。有任何初始症状的患者都需要及时到经过认证的淋巴水肿治疗师处就诊。研究人员最近发表了各种成本分析模型，显示了治疗晚期 BCRL 的费用是增多的。这些研究尚未包括工资损失、闲暇时间的损失、疼痛、心理痛苦或自我照顾时间增加的患者相关成本。

尽管尚未进行彻底的研究，我们仍应努力积极推广早期干预模式，因为它的基础是迄今为止在现代淋巴水肿治疗时代收集整理的大量证据。从基于损伤的护理到使用前瞻性监测模型预防常见慢性疾病相关后遗症的二级预防观点的转变，对于提高治疗师在淋巴水肿治疗和管理中的作用至关重要。2011 年，NLN 下属的医疗咨询委员会（Medical Advisory Committee，MAC）发布了一份关于"乳腺癌相关淋巴水肿早期检测的筛查和测定"的意见书。2012 年，研究人员为乳腺癌幸存者介绍了一种用于康复和早期干预的前瞻性模型。对于患有乳腺癌的患者和那些为他们提供治疗的医疗保健人员，这些文件是一份指南，将预期监测模型作为护理的标准。这份文件的价值进一步得到了承认，美国乳腺中心认证项目在 2011 年发布了更新指南，并引用了 NLN 的意见书。

研究人员目前正在评估遗传多态性与癌症相关的继发性淋巴水肿之间的关系。他们正在建立可能使用皮肤活检或血清生物标记蛋白的模型，以对易患淋巴水肿的患者进一步早期确诊和进行风险分层。这可能会推动未来针对性的分子药理治疗。

3.8 淋巴水肿的研究：发病率的测定和评估问题

尽管研究人员已经使用了各种方法来测量淋巴水肿患肢，但量化和诊断淋巴水肿（LE）迄今一直存在问题。也许，最常见的诊断标准是在患肢和非患肢之间出现 2cm 或以上的手臂周径差异（或 200mL 的淋巴体积差异）。部分原因是测量和诊断困难及发病晚，经报道的 LE 发病率在接受乳腺癌手术和放疗的女性中差异很大。采用严格测量和加长随访期的研究，是提供研究与治疗淋巴水肿所需可靠发病率和患病率数据的重要步骤。文献综述估计淋巴水肿的总发病率为 15.5%，根据恶性肿瘤类型不同而不同（$P<0.001$）。其他研究报道的淋巴水肿发病率包括高达 40%，6%~30%，6.25%~6.7%，43%~94%。Petrek 和 Heelan 指出，随访时间最短（12 个月）的研究报道的发病率最低（6%）；同样，其中一项随访时间最长（11 年）的研究报道的发病率最高（24%）。这一广泛的统计发现范围可能反映了乳腺癌治疗方面的重大突破，其中包括乳房

保留和联合治疗的进展使生存率得到了提高，定义淋巴水肿的标准不一致，以及评估淋巴水肿时小样本、回顾性分析以及心理测量困难（如可靠性）。密苏里大学单一前瞻性随访样本的 60 个月数据反映了 7%~46%（6 个月），38%~82%（24 个月），以及 43%~94%（60 个月）的淋巴水肿发生率的范围，这取决于淋巴水肿的定义和时间点（图 3.30）。

由于现代手术如 SLNB 和保乳手术的应用，针对淋巴水肿存在一个普遍误解，即淋巴水肿不是目前或未来的问题。然而，最新公布的数据显示，尽管有了这些改进的技术，淋巴水肿的发病率仍然处于很高的令人担心的水平。临床医师和研究人员报道称，即使对于 SLNB 患者，乳腺癌手术后的淋巴水肿的发病率预估也不太低。最近的美国外科医师学会肿瘤学组（ACOSOG）的数据显示，仅在 6 个月的短期随访中 SLNB 之后淋巴水肿的发病率为 7%；那些接受进一步淋巴结清扫的患者并未纳入本分析。由于这些仅进行了 SLNB 的患有淋巴结阴性疾病的患者代表的是淋巴水肿风险较低的患者，以及这种淋巴水肿发病率通常是通过临床观察而非客观肢体检测来报告的，很可能该病缺乏代表性。

根据乳腺癌的分期采取保乳手术和放射治疗是治疗乳腺癌的标准选择。此外，Giuliano 等人进行了一项随机临床试验（n = 891），报告指出接受单纯 SLND 治疗的乳腺癌前哨淋巴结转移性患者，在接受保乳手术和全身治疗后，与接受腋窝淋巴结清扫术（ALND）后相比，生存率并没有下降。由于辐射会对淋巴系统造成创伤，在接受了最先进的治疗的女性中，淋巴水肿的风险仍可能会持续存在，尽管 SLND 降低了淋巴水肿的发病率，但 ALND 仍然是有更多淋巴结受累患者的标准治疗选择，而乳腺癌幸存者们终身仍有患淋巴水肿的风险。遵循目前用于乳腺癌治疗的方法，提高测量的准确性和长期随访将使我们更好地了解淋巴水肿的发病率和流行率，并且能够对早期和晚期发病的淋巴水肿风险因素做出更明智的决定，选择更合适的干预措施和管理方案。此外，还可以为下一阶段的风险降低和管理 - 干预研究做出适当的抽样决策。

在英国，一项为期 3 年的乳腺癌患者随访研究中 [n = 188，原参与人数 251 人，25.1% 样本量损失的原因在于死亡（7.5%）、失访（7.1%）、拒绝继续参与（7.1%）、因疾病无法继续参与（3.2%）等]，20.7% 的患者发生淋巴水肿，其中危险因素被确定为在医院皮肤穿刺、乳房切除术和 BMI 大于 26。39 例淋巴水肿的病例中，20 例（51.3%）

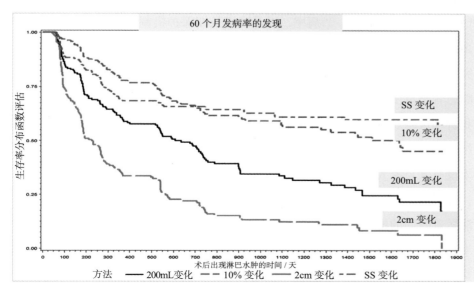

图 3.30　通过从基线到术后 60 个月的观察和生存分析，比较 4 种评估淋巴水肿的方法，SS 变化指患者报告出现体重增加和水肿的症状（symptom）与体征（sign）变化（经 Armer 和 Stewart 许可转载）

在 3 年的随访之前已得到诊断。这 20 例中有 9 人（45%）在随访 6 个月时得到诊断，有 16 人（80%）在随访 12 个月时得到诊断。除了在 3 年随访之前确诊的 20 位患者外，在 3 年随访之时发现了另外 19 位（48.7%）淋巴水肿患者。这一发现提示早发性和迟发性淋巴水肿的双峰分布需要随着时间的推移进行进一步探索。如前文所述，来自密苏里大学的研究（图 3.30）的数据显示，所有治疗组在 60 个月时淋巴水肿发病率为 43%~94%，数据取决于淋巴水肿的定义。在第 12 个月时进行的早期生存患者的早发淋巴水肿分析预测结果在第 24 个月时已被确定，并且研究小组继续在 36~60 个月直到 84 个月的时间内研究这些趋势，以记录迟发的淋巴水肿。即使仅仅根据美国的最低估计值，淋巴水肿也会影响数十万女性，是一个重大的社会问题。

早期发现和干预最有希望减少这种广泛的疾病。另外，确定与风险和发病率有关的流行病学因素和临床因素将为降低风险的干预提供必要的基础。然而，一般认为个人特征和病史特征，如年龄、体重、感染、放射治疗和腋窝淋巴结清扫术会影响女性淋巴水肿发病的风险，研究发现，患者坚持自我管理是治疗淋巴水肿最重要的因素。患者成功坚持的一个相关因素是对病情的了解。在一项对 166 名 BCRL 女性患者的研究中，Alcorso 等人报道了患者更高的坚持度和更多的淋巴水肿知识之间的显著相关性。进一步的研究需要严谨的设计和较大的样本量，以了解更多影响患者坚持度的因素以及对淋巴水肿症状的有效自我管理策略。例如，许多预期最好的淋巴水肿管理技巧都非常耗时，患者很难依靠自己完成，而且如果没有来自家人或朋友的强有力的支持和实际帮助，患者可能会无法坚持。这样的支持和实际帮助可能随着时间的推移逐渐减少，随着其年龄的增长，幸存者需要遵循各种变化。不幸的是，患者不能总是获得支持团体的帮助以及参加能解决实际问题的培训；因此，医疗保健提供者需要提供基于证据的替代方案。

在淋巴水肿治疗中被证明有效的生理干预措施可能是有限的，对心理干预措施的评估更加少。初步研究表明，缺乏社会支持和回避应对疾病与淋巴水肿患者的社会心理功能不健全有关。随着幸存者年龄的增长，回避疾病的做法可能更为普遍，从而导致长期的问题。Heppner 等人的定性研究表明，有帮助的应对策略包括采取应对行为而不是回避行为，而社会支持是采取应对行为的重要组成部分。因此，诸如社会支持和应用问题解决能力等社会心理因素可以作为个人和环境资源。如果有的话，这些资源可以让女性成功地管理她们的慢性病以及疾病对其情绪和心理的影响；但缺乏这些资源可能会加剧淋巴水肿对身体功能的影响。这些早期研究结果表明，更好地理解社会心理因素需要进一步的研究，特别是应用解决问题的能力和社会支持，以及考虑到长时间段淋巴水肿的进展。为幸存者增加一个持续的教育支持计划是生理变化前瞻性监测的必要组成部分。

为了进一步开展针对降低淋巴水肿风险、早期发现、治疗和症状管理的干预研究计划，研究人员和临床医师要开展调查来提高淋巴水肿测量的准确性，以确定其目前在乳腺癌幸存者中的发病率和患病率，以及确定长期保护机制，这是非常重要的。在对淋巴水肿及其并发症的治疗结果进行科学研究之前，有必要执行以下 5 个步骤：①建立淋巴水肿评估、诊断和治疗的标准化操作定义；②在诊断和评估治疗反应方面，建立准确可靠的肢体体积（LV）测量方法；③随着时间推移，测定淋巴水肿发病率，患病率和相关症状；④随着时间推移，对淋巴水肿症状的频率和日常生活受到的影响进行检查，同时检测疾病应对有效性的水平和自我管理策略对症状管理的有效性；⑤确定减轻淋巴水肿的严重程度和减缓进展的保护机制，提高自我管理策略的有效性，并加强治疗后社会心理调整和改善身体功能健康状况。

3.8.1　淋巴水肿的测量问题

理想的淋巴水肿体积测量方法应该是操作简单、容易进行、快速、无创、卫生、价格低廉、可靠、可量化、适用于肢体的任何部位，并且能够提供有关形状的信息。现有的操作简单且价格低廉的措施，其可靠性有限，而且不能解决淋巴水肿对功能的影响。肢体体积测量需要在术前和随访时定期进行。目前，还没有易于使用、无创和可靠的用于在临床环境中测量受影响的肢体体积的"金标准"临床方案。密苏里大学的研究比较了目前已被接受的临床淋巴水肿评估方法，研究了这些方法在确定早发性和迟发性淋巴水肿发生趋势方面是如何趋同和分歧的。这项工作将有助于建立既严谨又临床可行的测量标准，这是一项重要的、将有助于淋巴学和淋巴水肿领域大幅高效地向前迈进的进展。

尽管在实验室环境中，水置换法被认为是体积测量的敏感和准确的"金标准"，但在临床上很少使用，因为它较为烦琐和杂乱，需要保持患者的卫生，以及涉及取水和倒水。它通常应用于肢体的某个部位，并且不提供关于水肿的位置或肢体形状的数据（图 3.31）。Swedborg 已报道了重复测量手臂的 2mL 的标准偏差。尴尬的一点是，水置换法对有开放性皮肤损伤患者来说是一个禁忌。

最常用来量化淋巴水肿的方法是在身体各部位进行周径测量（图 3.32），但这仍存在一些问题。正常成人上臂、前臂和手腕的重复周径测量之间可接受差异的限制是 0.2cm，这一标准在临床中很难达到。尽管测量周径看起来可能很简单，但要把控内部和间接测量的可靠性却很困难。体积计算假定了一个周径，这点很不常见。这种系统的方法学误差给出的体积比真实值要稍高。研究报告其

与 0.70~0.98 的水置换量相关。因为手的形状不规则，所以确定手的体积的周径测量也是不准确的。当存在皮肤损伤时，这种方法更是存在严重的局限性。处理肢体和接触设备会引发卫生问题。人们认

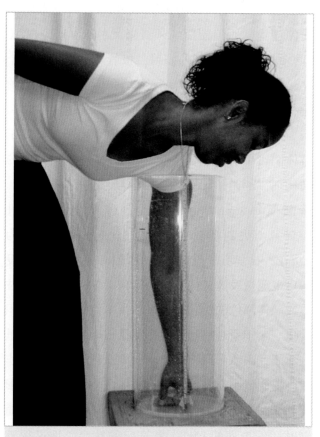

图 3.31　使用体积计测量水置换量（照片由 J. Cormier 提供）

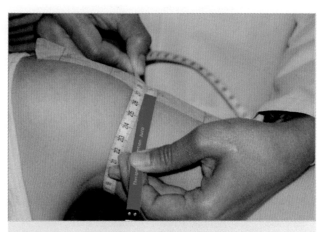

图 3.32　肢体周径测量（照片由 J. Armer 提供）

为周径测量这一方法耗时且需要相当多的经验，尽管其在设备资源方面很便宜。

失血测量仪 400T / 350S（Juzo，Cuyahoga Falls，OH）是一款光电容量计（OEV）设备，旨在满足快速、卫生和准确计算肢体体积的需求（图 3.33）。它与计算机辅助 X 线断层摄影技术的工作原理类似，但使用红外线来代替 X 射线。光源（两个相互垂直的红外发射二极管阵列）沿着一个 46cm × 46cm 的框架的两侧设置，与光源对应的是相应的光传感器（两个红外检测二极管阵列）。当 360° 红外光束阵列的路径被肢体阻断时，处于肢体阴影中的接收器不亮，使 OEV 计算出精确的横切面。测量沿 x 轴和 y 轴的尺寸精度为 10^{-4}m。横断面每 3mm 测量一次，且体积由计算机进行计算。失血测量仪 400T / 350S 的标准偏差为 8.9mL，重复测量值为小于手臂体积的 0.5%。该设备可以测量肢体任何部位的体积和横断面，显示肢体或肢体部位的形状，并以秒为单位精确计算体积变化。鉴于所观察到的失血测量仪的精度，密苏里大学研究团队已经将淋巴水肿概念化为连续（而非二分）变量，支持对淋巴水肿的严重性（测量受影响和未受影响的肢体之间的 LV 差异的百分比和随着时间的推移的 LVC）和选定的社会心理过程及

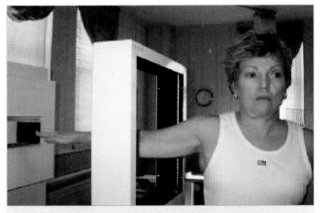

图 3.33　失血测量仪（Juzo，Cuyahoga Falls，OH. 照片由 J. Armer 提供）

功能健康之间的关系进行更有力的测试。

生物电阻抗

单频生物电阻抗已经被越来越多地应用于临床和研究工作中，以对上肢细胞外液进行测量。支持者称其易用并且用户出错的风险低，表明与其他一些测量方法相比，这种测量方法可能更利于在社区的环境中使用。范德堡大学的一个研究小组研究了在非实验室环境中使用单频生物电阻抗来检测上肢淋巴水肿的可行性。Ridner 等人使用标准化方案评估健康的正常女性、患淋巴水肿的乳腺癌幸存者和无淋巴水肿的乳腺癌幸存者之间的阻抗比，所有参与者采取坐姿直立位（而不是图 3.34 所示通常的仰卧位方案）。健康正常女性对照组和没有淋巴水肿的乳腺癌幸存者的比率非常相似，而与有淋巴水肿的乳腺癌幸存者的值有显著不同（$P < 0.001$）。作者认为这些发现支持了这样的结论，即当使用标准化方案时，由单频生物电阻抗确定的阻抗比可以用作淋巴水肿在非实验室（社区）环境中的标记。在另一项研究中，Fu 等人收集了健康女性、BCRL 女性和有淋巴水肿风险的女性患者（$n = 250$）的生物电阻抗数据。报告中生物电阻抗的可靠性、敏感性和特异性在所有三组中都是可接受的。但据报道，使用 L-Dex 比值大于 +7.1 的诊断分界值可以区分有淋巴水肿风险的乳腺癌幸存者和 BCRL 患者，且敏感性为 80%，特异性为 90%；因此，应整合其他评估方法以确定 20% 的漏诊淋巴水肿病例。

组织介电常数

水置换量、围长、失血测量仪和 BIS 是合适的肢体测量手段，但它们不能测量局部水肿。组织介电常数（TDC）能够识别和定量其他措施无法充分测量的水肿（如躯干或头颈部水肿等身体局部区域的水肿）。TDC 取决于组织中的水量。将探头放置在皮肤上并将低电磁波发射到组织中。电磁波的

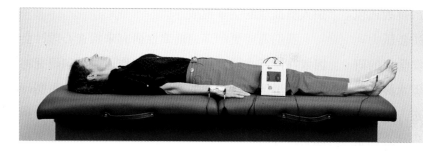

图 3.34　生物电阻抗（由 ImpediMed,Inc. 提供）

3

一部分被反射回探针，指示探针区域下的局部组织中的水量。局部组织水分测量显示为无量纲数，即 TDC，范围为 1~80。数字越高表示局部区域的水量越多。纯水的数值约为 80。不同尺寸的探头可用于测量皮下 0.5~5mm 的不同深度组织（图 3.35）。2.5mm 的探头深度是建议的测量淋巴水肿的有效深度。在单侧乳腺癌患者中，文献建议双侧均采用 TDC 测量方法，并通过计算内侧 TDC 比率将有风险或受影响侧和未受影响侧进行比较。为了计算内部 TDC 比率，将有危险或受影响侧 TDC 测量值除以未受影响的 TDC 测量值（即 $\frac{\text{TDC 受影响侧}}{\text{TDC 未受影响侧}}$）。标准化的阈值尚未确定，但目前的文献表明，前

臂前区的 TDC 比率大于等于 1.30，前肱二头肌的 TDC 比率为 1.45，可能提示乳腺癌治疗后个体的临床前潜在淋巴水肿。其他文献提示 1.2~1.26 的阈值主要能够提示慢性淋巴水肿。需要有进一步的研究来证实适合乳腺癌人群的 TDC 阈值，并为身体其他部位和其他患者人群提供 TDC 措施的指导和解释。

3.8.2　影响适应乳腺癌淋巴水肿的心理社会因素问题

淋巴水肿是一个严重的问题。除了之前提到的

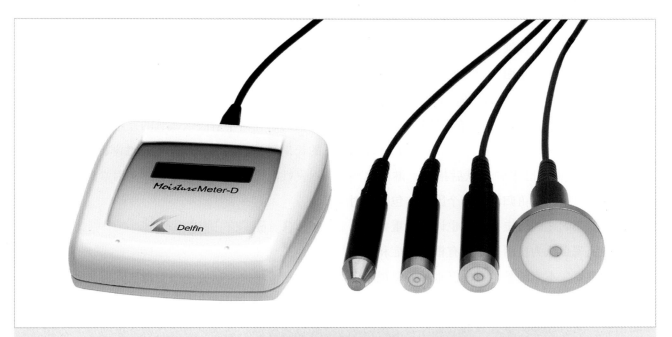

图 3.35　组织介电常数测量装置（由 Delfin Technologies Ltd. 提供的 Moisture Meter-D 装置照片）

3

身体症状和风险之外，与淋巴水肿相关的挑战还包括可能导致治疗后的心理压力和心理社会压力。Tobin 等人是首批研究淋巴水肿的心理发病率的研究人员之一。他们观察到，没有出现手臂水肿的乳腺癌患者在吸取乳腺癌的经验并继续前进方面似乎更成功。手臂水肿的患者称其在多个心理社会调整方面遇到更多困难。一位患者恰当地描述了这种困难："乳房情况并不是那么糟糕。至少它是隐藏的，但每个人都在不断询问我手臂的情况。"Ridner 等人对被诊断患有淋巴水肿的女性乳腺癌幸存者的三个重点组进行了定性分析，以研究患者对支持和各种已确定的对治疗淋巴水肿至关重要的问题的认知。这些数据使三个中心主题得以浮现：缺乏社会支持；淋巴水肿自我护理缺乏资源；不得已时还需要维护自我权益。参与者表示需要更多淋巴水肿自我管理的帮助，包括对患者和医疗保健提供者的教育、社会支持和工具支持及对淋巴水肿是一种慢性疾病的总体认识。最大限度地减少边缘化的状况和感受有助于改善患者的心理和社会心理症状，这些症状对有效的淋巴水肿治疗产生负面影响。

在通常情况下，调查某个特定问题的最初研究并不是理论导向性的，而是描述性的。虽然描述性研究可以提供信息，但缺乏理论导向的研究可能会阻碍对一个领域的更全面了解。此外，研究淋巴水肿与心理社会调节之间联系的初步研究受到淋巴水肿和心理社会调节的测量问题的限制，还受到实验严谨性有限的若干研究设计问题的限制。Petrek 和 Heelan 在回顾淋巴水肿文献后指出，淋巴水肿的评估之所以很少，可归因于几个因素，包括相对忽视女性健康问题的历史，以及也许是最重要的原因，即传统观点认为生活质量没有根除癌症和检测癌症复发重要。不幸的是，对淋巴水肿的忽视不仅意味着许多女性并未得到诊断，也未能获得基本的预防信息，同时还抑制了有效的心理社会干预的发展。对淋巴水肿的治疗已成为也将继续成为专业医护人员面临的主要挑战。

我们需要更严谨的前瞻性研究来检查心理社会因素在淋巴水肿发展和进展中的作用。纵向研究将对有患淋巴水肿风险的女性的干预措施产生更明确的影响。研究人员和临床医师需要继续收集和分析患者生存的那些年的数据，这是因为大量的淋巴水肿是在癌症诊断后 1~3 年内出现，以及淋巴水肿延迟发病的原因不同，还由于淋巴水肿对患者身体和心理社会的长期影响是未知的。

总结

在美国，2016 年有数据显示 300 万名患有乳腺癌的女性（以及近 1450 万名各个类型癌症幸存者）中，至少有 1/4 的人在 11 年内很有可能患有淋巴水肿，并且经历各种可能因淋巴水肿导致的身体衰弱的结果。在这一点上，关于淋巴水肿的测量、发病率和相关性都有很多未知之处，其中包括有效和无效的自我管理策略。有关心理社会因素的证据严重缺乏，如解决问题和社会支持是如何降低淋巴水肿发病率、严重程度和进展的。关于早发性和迟发性淋巴水肿对心理健康和功能健康的全面影响目前还知之甚少。对这些问题的研究的缺乏阻碍了对淋巴水肿及其影响以及制定有效的干预策略的理解，这些本可以减少淋巴水肿这一主要健康风险产生的导致身体衰弱的结果。具有前瞻性设计和长期随访的研究对于解决该领域的差距至关重要。严格的长期随访会增加我们对迟发性淋巴水肿和早发-迟发性淋巴水肿长期治疗的相关因素的理解。

3.8.3　研究的理论框架

密苏里大学研究小组对淋巴水肿进行的研究是以 Andersen 等人提出的癌症、压力和疾病进展的生物行为模型，以及新兴的压力和应对模式为指导。研究清晰地表明，不管是轻微的还是主要的压力源都可以大幅影响一个人的心理和生理健康状况。早期的证据表明，这些影响会长期持续进展。此外，在过去的 15 年中，越来越多的经验证据表明心理社会因素，如解决问题和社会支持，在对压力的适应性应对方面发挥着关键作用。特别是，个人特征诸如解决问题和环境系统，包括社会支持在内，可以成为减少与生命危机和转折期相关风险的保护机制。因此，我们将解决问题和社会支持视作潜在的可以减少淋巴水肿进展的保护机制；这些因素位于图 3.36 的左侧。图 3.36 的中央反映了我们对淋巴水肿的客观和主观指标的概念，特别是 LVC 和相关的淋巴水肿症状，以及应对有效性和症状管理。由于 LVC 的测量过去一直存在问题，因此我们提供了两种测量方法，即传统的周径测量和红外线测量。同样，由于对应对处理淋巴水肿的内容知之甚少，我们通过测量淋巴水肿应对有效性以及症状管

理的方式来检查淋巴水肿的应对情况。客观和主观评估描述了淋巴水肿的不同维度，这可能有助于我们进一步理解淋巴水肿的患者身体状况，以及与应对这种疾病相关的认知和情感成分。最后，图 3.36 的右侧描述了治疗结果的多个维度，即心理社会调整，特别是社会心理困扰、癌症相关生活质量、家庭功能、慢性病调整以及功能健康状况。总体生活质量被概念化为包含并受心理社会调整和功能健康状况的影响。总体生活质量的结果应该是未来干预研究的重点。

因为有效地解决问题和高度的社会支持都被认为是淋巴水肿进展中的保护机制，而且社会支持和解决问题的能力可能是应对和管理疾病过程中关键的个人和环境资源，我们使用专门设计的对解决问题进行细致评估的工具以及评估这些变量的六种不同类型的社会支持。此外，由于患者依从性被认为

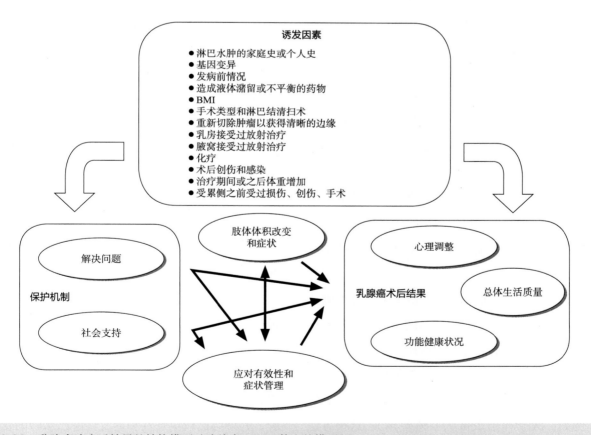

图 3.36 乳腺癌治疗后结果的结构模型（改编自 Armer 等人的模型）

是淋巴水肿长期进展的一个重要变量，我们研究了淋巴水肿应对有效性和症状管理在预测 LVC、淋巴水肿相关症状、心理社会调整结果和功能健康状况方面的关联。初步分析表明，所确定的心理社会变量在患者癌症治疗后的长期心理社会调整中导致了相当大的差异。看起来，对社会支持的依附是预测手术后立即出现的心理困扰症状的最有用的单因素，而解决问题在 1 年后成为心理调整的更强预测因素。此外，个人控制中对解决问题的认知，以及依附支持，是术后即刻和术后 1 年后功能调整的最佳预测指标。此外，似乎术后即刻和术后 1 年后，心理困扰与社会支持不良之间的关联性似乎更强烈，超过其与其他类型支持的关联性。这表明可能存在一个关键的支持阈值，这点可以通过额外的纵向数据进行调查。早先的研究表明这些工具提供了与识别这种阈值相关的精确数据。这些关系将在长期随访中进一步得到探讨，包括随着时间推移产生的变化以及在患有淋巴水肿和未患淋巴水肿患者之间的差异。通过追踪这些变量随着时间的变化，以及功能健康状况和社会心理调整的变化，研究人员能够调查诱发变量（如解决问题的能力、社会支持）和作为 LVC 的预测因子的治疗后应对有效性和症状管理，以及社会心理调节结果和随时间推移的功能性健康状况。调查的目标是确定影响淋巴水肿风险降低、疾病进展、社会心理调整和功能健康状况的变量，这些变量可以为后续干预措施提供信息，并为未来关注的重点即患者依从性和总体生活质量奠定基础。

严格的 LV 测量方案的应用使未来能够准确比较不同部位、不同治疗方法和不同患者特征的淋巴水肿发病率和治疗有效性。一些研究常常依赖于使用不精确和不可靠的测量工具（例如仅依赖周径而没有基线测量）来测量淋巴水肿，以其作为二分变量（例如，大于等于 2cm 的肢体差异）；这种方法不能检查出可能在手术后和（或）放射治疗后立即开始的 LVC 和其他可能在随后的几年和几十年中发展并且不容易用当前测量方法检测到的症状。连续变量（而不是二分变量）的附加测量精度、术前基线测量以及增加第二次评估［如症状和（或）失血测量仪］可以更加严格地检查保护性机制之间的关系（解决问题和社会支持）、LV、淋巴水肿相关症状、淋巴水肿应对有效性和乳腺癌治疗后心理社会调整及功能健康状况。此外，重复测量的前瞻性纵向设计使研究人员能够随着时间的推移认真研究这些关系。

除了采用最先进的 LVC 检测和测量技术之外，研究人员还需要采用多维度的社会支持和问题解决措施。在淋巴水肿研究中使用经验证的工具能够使研究人员确定成功治疗早发性和迟发性淋巴水肿相关的社会支持的特定形式和解决问题的方法。这些研究的结果将提供重要的信息，说明什么样的问题解决与社会支持干预措施可能在处理淋巴水肿方面最有帮助。认识到应对社会支持和解决问题的优势与不足，是发展心理社会干预的基本步骤，并使其成为管理和评估该领域正在进行的研究计划的一部分。最终，这些研究项目极有可能会影响临床实践指南和已患有淋巴水肿及处在淋巴水肿风险中的患者的依从性。

如前所述，据保守估计，每 100 名接受当代乳腺癌疗法治疗的女性中，有 20~40 名患者在其一生中会患上淋巴水肿。事实上，在密苏里大学的初步研究中，乳腺癌治疗后进行随访的 103 名女性中的 39%（诊断后的平均时间 = 36 个月）在四肢的一个或多个位置出现大于等于 2cm 的周径差异。采用最保守的淋巴水肿定义，治疗后 24 个月时淋巴水肿发病率为 38%（基于 10% 的体积变化）和 39%（基于患者报道的症状）。随着时间的推移，密苏里大学团队继续研究这些趋势，研究迟发性淋巴水肿，并继续比较早发性和迟发性淋巴水肿的发病、进展、治疗和影响。在过去的 10 年中，保乳技术

（通常伴随放射治疗）已被广泛使用，以减少因更激进治疗方法产生的不愉快、长期的副作用（如淋巴水肿）。类似的有关减少淋巴水肿的医学乐观情绪，也被认为与近年来 SLNB 手术的出现有关，SLNB 手术使乳腺癌患者免于进行具有侵入性和创伤性的腋窝淋巴结清扫术（ALND）。然而，初步观察表明，保乳手术（例如乳房肿瘤切除术和部分乳房切除术结合放疗）后淋巴水肿的发病率可能与传统手术（有或无放疗的乳房切除术）后发病率相同或实际上没有统计学差异。进一步的国家合作组临床试验正在进行，以更全面地研究这些比较治疗效果。

　　密苏里大学、Bethesda、马萨诸塞州总医院和 MD 安德森癌症中心的研究项目的结果在研发和测试方案中将会有潜在的广泛临床应用，以实现一致、准确、无创、省力省钱地对淋巴水肿肢体进行测量。其在可能由手术、放疗和其他辅助治疗方法来治疗恶性肿瘤（如乳腺癌、黑色素瘤、前列腺癌、卵巢癌和涉及淋巴结清扫与放疗的其他癌症）而导致的上肢和下肢淋巴水肿中的潜在应用也是相当可观的。此外，随着时间的推移，反复研究保护性机制、LVC、应对有效性及心理社会调整与功能健康状况的结果之间的联系将会使人们对早发性和迟发性淋巴水肿的病理生理学情况和后果有更全面的理解，并随后导向更适当的护理。此外，确定潜在的保护机制大大有利于明确临床治疗和降低风险的干预措施。精确和一致的人体测量学手段对于淋巴水肿治疗的有效性的科学评估，以及对疾病治疗和进展的良好临床评估至关重要。在过往的综述性研究中应用的方案就为这样的准确性提供了支持。

　　正在进行的密苏里大学研究计划是癌症治疗后淋巴水肿自然发生的流行病学研究的一个例子，MD 安德森癌症中心、马萨诸塞州总医院和 Bethesda 的研究也是如此。例如，在密苏里大学研究计划成立之初，研究人员追踪了两组人群，一组

为乳腺癌治疗后患上淋巴水肿的人群；另一组为风险组人群，但还没有患上淋巴水肿。通过应用生存分析理论，所有研究人员都知道风险组人群尚未达到淋巴水肿的标准；目前并不知道他们最终是否会达到这样的标准。风险组人群淋巴功能已经改变了，这可能会影响身体吸收逃到细胞外的过量淋巴液的能力；一些专家认为这是 0 期或潜伏期淋巴水肿。通过这种方法收集到的从术前到诊断后几年的数据结果将大大提高我们对早发性和迟发性淋巴水肿发展过程中个体和集体风险因素的理解。这些数据随后会影响为癌症患者（乳腺癌患者和其他需要进行淋巴结取样、切除和放疗的癌症患者）开发和实施降低淋巴水肿风险的干预措施。

　　以将要进行的一项研究为例，研究人员开始明白，接受乳腺癌治疗的女性会出现独特的肌少性肥胖症－体重增加，但同时瘦体重（去脂体重）没有增加。淋巴管受损使女性在相应部位的体重增加，而体重增加本身是迟发性淋巴水肿的一个危险因素。在这种情况下，这个问题特别麻烦，因为生物学机制导致体重增加——受损淋巴管使淋巴液漏出并进入周围的脂肪细胞，导致它们增大。这个问题并不能通过少吃和多锻炼来解决。因此，我们需要研究女性如何应对乳腺癌治疗数年后可能出现的这一长期问题。未来的纵向研究将有助于我们理解影响迟发性淋巴水肿的因素及患者如何应对风险因素和淋巴水肿本身。

3.8.4　展望未来：支持继发性淋巴水肿指南的研究势在必行

　　现在是时候研究早期从横断面研究、回顾性研究和自我报告研究中得到的结果了，并结合目前从幸存者的手术、放疗和激素治疗方面取得的进展，以及从术前开始并随着时间推移进行的严格的人体测量和自我报告方法。密苏里大学、马萨诸塞州总医

院、MD 安德森癌症中心和 Bethesda 数据集的项目有可能成为与癌症相关的淋巴水肿的标志性前瞻性研究；这些跨学科纵向前瞻性研究的重点是更精确的 LV 测量、其他治疗相关的症状，甚至心理社会调整和功能健康相关性研究也是很有希望的。淋巴水肿的主观和客观评估相结合，揭示了淋巴水肿诊断的复杂性和主观症状可能发生在客观体积改变之前的这一事实。直到最近，除了水置换法之外，在美国还没有可靠和有效评估 LVC 的方法，而水置换法在临床上并不可用，因此在淋巴水肿诊断中不能常规使用。如果没有适当的培训和监督，周径测量往往被认为太耗时且结果不可靠。其结果是，乳腺癌幸存者的淋巴水肿未被诊断和治疗，结果导致大量女性治疗效果不佳，生活质量和功能健康受到影响。使用失血测量仪（和潜在的电阻抗）进行更复杂的 LVC 连续测量，以及评估 LVC 与应对有效性、心理社会调整和功能健康的相关性，这是一种更为稳健的测试方法，大大增进了我们对淋巴水肿患者受到的长期影响的了解。这可以通过前瞻性监测计划来完成，该计划包括一种整体分析法，通过间隔测量和心理评估来监测风险个体的生理变化。对自我效能感和自我调节的认知进行评估应该被纳入对成功坚持将风险最小化的行为的评价中。此外，密苏里大学的多学科研究也是第一批试图严格确定可以提示风险降低和管理干预措施的保护性机制的研究。

虽然这些问题自 2009 年以来并没有得到解决，但美国医疗保险证据发展和咨询委员会（MEDCAC）专家组仍命令研究人员和临床医师讨论如何最好地通过循证医学方法来确定淋巴水肿的适当诊断和治疗方法以影响公共政策。保守估计有 140 万人会受到淋巴水肿的影响，另有数百万人有患继发性淋巴水肿的风险，并且淋巴水肿对健康、生活质量、功能状况、家庭和财务有重大社会影响，我们认为需要通过监督来探取这种令人痛苦的疾病的真正意义。

该领域有多种有效的评估方式或工具，如周径、症状自我报告、水置换法、失血测量仪和电阻抗等。在风险人群中必须系统地应用有效和可靠的方法来评估淋巴水肿，以降低风险，进行检测和早期干预。这些措施必须应用于受影响的人群，以评估预防和早期处理并发症的治疗进展和反应。

已有最高水平的证据支持用于淋巴水肿治疗的 CDT（及其各个组成部分）。已经有越来越多的证据支持在经过专业培训的治疗师的指导下，在轻度到中度淋巴水肿，以及最近的亚临床淋巴水肿中使用 CDT 的各个组分。一些有前景的用于评估特定情况下的辅助治疗的研究也正在进行中。

我们面临巨大的挑战，但潜在的回报同样是巨大的。我们需要更精心设计的、采取精确测量手段的研究，更大型的定义明确的研究队列，更长的随访周期，纳入标准护理与最佳护理指南的独立干预措施和捆绑干预措施。此外，多个大型数据集的汇编，如同美国淋巴水肿框架计划（ALFP）最小数据集正在进行的那样，会为提出更多复杂的淋巴水肿数据库问题提供新的机会。总之，这些将引导我们制订出更为确切的基于证据的淋巴水肿最佳治疗的推荐规范。

3.9　放射性臂丛神经损伤和淋巴水肿

放射性臂丛神经损伤（radiation-induced brachial plexopathy，RIBP）是臂丛神经接受放射治疗后发生的损伤，臂丛神经是位于颈部和肩部附近的神经网络束。臂丛神经起源于颈部脊髓，负责整个上肢的感觉和肌肉神经支配（图 3.37）。

放射治疗应用于乳腺癌和其他恶性疾病的好处是众所周知的并且有据可查。然而，这种救生疗法对几大身体系统都有潜在的不良影响，这些身体系统在治疗过程中暴露在射线下，如皮肤、神经和

3

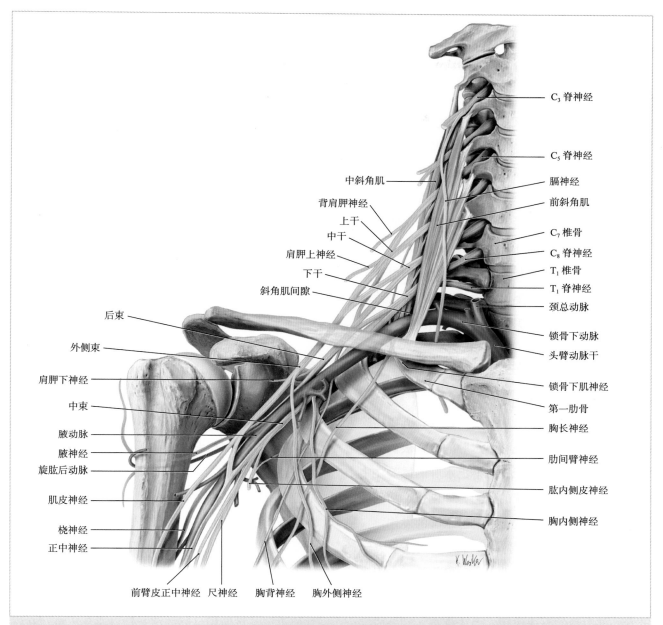

中斜角肌
背肩胛神经
上干
中干
肩胛上神经
下干
斜角肌间隙

后束
外侧束
肩胛下神经
中束
腋动脉
腋神经
旋肱后动脉
肌皮神经
桡神经
正中神经

C₃ 脊神经
C₅ 脊神经
膈神经
前斜角肌
C₇ 椎骨
C₈ 脊神经
T₁ 椎骨
T₁ 脊神经
颈总动脉
锁骨下动脉
头臂动脉干
锁骨下肌神经
第一肋骨
胸长神经
肋间臂神经
肱内侧皮神经
胸内侧神经

前臂皮正中神经　尺神经　胸背神经　胸外侧神经

图 3.37　臂丛神经的走向，右侧，前面观（引自 Thieme Atlas of Anatomy, General Anatomy and Musculoskeletal System. © Thieme 2005, Illustration by Karl Wesker.）

内脏。

　　对乳腺癌，放射治疗针对的是腋窝区域、胸部或颈部。其对神经网络的放射损伤可导致感觉和（或）运动损伤，伴随或不伴随臂丛神经疼痛。症状可能包括感觉异常（颤痛、刺痛、麻木），感觉迟钝（触觉异常，如烧灼感、瘙痒、电流感、发麻、疼痛），灵敏度下降，部分运动丧失（肌肉无

力，难以执行简单的任务，例如打开罐子或容器、拿着物体），手臂完全瘫痪，肌肉萎缩，活动受损和肩关节部分脱位。

　　RIBP 的确切机制尚未完全明确；研究表明，臂丛神经受损是由电离辐射引起的直接神经细胞损伤和由神经内及周围瘢痕组织（放射性纤维化）引起的更多进行性损伤的组合，以及对这些神经供给氧

气和营养物质的邻近血管的损伤。神经组织受辐射也导致神经细胞收缩，神经纤维弹性降低，并进一步加剧病情。损伤的程度与放射剂量和技术及是否同时化疗有关。

在最初的放射治疗之后，一些患者血管的逐渐损伤和瘢痕组织的产生继续迅速发展，但在另一些患者中发展缓慢，这解释了为什么一些患者在放疗多年后才出现 RIBP 症状。大多数患者在前 3 年内出现症状；然而，文献中报道的最后一次放射剂量与 RIBP 症状发作间的平均间隔差别很大，其范围在 6 个月至 20 年之间。据报道，RIBP 的患病率为 1.8%~4.9%；放疗联合化疗后 RIBP 更为常见，并且年轻患者的神经组织似乎更易受到损伤。

3.9.1 RIBP 与淋巴水肿的关系

曾接受乳腺癌手术和放疗治疗并且乳房切除术或肿块切除术后未出现淋巴水肿的患者被认为处于潜伏期，并且总是处于罹患淋巴水肿的风险之中。任何额外的对淋巴系统的压力，如创伤、活动性丧失或疼痛，都可能导致上肢淋巴水肿的发作。

RIBP 的存在，特别是在部分或完全丧失活动能力的情况下，可能是淋巴水肿发作的诱发因素。上肢淋巴液的回流一定程度上取决于肌肉施加在淋巴管外部力量的泵送作用。由于疼痛、部分或完全瘫痪导致的肌肉活动性丧失对淋巴液的回流有不利影响，并导致淋巴液在四肢淤滞。加上重力的不利影响，淋巴水肿可能会发作。

那些已经患有淋巴水肿并且发展为 RIBP 的人可能因疼痛和运动功能的部分或完全丧失而使水肿加重。

3.9.2 治疗方法

尽管文献中已经描述了为臂丛神经解压并为神经和周围组织增加血液供应的外科手术，但结果通常并不令人满意。

不幸的是，RIBP 基本上不可治愈，并且由于缺乏令人满意的治疗方法，治疗重点放在了症状控制和治疗性练习上，目的是尽可能长时间维持瘫痪肢体的运动。物理治疗师和作业治疗师是多专业团队的一员，负责解决功能缺失及灵活性、虚弱、疼痛和淋巴水肿的问题。特殊的适应性设备和技术能够解决日常生活中的基本功能问题，并为改变家庭生活和工作的场所提供方案。

3.9.3 患有淋巴水肿时应特别注意的 RIBP 的处理

RIBP 患者的淋巴水肿处理更具挑战性，但对帮助控制疼痛和减少肢体体积是必要的。减少体积可减轻过量体重对肩关节的影响，防止更多的纤维化（瘢痕）组织积聚，并显著降低通常与淋巴水肿相关感染的风险。通常需要调整压迫和锻炼方案以适应与 RIBP 相关的特殊情况。

压迫包扎：许多受 RIBP 影响的患者皮肤感觉会受损，并且经常无法准确反馈其对压力的容忍度。在 CDT 的初始阶段，治疗师在患者受影响的肢体上施加弹力绷带时，对压力大小的掌握应该非常慎重，并且使用足够的填充物以避免压疮；在没有副作用的情况下，施加的压力可以逐渐增加。对淋巴水肿的有效压迫治疗部分取决于绷带层之间相互作用的程度和肌肉组织与绷带之间的阻力；这也被称为工作压力。由于肌肉活动功能部分或完全丧失，绷带的工作压力降低，绷带效果也会变差。然而，即使弹力绷带所施加的压力比较小，并且每日使用绷带的效果不明显，它们仍然会通过增加组织压力来有效促进淋巴液回流。

要考虑到一些 RIBP 患者需要佩戴手臂吊带来减少肩关节半脱位和不适的程度，这一点也很重要。在这些情况下，使用弹力绷带时肘应保持在90°弯曲状态。

对于可能出现的由肌肉萎缩和运动性丧失引起的关节挛缩，应采用特殊的绷带应用技术来解决。

弹力衣

穿着弹力衣对于防止淋巴液淤积在组织中至关重要，并且能维持 MLD 取得的成果。

弹力袖套和长手套

这些辅具可以在几个压力治疗类型中使用（见第 4 章）。不同级别的压力程度取决于弹力衣在皮肤上产生的压力值；这些压力值以毫米汞柱（mmHg）为单位进行测量。为了使弹力衣能有效工作，压力需要从手腕到肩部逐渐减小。这种梯度性压力减小对避免止血带效果和随后的淋巴流阻塞是很必要的。

总的来说，2 级弹力衣（30~40mmHg）提供的压力水平足以避免大多数受上肢淋巴水肿影响的水肿。但是，如果淋巴水肿合并了 RIBP，并且肢体部分或完全不能活动，且随后丧失正常肌肉张力，则可能需要较低的压力以避免产生止血带的效果。需要对患者就如何穿戴弹力袖套和夜间使用的替代包扎用品进行全面宣教。

锻炼

活动性丧失不利于淋巴液回流。除了支持淋巴液回流之外，锻炼的主要目标集中在活动性上。为了解决运动功能受损，可能需要调整通常用的消肿锻炼计划。

RIBP 合并活动性部分或完全丧失的锻炼计划适用于开发以仍具功能的肌肉代偿失去的肌肉功能的策略。具体的锻炼还有助于维持和发展任何受影响的肌肉组织的力量和控制。这也有助于防止肌肉纤维进一步缩短（挛缩）并保持及重新获得手臂

的全范围关节活动度（ROM）。尽可能经常提升手臂以促进淋巴回流对于受 RIBP 影响的患者更为重要。治疗师和医师也可能会建议患者使用能帮助其保持正常生活的康复器械。

3.10 淋巴系统的成像

3.10.1 为什么做成像

淋巴系统的成像对于描述淋巴系统中潜在的解剖和（或）功能紊乱是很重要的。目前用于淋巴水肿患者的分类和分期系统利用的仅仅是淋巴水肿的外部征兆和症状，而未承认皮肤下可能存在很大的差异。所有淋巴水肿的病例其实都是淋巴系统的解剖和（或）功能紊乱，导致了 LL 和 TC 之间的不平衡，而唯一能显现、记录和理解这些变化的方法就是通过成像。在现代医学中，在手术治疗或非手术治疗动脉或静脉疾病的外部征象之前，都要对动脉或静脉系统进行成像。同样，成像应该是淋巴系统疾病评估的一部分。事实上，我们现在已有几种可靠、安全、简单和一致的方法是可行的。除少数几个明确的乳房切除后淋巴水肿的病例外，单凭病史和体格检查对患者进行评估是不充分的。即使在这些"明确的"病例中，成像也可以记录阻塞的严重程度和位置，这可能会影响预后和制订治疗计划。此外，对于大多数患者来说，最终"看到"自己"看不见的"淋巴系统的异常功能图像有助于理解其病症的生理学原理，以及确认他们自己可能长期怀疑、但已被告知不存在或者不重要的问题。在更复杂的病例中，如患有乳糜样或非糜烂性淋巴反流、未知原因水肿、中线癌（例如前列腺癌、宫颈癌）治疗后的单侧淋巴水肿，或静脉系统中可能存在相关并发症，成像检查是必不可缺的。最后，由于在美国和欧洲大多数淋巴水肿病例是由癌症治疗引起的，所以必须考虑癌症的可能性，并且许多

3

成像检查对于肿瘤学家评估复发性疾病是很有用的工具。

3.10.2　淋巴成像的概念

使用合适的造影剂是几乎所有类型的淋巴系统成像的核心。根据间质中的液体、溶质和颗粒运动的基本原理,所使用的造影剂(或其标记的分子)需要具有足够大的尺寸以确保它们被选择性吸收到初始组织淋巴管中而不是渗透性较低的静脉系统。一旦示踪剂进入淋巴系统,相应的成像模式可用于跟踪示踪剂,因为它向头部移动并穿过胸导管,可以提供关于患者淋巴系统的解剖和功能信息。

3.10.3　淋巴闪烁显像

目前成像的金标准是淋巴显像,也称为淋巴闪烁显像(lymphangioscintigraphy,LAS)。在该技术中,放射性示踪剂(锝)与硫胶体相连,并按0.05mL 体积(类似于 TB 试验)以单(通常)或多剂量注射到手或足的背部皮肤上。大多数常用方案会在静态成像大约 15 分钟后,执行"全身"扫描,摄像机在中央移动以跟踪流动。在手部或足部非特异性移动以刺激淋巴液流动,约 30 分钟后重复该扫描一次,并且在约 3 小时后再次检查示踪剂是否已从系统中清除。示踪剂总辐射剂量大约为胸部 X 线片的 1/20,半衰期为 6 小时,这意味着患者几乎不受任何限制(例如母乳喂养婴儿)。通过对婴儿采取镇静措施以确保其不动,也可以很容易地进行成像。

LAS 提供的图像显示发育不良或发育不全(无或流量减少),增生(淋巴通道和淋巴结增加),替代性淋巴通道,阻碍部位和随后的示踪剂因到胸导管的运输通道阻塞而扩散到组织中,胸、腹部或外生殖器的反流部位(乳糜或非糜烂),以及泄漏

部位(如胸腔积液,图 3.38)。见 Witte 等人对多个 LAS 实例和相应的临床图像进行的综合评述。

3.10.4　淋巴系统显像

这种技术也称为常规或直接淋巴显像,是对淋巴系统进行成像的最原始的经典方法。它利用含碘的油性造影剂,将其直接注入暴露在手或足的背部的空心淋巴管中,并通过 X 线对其进行可视化。该技术需要注射染料以发现淋巴管,然后在手或足上做切口以分离和穿刺血管,然后使用泵缓慢输注示踪剂。患者必须在相对固定的位置和姿势保持60~90 分钟。尽管造影剂会引起炎症反应和较小的肺栓塞风险,但这种技术对于淋巴管和淋巴结的精确解剖描绘是非常有价值的,特别是当外科医师或介入放射科医师在可能需要治疗反流的患者时。此外,淋巴结的病理情况也可以很好地被显示出来。

3.10.5　超声

在疑似或已知淋巴水肿患者中进行超声检查(或静脉多普勒检查)的主要目的是对静脉系统进行成像。它通常用于评估静脉系统的通畅性和流动性,以及评估瓣膜防止反流的能力。此外,超声波在评估真皮和软组织的特征时尤其有用,特别是在特定情况下对治疗反应和液体袋或淋巴湖的存在做出响应。它也被越来越多地用作丝虫病流行地区的筛查工具,以检测阴囊中的无症状蠕虫感染,这提示了一种特征性的"丝虫舞蹈症"。

3.10.6　磁共振成像(MRI)

增强 MRI 和非增强 MRI 均用于评估患者的淋巴水肿。MRI 的高空间分辨率能清晰显示解剖细节,而不存在淋巴系统显像相关的问题或者 LAS

3

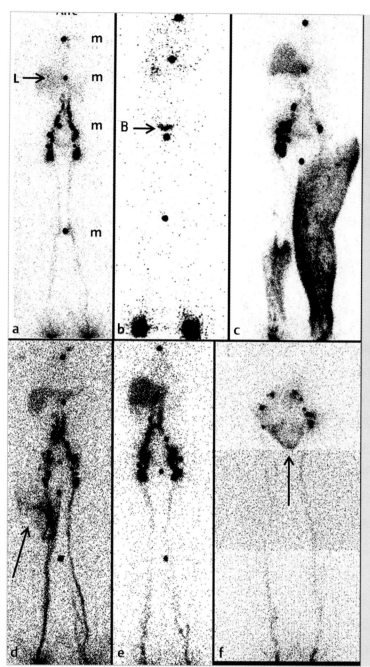

图 3.38　a. 淋巴显像为正常的晚期（3.5 小时）腿部图像，描绘了示踪剂在注入双足后通过淋巴管几乎完全清除；可清楚地看到对称的双侧腹股沟淋巴结和腹膜后淋巴结；标记物（m）位于膝关节、耻骨、剑突和胸骨凹口处；随着示踪剂已经成功地通过淋巴系统输送到血池中，可以在此后的图像中看到肝（L）。b. 患有米尔罗伊病即原发性淋巴水肿的患者的晚期图像显示，由于淋巴系统发育不全或严重发育不全导致足部示踪剂无移动；随着示踪剂在后面的图像中累积，看到轻微的膀胱（B）图像。c. 左侧腹股沟切除小细胞癌、盆腔放疗和右膝置换术后出现左腿水肿的复杂患者的晚期图像，图像左侧有严重梗阻，只有一个腹股沟淋巴结，缺乏腹膜后节；右侧在膝关节处显示更轻微的示踪剂滞留。d. 肉瘤治疗后右大腿水肿的患者的晚期图像，患者出现皮下积液，皮下积液正接受排水消肿（箭头）治疗，在被输送通过淋巴系统时均发现了示踪剂。e. 患有脂肪水肿的患者的正常晚期图像，其描绘了腿部示踪物清除和正常淋巴结成像，在后期的脂肪水肿中，淋巴系统的继发性改变可以通过淋巴显像观察到。f. 患有淋巴液渗漏导致阴囊水肿的患者的晚期图像，图像清楚地显示注射到足部的示踪剂随后出现在阴囊（箭头）

的低分辨率问题。使用大量 T2 加权、非对比剂增强的图像已成功显示了病理性淋巴管。钆造影剂已成功应用于美国以外的国家，并清晰地描绘出各种病理淋巴条件下的淋巴管和结构。最初的研究仅包括少数患者，因为 MRI 是很昂贵的；此外，还有一些与钆有关的肾毒性问题，并且注射造影剂的量

（毫升）要比 LAS 大得多。尽管存在这些缺点，但高空间分辨率获得的功能或解剖图像可能未来会替代大型医疗中心的 LAS 取得的图像。最近有关特定 MR 序列的研究可以显示淋巴管内淋巴流动（以前流动速度太慢无法进行检测），这可能会促进 MR 在临床应用中的进一步发展。

3

3.10.7　联合多模式 / 融合成像技术

虽然成像技术在美国的使用越来越普遍，但是仍存在将多模式联合以产生组合或融合图像的成像系统。SPECT-CT，即单光子发射计算机断层扫描（SPECT）结合 X 线 CT，结合了 LAS 的优点和 CT 高空间分辨率的优点，并可能会用于先天性淋巴水肿伴有可能淋巴结改变的患者，特别是用于那些临床上更严重的疾病，包括乳糜性和非乳糜性反流，可以更精确地显示泄漏的位置。

3.10.8　荧光造影成像

已经有几个小组研究了最近对吲哚菁绿（ICG）荧光造影成像的应用。虽然 ICG 在美国尚未得到美国食品药品管理局（FDA）的临床批准，但正在进行的研究已经证实了其可用于浅表的外周淋巴管的详细成像。此外，由于图像是通过高度精密的相机和成像系统拍摄的，因此可以实时监视示踪剂的移动，并且此功能可以分析流速。虽然这项新工作还有待于在其他中心进行复制，并且示踪剂（或类似示踪剂）需要经 FDA 批准才能使用，但该技术可能具有一些未来的潜力。尚未被克服的一个缺点是荧光造影成像不能解决比浅表外周淋巴系统更深层的任何问题，因此其对外周淋巴水肿的效用将会很有限。外科医师正在术中广泛使用 ICG 来识别淋巴管和淋巴结，这样做解决了深度有限的问题，因为组织在手术过程中已经处在打开状态。

3.10.9　总结和展望

成像不应再被视为纯粹的调查或研究工具，或仅用于可能会使临床医师困惑或需要手术的复杂病例。目前的成像模式是安全可用的，并且使我们不局限于在描述患者时仅能描述其外部表现。诸

如 LAS 等技术属于微创技术（一根小棒针），且相对便宜，并提供对淋巴水肿患者的诊断、预后和治疗有重要意义的功能和解剖学信息。更新一些的技术，如 MRI（增强或非增强）和联合成像提高了空间分辨率，已有研究描述了适当使用这些方法来评估淋巴水肿和淋巴管发育不良综合征患者的不同表现。

3.11　治疗淋巴水肿的方法

治疗淋巴水肿的方法从无知（"你必须忍受它"）到众多手术治疗。这两个极端之间有几个保守的治疗方法。

CDT 是绝大多数患有原发性和继发性淋巴水肿患者的首选治疗方法。除 CDT 外，还有各种治疗方法可用于补充 CDT。其中一些将在下一节讨论；其他如超声治疗和电疗等将在第 4 章中讨论。

3.11.1　综合消肿治疗（CDT）

> 由于目前没有治愈淋巴水肿的方法，治疗的目标都必须是减轻水肿并保持这种状态，即使淋巴水肿恢复到潜伏期。

实现这一目标的唯一生理途径是通过淋巴管和组织通道从组织中去除多余的血浆蛋白。对于大多数患者而言，这可以通过巧妙应用 CDT 来实现。CDT 在原发性和继发性淋巴水肿中均显示良好的长期疗效。CDT 的组成部分和技术将在第 4 章中详细介绍。

许多研究已经证明了这种疗法的有效性，该疗法自 20 世纪 70 年代以来在欧洲国家已经很好地使用开来。虽然 CDT 自 20 世纪 80 年代以来一直在美国被应用，但这种治疗方法在明确的指南发布之后才被接受，随后 CDT 的所有组成部分都纳入

了 20 世纪 90 年代淋巴水肿治疗培训学校的教学课程中。

CDT 的应用分为两期。在第一期中，目标是调动积聚的富含蛋白质的液体并引起纤维组织减少（如果存在纤维组织的话）。该强化期的持续时间不同，上肢淋巴水肿患者平均为 2~3 周，下肢淋巴水肿患者平均为 2~4 周。理想情况下，治疗每天进行 1 次，每周治疗 5 天（表 3.9）。

第一期的另一个重要目标是指导患者采用能够保持和提升治疗的成功率的技巧（适当的皮肤护理、正确使用绷带、穿弹力衣等）。

紧接着第一期的是第二期，其目标是保持和提升第一期中所取得的成功。这一阶段的大部分内容是由患者进行的。在患者依从性良好的情况下，体积减小不仅可以维持，而且还可以通过在第二期中逐步减少纤维组织来进一步促进体积减小。

在更严重的淋巴水肿病例中，可能需要重复第一期；如果淋巴水肿与其他疾病相关，则须相应地调整 CDT 的各个步骤。

CDT 已被证明是有效的，且具有优异的长期疗效，只要患者适合，CDT 也是无创和安全的，即对患者没有任何已知的副作用。

CDT 的花费也低，因为护理工作从医疗专业人员转移到了患者和（或）患者家属。它显著降低了蜂窝织炎发作的危险因素，并改善或减少了淋巴囊肿、淋巴瘘、淋巴管曲张和真菌感染。

3.11.2　按摩

传统上按摩一直被用于治疗水肿，但却并不适合治疗淋巴水肿。在第 2 章中概述了水肿与淋巴水肿的区别。

"按摩"这个词的意思是"揉捏"，用来描述"经典"或"瑞典式"按摩的形式，包括诸如轻抚、揉捏、叩抚、振动和摩擦等技术。

"按摩"这个词经常被滥用来描述徒手淋巴引流（MLD）技术（见第 4 章）。MLD 轻抚中不包含揉捏，与传统按摩技术没有任何相同之处。

> 传统按摩可能会对淋巴水肿产生负面影响，包括主动性充血，因为应用这些技术的皮肤区域的肥大细胞会释放组胺。

主动性充血导致血液毛细血管压力升高以及随后的毛细血管滤过增加。这导致更多的水积聚在间质间隙中，使已经受压或受损的淋巴系统更加超负荷工作。

浅层淋巴管容易受到外部压力的伤害。传统的

表 3.9　淋巴水肿的分期和治疗方法

分期	治疗时间	CDT 第一期	CDT 第二期
1 期	2~3 周	● 每日 MLD	● 需要时则采用 MLD
		● 短拉伸绷带	● 弹力衣
		● 皮肤护理	● 皮肤护理
		● 消肿锻炼	● 消肿锻炼
2 期	3~4 周	● 每日 MLD	● 需要时则采用 MLD
		● 短拉伸绷带	● 弹力衣
		● 皮肤护理	● 夜间使用绷带
		● 消肿锻炼	● 皮肤护理
			● 消肿锻炼
			● 需要时重复第一期
3 期	4~6 周	● 每日 MLD	● 需要时采用 MLD
		● 短拉伸绷带	● 弹力衣（需要时联合绷带使用）
		● 皮肤护理	● 夜间使用绷带
		● 消肿锻炼	● 皮肤护理
			● 消肿锻炼
			● 需要时重复第一阶段
			● 整形手术（必要时）

注：CDT—综合消肿治疗；MLD—徒手淋巴引流。

按摩技术可能会导致锚丝和淋巴管内皮层的局部损伤。按摩技术还会增加水的 LL（通常是细胞），并可能对淋巴管造成额外损伤而进一步降低淋巴系统的 TC。因此，传统按摩在有淋巴水肿风险的肢体（及其同侧躯干象限）及已有淋巴水肿的肢体中禁用。

3.11.3　热疗法

作为淋巴水肿治疗的一部分，不应将冰、热、热超声、水疗（热敷）、桑拿、冷热交替浴和石蜡应用于患肢和同侧躯干象限。基础生理学和高级生理学原理均认定活动性出血会与上述治疗一同发生。血管舒张会升高毛细血管压力，反过来会增加淋巴负载量（LL）。应避免会引起患肢或"有风险的肢体"和（或）同侧躯干象限血管扩张的任何方法。

3.11.4　抬高患肢

简单抬高受淋巴水肿影响的肢体可能有助于减轻水肿，可能在 1 期淋巴水肿时尤为如此。如果通过提高患肢，淋巴阻塞与水肿有所好转，则应通过穿合适的弹力衣来保持这一效果。

3.11.5　连续间歇性充气加压治疗

间歇性充气加压治疗（IPC）装置由一个含有多个压力室的充气衣组成，将充气衣缠绕着手臂或腿部并连接一个可以向弹力衣中填充压缩空气的电动气泵。弹力衣间歇性充气和放气，不同装置的循环时间和压力有所不同。

第一代 IPC 装置由一个充气式单个压力室组成，该室为整个肢体提供了不分段的均匀和持续的压力水平。这些不用程序控制的设备没有提供适当的压力分布或压力梯度。为了有效促进停滞的淋巴水肿积液的运动，必须在下肢（较高压力）和上肢（较低压力）之间创建一个压力梯度，这与使用弹力绷带和弹力衣的原理相同。由于压力控制量有限且缺乏合适的压力梯度，单室装置不用于治疗淋巴水肿。

有多个压力室且分段的 IPC 被认为是新一代的压力装置，并且在气泵上装有多个外流口，使弹力衣从肢体下部到肢体上部的不同部分依次充气，直到所有部分充气完成。在这一阶段之后，所有压力室同时放气（图 3.39）。

以下两组有多压力室的 IPC 应当区分开来：那些不具有或具有有限手动控制和非校准压力的装置，以及那些具有用程序控制选项和校准压力的装置。

不具有或具有有限手动控制和非校准压力的多室 IPC

在这组更传统的设备中，每个压力室中的压力相同，或者在连续的压力室中存在预定的压力梯度，但不能独立地调节每个室中的压力。这些泵中的压力通常由最低位置（最远端）压力段的单一控制决定，并在随后的压力室充气时在每个室中施加持续的压力。

与使用这些设备相关的一个问题是，在皮肤表面上施加的压力可能大大超过设备本身显示的压力值。在 2002 年，Segers 等人研究了多压力室泵，以确定表盘上显示的压力是否是由压力室对皮肤产生的实际压力。他们发现，尽管表盘分别指示为 30mmHg、60mmHg、80mmHg 和 100mmHg，但每个压力室施加在皮肤上的压力实际上达到了 54mmHg、98mmHg、121mmHg 和 141mmHg。

考虑到淋巴系统的解剖学和生理学情况，很明显，对皮肤的过度施压可能会对浅表淋巴结构造成破坏。

与这些设备一同使用的弹力衣仅覆盖部分肢

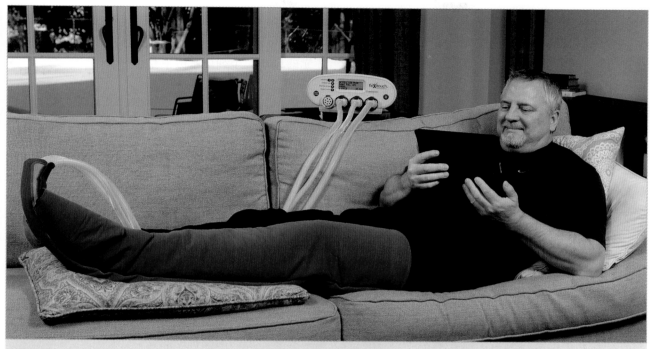

图 3.39　下肢连续加压系统（转载已经过 Tactile Medical 许可）

体，并且没有额外覆盖躯干相邻部位的器械。随后，从肢体引流的淋巴水肿积液可能积聚在肢体的顶部，形成硬化组织（纤维环），或可能导致先前未受淋巴水肿影响的躯干（胸部、腹部）的相邻部位出现水肿。在下肢淋巴水肿中，从腿部引流出的液体可能积聚在外生殖器区域。

考虑到四肢淋巴水肿常与邻近身体象限和（或）外生殖器的水肿有关，这些装置不适用于治疗淋巴水肿。

具有用程序控制选项和校准压力的多室 IPC

具有校准梯度压力的先进分段装置的特征是可以手动控制装置的至少 3 个外流口，其可以将单独确定的压力传递至装置的每个压力室。可以在各个压力室中进行手动调压和（或）调整充气循环的长度和频率。这些设备也被称为 Ⅲ 型泵。

该装置的优点是可以调节压力的水平和位置，以满足患者舒适性（压力忍受度、疼痛）方面的要求，并专注于受淋巴水肿影响的特定部位或过度纤维化组织形成的部位。不可调节及不可用程序控制的装置不能提供这种水平的调整，这点可能会对患者的依从性产生负面影响，特别是在患者无法忍受持续压力的情况下更是如此。具有校准梯度压力的分段装置中压力分布的可控性降低了对浅表淋巴结构产生破坏性影响的潜在危险。

用充气加压疗法治疗肢体淋巴水肿，而不用 CDT 治疗身体邻近象限和引流区域，所存在的一个较大风险在于会将淋巴水肿积液从远端移动到近端而进行积聚。这可能会导致蛋白质分子在这个区域积累，形成一个纤维环，也可能会导致之前没有水肿的躯干象限形成积液，或外生殖器水肿。

一些更复杂的模型有额外的装置可以治疗躯干。如前所述，四肢淋巴水肿常常与邻近身体部位水肿有关，如胸部、躯干或腹部。这些更先进的 IPC 系统可以解决这些问题，并有助于在刺激肢体之前清除这些区域的水肿，从而可以避免产生纤维化的袖口样深痕或其他身体部位发生额外水肿的危险。

与使用 IPC 相关的问题之一是这些设备能够成功从间质间隙去除水分，但不能有效去除蛋白质。充气加压装置的应用降低了淋巴水肿肢体的含水量，并且肢体体积最初会变小。然而，如果间质水含量降低，但是积聚的蛋白质分子仍保留在组织中，则组织液胶体渗透压（COP_{IP}）会升高。这会导致更多的水分离开毛细血管，从而加剧水肿。组织中剩余的蛋白质会不断产生新的结缔组织。

2001 年，Miranda 等人进行了一项前瞻性的盲法研究，并采用连续间歇性充气加压（SIPC）。该研究评估了 11 例在 SIPC 之前、进行 3 小时 SIPC 后又经过 48 小时之后，进行过同位素淋巴造影的患者。在 6 个指定点测量下肢，显示 SIPC 治疗之后膝关节下部位周径显著降低，但大腿部位没有变化。该研究得出的结论是加压促进了淋巴液（例如水）的运输，而没有促进类似的大分子运输（例如蛋白质）。或者说，SIPC 通过减少血液毛细管滤过而不是加速淋巴回流，从而减轻淋巴水肿，进而首先恢复导致水肿的淋巴动力学平衡。

可用程序控制和校准的压力泵的建议压力水平和治疗时间

遗憾的是，对于治疗淋巴水肿来说，IPC 的压力水平应定为多少才合适还缺乏共识。一般来说，我们可以说压力水平应该根据患者的忍耐度和对治疗的反应进行调整。在使用这些设备时需要仔细指导患者，以及在经过专业设备培训的执业医师的监督下使用。文献表明，对于大多数患者而言，可能 25~60mmHg 的峰值充气压力已经足够。IPC 治疗的频率也尚未达成标准共识。根据患者个人情况，通常建议治疗时间为 30 分钟 ~2 小时（每天 2 次，每次 1 小时）。使用 IPC 时必须由具有淋巴水肿治疗知识的专业治疗师仔细指导，以确定最佳治疗频率。

什么时候应禁用 IPC？

淋巴水肿框架性国际共识文件"淋巴水肿最佳实践指南"中列出了以下禁忌证。

- 无凹陷的慢性淋巴水肿。
- 已知或疑似深部静脉阻塞。
- 肺栓塞。
- 血栓性静脉炎。
- 皮肤急性炎症（丹毒、蜂窝织炎）。
- 不能控制的或严重的心脏衰竭。
- 肺水肿。
- 缺血性血管疾病。
- 影响水肿区域的活动性转移性疾病。
- 肢体根端的水肿或躯干水肿。
- 严重的周围神经病变。

使用 IPC 治疗淋巴水肿仍然是一个引发持续讨论的话题，它并不能替代 CDT 或作为 CDT 的组成部分，而 CDT 仍是公认的淋巴水肿治疗的金标准。然而，最近的研究表明，新一代 IPC 作为有效控制淋巴水肿的辅助治疗方式很有潜力，特别是针对受慢性淋巴水肿影响并且获得医疗服务很有限或无法获得的患者，或者是针对 CDT 后无法立刻自我维持治疗以独立控制淋巴水肿的患者。在 CDT 结束后，治疗师会指导患者使用弹力绷带和弹力衣、自我 MLD 和消肿锻炼计划来维持 CDT 取得的结果；这些保守的治疗方法对大多数人都有效，但对某些人可能还不够，所以合适的充气加压装置可能会是一个将这种情况控制在更理想水平的有效选择。

2011 年 NLN 的意见书指出，IPC 不能"独立"治疗淋巴水肿，也不应在没有 CDT 辅助的情况下使用。

为了保持对水肿的控制，有必要在进行连续充气加压装置治疗之间穿着弹力衣和（或）短拉伸弹力绷带。

对于这些方法的客观临床作用和成本效益还需

进行更多的研究。

3.11.6 低能量激光治疗（LLLT）

LLLT 装置使用红外激光，可产生特定波长的红外线，能够在不使组织温度升高的情况下深入穿透组织。这些装置作为淋巴水肿的附加治疗选择已被引入美国市场，并于 2006 年被 FDA 批准。

最近的几项研究表明，LLLT 也许能够有效地减少一些患者的淋巴水肿周径，并可能有助于软化肢体的硬组织及减轻疼痛。尽管 LLLT 在缓解淋巴水肿的某些症状方面表现出一定的有效性，但是这些效果如何实现的确切机制尚不清楚，且针对 LLLT 有效性的证据很有限；在证实 LLLT 是一种能够有效辅助治疗淋巴水肿的方式之前，仍需要进行更多的研究。

3.11.7 淋巴水肿与营养

淋巴水肿患者不需要特殊的饮食；受淋巴水肿影响的患者应该尽力达到并保持合理体重以减少与肥胖相关的危险因素。在选择合适的饮食时，患者应该相信自己的判断。如果没有其他疾病存在，如糖尿病或心脏病，那么应追求健康和均衡的饮食。

淋巴水肿治疗中一种公认的营养方法是，除了身体活动和锻炼外，遵循营养均衡和适量饮食有益于体重管理。肥胖和超重往往会加重与淋巴水肿相关的症状。最近的一项研究显示，肥胖确实对淋巴液水平和肢体体积有影响。均衡健康的饮食有助于减少与淋巴水肿相关的风险因素。

许多患者会认为限制蛋白质摄入量能控制淋巴水肿。尽管淋巴水肿的定义是组织中水和蛋白质的积聚，但必须了解的是淋巴水肿并不能因为限制蛋白质摄入而减轻。同样不要为了减轻水肿而试图限制液体摄入，这点也很重要。良好的水合作用对于

基本细胞功能至关重要，在淋巴水肿治疗前后尤为重要，它可以帮助身体清除废物。

胆固醇在淋巴水肿治疗中的作用

胆固醇是一种脂肪物质，由肝脏产生，也存在于饱和脂肪含量较高的食物中，如肉类、蛋类和乳制品。胆固醇已经有了一些不太好的名声。然而，它是与疾病有关的脂肪消耗量，而不是脂肪量。低密度脂蛋白（LDL）由饱和脂肪酸和反式脂肪酸组成。LDL 也被称为"坏"胆固醇，可能黏附在动脉内壁并使得冠心病的风险增加。而"好"的脂肪，单不饱和脂肪酸或多不饱和脂肪酸，或高密度脂蛋白（HDL）可降低疾病风险。吃太多饱和脂肪会增加"坏"胆固醇的水平并导致肥胖。

维生素和其他补充剂

没有任何维生素、食品补充剂或草药已被证明能够有效减轻淋巴水肿。在美国，膳食补充剂被规定为食物，而不是药物。除非其要声明对特定疾病的预防或治疗有效，否则不需要 FDA 的上市前批准。由于不需要审查膳食补充剂的生产一致性，也没有关于剂量或纯度的具体标准，因此作为膳食补充剂销售的产品可能差异很大。然而，淋巴水肿患者通常需要额外的维生素和补充剂，特别是当他们与感染的反复发作做斗争的时候。要确定哪些补充剂和维生素是有益的，淋巴水肿患者应咨询他们的医师和（或）营养专家。

3.11.8 淋巴水肿的药物治疗选择

在西方用于治疗淋巴水肿的药物通常仅限于抗生素，用来预防和治疗通常与淋巴水肿相关的感染。正如 2011 年 NLN 的意见书所述，不应该仅仅用药物或膳食补充剂治疗淋巴水肿。以下是可能用来治疗淋巴水肿的药物清单。

利尿剂

大多数专家认为，利尿剂治疗单纯性淋巴水肿的效果不佳，且可能导致症状加重。利尿剂能促使体内多余的液体排出体外；尽管这些药物在短期内可能有益，并且可能在发生淋巴水肿与全身问题（腹水、胸腔积液、蛋白丢失性肠病）时使用，但如果长期使用，它们可能有害并且可能会导致淋巴水肿恶化。

原因就在于淋巴水肿是人体软组织中水和蛋白质分子的异常聚集，而这是由淋巴系统功能障碍所引起的。

淋巴水肿以外的肿胀（水肿）可能由各种疾病引起，如充血性心力衰竭、肾脏疾病或静脉功能不全。这些肿胀积聚的液体中不含有更高水平的蛋白质，并且被定义为水肿。

用于淋巴水肿的利尿剂的效果是有限的，因为它们只能去除水肿中的水分，而蛋白质分子仍留在软组织中。利尿剂的脱水作用导致水肿液体中蛋白质质量浓度升高，这可能导致组织变得更加纤维化并增加继发性炎症的可能性。此外，一旦利尿剂失效，剩余蛋白质会吸收更多的水进入水肿区域，并可能导致淋巴水肿的体积增加。

国际淋巴学会 2009 年共识文件指出："在综合消肿治疗（CDT）的初始治疗阶段，利尿剂的作用很有限。不建议长期使用利尿剂，因为其对治疗周边淋巴水肿的收益很小，并可能导致液体和电解质失衡。"

苯并吡喃酮

这些药物包括香豆素、羟乙基芦丁和类黄酮（地奥司明），已经显示能够促进淋巴水肿中蛋白质的分解。但是研究表明，这些药物在治疗淋巴水肿方面的实际作用是有疑问的。美国和澳大利亚已经由于其肝毒性和缺乏有效性而放弃使用香豆素。

国际淋巴学会 2009 年共识文件指出："口服苯并吡喃酮，据报道可水解组织蛋白并促进其吸收，同时刺激淋巴管，但他们既不是 CDT 的备用选择，也不是 CDT 的替代品。包括丝虫病在内的原发性和继发性淋巴水肿治疗中，苯并吡喃酮类药物（包括那些被称为芸香苷和生物类黄酮的药物）的确切作用仍未明确，包括其合适的制剂和剂量方案也未明确。香豆素，苯并吡喃酮的一种，其高剂量与引发肝毒性有关。最近的研究已经将这种毒性与这些患者中不良的 CYP2A6 酶活性联系了起来。"

枸橼酸乙胺嗪片（DEC），阿苯达唑和伊维菌素

这些药物用于淋巴丝虫病的治疗，淋巴丝虫病在美国非常罕见，但在热带和亚热带地区有 80 多个国家很流行。丝虫病是由几乎只生活在人体中的线状寄生丝虫引起的。估计有超过 1.2 亿人受到这种疾病的影响，这种疾病的传播是通过蚊子叮咬感染者后再叮咬他人，如此让他们感染上寄生虫的。这些丝虫产生的废物有毒性，导致发炎和淋巴系统闭塞，并且经常导致极度水肿。使用这些药物的目标是消除寄生虫，这样可以中断蚊子一直传播疾病。

抗生素和抗真菌剂

皮肤和指（趾）甲的细菌感染［皮肤淋巴管淋巴结炎（DLA）］和真菌感染在淋巴水肿患者中很常见。广谱抗生素和抗真菌药物可以有效治疗这些并发症。对于常见的并发症是蜂窝织炎的患者，可能需要预防性抗生素治疗。

3.11.9 治疗淋巴水肿的手术方法

治疗淋巴水肿的外科手术已经进行了一个多世纪，随着医疗技术和显微外科技术的进步，人们越来越多地讨论外科手术治疗在作为一部分淋巴水肿患者的替代或附加治疗方案中的作用。最新研究表

明，治疗淋巴水肿的外科手术对一些患者有益；然而，人们普遍认为外科手术并不能免除患者对保守治疗（非手术）的需要，即术前和术后 CDT，并认为外科手术应作为保守治疗方案的辅助手段。

CDT 被认为是治疗淋巴水肿的金标准，并且在有适当的治疗技术和患者依从性的情况下，能够成功地控制大多数患者的淋巴水肿。在这些患者身上应该应用手术方法，即保守治疗很明显不成功或者保守措施所取得疗效不能继续维持（另请参阅第 5 章"淋巴水肿的手术治疗"）。其他可能考虑手术的情况是，肢体重量导致相当严重的功能障碍和美容畸形，以及淋巴水肿相关炎症频繁发作的情况。

确定是否采取手术治疗淋巴水肿的关键是权衡特定外科手术的潜在益处与其相关的风险。其他考虑因素应包括患者的个人医疗需求和目标以及手术团队的医疗专业知识。

所有手术的目标都是减小受淋巴水肿影响的部位的体积，以促进保守治疗、改善功能、预防或消除与淋巴水肿相关的并发症。文献指出，在确定患者最有可能从外科手术中受益后，将手术作为综合治疗方法的一部分进行，加上术前和术后保守性的淋巴水肿治疗，将能获得最佳结果。

> 一般而言，手术方法可分为切除技术、重建技术和组织转移。

切除技术可清除受淋巴水肿影响的组织，并可进一步细分为减负荷手术、吸脂术或截肢术。重建技术包括用显微手术改善或恢复淋巴通道已经受损或丢失区域的淋巴液流动。目的是利用两个淋巴管之间的连接（淋巴管 - 淋巴管吻合），利用淋巴管和静脉之间的连接（淋巴管 - 静脉吻合），或利用静脉作为移植物建立与其他淋巴管的连接（淋巴管 - 静脉 - 淋巴管吻合），创造出一个旁路使淋巴液越过受损伤的淋巴组织或在其周围流动。

组织转移涉及显微手术移植含有淋巴结和相关淋巴管及其血管的软组织，从健康的未受影响的供体位点采集并转移至有损伤或缺失的淋巴组织的区域（血管化淋巴结移植术）。

减负荷手术和切除手术

减负荷手术将多余的皮肤和皮下组织转移到受淋巴水肿影响的区域的肌肉筋膜。然后将由此产生的切下区域的创面用从切除区域或从患者的其他供体部位采集的皮肤移植物覆盖。

1912 年，Sir Richard Charles 首先描述了最激进的技术（Charles 术）。从那时起，各种使这一手术创伤更小的调整被不断引入；然而，术后的结果非常损毁患者形象，并且包括一长串并发症，例如皮肤坏死、慢性伤口、延迟愈合、过度瘢痕、感染和过度血肿。切除技术的主要缺点是，皮下淋巴管与组织一起也被移除或者消除，这严重干扰了以后通过保守治疗来治疗淋巴水肿的任何尝试。这些手术不能阻止淋巴液再积聚，也不能改善受损淋巴系统的功能。

幸运的是，现如今这些侵入性手术很少用，仅用于少数非常极端的淋巴淤滞象皮病，其增厚、下垂的组织和反复的感染可能能证明使用这种激进方法的合理性。其他适应证可能包括在选定的淋巴水肿病例中进行局部减负荷手术以除去多余的皮肤皱褶，目的是在成功 CDT 后改善肢体充血消除后的外观问题。

吸脂术

吸脂术是一种切除手术，在此过程中，通过负压真空管来移除皮下脂肪组织，并通过淋巴水肿部位上的多个切口，多次插入该真空管。在这种有创手术中，脂肪组织连同脂肪组织中的淋巴管都被一并移除。吸脂手术在治疗淋巴水肿方面与标准的美容吸脂不同，后者并不适用于治疗淋巴水肿。没有经过手术培训的外科医师不应该尝试做淋巴水肿的吸脂术。其他一些描述这种手术的术语包括抽吸辅助去脂术（suction assisted lipectomy，SAL）、四周负压辅助去脂术（circumferential suction assisted lipectomy，CSAL）和负压辅助蛋白质去脂术（suction assisted protein lipectomy，SAPL）。

目前吸脂术是治疗淋巴水肿最常用的切除手术。与其他手术方法一样，吸脂术应用于那些保守治疗未能使淋巴水肿恢复到潜伏期的患者。它应该仅用于非凹陷性淋巴水肿，其中多余的体积由脂肪组织组成，且在晚期淋巴水肿中很常见。然而，一些临床医师称，如果不能通过保守措施进一步减轻水肿，抽吸 4~5mL 上肢淋巴水肿液和 6~8mL 下肢淋巴水肿液是可以接受的。

文献指出，如果手术正确，可以在小部分患者中成功移除大量的多余体积，蜂窝织炎的发病率也可以降低 75%。

吸脂术的风险包括出血、感染和皮肤感觉异常。

吸脂术后仍可能会出现淋巴水肿，接受这种手术的患者需要继续终身佩戴逐步缩小的定制的弹力衣。成功的治疗在很大程度上取决于外科医师和一位有特定术前和术后经验的淋巴水肿治疗师之间的紧密合作。

淋巴管重建术

淋巴管重建术旨在提高淋巴液返回到血液循环的速度。其技术包括将有功能的淋巴管、淋巴结或身体其他部位的静脉自体移植到有淋巴水肿的部位，并将淋巴管和淋巴结直接连接到邻近的静脉。

这些手术主要用于淋巴水肿的较早期阶段（在纤维化组织和脂肪组织产生之前），其中过量的体积成分主要是液体。近年来，在显微外科手术和器械方面的进展及改进的成像技术已经促进了这些手术的持续发展，并且也已经有肢体体积减小的病例报道。然而，目前还没有关于这些技术有效性的长期研究，仍需要做更多的研究来正确定义显微手术的适应证。

淋巴管－淋巴管吻合术

该手术涉及健康的、功能正常的淋巴管，并将这些淋巴管转移到受淋巴水肿影响的区域，在那里将它们直接缝合到受淋巴水肿影响的肢体中的淋巴管上。这样做的目的是创建一座桥来绕过瘢痕或疼痛部位，从而改善或恢复淋巴流。此手术中使用的健康淋巴管通常取自大腿内侧区域，理论上也存在诱导供体部位淋巴水肿的风险。

淋巴管－静脉吻合术

该手术依靠淋巴水肿区域中的淋巴管与小的相邻的皮下静脉（小静脉）的连接，使淋巴液直接流入静脉系统，从而绕过阻塞的淋巴液区域。进行多次淋巴管－静脉吻合术往往会获得更好的结果。该手术不需要供体部位，这使得手术创伤最小、风险也最小。

血管化淋巴结移植术

在此手术中，从供体部位（腹股沟、胸壁或颈部）采集含有淋巴结及其动脉和静脉血管的自体软组织，并将其移植到受淋巴水肿影响的部位。在这里，供体组织的血管连接到局部血管以重新建立对移植的淋巴结的血液供应。新的淋巴管将从移植的淋巴结中萌生，而剩余的淋巴管将会再生，从而恢复淋巴引流并防止形成新的瘢痕组织的形成。

必须强调的是，所有的外科手术都是侵入性的，费用高昂且风险很大，并且长期结果尚不明确。CDT 作为淋巴水肿的保守治疗方法是非侵入性的，对患者的副作用极小或无副作用，显示了良好的长期结果，应始终是治疗首选。

3.12　慢性静脉功能不全（CVI）和静脉淋巴功能不全

3.12.1　CVI 的定义

CVI 是静脉疾病的晚期阶段，其中静脉和肌肉泵活动变得无力，导致血液在腿部和足部积聚。这种情况可能是由于浅静脉（严重静脉曲张）或深静脉病理变化或多种其他静脉相关疾病（如先天性静脉瓣膜缺失）导致静脉重复损伤所致。CVI 的特征是走路时静脉压升高。

> 慢性静脉功能不全直接影响淋巴系统。静脉回流不足使毛细血管血压升高，导致净滤液增加。作为一种积极的水肿保护机制，淋巴系统与其安全因子相互作用。

3.12.2　血栓后综合征

每 3 名下肢或骨盆部位深静脉血栓（DVT）患者中会有 1 名在 5 年内发生血栓后遗症。大多数血栓后综合征（post-thrombotic syndrome，PTS）的发作是在血栓形成的 2 年内。有多次血栓形成（复发性血栓形成）的患者发生 PTS 的风险要更高。

PTS 是 CVI 最常见的原因之一，如果在早期阶段未进行治疗，其特征会是水肿、色素沉着、浅静脉曲张、脂性硬皮症、溃疡和疼痛，尤其是在走动之后疼痛更重。PTS 的长期影响是由于静脉瓣膜功能不足造成的。DVT 通常发生在静脉瓣膜部位，导致不可逆转的损伤和（或）伴有动态静脉高压的深静脉阻塞（见 3.12.4，"CVI 的病理生理学"）。

3.12.3　下肢静脉动力学

与淋巴系统一样，静脉系统分为浅层（皮肤）和深层，两者均由筋膜分开。浅层通过穿过筋膜的

静脉（交通静脉），与通常伴随深动脉的深静脉连通。人体约 60% 的血量在静脉系统内，因此静脉有时被称为容量血管（图 3.40）。

静脉回流到心脏时会产生相对小的压力梯度。正如第 2 章所述，血压在体循环的动脉端和静脉端之间不断下降。在靠近心脏的静脉中，血压仅为 1.5~4mmHg。重力的作用进一步阻碍了静脉回流。

如果没有肌肉和关节泵（主要是小腿肌肉组织）、腹式呼吸、舒张期心脏的抽吸作用及由同样的鞘包围的相邻动脉的搏动，从下肢进行足够的静

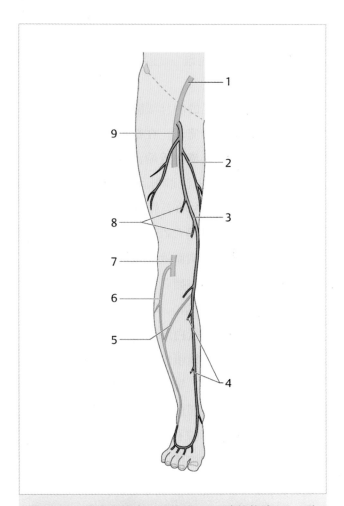

图 3.40　下肢浅静脉和深静脉。1. 髂外静脉；2. 副隐静脉；3. 大隐静脉；4. 交通静脉；5. 横向连接；6. 小隐静脉；7. 腘静脉；8. 交通静脉；9. 股静脉（经 Faller A, Schuenke M. 许可转载。The Human Body. Stuttgart/New York：Thieme；2004）

脉回流是不可能的。这些支持结构与防止逆向血流的功能性瓣膜系统一起，推动深静脉系统内的血液返回心脏。在肌肉泵的舒张期间，来自浅表系统的静脉血通过交通静脉到达深静脉。

仰卧位时，足部静脉血管的正常血压值约为 10mmHg。当直立和站立不动（静态平衡位）时，薄壁静脉扩张，并且由于心脏水平以下静脉血柱的静水压力，血液将集中在足部和腿部。足部静脉的压力随后会升高到约 100mmHg。在走动时，肌肉和关节泵的作用可以避免血液淤滞，还有助于将静脉血推回心脏。如果瓣膜功能良好，足部同一静脉的静脉压会在走动时降低 70%（约降至 30mmHg）。

3.12.4　CVI 的病理生理学

CVI 中功能不足的静脉瓣膜无法防止肌肉泵活动期间静脉血的逆行流动。在行走时，肌肉泵迫使深静脉中的血液不仅流向近端，而且还流向远端，并通过交通静脉进入浅静脉系统（Blow-out 综合征）。这种情况被称为动态静脉高压，其被认为是通过以下顺序事件引起 CVI：升高的静脉压超过静脉至毛细血管压，影响血液流速。毛细血管内的低血流状态会引发白细胞捕获。被捕获的白细胞释放蛋白水解酶和氧自由基，从而破坏毛细血管基底膜。血浆蛋白如纤维蛋白原渗入周围组织，形成纤维蛋白沉积。间质纤维蛋白和由此引起的水肿减少了向组织的氧气输送，导致局部缺氧并可能伴随炎症和组织坏死。高毛细血管内压力导致毛细血管内皮细胞彼此拉开（牵拉孔现象）。红细胞渗出毛细血管，使皮肤变成红棕色（含铁血黄素沉积物）。

CVI 对淋巴系统的影响

动态静脉高压和随后毛细血管压升高导致净滤液增加。通过激活其安全因子，淋巴系统能够在一段时间内排出多余的水（和蛋白质）。但是，如果

没有适当的治疗（抬高、施压），淋巴系统最终会形成动力功能不全，随后出现水肿，在大多数情况下水肿最初会随着抬高患肢而消退并保持相对静止。

如果长时间不治疗，对淋巴系统的损害加上 TC 的减少是不可避免的。淋巴系统可能会因长期牵拉而发生机械功能不全。由于淋巴管内的高压和随后的蛋白质渗入淋巴管壁结构，淋巴管壁发生纤维化（壁膜功能不全）。此外，深静脉结构的炎症过程可能涉及相邻的淋巴管，进一步降低 TC。

联合性功能不全（TC 减低，同时 LL 增加）描述的这种情况会引起严重的后果，引起 CVI 的体征和症状。

3.12.5　CVI 的分期

如果不进行治疗，与 CVI 和动态静脉高压相关的症状将逐渐恶化，病情的进展分期见表 3.10。

亚临床期（0 期）

淋巴系统激活其安全因子，以此作为一种积极的水肿保护机制。它对水的 LL 值的升高做出反应，毛细淋巴管水平上的淋巴液形成增加，淋巴管和淋巴干中的收缩频率升高。

> 只要健康的淋巴系统能够代偿由于静脉高压、被动血管舒张以及随后净滤液增加引起的 LL 水平的升高，患者不会发生水肿。

1 期

淋巴系统仍然健康，但不能排出系统内增多的淋巴液。由于淋巴系统动力功能不全，水肿在一天内就能产生。该阶段也称为静脉淋巴动态功能不全。最初，患者在夜间休息时水肿趋于减轻或完

表 3.10　慢性静脉功能不全的分期和治疗方法

分期	症状	浅淋巴系统的影响				治疗方法
		淋巴水负荷	淋巴蛋白质负荷	淋巴管状态	淋巴管病理	
0 期	无	高	正常	正常	LTV 增加，淋巴系统安全因子激活	压力疗法，抬高，锻炼
1 期	轻度（水肿）	高	正常	正常	静脉淋巴动力功能不全	压力疗法，抬高，锻炼
2 期	中度（色素沉着、静脉曲张、疼痛）	高	高	形态变化	TC 降低，静脉高压不足	CDT
3 期	严重（缺氧、坏死、疼痛）	高	非常高	形态变化	TC 降低，严重的静脉淋巴静态功能不全	CDT 和伤口护理

注：CDT—综合消肿治疗；LTV—淋巴系统容量；TC—淋巴系统的运送容量。

消退。仰卧位时静脉压和净滤液恢复正常值，使淋巴系统有机会"追上"间质组织中过量的水分。

2 期

如果长时间不对毛细血管和淋巴管升高的压力进行治疗，患者最终会遭受 CVI 病理生理学中所描述的损伤。这种损害联合可能的炎症过程，会导致淋巴系统发生机械功能不全，这伴随着水和蛋白质负荷的升高，呈现为联合性功能不全。由于静脉病理原因会导致淋巴水肿出现，且其症状会因为 CVI 相关症状（静脉曲张、色素沉着、疼痛）而加剧。CVI 的第二阶段（CVI 和淋巴水肿）在文献中也被称为静脉淋巴静态功能不全。

早期的淋巴水肿最初看起来是光滑的，并且呈凹陷状。如果不进行治疗，它会进展到更纤维化的阶段（见 3.2.3 内容）。无论起因如何，淋巴水肿都是一种不断加重的疾病。

3 期

此阶段的典型症状是与静脉淋巴静态水肿相关的皮肤剧烈变化。由于血浆蛋白渗漏而形成的间质纤维蛋白沉积与水肿导致的扩散距离增加相结合，减少了向组织输送的氧气和营养物质。这会导致局部组织缺氧和坏死。此阶段的典型特征是脂性硬皮症。下肢典型特征的皮肤变化包括毛细血管增生，脂肪坏死以及皮肤和皮下组织的纤维化。尤其会在

行走之后出现疼痛。

长时间 CVI 导致的淋巴水肿可能表现出象皮病的体征和症状。重要的是要明白，在淋巴水肿（和静脉淋巴水肿，见 3.2.4 内容）的不同阶段，肢体体积是不在考虑范围的。

> 溃疡、色素沉着、静脉曲张、脂性硬皮症和疼痛可能在肢体水肿最轻微时出现。

3.12.6　并发症

CVI 中升高的静脉压及腿部静脉血的延迟消除有引发复发性血栓性静脉炎的高风险。腿部深静脉中的血块是很危险的，因为它们可以冲破束缚并前往肺部。肺栓塞是可以致命的。患者和治疗师了解肺栓塞的体征和症状是很重要的。如果出现这些体征，患者必须立即联系医师（见本章"深静脉血栓性静脉炎"）。

浅静脉血栓性静脉炎

血栓性静脉炎是浅静脉的某一点上形成的血块，因该点受到刺激或损伤而引发。例如，当进行静脉注射时，血栓性静脉炎就可能发生在接受穿刺和注射的静脉中。血栓性静脉炎也可能由于曲张的静脉受到刺激而发生。

3

> 血栓性静脉炎的症状包括受刺激或受伤的静脉区域发红、水肿和发热。靠近皮肤表面的静脉可能比平常显得更明显，或者可能在触诊时感觉像硬质的绳索或细绳。也可能会出现所在相关区域内的疼痛或不适，以及发烧。

血栓性静脉炎的治疗方案可以包括抗炎药物（非甾体抗炎药），相关静脉感染时使用抗生素，肢体的休息和抬高，以给所涉及的区域进行湿润、温暖的施压。如果淋巴水肿合并血栓性静脉炎，温敷可能会避免主动性充血（血管舒张）及其对淋巴水肿组织的负面影响；但是，应用温敷需谨慎。

由于形成的血块通常停留在静脉壁上，因此大多数情况下浅静脉血栓性静脉炎不会被认为是一种严重的疾病，除非发生感染。随着血栓性静脉炎在1~2周内清除，身体会逐渐吸收完血块。然而，有时由于血栓性静脉炎而产生的血块体积可能会较大，并向深处移动进入某支筋膜下静脉中。这是一种更为严重的情况，因为深静脉中的血块或血块的一部分可能会脱落并进入肺部，从而引起肺栓塞等危急情况。

深静脉血栓性静脉炎

DVT 中，筋膜下静脉中会形成血块。这些凝块最常出现的原因是 CVI 的静脉血流不畅或流动缓慢，或长时间坐着不动，长时间卧床休息或穿着的衣物干扰血液流动。由于血液的高凝状态（近期手术、肝脏疾病、服用口服避孕药、严重感染等），血凝块也可能形成。

肢体深静脉血栓性静脉炎的症状如下。

- 沿深静脉的发红、水肿和发热。
- 深静脉感觉像一条坚硬的绳索或细绳。
- 沿深静脉（通常在小腿中部）的疼痛或不适。
- 沿深静脉的皮肤变色或溃疡。

- 肢体疼痛，且咳嗽、打喷嚏或憋气时疼痛加重。
- 痉挛，且几天内加重。

深静脉血栓性静脉炎的治疗方案可以包括，存在血凝块移动到肺部的风险时限制患者活动，抬高肢体，服用抗凝剂和穿着弹力衣。患者应小心不要揉患处，因为凝块可能会脱落并引起肺栓塞。

许多肺栓塞患者都模糊感觉哪里不对劲，但却很难描述或说出问题是什么。

肺栓塞最常见的警示信号如下。

- 原因不明的呼吸短促。
- 胸部不适，通常在深呼吸或咳嗽时加重。
- 焦虑或紧张。
- 头晕目眩。

> 如果出现任何深静脉血栓栓塞或肺栓塞的征兆或症状，患者必须立即去看医师，并且必须中断任何淋巴水肿治疗，直到病情解决。

溃疡

静脉淤积性溃疡是最常见的溃疡形式，主要出现在下肢远端 1/3 处（通常在踝关节周围）。溃疡通常是持续性的，并且如果周围存在水肿，溃疡的愈合很缓慢（或根本不愈合）。溃疡也是肿大肢体发生感染的常见原因。

治疗静脉溃疡的最重要目标是保持伤口清洁（即不含坏死组织、细菌、酵母菌和真菌），在保持伤口基部湿润的同时渗出物能被吸收，并且重新建立正常的动脉和静脉的血液供应（消肿，不穿束身的衣物）。

3.12.7 评估

医师对静脉回流和（或）静脉闭塞的评估通常由非侵入性测试组成，例如多普勒超声检查。淋巴水肿门诊的评估包括本章 3.6 和 3.7 中描述的病史、检查和评估。

静脉淋巴静态水肿的主要评估问题是检查皮肤的完整性。

如果皮肤不完整，则需要在弹力绷带下放入额外的填充物并进行细致的皮肤护理。如果出现溃疡，必须与患者的医师或创伤专家沟通，以便使衣物和伤口护理问题保持同步。如果可以在淋巴水肿门诊进行伤口护理，并将其作为治疗方案的一部分，则疗效通常会更好。

治疗师应仔细检查是否有浅静脉或深静脉血栓性静脉炎的体征和症状。

3.12.8　治疗方法及预防

了解静脉血栓形成的某些风险因素可以大大降低 DVT 发生的可能性。患者通过健康的营养饮食和锻炼来保持理想体重，避免静止状态或不活动，或者穿着护腿长袜并经常抬高腿部以降低血栓形成的风险。有静脉功能不全症状但在服用口服避孕药的患者应该与医师讨论由于 DVT 风险增高是否有其他替代避孕方案。

如果 CVI 的症状和体征都存在，那么一直穿着由医师指定的压力长袜并进行细致的皮肤护理是非常重要的，以防止 CVI 不断发展恶化。在 CVI 的早期阶段，仅在白天穿着压力长袜就足够了。

综合消肿治疗

如果 CVI 没有得到适当的治疗（大多数情况下是采取施加压力的方法），身体的主动和被动水肿保护机制（见第 2 章，"淋巴系统的安全因素"）将无法代偿由于动态静脉高压产生的高水压。

PTS 静脉瓣膜功能不全的患者（CVI 0 期）能够通过日常使用绷带或弹力衣施加压力来避免临床发作性水肿，前提是施加压力的方法不存在禁忌证

（有关压力治疗的禁忌证，请参阅第 4 章）。之前提到的用冷水作用于患肢和其他无创的预防性措施也有助于预防水肿的发生（表 3.10）。

如果治疗是从 CVI 的 1 期开始，则在应用弹力绷带和（或）弹力衣之前，先采用抬高肢体的方法进行消肿。在某些情况下，医师可以选择一次性使用利尿剂来减轻肢体水肿。尽管这个阶段的静脉病理问题很严重，但因为淋巴系统是健康的（正常 TC），无需采用 MLD。

> 2 期和 3 期 CVI 因为淋巴水肿的存在，需要应用包括 MLD 在内的全部 CDT。治疗的目标，像治疗单纯性淋巴水肿一样，是让淋巴水肿恢复到潜伏期。肢体消肿会极大程度促进静脉淤积性溃疡的愈合。

与 CVI 相关的淋巴水肿的治疗方案与原发性淋巴水肿的治疗方案一致。

3.13　创伤和皮肤病变

由于创伤、长时间的组织缺氧、真菌感染、免疫系统功能障碍或未知原因，患有慢性淋巴水肿的个体可能会出现各种皮肤变化（表 3.11）。皮肤变化如下。

- 瘢痕。
- 干燥，鳞状皮肤。
- 皮肤增生或斑块。
- 皮肤纤维化。
- 含铁血黄素染色伴随静脉功能不全。
- 乳头状瘤。
- 淋巴囊肿和静脉曲张。
- 指（趾）甲营养不良。
- 皮肤附件（毛发、汗腺和皮脂腺）的丧失。

长期淋巴水肿患者可能出现的另一种变化是血管瘤（淋巴管肉瘤）的发生。这些肿瘤最常见

于乳房切除术后发生慢性淋巴水肿的个人（斯图尔特 - 特里夫斯综合征）。然而，肿瘤也出现在病因未知的慢性淋巴水肿患者中。这些肿瘤通常是致命的。

乳腺癌是最常见的扩散到皮肤的恶性肿瘤之一。皮肤转移最常发生在靠近乳房的区域、躯干上或手术切口附近。皮肤转移的通常表现是，硬化或橡皮状，浅粉红色结节，且周围较浅的区域伴有斑片状红斑（图 3.41）。这些结节最初看起来像一个疙瘩，通常有一粒米大小。患者可能并不会感到疼痛。这些病变通常会发展为溃疡，可能发生感染（图 3.42），且引起疼痛。下面将讨论伤口处理的临床技巧。

淋巴水肿患者也可能出现病变或开放性伤口。这些可能与功能失调的淋巴血管系统或其他合并症有关。它们可能由创伤、过敏或治疗（如手术或放疗）而引起。这些变化可以从简单的脱臼到具有多种病因的复杂伤口。淋巴水肿患者的皮肤伤口可根据组织受累程度（即深度）和伤口状态（即急性或慢性）进行分类。

取决于功能失调的淋巴管的位置和合并症，患者或多或少会发生某些特定皮肤变化或伤口。例如，下肢淋巴水肿患者在后期通常也存在静脉功能不全，并且其肢体水肿相关的伤口风险也会增加。同样，经过乳房切除术联合放射治疗的患者有因放射灼伤而导致皮肤破裂的风险。另外，接受化疗的患者动脉内导管部位也可能会形成浸润伤口。由于疾病过程本身、相关治疗或相关病症而引发的淋巴水肿患者的伤口在表 3.11 中列出。

3.13.1　与慢性淋巴水肿相关的常见皮肤改变和伤口类型

血管溃疡

据估计，有多达 320 万美国人由于血管功能不全而患下肢溃疡。血管溃疡可能由动脉、静脉或淋

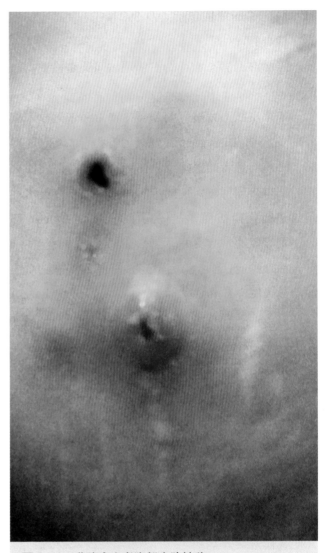

图 3.41　乳腺癌患者腹部皮肤转移

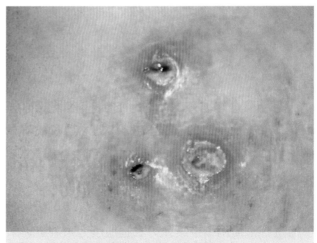

图 3.42　腹部皮肤转移，出现感染性溃疡

表 3.11　可能与淋巴水肿同时发生的伤口的类型

伤口类型	伤口床	特点	
		位置	创面
血管静脉型	浅而不规则	腿前部或内侧	含铁血黄素染色，鳞状、水汪汪，温暖的皮肤
动脉型	圆形、深的、坏死或苍白的基部	腿或足侧、趾尖	组织苍白，干燥、鳞状皮肤，触感发凉
混合型	具有静脉和动脉病变的特征		创面抬升，明显的紫癜
炎性血管炎	小而深的基部	任何地方，常见于踝部	
脓皮病	不规则、锯齿状的坏死基部	主要是腿或躯干	伤口边界呈紫罗兰色，红斑
蕈状溃疡	伤口床抬升、坏死，容易流血，恶臭	任何地方，常见于胸部	伤口边缘有唇状组织
化疗（渗透）型	疼痛，红斑，有坏死（焦痂和腐肉）	在导管部位	水肿伴红斑
放疗型	暴露的真皮，浅	接受治疗部位的皮肤	红斑，皮肤呈深黑色
轻微创伤表皮剥蚀	浅而呈线性	任何部位	局部或进展性红斑
皮肤撕裂	浅而伴有线性皮瓣	通常是手臂、手部、腿部	淤斑
失败了的手术部位	基部部分皮肤层或全层皮肤坏死	切口部位	红斑，水肿
瘘	器官、体腔和皮肤之间的病理性开口	脓肿部位	伤口床裂开，露出引流器官和组织腔

巴功能障碍或其组合障碍所引起。血管溃疡最常见于下肢并且与长期血管受损相关。研究表明，这些溃疡中有 80%~90% 是因为静脉功能障碍引起。静脉溃疡的发病率约为 0.16%，在 70 岁以上一般人群中的发病率为 1%，并且这一发病率会随着年龄呈指数增长。女性的静脉溃疡发病率要更高（62%）。

相比之下，由动脉功能不全引起的皮肤损伤约占下肢溃疡病因的 5%~20%，其中多达 15% 的病变具有动脉和静脉病因。文献中对仅由淋巴水肿引起的损伤讨论得很少。其他不常诊断的血管性溃疡还包括那些具有潜在遗传病因或炎症病因的溃疡。

静脉溃疡

如前所述，静脉溃疡是由静脉系统功能不全引起的。它们主要出现在小腿和足踝的前内侧部位，内踝上方出现得最多。这些溃疡本身通常存在于表面，并且在临床上被描述为穿透部分皮肤层（深至真皮，但不穿透真皮）。静脉溃疡具有不规则的边界并且有中度至重度的渗出。伤口床表面通常为颗粒状，外观为暗红色。伤口床通常覆盖黄色和（或）灰白色的腐肉。伤口处可能存在黑色焦痂或坏死。静脉伤口通常具有强烈的气味，可以被描述为臭或腐烂气味。该气味由坏死组织中的大量微生物所引起。

由于周围组织中血管液体的淤积和慢性炎症的存在，创面区域以及整个下肢通常摸起来温度升高。其他创面特征包括干燥、鳞片状皮肤、组织纤维化和皮肤附属物（毛发、腺体）缺失，皮肤上有微小或针尖样的开口，使得淤积的组织液能够进入皮肤表面。皮肤通常看起来是"水汪汪的"。由于铁元素的沉积（含铁血黄素染色），紧邻伤口床以及距离伤口床不同距离的创面区域通常会变色（蓝色 / 紫色或棕色 / 黑色染色）。外渗红细胞溶解后，铁沉积物进入到间质组织间隙中导致发生含铁血黄素染色。这在淋巴水肿中并不常见，只在同时发生静脉损伤时可见。

临床技巧

成功治疗间质液慢性淤积引起的伤口的关键在于减少或清除水肿的组织，就像静脉功能不全或淋巴水肿中的那样。采用手法技术，如 MLD，以及用短拉伸绷带先减少慢性液体淤积，再用弹力衣来维持治疗，这些对于临床成功是非常必要的。然而，在用任何弹力衣进行压力治疗之前，应先确定血管的状态，避免因疏忽对缺血的肢体进行治疗（见下文关于动脉溃疡的内容）。如果存在活动性伤口，应使用能够足以处理液体的先进弹力衣技术来控制渗出并促进坏死组织的自体溶解。酶制剂还可以帮助减少坏死组织并促进伤口愈合。较新的使用缓释碘或银制剂的防腐技术将有助于控制伤口微生物的附着量，从而减轻恶臭并促进伤口闭合。也可以在基本的弹力衣上加上含碳的衣物帮助控制气味。刺激小腿肌肉泵的运动也能加速组织水肿的消退，促进伤口愈合。

动脉溃疡

动脉溃疡或缺血性溃疡通常也会出现在下肢，但其特点与静脉溃疡明显不同。动脉溃疡通常很深，伤口边缘均匀。它们主要位于腿或足的外侧，在趾尖端、趾之间和趾骨头上也有溃疡。除非被坏死组织覆盖，否则伤口基部通常由于缺血而呈淡粉红色。动脉溃疡通常是干燥的，并且被增厚的黑色焦痂覆盖。如果焦痂处在稳定状态，那么它是干燥而且硬实的；如果焦痂已被大量微生物渗透，那么它可能是湿润的。湿焦痂通常预示着湿性坏疽的发作，需要立即就医并进行清创。

动脉受损患者创面皮肤通常是薄而干燥且结痂的，而且由于组织缺血皮肤附着物明显缺失，如毛发、汗腺和皮脂腺。皮肤发白，尤其是肢体被抬高后会发白，或肢体处于依赖位置时呈紫色。根据组织缺血的严重程度和范围，也可能存在肌肉和脂肪萎缩。由于真菌感染，指（趾）甲通常也是营养不良的。根据动脉受损的程度，患者可能会在休息、被触摸或运动时感到疼痛。

临床技巧

成功治疗缺血性伤口的关键是血管重建。血管重建可以通过分级锻炼计划、药物治疗、手术或其组合来实现。在开始治疗之前，应先确定相关组织的血管状态。如果没有足够的血流，动脉伤口根本无法愈合。已经证明，分级锻炼计划在促进缺血性肢体的血管重建方面是很有用的。西洛他唑（pletal）的使用也取得了一些成功。西洛他唑治疗可提升步行距离和踝肱指数。然而，严重受损的肢体或组织需要手术干预，例如经皮腔内血管成形术和支架置入术，以及旁路手术。无创性血管测试可以提供非常有用的数据，如有动脉功能不全体征和症状的患者的血管状态。大多数临床医师都可以进行这些测试，并不需要很多设备或很大空间。常见的无创性血管测试包括获得周围血管搏动、踝肱指数、足趾压力和经皮氧分压（$tcPO_2$）。在下肢，应通过检查血管搏动来评估股动脉、腘动脉、足背动脉和胫后动脉。多普勒超声检查可以给出更准确的图像，因为在缺血或肿胀的肢体中可能很难检测到血管搏动。有多种评分方法可用于对血管搏动进行评级（例如，搏动字符：0，无搏动；1+，非常浅；2+，减少；3+，正常；4+，洪脉）。

踝肱指数（ankle/brachial index，ABI）很有用，因为它可以提供下肢收缩压的图像。测量肱动脉收缩压应在与受影响的下肢同侧的肱动脉处进行。还应分别测量足背动脉和胫后动脉的收缩压计算 ABI，因为它们给出的是足部和下肢不同区域的临床图像。ABI 的计算公式如下，并使用表 3.12 中的量表对其进行解释。

$$ABI = \frac{踝关节收缩压}{肱动脉收缩压}$$

表3.12 用于解释踝肱指数（ABI）的量表

ABI 值	损害程度	临床表现
≥ 1.2	血管钙化	与糖尿病有关
0.9（含）~ 1.2（不含）	正常	
0.8（含）~ 0.9（不含）	轻度疾病	没有明显的症状，在混合期要小心按压
0.5（含）~ 0.8（不含）	中度疾病	愈合不良，跛行疼痛
< 0.5	重度疾病	必须进行血管重建

踝关节收缩压小于 80mmHg，足趾压小于 20mmHg，tcPO$_2$ 小于 40mmHg，这些都与愈合不良有关，如果可能的话需要进行血管重建；否则，病情可能会进展到需要截肢。

除非检测到湿性坏疽区域，否则不应破坏本身稳定、干燥、附有焦痂且位于肢体远端的动脉溃疡。通过在硬化的焦痂下面再次形成上皮，带有稳定、干燥焦痂的溃疡可以非常缓慢地愈合。由于预后不良和感染以及随后截肢的风险，需要采用保守方法来处理这些完整的焦痂。此外，由于免疫监测不良，湿性坏疽可能在缺血组织中迅速感染，因此需要快速转诊给血管外科医师。在这种情况下，应使用外科清创术尽快清除湿性坏疽。与静脉溃疡一样，可以使用几种带有局部消毒剂的高级伤口敷料，以及采用全身治疗。一旦湿性坏疽有效减轻，伤口床的水化对于促进伤口闭合是非常必要的。要保持潮湿坏死动脉伤口的水分平衡与干燥干净的伤口床所需的干预措施是不同的。干燥的伤口组织的水化，是进行细胞迁移和随后的伤口闭合所必需的。无定形或片状的水凝胶可以提供让伤口愈合所需的水分。

血管/炎症性溃疡

虽然动脉和静脉功能不全性溃疡是最常见的血管性溃疡，但确实也会发生其他类型的溃疡。这些溃疡通常是非常疼痛并难以愈合的。然而，还没有它们与淋巴水肿同时发生的文献报道。因此，它们

同时发生是很罕见的。属于这一类的血管性溃疡包括与小血管或大血管炎症相关的血管性溃疡、镰状细胞性贫血和坏疽性脓皮病。

血管炎

小血管和大血管的血管炎或脉管炎的特征在于坏死性炎症的发作，以及随后血管壁的坏死。这一过程的证据表现在皮肤病变或溃疡的发展过程。小血管炎涉及小动脉、毛细血管和小静脉。小血管炎的临床症状包括荨麻疹、明显的紫癜（红色小病变或丘疹，不会因受到压力而发白），以及结节、大疱或溃疡的产生。小血管炎通常与过敏性疾病、过敏性紫癜、冷球蛋白血症、血清病、慢性荨麻疹、结缔组织疾病、某些恶性肿瘤和乙肝感染有关。相比之下，大血管炎涉及的是中小型肌性动脉。大血管炎的临床症状包括皮下结节、溃疡和淤斑。与大血管炎发病有关的疾病包括结节性多动脉炎、Churg-Strauss 综合征（变应性肉芽肿性血管炎）、韦格纳肉芽肿病和巨细胞动脉炎。

临床技巧

由于血管炎性病变是炎症过程的结果，因此需要采取抗感染治疗或免疫抑制治疗。不应使用急性清创术，因为它会增加已经存在的炎症并且常常会导致溃疡恶化。自溶或酶促清创是一种更温和更有效的干预。同其他伤口一样，这类伤口需要控制细菌数量，并且需要平衡渗出物的水平以助伤口愈合。因此，建议采用移除时不会对伤口产生额外创伤的吸收敷料。任何应用于伤口或皮肤的产品也不能含有常见的皮肤致敏物——这点对于大多数其他类型的伤口，尤其是静脉溃疡也是如此。常见的皮肤致敏物包括羊毛脂、秘鲁香脂、十六十八醇混合物、对羟基苯甲酸酯、松香、乳胶和新霉素，这些都应避免使用。

坏疽性脓皮病

涉及皮肤和血管系统并且可能最终导致皮肤溃疡的炎性疾病还有坏疽性脓皮病（PG）。PG 是一种病因不明的慢性炎症性疾病，通常由毛囊炎和（或）脓肿发展而来。它也可能与血管炎有关。PG 与以下全身性疾病都相关，如炎性肠病、类风湿关节炎、系统性红斑狼疮、获得性免疫缺陷综合征（AIDS）和慢性活动性肝炎等。病变通常发生在下肢，但也可能发生在其他位置，如大腿和躯干。最初，坏疽性脓皮病是红色的、敏感的小病变。这些病变可能表现为斑疹、丘疹、脓疱、结节或大疱。随着病变增大，病灶周围的皮肤变成暗红色并且变硬。随着病变的发展，炎症过程也在进展，出现化脓性、坏死性溃疡，并伴有不规则的紫红色或红色伤口边缘和严重的创面红斑。

临床技巧

坏疽性脓皮病是治疗起来更具挑战性的溃疡类型之一。它对治疗的反应可能是不可预测和复杂的。然而，像治疗血管炎一样，抗炎和免疫抑制剂也被用于控制潜在的慢性炎症过程。同样，也应该避免额外的创伤。优选方案是进行自溶和酶促清创，以及非创伤性的清洁和敷料更换。坏疽性脓皮病的伤口也需要控制渗出和疼痛。

镰状细胞性贫血

与血管系统相关的另外一种也会导致溃疡形成的病症是镰状细胞性贫血。这类溃疡很痛苦并且会产生类似于动脉和静脉功能不全伤口的临床症状。

蕈状溃疡 / 恶性溃疡

恶性肿瘤（皮肤转移）侵入皮肤或慢性溃疡部位，导致了蕈状溃疡的发展。这些溃疡可以非常迅速也可以渐进式地发展。伤口床的快速发作或变化通常与疾病进展有关，并且患者通常会诉说疼痛加

重。当疾病进展更快时，每天都可以检测到身体的变化。蕈状溃疡的另一个特征是伤口床中毛细血管发达。由于伤口基部中毛细血管床的过度形成及伴随的血小板的缺乏，伤口通常非常脆弱。这种快速和过度形成的毛细血管床也与坏死的局灶区域有关。蕈状溃疡的其他特征包括由于组织坏死引起的极度恶臭和极高微生物附着量，以及伤口边缘区域有明显的唇状组织。蕈状溃疡也可能与瘘管的发展有关。从体腔和器官到皮肤的瘘管或通道可能发生在恶性肿瘤引起皮肤真菌病变的区域。伤口的逆行渗出可能导致败血症，内脏器官的渗出可能会进入溃疡。

临床技巧

如前所述，皮肤转移呈粉红色结节状，就像一个个丘疹一样。这些结节发展为开放性溃疡，通常会形成覆盖有黄色腐肉和黑色焦痂的坏死基底部（图 3.41，图 3.42）。随着溃疡的发展，它们经常被感染。这些蕈状溃疡的标志是恶臭。个人和家庭的生活质量会受到伤口刺鼻气味的影响。溃疡引起较重疼痛。频繁地清洁伤口、去除坏死组织以及控制细菌含量和渗出物水平对于减少伤口气味和减轻疼痛至关重要。但是，取决于病变的大小，这些操作与治疗可能是一项艰巨的任务。使用木炭敷料和局部抗菌剂如甲硝唑或使用电离银或缓释碘的抗菌敷料有一些益处。亲水性纤维敷料也能够使细菌远离伤口表面。根据进一步转移的风险，也可以用注射器、加压喷雾、低频超声波或低脉冲灌洗对伤口进行温和的冲洗、清洁。

放疗相关的皮肤变化

放疗产生的急性皮肤反应可以从轻微至严重。因为放疗靶向快速分裂细胞，导致表皮因其固有细胞增殖率高而特别容易受到损伤。皮肤反应与剂量和放射方案、位置、总治疗区域、放射类型和个体

皮肤差异有关。放疗引起的皮肤变化从外观上来看是不同的；它可能在几天内出现或在放疗后数月甚至数年才出现。皮肤对放疗的反应可分为 4 类：红斑、干性脱屑、湿性脱屑和坏死。

坏死是皮肤对放疗产生的最严重反应，它会导致皮肤严重变色，伴有无法愈合、坏死性溃疡。相反，对放疗最温和的反应是出现伴有表皮水肿的红斑。接下来的损伤包括干性脱屑和湿性脱屑。随着干性脱屑，表皮开始剥落，这可以通过干燥的鳞状皮肤来证明。如果表皮细胞不能足够快地产生新细胞代替正在死亡和已死亡的细胞，那么经过放疗的皮肤可能看起来很薄并且萎缩；反之，如果新生皮肤细胞产生的速度快于死皮细胞的脱落速度，则皮肤外观可能呈现鳞状。第 3 类可能发生的皮肤反应是湿性脱屑。该水平的放疗相关损伤会导致严重红斑，随后出现表皮的缺失和真皮的暴露。这种表面的、部分皮肤层的病变与伤口渗出物的产生有关，并和患者免疫功能受损导致的感染风险增加有关。此外，放疗诱发的溃疡可能合并瘘管，特别是在脓肿区域。根据其所涉及的组织腔不同，瘘管的管理需要适用完全不同的管理等级。

临床技巧

接受放疗的区域内的皮肤中可能发生急性炎症反应。由于放疗而发生变化的皮肤，容易受到创伤或水分积聚的危害，具有很高的破裂风险。应告知患者皮肤破裂的风险，并鼓励患者保持易于过度积聚水分的区域的干燥。衬垫可用于吸收水分并防止因穿衣服等行为产生的摩擦力造成的伤害。保持干燥、清洁的皮肤环境也有助于预防真菌感染。容易过度积聚水分的区域包括腋窝和会阴部位。

为了使受过放疗的皮肤保持最佳状态，应该鼓励患者使用性质温和、无香味的肥皂进行沐浴，并轻拍皮肤使其干燥，而不是进行揉搓，因为揉搓可能会进一步损伤组织。建议使用不含敏化剂或过敏

原的基础护肤霜来保持皮肤水分。还应指导患者多喝水，因为这也可以改善皮肤的水分状况。

干燥的开放性皮肤区域可以用无定型或片状水凝胶进行有效治疗，而有过量渗出的伤口可用藻酸钠敷料（片状或绳状，取决于伤口的形状和深度）、泡沫或胶原蛋白敷料进行有效治疗。藻酸钠敷料或胶原蛋白敷料也可用于止血，因为涉及的伤口很脆弱并很容易出血。

含阴离子的藻酸钠敷料和浸渍银制剂的水纤维敷料一样，在保持低微生物水平方面也很有价值。使用硅氧烷基黏合剂或保护凝胶（在使用时成型）的无创敷料对于保护脆弱的受过放疗的皮肤是必不可少的。这些敷料在去除时也是无痛的。

轻微创伤：皮肤撕裂和脱落

淋巴水肿或水肿患者的皮肤有创伤性损伤的风险。在日常活动中轻微的创伤，如皮肤撕裂、脱落和糜烂，都可以出现。皮肤撕裂或脱落是由机械性损伤引起的，机械性损伤会使皮肤脆弱的区域发生部分皮肤层或全层皮肤的组织损伤。高度水肿的组织非常脆弱，这是由于高度拉伸的皮肤导致的内部压力，这些组织可能在有轻微创伤时破裂或"爆裂"。患者经常描述自己"撞到物体"或"被某物戳中"。这些皮肤撕裂通常是浅层的，但可能表现为线性损伤或皮瓣仍然部分附着在周围组织上。应该对保护性绷带（如泡沫或薄膜敷料）轻轻施压，使这些皮瓣进行重新附着。

对于淋巴水肿患者来说，皮肤脱落也可能是一个问题。这些典型的线性和浅层病变通常由摩擦引起，例如由于慢性刺激和（或）与药物相关副作用引起的刮擦。另外，接受放疗患者的皮肤也可能由于过度脱水而变得脆弱和敏感。应该保护这些患者的皮肤免受创伤，如避免衬衫里文胸内衣产生的持续摩擦或裤子松紧带产生的持续摩擦。应使用非致敏保湿剂来滋润皮肤并维持正常的 pH 平衡。这将

有助于避免皮肤脱水和感染。

临床技巧

对于脆弱的皮肤，可以使用多种方法进行保护。保持患者饮水充足是维持皮肤饱满的首要条件；皮肤干燥、缺水的患者似乎更容易出现皮肤撕裂。使用非致敏乳霜（而非乳液）可产生更持久的保湿效果。手臂垫、水胶体和薄膜敷料也有一定的保护作用，避免皮肤受到机械损伤。

对于病因未明的患者，可以让他们戴上烤箱手套，鼓励多喝水和使用保湿霜来防止皮肤脱落。患者洗澡的频率也需要降低，因为洗澡时天然皮肤油脂会剥离。还应对药物的毒性和副作用进行检查。

手术切口无法闭合

切除手术、肿瘤的移除、医疗器械的植入以及线路和导管的移除也可能造成手术切口的闭合失败。这些不得不等待愈合的伤口可能是由静脉导管渗漏、切除肿瘤后缝合切口部位的裂开，或从水肿肢体切除皮肤所造成的。将切口部位缝合常会失败，原因在于感染、手术导致组织中液体积聚或与肥胖相关的体重过重，致使机械性压力过高。由于出现脓肿，手术部位也可能由于瘘管的出现而无法闭合或重新裂开。深部组织脓肿所导致的瘘管，会使器官或体腔与皮肤相连通。结果，伤口渗出物可能会渗到这些深部区域，导致败血症；尿液或粪便等体液可能会流到伤口，导致组织损伤和恶臭。

临床技巧

开裂的手术伤口可能涉及大的组织区域并产生大量的渗出。这种大量渗出可能是由深部组织脓肿或瘘管引起的。由于上述因素，开裂的手术伤口通常能从负压伤口治疗中受益。负压伤口治疗采用真空抽吸，通过将伤口拉到一起并减少伤口组织中的渗出物水平和细菌数量来促进伤口愈合。负压治疗

对于早期恢复功能活动也是特别有用，因为真空抽吸可以稳定伤口组织类似物。

3.13.2　伤口床准备

伤口床准备是慢性开放性伤口治疗方法基本原理的概念框架。根据这一概念框架，有效的伤口床准备有三个基本原则，即切除坏死组织、细菌控制和管理渗出物。许多原理在上面的临床技巧部分中已经提到。

3.13.3　伤口坏死

去除坏死组织对于伤口愈合是非常必要的。伤口床中的坏死组织是微生物的聚集地，并会阻碍细胞迁移。从伤口床中去除坏死组织的方法有多种，适当方法的选择是要基于个体特征，例如健康状况、疼痛耐受性、坏死类型和血管状态。清创的主要方法有四种：手术或急性清创、酶促清创、自溶和机械清创。目前越来越多使用的第五种方法是生物疗法。生物疗法使用经过化学消毒灭菌的蛆虫。经过灭菌的蛆虫是最佳清创"工具"。

与淋巴水肿相关的开放性伤口通常表征为湿性伤口。因此，它们通常不会形成硬化和干燥的焦痂。它们通常覆盖有腐肉伤口的黏性薄膜层。然而，由放疗损伤导致的伤口可能表现为干燥或潮湿的伤口，因此可能形成干燥、硬化的焦痂或腐肉。

创面区域也可能被有表皮增生的增厚斑块所覆盖（图 3.43）。这些斑块可以长到很大的尺寸并形成球状结构，其血管附着下面的真皮。运动时它们经常会脱离并可能导致轻微出血。这些斑块会随着施加压力而减少，并且可以用镊子轻松移除。

可以使用几种不同的方法去除伤口床中的坏死组织。如何选择清创方法取决于伤口床中存在的坏死组织的类型。下面讨论 4 种主要的清创方法。

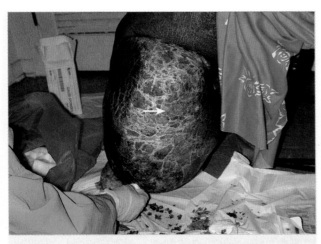

图 3.43　表皮增生（箭头处）伴巨大淋巴水肿

$$\text{组织感染的风险} = \frac{\text{细菌量} \times \text{毒性}}{\text{宿主抵抗力}}$$

我们必须充分考虑个体对抗组织感染产生的免疫反应和生物的毒性，这点非常重要。上面的等式表明，少量高毒性生物可能在正常个体中引发组织感染，正如大量相对无毒的生物可能在免疫功能低下的个体中引发感染一样。其他因素如组织缺氧和循环受损也会影响宿主抵抗力，因此这些对于患有外周血管疾病、糖尿病、淋巴水肿和静脉功能不全等病症的患者很重要。在淋巴水肿患者中，由于间质间隙中通常存在大量的液体，组织特别容易发生缺氧。在皮肤的结缔组织（真皮）的间隙空间中积聚的液体，会逐渐增加氧气从真皮毛细血管到皮肤的无血管外层（表皮）的扩散距离。结果是发生组织缺氧。这种缺氧状态最终会降低皮肤愈合或抵抗感染的能力。血清蛋白的积累也为微生物的生长提供了营养培养基。

当怀疑有组织感染时，临床医师必须先确诊。目前，有关伤口培养和临床体征与症状在诊断伤口感染中谁更有价值的对比研究正在进行。有研究表明，以下迹象能够很好地预测局部感染。

- 愈合延迟。
- 伤口颜色的变化。
- 脆弱的肉芽组织。
- 肉芽组织的缺乏或异常。
- 强烈的气味。
- 渗出的增加。
- 伤口组织的疼痛加剧。

伤口培养、活检和用拭子采集的化验样本的作用也处在争论中，目前认为定量拭子及组织活检可能是有用的，尤其是在确定用哪种抗生素能够最好地抵抗组织感染扩散之时。

由于组织缺氧和放疗或化疗会导致淋巴水肿患者的免疫系统受损，其发生蜂窝织炎或急性组织感

手术或急性清创是去除无活力组织的最快方法。如果需要快速清除大量组织并且患者疼痛严重，那么应该进行外科清创术。如果患者不能进行手术并且不能忍受急性清创带来的疼痛，则可以使用自溶、酶促清创或生物疗法介导的清创。只有胶原酶清创剂仍在市场上有售。胶原酶可以清除伤口组织，几乎不疼，并可以与抗生素一同使用。

通过脉冲灌洗或低频超声波辅助清创术进行机械清创，以清洁和去除大颗粒和小颗粒物质，这一方法可单独使用或与其他清创程序结合使用。事实上，可以对这些方法进行有效的组合和匹配，尽管医疗报销通常只负责其中一种方法的费用。

3.13.4　细菌控制

细菌控制是高效伤口处理的另一个重要内容。伤口的高微生物负载可能是伤口不愈合或愈合缓慢的一个因素，并且肯定是伤口产生恶臭的主要因素。目前，伤口感染的定义正在修订中。先前对伤口感染的定义是，每克组织中存在 10^5 个微生物。该定义目前正在扩展，不仅考虑细菌量，还考虑微生物的毒性和宿主或患者的抵抗力。这些因素之间的关系由下方等式描述：

染的风险也会增加。金黄色葡萄球菌，包括耐甲氧西林金黄色葡萄球菌，通常是有害的伤口病原体。另一种常见的伤口病原体化脓性链球菌通常引发更浅表组织的蜂窝织炎（丹毒），并存在于真皮的乳头层（上层）。由于淋巴水肿患者容易发生丹毒，他们可以接受预防性青霉素治疗。在淋巴水肿患者的伤口中也检测到大量革兰阴性杆菌。

3 级淋巴水肿患者的定量拭子培养物显示出大量的变形杆菌及 20 种其他类型的微生物（Conner-Kerr 和 Sullivan，未发表的数据）。变形杆菌是一种革兰阴性杆菌，常见于人体肠道。它是一种机会性伤口病原体，大量存在于与淋巴水肿相关的下肢伤口中。由于下肢明显增大和球根状皮瓣之间的深度开裂会导致许多患者难以保持个人卫生，所以这一发现并不令人惊讶。

文献中的一篇论文报道称，聚维酮碘（betadine）溶液和软膏具有良好的耐受性，可用于治疗由金黄色葡萄球菌和革兰阴性杆菌引起的感染。关于治疗非纤维性淋巴水肿相关伤口的研究很少，但是可以用护理慢性伤口的最佳治疗方法，特别是那些与静脉功能不全相关的方法来指导治疗。有几种局部抗菌敷料可供选择，其中一些是基于各种银制剂技术，另一些使用缓释碘成分或卡地姆碘配方。清洁皮肤皱褶及开放的伤口对于去除刺激物、碎屑和微生物也是必不可少的。使这些区域变干燥时也应该采用轻轻拍打的动作而不是摩擦动作，原因在于它们非常容易受损。

一些医师开了干燥剂和止汗剂氢氧化铝，在水溶液中制备，用在淋巴水肿肢体的严重渗出区域。

然而，并没有相关文献支持这种特殊的方法，并且其安全性是未知的，特别是对于因淋巴水肿而存在许多微小伤口的大面积皮肤来说，安全性仍未可知。

可用于控制微生物负载水平的其他疗法包括能抽吸的脉冲灌洗、低频超声波伤口治疗、紫外线（UVC）照射、电刺激，以及局部使用抗生素，例如莫匹罗星（百多邦软膏）。

水分平衡

伤口床准备的第三个关键是水分（渗出物）的平衡。伤口可能太湿或太干，因此面临的挑战是平衡适当的水含量，以促进伤口愈合。由于静脉功能不全和（或）淋巴功能障碍而发生的伤口通常是湿性的，需要吸水性好的吸收性敷料。有多种敷料可以吸收水分，包括泡沫敷料、藻酸钠敷料、超吸收敷料和复合物敷料。这些敷料通过不同方法，吸收和去除伤口床多余的液体，同时防止周围组织的浸渍。具有高透湿率的半透性的垂直芯吸泡沫敷料能够控制伤口渗出物，同时保护创面免受过多的水分浸渍。通过使用负压疗法或具有超吸收性材料的婴儿尿不湿，也可以有效地控制伤口的大量液体。

有巨大淋巴水肿（也称为淋巴淤滞象皮病）的患者的伤口上，通常可以观察到大量液体。这些患者可能有较大的高渗出性、开放性伤口（图 3.44）。由于持续形成的可见渗出，伤口似乎在"哭泣"。要控制这些伤口的渗出很困难，大多数绷带在几分钟内就会被浸透。已经证明有几种方法可以帮助控

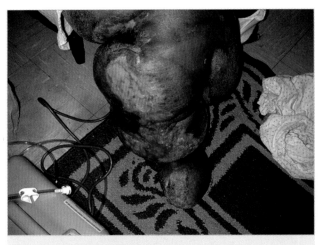

图 3.44　在慢性淋巴水肿患者中，高渗出性伤口伴有巨大淋巴水肿

制这种大量的伤口渗出物，包括使用婴儿尿不湿、成人失禁垫和负压疗法。在开放性伤口和尿不湿或失禁垫材料之间放置一个接触层以防止造成刺激。通过短拉伸绷带将尿不湿或失禁垫的吸收层保持在适当的位置。添加一个腹带并去除其金属支撑物，这会为绷带提供额外的固定和压力。

当使用负压治疗（图 3.45）来控制淋巴水肿相关伤口产生的大量渗出物时，临床医师需要知道，治疗方法会需要大量的时间和材料投入。因为伤口周围的皮肤非常脆弱，微小开口会使液体渗出，所以难以将覆盖负压敷料的透明薄膜固定到一个位置。由于液体不断透过皮肤渗出，用于保护皮肤和增强透明薄膜敷料附着的准备工作的有效性也各不相同。可能只有通过将其连接到更远部位的皮肤才可以将负压伤口治疗的敷料密封上。图 3.45 所示的患者中，只有大塑料袋才能实现密封，即用大塑料袋固定到远离待治疗伤口的完整组织上。采用这种治疗方法时，需要注意患者移动时的安全。必须将防滑材料（例如 Dycem; Dycem Ltd.，Warwick，RI）固定到覆盖足底的袋子上，这样患者在移动或行走期间不会打滑。此外，必须始终保持密封，否则抽吸力就会被破坏掉。如果没有了抽吸力，与伤

口相关的淤滞液体会浸透泡沫敷料并且大幅增加已经很笨重的肢体的重量。

3.13.5　慢性淋巴水肿的病例研究

这名 54 岁的女性是一位独自居住的社区居民，但她每天都有家庭护工和家庭成员的帮助。她可以通过最大的努力（5 分钟的准备和移动时间）自己从床上下来并站起［使用床柱俯卧撑起身体，并步行很短的距离到达浴室（距离小于 10 英尺，约 3.05 米）］。她患有慢性淋巴水肿，累及双下肢和躯干下部双侧。她有以下诊断：CHF，糖尿病（7 年），高血压和双侧开放性浅表伤口。她的伤口深达部分皮肤层，渗出物到达最大限度（各种现代敷料都会在 15 分钟内被血性浆液渗出物浸湿；非常臭或腐臭，肉芽不健康和极少量腐肉）。整个双侧下肢都可见严重的角化过度。

患者问题

- 有限的独立行走能力。
- 下床移动困难。
- 难以保持个人卫生。
- 无法做饭。
- 无法在社区内行走，无法乘坐标准运输车辆前往医院。

患者散发着恶臭或腐臭的气味，这是由于大量的浅表伤口流出了大量渗出物，且渗出物一直流到双腿下部。家人和邻居从其公寓外都能闻到恶臭，与患者说话也是透过卧室的前窗进行。患者由于下肢过重，无法在公寓周围行走，也无法乘坐社区里的标准运输车辆。行走也存在安全问题：患者需要大量的准备时间从床上站起来；会从肢体流出大量渗出物；从卧室出来经过客厅走进浴室时，过重的肢体也会造成安全问题。患者不能走到厨房做饭，必须依赖家庭护工的帮助，由护工购物和做饭。如

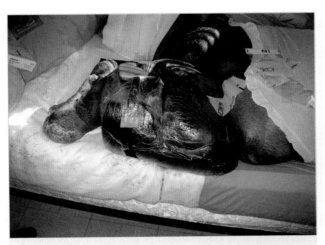

图 3.45　将负压伤口敷料置于患有巨大淋巴水肿（2.5 天内收集了 4000mL 渗出液）患者的大面积高渗出性下肢伤口上

3

果遇到家里着火或坏人闯入家中时，患者将难以逃离并保护自己。

活动能力由于背伸时踝关节 ROM 降低（约 –5°）而被进一步损害。患者为了使足部离开地面，不得不采用臀部上提和摇摆的步态，才能进行短距离行走。

干预措施

可以用卡地姆碘处理浅表伤口以减少细菌数量（超过 20 种微生物具有变形杆菌这一优势微生物的特点），以及控制气味。开始进行负压伤口治疗以加强渗出物管理。进行步态训练和上下肢强化训练。使用腹带（去除金属支架）强化淋巴水肿管理计划，以辅助固定淋巴水肿敷料薄膜。

挑战

由于整个下肢皮肤都有微小开口（图 3.46），

敷料薄膜很难固定，负压伤口治疗很难进行下去。解决方案是使用塑料袋覆盖整个下肢到腹股沟区域，并将 Dycem 放置到位，以防止在地板上行走时打滑。每天去除超过 6 个容器（500mL）的液体时，血细胞比容也跟着下降。在治疗的第一周，肢体周径减少了 10cm。

3.13.6　下肢伤口注意事项

患有淋巴水肿和 CVI 的患者容易发生破坏皮肤完整性的损伤和伤口。了解基本的皮肤外皮知识、伤口护理原则和当前的循证实践，能够帮助淋巴水肿治疗师与医疗保健专业人员进行沟通和记录。当伤口该恶化而没有恶化时，应该问："为什么没有呢？"并发症可能会发生，并且通常可能是由血管功能不全、感染、营养缺乏和（或）水肿等引起的。伤口护理可能看起来很简单，但实际上有

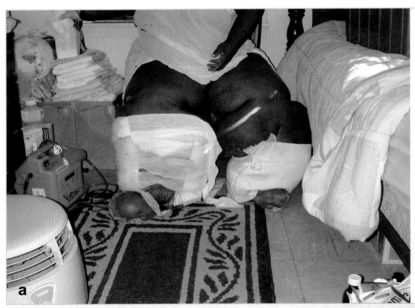
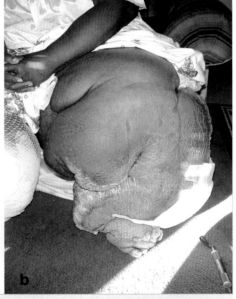

图 3.46　a. 一名 3 期淋巴水肿患者。双足水牛背明显，伴有深层皮肤褶皱和大量液体从浅表部分皮肤层伤口流出。b. 显示了干性过度角化的皮肤，具有显著的增生和纤维化和由于巨大淋巴水肿引起的异常皮肤皱褶。位于皮肤皱褶缝隙中的皮肤被大量微生物浸润，包括真菌和酵母菌。银基藻酸钠敷料和泡沫敷料被用来减少微生物数量和控制水分。在位于大腿内侧区域的褶皱中可以看到几个乳头状瘤。由于足背上有严重的水牛背，只能看到第一趾和第二趾的一部分

许多内容对于伤口护理知识有限的临床医师来说，都是很大的挑战。

　　一名患者来到门诊，其诊断是下肢水肿，并要求 CDT。在评估过程中，你会注意到他的足部有一处愈伤组织，针对这个愈伤组织你已经让患者使用敷料护理。下肢的周径测量值存在差异，足趾已截肢，患者这个伤口已经断断续续存在了 2 年时间。患者告诉你他大腿前上部接受过放疗，并且他本身有糖尿病病史。你确定该患者有继发性淋巴水肿。那你准备进行压力治疗吗？

　　答案可能并不像看起来那么简单。这需要你迅速与专业团队沟通，在考虑进行压力治疗之前需要做进一步的调查。

　　这是我们门诊遇到的一个真实案例（图3.47）。如果临床医师没有对这类患者进行正确的评估，结果可能是灾难性的。我们想到的问题是，伤口或愈伤组织是怎么来的？他们的步态模式是否有异常？他们使用了辅助设备吗？他们行走时的平衡如何？他们是否失去了保护性感觉？他们穿的是什么样的鞋子？他们有合适的鞋子吗？他们有足部畸形吗？他们的足踝、足趾、膝关节、臀部的ROM 怎样？他们有足够的肌肉力量还是说存在不

平衡？提出这些问题可能会直接帮你追踪到问题的根源。

　　糖尿病患者通常会有一个遮盖了伤口的愈伤组织。在确定病因时，其他重要信息还包括是否有足够的循环。患者有伤口感染吗？如果他们有感染的临床症状，我们是否正确进行了细菌培养以开始进行抗生素治疗？患者是否有骨暴露，是否患有骨髓炎？他们血糖控制得如何？他们的糖化血红蛋白（HbA1c）水平是多少？伤口床和创面组织的表现是怎样？有肿胀吗？肿胀是局部炎症反应、慢性病或全身状况的并发症（图 3.48）吗？所选敷料是否符合患者和伤口的特征？我们怎样才能正确地减轻负重？是否引起了愈伤组织的步态问题？如果压力疗法是适当的干预方法，得出令人满意的结果并确定原因将能够为临床医师提供指导。

　　影响伤口愈合的因素很多。研究表明，随着患者的合并症和伤口的复杂性不断增加，采取团队方法是很有利的。这种以患者为中心，每个团队成员充分利用自己知识和技能的模型，将为这些有着复杂疾病的患者带来更好的结果。目前，医疗保健一直专注于患者的治疗结果，这与患者报销紧密相关。Akesson 的一项研究发现，腿部溃疡愈合率为

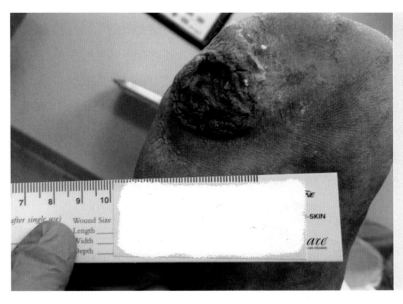

图 3.47　糖尿病合并继发性淋巴水肿和动脉功能不全的患者。愈伤组织表明了负重异常

3

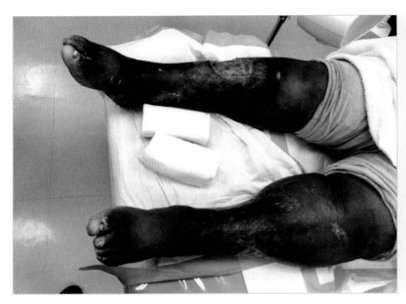

图 3.48　患有继发性淋巴水肿的长期慢性静脉功能不全的患者，合并晚期肾病、动脉功能不全，正在进行透析治疗

23%，而采取团队方法后，愈合率为 82%。另一项研究发现，72% 的患者在接受团队方法后，伤口在平均 12 周时间内愈合。

　　我们已经讨论过团队方法，但我们是否真正确定了哪些人应该在团队中，是否未充分发挥团队成员的作用？例如，物理治疗师帮助患者增加 ROM，增强力量，并帮助其行走。现实情况是，治疗师也经过培训，能够治疗患有皮肤、肌肉骨骼、心血管、淋巴和（或）神经系统问题的患者。物理治疗师通常被认为是"流动专家"，并能够提高患者的行动能力。研究表明，当患者受伤时功能会下降。治疗师还可以帮助进行伤口床准备，帮助减轻负重，通过使用各种类型的弹力衣和（或）其他设备治疗伤口，能够进行急性清创（治疗师需要先检查各州的实践法和设施政策），利用电刺激、脉冲灌洗、高频和低频超声波、负压、光疗等方式，并可能获得 CDT 认证，进行伤口护理和其他特定类型的治疗，这都可以对我们的慢性伤口人群产生积极的影响。

皮肤完整性

　　皮肤是整个系统的一部分，是人体最大的器官，具有多种重要功能。皮肤由表皮和真皮层组成，其功能是保护、调节温度和感觉。当外皮系统损伤时，这些功能会受到影响。在我们的工作中，皮肤完整性很重要，因为一旦保护屏障受损，损伤可能导致伤口和（或）感染。

　　皮肤完整性受损被定义为表皮和（或）真皮的改变。了解皮肤，包括其解剖结构、生理过程，同时对皮肤系统进行合理的评估，是至关重要的。皮肤完整性受损可以导致很难治愈的慢性伤口。

　　有数字显示，随着人口年龄的增长，各种病因的下肢溃疡人数持续增加。其中许多变成慢性病，成为我们医疗保健系统的重大问题。慢性伤口被定义为那些在 3 个月内，经过有序和及时的修复过程之后，未能达到解剖学与功能完整性的伤口。

　　美国联邦医疗保险暨补助服务中心（CMS）要求美国医疗保健研究与质量局（AHRQ）提供一份评估报告，对慢性伤口管理的常规护理进行总结。2005 年 3 月 8 日，该报告将慢性伤口定义为接受标准治疗 30 天后未完全愈合的伤口。

　　据估计，美国有 650 万人有慢性伤口，每年的花费为 25 亿美元，并且该费用由于医疗保健相关成本增加、人口老龄化以及糖尿病等其他疾病的增加而迅速增长。

到 2020 年，65 岁及以上人口将从 2000 年的 3500 万增加到 5500 万，85 岁以上人口将预计从 2000 年的 420 万增加到 730 万。急性和慢性伤口可能会造成动脉疾病等其他并发症，造成一个伤口无法愈合的环境。外周动脉疾病影响着约 800 万美国人，以及 12%~20% 的 65 岁及以上的美国人。

伤口愈合是一个复杂但高度协调和有顺序的细胞过程，在该过程中，受伤的组织都要经过愈合的几个阶段。伤口愈合包括炎症期、增殖期和成熟期（图 3.49）。这些过程中会进行重要的细胞功能修复以实现伤口闭合。相比之下，就像人类发展阶段一样，我们通常会学习如何爬行，然后站立和行走。伤口愈合的行为方式也一样，其进展取决于每个阶段事件的发生顺序。了解这一过程及如何正确评估伤口以保持对患者整体的关注，将有助于制订成功的计划。

这些阶段会交叉，伤口可能会因为外在和内在因素而退化，停滞不前或进展。当身体受伤时，伤口会进入炎症期。血管扩张和收缩，以使细胞到达受伤区域，然后形成凝块。该期可持续约 3~4 天，并且可以观察到发炎的典型症状，即发红、发热、肿胀和疼痛。

在增殖期，新的组织会形成。胶原蛋白和新的血管会形成。新血管的形成称为血管生成。该期可以在损伤后的 4 天~3 周内开始，并且根据损伤的严重程度，可以观察到肉芽组织生长和（或）上皮形成。

一旦伤口闭合，成熟期就开始了。瘢痕组织的强度约为未受伤皮肤的 70%，最初很脆弱并且需要一些时间才能进入成熟期。在伤口闭合后的 6 周内，保护这个新愈合的区域非常重要。最终在 6 个月左右瘢痕组织的强度恢复到正常。

伤口的定义是因暴力、事故或手术对身体造成的伤害，它通常涉及撕裂或破坏外膜（如皮肤）并且通常对下层组织造成伤害。评估的定义是"通过观察、询问、体格检查和临床检查信息确定基线"。这表明伤口评估可能不像看起来那么简单；伤口评估包含必须考虑的多项内容，以指导干预措施。

为了确定皮肤损伤的原因和获得基线数据，必须对患者整个人进行评估。这些信息可以帮助临床医师确定伤口愈合所处的阶段，确定伤口是否已成为慢性伤口，并排除可能阻碍愈合的因素——所有这些都需要建立适当的诊断和可用的基于证据的治疗干预措施。

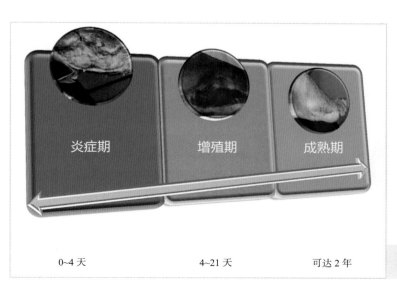

炎症期	增殖期	成熟期
0~4 天	4~21 天	可达 2 年

图 3.49　愈合期

3

如本章前面所述，如果患者有伤口或溃疡，必须与患者的医师和（或）伤口专家进行沟通。接下来将讨论对患者和伤口进行基本评估，以便进行记录并与他人进行有效的沟通。治疗伤口或溃疡时，请遵守医疗机构的政策和你所在州的实践法案、法则和法规。

在照顾有伤口的患者时，需要考虑三个重要方面：患者评估、伤口评估和客观测试（图 3.50）。在我看来，这三方面是同样重要的，只有三者结合才能达到最佳效果。

患者评估

"只有你把全身情况照顾好，才能治好这一部分的病变。"——无名氏

患者评估涉及在评估期间收集主观和客观数据。主观数据收集的定义是，由患者（或看护人）提供主诉症状的发病、过程和特征。客观数据的定义是，医疗保健专业人员通过触摸、观察、闻味、倾听等方式来收集到的信息。

结合患者的主观和客观数据将有助于确定原因，发现阻碍愈合的因素，并确定这是否是一个慢

性病症。适当的评估会推动适当的干预。

慢性伤口的定义是伤口无进展超过 30 天。慢性伤口通常处于持续长时间愈合的炎症期，它有不同的特征，包括高于正常的液体渗出量。重要的是要了解慢性伤口与急性伤口的区别（图 3.51）。

人们已经得出结论，慢性伤口渗出液具有细胞毒性，抑制正常细胞的增殖，并且导致生长因子的数量减少。它还促进慢性炎症反应，因为它含有促炎性细胞因子、过高水平的蛋白酶，以及低 TIMPs（金属蛋白酶组织抑制剂）水平（图 3.51）。

这些会影响伤口愈合的所有阶段。

慢性伤口

慢性伤口中可能含有生物膜。Garth James 等人在 60% 的慢性伤口活检中发现了生物膜，而这一比例在急性伤口活检中只有 6%。生物膜是生活在防护膜内的细菌群落，人们怀疑生物膜会延迟愈合。通常，临床医师评估伤口的典型感染迹象，包括红斑、温度升高、水肿、疼痛和脓性表现。慢性伤口可能有这些典型的感染迹象，但通常只会出现延迟愈合的轻微继发性症状。当伤口具有这种继发

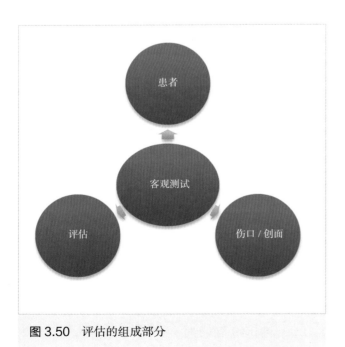

图 3.50 评估的组成部分

图 3.51 区分慢性伤口

性症状时，则是被严重定植了的。严重定植是指细菌入侵使伤口愈合延迟而不发生宿主反应。伤口不会出现典型感染迹象，但会出现愈合的延迟。感染的继发性症状如下。

- 愈合延迟。
- 渗出物增多。
- 易碎组织。
- 肉芽组织缺失或异常。
- 气味加重或异常。
- 伤口恶化。
- 伤口疼痛加剧。

患者评估可以从患者调查问卷开始，然后进行详细的检查。调查问卷中的问题可以用于探寻有关疾病的性质、发病、任何促成因素、合并症、药物清单、过敏、先前治疗等的信息。

患者和医疗保健专业人员之间的良好沟通非常重要。文献描述了它是如何提高患者满意度、患者对治疗方案的依从性和治疗结果的，它还可以指导临床医师做出正确的诊断。短期来看，沟通的改善可以帮助更有效地诊断和治疗健康问题；中期来看，会有更好的治疗依从性，更好地利用服务增强患者和医疗保健提供者的意识和信心；从长远来看，可以更好地缓解症状，加强预防，降低发病率和死亡率。在某些情况下，整体医疗保健费用也会降低。

在患者评估期间，医疗保健提供者会了解患者的年龄、体重、生命体征、疼痛评估、过去和现在的医疗与手术史，了解身体系统，查看身体特征，以及可能妨碍愈合的内在和外在因素等，即如图3.52所示。然后确定伤口是急性还是慢性伤口。

了解损伤的机制或伤口是如何出现的，会有助于区分问题产生的原因，是压力、长期静脉充血、感染、动脉功能不全、糖尿病，或是非典型疾病（图3.53）。这点至关重要，因为治疗干预要基于准确的诊断。

建议检查的身体系统包括骨骼、肌肉、神经、呼吸、心血管、淋巴、内分泌、消化、泌尿和皮肤系统。各系统共同协作以使器官正常运转。如果一个系统遭受损坏，那么人体就会变得不稳定，甚至引发严重的后果（图3.54和图3.55）。

患者是否存在一些可能阻碍愈合的因素，如年龄、慢性病、血管功能不全、营养不良、恶性肿瘤史、急性与慢性感染、吸烟、低灌注、压力、药物、实验室检查异常、过度或异常压力、伤口床环境干燥、感染和创面异常（表3.13）？当遇到慢性伤口时，医师必须考虑这些阻碍因素，解决它们并重新开始正常的伤口修复过程（愈合期）。

与流行的看法相反，时间并不能治愈所有伤口，但在此期间你做什么才是最重要的。如果患者伤口已经超过30天未愈合，则必须询问其先前是

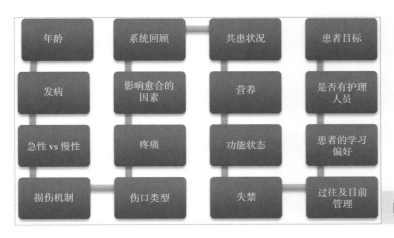

图 3.52　患者评估

3

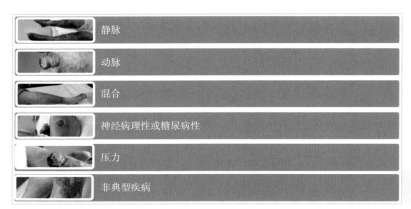

	静脉
	动脉
	混合
	神经病理性或糖尿病性
	压力
	非典型疾病

图 3.53 下肢伤口病因

否接受过治疗。这会帮助医师了解患者使用了的产品、治疗和诊断工具有哪些。如果已经正确使用了产品，治疗干预措施也是从最佳实践指南中选出的，也进行了合适的诊断测试，那么医师可以更好地安排自己的时间，而不用白费力气做重复工作。还应该确定患者是否已经接受了治疗和（或）手术，或者是否有过敏史，所有这些都能帮助明确特定干预措施的禁忌证。

伤口护理可能会受到医疗保健提供者和患者在整个护理过程中的沟通的影响。临床技能和能力在伤口愈合中也起着重要的作用。

临床伤口护理师可以进行各种认证学习，并且这些通常是很有益处的。一项研究发现，与拥有其他领域的认证以及没有认证的护士相比，获得伤口护理方面认证的护士在知识测试中会取得更高的分数，更多参加有关该主题的讲座，并且阅读的资料也是最新的。在当今，由于伤口的复杂性，对结果的关注以及对优质护理的需求，护理师应该进行不同的认证。与此同时，雇主也越来越想聘用经过适当的培训和认证的临床护理师。

一旦我们能够回答造成伤口的原因，伤口存在了多长时间，以前使用了哪些成功的干预措施，哪些因素阻碍了愈合，以及患者对其问题的说明，那么评估伤口床和创面组织就变得至关重要。

例如，一位被诊断为淋巴水肿的患者来到诊所，她有着典型的教科书上描述的慢性静脉高压

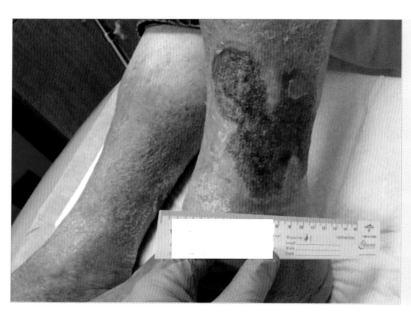

图 3.54 患有溃疡伴类风湿关节炎、动脉功能不全和肝脏疾病的慢性静脉功能不全患者

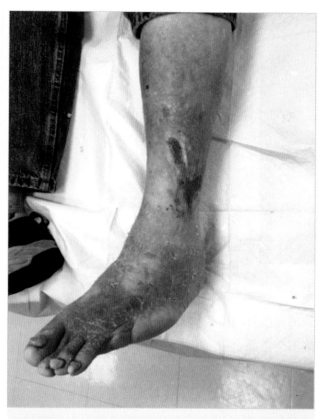

图 3.55 有多种并发症患者的伤口正在进展（最初伤口的外观见图 3.54）。一旦水肿得到适当控制并进行伤口床准备，患者的伤口就会开始闭合

表 3.13　影响伤口愈合的因素

影响伤口愈合的因素	
营养	化疗
感染	静脉功能不全
氧合	压力
合并症	肥胖
持续性炎症	免疫力低下
临床医师的能力	沟通
水肿	敷料的选择
不适当的伤口护理	严重定植
药物	活动水平
生物膜	社会环境
年龄	放疗
患者对计划的依从性	抗炎类类固醇药物
吸烟	疼痛
喝酒	恶性肿瘤
外伤	伤口温度低

症，并要求进行压力治疗。患者有含铁血黄素染色（图 3.56），脂肪性皮肤硬化，位于内踝区域的浅伤口床。如果跳过主观评估，你可能会漏掉这样一个事实，即患者下肢疼痛限制了其活动，她休息时疼痛且躺下时加剧，她还是一个重度吸烟者。她的回答是，只要行走 10 英尺（约 3.05m），她的下肢就会疼痛难忍。进一步的测试表明该患者患有严重的肢体缺血，需要血管重建，此时压力治疗是禁忌。

诊断不应仅依靠淋巴水肿的表现，而不进行包括客观测试在内的全面评估。客观测试可能包括但不仅限于动脉非侵入性或侵入性测试，成像研究和实验室测试，如 CMP（综合代谢检查）、CBC（全血细胞计数）、HbA1c（糖化血红蛋白）、营养标志物（白蛋白、前白蛋白），凝血信息如 PT（凝血酶原时间）/ INR（国际标准化比率），炎性标志物如 CRP（C 反应蛋白）和 ESR（红细胞沉降率），以及培养物等（表 3.14）。

大体来讲，评估患者的技能通常随着时间的推移和持续的实践练习而变得更好。这一点做得好的医师能够更好地与患者沟通并提供有效的治疗。

伤口评估

"如果你不能简单地解释它，你就还没有完全理解它。"

伤口评估与患者评估同样重要。每项评估收集的信息会包含能够指导治疗的有价值信息。以下引用的 Kelvin 勋爵的话将描述出一个评估的两个相似但又有不同的重要组成部分。"如果你不能衡量它，就无法改进它"以及"当能够衡量你所说的话并用数字表达它时，这意味着你对它有所了解；当无法用数字表达它时，那么说明你对它的了解是微

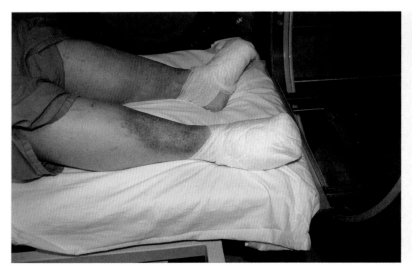

图 3.56 被诊断患有严重动脉功能不全和慢性静脉功能不全的糖尿病患者。注意含铁血黄素染色

不足道的，不够好的；这可能说的是了解的开始，但思想几乎并没有提升到科学的状态，所以无论所说的是什么事都一样"。

沿着正常愈合轨迹发展的伤口会从炎症期向增殖期进展，并且到成熟期结束。每一期都有一个大致的发生时间框架和关键的转折点，并且这些阶段确实会重叠。

皮肤系统的伤口会由瘢痕组织修复。如果缺陷是浅表的，它会通过上皮形成愈合。这种上皮形成的修复过程可以在伤口边缘或完整的附着物处发生。如果伤口缘闭合、卷起或出现愈伤组织，那么愈合可能会延迟。当外皮损伤更深时，会形成肉芽并填补缝隙，然后再开始上皮形成。一旦伤口是由脆弱的上皮组织闭合，就说明伤口愈合已经达到成熟期，并且这种重塑过程可能长达 2 年。这种新形成的瘢痕组织强度会是皮肤强度的 70%~80%。

炎症期的伤口具有水肿、温度升高、疼痛和发红等炎症特征。这个阶段是应对损伤的自然反应。在发生创伤和止血后，血管舒张使诸如白细胞这样的关键细胞，以及酶、生长因子和营养物质进入该部位。其主要作用是让细胞吞噬失活的物质并使其自溶。慢性伤口可能退回到炎症期；这种退化的特点可能是微妙的，有诸如脆弱组织、异常肉芽组织、渗出物增加、疼痛加重、气味加重或愈合轨迹延迟的迹象。

在炎症期，随着液体渗出增加，所选敷料的吸收能力和（或）更换频率需要与之进行匹配。这种渗出与敷料的不匹配可能会导致创面皮肤和组织周

表 3.14 实验室测试及其值

实验室	范围	原理
WBC	（3.8~11）×10^3/毫米^3	测量白细胞，可能检测出感染
PT	10~14 秒	PT/INR 用于监测抗凝血剂的有效性，确定出血性疾病
INR	0.8~1.1（如果不服用血液稀释剂）	有时在进行手术和其他侵入性治疗前选择 PT/INR
CRP	0~10mg/L	C 反应蛋白，水平随炎症加重而升高
ESR	男性：最高 15mm/h，女性：最高 20mm/h	红细胞沉降率，血液检查可以揭示炎症活动
白蛋白	3.5~5.0g/dl	用于帮助确定营养不足或作为肝功能全套的一部分
前白蛋白	20	通常用于确定营养状况
血尿素氮	6~23mg/dl	测试确定肾功能
肌酐	0.6~1.5mg/dl	测试确定肾功能
葡萄糖	65~99mg/dl	用于监测糖尿病患者的血糖水平
HbA1c	4%~6%	用糖化血红蛋白来筛查和诊断糖尿病

围出现浸渍。可能需要提高伤口敷料的更换频率，选择不同的敷料，并确定伤口是否已经严重定植或有感染需要治疗。

伤口的改善通常能通过表面积和体积的减少看出来，伤口特征的变化也能够看出伤口的改善情况。一些研究表明，伤口的改善是根据伤口病因而来，伤口 4 周内的愈合率为 30%~50%。

收集和衡量必要的伤口信息有助于确定正确的执行方案。表 3.15 显示了伤口特征是如何影响治疗的。

充分的伤口评估包括描述伤口床、伤口边缘和创面皮肤的客观的、可测量的伤口特征。伤口特征会决定伤口是否被严重定植或感染，是否有非典型病症的可能性，以及伤口是否正在进展、恶化或仅仅是"卡住"（未进展）。

在使用高级产品之前，始终牢记要充分理解基本原则。要在实际问题中进行磨炼，必须要专注于基本的评估技能。

通过已知的每个阶段的特征，了解修复过程或愈合的每个阶段会有助于确定如何成功治疗患者的伤口。这对临床医师选择治疗干预会有一定的帮助。如本章所述，伤口床准备是伤口护理的有利组成部分。如果我们没有正确准备伤口床就开始使用昂贵的敷料，那么产品应用失败会增加产生不良后果的可能性。伤口打开的时间越长，感染和截肢的可能性就越大。

处于长期炎症阶段的慢性伤口需要经过帮助才能进入下一期。伤口可能存在典型的愈合迹象或愈合延迟迹象，伴有肉芽组织的异常或缺失；渗出增加时也可能有肉芽生长过度。感染的典型症状包括疼痛、水肿、发红和有气味，而继发体征包括延迟进展、脆弱组织、肉芽组织减少或异常。

Gethin 报道称，连续测量伤口的主要益处如下：它是初步评估的一部分，有助于重新评估及专业人员之间更准确的沟通，并为评估提供客观信息，提高患者护理质量，监测治疗效果，有助于证

表 3.15　伤口特征和治疗的可能理由

伤口特征	可能理由
临床感染迹象	用适当的培养来测定微生物，免疫功能低下的患者可能不会出现典型的感染迹象
伤口大小或深度增加	伤口不稳定，创伤持续，潜在问题未得到妥善解决（血管状况、感染等）；去除丧失活性的组织可能会使伤口增大
脆弱的组织，伤口无进展	严重定植，微生物负载增加
液体渗出或浸渍增加，和（或）肉芽生长过度	严重定植，不恰当的敷料类型选择——不能充分吸收渗出物，换敷料的频率不合适，感染未得到解决
缺少肉芽	血流不足，严重定植或感染，伤口处在炎症期，创伤
水肿	扩散距离的增加导致营养和氧气供应减少，全身相关状况，慢性炎症或延长炎症期，小腿泵功能下降，淋巴水肿，压力治疗不当
气味	敷料相关 vs 身体部位 vs 感染
无活性组织没有发生变化或发生微小变化	没有或推迟了的适当清创方法
存在愈伤组织	鞋子不适无法承担过重的体重，减轻负重无效，没有保护性感觉，生物力学异常
发红	皮肤刺激，感染、蜂窝织炎，创伤，抗生素可能对实际微生物无效
疼痛	治疗过程中缺乏合适的药物，血管系统受损，创伤，深部感染
没有脉搏，肢体较冷，足趾上没有毛发，趾甲变厚	动脉血管呈受损状态

3

明特定治疗费用的合理性，可能有助于预测愈合并加强整体伤口管理。

最初的伤口评估会提供客观数据，作为与后续数据进行比较的参考点。可将这些数据与其他医护人员沟通；它有助于做出治疗决策及选择适当的匹配伤口或创面组织特征的敷料。重新评估应定期进行；建议至少每周 1 次。伤口的评估和重新评估会推进治疗，也会提示临床医师其是否正朝着正确的方向前进。在如今的循证环境中，有足够的可用数据表明，可根据某些终点的评估数据看出愈合的潜力。研究还要基于病因和治愈率进行结果的预测。

基本的伤口护理应该强调寻找线索，以确定最初导致伤口的原因（表 3.16）或其病因。能够找到伤口的原因会有助于达到理想的治疗结果。众所周知，70%~80% 的下肢伤口是静脉性的。但我们仍需要尽职尽责并排除其他 20%~30% 的可能性。如果伤口的动脉循环不足，那么血运重建将具有重要意义（图 3.57）；如果伤口是由非典型情况引起的，即可能是由药物所引起，或者可能是由于恶性肿瘤，那么则需要适当的转诊。

确定病因也会帮助对伤口进行适当的分类。糖尿病伤口的分类见 Wagner 分级（表 3.17）或得克萨斯大学量表（见专栏），压力溃疡 / 压疮采用的是美国压力溃疡咨询专家组（NPUAP）的压

表 3.16 伤口的差异化

项目	静脉	动脉	混合	神经病变 / 糖尿病	非典型情况
诱发因素	DVT 史，CVI，既往溃疡，瓣膜功能不全，小腿泵功能弱，肥胖	动脉粥样硬化，糖尿病，年龄，外周动脉疾病	静脉和动脉溃疡	糖尿病，神经病变，动脉并发症	血管炎，炎症，感染，恶性肿瘤
位置	内踝，足踝附近	可能发生摩擦或创伤的区域，远端趾背，足外侧，足趾之间，突出的骨突处		足底，足跟，跖骨头	位于其他伤口类型中描述的非典型位置的伤口
特征	边缘规则，浅表伤口，通常无痛感，中度至严重渗出，红色肉芽组织	"打孔"外观，深层伤口床，可能有坏疽，无发白肉芽组织，疼痛，渗出极少		渗出量极少到中度，可能是骨髓炎	非典型特征伤口
患者评估	溃疡史，含铁血黄素染色，脂肪性皮肤硬化，浅表静脉扩张，水肿偏紧，经常反复发作，一天结束时疼痛或肿胀，抬高患肢后疼痛会缓解	吸烟史，间歇性跛行，皮肤薄而发亮，足趾无毛发，指（趾）甲变厚，体温降低，脉搏不足或减少，鞋子不合适，视力不佳		保护性感觉丧失，足部畸形，有感染的临床症状（ADA 指南），皮肤干燥，鞋子不合适，足部有愈伤组织	非典型的表现和位置；经 3~6 个月治疗后伤口不愈合，应该引起重视
客观测试	排除 DVT（静脉多普勒）；排除动脉功能不全（ABI/ TBI，TCOM/SPP，CTA）；排除软组织感染（穿刺活检或组织培养）；实验室检查（白细胞，血红蛋白 / 血细胞比容，CRP/ESR，PT/INR，肾功能等）；测量水肿	参见静脉客观测试；另外注意长时间的毛细血管再充盈（大于 4 秒），潮红；也可能需要排除骨髓炎（探骨针），影像学检查（X 线检查、MRI、三期骨扫描），骨活检		见静脉和动脉客观测试；HbA1c	参见静脉和动脉客观测试，推荐活检
可能的治疗	如果没有禁忌证：伤口床准备，压力治疗和宣教，高级仪器，可能进行手术干预	保护，根据血管检查结果进行转诊；如果没有禁忌证，准备伤口床和湿润伤口的愈合环境；高级仪器		见动脉部分，此外还有血糖控制、减轻负重、宣教；如果有感染则进行治疗；根据需要进行血管重建；高级仪器	治疗方法因诊断和活检结果而异

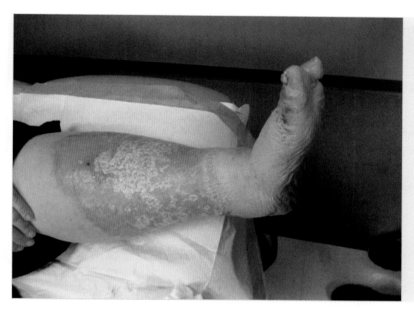

图 3.57　患有足部 Charcot 关节病、蜂窝织炎、动脉疾病和慢性静脉功能不全的糖尿病患者

力溃疡分期量表（表 3.18），静脉溃疡采用的是 CEAP 量表（表 3.19），皮肤撕裂使用的是 Payne-Martin 皮肤撕裂分类量表（表 3.20），Burns 量表则基于受累深度或级别（表 3.21）。2016 年 4 月，NPUAP 将压力溃疡重新命名为压力损伤并给出了分期（表 3.22）。

　　根据伤口的特征进行描述。注意具体细节或特征将有助于临床医师与他人交流，以及选择适当的干预措施。如果伤口有发红、肿胀和疼痛，则可能有感染，这要与未感染的伤口区别对待。记录伤口的特征还可以使临床医师确定干预措施是否有效，是否有足够的进展，而保险公司也可能要求提供这些文件来报销治疗费用。

　　在描述和记录伤口特征时，请考虑以下内容。

位置

- 对每个伤口进行编号，然后根据其解剖学标志（如骨骼位置）给伤口命名，这是保持参照和记录一致性的理想方法。除了给伤口编号之外，使用一个能够指示伤口位置的身体

表 3.17　Wagner 分级

级别	描述
0	溃疡前病变，已愈合的溃疡，存在骨性畸形
1	浅表溃疡，无皮下组织受累
2	穿透皮下组织——可能暴露骨骼、肌腱、韧带或关节囊
3	骨炎、脓肿或骨髓炎
4	前足发生坏疽
5	整个足部发生坏疽

得克萨斯大学伤口分类量表：糖尿病足溃疡系统
I-A 级：未感染的，非缺血性浅表溃疡。
I-B 级：受感染的，非缺血性浅表溃疡。
I-C 级：未感染的，缺血性浅表溃疡。
I-D 级：受感染的，缺血性浅表溃疡。
II-A 级：未感染的，非缺血性溃疡，已渗透到囊或骨骼。
II-B 级：受感染的，非缺血性溃疡，已渗透到囊或骨骼。
II-C 级：未感染的，缺血性溃疡，已渗透到囊或骨骼。
II-D 级：受感染的，缺血性溃疡，已渗透到囊或骨骼。
III-A 级：未感染的，非缺血性溃疡，已渗透到骨骼或深部脓肿。
III-B 级：受感染的，非缺血性溃疡，已渗透到骨骼或深部脓肿。
III-C 级：未感染的，缺血性溃疡，已渗透到骨骼或深部脓肿。
III-D 级：受感染的，缺血性溃疡，已渗透到骨骼或深部脓肿。

表 3.18　压力溃疡 / 压疮分期（NPUAP 以前的分期系统）

1 期	皮肤完整，在骨质突出的地方呈不泛白的红色
2 期	真皮部分皮肤层损失，没有腐肉
3 期	全层组织损失
4 期	全层组织损失，肌腱或骨骼暴露
无法分期	全层组织损失，其中伤口床上有腐肉和（或）焦痂
疑似深部组织损伤	区域完整的皮肤局部呈紫色或栗色，或有充血的水疱

表 3.19　CEAP 量表

临床	C0：无临床迹象
	C1：小型静脉曲张
	C2：大型静脉曲张
	C3：水肿
	C4：皮肤变化，无溃疡
	C5：皮肤变化，溃疡已愈合
	C6：皮肤变化，有活动性溃疡
病理	Ec：先天性
	Ep：原发性
	Es：继发性（通常由于之前的 DVT）
解剖	As：浅静脉
	Ad：深静脉
	Ap：交通静脉
病理生理	Pr：回流
	Po：阻塞

表 3.20　Payne-Martin 皮肤撕裂分类量表

类型 I A	线性皮肤撕裂，表皮和真皮被拉开，没有组织损失
类型 I B	表皮瓣完全覆盖伤口边缘 1mm 内的真皮
类型 II A	少量组织损失类型，表皮瓣损失少于 25%
类型 II B	超过 25% 表皮瓣损失
类型 III	表皮瓣不存在

表 3.21　Burns 量表

1 级		非常疼痛，但无水疱
2 级	部分皮肤层	延伸穿过表皮并可穿透真皮，通过再生愈合，全部功能应能够恢复
3 级	全层皮肤	穿透真皮并可能涉及皮下组织，毛囊、皮脂腺和汗腺受累
4 级		延伸到皮下组织，可能迅速导致感染或败血症

表 3.22　压力损伤分期（改编自 NPUAP 于 2016 年 4 月重新定义了的分期系统）

1 期	皮肤完整，红斑不发白
2 期	部分皮肤层丧失，真皮层暴露
3 期	全层皮肤丧失
4 期	全层皮肤和组织丧失
无法分级的压力损伤	全层皮肤受到遮盖和组织损失
深层组织压力损伤	持久不发白的深红色、栗色或紫色的皮肤变色

图也是很有帮助的。

大小

- 此信息的收集非常重要，大小的测量应该非常准确，有一致性，并尽可能减小可靠性误差。建议以厘米为单位进行测量，每个医疗机构应确定自己测量长度和宽度的首选方法。举例来说包括使用线性测量法来测量最大宽度、最大长度，钟表法，或两者相结合的方法，伤口追踪，测面法（通过照片或伤口追踪测量体积）等。

- 钟表法（图 3.58），即使用时钟上的数字，参照点为：头部为 12 点钟位置，足部为 6 点钟位置（保持身体处于解剖位置），先要测量的是 12 点至 6 点位置之间的值即长度，以及 3 点至 9 点位置的最大值即宽度（垂直于长度）。如果伤口边缘形状不规则，只要长度和宽度仍然相互垂直，你就可以更改你的参照点。

- 测量足部的伤口时，12 点至 6 点位置方向是从足跟到足趾。

- 表面积由长度乘以宽度来确定。

深度

- 伤口深度的测量是找到伤口最深的部分，垂直于皮肤插入一个合适的涂药器，并测量从

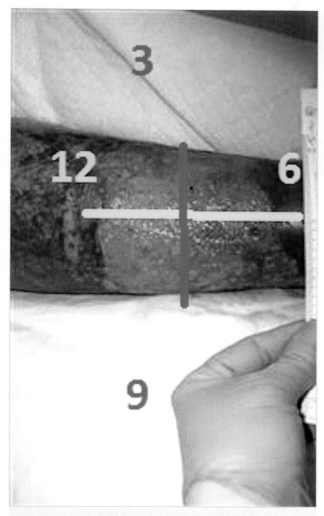

图 3.58 使用钟表法测量长度和宽度。长度为 12 点至 6 点的值，宽度为 3 点至 9 点的值

涂药器尖端到皮肤通常应该存在的位置的距离。深度也以厘米为单位。

- 如果随着无活性组织的去除，深度数值越来越大，那么这是可以接受的，并解释了测量为何有差异。

渗出物

- 渗出物是流出液体的另一个名称，它指具有高含量蛋白质和细胞碎片的液体，液体从血管中溢出并沉积在组织或组织表面，渗出物通常是由炎症造成的。
- 随着伤口的进展，渗出物应减少到最小且可

控制的量。渗出物增加可能预示严重定植、感染或敷料选择不当。

- 渗出量。
  - 无　皮肤完整或皮肤受损处由焦痂覆盖。
  - 最小量　组织潮湿或渗出物面积不到敷料的 25%。
  - 中等量　渗出物面积在敷料的 25%~75%。
  - 最大量　渗出物过多或渗出物面积超过敷料的 75%。
- 类型。
  - 浆液性　渗出物薄而清澈。渗出物由组织中的蛋白质和液体组成。
  - 血性浆液性　通常呈粉红色。包含有浆液渗出物内的少量血细胞。
  - 血液性　红色血液渗出物。
  - 脓性　渗出物很浓，通常呈黄色。

伤口床的颜色

- 描述伤口床内组织的颜色有助于在特定时间范围内做文件记录及确定组织类型。
- 描述红色组织并不是指在伤口床上找到健康的肉芽组织。
- 临床医师报告伤口边缘每种颜色组织的百分比，其总和为 100%（图 3.59）。
  - 红色　可能表示健康或不健康的组织。
  - 黄色　最常见的是腐肉、无活性的骨骼、无活性的肌腱。
  - 黑色　焦痂等坏死组织。
  - 其他　灰色、白色、深红色。

组织类型

- 肌腱（图 3.60a）　如果肌腱暴露，目标是保持其活性。
- 上皮组织　脆弱的愈合了的组织，可能呈粉红色。

3

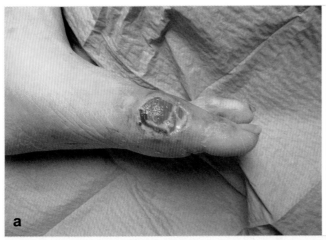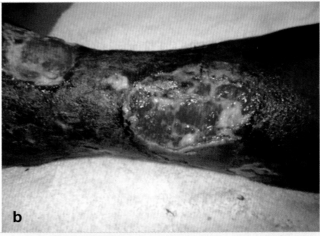

图 3.59　确定伤口床颜色。a. 组织：红色，70%；黄色，20%；黑色，10%。糖尿病性溃疡合并动脉功能不全和骨髓炎。b. 组织：红色，60%；黄色，20%；灰色，20%。静脉功能不全伴有剧烈疼痛。活检显示严重的血管炎

- 焦痂（图 3.60b）　黑色像皮革的无活性组织。

- 腐肉（图 3.60c）　黄色黏性或无黏性无活力组织。

- 肉芽组织生长过度（图 3.60d）　水分过多的肉芽组织。

- 肉芽组织（图 3.60e）　强健的、有活力的红色组织。

- 纤维蛋白　纤维蛋白组织。

- 脂肪组织　暴露的组织可能已无活性。

- 骨骼　如果暴露骨骼，则排除骨髓炎并且必须保持其活性。

窦道

- 窦道可以被描述为皮肤下走行方向可能各不相同的任何通道。它们可能会与皮肤下的其他伤口相连接。重要的是要能找到窦道，以保证能够进行正确的冲洗和填塞。
  - 清洁窦道时应采用适当的冲洗方式。清洁方法应提供足够的压力以去除碎屑，但又不会对伤口床造成创伤。最佳清洁压力为 4~15psi(磅力 / 平方英寸)。带有 19G 静脉留置针的 35mL 注射器可产生 8psi 的

冲洗压力流，可用于去除伤口床中黏附的物质。
  - 常见原因包括但不限于异物、创伤、感染和手术干预。
  - 窦道以厘米为单位进行测量。
  - 使用时钟位置来描述窦道的位置（钟表法）。
  - 使用合适的点药器和测量器。

潜行深洞

- 潜行深洞可以被描述为从皮肤或组织下的伤口床延伸出的袋状空穴。通常，潜行深洞存在于由摩擦力和剪切力引起的压疮中。
  - 根据钟表法描述其位置，指出袋状空穴的起点和终点位置。例如，1 点至 4 点位置有 4cm 的潜行深洞。
- 以厘米为单位测量袋状空穴最深部分的深度。

伤口边缘

- 必须要评估伤口边缘。当上皮细胞从伤口边缘迁移到闭合缺损时，浅表伤口通过上皮形

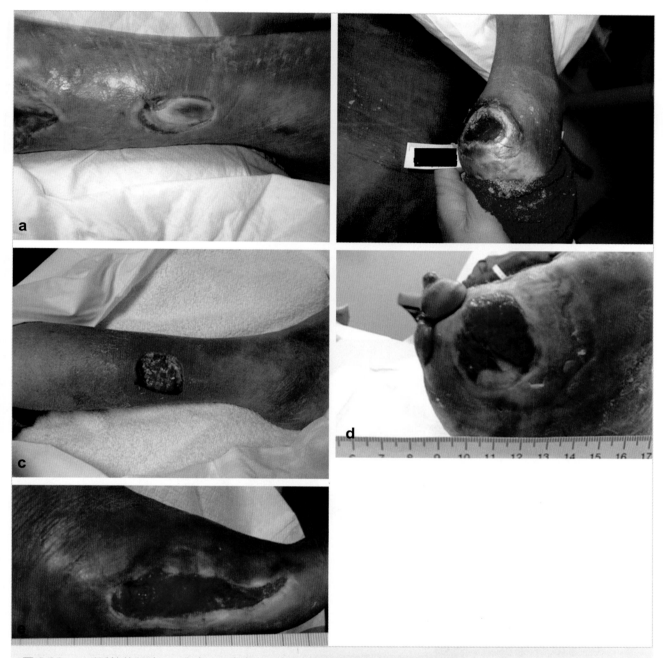

图 3.60　a. 无活性的肌腱；b. 焦痂；c. 腐肉；d. 肉芽组织生长过度；e. 肉芽组织

成愈合。如果伤口边缘闭合，则其发展为慢性伤口的概率会增加。以下为各种可能遇到的伤口边缘。

○ 边界分明。

○ 打开状。

○ 闭合状（图 3.61）。

○ 卷边状。

○ 有愈伤组织（图 3.62）。

创面评估

发红

● 发红可能表示炎症、感染、皮肤刺激等。将连续测量结果进行比较，以确定当前的治疗是否合适（图 3.63）。

3

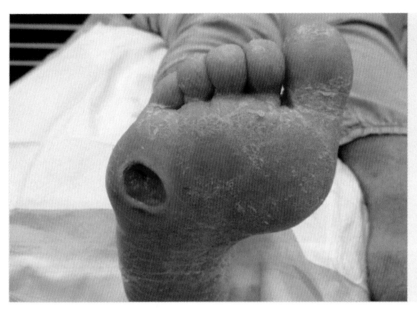

图 3.61　患有慢性溃疡并伴有神经病变，伤口边缘闭合、骨骼暴露和感染的糖尿病患者。没有感染的临床症状，但伤口组织活检呈阳性

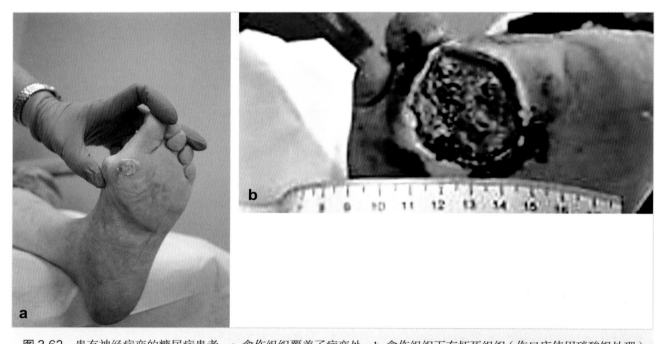

图 3.62　患有神经病变的糖尿病患者。a. 愈伤组织覆盖了病变处；b. 愈伤组织下有坏死组织（伤口床使用硝酸银处理）

- 测量从伤口边缘延伸的红色，以厘米为单位。使用钟表法描述位置。

硬化

- 硬化的定义是，由水肿、炎症或肿瘤浸润引起的组织硬化，特别是皮肤硬化。
  - 测量从伤口边缘开始到皮肤变得正常的位置的硬化组织。
  - 以厘米为单位测量并使用钟表法描述硬化的位置。

3

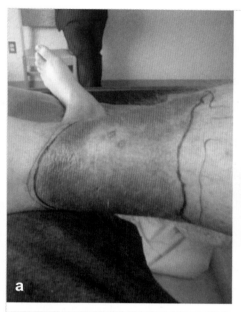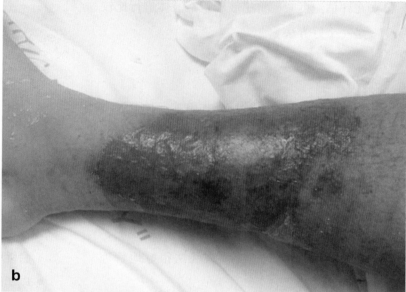

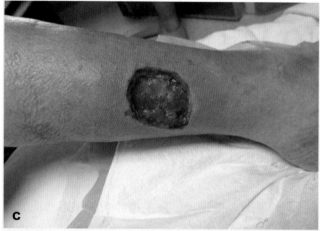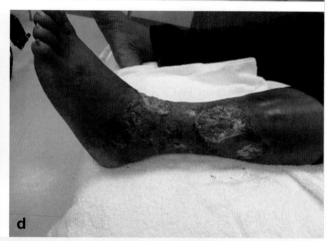

图 3.63　发红。a. 创面来自蜘蛛咬伤；b. 蜘蛛咬伤的发红区域减少；c. 来自感染；d. 来自炎症过程——虽然患者是深色皮肤，但由于创面皮肤的颜色更加暗沉，仍可以看出患者被咬后皮肤发红的区域

气味

- 评估气味时，建议清洁伤口后再进行评估。有时候位置、体臭、失禁或敷料与伤口渗出物反应会使人嗅到不愉快或不熟悉的气味。
  - 味道浓重或恶臭　可能有感染。
  - 味道发甜　通常指示有假单胞菌感染。有时还会在敷料上发现有蓝绿色渗出物的残留。

温度

- 皮肤温度可通过触诊或红外线温度计进行测量。与触诊相比，红外线温度计可检测到更细微的皮肤温度变化。观察华氏温度表的镜像读数中的差异，会更容易检测到与深部和周围感染、深部炎症或血管供应不均相关的细微温差。
- 温度是评估循环反应、反复创伤和炎症的良好指标。

- 在评估温度时，将患肢和正常肢体进行比较是一个好方法。

疼痛

- 疼痛是感觉神经元传递到大脑的一种令人不快的感觉。伤口疼痛很常见，且非常主观，对于患者和临床医师来说都是特别令人痛苦的。疼痛的产生有多种原因，不幸的是，通常疼痛的管理都是不当的。患者经历的疼痛受到许多因素的影响，有多个研究表明，医务人员经常低估疼痛或无法很好地管理疼痛。

- 疼痛可能预示着有感染。在换药期间及某些治疗（例如清创术）中也可能会出现疼痛。

- 几个疼痛量表如下。

  - Wong-Baker FACES 疼痛评定量表　用于3 岁及以上人群（图 3.64）。

  - 数字评定量表　0 表示不疼，10 表示最疼。

  - 视觉模拟评分法　患者主观的疼痛感。

浸渍

- 完整皮肤上的水分过多会导致皮肤软化和破坏。皮肤最初会呈现白色，长时间受到浸渍

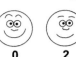

图 3.64　Wong-Baker FACES 疼痛评定量表（©1983 Wong-Baker FACES Foundation. www.WongBakerFACES.org. 经许可使用。最初发表于 *Whaley & Wong's Nursing Care of Infants and Children*. ©Elsevier Inc.）

会继续恶化（图 3.65）。

- 以厘米为单位测量。

- 测量方式同硬化。使用钟表法确定位置并测量从伤口边缘到浸渍结束处之间的距离。

- 水分增加可能是由于感染、不适当的敷料选择、换敷料的频率过低。

感觉

- 测试感觉对于确定患者是否具有保护性感觉很重要。

- 神经负责感觉、自主神经功能和运动功能。感觉通常用单丝测试法，并且可能发生创伤受损。当自主神经功能受损时，要注意患者是否皮肤干燥，皮肤护理是必需的。当运动受

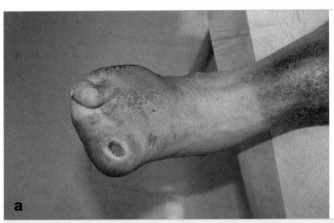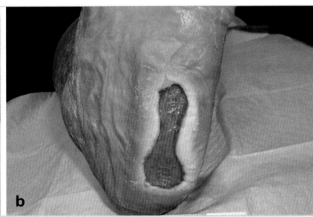

图 3.65　创面浸渍。a. 有肉芽组织生长过度；b. 没有肉芽组织

到影响时，肌肉不平衡及负重结构变化也会存在。

- 失去保护性感觉需要及时将患者转介给合适的专家并评估合适的鞋类。
- 可使用 Semmes Weinstein 5.07（10g）单丝水平（图 3.66）测试保护性感觉。

保护性感觉丧失的足部测试操作指南如下。

- 向患者解释程序。
- 在上肢上进行单丝测试，并取得患者理解。
  - 用单丝接触足部的皮肤 1~2 秒，直至单丝弯曲（不要在伤口、愈伤组织或瘢痕上进行测试）。测试双足的多个位置（中足背，足跟，第一、第三、第五趾及足趾底部区域，然后是跖骨头，足底中部）。记录患者是否感觉到单丝。

水肿

- 水肿通常是由液体从毛细血管渗漏到附近组织引起的。
- 水肿的原因可以是静脉淤血、外伤、小腿泵机制出现故障、淋巴水肿，以及全身性疾病，如肾脏损害、心力衰竭、肝病等。

由于被输送到组织的氧气和营养物质减少，水肿会影响伤口愈合。

- 水肿可以被描述为凹陷性或无凹陷性。凹陷性水肿可以用凹陷来描述，见表 3.23。
- 通常在预定点进行周径测量。以厘米为单位进行测量，建议初步评估时也测量其他肢体（这样可用于比较）。也可以使用其他形式的测量，例如水置换法、体积测量等。
- 在进行压力治疗之前，必须得到医师的许

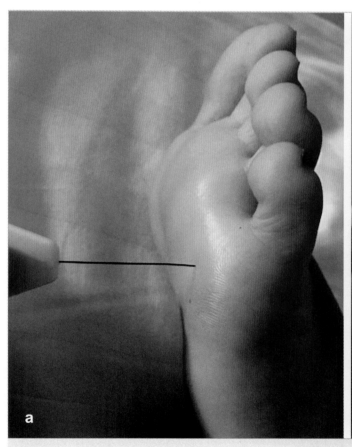
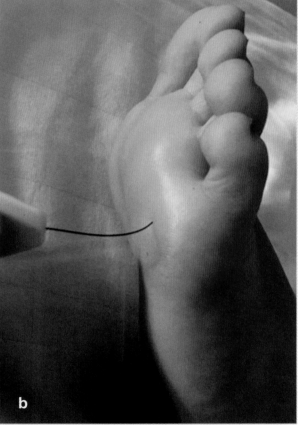

图 3.66　Semmes Weinstein 单丝测试法

表 3.23　凹陷性水肿的描述（改编自圭尔夫综合医院充血性心力衰竭路径）

凹陷	水肿
1+	2mm 或更小
	轻微的凹陷，没有明显的变形，迅速消失
2+	2~4mm
	凹陷要更深一点，没有可读可检测的变形，在 10~15 秒内消失
3+	4~6mm
	凹陷有明显的深度，持续时间超过 1 分钟，相关肢体看起来更饱满和肿胀
4+	6~8mm
	凹陷很深，持续时间长达 2~5 分钟，相关肢体严重变形

可，并进行充分的血管测试。

CVI 患者可以从排除患肢 DVT 中获益。

关节活动度（ROM）

● ROM 被定义为关节可进行的活动。通常用测角仪来测量度数。

● 在评估肌肉骨骼损伤和伤口时，物理治疗师通常会专注于可用的 ROM。当 ROM 受限时，它会对功能级别产生影响，见下面列出的示例。研究表明，肌肉骨骼损伤与功能和残疾有关。

● 下肢 ROM 受限会影响患者的步态并降低小腿泵功能，如果这个问题不解决，可能会延迟伤口愈合（图 3.67）。

● 当踝背伸受限时（图 3.68），小腿肌肉泵机制无效，会升高静脉高压。伴随长期高血压，如果不治疗淋巴水肿，患者可能会出现静脉瓣膜衰竭，导致 CVI。

● 糖尿病患者会出现跟腱僵硬（图 3.69），导

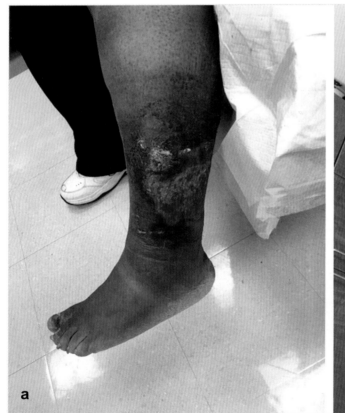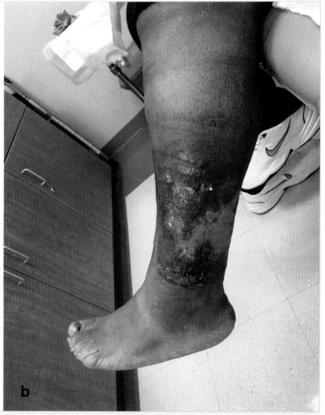

图 3.67　a. 慢性静脉功能不全溃疡伴有最大量液体渗出；患者走路呈现防痛步态，小腿肌肉泵功能差；行走时，患者足部无法背伸；b. 在进行适当的压力治疗后溃疡愈合

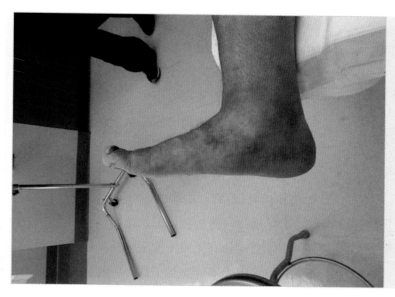

图 3.68 踝背伸有限的糖尿病患者，其步态生物力学被改变，足底峰值压力升高

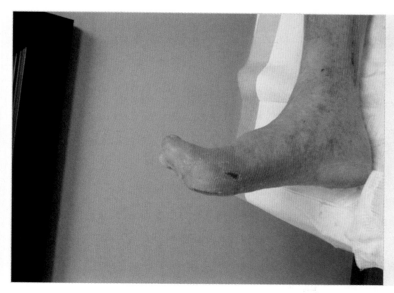

图 3.69 患有跟腱僵硬和 ROM 降低的糖尿病患者。无法将足趾伸直至正常

致踝关节 ROM 降低。在走路时，踝 ROM 的降低会导致异常的生物力学状态，在远端足底上造成过大的压力。

记录并描述伤口特征（表 3.24）将为临床医师提供一个起点，指导干预措施，并且同样重要的是它还有助于报销。医疗保健正在从基于数量的系统转变为专注于质量和结果的系统。我们的文档可以把我们经常遇到的患者的治疗结果都记录下来。换句话说，你可以通过文档，向别人讲述每一位患者的故事。

血管评估

一名下肢水肿患者来到门诊，要求进行 CDT 和使用水凝胶软膏。在评估时，你发现他的足部有一个小伤口，双下肢周径测量值存在差异，Stemmer 征呈阳性，这个伤口已存在 2 年。患者告诉你他接受了大腿前部近端的放疗，并且有糖尿病病史。你确定该患者患有继发性淋巴水肿。你准备进行压力治疗吗？

答案是否定的。到处都是危险信号。必须要进行下肢血管评估。他在淋巴水肿发病之前就已经患

3

表 3.24　伤口评估/特征

伤口评估	
位置	使用骨骼标志作为参考
伤口类型	动脉、静脉、神经病变、压力、非典型等
大小：长度和宽度	以厘米为单位，有多种测量方法
深度	测量垂直于皮肤的深度，以厘米为单位
渗出物：渗出量，类型	无、最小量、中等量、最大量、浆液性、血液性、血性浆液性、脓性
伤口床颜色	红色、粉色、黄色、黑色、灰色、白色，用百分比描述
气味	无、轻度、甜味、恶臭
组织类型	肉芽、肉芽生长过度、焦痂、腐肉、纤维蛋白等
潜行深洞	用钟表法描述位置，以厘米为单位测量
窦道	用钟表法描述位置，以厘米为单位测量
创面评估	
硬化	用钟表法描述位置，以厘米为单位测量
发红	用钟表法描述位置，以厘米为单位测量
温度	通过触诊或用红外线温度计比较淋巴水肿部位温度
浸渍	如有浸渍则进行记录
感觉	轻触、单丝测试、振动
水肿	周径测量、体积测量及其他
疼痛	主观性的，在换敷料或手术之前先进行处理
伤口边缘	打开状、闭合状、卷边状、有愈伤组织的
关节活动度	任何影响功能或小腿肌肉泵机制的限制

有糖尿病。患者可能会有动脉系统受损的情况。他的血管检查表明他有严重的肢体缺血，需要紧急转诊到血管科。

下肢有伤口时通常都要进行血管检查，以确定临床诊断，并建立足够的动脉血流以进行治疗干预。请记住，70%~80% 的下肢伤口与静脉有关，而另外 20%~30% 可能与动脉有关（图 3.70）或是非典型伤口。如前所述，如果没有足够的血液流动，伤口就无法愈合。如果没有足够的动脉血流，则禁用压力疗法，应对稳定伤口进行清创，采用全接触石膏和先进的生物制品等治疗方式。

在评估期间，临床医师先对动脉搏动进行触诊，如腘、足背和胫后动脉（图 3.71 和图 3.72）。

据报道，8.1% 的健康人群没有足背动脉搏动，2% 的健康人群没有胫后动脉搏动。当由经验丰富的临床医师进行评估时，两个足动脉搏动的缺失强烈表明存在足动脉血管疾病。当你对脉搏进行触诊时，较好的做法是确定下肢的温度是否存在差异。肢体远端摸起来更凉的话，则表示可能存在循环不良。

在伤口护理诊所，有下肢伤口的患者要进行无创动脉试验以建立足够的血流量。如果发现异常值，应采取进一步的测试并快速转诊。在患者评估期间，通过触诊和（或）使用多普勒超声来进行脉搏的检查。但你不能止步于此。一些临床医师会止步于下肢脉搏的触诊而不做其他检查。Lundin M 等人的一项研究表明，将远端肢体脉搏的触诊作为单一诊断方法，对外周动脉疾病的误诊率很高。漏诊率高得令人不可接受，超过 30%。Collins 等人得出结论，与踝肱指数（ABI）测试相比，脉搏触诊对外周动脉疾病（PAD）的检测不敏感。超过 2/3 的 PAD 患者都具有可检测到的脉搏。研究表明，60% 能够触诊到脉搏的患者有充分的循环，另外 40% 的患者有下肢动脉循环不足。

为患者选择适当的血管测试，现在也与报销相关联了。如果没有血管评估数据，门诊不会报销患者使用的先进产品和治疗方法的费用。从本质上讲，如果不把血管评估作为我们为患者做的"正确的事情"之一，临床医师的治疗结果或质量评分以及患者的报销都会受到影响。

只要患者有下肢伤口，最优先考虑的就是对循环系统（大、小血管）进行评估。非侵入性测试可用于确定大血管循环。这些测试包括 ABI、TBI（足趾指数）、足趾压力、脉冲容量记录、超声和分段性腿压。无创微血管检查包括经皮氧分压监测（TCOM）和皮肤灌注压测试（SPP）。需要进一步调查并继续使用 ABI 等筛查工具。ABI 能够提供参考用的基线信息和干预指南；见表 3.12 了解损害程度和临床表现。

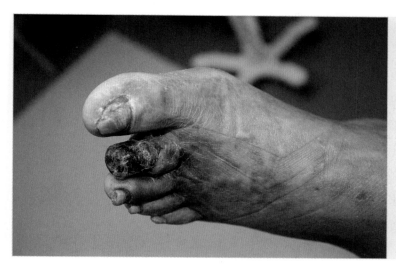

图 3.70　动脉性伤口因动脉功能不全和透析而变得更复杂

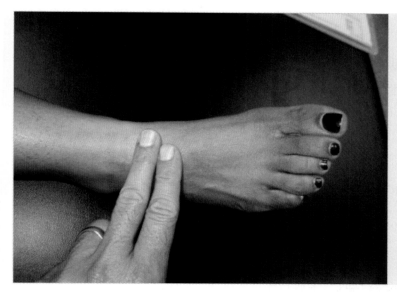

图 3.71　足背动脉搏动的触诊

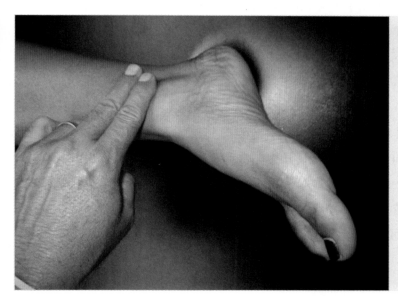

图 3.72　胫后动脉搏动的触诊。该患者没有伤口或皮肤损伤。患者有伤口时则需要穿着个人防护装备（PPE）

值得一提的是，ABI 只是一种筛查工具，如果遇到 ABI 值异常，则需要进一步测试。在文献中，如果该值小于 0.5，我们认为这是严重的动脉疾病，但如果 ABI 值大于等于 1.2，我们也认为其有血管钙化，因此不能获得令人满意的收缩压。

当动脉血管钙化时，它会产生一个高于正常的 ABI 值，需要进一步测试并及时转诊。还必须指出的是，这些患者可能需要转诊到心脏病专家处，特别是其 ABI 值高于 1.4 时，因为在其他位置（例如颈动脉血管）也可能存在钙化。

用 ABI 也可获得足趾指数（toe brachial index，TBI）。当 ABI 不可测时使用 TBI，因为趾动脉很少钙化。

如果患者足趾很大，可以建立 TBI；见表 3.25 中 TBI 值。TBI 就像 ABI 一样，但是使用大踇趾并选择趾动脉。

要计算 TBI，应使用以下公式。

TBI = 足趾收缩压 / 肱动脉收缩压

足趾收缩压大于 30mmHg 表明足部溃疡可能能够愈合。

经皮氧分压监测

经皮氧分压监测（$tcPO_2$ 或 TCOM）能够测量创面皮肤中过量的氧扩散。它测量的是创面组织内的氧分子。这不是脉搏血氧计的氧气灌注测试。该测试用于评估伤口愈合潜力，筛查血管疾病，进行血运重建后的评估，预测截肢水平和预测高压氧治疗（HBOT）的益处。

正常肢体的 $tcPO_2$ 值为 50~60mmHg（图 3.73）。不论年龄大小，任何部位的值都大于 55mmHg 也被认为是正常的。压力低于 40mmHg 时，一般认为伤口愈合未受损害。20mmHg 出现在有前兆性静止痛、缺血性溃疡和（或）坏疽的腿部，而压力低于 20mmHg 时通常需要截肢（表 3.26）。

TCOM 期间进行的激发测试是为了确定基线

表 3.25　TBI 说明

TBI 说明	
0.64 ± 0.20	肢体正常
0.52 ± 0.20	肢体跛行
0.23 ± 0.19	肢体溃疡或缺血性静止痛

表 3.26　经皮氧分压监测测量值

$tcPO_2$ 值	说明
大于 55mmHg	正常
小于 40mmHg，大于等于 30mmHg	伤口愈合未受损害
小于 30mmHg	伤口愈合已受损害
20mmHg	前兆性静止痛、缺血性溃疡、坏疽
小于 20mmHg	可能截肢

值低的可能原因。基线值低可能是由于水肿、炎症和微血管受累引起的。当对患者进行测试时，要在患者仰卧位时获取基线结果。患者必须静躺 15 分钟，由机器执行校准测试并将电极加热到 45℃。患有肺病、心力衰竭和周围血管疾病（PVD）的患者的值也可能低。一旦你获得仰卧位的基线值，你可以将患者的腿抬高 15 分钟。如果读数下降超过 10mmHg，或比基线高 20%，那么它表明可能有大血管疾病。然后使用带有氧气的非再吸入面罩进行测试，该面罩用于确定是否存在血管问题或者是否与水肿或感染有关。在氧气激发期间 $tcPO_2$ 从基线升高至 100mmHg 或 100%，表明基线值低可能是由于水肿或炎症而非周围动脉疾病（PAD）所致。

$tcPO_2$ 测试可能需要 45~60 分钟。要避免将电极放置在骨性隆起、血管、愈伤组织区域和足底上，这点非常重要。它的缺点在于，由于电极尺寸的限制而不能将它放在大多数手指上，因为测试时需要严格密封。持续吸氧的患者在该测试中会受到限制。

$tcPO_2$ 的伤口愈合预测准确率为 83%。它还可以预测血运重建的反应。血管内或血运重建术后

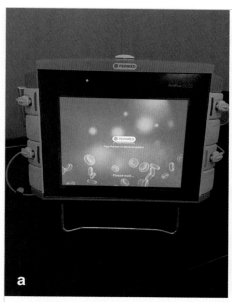
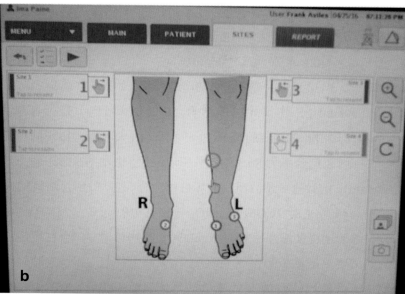
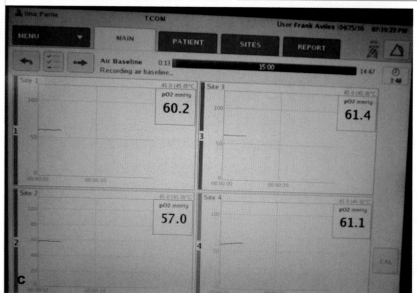

图 3.73　a. TCOM 机器；b. 电极的位置和放置；c. 实际测试

TCOM 值至少增加 30mmHg，这意味着血运重建术是成功的，并且开放性伤口愈合的可能性很高。此外还发现，施术最佳等待时间至少为 3 天，但最好是在手术干预后、tcPO$_2$ 测量前一周。Ballard 及其同事发现 30mmHg 或更高的经跖骨 tcPO$_2$ 水平成功预测了 31/36（86%）接受保守治疗的糖尿病患者的愈合。Katsamouris 及其同事发现在皮肤前表面 tcPO$_2$ 达到 40mmHg 的水平时可预测足部和部分小腿截肢后的成功愈合。

使用各种非侵入性测试收集的数据是一个很好的做法。另一个非常有用的测试是皮肤灌注压测试（SPP）。SPP 与 TCOM 的测量单位相同，都是毫米汞柱（mmHg），但测量的目标不同。

SPP 测量的是，在激光多普勒和血压袖带控制的阻塞释放后血液体积恢复时的压力。SPP 是一种非侵入性测试，可评估微循环，不受钙化、水肿或愈伤组织区域的影响。它是对毛细血管灌注压进行测量。

SPP 是一种客观的、非侵入性的方法，可用于诊断严重肢体缺血，准确度约为 80%。早期研究已经确定 SPP 水平大于 30mmHg 时，伤口可能会愈合，但最近的一些其他研究已经确定如果值大于 40mmHg，伤口才可能愈合。SPP 值大于 30mmHg 时，伤口愈合的概率为 69.8%；值大于 40mmHg 时，愈合率为 86.3%。另一研究小组也发现 40mmHg 的数值可预测溃疡或坏疽的愈合。

有一项研究对 TCOM 或 $tcPO_2$ 与 SPP 进行了比较，并确定皮肤灌注压相对于 $tcPO_2$ 预测伤口愈合的能力要更敏感（90% vs 66%）。SPP 测量的是毛细血管灌注压，而 TCOM 测量的是创面组织中的氧分子。两种测试都可用于预测伤口愈合。

总之，动脉测试应该是下肢伤口存在时优先进行的测试。临床医师可以查找外周动脉问题的体征和症状，例如静止痛、间歇性跛行、出现伤口、足趾和（或）足部毛发缺乏、趾甲变厚、皮肤温度降低和没有足动脉搏动等。只有在使用无创检查时，你才可以确定患者是否存在外周动脉问题，因为某些患者可能并没有任何症状。据说患有静止痛的患者的动脉有 90% 的阻塞。如果非侵入性测试的指标异常，强烈建议继续进行更深入的测试，如 CT 和 MRI。上面讨论的非侵入性测试尚无法确定问题的确切位置。无创测试能够提供大血管和微血管系统的图片，并不提供确切的问题位置。

糖尿病护理标准

在美国，预计有 2910 万或 9.3% 的人口患有糖尿病（确诊患者 2100 万人，未确诊患者 810 万人），总护理费用为 2450 亿美元［直接支出 1760 亿美元（医疗支出），间接支出 690 亿美元（失业、残疾）］。

伤口愈合学会建议的糖尿病伤口护理标准包括诊断、减轻负重、感染控制、伤口床准备、合适的敷料选择、血糖控制、适当的伤口记录和预防策略（图 3.74）。在首选诊断中，你要先排除动脉因素、感染和保护性感觉的丧失。糖尿病患者保护性感觉的丧失通常会导致溃疡，这些溃疡可能会受到感染，因而需要住院治疗，并且根据严重程度以及是否合并动脉灌注不足，可能会导致截肢。大约 15% 的糖尿病足溃疡（DFU）会导致下肢截肢。糖尿病患者中超过 85% 的下肢截肢发生在之前有足溃疡的人群中。下肢截肢之后 5 年患者的死亡率为 50%~76%。对侧肢体截肢率为 50%，对侧肢体会在特定的时间内需要进行截肢。

减轻负重对于有伤口的糖尿病患者来说非常重要。通常，患者会有位于足底的伤口。随着糖尿病进程的发展，它会影响足部的神经；它会破坏神经功能，包括感觉、自主神经和运动神经功能。对于保护性感觉丧失的患者，应保持皮肤润滑和应对结构变化的能力正常。如果不加处理，这些变化可能会延迟愈合过程。

感染是根据临床评估结果而进行诊断的。床旁伤口评估是确定感染的最重要的诊断工具。进行细菌培养以确定存在有哪种微生物感染，以选用适当的抗生素。糖尿病患者不会出现如温度升高、红斑、水肿和疼痛这样的典型感染迹象，因为他们的免疫系统已经受损。美国糖尿病协会建议，如果存在脓性渗出物或两种及多种炎症迹象，则表明伤口已被感染。在糖尿病患者中，感染可分为威胁肢体的感染或不威胁肢体的感染。不威胁肢体的感染包括诸如蜂窝织炎，小于 2cm 的创面，以及没有骨髓炎、外周动脉疾病和坏疽。威胁肢体的感染包括广泛的蜂窝织炎，超过 2cm 的创面，深度脓肿，骨髓炎和坏疽。请记住，大多数时候，表面细菌与深层细菌是不同的。如果不及时解决，糖尿病患者的深层细菌通常会威胁肢体。

一旦临床医师通过床旁临床评估确定哪个伤口可能被感染，建议进行适当的细菌培养。培养的金标准是活检，然后对活检标本进行组织培养。通常

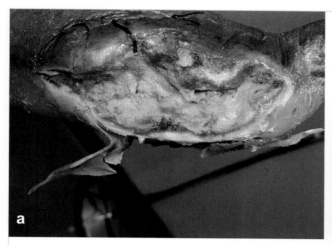
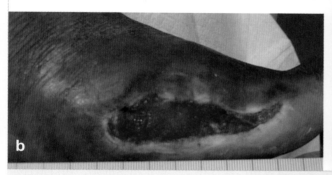
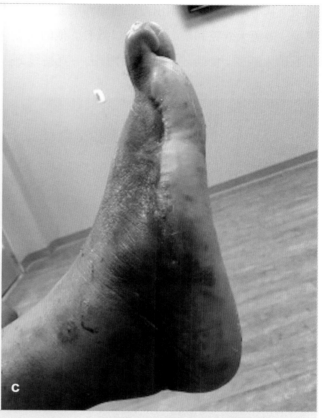

图 3.74　糖尿病患者伤口愈合过程。这名患者的足部进行了截肢。图片描述了愈合的 3 个分期：a. 炎症期；b. 增殖期；c. 成熟期。该患者由于动脉血运不良、血糖控制不佳、坏死组织广泛、敷料选择不当等引起了多种并发症。治疗包括伤口床准备（清创、渗出物管理和细菌控制）、血管重建、血糖控制、减轻负重和使用高级仪器

不鼓励进行拭子培养，因为伤口床可能会被各种细菌污染，这可能干扰查找引起感染的实际病原体。据估计，对于糖尿病患者，表面细菌与深层细菌不同。其他一些研究表明，在培养之前，必须对伤口床进行清洁和准备。

当糖尿病患者足底有伤口时，减轻负重是非常必要的（图 3.75 和图 3.76）。根据笔者的经验，随着足部结构的改变，会出现跟腱僵硬和持续的创伤，减轻负重对于神经病变或糖尿病患者来说变得至关重要。患者有各种减轻负重的选择，但金标准仍然被认为是全接触石膏。

血糖控制很重要，因为它对伤口护理有巨大的影响。当血糖升高时，动脉会变硬并且导致血管变窄。这种血管变窄导致动脉循环减少，从而对伤口愈合产生负面影响。血糖控制不佳能够导致神经损伤、感觉丧失，并可使免疫细胞无效，从而增加感染的风险。患者宣教很重要，并且患者必须积极参与，在管理自身糖尿病方面发挥积极作用。

伤口感染

针对手术部位感染，历史上已经出现了很多种理论。使脓液形成，作为愈合的天然成分之一，曾经是标准治疗方法。Hippocrates 认为脓液不是愈合过程中的天然成分，应该避免化脓。在公元 130 年，一位受人尊敬的外科医师 Claudius Galen 的观点——化脓对于伤口愈合至关重要（与 Hippocrates 的观点相悖），在一千年后被证明是不正确的。

Galen 的促进"值得称赞的脓液"的观点在 12 世纪受到了 Theodoric Borgognoni 的挑战，因为当时他正在探索伤口愈合的理想条件。Borgognoni

的 4 个基本条件包括控制出血、清除污染或坏死的物质、避免无效腔和小心使用伤口敷料。他的观点并不被人接受，鼓励伤口化脓的做法一直持续到

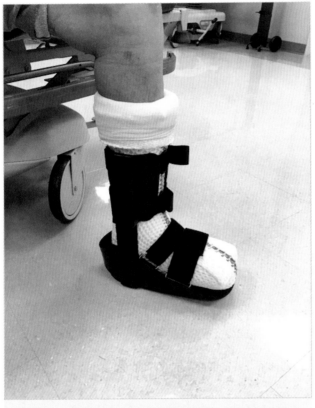

图 3.75　糖尿病患者使用全接触石膏（TCC）减轻足底伤口的负重

16 世纪，直到被 Ambroise Pare 所制止。

现如今，慢性伤口的成功管理不仅包括 Borgognoni 避免伤口感染的基本条件，而且还旨在找到原因，治疗感染，了解定植与严重定植以及建立足够的血流。

伤口有可能发生细菌增殖，从而影响愈合过程。当发现这些伤口时，由于存在许多可能延迟愈合的变量，因此需要立即采取行动。

通常，我们的身体里都有细菌。这些细菌可以进入皮肤损伤，如裂缝和伤口。伤口开放时间越长，细菌定植的机会就越大。事实上，存在的细菌类型及细菌是否感染伤口取决于其类型、深度、位置、灌注水平和宿主反应的有效性。

被定植的伤口会有细菌存在，但它们的数量不足以影响宿主；也不会有能够看出来的迹象。随着这种定植细菌的继续生长，虽然没有表现出感染迹象，其实严重定植已经存在。严重定植指的是，伤口愈合延迟而没有明显的感染迹象和症状的阶段。当细菌繁殖至每克组织中有超过 1×10^5 个微生物时，它会对宿主产生影响，并且临床感染迹象也会显现出来。

Vincent Falanga 在 20 世纪 90 年代也定义了一个新的术语"严重定植"。Vincent Falanga 于 1994

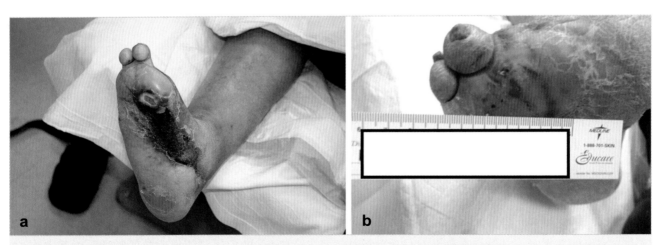

图 3.76　a. 患有慢性溃疡、神经病变，且先前进行了截肢的糖尿病患者。请注意足部的深色皮肤，这是以前移植的皮肤而不是坏死组织；b. 用伤口床准备原则治疗糖尿病性或神经病理性溃疡，并且使用全接触石膏（TCC）减轻负重。减轻负重前的最初的伤口，见图 3.62

年确定了严重定植的概念，并对慢性伤口愈合和不愈合伤口有了新的见解。

- 伤口污染：伤口内存在细菌而无任何宿主反应。
- 伤口定植：伤口内存在细菌，细菌繁殖或引发宿主反应。
- 严重定植：细菌繁殖导致伤口愈合延迟，通常会产生之前没有过的重度疼痛，但仍未发生明显的宿主反应。
- 伤口感染：组织中细菌沉积和增殖，发生宿主反应。

影响伤口防御机制的因素包括扩散距离、局部灌注、坏死组织、免疫系统功能以及伤口打开的时间长度。在 PO_2 水平小于 20mmHg 时，微生物增殖增加。治疗目标应该是优化灌注水平，以及充分去除含有细菌的坏死组织并治疗感染或严重定植的伤口。

Cutting 和 Harding 描述了肉芽组织中感染的迹象：延迟愈合，易碎组织，令人不愉快的气味，脓液分泌，病变区域增大，疼痛或不适，以及渗出时间延长（图 3.77）。

感染的典型症状
● 红斑
● 疼痛
● 发热
● 水肿

脓毒症的体征和症状
● 体温高于 101℉（约 38.3℃）或低于 96.8℉（约 36℃）
● 心率高于每分钟 90 次
● 呼吸频率高于每分钟 20 次
● 心理状态突然改变
● 尿量明显减少
● 感染性休克

水肿

水肿会影响伤口愈合，因为它存在于愈合的炎症阶段。这是一个正常的过程，身体在保护自己的同时，将必要的细胞送到受伤区域。水肿的定义是细胞或间质组织中过量水样液体的积聚。水肿或延长的炎症阶段对愈合有不利影响。

过度水肿会导致疼痛、僵硬，并增加感染风险（图 3.78），减少血液循环。有一篇文章对严重水肿的描述是，为不愈合创造了环境，因为这一区域丧失了局部血液供应。

如前面章节所述，无论是在血管系统内还是在组织内，身体都会保持一种液体平衡。正常的情况为水从毛细血管离开循环系统，必要时氧气和营养物质被输送到组织，然后身体将水分重新吸收回到循环系统。淋巴系统的毛细淋巴管也是有参与的，也帮助将液体输送回循环系统，包括那些不能被血管吸收的较大分子。水肿的形成可能是因为离开血管的水太多或淋巴系统无法从组织中去除蛋白质和

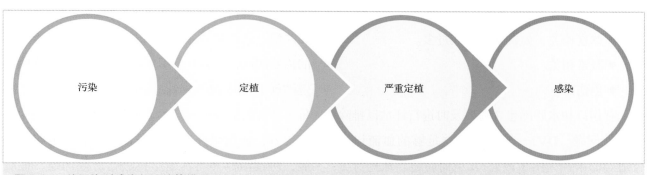

图 3.77　从污染到感染的连续体模型。

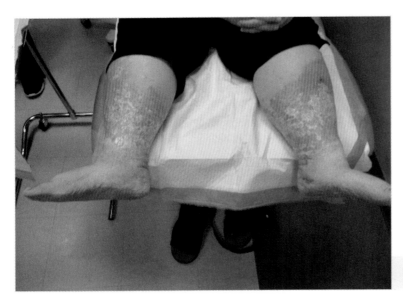

图 3.78　双侧下肢水肿合并蜂窝织炎

液体。

　　会损害或减缓身体液体平衡的常见情况如下。

- 心力衰竭。
- 肾病。
- 肝病。
- 营养不良。
- 血凝块。
- 感染。
- 发炎。
- 淋巴水肿。
- 慢性静脉功能不全。
- 小腿泵功能下降或不动。
- 热。
- 药物。
- 肿瘤。
- 饮食相关，如饮食中含盐过多。
- 激素相关。
- 创伤。

　　有伤口和水肿的患者需要及时进行评估以排除系统性问题、DVT、感染和建立足够的血流以进行适当的干预（图 3.79）。知道何时适当地进行压力治疗并选择适当的压力治疗方法是很重要的。压力治疗会增加组织压力，从而促进多余液体的重吸收，缩短扩散距离，使氧气和营养物质及时到达细胞，并减轻血管输送负担，改善局部血液供应。

敷料

　　护理伤口的临床医师必须很好地了解如何建立和维持最佳的伤口床环境。最佳环境包括伤口床有足够的血液供应、适当的温度、适当的酸碱度和能够促进细胞活动的潮湿环境。虽然并非所有伤口都受益于潮湿的伤口床环境，比如干燥稳定的缺血性足趾，但是当存在潮湿的伤口床时，伤口愈合速度要快 50%。伤口愈合的方式很复杂但很协调，因此建立合适的环境能够使关键细胞功能及时发挥。

　　为了建立这种理想的伤口床环境，临床医师必须能够将敷料与特定的伤口特征以及其他重要组件相匹配。这些包括适当评估患者和伤口，进行合适的诊断测试，了解有着不同特征的每个愈合阶段，遵循基于病因学的有效临床指南，有效的伤口床准备，理解报销规则和账单，知道何时使用可用的高级仪器，使用研究来确定是否正在取得足够的进展，协调治疗并与其他学科进行有效沟通，最后能够选择合适的伤口敷料以满足患者和伤口床的

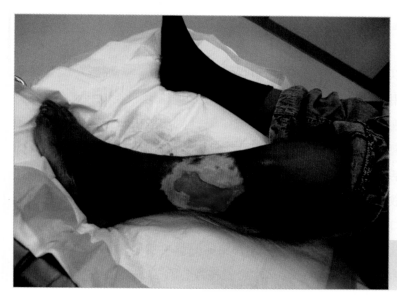

图 3.79　双侧下肢水肿。有 DVT 病史的 CVI 患者

需求。

敷料可以促进湿润的伤口环境，并帮助伤口床准备。使用敷料的目的是，在适当的温度下保持湿润的伤口环境，同时保持创面组织干燥，在选择敷料时要考虑经济划算，并且防止受细菌感染。

敷料选择应根据每位患者的个人需求而定。敷料可以补充和加速治疗，但它不应该是唯一的干预措施。伤口床准备和针对病因是最重要的。例如，一般来说，下肢水肿患者如果有慢性静脉溃疡，且溃疡中可能存在无活性组织，那么其治疗重点可能会包括建立足够的血管供应以排除动脉问题，排除感染和 DVT 以去除无活性组织，应用合适的有足够压力的敷料或衬垫。

临床医师必须记住，伤口愈合是一个有着复杂需要的过程。敷料将是每个特定伤口的实际积极治疗和目标的有力补充。换句话说，敷料不应该是唯一考虑的治疗形式。正如 Armstrong 医师在文章中说的，"重要的不是你在伤口上用了什么来使伤口愈合，而是你去掉了什么才使得伤口愈合"。我想强调这种说法的重要性，因为用敷料不应该是患者唯一的治疗方法。为了正确和深入理解这个说法，当以下因素迅速排除后，伤口就有能力愈合：异常

的机械创伤，例如压力和剪切力，坏死的无活性组织，缺氧状态，水肿，蛋白质丰富的水肿，软组织或骨感染，慢性伤口液等，其中敷料可能可以帮助达到改善这些情况的目的，但不应该是唯一的治疗手段。

完整皮肤的正常 pH 值范围为 4.8~6.0，而间质液 pH 值是中性。据说慢性伤口具有碱性或中性 pH 值。在慢性伤口愈合期间，伤口床 pH 值的作用已被证明是至关重要的，并且已经证明伤口床的长期化学酸化可以提高腿部慢性静脉性溃疡的愈合率。

如研究中所述，敷料有助于维持适当的 pH 值，帮助伤口从碱性变为酸性，并且当去除敷料时使该水平保持长达 72 小时。敷料吸收液体并维持一个理想的伤口环境，这能够促进伤口愈合。

那么你如何解读成千上万的可用敷料及其功能呢？我如何知道使用哪一个及何时使用？在咨询医疗保健机构时，我强烈建议的第一步是专注于基础治疗。换句话说，他们是否知道专注的基本原则并不是高级治疗而是基础治疗？他们是否知道如何评估伤口和创面皮肤及正确做记录？这点很重要，因为敷料和所需的功能是基于伤口特征确定的。在笔

者看来，如果不考虑伤口特征而只想着选择一种"神奇"的敷料，我们注定会失败。

笔者有幸在一家新机构做病历审查，以帮助他们做敷料处方。我当时注意到他们正在使用抗菌敷料，但记录并未表明伤口有感染，也没有表明有严重定植。一个病例记录了伤口的原因，原因在于先前的下肢损伤引起了静脉溃疡，以及没有活跃的小腿泵帮助建立充足的血运。由于水肿和扩散距离的增加，氧气和营养物质无法有效地到达伤口，且由于没有进行压力疗法，导致了愈合延迟。这是敷料与伤口不匹配的一个例子，不对病因进行治疗增加了治疗成本，也未能达到预期的效果。

要理解如何将敷料与伤口特征相匹配，让我们回顾一下潮湿伤口的愈合及其优点，以及一种理想的敷料及其敷料类型。

George Winter 博士定义了湿润伤口愈合的概念。在 1962 年，他证明让伤口保持干燥会导致结痂，而其他覆盖聚合物薄膜的伤口上皮形成速度快了两倍。覆盖薄膜的伤口在 12~15 天内愈合，而覆盖结痂的伤口在 25~30 天内愈合。换句话说，创造适当的湿润伤口环境会使细胞更快地迁移，而结痂的伤口要花更长的时间进行上皮形成，因为细胞要向深层迁移才能找到湿润的环境。这促进了一个提倡湿润伤口更利于愈合的大型伤口护理产品行业的出现。

同时，人们发现干性敷料的使用正在减少，并且认为它们对于大多数人来说并不是合适的选择。纱布敷料使伤口表面变干，延缓伤口愈合，可能产生更多的伤口疼痛，干扰伤口愈合过程，原因在于细胞需要水分生存，因此不能提供最佳的湿润伤口床环境就会干扰伤口愈合。

与干燥伤口相比，湿润的伤口环境使愈合加速，促进细胞生长和增殖，增加胶原蛋白的合成和成纤维细胞的增殖。其他好处包括预防组织脱水和细胞死亡，加速血管生成，增加死亡组织和纤维蛋白的分解，以及减轻疼痛。敷料还可阻碍细菌，降低感染率，减少瘢痕形成，而且选择合适的敷料还会使成本显著下降。

当伤口保持适当的温度时，细胞功能是最优的。已显示伤口床的组织温度低会减缓愈合，主要原因是它引起了氧释放的减少。当溃疡未被覆盖时，腿部慢性溃疡的伤口床温度为 24~26℃。人们已经研究过，在移除敷料和重新敷用时，伤口要花数小时的时间来恢复其适当的温度。几摄氏度的下降会对伤口愈合过程产生负面影响。因此，如果敷料产生变化，比如湿敷料变干则无法维持正常温度，那么愈合过程将会延迟。

在考虑湿润伤口愈合时，思考什么是适量的水分很重要。有关适量水分的最佳例子可以通过图 3.80 所示。位于海水上方的沙滩上的沙子保持湿润，而不是完全饱和或处于干燥状态。

如果敷料水分不充足会出现一些迹象。当去除敷料时，如果伤口床干燥，那就意味着敷料选择不恰当。要么是敷料吸收过多的渗出物（吸收），要么是过多的水分离开敷料。在敷料工业中，敷料控制水分的能力是以湿气传输速率（MVTR）来体现的。MVTR 的定义是对气态水通过屏障进行的测量。敷料有着不同数值的 MVTR。

需要根据渗出物的水平和伤口的类型，经常进行患者监测和换药。必须提到的是，如果血管化不良区域有焦痂，没有感染的临床症状，或者患者被认为稳定，并且伤口干燥，那么需要及时转诊到血管科，同时保护其不要受到创伤，保持干燥，并且不要发生感染。

如果敷料渗出物排出过多，那么这可能是由隐匿性感染、严重定植的伤口、水肿、有时不适当的敷料选择或换药频率所引起的。通常，敷料不当的表现可能是不能吸收伤口渗出物，并且由于伤口生物负载增加或未遵循适当的敷料更换频率而无法获得适当的 MVTR。渗出物增加的典型迹象包括创面皮肤的浸渍，肉芽组织生长过度，感染的临床

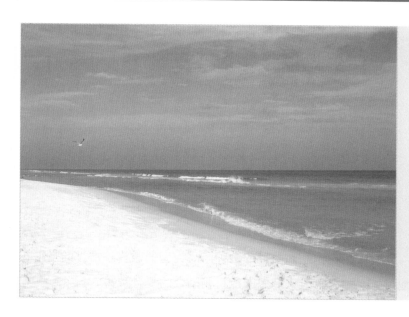

图 3.80 用海边沙滩上的沙子举例什么是适量的水分，沙子保持湿润状态，既不完全饱和也不是干燥状态

症状和延迟愈合的继发症状。此外，如果有感染伤口或伤口渗出物过多，不要使用封闭敷料或低MVTR 敷料，尤其不要长时间使用。

理想敷料的功能是维持理想的湿润伤口环境。新手治疗师难以在数千种可用产品中选择最合适的一个。敷料选择还取决于其是否易获取及医院产品处方一览表上可用的敷料类型。

理想的敷料可以描述为能够促进潮湿的伤口环境，提供机械保护和隔热，允许气体交换，易于使用，价格实惠，去除时无痛或不会造成创伤，舒适，能够抵抗细菌，无毒，并具有不同的磨损时间。

在评估或重新评估伤口之后，敷料的选择要基于所需的更换频率。必须了解伤口目前所处的愈合阶段、创面特征及换药频率以维持最佳环境和产品可用性，实现敷料预期效果，实现以患者为中心的伤口闭合或维持 / 姑息治疗目标和患者依从性目标。

当伤口在愈合阶段进展或退化时，应根据重新评估而改变敷料。在笔者看来，还没有一种敷料能够做到在每个愈合阶段都能管理和优化伤口特征。

例如，炎性期的伤口最可能有过量的渗出物，那么可能需要吸收性好的敷料并频繁换药，或者说它可能处于高微生物负载状态，其中局部抗微生物

敷料或许能够辅助其他形式的治疗。增殖期的伤口不宜频繁地更换敷料，而成熟期的伤口则需要新鲜敷料的保护。

如果临床医师期望敷料成为唯一的治疗形式，并放弃伤口床准备步骤的话，那就无法取得积极的成果。

在选择"正确"敷料之前，临床医师需要确定目的或目标是什么，并将伤口特征与所需敷料相匹配，以便具有最佳伤口环境。伤口病因、目前愈合阶段、对先前使用的敷料的反应、足够的血流以及感染等因素也会决定什么是适当的敷料选择。更换频率这样的变量也需要根据产品说明书的建议、重新评估的结果、循证研究和临床经验来确定。

敷料可分为不同的产品类别。每个类别通常具有其主要功能，以及适用范围和使用禁忌。临床医师应根据患者情况和伤口评估，集中精力研究敷料的预期功能。

理想敷料的特点包括以下几点。

● 保持湿润的伤口环境。

  ○ 排出液体过多时能够进行吸收。

  ○ 在干燥的情况下保湿。

  ○ 可根据需要促成气体和蒸汽的交换。

- 符合特定溃疡的病因需求。
- 保护周围的皮肤。
- 舒适。
- 提供热保护。
- 保护伤口免受细菌的渗透。
- 移除后不会造成创伤。
- 消除死角。
- 符合解剖位置。
- 控制气味。
- 减轻疼痛。
- 当坏死组织存在时，能够协助其他形式的清创。
- 具有成本效益。

产品类别列表及其用法见表 3.27。

纱布敷料

特性

- 纱布敷料由织物和非织造材料制成。可以在多种感染的伤口上使用，例如术后压力敷料适用的伤口、引流伤口、具有窦道的伤口、用于保护或用作辅助敷料。尽管它们价格便宜，但可能不是维持湿润伤口床环境的最佳选择。

适用范围

- 可用作主要或次要敷料。
- 通常用作机械清创手段但其使用不恰当。
- 用于保护伤口。
- 用来干燥渗出严重的伤口。
- 有时浸渍有抗菌剂或水凝胶。

使用禁忌或缺点

- 通常无法保持湿润的伤口环境。
- 无法作为细菌屏障。

复合敷料

特性

表 3.27　敷料类型

纱布敷料	抗菌敷料
复合敷料	蜂蜜敷料
透明膜敷料	防腐敷料
泡沫敷料	胶原蛋白敷料
水胶体敷料	伤口填充物敷料
水凝胶敷料	用于负压创面治疗的敷料
藻酸盐敷料	压力敷料
亲水性纤维敷料	细胞组织产品敷料

- 两种或多种产品类型的敷料。常见的是纱布和保湿敷料相结合的复合敷料。

适用范围

- 用作主要或从属敷料。
- 不同的产品组合使用范围有所不同，有关详细信息见包装说明书。

使用禁忌或缺点

- 尺寸各不相同，需要充足的存储空间。

透明膜敷料

特性

- 起保护作用的透明薄膜层，可以看到伤口情况，减缓水分输送速度，但它不吸收渗出物，水和细菌不可透过。

适用范围

- 保持水分。
- 渗出量极小的部分皮肤层伤口。
- 可用于剪切力区域以防止摩擦。
- 可用于促进自溶清创。
- 用于轻伤（即撕裂伤）。

使用禁忌或缺点

- 脆弱的皮肤。
- 渗出量为中度至最大量的伤口。

泡沫敷料

特性

- 半透性敷料，在促进湿润伤口环境的同时起保护和隔离作用。泡沫敷料可以是黏剂、非黏剂和硅胶黏剂的形式，也可以针对特定的解剖部位（例如足跟和骶骨区域）而制成不同的形状。

适用范围

- 部分或全层皮肤厚度。
- 渗出量为中度至最大量的伤口。
- 渗出量极少时，使用薄的泡沫敷料。

使用禁忌或缺点

- 干燥伤口。
- Ⅲ度烧伤。

水胶体敷料

特性

- 促进湿润的伤口环境和自溶清创。它是一种防止细菌渗入的封闭性敷料。

适用范围

- 渗出量为低度至中度的伤口。
- 有各种形状，可以适合各种解剖区域。

使用禁忌或缺点

- 受感染的伤口。
- 干焦痂，尤其是在动脉功能不全的情况下的干焦痂。

水凝胶敷料

特性

- 水凝胶敷料主要由水或甘油制成，用于保持湿润的伤口环境。有凝胶或薄片类型可供选择。

适用范围

- 干燥伤口。
- 肉芽伤口。
- 坏死伤口。
- 促进自溶清创。

使用禁忌或缺点

- 渗出量为中度至高度的伤口。
- 需要从属敷料。
- 因感染不能经常更换敷料的伤口。

藻酸盐敷料

特性

- 源自海藻的织物或非织造天然材料，用于吸收中度至重度的渗出物而变成凝胶。有绳状或片状类型可供选择。

适用范围

- 高吸水性。
- 促进出血量极小的伤口的止血。
- 可用于受感染的伤口。
- 绳状类型对于窦道伤口很有帮助。

使用禁忌或缺点

- 渗出量极少的伤口。
- 不能用于肌腱和骨骼之上，因为它可能会使它们变干。
- 需要从属敷料。
- 大量出血。
- 干焦痂。
- Ⅲ度烧伤。
- 不要在渗出量极少的伤口上使用生理盐水制作藻酸盐凝胶。

亲水性纤维敷料

特性

- 与藻酸盐敷料相似，该合成纤维可吸收渗出量为中度至重度。

适用范围

- 高吸水性。
- 绳状类型对于窦道伤口很有帮助。

使用禁忌或缺点

- 干燥伤口。

- Ⅲ度烧伤。
- 需要从属敷料。
- 大量出血。
- 不能用于肌腱和骨骼之上。
- 渗出量极小的伤口。

抗菌敷料

特性

- 局部敷料用于减少伤口表面的微生物负载。
  当伤口被感染时，抗生素应该是一线治疗
  方案。
- 银。
  - 纳米银。
  - 银离子。
- 卡地姆碘。
- 聚六亚甲基双胍（PHMB）。

适用范围

- 减少受感染伤口的微生物负载。
- 减少严重定植的伤口的微生物负载。
- 与清创术配合使用以减少生物膜。

使用禁忌或缺点

- 对该产品过敏。

蜂蜜敷料

特性

- 用于各种伤口的医用级蜂蜜。这些敷料能够
  创造湿润的伤口环境、清创和控制气味。文
  献还描述了其抗菌性能，但这点仍需参考产
  品制造商的建议。蜂蜜敷料有软膏、凝胶以
  及用于其他类型敷料中，如藻酸盐敷料、水
  胶体敷料和接触层敷料。

适用范围

- 可用作主要或从属敷料。
- 各种类型的伤口——见产品说明书。

使用禁忌或缺点

- 渗出量极小的伤口。
- 干燥的坏死伤口。
- 对蜂蜜或敷料材料过敏的患者。

防腐敷料

特性

- 防腐敷料的使用一直存在争议。完整皮肤可
  以使用，而研究表明它们对不完整或有缺损
  的皮肤具有细胞毒性。慢性伤口可能没有
  健康的细胞。此种敷料有聚维酮碘、氯己
  定等。

适用范围与使用禁忌

- 参见产品说明书或制造商指南。

胶原蛋白敷料

特性

- 来自猪或牛胶原蛋白材料的敷料，通常在伤
  口进展停止时使用。有粉末、片状、凝胶可
  供选择，有些产品采用抗菌成分制成。

适用范围

- 用于无法进展的伤口。

使用禁忌或缺点

- Ⅲ度烧伤。
- 有大量渗出物的伤口。
- 覆盖腐肉或焦痂的伤口。
- 对胶原蛋白过敏者。

伤口填充物敷料

特性

- 填充剂可以维持湿润的伤口环境并控制渗
  出物。

使用禁忌或缺点

- 需要从属敷料。

用于负压创面治疗（NPWT）的敷料

特性

- NPWT（图 3.81）用于准备伤口床，用于伤口闭合、增强愈合、减少水肿、去除渗出物、避免肉芽组织生长，以及增强血管生成和组织灌注。有泡沫和纱布敷料可供选择。当有暴露的骨骼或肌腱及出现凝血障碍和瘘管伤口时，需要小心并按产品说明书上操作。

适用范围

- 急性手术和创伤性伤口、亚急性和开裂伤口、压疮、慢性伤口、网状移植物、辅助皮肤移植或皮瓣手术。

使用禁忌或缺点

- 器官瘘，未经治疗的骨髓炎伤口，坏死组织伤口，如果患者对银过敏则勿使用银敷料，暴露血管或器官的伤口，开放性关节囊伤口，皮肤恶性肿瘤。

压力敷料

特性

- 压力敷料用于减少水肿。它增强了小腿肌肉泵的功能。长拉伸绷带含有弹性纤维，可伸展至其原始长度的约 160%（Ace 绷带），而短拉伸绷带可伸长约 40%。脊髓损伤、CHF 和神经病变患者则需要额外小心。

适用范围

- 慢性静脉功能不全。
- 水肿。
- 淋巴水肿。

使用禁忌或缺点

- 动脉功能不全患者禁用（详见产品说明书）。
- 动脉功能不全患者禁用长拉伸绷带。
- 感染。
- 血凝块。
- 不受控制的 CHF。
- 湿疹。
- 一般在足踝较小的患者中禁用（详见产品说明书）。

细胞组织产品敷料

特性

- 来自人体组织、非人体组织、合成材料或复合材料的生物工程组织。该敷料可能是细胞或非细胞的。

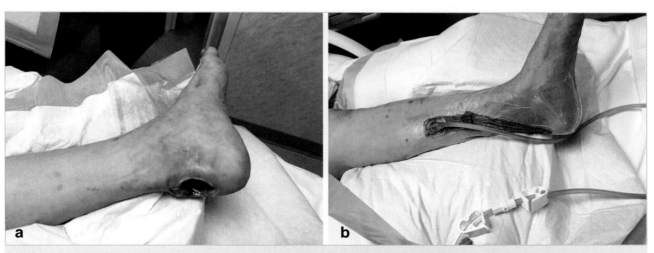

图 3.81　2 个月前因创伤引起的慢性糖尿病性溃疡不愈合。a. 软组织清创跟骨部分切除术（骨髓炎）后的状况；b. 使用搭桥技术进行 NPWT 以避免仰卧时的压力损伤

3

适用范围

- 请参阅制造商的建议，因为它的使用可能要根据诊断和保险范围而定。
- 某些细胞组织产品仅适用于某些诊断（即糖尿病或静脉问题）。
- 溃疡已经存在 1~3 个月（根据保险而定）。
- 溃疡已存在 1 个月但对保守治疗措施无反应。

使用禁忌或缺点

- 参见制造商的建议。
- 通常，必须有足够的动脉血流量（有些需要至少 ABI 为 0.65 或更高）。
- 溃疡必须没有感染。

病例分析

以下病例分析将证明确定原因和使用证据的重要性。

一名 80 岁的女性患者来到门诊，她有一个无法愈合的足跟溃疡（图 3.82，表 3.28）。这名患者坐在轮椅上，平时居住在当地养老院。患者称，她的左足跟溃疡是由于她的不安腿综合征，从 12 月中旬起发作的。该患者病史包括糖尿病、冠状动脉搭桥术、起搏器、瓣膜置换、神经病变和左下肢水肿。

该患者的目标是不截肢。

客观测试如下。

- 实验室。
  - 前白蛋白为 7。
  - 血液比重低。
- 血管。
  - ABI：左侧为 1.12；右侧为 1.49。
  - 多普勒检查：显示双足的单相波形。
  - TBI：左侧为 0.23，右侧为 0.84。
  - TCOM：小于 31mmHg。
  - CTA：双侧下肢严重钙化。左小腿伴有严

表 3.28　病例分析：伤口特征 / 评估

伤口评估	
位置	左足跟
病因	压力损伤并发糖尿病
分类	不可划分阶段的压力损伤
伤口大小	6.9cm × 6cm
深度	0.8cm
渗出物	中等量，血性浆液性
组织颜色	60% 黑色，30% 粉红色，10% 黄色
组织	有焦痂、腐肉，没有肉芽组织
窦道	?
潜行深洞	?
发红	有
硬化	无
触诊	温度低
疼痛	无
气味	有
浸渍	无
水肿	有，踝关节和小腿周径均增加 6cm
感觉	无保护性感觉

重钙化。

- 细菌培养。
  - 有感染的临床迹象，组织培养表明存在微生物。
  - 影像检查无骨髓炎，但骨活检呈阳性。

其他：根据患者目前的健康状况、诊断和既往史，医师们认为不应进行血运重建。问题清单如下。

① 不稳定且无法分级的足跟压力损伤合并糖尿病和动脉功能不全。
② 血管功能不全。
③ 感染的临床症状。
④ 营养状况差（基于前白蛋白和食物摄入量）。
⑤ 骨髓炎呈阳性。
⑥ 功能性运动能力降低。

图 3.82 和图 3.83 记录了患者的进展。

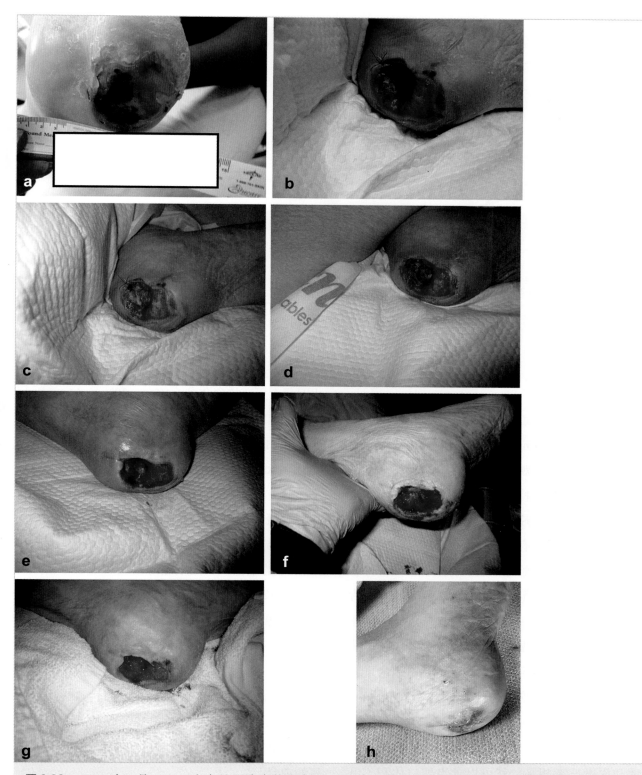

图3.82 a. 2016 年 1 月 15 日，患有足跟溃疡的患者。b. 2016 年 2 月 8 日，手术清创后 15 天。医师在 2016 年 2 月 1 日上纱布敷料。c. 2016 年 2 月 8 日，急性清创后。医师进行床边急性清创，使用接触式低频超声波清创术并拆除缝合线。d. 2016 年 2 月 8 日，接触式低频超声波清创术后。e. 2016 年 2 月 15 日，医师要求继续用纱布敷料。伤口尺寸 5cm×3.1cm×1.4cm。f. 2016 年 2 月 24 日。2016 年 2 月 22 日医师使用负压和胶原蛋白敷料治疗伤口。水肿也已消退。使用敷料 2 天后拍摄照片。这些新型技术和优质敷料促进了这种不良伤口的愈合。g. 2016 年 3 月 7 日，伤口尺寸 4.5cm×2.8cm×0.7cm。h. 2016 年 5 月 1 日，该复杂伤口（且最初愈合不良）已闭合

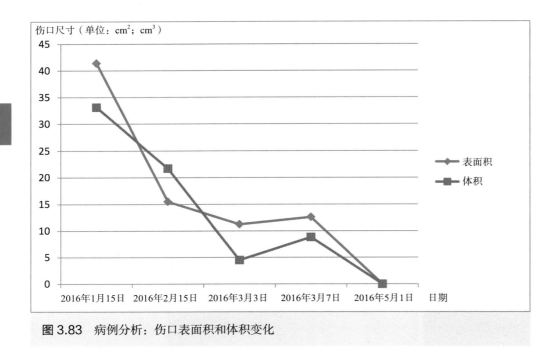

伤口尺寸（单位：cm²；cm³）

图 3.83　病例分析：伤口表面积和体积变化

伤口进展

伤口护理的一个重要原则是，要收集客观数据并对其进行分析以确定伤口进展。通常，伤口进展的描述可能是非常主观且不准确的。全面的伤口评估要记录伤口的可观特征，以便获得实际比较数据并决定当前要做的治疗。该信息能确定伤口是否正在进展。该数据还将有助于预测可能的结果。

伤口评估必须是始终如一、有效、准确、可靠和可重复的。在患者第一次就诊时，手术或急性清创后，伤口恶化和（或）出院之前，都要进行评估。建议临床医师遵循其机构关于初始和后续评估的规定和程序。还应定期进行重新评估，因为重新评估的数据能够确定伤口的进展程度。

在伤口测量中，可以通过将长度和宽度相乘，得出伤口床表面积（单位：cm²）。如果将长度、宽度和深度三者相乘，就可以求出伤口体积（单位：cm³）。已有各种研究根据伤口病因和表面积预测某些终点的愈合率。

Cardinal M 等人发现，与接受标准护理相比，患有下肢静脉性溃疡（VLU）的患者进行连续清创术时具有更高的愈合率（46% vs 30%）。Margolis 研究将伤口结果基于静脉溃疡的大小和持续时间，其研究表明，长期溃疡（超过 12 个月）和较大溃疡（大于 10cm²）在 24 周时仅有 29% 的机会愈合，而小溃疡（小于 10cm²）和短期溃疡（小于 12 个月）的愈合概率为 78%。Barwell 报道称，经过 50 多周的适当压力治疗后，有 20% 的静脉溃疡仍未愈合。Mostow 的结论是，用细胞外基质和清创术治疗的伤口在 12 周时的愈合率为 63%，相比之下接受标准护理患者的愈合率只有 40%。其他研究表明，VLU 平均需要 24 周才能愈合，约 15% 的 VLU 从未愈合，15%~71% 的病例中有一次或多次溃疡复发。治愈的溃疡 5 年复发率可能会高达 40%。

一项研究指出，4 周内 30% 或更高的伤口闭合率能够很好地预测下肢静脉性溃疡和糖尿病足溃疡的愈合。

Sheehan 等人提出，4 周时糖尿病足溃疡面积的变化是 12 周时愈合的有力预测因素。结果显示，4 周时溃疡面积减少超过 53% 预示着 12 周时会愈合。根据 Sheehan 的研究，有一些算法还是可用的，在进行 4 周标准糖尿病足伤口护理后，如果溃疡面积减少小于 53%，那么建议重新评估血管状态，检查感染，考虑高级仪器。在这项研究中，溃疡面积减少组的愈合率为 58%，而未达到该面积减少比例的患者的愈合率为 9%。

在 3~4 周进行伤口进展的评估是很重要的。伤口可能由于多种原因而恶化，例如，如果患者发生感染，如果给予的抗生素没有针对正确的微生物，如果患者不控制其饮食营养等，这样频繁评估就非常有意义。及时对这些变化做出反应和适当的转诊会对总体结果产生很大的影响。

总之，准确的伤口测量非常关键，因为它会决定伤口的进展情况，以及明确哪些干预措施是有益的。它会有助于医务人员之间进行适当的沟通，指导高级仪器的使用，以及能够根据现有循证实践预测愈合。

压力治疗

我们非常清楚当扩散距离增加时组织是如何受到影响的，因为扩散距离增加延迟了所需氧气和营养物质的输送，并降低了伤口愈合的能力。进行全面评估来确定水肿性和淋巴水肿性肿胀，对于推动干预措施是至关重要的。根据循证实践，压力治疗应该是这些患者的首选治疗方法，然而它并未在所有诊所中得到适当和一致的使用。每位患者都将具有独有的特征，我们不仅要评估他们的伤口，还要考虑他们的功能活动、获得帮助的情况、经济情况、教育障碍等。目前，针对患者我们至少有 9 种不同的压力治疗方法，具体情况如下。

- 无弹性（Unna 靴）。
- 短拉伸绷带（分层）。
- 多层短拉伸绷带（轻压力治疗，例如，双层包裹）。
- 多层长拉伸绷带（如 4 层包裹）。

- 长拉伸绷带弹性包裹（Ace 包裹）。
- 压力弹性长袜（各种分级加压产品）。
- 溃疡长袜（两种长袜，一种用来固定敷料，另一种在白天穿着）。
- 魔术贴装置（弹力衣）。
- 泵（多种产品可供选择）。

Cochrane 研究确定采用压力治疗的 VLU 患者比不采用压力治疗要更易愈合，并且多层压力装置可以达到更好的愈合效果。

适当的压力治疗是治疗 CVI 和淋巴水肿患者溃疡的重要组成部分。在压力治疗开始之前，对下肢动脉系统进行评估是至关重要的。作为筛查工具的踝肱指数（ABI）测试，其测试结果特别是对糖尿病患者来说可能并不可靠。当发现 ABI 异常时，患者需要转诊到血管科。在压力治疗之前，血运重建后及伤口或溃疡恶化或无法进展时，建议进行无创血管检查。ABI 大于等于 0.5 但小于 0.8 意味着不能进行高水平的持续压力治疗。持续压力治疗严禁用于严重周围血管疾病（ABI ≤ 0.6），因为这种持续的组织压力可能进一步损害组织灌注并可能导致缺血组织的坏死。静脉功能不全和 ABI 小于 0.5，并需要压力治疗的患者应使用 IPC 进行治疗。也可能存在有动脉钙化，并错误地使 ABI 的结果变高的情况。根据治疗方案，它可能从 ABI 大于等于 1.2 开始，这会排除压力治疗并需要进一步测试。当 ABI 异常时，多普勒超声检查、TBI、趾压、经皮氧分压监测和皮肤灌注压力测试能够帮助我们更好地理解病情。这些测试可用于确定动脉状态，但不能显示阻塞的准确位置。一旦这些测试显示动脉功能不足，则需要进行进一步的诊断测试和转诊。

没有禁忌证的下肢水肿伤口，将会从适当的持续压力治疗中获益。根据制造商的建议，将适当的压力治疗与 MLD 技术相结合，对诊断为 CVI 和淋巴水肿患者的伤口愈合是最优化的方案。

3.13.7 伤口愈合中徒手淋巴引流（MLD）的基本原理

MLD 有助于伤口愈合。这是因为皮肤伤口本身会破坏正常的淋巴功能，而且 MLD 具有促进受损的淋巴引流的独特能力。文献证明，淋巴引流不足和间质液停滞导致了伤口愈合缓慢和溃疡复发。

已经有证据证明，淋巴管解剖结构会受到皮肤溃疡发展的不良影响。在溃疡发展期间，淋巴管的瓣膜和平滑肌活动被破坏。CVI 导致部分浅表皮肤淋巴管毛细血管网闭塞，引起其扩张，增加了剩余淋巴管的通透性，导致淋巴液在真皮层回流。溃疡周围的皮肤表现出毛细淋巴管的塌陷，和毛细血管的内皮细胞间连接处的关闭。PTS 显示了类似的情况。这阻碍了伤口周围皮肤的淋巴管形成过程。伤口和周围组织样本的显微镜检查显示毛细淋巴管和大淋巴管的减少或缺失。在看起来正常的皮肤以及完整的脂肪性皮肤硬化的皮肤中，在距离溃疡基部 20cm 处的创面组织中发现了扩张的淋巴管。淋巴管损伤包括血管壁水肿和内中膜平滑肌细胞损伤。因此，淋巴微血管病变和淋巴引流不足会使溃疡愈合延迟，并可能导致后期溃疡轻易就复发。要么溃疡周围存在非常局部的淋巴水肿，要么肢体中可能存在更普遍的淋巴水肿，但在这两种情况中，淋巴水肿都是存在的，并且是阻碍伤口愈合的主要因素。

即使淋巴转运保持正常，伤口本身也会导致潜在的淋巴功能不全。伤口愈合过程中产生的废物积累，会导致 LL 增加和潜在的液体渗出阻塞，减缓从伤口部位去除废物，这可能是伤口愈合中的抑制因素之一。局部间质液的增加会损害微血管系统，减少氧气和营养物质的输送。相反，淋巴水肿的消除会使经皮氧分压显著增加，并使皮肤毛细血管密度增加。由于淋巴引流停滞而留在慢性伤口的液体，会抑制炎症级联反应的愈合成分（即角质形成细胞、成纤维细胞和血管内皮细胞）的增殖。这种炎症级联反应的抑制会使慢性伤口继续延迟愈合。

一位作者指出，淋巴水肿是导致静脉性溃疡形成的潜在原因，并且淋巴水肿也明显存在于非静脉性伤口（由缺血、糖尿病和创伤引起的伤口）中。因此，控制创面淋巴水肿会增强伤口愈合。另一位作者指出，皮肤水肿和皮肤硬化至少部分是淋巴受累的结果，并可能会因感染复发而加剧。CVI 的局部继发性淋巴水肿的特征是血管和毛细淋巴管的微血管病变。

因此，伤口会出现淋巴水肿。淋巴水肿的治疗需要分散积累的间质蛋白。MLD 使初始淋巴管（毛细淋巴管和能够形成淋巴前集合管的淋巴管）的淋巴填充得到改善，并且增加淋巴管收缩的速率，同时促进补充路径的开放以减少累积的组织间质液造成的阻塞。MLD 还能增加巨噬细胞活性，有助于降解间质蛋白。这还有助于间质蛋白的分散。我们可以这么思考，皮肤溃疡会导致淋巴管结构和功能的损伤，进而导致淋巴 TC 的显著减少，而伤口本身会增加 LL，那么 MLD 会是促进伤口愈合的有效干预措施。

3.14 脂肪水肿

脂肪水肿，意为脂肪中有液体淤滞，是一种容易引起剧烈疼痛，且患者减重困难的对称性皮下脂肪组织（SAT）疾病，女性更常见，并可能与肥胖症混淆。虽然可以使用保守治疗和其他药物治疗，但吸脂仍然是目前的根治方法。脂肪水肿 SAT 摸起来与非脂肪水肿 SAT 不同，它有着小的结节，有时可以在皮肤下面及组织更深处摸到豌豆大小的硬结节。普遍认为雌激素、渗漏血管、炎症和纤维化在脂肪水肿 SAT 中是重要的影响因素。人们经常把淋巴水肿与脂肪水肿相混淆，但在脂肪水肿中，手、足部不会像在淋巴水肿中那样出现水肿。患有脂肪水肿的女性可能会得淋巴水肿，这称为脂肪-淋巴水肿，对这些患者来说，保守治疗脂肪水肿非常重要，包括健康饮食、锻炼、CDT 和使用序贯充气加压泵。改善淋巴泵功能（催淋巴剂）的药物、补充剂和黏液溶解剂是脂肪水肿的非标准治疗方法，本章将对此进行讨论。有趣的是，脂肪水肿SAT 主要存在于女性脂肪之中，被认为是健康的SAT，且该人群中糖尿病患者很少。本章会将脂肪水肿与肥胖、静脉疾病、Dercum 病、Madelung病、家族性多发性脂肪瘤和纤维肌痛进行比较。本章还会讨论脂肪水肿 SAT 的吸脂术，以及医疗必需品和医保范围。

3.14.1　脂肪水肿的定义

脂肪水肿，意为脂肪中的液体，是一种对称的疼痛性脂肪疾病，主要出现在女性患者中，影响皮下脂肪组织（SAT）在女性身体中的分布（臀部、腿部和手臂）。脂肪水肿 SAT 能够留住液体，防止其顺着手和足流向身体下方，因此脂肪水肿 SAT会在手腕和足踝处突然停止。这与淋巴水肿非常不同，淋巴水肿中游离的淋巴液导致手或足水肿，因此 Stemmer 征呈阳性；对于女性脂肪水肿患者，大于 90% 的人 Stemmer 征呈阴性。然而，脂肪水肿是淋巴水肿的危险因素，因此用 CDT 治疗脂肪水肿 SAT 非常重要。脂肪水肿 SAT 中的液体位于间质（脂肪细胞和其他细胞之间和周围），并含有促进脂肪细胞生长的营养物质。SAT 可以发展到非常严重的程度，限制患者的行动能力，并损害血管和淋巴管，导致重度残疾。

SAT 是脂肪水肿的标志，如 Allen 和 Hines 在1940 年第一次描述的那样，脂肪水肿不能通过极度节食或过度运动而消失。在这个时间之前，也有一些案例描述了女性病例的典型水肿分布，患者大腿和小腿的 SAT 增加，下肢看起来像烟囱管一

样，但这样的病例被标记为 Dercum 病——也是一种疼痛的脂肪疾病，并伴有其他全身性代谢或炎症性疾病的体征和症状。脂肪水肿主要发生在女性身上，通常从青春期开始，女性脂肪部位中的 SAT快速生长。然而，有些女性分享了其儿童时期的烟囱管状的腿部照片，确实，儿童中也已经发现有脂肪水肿；还有些人在分娩或绝经后会出现脂肪水肿SAT。当脂肪水肿 SAT 在晚年出现时，它可能意味着某种潜在疾病的发生或恶化，这种潜在疾病本身已经出现只是未被发现。

女性人群中脂肪水肿的患病率，高至每2.6名妇女中有一名受影响（39%），低至0.14‰；文献中最常引用的数字是每 9 名女性中有 1 名（11%），这些研究中没有提供准确的患病率数据。相关领域医师认为，脂肪水肿是很常见的。

3.14.2　脂肪水肿的病理生理学

组织病理学

人们对已发表的关于脂肪水肿组织病理学的文献进行了回顾，这些文献描述包括脂肪细胞的肥大和增生，毛细血管和小静脉的扩张，小动脉和小静脉的纤维化，毛细血管和小静脉数量的增加，看起来像大范围局部淋巴水肿中的淋巴细胞的血管周围细胞，群集的巨噬细胞，以及积油囊肿。对脂肪水肿 SAT 的组织病理学进行分期将有助于阐明这种疾病。

病因学

至今为止，我们尚不清楚脂肪水肿的根本病因。其潜在病因的猜测集中于以下几点。

1. 雌激素控制下的血管（血管和淋巴管）渗漏。脂肪水肿 SAT 中记录了淋巴管动脉瘤和扩张的淋巴管的存在，这支持了血管渗漏在脂肪水肿病因中的作用。

3

2. 雌激素诱导了脂肪细胞异常扩张（数量和大小），细胞远离其局部血液供应，从而发生缺氧。激活了的酪氨酸激酶受体，如成纤维细胞生长因子、表皮生长因子或血小板衍生生长因子这些对细胞生长非常重要的因子，似乎并没有涉及。

3. 神经支配异常与感觉神经炎症共存。

4. 电解质中代谢物（比如钠）的改变；与少脂组织相比，大分子不能从脂肪组织中快速清除，这可能会影响间质中的电解质浓度。

脂肪水肿 SAT 的发展假说

脂肪水肿 SAT 更脆弱，因此更容易受到伤害；它没有能将液体保持在所有隔室中的结构，因此会导致渗漏。渗漏越多，组织缺氧（低氧）越广泛，因为细胞受到来自其氧源、毛细血管的过量液体的限制。缺氧在血管内皮生长因子（VEGF）的引导下诱导新血管生长，血管内皮生长因子又称血管通透因子，因此所有新生血管都会渗漏；与患有脂肪团的女性相比，患有脂肪水肿女性的 VEGF 水平更高。淤伤在脂肪水肿中很常见，并且表明了在脂肪水肿 SAT 中血管的脆弱性。MLD 能够降低脂肪水肿中毛细血管的脆性，证实了组织中的液体会使血管不稳定。身体通过募集免疫细胞进行组织修复，来应对血管渗漏。这些免疫细胞包括血管和巨噬细胞周围的淋巴细胞，它们围绕死亡的脂肪细胞并消耗其内部的脂肪。当毛细血管内的物质，包括蛋白质、细胞和营养物质，过量溢出到间质中，然后与细胞废物和其他间质成分相结合，结果是富含蛋白质、发生水肿和纤维化的间质阻碍了液体渗透出组织。受体（从细胞外接受化学信号的蛋白质分子）受到炎症过程的影响，并被脂肪细胞附近血管壁上的活化基质金属蛋白酶（MMP）劈开。部分脂肪细胞由于受体受到破坏而失去了与环境的关联，继而摄入过多的脂肪，变得更大或肥厚，然后丧失功能并死亡；巨噬细胞被激活并吞噬死亡脂肪细胞中剩余的脂肪。巨噬细胞会招募成纤维细胞来用瘢痕组织填充受损组织，从而导致纤维化。脂肪细胞小叶周围的纤维化，摸起来就是皮肤下的结节。发炎的淋巴管和静脉的血管壁会纤维化，因此它们也会在皮肤下变得明显并且其功能会降低。发炎的纤维化 SAT 可以进一步结块并粘附在皮肤、骨骼、肌肉、肌腱和韧带上，进一步抑制液体流入和流出组织，并会诱导神经痛。

脂肪水肿 SAT 结节和弹性

脂肪水肿 SAT 结节的大小可以从一粒沙子大小到一颗冷冻的豌豆大小；这些结节可被触及且触感圆润，有弹性或坚硬，除非覆盖它的皮肤和筋膜发生水肿或纤维化，并掩盖结节的存在。容易触及结节的身体部位包括肘关节周围（肘部内侧）和膝关节内侧周围的区域。至少 80% 患有脂肪水肿的女性，除了在女性脂肪部位分布的结节外，其手臂上也会有小结节。下腹部脐下区域是常见的脂肪水肿结节区域。用指尖轻轻触摸组织并轻揉可以帮助找到结节；如果只是肉眼观察而不用手触摸组织，是会忽略掉脂肪水肿 SAT 结节的。脂肪水肿 SAT 越多的区域，结节越多，即脂肪水肿 3 期 >2 期 >1 期。当皮肤失去弹性时，尤其是在大腿近端，脂肪水肿 SAT 也可能摸起来或看起来更像凝胶；其他身体部位也会出现皮肤弹性丧失，尤其是上臂（图 3.84）。

脂肪水肿疼痛

大多数患有脂肪水肿的女性会感到疼痛，但这一比例并不是 100%。患有脂肪水肿女性的常见疼痛有影响腿部的剧烈疼痛、经前和经期疼痛以及触摸疼痛。组织疼痛可能是极度痛苦的，即使受到轻微压力，例如猫在患肢上行走或是轻微的触摸，都会引起剧痛。在没有上述疼痛时，用手指揉脂

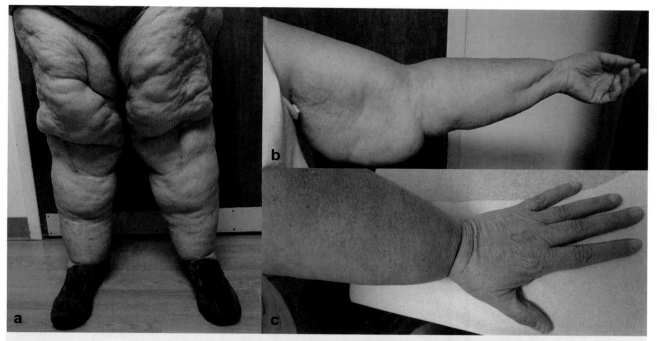

图 3.84　脂肪水肿 3 期，Ⅲ型和Ⅴ型脂肪水肿。上臂有大量多余而沉重的组织，皮肤失去弹性且变薄。足踝和手腕处有一个袖口样深痕，很明显手部完全未受影响

肪中的小结节也可能会引发疼痛。疼痛的原因尚不清楚，但是扩大的纤维化血管和 SAT 造成的对神经的压迫和神经处于碱性间质液中是两种可能的假设。患有脂肪水肿的女性的平均疼痛水平可能非常高，在视觉模拟评分法（VAS）中满分为 10 分的前提下（0= 无疼痛，10 = 有史以来最严重的疼痛）可得 7 分。在吸脂术后，疼痛评分从 VAS 平均（7.2±2.2）分显著降低到（2.1±2.1）分（P<0.001）。

3.14.3　淋巴显像

脂肪水肿的诊断是在临床进行的，但淋巴显像检查可用于观察淋巴管的结构和评估阻塞或淋巴水肿。淋巴闪烁显像（lymphangioscintigraphy，LAS）是用于淋巴脉管系统可视化和评估脂肪水肿中淋巴流动的一线成像模式。淋巴管中的淋巴转运在脂肪水肿中可能是正常的，但特别是在膝关节以下淋巴管会变得弯曲，而淋巴水肿也可能存在（图

3.85）。有研究发现，与正常人相比，脂肪水肿患者的淋巴系统明显运行缓慢且不对称。脂肪水肿的临床表型和与 LAS 的相关性，对于了解淋巴系统运行何时及因何在脂肪水肿时会减慢非常重要。

双能 X 线吸收法扫描

双能 X 线吸收法（DEXA）扫描全身显示，与没有脂肪水肿的女性相比，有脂肪水肿女性的腿部和女性脂肪部位的 BMI 调整的脂肪量要明显更高。有趣的是，脂肪水肿患者中女性脂肪部位的增大与肥胖无关；无论大小，女性脂肪部位 SAT 都很明显。建议将 BMI 的腿部脂肪量最佳截止值调整为 0.46，且具有良好的敏感性（0.87），有助于排除脂肪水肿，但其低特异性（0.68）会使女性脂肪水肿的误诊人数增加。

磁共振成像（MRI）

在脂肪水肿 3 期晚期，MRI 显示 SAT 小叶

3

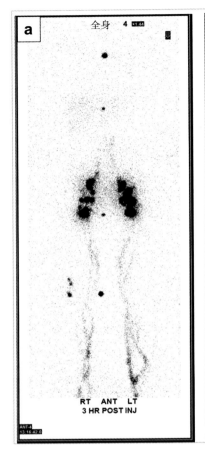

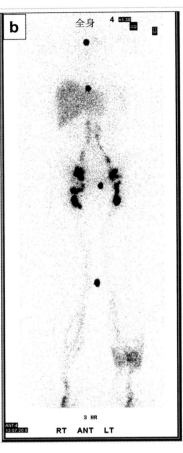

图 3.85　两名脂肪水肿女性患者的淋巴显像。在这两位患者双侧足趾进行皮内注射约 1mCi 的过滤 ^{99m}Tc- 硫胶体后，立即出现的动态图像显示放射性示踪剂迅速向上移动到腿部。双下肢均可见多个淋巴管通道，尤其是膝关节以下通道相对曲折。延迟图像显示放射性示踪剂的持续正常移动，可见腹部淋巴结。肝脏中的放射性示踪剂吸收出现在 3 小时的时候。a. 一名 50 岁女性，在右腿外侧膝关节处能看到局部淋巴管扩张，临床意义不明确；b. 一名患有脂肪水肿的 69 岁女性，在左下肢远端可见水肿

和纤维性隔膜的周径增大显著，无皮下水肿。通过 MRI 淋巴造影，在 40% 脂肪水肿女性的小腿和 20% 的大腿中发现了扩张的淋巴管，但淋巴回流正常。

间接淋巴造影

　　间接淋巴造影被用来显示脂肪水肿的初始淋巴管。在皮内注射造影剂并在荧光镜监视器下进行观察。在健康的下肢，注射部位的成像看起来是圆形的，并且该区域有正常淋巴液量的线性淋巴管。在脂肪水肿中，造影剂处呈现火焰状而不是圆形，舌样的突出物逐渐变细并在看起来正常的淋巴集合管处结束。这些数据表明，脂肪水肿中的组织更柔韧或能过度伸展，这可能与脂肪水肿的过度活动有关。

3.14.4　脂肪水肿的阶段和类型

脂肪水肿的阶段

　　阶段描述的是脂肪水肿 SAT 和皮肤中看到的变化（表 3.29），但不是说不同阶段之间要有绝对的进展。在 1 期中，皮下脂肪组织（SAT）分布于女性脂肪部位的身体下部，但也可以出现在手臂上；皮肤看起来非常光滑，没有橘皮样外观（图 3.86a）；可以在 SAT 内摸到结节。皮肤下长有如此多的 SAT，以至于它可以鼓起来，在足踝上形成一个袖口样深痕（表 3.29）。袖口样深痕也可以出现在手腕上。许多有 SAT 袖口样深痕的女性抱怨说无法穿靴子和某些鞋子。压力还会导致袖口样深痕区域疼痛，需要用泡沫垫防止对皮肤和组织的损伤。SAT 在 1 期可能非常痛苦，淤伤也可能很

容易显现；淋巴水肿也可以发生，但发生率低于 2 期或 3 期脂肪水肿。

在 **2 期**，脂肪小叶之间的纤维中隔收缩，以褥式向下拉拽皮肤（图 3.86b 与 c）。除了容易淤伤和疼痛外，SAT 结节还可能会粘在一起，可能继发于炎症诱发的纤维化，形成类似于脂肪瘤的 SAT 块。这些 SAT 块可以出现在 SAT 的任何地方，但通常出现在踝关节的外前方、膝关节内侧、大腿和臀部。淋巴水肿在 2 期脂肪水肿中的发生率要高于 1 期的脂肪水肿。

表 3.29　脂肪水肿的阶段和类型

阶段	皮肤	皮下组织			淋巴水肿的风险
		扩展	结节	折叠	
1	平滑	×	×		+
2	有凹痕的"垫"	×	×		+ +
3	折叠的	×	×	×	+ + +
4	多变的（基于阶段）	×	×	多变的	淋巴水肿存在
类型	脂肪水肿组织位置				
I	臀部区域，足踝处没有袖口样深痕				
II	臀部向下直到膝关节，足踝处没有袖口样深痕				
III	臀部向下直到足踝，通常有袖口样深痕，看起来像"哈伦裤"				
IV	上臂受到影响，通常腿部也受影响				
V	膝关节到足踝				

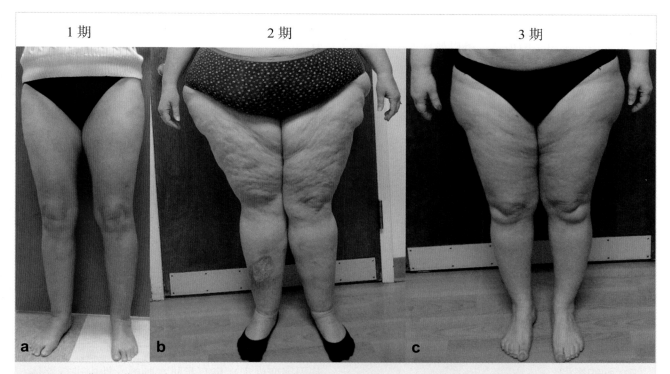

1 期　　　　　2 期　　　　　3 期

图 3.86　1 期和 2 期脂肪水肿的比较。a. 1 期的下皮层扩大且皮肤光滑；b. 患有 2 期 III 型脂肪水肿和过动型埃勒斯 – 当洛综合征的女性站立时足外翻；足踝处有袖口样深痕。由于受伤，右小腿上有一个瘢痕；c. 2 期 II 型脂肪水肿，足踝处没有袖口样深痕，请注意，右腿膝关节下前胫骨处明显可见很饱满的皮下脂肪组织

在 **3 期**脂肪水肿中，组织中巨噬细胞增多，尤其是在冠状结构的脂肪细胞周围，纤维化出现在细胞周围和脂肪小叶周围的小叶间隔中。尚不清楚巨噬细胞是否普遍存在于脂肪水肿 SAT 的所有阶段和所有区域。在脂肪细胞周围也可见水肿，3 期也可出现淋巴水肿。真皮可从皮下组织上抬起，在皮肤上形成"泡"，大腿上尤其显著（图 3.84a）。3 期脂肪水肿 SAT 最引人注目的是它会产生褶皱或伸展小叶，导致淋巴管和其他结构发生变形，这可能会阻碍组织中淋巴液的流动。由于腿的重量、膝关节的疼痛以及大量 SAT（包括小叶）的干扰，在 3 期走路会变得困难。大腿内侧和膝关节水肿 SAT 通常会使得小腿分开，导致膝关节屈膝姿势（膝外翻）。纤维化在皮肤和下层组织中的常见位置是下踝，原因是在淋巴水肿前状态下在该区域中有过量液体渗漏及静脉受累（静脉脂肪水肿）。纤维化也在 SAT 深处发展，通常在上臀部和臀部以及沿着腹股沟的区域，这会造成对触诊敏感，以及保持长时间坐姿或施加压力时引发疼痛。大块脂肪扭曲了组织的形状，淋巴显像显示，淋巴管是曲曲折折的。在疾病早期，淋巴管的功能会增强，但随着时间的推移，淋巴管功能消耗而形成微动脉瘤，最终导致渗漏。女性可以迅速进展至 3 期脂肪水肿，似乎早期阶段都被绕过了一样。有 3 种情况似乎可以促进 3 期脂肪水肿的发展，包括：①多囊卵巢综合征（PCOS），其中女性睾丸激素水平高，腹部脂肪多，而且还有女性肥胖症；②淋巴水肿；③结缔组织疾病，埃勒斯 – 当洛综合征过度活动型（EDS-HT）；事实上，在一项研究中，大约一半患有脂肪水肿的女性也患有与 EDS-HT 相关的过度活动关节。

脂肪水肿的类型

脂肪水肿有 5 种类型（表 3.29）。脂肪水肿的类型是指脂肪水肿 SAT 在身体上的位置。关节被用来区分腿上的脂肪水肿 SAT，但这并不是绝对的。例如，Ⅱ 型脂肪水肿的女性，其脂肪水肿 SAT 从腰部延伸至膝关节，即使小腿和足踝没有，在膝关节下方的小腿前部也可以有结节性水肿 SAT 堆。患有 Ⅴ 型脂肪水肿的女性也可以在大腿上有结节性脂肪水肿 SAT，尽管与大腿相比，其小腿上也有大量的脂肪。脂肪水肿 SAT 的类型划分也不考虑脂肪在其他部位的位置。例如，许多患有脂肪水肿的女性在脐下方和上方都有结节性脂肪水肿 SAT，腹外侧区域没有。耻骨上区域也可以有脂肪水肿 SAT 结节和触痛，并且由于其累及外生殖器，性交时会非常疼痛。

3.14.5　遗传学

脂肪水肿的潜在相关基因尚不明确，但高达 60% 的家族中都表现出了遗传性。脂肪水肿被认为是常染色体显性遗传，不完全外显。这意味着母亲或父亲可以将脂肪水肿传给孩子，并且每个孩子有 50% 的机会遗传一个或多个脂肪水肿基因，但是女性脂肪水肿的表达可能不同；另外，把脂肪水肿传给孩子的男性似乎没有脂肪水肿 SAT。在文献中报道的患有脂肪水肿的男性倾向于具有低睾酮或肝脏疾病，这两者都与雌激素水平的相对升高相关，因此雌激素：睾酮的比率更高。这些数据表明，较高的睾酮水平或较低的雌激素：睾酮比率可能起保护作用使身体不得脂肪水肿，这点至少在男性中是这样，而 PCOS 女性患者则不然。

评分显示，约 50% 的患有脂肪水肿的女性患有关节过度活动，这表明在关节过度活动中重要的基因在脂肪水肿中也很重要。Ehlers Danlos 过度活动型的推定基因是 *TNXB*，产生生腱蛋白 X；这种基因突变尚未在患有脂肪水肿的女性中进行评估。

由于脂肪水肿主要是女性 SAT 疾病，因此仅在该区域表达的基因应该是人们研究的对象。女性 SAT 专有的发育基因包括 *Shox2*、*HOXA10* 和 *HOTAIR*。*Shox2* 的缺失能够保护小鼠免受高脂肪饮食诱导的肥胖，并且这些小鼠中的脂肪细胞表现出 β3 肾上腺素受体的表达增加，和脂解作用率的升高；*Shox2* 的过度表达导致 β3 肾上腺素受体表达下降和脂解作用率降低，这在脂肪水肿中更为可能。*HOXA10* 基因表达受黄体酮和雌激素的调节，调节骨髓干细胞的产生，并且在脂肪细胞中受胰岛素影响下调。表观遗传学在 *HOTAIR* 的特定部位特异性表达中似乎很重要，它可能是一个特别针对臀肌的脂肪形成调节因子，有助于扩展这个 SAT 库。需要更多的数据支持才能更好地了解这些基因是否在脂肪水肿中也很重要。其他脂肪水肿的候选基因也已被研究。

3.14.6　脂肪水肿的合并症

除了埃勒斯－当洛综合征外，据报道，38% 的患有脂肪水肿的女性也患有关节炎或血脂异常，48% 的女性之前进行过腹部或盆腔手术。肌肉骨骼并发症包括步态障碍、姿势改变和关节炎，特别是膝关节炎。软组织异常包括肥胖（这可能部分是由于代谢率较低）、皮肤弹性下降、脂肪瘤、皮肤变薄、脂肪团、异常的脂肪堆积和由于皮肤附件（毛发、皮脂腺）周围的剪切力增加而形成的囊肿。血管并发症包括淋巴水肿、淤伤、水肿，特别是在温暖的天气或长时间站立后会形成水肿，静脉曲张占 35%。呼吸短促、蜂窝织炎、尤其是潜在的淋巴功能障碍，以及心理困扰和焦虑也在女性脂肪水肿患者中非常显著。

3.14.7　鉴别脂肪水肿与肥胖症和其他水肿疾病

肥胖症

脂肪水肿经常与生活方式引起的肥胖症相混

淆。然而，患有脂肪水肿的女性往往会限制能量摄入，得厌食症和其他饮食失调问题；她们也可能会过度运动，所有这些努力都不能减少脂肪水肿 SAT；这点与生活方式引起的肥胖症完全相反，患有脂肪水肿的女性的 SAT 不受生活方式的影响。患有脂肪水肿和肥胖症的女性可以通过严格限制生活方式减少肥胖症 SAT，只在下身留下不均衡的脂肪水肿 SAT，躯干的脂肪也会减少。在改变生活方式后，有肥胖症和脂肪水肿的女性注意到脂肪水肿 SAT 区域有一些脂肪减少，这表明脂肪水肿 SAT 和肥胖症 SAT 是混合的，或者说某些脂肪水肿 SAT 确实会因生活方式的限制而改变，但还不足以大量减少脂肪水肿 SAT。生活方式改变后，尽管躯干上 SAT 消失非常明显，女性脂肪部位的 SAT 却难以消除，容易淤伤、疼痛和结节性 SAT 都可用于区分脂肪水肿和生活方式引起的肥胖症（表 3.30）。有过量女性部位 SAT 和烟囱管状腿部的女性亲属的家族史，以及经常有袖口样深痕，也有助于识别脂肪水肿。

淋巴水肿

脂肪水肿与其他水肿病症可能会被混淆，水肿疾病可与脂肪水肿共存，包括淋巴水肿。虽然淋巴水肿除非未经治疗，否则往往不会有明显的疼痛，

表 3.30　区分脂肪水肿与肥胖症

特点	脂肪水肿	肥胖症
青春期开始	√	任何时期
脂肪部位疼痛	√	
容易淤伤	√	
脂肪不受生活方式的影响	√	
可以被饮食改变		√
比例不协调，腿部变化较躯干明显	√	
结节性脂肪	√	+/-
踝上脂肪	√	+/-
足部受累	+/-	√

但脂肪水肿即使在 1 期也可能非常疼痛。Stemmer 征在淋巴水肿中呈阳性，但在脂肪水肿中呈阴性，除非患者得的是脂肪 – 淋巴水肿。脂肪水肿影响的会是双腿，而淋巴水肿常影响单侧腿，尽管遗传性淋巴水肿病例可以是影响双侧的（表 3.31）。

静脉疾病

静脉功能不全和静脉扩张会增加局部小腿和足部组织的水肿。红细胞从静脉中渗出并在组织中沉积含铁血黄素，导致皮肤变成棕色，而腿部和足部的脂肪水肿皮肤颜色正常。脂肪水肿可以与静脉功能不全区别，因为其缺乏褐色皮肤，足部没有阳性

Stemmer 征（表 3.30）。据说约 25% 的患有脂肪水肿的女性患有静脉功能不全或脂肪水肿，因此应该在脂肪水肿中通过静脉双重超声检查评估静脉功能不全，以排除同时发生的静脉疾病。

3.14.8　脂肪水肿与其他 SAT 疾病和纤维肌痛的比较

脂肪水肿可能被误诊为其他 SAT 疾病，如 Dercum 病、家族性多发性脂肪瘤病、Madelung 病、脂肪代谢障碍和纤维肌痛。具体的体征和症状可以帮助区分这些疾病（表 3.32）。

表 3.31　区分脂肪水肿、淋巴水肿和静脉疾病

体征或症状	脂肪水肿	淋巴水肿	静脉疾病
性别	女性	男性或女性	男性或女性
偏重	两侧	单侧	两侧
足部水肿	否	是	是
脂肪部位疼痛	是	否	在水肿区域
组织纤维化	弥漫性，但直至达到淋巴水肿之前都是亚临床状态	如果长期未经治疗，则存在	可能有脂肪硬化
皮肤颜色	正常	正常，可能会变暗	褐色
Stemmer 征（足部）	阴性	阳性	阳性

表 3.32　脂肪水肿与其他 SAT 疾病或疼痛的比较

特性	脂肪水肿	Dercum 病	多发对称性脂肪瘤病	家族性多发性脂肪瘤病	纤维肌痛
位置异常	腿部、手臂、下腹部	全身	上半身	手臂、大腿、腹部	全身
SAT 与饮食无关	是	是	是	是	未知
脂肪瘤	是	常见	常见	常见	否
发生 SAT 改变的时间	青春期或 20~30 岁	儿童至成人	成人，儿童很少见	儿童至成人	任何年龄
疼痛	是	是	不经常	不经常	是
性别	女性	女性	男性	女：男 = 1：1	女：男 = 2：1
淋巴功能障碍	是	是	是	是	能从 MLD 中受益
流行性	常见	罕见	罕见	罕见	常见
相关病症	淋巴水肿	自身免疫性疾病，糖尿病	神经病变	痣，神经病变	与 DD 类似
遗传模式	常染色体显性遗传，不完全外显	常染色体显性遗传，针对性别的遗传	常染色体显性遗传或隐性遗传	常染色体显性遗传	多基因遗传
基因	无	无	罕见的 *tRNALys*	无	无标准
生物标志物	无	无	无	无	无标准

Dercum 病

患有脂肪水肿的女性同时被诊断为患有 Dercum 病（DD），又称痛性脂肪病。DD 有 3 种类型。

- 弥漫型——触诊可及全身弥漫的 SAT 中有小结节。
- 结节型——结节过大被称为脂肪瘤，包括血管脂瘤，存在于手臂、下腹部、侧腹和大腿上，会损毁患者的外表。这种类型的 DD 以前被称为Ⅲ型。
- 混合型——小的和大的结节都存在。

DD 患者的疼痛通常更为严重，并且他们有更多的共病症，包括糖尿病、自身免疫性疾病、肠易激综合征、呼吸短促和锻炼不耐受等。

弥漫型 Dercum 病

患有弥漫型 DD 的女性有与脂肪水肿相同的分布在女性脂肪部位的 SAT，但她们在腹部和躯干区域有更多的脂肪和更大的结节和肿块，尤其是在身体侧面和前面的下方肋骨处。与脂肪水肿类似，患者背部有一个结实的大垫或 SAT 褶皱，文胸的下部会压入组织中。文胸对组织造成的压力可能会抑制流过该区域的淋巴，导致缺氧、炎症和纤维化。患有脂肪水肿和弥漫型 DD 的女性通常其 BMI 处在超重至肥胖范围。弥漫型 DD 中的 SAT 也可通过 MRI 显现，类似于大量局部的淋巴水肿。

结节型和混合型 Dercum 病

患有结节型 DD 的女性和男性有较大的 SAT 肿块或脂肪瘤，这是身体上的主要特征。脂肪瘤会损害患者的外形，并且存在于与无痛的家族性多发性脂肪瘤病（FML）中的脂肪瘤类似的区域，即腹部、侧腹、腰背部、手臂和大腿。患有结节型 DD 者体重会增加，体重增加很难减去，并会掩盖脂肪瘤；结节型 DD 女性的 SAT 看起来与脂肪水肿相似，然后会被认为是混合型 DD。MRI 和超声可以看到脂肪瘤，当过量的脂肪水肿 SAT 掩盖准确的脂肪瘤位置时，这两种检查将会对诊断有帮助。

Madelung 病（Launois-Bensaude 综合征）

Madelung 病又称良性对称性脂肪瘤病，是在面部和颈部周围产生的过量 SAT（马蹄形脂肪瘤），主要发生在饮酒的男性中，常表现为男性和女性背部、锁骨上区域、腹部和侧腹的 SAT 对称性肿块。女性 Madelung 病患者会有大量过量的上臂 SAT，这与Ⅳ型脂肪水肿类似。Madelung 病的 SAT 通常不会疼痛，但可以扩大得很大，导致皮肤疼痛并使手臂无法移动，这也与脂肪水肿相似。有 Madelung 病 SAT 的女性，特点是腿部正常。

纤维肌痛

与脂肪水肿相关的疼痛可被误诊为纤维肌痛，而不是脂肪水肿。患有 Dercum 病的女性比患有脂肪水肿的女性更容易被诊断为纤维肌痛。事实上，有人提出患有结节性 DD 的人容易患纤维肌痛。纤维肌痛中的离散和可测量的"胶质块"被描述为紧密组织中极度牵拉的区域且没有相关水肿。胶质块可以很小或直径大于 2.5cm。这些胶质块可能存在于肌肉和筋膜中，这与脂肪水肿和 DD 中摸到的结节不同。人们已经注意到，纤维肌痛患者的无毛皮肤中的动静脉分流（AVS）失调是由于支配的交感神经和感觉神经亢进而产生的，可能损害身体其他部位的血流调节。因此，纤维肌痛可能是一种类似于脂肪水肿和 DD 的血管疾病，应该检查这些脂肪水肿和 Dercum 病中高度神经支配的 AVS。

3.14.9　脂肪水肿的标准治疗

实现治疗脂肪水肿的目标可以采用多管齐下的方法（表 3.33）。荷兰的脂肪水肿诊断和治疗指南建议通过能量平衡刺激血管或淋巴泵作用，即执行

表 3.33　实现治疗脂肪水肿的目标可采用的多种方法

目标	效应物							
	CDT 和(或)间歇序贯充气加压泵(ISPCP)	抗炎药物或补充剂	二甲双胍	低加工碳水化合物食物	运动	催淋巴剂	迷走神经过敏	吸脂术
降低毛细血管脆弱性/渗漏	√	√		√	√			
改善静脉功能障碍	√	√		√	√	√	√	
减少 SAT 水肿	√	√		√	√	√		√
降低胰岛素抵抗	√	√	√	√	√	√		
减少脂肪水肿 SAT								√
停止新的脂肪水肿 SAT 的增长	√	√		√	√	√	√	√
改善运动性	√	√		√	√			√
减轻疼痛	√	√		√	√	√	√	√

一个旨在进行力量训练和调节的细致锻炼计划,以及必要时进行减肥。除非与治疗淋巴水肿合用,否则这些指南不推荐将 MLD 作为治疗脂肪水肿的方法。同样,在德国的一项研究中,有一半患有脂肪水肿的女性接受 MLD 治疗无效。

在美国,尚不清楚有多少患有脂肪水肿的女性可通过 CDT 减少组织体积和减轻疼痛。脂肪水肿与淋巴水肿的 CDT 的主要差异在于,前者应该对整个身体进行治疗,这意味着头部、颈部、四肢、骨盆、躯干、背部和腹部都应该接受治疗。对于习惯只治疗腿部或手臂淋巴水肿的治疗师来说,这是不同之处。患有脂肪水肿的女性性交时可能会因为其受影响的组织或水肿而疼痛,需要进行盆腔物理治疗,包括阴道内 MLD。

弹力衣

如果患有脂肪水肿的患者对 CDT 有反应,那么她适合穿戴弹力衣,这会有助于支持她已经失去弹性的皮肤,减少脂肪水肿 SAT 中的液体淤滞,并防止 MLD 或其他治疗后的液体回流。在没有淋巴水肿时,用于治疗脂肪水肿 SAT 的弹力衣强度可以低至 8~15mmHg 和高达 20~30mmHg。即使治疗需要大的压力,但患有非常疼痛的脂肪水肿的女性可能无法忍受较高的压力,因此建议使用较低的压力;最好还是有一些压力而不是完全没有。腹部应始终与腿部一起进行治疗,以防止只在大腿上穿高压力长袜时腹腔组织中液体的淤滞。高腰紧身裤是优选的低弹力衣,根据每位患者的偏好和 SAT 的位置,可以长至足踝位置或者开放/闭合足趾部分。踝部的袖口样深痕可能难以承受压力,需要使用泡沫或衬垫以防止弹力衣对组织造成损伤。皮肤的变化包括失去弹性和水肿,可能会改变皮肤中初始淋巴管吸收脂肪水肿中多余液体的能力,因此能够刺激和充盈淋巴管末端的弹力衣能够非常有效地治疗脂肪水肿。手上有结节性脂肪水肿 SAT 的女性,如果手部出现水肿,应该戴弹力手套。脂肪水肿患者也需要手臂弹力衣,并且一件式双臂弹力衣是治疗腋窝区域水肿的理想选择,在脂肪水肿中腋窝区域会出现水肿且易受损伤。躯干也需要弹力衣,为腹部和下背部提供额外支撑,这些部位在 2 期和 3 期会有大面积脂肪水肿。

序贯充气加压泵

许多研究已经表明间歇序贯充气加压泵(ISPCP)在淋巴水肿治疗中的益处。关于使用 ISPCP 治疗脂肪水肿的研究也很多。ISPCP 治疗对脂肪水肿无不良影响；当存在继发性淋巴水肿时，ISPCP 可改善患有脂肪水肿的女性的伤口。ISPCP 对于脂肪水肿而言是很重要的，因为脂肪水肿中毛细血管渗漏被认为是其潜在病因，而 ISPCP 能够减少毛细血管渗漏，使血管更健康，还能达到治疗水肿的目标（表 3.33）。ISPCP 也被建议与吸脂术一同用于治疗脂肪水肿。要确定哪些患有脂肪水肿的女性能够明显受益于 ISPCP，则需要进行一项临床试验；这项试验还可以提供有关 SAT 中液体潴留的信息。如果患有脂肪水肿的女性对 CDT 的一部分即 MLD 有良好反应，或者她用了 ISPCP 之后组织体积减小，那么当她的医疗保险将不再涵盖 CDT 或路程太远、患者无法定期随访时，应该向她提供 ISPCP 以继续在家治疗。ISPCP 应采用 E0652 设备，带有分段的多端口泵，在每个端口都可以进行单独的压力校准。这允许患者在疼痛严重的区域或不同形状的组织上调整压力。当对腿部进行泵消肿时，泵弹力衣应缠绕在腹部和骨盆以进行治疗；在对手臂治疗时，应在胸部穿戴弹力衣。基本的压力泵通常用于预防深静脉血栓形成或治疗心血管水肿（E0650，E0651），如果它是唯一的选择，那么压力应保持在低水平，以免损坏淋巴管的瓣膜，并且在引流时应佩戴保护腹部、骨盆、胸部和（或）头部的弹力衣。如果没有这些弹力衣，液体被引流到腿部并进入腹部和骨盆区域，在那里液体因为淋巴功能障碍而淤滞。因为这种液体含有所有的营养物质和蛋白质，所以在它停留的组织中，脂肪就会积聚。采用 E0652 泵的方式，对腹部与腿部一起治疗，胸部与手臂一起治疗，以防止淋巴液的危险积聚。

生活方式

锻炼

尽管脂肪水肿 SAT 不会减少，但锻炼和食用健康食品是治疗脂肪水肿的标准护理方法。通过肌肉收缩的作用，锻炼能够改善淋巴和静脉泵作用，增加消耗血脂的肌肉群，并促进摄取血糖。要改善淋巴泵功能，不需要减轻体重；例如，高脂肪饮食诱导的肥胖小鼠进行有氧运动训练后，其淋巴功能得到改善，但体重没有变化；这些变化与外淋巴炎症细胞积聚减少和淋巴管内皮细胞基因表达正常化有关。脂肪水肿护理中很重要的运动类型包括穿着弹力衣步行、北欧式健走、游泳或任何水中的运动（因为水会对整个身体施加压力从而刺激淋巴液流动）、全身振动、带安全手柄的迷你蹦床、动感单车或自行车、普拉提、瑜伽、舞蹈等。目标在于保持日常运动而不产生乳酸和活性氧物质，它们会引发灼烧感和组织损伤。如果锻炼时出现灼烧感，那么应停止或减慢运动，一旦灼烧感消失，就应恢复运动。一种可能对脂肪水肿有益的新型治疗方法是水下固定自行车。另一种独特的锻炼方式是自适应调节循环变动（CVAC）过程，可改善疼痛和心智功能，同时减少 Dercum 病患者的体重和体液。CVAC 过程对于患有脂肪水肿且移动困难的女性来说是非常完美的锻炼形式，因为她只需要舒适地坐在 CVAC Pod 中，空气在她周围循环，就像一个无接触的序贯充气加压泵，不同的是这是针对整个身体的。CVAC 过程已被证明可以改善久坐男性的新陈代谢。

健康饮食计划

针对患有脂肪水肿的女性，还没有对她们进行饮食研究以评估其 SAT 的变化。食物选择原则应该是为了减少炎症的产生，同时提供最佳营养（表 3.33）。患有脂肪水肿的女性应吃多种颜色的水果和蔬菜及瘦肉（主要是鱼类），同时减少食用加工食品和简单的碳水化合物，如白面粉和糖，这样的话她们会感觉良好，疼痛更轻，能量更多。一些女性也从阿特金斯（高脂肪和高蛋白）型饮食中获益。不管在哪一种情况下，都要尽可能少吃经过加

3

工的简单碳水化合物。肉类应该是膳食中的调味品（小分量），应该避免吃谷物喂养的牛肉或谷物喂养的鸡肉，因为这类肉中含有炎症性的 ω-6 脂肪酸。如果吃肉，草饲养的牛肉和鸡肉都是很好的选择。谷物也应该是用餐时的调味品，与白米相比，棕色谷物或野生稻能够改善胰岛素敏感性，古老的谷物如藜麦和画眉草应该被考虑。含有菠菜、羽衣甘蓝、生姜、柠檬、青苹果和浆果的蔬菜奶昔是快速获得营养的好方法。许多患有脂肪水肿的女性似乎在减少饮食中的麸质和乳制品之后身体好转，要用高蛋白酸奶和开菲尔酸奶取代山羊和绵羊奶酪，这些都比一般乳制品更易耐受。脂肪水肿患者有多种获得营养的途径。

3.14.10　脂肪水肿的非标准治疗

脂肪水肿的脂肪不会因饮食和锻炼而改变。除了吸脂术外，没有什么方法可以可靠地减少脂肪水肿 SAT（下面将进行讨论）。补充剂、药物和其他治疗仪器已经在临床实践中使用，并且已经由患者

自己发现可以减轻肢体沉重、疼痛和纤维化，并改善活动性和心理状态。接下来还需要对非标准治疗方式进行临床研究，以更好地了解它们是如何改善脂肪水肿的。

催淋巴剂

催淋巴剂是一种增强淋巴管功能的药物。有多种药物和补充剂都可用于改善淋巴流量（表3.34）。大多数可用作药物的催淋巴剂通过改变交感神经系统来增强淋巴功能。安非他明（如右旋安非他明）可促进去甲肾上腺素和其他神经递质从受神经支配的淋巴管中得以释放；芬特明是一种拟交感神经胺，具有与苯丙胺类似的药理活性，并已成功用于治疗患有脂肪水肿女性的 SAT 肥胖成分。不幸的是，在欧洲没有安非他明类药物可用。植物衍生物也可以影响交感神经系统。假叶树（Ruscus aculeatus）中的鲁斯可皂苷元与 α_1 和 α_2 肾上腺素受体结合，增加去甲肾上腺素从交感神经中的释放，增加淋巴系统的静脉压力和静脉张力而不影响动脉。来自柑橘皮的地奥司明（从橘皮苷合成转化

表 3.34　催淋巴剂

药物与植物衍生物	淋巴反应	其他用途	不良反应
药物			
右旋安非他明、安非他明、苯丙胺盐	间接，通过释放去甲肾上腺素和抑制神经再摄取	注意力缺陷，多动障碍	高血压，心悸，心跳过速，中枢神经系统过度刺激，胃肠道功能紊乱，荨麻疹，阳痿
酮洛芬	改善实验室老鼠的淋巴功能不全	疼痛	恶心和呕吐
芬特明	增加交感神经活性；对淋巴管的影响尚不明确，但可能类似于安非他明	体重减轻	高血压，心悸，心跳过速，中枢神经系统过度刺激，胃肠道功能紊乱，荨麻疹，阳痿
植物衍生物			
假叶树	减少继发性淋巴水肿，改善淋巴流量和强度，降低血管通透性，弹性蛋白酶	静脉功能不全，经前期综合征，痔疮，直立性低血压	恶心和呕吐，水肿，腹痛
地奥司明	增加淋巴管收缩性	静脉健康，痔疮，保护胃黏膜	两例：升高肌酸磷酸激酶，升高乳酸脱氢酶
槲皮素 -3-O- 芸香糖苷（芸香苷）	增加淋巴流动和腿部重量	静脉健康，糖尿病，痉挛	腹痛，腹泻，胃肠胀气，恶心，鼻出血

而来）能够抑制儿茶酚 -O- 甲基转移酶，降低去甲肾上腺素代谢，增强交感神经活性。芦丁、槲皮素的水解产物与肾上腺素协同作用于 β 肾上腺素能受体，促进脂肪细胞的脂解作用。

有趣的是，催淋巴剂已被用于临床，并且每种催淋巴剂都对一些患有脂肪水肿的女性产生效果；并非所有女性都会从每一种催淋巴剂中受益；需要进行临床试验以确认催淋巴剂对脂肪水肿的有效性，并找出为什么它对某些女性有效而对其他女性无效的原因。

血管系统的抗炎

除了一些皮肤淋巴管，其他淋巴管都起源于胚胎静脉（淋巴管生成），因此淋巴管和静脉往往都会从类似的治疗中受益。许多天然化合物具有抗炎特性，可以对保持患有脂肪水肿的女性的静脉和淋巴管的完整性起重要作用。这些化合物包括 L- 精氨酸，一种可通过减少磷酸二酯酶来恢复异常的一氧化二氮信号传导的氨基酸，可以减少淋巴漏；碧萝芷，即法国海洋松树皮提取物，能够改善静脉功能不全和静脉张力；来自七叶树种子提取物或其他种子提取物的 β- 七叶皂苷能够增加静脉张力并且升高静脉压，从而促进静脉和淋巴回流。有趣的是，抗炎产品在患有脂肪水肿的女性中效果很好，能够减轻疼痛和减少组织液，但都需要对患者进行皮试后再使用。

硒

硒是一种矿物质，摄入后会抑制基质金属蛋白酶（MMP）-2，这是一种在淋巴管重塑和血管损伤中起重要作用的酶。硒结合假叶树成分能够改善肢体体积，治疗女性的脂肪水肿。硒被推荐用于治疗淋巴水肿中的多余液体和脂肪水肿，因为它在两项乳房切除术和头颈癌的安慰剂对照试验中都减轻了脂肪水肿，并提高了理疗的有效性，降低了慢性淋巴水肿患者的丹毒感染发生率。硒的其他抗炎机制包括降低氧自由基和减少糖蛋白黏附分子（Pselectin，细胞间黏附分子 -1，血管细胞黏附分子 -1，内皮细胞，白细胞黏附分子 -1），且有剂量依赖性。淋巴水肿临床试验中硒平均每日摄入量为500~600μg。美国国家研究委员会已将硒的个人最大安全膳食摄入量定为每日 600μg，且摄入量达到每日 800μg 时不会出现不良反应。硒可以从巴西坚果中获得，每颗巴西坚果都含有 200μg 硒。在大型数据库中，高硒水平与糖尿病有关，因此如果患者在服用硒补充剂，那么由医师检查血液中硒的水平是非常重要的。

二甲双胍

降糖药物二甲双胍用于治疗胰岛素抵抗或糖尿病。二甲双胍是一种有用的药物，对于已有或新患上代谢综合征的脂肪水肿女性非常有用，因为它可以改善炎症，降低体重，改善肠道菌群（肠道菌群能影响肥胖），并可以延长寿命。因为糖尿病和代谢综合征在 Dercum 病中很常见（发病率为16%），因此如果患有 Dercum 病和脂肪水肿的女性患者出现 Dercum 病相关的代谢功能障碍症状和体征时，应考虑使用二甲双胍治疗（表 3.33）。

全身振动（WBV）

全身振动由一个大功率的马达将振动传递到站在平台上的人的整个身体，刺激关节中的牵张感受器和肌腱反射。全身振动能够改善周围循环并增加淋巴流量，提高腿部水肿形成的阈值水平。有趣的是，使用 WBV 的女性脂肪水肿患者每天只需几分钟，就可以感觉到腿部沉重有所改善，并且感觉到非脂肪水肿性 SAT 部分重量会有所减轻。关于WBV 是如何帮助患有脂肪水肿的女性的，仍需要进一步的研究。

3.14.11　脂肪水肿的手术治疗

自 20 世纪 90 年代以来，在欧洲，特别是在德国已经开展用于治疗脂肪水肿 SAT 的吸脂术，吸脂术能够避免对淋巴管和血管造成损伤。在动力辅助吸脂术中，联合使用盐水、利多卡因或丙胺卡因等局部麻醉剂，少量缓冲剂，合用或不用类固醇使得 SAT 肿胀、组织的肿胀达到西瓜果肉的密实度，以便较钝的微型插管可以在组织中慢慢移动，避免产生剪切力和血管损伤。微型插管微小、快速的振动会破坏脂肪，然后脂肪被吸出组织。水射流辅助吸脂术（WAL）使用生理盐水流和局部麻醉将脂肪释放并吸到钝性插管中，该插管的移动就像是小提琴或大提琴的琴弓滑过琴弦一样，这种温和的方式可以保持细胞和血管完好无损。WAL 设备也可用于使组织肿大。激光辅助吸脂术通常用于有更多纤维化区域的组织，例如大腿后部或小腿。

手术方法

通过吸脂术去除脂肪水肿 SAT 可以在大腿、小腿、上臂和前臂按周向进行；或者在一次手术中去除包括内侧大腿和膝关节在内区域的脂肪水肿 SAT，然后在第二次手术中去除外侧大腿和臀部的脂肪水肿 SAT，在第二次或第三次手术中去除小腿周径的脂肪水肿 SAT（图 3.87）；患有 2 期脂肪水肿的女性在一家诊所的平均手术次数为 2.6 次；在德国的一家诊所，2 期脂肪水肿的女性患者需要进行 2~3 次手术，但在一些情况下，根据 SAT 的数量，需要进行 5 次以上手术。手臂吸脂和修补可以在最后一次手术中进行。周径和条状吸脂方法旨在以最安全的方式去除尽可能多的脂肪水肿 SAT。患者通常在吸脂过程中保持清醒状态，配合手术医师在手术台上变换姿势，体位包括站立在内，这样可以使进行吸脂的身体部位达到最佳的结果；一些医师会选择让麻醉师做半镇静麻醉，例如，静脉注射地西泮或低剂量异丙酚。舌下给予地西泮，静脉注射芬太尼或咪达唑仑，或使用氧化亚氮都是清醒镇静的替代疗法，但一些患者和医师更喜欢全身麻醉，特别是如果患者非常敏感或因手术感到非常焦虑时。如果在全身麻醉下行吸脂术，则必须延长术后的观察期。患者在手术期间完全清醒或半镇静的好处是患者恢复很快速。应注意异丙酚（diprivan）显著降低淋巴管自发活动的幅度。在全麻方面，肠系膜淋巴管的收缩性被氟烷以剂量依赖方式所抑制。在动物实验中，戊巴比妥和氟烷一起抑制牛的淋巴管的收缩性。淋巴流动被全麻所抑制，主要在周围区域（皮肤、肌腱、肌肉区域），而中央区域（肾脏、肝脏）的淋巴引流软组织所受的影响较小。在由合格的外科医师进行吸脂术之前，患者应该对外科医师的技术有全面的了解，包括外科医师是否使用全身麻醉及止痛类型、该医师计划进行的手术次数，以及手术效果和并发症。

吸脂术的定性评估

德国两家诊所的两位外科医师已经对大量脂肪水肿女性患者进行动力辅助吸脂术后的体征和症状进行了评估。在 Stefan Rapprich 医师的诊所接受治疗的 25 名女性在术后 6 个月时，疼痛、腿部紧张、发热、肌肉痉挛、腿部沉重、腿部疲倦、肿胀、瘙痒和皮肤全身受累、行走困难、生活质量和腿部外观都有很大改善。对同一诊所的 85 名女性进行的一项更大规模的研究再次表明，所有患者术后 6 个月都有显著改善，与前一个研究类似，患者的生活质量得到极大改善。Wilfred Schmeller 医师的诊所对 21 名女性进行了平均为期 3 年的跟踪随访，时间分别是第一次吸脂术后 8 个月与 2 年，第二次手术后 11 个月，结果显示身体比例、肿胀、水肿和生活质量均有所改善，有关淤伤，只有 2 名女性没有得到改善。一项针对同一诊所的 1 期或 2 期脂肪水肿女性（仅 2% 患者患有 3 期脂肪水肿）

3

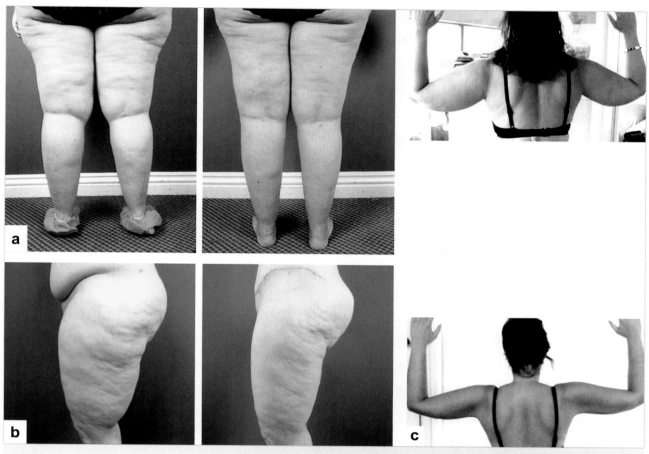

图 3.87 吸脂术前、后的照片。a. 下肢 2 期脂肪水肿。术前（左）和术后（右），采用水动力吸脂设备（Body-Jet）、激光吸脂设备（SmartLipo）和动力吸脂设备（MicroAire PAL）进行吸脂。3 个月后，比例和外形得到改善；6 个月后疼痛和肿胀消失。b. 下肢 2 期脂肪水肿。术前（左）和术后（右），采用水动力吸脂设备（Body-Jet）、激光吸脂设备（SmartLipo）和动力吸脂设备（MicroAire PAL）进行吸脂。3 个月后，大腿比例和轮廓得到改善。尺寸和赘肉有所改善。躯干（背部和腹部）也用吸脂术治疗，然后去除多余皮肤（收腹），没有产生任何并发症。c. 上肢 2 期脂肪水肿。术前（上）和术后（下），采用水动力吸脂设备（Body-Jet）、超声波吸脂设备（VASER）和动力吸脂设备（PowerX）。1 个月后，比例和轮廓得到改善。请注意皮肤有显著回缩且身体尺寸减小（图片及手术说明来自 Jason Emer, MD, FAAD, FAACS, The Roxbury Institute, Beverly Hills, CA.）

的回顾性研究显示，在吸脂术后 4 年和 8 年时对患者进行跟踪随访，疼痛、对压力敏感、水肿、淤伤、运动受限、形象受损、总体生活质量下降和整体损伤，在 4 年和 8 年这两个时间点都表现出几乎相同的大幅改善。患有 2 期和 3 期脂肪水肿的女性在吸脂术后的定性评估中往往结果更好，因为她们比 1 期女性患者术前的情况更差，因此有更大的改善空间。吸脂术后体征和症状的定性研究中，最有趣的数据是，在进行吸脂术后，患者对术后 4 年进行 CDT 的需要也降低了，甚至降到术后 8 年

才需要 CDT，这与 Rapprich 医师的数据相似。有趣的是，在 Schmeller 医师的后一项研究中，吸脂术后 38% 的患者身体缩小了 1 个尺码，25% 缩小了 2 个尺码，11% 缩小了 3 个尺码；但 23% 的患者没有注意到任何变化，2% 的患者还增加了 1 个尺码。确定哪些女性不能从吸脂术中获益是很重要的。在德国以外进行的长期研究中，单次吸脂术后 4 年，疼痛和活动性，以及脂肪水肿造成的形象受损都有所改善。在美国，进行脂肪水肿吸脂术的外科医师数量在 2015~2016 年大幅增加。与欧洲相

比，这些美国外科医师记录了患者的基线特征和结果，这会对了解吸脂术治疗美国脂肪水肿人群的益处产生重要作用。

脂肪水肿吸脂术的医疗必要性

大多数患有脂肪水肿的女性都有必要的进行脂肪水肿 SAT 吸脂术的医学上的原因。脂肪水肿吸脂术的常见适应证包括如下几项。

- 功能性问卷调查评估运动性的丧失，特别是随着时间的推移，记录显示的运动性丧失，或者需要使用诸如手杖、有轮助行器、轮椅或小车等辅助设备等的运动性丧失。
- 生活质量降低，特别是有淋巴水肿时。
- 关节损伤或步态改变：包括退行性椎间盘疾病，由于脊柱前凸引起的脊柱严重关节炎和（或）膝关节损伤，无论是否需要对外翻性下肢内侧脂肪水肿 SAT 进行全膝关节置换。
- 需要药物治疗的慢性疼痛，影像结果，门诊随诊，病痛导致错失生活或工作中的机会，或者生活质量显著降低。
- 尽管已经采取了保守治疗，但与脂肪水肿相关的体征和症状仍未得到改善。

术前准备

包含 MLD 的 CDT、弹力衣、健康饮食计划和运动，是吸脂术前的要求。外科医师进行实验室检查，其中包括显示血小板水平的全血细胞计数（complete blood count，CBC），电解质评估和肾功能检查（基础代谢功能检查试验组合），肝功能检查以确保肝脏不存在炎症并且功能正常，以及凝血检查，包括活化部分凝血酶原时间（actived prothrombin time，aPTT）、凝血酶原时间（PT）、凝血酶时间（thrombin time，TT）、纤维蛋白原。凝血正常和容易淤伤的人可能存在遗传性和获得性血小板缺陷，遗传性血管疾病和血管周围组织疾病，包括埃勒斯 – 当洛综合征和凝血障碍。任何患有脂肪水肿和有个人或家族出血或凝血病史的女性都应该与医疗服务提供者合作，以确定吸脂术前是否需要进行其他检查。

吸脂术的保险范围

任何手术，包括吸脂术，都需要建立病历来向保险公司证明治疗的必要性。保险公司批准非吸脂术的紧急手术是司空见惯的，非吸脂术选择性手术在文献中具有强有力的循证数据。脂肪水肿 SAT 的吸脂术是非必需的，在已发表的文献中只有最小量的基于证据的支持数据，因此在没有特定医学需要的情况下，这会与以美容为目的的身体整形术相混淆。随着文献中出现更多有关脂肪水肿吸脂术的病历报告、病例分析和益处，紧急吸脂术病例可能会出现，并且保险更有可能承担吸脂术费用。外科医师一致认为吸脂术可以强有力地持续改善生活质量。

通过以简洁明了的方式收集证据（带标签的笔记本、带索引的 PDF 文件，以前和当前的照片等），患者可以极大地提高保险承担吸脂术费用的概率。

建议收集的材料如下。

- 患者对其脂肪水肿生活的自我描述，包括脂肪水肿给生活带来的障碍。
- 保守治疗方法的记录，包括 MLD、弹力衣、ISPCP 的使用、游泳等运动、WBV、健康食品饮食模式、食物补充剂和专门用于治疗脂肪水肿的药物等。
- 咨询报告：由于脂肪水肿引起的问题的记录。
  - 矫形外科医师：脊柱、膝关节和其他骨骼和关节问题；包括成像检查。
  - 足病科：步态异常，足部骨骼和关节损伤；需要矫形器、专门的鞋或手术。

○ 接受过淋巴水肿疗法培训的物理治疗师或作业治疗师的报告：肢体体积的测量和患者对减少肢体液体治疗（包括 MLD）的反应。

○ 物理治疗或物理医学康复：步态、力量、活动性、疲劳的功能评估。

○ 淋巴水肿或脂肪水肿专科医师：体检和建议，解释手术医疗必需性的文件。

○ 向外科医师咨询吸脂术（皮肤科、整形科、血管科、全科门诊及其他）：外科医师进行检查，并同意需要进行治疗，说明适合吸脂术的脂肪水肿的位置，以及预估手术次数，预估 SAT 的去除量以及具体部位。

脂肪水肿吸脂术的并发症

吸脂术的并发症非常少见，特别是在手术后立刻开始运动的女性患者中。目前只有 1 例急性肺水肿和肺炎女性患者，因脂肪水肿在双侧大腿吸除 2600mL SAT 后出现并发症的病例报道。先前有过 DVT 的脂肪水肿患者在吸脂术后 1 周内出现了 DVT。在接受了 349 次吸脂术的 112 名女性患者中，1.4% 的患者尽管采用了预防性抗生素，但仍出现了术后感染，且其中 1 名患者失血量非常大。吸脂术（不一定只是针对脂肪水肿）后报道的并发症表明，患者需要选择具有医疗经验和技术专长的吸脂术医师。这些并发症包括，坏死性筋膜炎、中毒性休克综合征、出血、内脏器官穿孔和肺栓塞。荷兰脂肪水肿指南认为，吸脂术和（或）减脂术"应该在专门的中心进行，这些手术应该在这些中心由一个多学科团队进行，并依据标准治疗方案且具有良好的临床医学支持"。改善脂肪水肿吸脂术结果的治疗方案应包括吸脂前、后的保守治疗方案。

有趣的案例是，有些患脂肪水肿的女性在术后乳房增大，脂肪水肿吸脂术医师也都知道这些情况。据报道，多达 40% 的患者在行腹壁吸脂术后乳房变大。其他一些研究则未报道吸脂术后乳房变大，无论是否进行了腹壁吸脂术。应考虑进行体积测量，包括吸脂术前后乳房体积的测量，以确定与没有脂肪水肿的女性相比，有脂肪水肿的女性在吸脂术后是否具有脂肪重新分布的倾向。

脂肪水肿吸脂术后 SAT 是否会复原

吸脂术不能去除所有脂肪水肿的 SAT；一些 SAT 会余留，如果它像脂肪水肿 SAT 一样，就会随着时间继续增长。Rapprich 医师称，在 50 名患脂肪水肿的女性进行动力辅助吸脂术 5 年后，30% 的女性的脂肪水肿 SAT 没有复原，46% 有轻微复原，16% 有中度复原，8% 几乎完全复原（由 Stefan Rapprich 医师提供）。需要采取标准化的方法来测量脂肪水肿 SAT，以确定吸脂术去除的是什么样的 SAT，以及什么样的 SAT 在接下来的几年会复原。

吸脂术后的心理支持

有相关报道：患有脂肪水肿的女性在吸脂术后患上了抑郁症；患有脂肪水肿的女性必须适应吸脂术后很短时间内出现的外形的剧烈变化。那些一直渴望消除脂肪水肿 SAT 而严格控制饮食的女性，在吸脂术后也可能患上厌食症，而且往往就是这些女性，其脂肪水肿 SAT 很可能会复原。吸脂术前后患者需要家人和朋友的支持，因为女性脂肪水肿患者经历的是生命中的重要过渡和转变。对于女性脂肪水肿患者来说，潜在的心理问题更不应掉以轻心；德国有 1/8 的女性脂肪水肿患者在进行吸脂术之前都曾尝试过自杀。严重抑郁的女性应该寻求专业帮助，因为更乐观和应对更好的患者在手术后也会有更好的结果。女性脂肪水肿患者应该在吸脂术后看一看她们抽吸出来的脂肪，因为这样她们手术后能

1

获得更好的结果。

在其他手术前进行吸脂术的好处
全膝关节置换术

大多数外科医师都认为，对于在膝关节周围有大量 SAT 的女性脂肪水肿患者，应在其进行全膝关节置换术之前，先进行吸脂术。许多骨科医师都曾因患者膝关节被大量易引起疼痛的脂肪水肿 SAT 包围，担心发生感染且入路困难而拒绝行膝关节置换术，此外，新的膝关节也将负荷过大。减少脂肪水肿 SAT 的目的不仅仅在于改善体形。吸脂可以去除敏感的异常组织，改善毛细血管 – 间质 – 淋巴 – 静脉的组织流动，并改善关节活动性，避免疾病发展到进行单膝关节或双膝关节的置换。在进行膝关节手术之前，对于位于膝关节上方、悬垂和（或）围绕膝关节且阻塞淋巴和血液流向膝关节的脂肪水肿 SAT，应该进行保守治疗和吸脂术，以降低感染风险，缩短愈合时间并改善预后。手术还可以改善过量脂肪水肿 SAT 造成的错位。

减肥手术

减肥手术不能治疗脂肪水肿。它不会减少脂肪水肿 SAT。然而，减肥手术可以治疗某些女性脂肪水肿患者的病态肥胖症。大多数做吸脂术的医师喜欢在进行减肥手术之前先去除脂肪水肿 SAT。他们这么做的原因有多种，其中包括，吸脂术可以减少 SAT，减少因组织流动不畅所导致的体重增加，关节活动度在吸脂术后也会得到改善，减肥手术后松弛的皮肤可能会使吸脂术操作更加困难。尽管脂肪抽吸物溶液中脂肪去除率较低，但在吸脂术前体重已经有所减轻的脂肪水肿女性患者可能会取得良好的效果，皮肤也会收紧。

脂肪水肿合并脂肪 – 淋巴水肿患者的住院治疗

患有淋巴水肿和肥胖症的女性患者，有这些疾病进展的风险，应进行超出常规的护理。当一名患有脂肪 – 淋巴水肿的女性失去进行日常活动的能力时，她的体重迅速上升，MLD、弹力衣、饮食和运动无法控制。伤口由于淋巴水肿的存在而无法愈合。由于淋巴水肿或者出现液体超量而出现反复感染，那么她很适合住院治疗淋巴水肿。欧洲和美国都有治疗脂肪水肿和淋巴水肿的住院护理中心。美国的住院治疗费用非常高，一些住院机构可能没有供体型过大的患者使用的设备或房间。入住接受治疗的脂肪水肿和淋巴水肿的女性患者，往往会接受大量静脉输注利尿剂以减少组织中的液体，改善活动能力，降低感染风险并改善 CDT 后的结果。必须仔细监测肾功能以防止肾损伤，并且需要密切监测电解质。许多患有脂肪水肿的女性会使用诸如 N- 乙酰半胱氨酸（NAC）这样的黏液溶解剂或愈创甘油醚来针对脂肪水肿 SAT 提升利尿效果（Herbst KL，未发表）。一名患有脂肪 – 淋巴水肿的女性被认为是复发性败血症而收住院，在静脉利尿时出现进行性呼吸急促、体液超量和肾功能下降。医院甚至开始对她进行临终关怀服务。她的住院医师给她使用了 NAC 和愈创甘油醚；患者有明显的多尿表现，最终转到淋巴水肿特别护理部住院，然后出院回家。在黏液溶解剂可用时，应考虑在住院和门诊治疗时使用；一些患有脂肪水肿的女性对黏液溶解剂也没有反应。

需要制订新的方案来帮助住院的患有脂肪水肿和淋巴水肿的女性，改善护理，包括对所有医护人员进行敏感度培训，了解如何在提供护理时保持患者的尊严并尊重患者。

结论

人们对脂肪水肿的认识越来越多，这意味着会有更多的医疗保健提供者来为女性脂肪水肿患者提供治疗。目前有一些关于脂肪水肿的研究正在进行中，随着对其病理生理学的清晰认识，应该会有更多的新治疗方案。在出现其他可用于减少脂肪水肿

SAT 的治疗方法之前，吸脂术仍将是主要的治疗方法。

3.14.12　脂肪－淋巴水肿的综合消肿治疗（CDT）

一般脂肪－淋巴水肿

如果脂肪－淋巴水肿患者也患有肥胖症，则必须向其提供营养指导，以减轻体重并避免进一步体重增加。患者应该积极定期进行锻炼。一些年轻患者在执行严格的日常锻炼后情况有所改善；然而，对于大多数患者来说，髋部以及髋部以下区域脂肪组织的减少量都很令人失望。任何激素失调都应该通过药物治疗来纠正。

CDT 在去除脂肪－淋巴水肿中的液体成分方面能够显示出良好的长期效果。然而，患者需要明白，尽管淋巴水肿对 CDT 反应良好且消肿相对较快，但是脂肪水肿的反应则会更慢，有时根本对 CDT 无反应。

MLD 治疗方案应覆盖整个身体；脂肪－淋巴水肿中四肢的治疗与原发性淋巴水肿的治疗一致，即治疗中应包括局部淋巴结。通常与脂肪－淋巴水肿相关的疼痛和超敏感性可能要求在初始治疗期间施行 MLD 和压力技术时压力要更小。在某些情况下，可能有必要在最初的几次治疗中不使用弹力绷带。患者通常需要在使用弹力绷带时放置更多填充物，特别是在胫骨前区，并且通常不能承受密度更大的材料，例如 Komprex 或"薯条袋"。一般情况下，几次治疗后疼痛会减轻。

在 CDT 强化阶段对淋巴水肿进行消肿后，患者应穿着弹力衣，在大多数情况下弹力衣都需要定制。首选的弹力衣是压力水平较高的连裤袜。

一些作者认为，如果经常穿着弹力衣，并且在晚上使用短拉伸弹力绷带的话，脂肪水肿中过多的

SAT 能够减少。

3.15　小儿淋巴水肿

小儿淋巴水肿在临床表现上可能并不复杂，与成人原发性淋巴水肿相似，或被证明医学成因非常复杂。在任何新发现的小儿水肿中，必须假设要进行调查的最可能的病因是淋巴组织发育缺陷或未确诊的恶性疾病。必须立即确定患儿是否患有癌症，否则不管是对良性原发性淋巴水肿或是恶性继发性淋巴水肿，都无法开始适当的治疗（图 3.88）。

3.16　分类：原发性和继发性淋巴水肿

3.16.1　米尔罗伊病

出生时或出生一年内出现的良性原发性淋巴水肿被归类为 1 型 Nonne-Milroy 综合征或米尔罗伊病（Milroy disease）。这种"先天性"的淋巴水肿（意味着出生时或出生后不久发病，有时是遗传性的）通常涉及下肢血管和局部淋巴结的发育不全，有时还涉及手臂、手部和面部。

在一些患者中，米尔罗伊病可能进一步引起肠淋巴管（网膜）的畸形，使依赖于淋巴管进行吸收的消化后的脂肪分子（长链甘油三酯）堵塞在淋巴管中。如果临床症状明显，这种肠道受累会导致进入到血流中的蛋白质、脂肪和其他营养物质的吸收障碍。症状可能包括腹胀（腹水）、油性粪便、低血白蛋白水平（低蛋白血症）、粪便中高蛋白质（蛋白丢失性肠病），以及患者晚期会表现出营养不良。一些米尔罗伊病患者可能需要输注白蛋白或采用特殊饮食，摄入较简单的脂肪酸（中链甘油三酯），这些脂肪酸通常可成功缓解肠道淋巴系统的堵塞情况（图 3.89）。

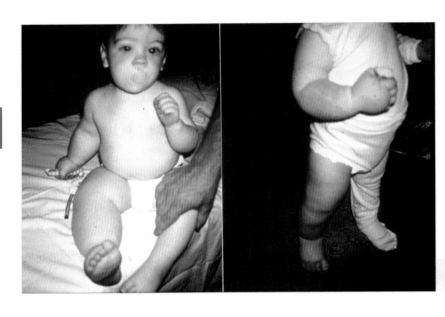

图 3.88 米尔罗伊病患儿，15 个月大

梅热综合征（Meige syndrome）

在儿童中发生的另一种原发性淋巴水肿包括 2 型原发性淋巴水肿或梅热综合征（梅热病）。这种非先天性的家族性疾病（出生时不发病，有时是遗传性的）与青春期的激素变化有关，主要发生在女性中。与米尔罗伊病一样，这种病也是淋巴组织发育不全导致的，通常表现为下肢淋巴水肿；然而，在极少数情况下，也涉及身体上半部分或面部。如果不进行干预，这两种疾病都会是慢性和进行性的，梅热病不涉及肠淋巴管畸形。

1 型和 2 型原发性淋巴水肿均可归为早发性淋巴水肿，这是一种伞形分类，用于描述所有 35 岁以前发生的原发性淋巴水肿。其中，米尔罗伊病占所有早发性淋巴水肿病例的 6%~7%，而 2 型原发性淋巴水肿即梅热病，则是一种临床更为常见的疾病（图 3.90）。

双行睫综合征

这种青春期原发性淋巴水肿的变异不属于梅热病或米尔罗伊病。它指沿着眼睑边缘的后缘多出现一排"副"睫毛（双行睫），与先前描述的原发性淋巴水肿不同，双行睫涉及浅表血管的增

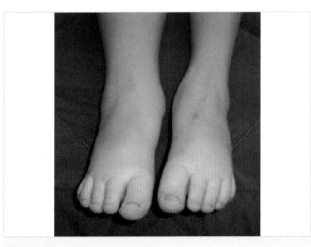

图 3.89 足背受累，不对称

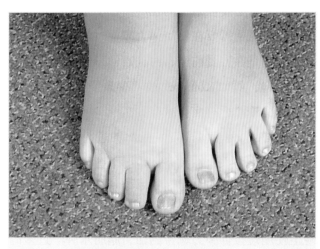

图 3.90 梅热病。Stemmer 征呈阳性

生。淋巴水肿可能并不会出现在所有病例中，特别是一些病例中，双行睫只不过是婴儿期要处理的一种眼部疾病。然而，了解了这点之后，医师可能会对青少年后期出现的伴随性肢体肿胀进行调查。在成像中，增生会显示产生淋巴液"湖"，以及在相关区域中有更大直径和（或）更多的淋巴集合管。

> **小儿原发性淋巴水肿：纯粹的良性形式**
>
> - 米尔罗伊病
>   - 一种先天遗传性淋巴水肿，出生时或出生之后不久发病，通常涉及一侧下肢，且在男性中更常见。有时涉及手臂、面部和外生殖器。这种疾病涉及发育不全，主要是毛细淋巴管发育不全。可能发生会引起低蛋白血症的乳糜性腹水。
> - 梅热病
>   - 一种非先天的遗传性（家族性）淋巴水肿，青春期前后发病。梅热病在女孩中更常见，常常涉及单腿或双腿，通常不涉及手臂和面部，但也不是只除外手臂和面部。这种疾病涉及淋巴组织发育不全。
> - 双行睫综合征
>   - 一种影响女性的青春期原发性淋巴水肿的变异，表现为多出一排"副"睫毛和浅表血管的增生。

小儿继发性淋巴水肿

应该注意的是，小儿淋巴水肿可以通过与导致成人发病相同的创伤性外部环境获得，包括以下几种。

- 靠近或直接针对淋巴结或血管的手术。
- 恶性肿瘤阻塞（活动性癌症）。
- 涉及淋巴结切除术和放疗的癌症治疗。
- 身体任何部位的严重创伤（或累积性创伤）。
- 肢体止血带。
- 感染（急性或慢性）。

小儿继发性淋巴水肿与成人继发性淋巴水肿相似，诊断医师有责任评估任何一个淋巴创伤的严重性，以正确地将淋巴水肿分为原发性或继发性。例如，任何年龄的妊娠都不是造成淋巴水肿的原因，但它可能是一个已经功能不全的淋巴系统的触发因素。因此，妊娠相关的淋巴水肿被认为是原发性而非继发性的淋巴水肿。

3.16.2　鉴别诊断

与小儿淋巴水肿相关的疾病包括 Klippel-Trénaunay-Weber 综合征（KTWS，又称血管骨肥大综合征）、努南综合征、特纳综合征（3 种染色体疾病）、羊膜带综合征和近 40 种其他疾病。在这些综合征中，KTWS 病例经常可以在忙碌的淋巴水肿门诊中遇到，因为所有与肢体扩大相关的疾病都会转诊到淋巴水肿门诊。根据其严重程度和精确变异，KTWS 可能是一种严重的疾病，涉及静脉、动脉、骨骼和淋巴组织的过度生长。淋巴水肿治疗师和诊断医师必须正确识别这种疾病，调整治疗方法以应对这种疾病的相关并发症。建议患有 KTWS 和相关淋巴水肿的小儿患者在专家医师处就诊，最好是接受过额外淋巴学培训的血管外科医师或血液学专家（图 3.91）（见 3.16.6 内容）。

诊断注意事项：成像

排除恶性疾病后，通常通过体格检查就可以做出正确诊断，并且诊断在很大程度上依赖于熟练的视诊、触诊和病史分析。目前用于诊断原发性淋巴水肿的一种安全和微创的成像方法是淋巴闪烁显像（lymphangioscintigraphy，LAS）。该检查涉及皮下（真皮内）注射放射性同位素标记的蛋白质，按设定的间隔时间对其进行拍照以显示浅表淋巴系统内的摄取和区域转运的速率。如果临床已经确诊是原发性淋巴水肿，则不需要 LAS，因为它不会影响治疗程序。很显然，LAS 具有很高的学术价值，更重要的是，它可能有助于支持临床诊断的准确性（图 3.92）。很多时候，如诊断小儿淋巴水肿的病例时，清晰的图像能够证实淋巴引流不足，这

3

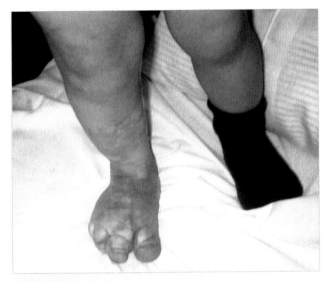

图 3.91　Klippel-Trénaunay-Weber 综合征（KTWS）

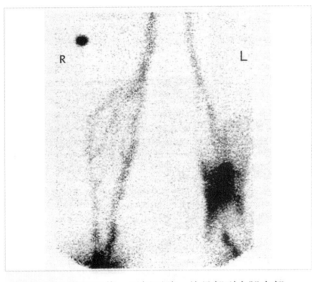

图 3.92　淋巴显像。双侧下肢，从足部到大腿中部

样父母就不用担心淋巴水肿这一诊断是不是准确或完整的了。

其他检查手段，如静脉造影和淋巴造影，涉及注射造影剂，过程痛苦，还可能对血管造成损伤，而且有些患者还会发生严重过敏反应。在涉及淋巴水肿并发症的更复杂病例中，可能需要 MRI、计算机断层扫描（CT 扫描）和静脉多普勒检查来帮助医师设计出一个成功的治疗计划。在简单的病例中，这些是不必要的，只会产生额外的花费。

原发性淋巴水肿的后果始终是机械功能不全（低输出功能衰竭），并且与其他身体系统一样，这种亚正常 TC 的趋势会随着患者年龄增长而进一步恶化，原因在于激素或轻微损伤等因素可引发某些患者的淋巴水肿的晚期发作（迟发性淋巴水肿）。

3.16.3　影像学研究对原发性淋巴水肿的揭示

米尔罗伊病和梅热病中，腹股沟淋巴结的体积和结构（不发育或发育不全）在患侧是异常的，且减少了 16%~38%。无症状的腿部也观察到类似的结果，但程度较轻。在严重程度更高的区域，结构的形态变化更加明显。

- 淋巴结畸形包括纤维硬化、纤维化、脂肪变性和透明化，以及其他形态变化。
- 腹股沟淋巴结的特征比髂淋巴结更明显，尽管两者中均观察到变化。

米尔罗伊病可能涉及淋巴滞留性肠病，导致低蛋白血症和伴有腹水的全身性水肿及肢体受累。在梅热病（不太常见）和淋巴水肿伴随遗传综合征的其他疾病中也能观察到肠淋巴管的这种畸形。由于低蛋白血症可能与有缺陷的淋巴组织无关，因此应准确描述和评估水肿对其他身体系统的影响，包括高危淋巴水肿患者的功能不足区域。

3.16.4　严重程度和范围

即使淋巴水肿是唯一的身体问题（良性、纯淋巴水肿），其范围和严重程度也可以非常不同。在某些情况下，轻度、远端单侧足部受累是唯一的表现。与典型的继发性淋巴水肿不同，由局部淋巴结切除术引起的淋巴水肿，如果不加以控制，会逐渐累及整个肢体，原发性淋巴水肿可以在患者成年之前一直在局部的范围（即仅足部或仅足部和小腿）。这一发现证实了全身淋巴解剖结构中的局部发育异常。这种案例的成像研究可能揭示该区域内的异常淋巴形成（毛细淋巴管）或淋巴转运（淋巴集合管），同时其他身体区域淋巴摄取和转运都是正常的。应该注意的是，这一特征可能是遗传性的。父亲和儿子，或祖母、母亲、女儿都可能拥有完全相同的临床表现。

相反，随时间、生长和发育显现出的小儿淋巴水肿表现则存在很大的差异。在某些患者中，水肿会从单侧足背受累进展到小腿和大腿受累。或者一条未受影响的腿在直立和行走时开始显示出受累。在情况没有足够严重时，淋巴功能不全尚不能提示潜在的机械功能不全。

当孩子断掉母乳或配方奶粉，开始吃含有长链甘油三酯的更复杂的成人食物时，可能会第一次出现腹胀。在这种情况下，外生殖器淋巴水肿可能由于腹膜后的回流和来自肠干或胸导管的深部淋巴管堵塞而突然出现。回流从深部系统回到浅表区域淋巴结和集合管，会使引流效率降低并导致肢体情况恶化。回流也可能会成为未受累但容易受累的肢体的触发事件。

以身体中轴线为分界线，一些儿童身体的一侧（左侧面部、颈部、胸部、手臂和腿部）会出现淋巴水肿，这条分界线与矢状面浅表分界限相一致。

这些发现证实了发育不良与浅表淋巴管解剖结构的一致性，可观察到的是淋巴吸收和转运的发育、功能边界。在其他情况下，可能会观察到类似棋盘的图案，涉及头部右侧和颈部，以及身体左上象限和右下象限，仍然被分水岭（边界）分开。

如上述例子所示，与先前健康的淋巴系统受到的已知创伤（继发性淋巴水肿）相比，原发性淋巴水肿是不同的。了解获得性创伤的程度和位置能够帮助临床医师准确地预测需要治疗和监测的区域。然而，原发性淋巴水肿是由于发育异常所导致，在生命早期评估受累风险或潜在严重程度是很困难的。出于这个原因，临床医师在评估正在进展的临床表现时，应该谨慎地向患儿父母总结性描述完整的治疗前景。

3.16.5　水肿形成的病理学：成人和儿童

以下所有医学问题都会引起全身性水肿，因此可能会伴随甚至掩盖潜在的淋巴水肿。在原发性淋巴水肿的病例中，要谨慎地排除其他由于器质性病变过程导致水肿的原因。

如果血白蛋白水平低于正常水平，则血浆胶体渗透压（colloid osmotic pressure of the plasma，COP_P）会降低，导致超滤过增加，随着受到的压力上升毛细血管血压（Blood capillary pressure，BCP）会超过 COP_P。在小儿腹膜后（腹腔内）腹水的病例中，必须确定蛋白质缺乏的根源并进行治疗。一旦病情稳定下来，则可以更好地治疗四肢或面部原发性淋巴水肿的潜在区域淋巴损伤。所有原发性和继发性淋巴水肿患者有这一诊断时，所进行的治疗都是类似的。

蛋白丢失性肠病：肠病

由肠淋巴管扩张（增生或淋巴管扩张）引起的吸收不良综合征，会导致低蛋白血症，以及最终引起腹水伴全身水肿。蛋白丢失性肠病会导致"联合功能不全"，因为它与潜在的局部淋巴发育不全及腿部、手臂和面部的机械功能不全同时存在。

治疗注意事项

一旦诊断出蛋白丢失性肠病，米尔罗伊病患者的饮食必须要富含蛋白质，并补充 MCT（中链甘油三酯）。长链甘油三酯会使肠道淋巴管阻塞，从而减少蛋白质、脂肪和脂溶性维生素等营养物质的吸收。低钙血症也可见于维生素 D 和钙吸收不良，继发于钙的蛋白结合率降低。有时需要进行蛋白质和（或）血浆输注。也可能需要服用奥曲肽。淋巴细胞减少症也是肠淋巴管发育不良的标志。

蛋白尿和肾功能衰竭

虽然这并不是原发性淋巴水肿的特征，但有异常蛋白质水平和全身性水肿时，应该尽快进行彻底的肾脏检查。尿液中的蛋白质损失（通常是白蛋白）可能导致低蛋白血症和全身性肿胀，包括腹水。如果没有预先怀疑淋巴水肿，那病因就很可能是动力功能不全；因此，采用了有效的药物治疗后，水肿应该会消失。

治疗注意事项

蛋白尿表明存在肾功能不全和肾病综合征，需要进行医学管理。如果潜在原因与高血压性肾淋巴管渗出有关，则尿中可能出现淋巴液甚至乳糜尿。

肝功能衰竭

虽然这并不是原发性淋巴水肿的特征，但蛋白质水平异常时，应该尽快进行彻底的肝脏检查。有肝脏疾病时，蛋白质合成障碍，导致低蛋白血症和腹水，某些患者会出现全身水肿（图 3.93）。

治疗注意事项

肝脏疾病可能表明蛋白质合成不良，但也会涉及静脉充血，例如肝硬化中就有静脉充血。静脉纤维化会导致血液滤过减慢，导致静脉高压，而静脉高压又会导致 BCP 增加和超滤过增加。动力功能不全可以通过压力疗法来治疗，但医学管理是解决潜在肝脏疾病的唯一解决方案。伴随全身水肿，这些患者由于重力和依存关系而有明显的腹水和双下肢静脉阻塞性水肿。

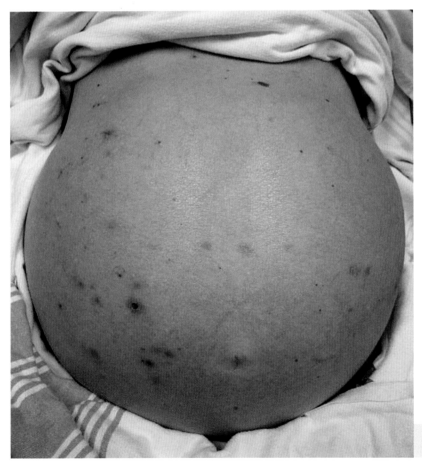

图 3.93　肝硬化引起的腹水

胸腔积液（肺功能衰竭）

胸腔积液是一种罕见的与原发性淋巴水肿相关的疾病，其中低胶体渗透压（COP_p）导致了浆液在脏层和壁层胸膜之间的区域渗漏。应该注意的是，原发性淋巴管扩张（血管畸形）可能累及胸导管，导致乳糜性积液（乳糜胸）。

治疗注意事项

在治疗肢体淋巴水肿期间，呼吸窘迫可能会恶化。在开始 CDT 之前要先咨询知识丰富的医师。医学管理是唯一正确的治疗胸腔积液及其潜在病因的方法。然而，根据消肿疗法对患者的恢复和长期稳定所产生的积极影响的程度，可能需要对深部淋巴系统治疗（呼吸，腹部 MLD）。

3.16.6　小儿淋巴水肿患者的血管异常

与四肢淋巴水肿一样，皮下区域的水肿并不总是导致肢体周径不对称的原因。在一些情况下，如果有骨质和（或）软组织肥大，即使没有显著的水肿，肢体体积也会增加。由于淋巴发育不良与血管发育不良综合征密切相关，两种情况可以共存，因此治疗师需要熟悉预防措施、禁忌证和可能需要进行调整的治疗方法。由于淋巴水肿专科诊所治疗的是"肢体增大"的状况，会有很多急需减小体积的患者前来就诊。因此，临床医师会遇到一些罕见的相关疾病，如 Klippel-Trénaunay-Weber 综合征或称 KTWS。

Klippel–Trénaunay–Weber 综合征（KTWS）

KTWS 也被称为血管骨肥大综合征，是一种罕见的胚胎发育障碍疾病，与许多异常都有关。Klippel-Trénaunay-Weber 综合征是一种以三重表现为特征的疾病。

- 由皮肤毛细血管畸形引起的鲜红斑痣或"胎记"。
- 血管异常，如先天性静脉曲张。
- 皮肤血管瘤和骨骼肥大，以及一个或多个肢体上的其他软组织肥大（图 3.94）。

KTWS 的其他特点如下。

- 女性发病率是男性的 2 倍。
- 还可能包括内脏、神经源性血管畸形。
- 可能有血管和先天性淋巴管发育不良——不发育、发育不全和增生。

也可能有淋巴管瘤：淋巴组织的先天性良性囊性畸形。

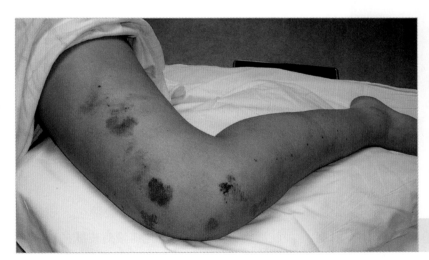

图 3.94　血管瘤和血管畸形（KTWS）

- 还可能有动静脉瘘——不同血管网的异常互连（图 3.95，图 3.96）。

临床考虑因素

　　由于血管异常病情多变，且可能是很复杂的疾病，因此医师必须在有医学根据的基础上确定 CDT 不会引发患者的并发症。在许多病例中，明

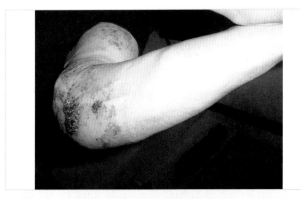

图 3.95　上肢多灶性浅表血管病变

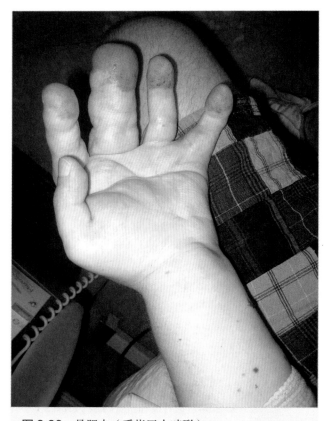

图 3.96　骨肥大（手指巨大畸形）

显的周长差异不能单单以淋巴水肿、静脉阻塞性水肿或联合水肿来解释。软组织和骨肥大可以使体积显著增加，并且不会随着 MLD 和压力疗法而改变。一旦明确治疗，必须根据体积减少的合理预期修改治疗计划和目标。

　　以下调查结果适用于 KTWS 患者，且展现了高度复杂的诊断，以及对进行 CDT 的多种考虑。体格检查可以提示其中一个或全部结果。

- 血管瘤。一种良性的通常可自我消退的肿瘤，由血管中排列的内皮细胞组成。它们的特征在于正常或异常形成的血管数量的增加。血管瘤通常出现在出生后最初几周，一般在 10 岁时消退，并不罕见，13% 的新生儿可见。
  - 有些病变只是对外形造成影响，并非必须进行治疗，表现为皮肤表面的斑点。这些浅表性血管瘤很常见，并不需要进行治疗，除非提示可能存在相关的深部组织肥厚异常。血管瘤不仅表现在皮肤表面有颜色变化，而且也可以在皮肤下摸到；而其他一些疾病可能涉及器官结构，并需要成像研究来确定范围、类型和严重程度。
- 动静脉畸形（arterio-venous malformation，AVM）。静脉和动脉之间的异常连接（瘘管）通常是先天性的。AVM 是血管系统的损伤，血液直接从动脉支流入静脉系统而不通过毛细血管网。
  - 预防措施：由于局部血流动力学异常，压力治疗可能会扰乱而不是增强动脉灌注和静脉回流。只要有 AVM 存在，就要参考血管医学相关内容，以弄清楚压力疗法的有效性。
- 溃疡。AVM 可能发生在浅表部位，导致皮肤溃疡，这是由于氧化血液对皮肤的破坏引起的，即所谓的盗血综合征。其次，血管瘤

部位的皮肤可能薄而干燥，因此容易受到压力治疗的机械压力的伤害。这些形式的血管异常通常会出现出血和溃疡。

- 预防措施：弹力绷带或 MLD 的压力可能导致感染和愈合受阻。必须特别注意避免这些并发症。如果同时存在淋巴管畸形，免疫反应可能会变迟钝。

- 骨和软组织肥大。可伴随 KTWS 的"巨大症"累及整个肢体或以手指更常见，这是由骺板的血液供应增加引起的。有异常和不成比例的软组织生长可能表明存在淋巴管瘤、淋巴静脉曲张、静脉和动脉增生、脂肪沉积等。必须相应修改治疗方案。

  - 预防措施：基线体积是无法通过与对侧肢体相比来计算的。然而，水肿总是对治疗有反应，所以应该对其进行治疗。想要恢复到未受影响肢体那样的正常状态是徒劳的，只能证明医师对潜在疾病缺乏理解。

- 血栓。极端解剖变异的动脉和静脉增生会干扰正常的血流动力，从而增加血栓的形成。必须仔细评估 KTWS 和其他血管异常，看是否有血栓存在或发生血栓的风险，以避免出现紧急情况；评估开始治疗的最佳时间，并预测患者可能对 CDT 产生的反应。

  - 预防措施：MLD 或压力疗法可能会使深静脉血栓移动，从而引起肺栓塞。急性 DVT 是严格的禁忌证，在医师批准后才能恢复治疗。KTWS 患者一直被认为是高风险患者，因此必须谨慎对待。

- 淋巴管瘤。这些良性淋巴肿瘤在 KTWS 和其他血管异常中并不少见。淋巴管瘤由增生性淋巴管组成，而且触之有海绵感，有弥漫性或明显的边缘。有些淋巴管瘤适合由经验丰富的专家进行手术切除。淋巴管瘤可能是巨大的，并导致肢体体积之间的巨大差异。

它们对压力有自发反应，并且在没有压力时，这些海绵状淋巴管网会迅速充满淋巴液并再次恢复至其原体积。

预防措施：彻底的医学检查可能查出内脏或骨骼中的淋巴管瘤，这可能是严重的并发症。例如，戈勒姆综合征（Gorham syndrome），或"消失骨病"（Disappearing bone disease）是由骨骼的淋巴管增生引起的。

治疗组合

考虑到上述与原发性淋巴水肿和（或）血管综合征相关的并发症，CDT 可能是高风险患者全身或局部身体区域治疗的绝对禁忌证。在其他情况下，医学检查可使谨慎的低强度保守疗法得以开展，同时也要考虑特定的预防措施，例如针对开放性伤口部位、皮肤脆弱性、缺血性组织、感染风险、血栓或由减负荷手术引起的感觉障碍区域等问题的措施。

潜在的医学管理方法可能包括如下内容。

- 手术。
  - 减少淋巴管瘤或多余的软组织等良性肿块的负荷。
  - 处理骺板的骨生长问题，缩短骨骼或去除发育不全的手指。
  - 去除或修复血管畸形。
  - 有肢体增大症状（如心脏缺陷、颅颌面问题等导致）但与淋巴水肿治疗无相关性。
  - 使用穿刺术缓解体腔积液过多。
- 硬化疗法。
  - 处理动静脉畸形。
  - 辅助关闭浅表伤口部位、瘘管。
  - 辅助与淋巴囊肿、乳糜液、淋巴瘘或静脉曲张相关的伤口部位的闭合。
  - 改变与肺积液或腹膜后腹水有关的深层躯干或导管的引流通路。

- 抗凝治疗。
  - 针对肺栓塞风险高或有 DVT 病史的患者。
- 白蛋白输注。
  - 针对那些血浆白蛋白水平低的患者，血浆蛋白水平低会导致全身水肿、腹膜后腹水和肺部积液、淋巴水肿恶化。
- 膳食改变。
  - 遵医嘱服用营养补充剂，如中链甘油三酯（MCT）替代品，以减少肠道淋巴管对脂肪的吸收负担。

3.16.7　总结

由于血管和淋巴管组织的形成在子宫内同时发生，因此小儿血管异常并不像以前认为的那样罕见，并且常伴随小儿淋巴水肿发生。

一旦发现症状，就需要进行全面诊断，以排除可能的严重合并症，或确定与 CDT 干预相关的并发症或预防措施。在 KTWS 中会观察到软组织肥大（有或没有淋巴水肿）和肢体体积增大，这些情况可能会分散医师的注意力使其不对水肿进行治疗。必须仔细考虑是否要适当调整 CDT，特别是进行压力治疗时，因为血管系统可能会发生根本性改变。如果提议的护理计划未经血管疾病专家批准，切勿继续进行 CDT。

适用于小儿患者的临床策略（单纯淋巴水肿或合并淋巴水肿）可参见第 5 章内容。

3.17　儿科综合征

3.17.1　羊膜带综合征

先天性羊膜带综合征是由宫内收缩环或收缩带引起的，这些环或带出现在手指、足趾、四肢，有时在胸部、颈部和腹部，引起组织凹陷或勒痕。这些收缩环是由黏附于胚胎或胎儿的羊膜组织引起的，并且经常引发水肿。

3.17.2　特纳综合征和努南综合征

特纳综合征（Turner syndrome）这一遗传性疾病，女性发病多见，其特征是患者没有 X 染色体。特纳综合征与多种畸形有关，例如畸形的指（趾）甲、耳和腭的异常、骨骼畸形、侏儒症，以及卵巢和肾发育不良。淋巴水肿可能出现在四肢、头部、躯干和其他部位。

努南综合征（Noonan syndrome）类似于特纳综合征；然而，努南综合征在男性和女性中均可发病，并且没有染色体异常。

3.17.3　Klippel-Trénaunay 综合征和 Parkes Weber 综合征

Klippel-Trénaunay 综合征（KTS）和 Parkes Weber 综合征（PWS）是两种不同的病症，涉及弥漫性血管畸形伴肢体过度生长。KTS 是一种血流缓慢的畸形，有三大特征：皮肤毛细血管畸形（鲜红斑痣）、静脉畸形、骨组织和软组织增生。复杂因素可能包括淋巴异常、凝血功能障碍、蜂窝织炎、静脉血栓形成、肺栓塞、手足异常或腹腔和盆腔器官受累。偶尔，患者可能会出现受累区域萎缩，而不是增大。

PWS 是一种血流异常快速的疾病，特征可能类似于 KTS，但具有与真正组织肥大相关的动静脉畸形这一额外特征。它可能与高输出量性心衰有关，而这不会在 KTS 患者中发生。KTS 和 PWS 之间的比较见表 3.35。

最近的研究表明 KTS 与 PIK2CA 基因的体细胞突变有关。PIK3CA 基因也被发现与具有相似过度生长症状的其他病症相关，即 PIK3CA 相关过度生

表 3.35 Klippel-Trénaunay 综合征和 Parkes Weber 综合征的比较（引自 Cohen MM Jr. Klippel-Trénaunay syndrome. Am J Med Genet A. 2000; 93(3)：171-175.）

	Klippel - Trénaunay 综合征	Parkes Weber 综合征
血管畸形的类型	流动缓慢：毛细血管、淋巴管、静脉	流动快速：毛细血管、动脉、静脉
皮肤畸形的颜色	蓝色到紫色	粉红色及弥漫性
动静脉瘘	不严重	严重
侧静脉异常	很常见	无
淋巴管畸形	常见	罕见
淋巴囊泡	存在	未发现
静脉耀斑	存在	未发现
肢体受影响		
● 上肢	5%	23%
● 下肢	95%	77%
肢体增大	通常不成比例，涉及软组织和骨骼；巨指（趾）很常见，特别是足趾	手臂或腿长度不一致
预后	通常不错；大约 10% 的儿童出现肺栓塞；术后风险升高	问题更严重，尤其是在那些心衰导致心脏扩大和皮肤缺血的患者中；需要截肢

3

长综合征（*PIK3CA* related over-growth syndromes, PROS）。这些疾病包括 CLOVES 综合征、M-CM（巨头畸形 – 毛细血管畸形）和 FAVA（纤维脂肪血管异常）。这些过度生长疾病被称为 *PIK3CA* 相关过度生长综合征。已确定 PWS 中有 *RASA1* 基因突变。

每个人都有独特的特征、不同的症状，从轻度鲜红斑痣到危及生命的盆腔或直肠出血。KTS 特征在出生时可能不明显，随着患者生长发育而变得更加明显。由于综合征的复杂性和缺乏对其的认识，KTS 可能难以诊断，因此一些患者直到晚年才被诊断出来。KTS 会对生活质量产生负面影响，影响患者的生理、社会和心理功能。

下肢往往是最常见的受累区域，其次是上肢、盆腔和腹腔、胸腔，头颈部极少受累。下肢 KTS 静脉畸形常与持续性胚胎静脉问题相关。外侧缘静脉（Servelle 静脉）和坐骨静脉是两种常见的胚胎静脉，一般在正常发育过程中都会消失，但在 KTS 患者中往往会持续存在。外侧缘静脉沿着足部和腿部的外侧走行。腿部明显的静脉畸形可导致站立时出现晕厥和头晕，因此压力治疗可能有助于减轻症状。

疼痛是一种很常见的问题，特别是下肢疼痛。疼痛是由多种因素引起的，包括 CVI、蜂窝织炎、浅表血栓性静脉炎、深静脉血栓形成、血管畸形钙化、生长痛、骨内血管畸形、关节炎和神经病理性疼痛。仪器治疗可能会有助于减轻疼痛。

骨骺固定术是一种用于治疗肢体长度差异的外科手术。它通过破坏骨骺生长板来减缓肢体的生长。腿部差异超过 2cm 时可能采取这种手术，且通常在 10~14 岁的患者中进行。肢体长度差异小于 2cm 时，可以使用增高鞋垫。

淋巴受累在 KTS 患者中很常见，但由于难以正确诊断而常常被忽视。CDT 适用于淋巴水肿患者。压力治疗、MLD、抬高患肢、锻炼和压力泵都可能会有助改善淋巴和静脉引流。在整个治疗过程中需要考虑到静脉血栓形成和肺栓塞风险的升高。

由于循环受累，KTS 患者易于感染，并产生皮肤问题和血栓。受影响的区域的皮肤温度通常会升高。皮肤破裂、伤口渗出、充满血液的疱疹和渗出液体的溃疡是很常见的，因此伤口和皮肤护理教育很重要。医师可能会建议使用抗凝剂来降低凝血风险。弹力衣除了促进静脉血液和淋巴流动以降低血栓形成的风险之外，还可以帮助保护皮肤。在一些患者中，由于皮肤的脆弱性，压力治疗可能会刺激皮肤。在少数 KTS 患者中，深静脉系统可能缺失或发育不全，因此进行压力治疗可能增加静脉淤滞并引起疼痛。需要仔细评估适当的治疗和合适的弹力衣，以获得最佳效果。

3.17.4　治疗

激光疗法已被用于处理淋巴疱疹和鲜红斑痣。静脉曲张已可以通过血管内、外科手术进行治疗。也可以用外科手术切除过多的组织并解决肢体过度生长的问题。最近的研究报道，西罗莫司有助于治疗某些 KTS 患者。强烈建议采用多学科方法对 KTS 和其他涉及血管畸形的病症进行全面综合评估。通常会建议采用保守方法，如压力治疗、淋巴水肿治疗和适当的伤口护理。

3.18　创伤性水肿

如本章前面所述，身体创伤可能导致淋巴系统 TC 降低至低于正常 LL 的水平。如果淋巴系统在创伤事件发生之前是健康的，那么创伤后继发性淋巴水肿，通常会发生在导致过度瘢痕增生的严重创伤之后。在 TC（和 FR）已经减少的淋巴系统中，与先天性畸形的情况一样，LL 和 TC 之间的平衡通常非常脆弱。在这些病例中，即使轻微创伤也可引发创伤性淋巴水肿。

> 创伤事件后的肿胀应与一般水肿或创伤性淋巴水肿区分开来。

3.18.1　定义

创伤事件（手术、钝器创伤、烧伤）会导致伴有高蛋白水肿的炎症反应。这些软组织中的大多数肿胀是暂时的，并且组织随着时间的推移会恢复正常，但是炎症过程也可能对淋巴系统造成永久性损伤并长期影响淋巴系统。

以下内容的目的是讨论炎症过程及其对组织和淋巴系统可能产生的破坏作用。

3.18.2　病理生理学

炎症是由物理创伤和组织破坏引起的非特异性局部免疫反应。该过程是为了破坏受损细胞并修复受损组织。

炎症的特征表现为急性炎症中典型的体征，包括红（发红）、热（发热）、痛（疼痛）、肿（肿胀）和功能障碍等体征（图 3.97）。慢性炎症中，这些体征通常不太强烈且持续时间会更长。白细胞增加、疼痛和低热也可能出现在慢性炎症中。

最初的炎症过程是局部血管舒张及血流量增加，然后毛细血管对血浆蛋白的渗透性增加。这些反应会导致发红、发热和水肿，以及继发于神经末梢受压的疼痛。通常由于大量纤维蛋白原和其他蛋白质离开毛细血管，会发生间质液凝结。白细胞（中性粒细胞）和单核细胞离开毛细血管进入受损组织中。中性粒细胞和组织细胞会释放介质（组胺、激肽、血清素），引发炎症反应。在几个小时内，巨噬细胞会吞噬受损的组织细胞。在损伤受到控制之后，组织修复就开始了。

尽管这些炎症过程对于组织愈合很重要，但它们也可能对组织造成继发性损伤。巨噬细胞可能进一步损伤仍存活的组织细胞和周围结构。淋巴系统可能参与炎症过程，或者可能由于局部区域中巨噬细胞的增殖而受损。

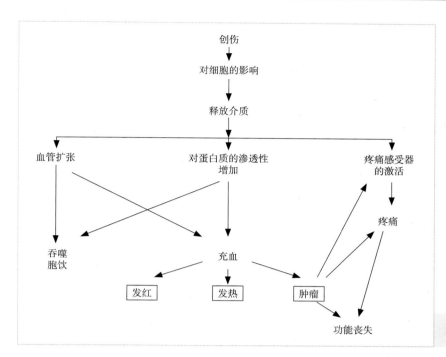

图 3.97　创伤的病理生理学

炎症过程有三种可能的结果：完全愈合、慢性炎症或其他组织损伤。

3.18.3　炎症对淋巴系统的影响

水（以及蛋白质和细胞）的 LL 增加引起受影响区域淋巴集合管的淋巴系统容量增加（淋巴安全系数）。要么淋巴系统能够排出多余的液体而不出现明显的水肿，要么它会产生动力功能不全。由于在炎症中离开毛细血管的蛋白质的量增加，由动力功能不全引起的水肿组织往往富含蛋白质。

> 淋巴系统参与炎症过程（淋巴管炎）和由疼痛引起的淋巴集合管中平滑肌组织的痉挛（淋巴管痉挛）是可能导致淋巴系统永久性损伤的因素。

恶性疼痛循环的表现包括淋巴管痉挛、水肿增加和进一步疼痛（在静止不动时），这会大大加剧症状。

由于持续的压力，TC 也可能因瓣膜和管壁功

能不全而永久性地减少，在慢性炎症中尤其如此。

炎症导致淋巴系统的 TC 降至正常 LL 之下（机械功能不全），其结果是淋巴系统的联合功能不全（LL 增加，TC 降低）（见第 2 章）。

3.18.4　治疗方法

创伤性水肿的治疗目标是消除水肿和促进伤口愈合。

创伤性水肿导致组织压力增加和毛细血管与组织细胞之间的扩散距离延长，会产生以下负面影响。

- 受创伤区域缺乏氧气和营养物质。
- 受创伤区域的伤口渗出物排出受阻，导致愈合过程延迟。
- 疼痛。
- 瘢痕愈合延迟和（或）瘢痕形成增加。

MLD 与其他仪器相结合可改善创伤近端和创伤区域本身的淋巴管活性，从而减少水肿。随后的扩散距离的减少会改善局部氧合和营养，从而加速

伤口成分的排出和消除。消肿会减少组织压力，从而降低与炎症相关的疼痛。

钝挫伤中的综合消肿治疗

钝挫伤后尽早应用 CDT 可改善水肿液体的吸收并加速伤口的愈合。这很重要，特别是在运动员的护理中，快速解决问题和恢复运动表现非常重要。

在进行 MLD 之前，必须排除严重的损伤，例如骨折或骨筋膜隔室综合征。如果出现剧烈疼痛或头晕，则必须咨询医师。

冷疗（冰）和压力治疗

制作冰袋可以是在密封塑料袋中放入冰块或碎冰，或使用商业冷冻凝胶包。创伤事件发生后应尽快使用冰。长时间冷却会降低局部代谢，关闭伤害感受器以减轻疼痛，并促进血管收缩。冷疗还可以减少负责调节局部肌肉张力的肌梭活动。已经有一些继发于长时间冷疗的外周神经损伤和局部冻伤的病例报道，因而在此强调冷疗期间必须进行监测。为避免冻伤，冰袋不应直接放在皮肤上，而应放在湿毛巾上。为了减少滤过并促进重吸收，应在创伤发生 3~4 小时内将冰袋与弹力绷带联合使用至少 15 分钟（见第 4 章）。弹力绷带的另一个作用是稳定和固定创伤区域。

徒手淋巴引流

将 MLD 与冰袋或弹力绷带一同使用，并将患者置于舒适的位置，从而在治疗期间促进静脉和淋巴回流。MLD 应用于区域淋巴结和创伤近端的淋巴管。如果是膝关节以下受伤，治疗则包括腹股沟淋巴结及在大腿和膝关节前内侧使用 MLD 基本技术。在 MLD 之后（治疗持续时间为 15~20 分钟），更换冰袋或弹力绷带。如有必要，可在初始

治疗 2~3 小时后重复 MLD。如果水肿仍然存在，则应在治疗之后使用带衬垫的弹力绷带（无冰）。

综合消肿治疗的术后应用

除了上面提到的 MLD 的影响之外，瘢痕管理在术后的早期治疗中也起着重要作用。

1989 年，Hutzschenreuther 和 Bruemmer 在一项实验研究中显示 MLD 应用于新鲜瘢痕区域会促进瘢痕组织中断了的淋巴管 – 淋巴管再生。经治疗，结缔组织纤维似乎更有秩序，并且 MLD 治疗后的瘢痕组织似乎比未经治疗的瘢痕更软。

徒手淋巴引流

为了避免伤口愈合过程的干扰，重要的是在术后的第 5~7 天就应用 MLD 技术，区域仅为瘢痕组织附近。例如，在膝关节手术后，腹股沟淋巴结会受到刺激，那么在大腿前侧、内侧和外侧使用基本引流技术。重要的是观察与瘢痕组织间的安全距离，以避免在瘢痕边缘上造成任何牵拉。5~7 个疗程后，可将一般瘢痕区域小心地纳入治疗区域。重要的是不要扰乱伤口边缘的愈合；因此，应该只施加温和的压力。在移除缝合线后（通常在术后 1~2 周），可以使用手指或拇指的远端指节直接施压在瘢痕组织周围并轻揉地画静止圆。圆圈要远离伤口边缘，但是为了避免干扰伤口愈合，应该只施加非常轻的压力。区域淋巴结和大腿的 MLD 要先于瘢痕治疗。

一般考虑因素

与术后护理一样，应观察 DVT 和肺栓塞的体征和症状。治疗期间，肢体处于舒适的位置，并促进静脉和淋巴回流。在医师允许的情况下，可以使用带衬垫的短拉伸弹力绷带或弹力袜施加轻度压力。在瘢痕区域操作时应佩戴无菌手套。

3.19　炎性风湿病

3.19.1　定义

> 炎性风湿病或类风湿关节炎是一种慢性全身性炎性疾病，主要影响多个关节的滑膜。

由于它是一种全身性疾病，风湿病或类风湿关节炎（rheumatoid arthritis，RA）存在许多关节之外的症状，例如发烧、乏力、食欲不振和贫血。RA 可以攻击身体的任何滑膜关节。手部小关节（不包括远端指间关节）、手腕和足部是最常受累的关节。容易受累的关节通常呈现对称性的柔软的水肿，并且关节活动度减小。为了更好地了解 RA 对关节的影响，接下来我们会对滑膜关节进行简要的解剖学回顾。

3.19.2　滑膜关节的解剖学

滑膜关节具有以下组成部分：将关节腔与周围组织隔离开的关节囊，它是由外纤维层和内滑膜层组成。外层血管化不良，但含有大量关节感受器；滑膜层则刚好相反（图 3.98a）。除了大量血管外，滑膜层还含有淋巴管（图 3.98b）。关节囊形成含有滑液的关节腔。滑液这一介质，携带营养物质进入无血管透明软骨（关节）中，又将废物从中去除。滑液由滑液层分泌，不仅负责携带氧气和营养物质，还是关节的润滑剂。透明软骨覆盖并保护长骨的顶端，参与组成关节并在运动期间使相对的关节表面之间的摩擦和磨损最小化。它还将关节上的力分散到更广的区域上，从而减小关节表面上的压力。

3.19.3　病理生理学

尽管经过多年的深入研究，类风湿关节炎的病因仍然是未知的。代谢和营养因素、内分泌系统、地理、心理和职业数据已被广泛研究，但仍没有确凿的发现。似乎有一种未知抗原会引发自身免疫反应；也就是说，身体的免疫系统攻击健康的关节组织，并引发炎症和关节损伤，导致 RA。

在 RA 的早期，关节结构就发生了多处变化。滑膜层的炎症，具有典型的热、红、肿、痛和功能丧失的迹象（炎症期）。另外，在疾病过程的早期可能发生形成关节的骨头顶端的变化（骨质疏松症）。随着疾病的进展，滑膜层可能会长得相当大，最终形成一个叫作血管翳的组织。血管翳可被认为是影响类风湿关节炎患者关节的最具破坏性的因素。它攻击并破坏关节软骨（破坏性阶段）。在保护性关节软骨消失后，血管翳还可以破坏柔软的软骨下骨。骨的破坏最终导致肌腱和韧带的松弛。在日常活动和其他力的压力下，骨和关节结构的这些改变会导致在类风湿关节炎患者中常见的畸形。

3.19.4　对淋巴系统的影响

除了本章前面所述的炎症过程对淋巴系统的影响（参见脂肪水肿的病理学和病理生理学内容），以及由这些影响产生的疼痛的恶性循环，还有其他问题也会导致与 RA 相关的水肿。

淋巴显像显示，凝结的纤维蛋白会消除组织中的通道，富含蛋白质的组织液通过该通道到达初始淋巴管，从而抑制淋巴形成。类风湿关节炎中的淋巴系统在该疾病的炎症和慢性阶段都有涉及；因此，淋巴水肿可能与 RA 有关。

3

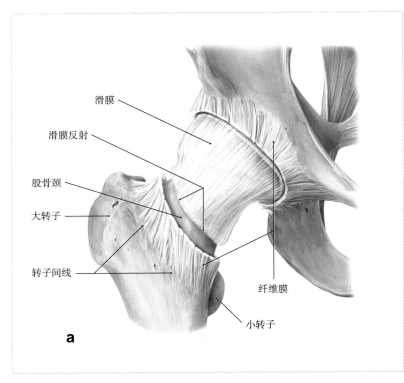

滑膜

滑膜反射

股骨颈

大转子

转子间线

纤维膜

小转子

a

图 3.98　a. 右髋关节的韧带，前面观。去除：纤维膜（在股骨颈水平）。暴露：滑膜（经 许 可 转 载。Thieme Atlas of Anatomy, General Anatomy and Musculoskeletal System. ©Thieme 2005. 插图来自 Karl Wesker）

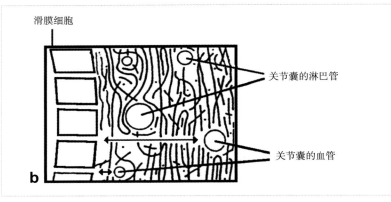

滑膜细胞

关节囊的淋巴管

关节囊的血管

b

b. 穿过关节囊的横截面（箭头表示毛细血管和滑膜细胞之间的扩散距离）

3.19.5　治疗方法

像 RA 这样的全身性疾病很重要，因为它是普遍存在的，几乎会影响患者生命的全过程。在处理慢性疾病的影响时试图保持一个人的生活方式可能会很困难。RA 患者的经济负担还会增加情绪和身体压力。然而，通过医疗保健人员适当、准确的指导，许多 RA 患者可以多年一直保持他们选择的生活方式。

本书不会涵盖 RA 物理治疗（关节松动术、热疗等）的所有方面。以下内容介绍的是 CDT 在治疗和管理类风湿关节炎中对其他方式的辅助作用。

类风湿关节炎的综合消肿治疗

MLD 的目标是减少关节内外水肿，从而中断先前描述的恶性疼痛循环。随着疼痛的减轻，患者能够更自由地活动受影响的关节，从而改善关节软骨的营养和氧合作用。

如果可能的话，应在 RA 的亚急性期每天应用 MLD，但炎症期应该避免使用。基本 MLD 按摩序列可以治疗区域淋巴结和四肢，包括受影响的关节。例如，如果手部和手腕患有 RA，医师的手法应涉及腋窝淋巴结、上臂、肘和前臂的淋巴集合管，以及手腕、手部和手指。与往常一样，在治疗期间，应将患者的肢体置于舒适的位置，促进静脉和淋巴回流。

在医师的许可下，可以在此阶段使用轻度压力的弹力绷带，并且应该仅在短时间内使用（如果可能的话，约为几个小时）。绷带不得引起疼痛或严重限制运动。如果 RA 位于手指或手腕上，则在手部和手臂上施加带衬垫的绷带；手指的绷带不用加衬垫。

淋巴水肿伴有类风湿关节炎的综合消肿治疗

治疗的目标是减少水肿和维持减少量，与简单的原发性或继发性淋巴水肿中所述的一致（见第 5 章）。

在亚急性期淋巴水肿和 RA 相结合的情况下，CDT 强化期的治疗方案进行了修改，以适应上述考虑因素和指导原则（绷带绝不能引起疼痛或不适，应该只在短时间内使用）。对于有 RA 的淋巴水肿患者，推荐使用低压力的弹力衣。如果可能，应每天进行治疗，以获得最大收益。

如果淋巴水肿合并了慢性 RA，则在弹力绷带下填充特殊的软衬垫以适应畸形的区域、肌肉萎缩或可能的肌腱断裂。

在大多数 RA 病例中，患者会出现症状的缓解和恶化；因此，重要的是要观察疾病活动增加或症状恶化的迹象或症状（突然发作或发作）。

3.20　反射性交感神经营养不良

3.20.1　定义

反射性交感神经营养不良（refex sympathetic dystophy，RSD），也被称为复杂区域性疼痛综合征，它通常是由神经、神经丛、骨或软组织的创伤所引发。这是肢体手术后最常见的并发症之一。RSD 包括其他医学诊断，例如灼痛、Sudeck 营养不良、肩 – 手综合征和创伤后骨质疏松症。

RSD 的 5 个组成部分是疼痛、水肿、自主神经功能障碍、运动障碍和营养变化。如果不进行治疗，RSD 会导致肢体受累部位僵硬和失去功能。

3.20.2　病理学和分期

RSD 起因于交感神经系统的紊乱，影响各个水平的组织：皮肤、皮下组织、筋膜、肌肉、滑膜层和骨骼。该疾病表现出神经组织、皮肤、肌肉、血管和骨骼的同时受累。所有患者唯一的共同点是疼痛，这种疼痛通常被描述为灼烧感。应该注意的是，RSD 不仅影响成人而且影响儿童。

病情会随着时间的推移而逐步发展。一些患者在病情的某一阶段保持数月甚至数年。他们的疾病可能永远不会进展，或者可能会迅速进展达到最后阶段。

Ⅰ期（急性或炎症期）可持续长达 3 个月的时间。在此阶段，症状包括局部损伤部位的剧烈疼痛，并且该疼痛比通常预期的损伤疼痛要更严重，局部凹陷性水肿，受影响的身体部位或肢体的温度增加，以及出汗过多。指（趾）甲和毛发生长可能比正常人更快，关节会疼痛，以及受累区域在活动时会产生肌肉痉挛。

Ⅱ期（营养不良或退行期）可持续 3~12 个月（通常为 3~6 个月）。水肿扩散并变得更加紧致，皮肤皱纹消失，皮肤温度降低。指（趾）甲变脆并开裂。疼痛更严重，更广泛。手或足的干燥变得明显，并且皮肤、皮下组织和肌肉组织中出现萎缩。僵硬持续发展，可能会出现弥漫性骨质疏松症。

Ⅲ期（萎缩期），疼痛向近端扩散，涉及整个肢体。虽然强度可能会减弱，但疼痛仍然是这一期的突出特征。受影响区域的皮肤会变得苍白、干燥、紧绷、有光泽。也可能出现肌肉组织的萎缩和屈肌腱的挛缩。偶尔会产生指间关节的半脱位。水肿消失，骨组织的骨化现在变得明显和弥散。可能会自发性紧急发作。

3.20.3　淋巴受累

水（和蛋白质）的 LL 超过淋巴系统的 TC，导致动力功能不全（Ⅰ期和Ⅱ期）。富含蛋白质的液体的累积于皮下组织，但也可能存在于肌肉组织、肌腱和关节腔中。

3.20.4　治疗方法

在确诊 RSD 后，有几种已经证明有效的治疗方法。RSD 通过神经阻滞（手术或化学方法）、药物治疗、热疗和电疗来治疗。物理治疗显示出良好的效果，尤其是在儿童之中。

治疗目标包括控制和减少疼痛。研究表明，尽早突破疼痛循环可以产生更好的结果，防止疾病进展，恢复受 RSD 影响的肢体功能，并提高患者的生活质量。

RSD 中的综合消肿治疗

MLD 适用于 RSD 的Ⅰ期和Ⅱ期。该疗法的目的是减轻疼痛并增加淋巴引流，从而减少或消除与 RSD 早期相关的水肿。由此导致的扩散距离的减小会改善营养状况。

肢体置于舒适位置并抬高，以促进静脉和淋巴回流。治疗绝不能引起或加剧疼痛。应每日给予治疗（如果可能），并在区域淋巴结和肢体至近端关节进行基本的 MLD。如果手上存在 RSD，应该在腋窝淋巴结、上臂和肘部进行按摩。前臂可以包括在后面的治疗中，前提是患者感到舒适。弹力绷带的应用在 RSD 的治疗中是禁忌的。

3.20.5　周期性特发性水肿

周期性特发性水肿这一综合征的特点是柔软的（凹陷）对称性水肿和体重增加。其病原尚不明确。它发生在有月经的女性中（月经初潮前或绝经后不存在），且没有心脏、肾脏或肝脏疾病。水肿涉及整个身体并且周期性出现（经前期综合征），或者水肿持续存在且体积会有改变。在经前期综合征中，水肿随着排卵出现，并在月经来潮后自发消退。

对于直立 – 活动型周期性特发性水肿，水肿取决于重力。早上脸部和手部会出现水肿，而下肢和躯干，包括经常疼痛的乳腺，会在白天逐渐出现水肿。

许多女性在水肿期，白天会出现体重增加、发热和体位性症状加剧。血管通透性的改变也可能是疾病的一部分。

周期性特发性水肿通常与其他病症相关，例如脂肪水肿、CVI 和淋巴水肿。在周期性特发性水肿中，水肿呈对称性，使得难以将其与 CDT 可能禁忌的其他病症（心源性水肿）相区分。

3.20.6　综合消肿治疗

在水肿期，如果可能，应每天应用 MLD。治疗涉及颈部、面部、胸部（包括腋窝淋巴结）和腿部（包括腹股沟淋巴结），使用基本的按摩序列。在 MLD 治疗后，在下肢和腹部使用弹力绷带。

患者应准备好弹力衣（连裤袜式），并持续穿着。在经前期综合征中，弹力衣要在排卵和来潮之间穿着。弹力衣能够增加组织压力，使有效滤过减少。弹力衣能够减少甚至可以防止这种疾病的水肿期的水肿发作。如果淋巴水肿合并周期性特发性水肿，则优先进行淋巴水肿的治疗。

（王明月　袁　远　宋　坪　张　路　许　斌　译）

参考文献

[1] Norman SA, Localio AR, Potashnik SL, et al. Lymphedema in breast cancer survivors: incidence, degree, time course, treatment, and symptoms. J Clin Oncol. 2009; 27(3):390–397

[2] Ostby PL, Armer JM. Complexities of adherence and postcancer lymphedema management. J Pers Med. 2015; 5(4):370–388

[3] Rockson SG, Rivera KK. Estimating the population burden of lymphedema. Ann N Y Acad Sci. 2008; 1131: 147–154

[4] Smeltzer DM, Stickler GB, Schirger A. Primary lymphedema in children and adolescents: a follow-up study and review. Pediatrics. 1985; 76(2):206–218

[5] Stamatakos M, Stefanaki C, Kontzoglou K. Lymphedema and breast cancer: a review of the literature. Breast Cancer. 2011; 18(3):174–180

[6] Cormier JN, Askew RL, Mungovan KS, et al. Lymphedema beyond breast cancer: a systematic review and meta-analysis of cancer-related secondary lymphedema. Cancer. 2010; 116(22):5138–5149

[7] Whiting P, Rutjes AW, Reitsma JB, Bossuyt PM, Kleijnen J. The development of QUADAS: a tool for the quality assessment of studies of diagnostic accuracy included in systematic reviews. BMC Med Res Methodol. 2003; 3:25

[8] Milroy QW. An undescribed variety of hereditary oedema. NY Med J. 1892; 56:505–508

[9] Witte MH, Dellinger MT, Bernas MJ, Jones KA, Witte CL. Molecular lymphology and genetics of lymphedema-angiodysplasia syndromes. In: Földi M, Földi E, eds. Földi's Textbook of Lymphology. 2nd ed. Munich: Elsevier; 2006:497–524

[10] Brouillard P, Boon L, Vikkula M. Genetics of lymphatic anomalies. J Clin Invest. 2014; 124(3):898–904

[11] Johns Hopkins University, Baltimore, MD. Online Mendelian Inheritance in Man. OMIM(™). Available at: http:www.ncbi. nlm.nih.gov/omim. Accessed June 14, 2012

[12] Northup KA, Witte MH, Witte CL. Syndromic classification of hereditary lymphedema. Lymphology. 2003; 36(4):162–189

[13] Evans AL, Brice G, Sotirova V, et al. Mapping of primary congenital lymphedema to the 5q35.3 region. Am J Hum Genet. 1999; 64(2):547–555

[14] Ferrell RE, Baty CJ, Kimak MA, et al. GJC2 missense mutations cause human lymphedema. Am J Hum Genet. 2010; 86(6):943–948

[15] Fang J, Dagenais SL, Erickson RP, et al. Mutations in FOXC2 (MFH-1), a forkhead family transcription factor, are responsible for the hereditary lymphedema-distichiasis syndrome. Am J Hum Genet. 2000; 67(6):1382–1388

[16] Alders M, Hogan BM, Gjini E, et al. Mutations in CCBE1 cause generalized lymph vessel dysplasia in humans. Nat Genet. 2009; 41(12):1272–1274

[17] Irrthum A, Devriendt K, Chitayat D, et al. Mutations in the transcription factor gene SOX18 underlie recessive and dominant forms of hypotrichosis-lymphedema-telangiectasia. Am J Hum Genet. 2003; 72(6):1470–1478

[18] Au AC, Hernandez PA, Lieber E, et al. Protein tyrosine phosphatase PTPN14 is a regulator of lymphatic function and choanal development in humans. Am J Hum Genet. 2010; 87(3):436–444

[19] Ostergaard P, Simpson MA, Brice G, et al. Rapid identification of mutations in GJC2 in primary lymphoedema using whole exome sequencing combined with linkage analysis with delineation of the phenotype. J Med Genet. 2011; 48(4):251–255

[20] Ostergaard P, Simpson MA, Mendola A, et al. Mutations in KIF11 cause autosomal-dominant microcephaly variably associated with congenital lymphedema and chorioretinopathy. Am J Hum Genet. 2012; 90(2):356–362

[21] Rane S, Donahue PM, Towse T, et al. Clinical feasibility of noninvasive visualization of lymphatic flow with principles of spin labeling MR imaging: implications for lymphedema assessment. Radiology. 2013; 269(3):893–902

[22] Brice G, Ostergaard P, Jeffery S, Gordon K, Mortimer PS, Mansour S. A novel mutation in GJA1 causing oculodentodigital syndrome and primary lymphoedema in a three generation family. Clin Genet. 2013; 84(4):378–381

[23] McClelland J, Burgess B, Crock P, Goel H. Sotos syndrome: an unusual presentation with intrauterine growth restriction, generalized lymphedema, and intention tremor. Am J Med Genet A. 2016; 170A(4):1064–1069

[24] Joyce S, Gordon K, Brice G, et al. The lymphatic phenotype in Noonan and Cardiofaciocutaneous syndrome. Eur J Hum Genet. 2016; 24(5):690–696

[25] Gordon K, Schulte D, Brice G, et al. Mutation in vascular endothelial growth factor-C, a ligand for vascular endothelial growth factor receptor-3, is associated with autosomal dominant milroy-like primary lymphedema. Circ Res. 2013; 112(6):956–960

[26] Michelini S, Vettori A, Maltese PE, et al. Mutation

screening in a large cohort of Italian patients affected by primary lymphedema using a next generation sequencing (NGS) approach. Lymphology. 2016:In press

[27] Heppner PP, Armer JM, Mallinckrodt B. Problem-solving style and adaptation in breast cancer survivors: a prospective analysis. J Cancer Surviv. 2009; 3(2):128–136

[28] Mak SS, Mo KF, Suen JJS, Chan SL, Ma WL, Yeo W. Lymphedema and quality of life in Chinese women after treatment for breast cancer. Eur J Oncol Nurs. 2009; 13(2):110–115

[29] Tsuchiya M. Patient education, upper-limb symptom perception, and quality of life among Japanese breast cancer survivors. Qual Life Res. 2014; 23(8):2327–2332

[30] Wanchai A, Stewart BR, Armer JM. Experiences and management of breast cancer-related lymphoedema: a comparison between South Africa and the United States of America: LE experiences and management: SA and USA. Int Nurs Rev. 2012; 59(1):117–124

[31] Deng J, Fu MR, Armer JM, et al. Factors associated with reported infection and lymphedema symptoms among individuals with extremity lymphedema. Rehabil Nurs. 2015; 40(5):310–319

[32] Fu MR, Ridner SH, Hu SH, Stewart BR, Cormier JN, Armer JM. Psychosocial impact of lymphedema: a systematic review of literature from 2004 to 2011. Psychooncology. 2013; 22(7):1466–1484

[33] Cancer Facts and Figures 2016. Available at: http://www.cancer.org/acs/groups/content/@research/documents/document/acspc-047079.pdf. Accessed March 14, 2016

[34] Fu MR, Rosedale M. Breast cancer survivors' experiences of lymphedema-related symptoms. J Pain Symptom Manage.2009; 38(6):849–859

[35] Velanovich V, Szymanski W. Quality of life of breast cancer patients with lymphedema. Am J Surg. 1999; 177(3):184–187, discussion 188

[36] Huggenberger K, Wagner S, Lehmann S, Aeschlimann A, Amann-Vesti B, Angst F. Health and quality of life in patients with primary and secondary lymphedema of the lower extremity. Vasa. 2015; 44(2):129–137

[37] Okajima S, Hirota A, Kimura E, et al. Health-related quality of life and associated factors in patients with primary lymphedema. Jpn J Nurs Sci. 2013; 10(2):202–211

[38] McWayne J, Heiney SP. Psychologic and social sequelae of secondary lymphedema: a review. Cancer. 2005; 104(3):457–466

[39] Ridner SH, Dietrich MS, Kidd N. Breast cancer treatmentrelated lymphedema self-care: education,

practices, symptoms, and quality of life. Support Care Cancer. 2011; 19(5):631–637

[40] Paskett ED, Dean JA, Oliveri JM, Harrop JP. Cancer-related lymphedema risk factors, diagnosis, treatment, and impact: a review. J Clin Oncol. 2012; 30(30):3726–3733

[41] Augustin M, Bross F, Földi E, Vanscheidt W, Zschocke I. Development, validation and clinical use of the FLQA-I, a disease-specific quality of life questionnaire for patients with lymphedema. Vasa. 2005; 34(1):31–35

[42] Hulett JM, Armer JM, Stewart BR,Wanchai A. Perspectives of the breast cancer survivorship continuum: diagnosis through 30 months post-treatment. J Pers Med. 2015; 5(2):174–190

[43] Sherman KA, Miller SM, Roussi P, Taylor A. Factors predicting adherence to risk management behaviors of women at increased risk for developing lymphedema. Support Care Cancer. 2015; 23(1):61–69

[44] Leventhal H, Meyer D, Nerenz D. The common sense representation of illness danger. In: Rachman S, ed. Contributions to Medical Psychology. Vol 2. New York, NY: Pergamon Press; 1980:7–30

[45] Keeley V, Crooks S, Locke J, Veigas D, Riches K, Hilliam R. A quality of life measure for limb lymphoedema (LYMQOL). J Lymphoedema. 2010; 5(1):26–37

[46] Klernäs P, Johnsson A, Horstmann V, Kristjanson LJ, Johansson K. Lymphedema Quality of Life Inventory (LyQLI)-Development and investigation of validity and reliability. Qual Life Res. 2015; 24(2):427–439

[47] Ostby PL, Armer JM, Dale PS, Van Loo MJ, Wilbanks CL, Stewart BR. Surveillance recommendations in reducing risk of and optimally managing breast cancer-related lymphedema. J Pers Med. 2014; 4(3):424–447

[48] Armer JM, Shook RP, Schneider MK, Brooks CW, Peterson J, Stewart BR. Enhancing supportive-educative nursing systems to reduce risk of post-breast cancer lymphedema. Self Care Depend Care Nurs. 2009; 17(1):6–15

[49] Armer JM, Hulett JM, Bernas M, Ostby P, Stewart BR, Cormier JN. Best practice guidelines in assessment, risk reduction, management, and surveillance for post-breast cancer lymphedema. Curr Breast Cancer Rep. 2013; 5(2):134–144

[50] Armer JM. The problem of post-breast cancer lymphedema: impact and measurement issues. Cancer Invest. 2005; 23(1):76–83

[51] Fu MR. Women at work with breast cancer-related lymphoedema. J Lymphoedema. 2008; 3(1):20–25

[52] Radina ME, Armer JM. Post-breast cancer lymphedema

and the family: a qualitative investigation of families coping with chronic illness. J Fam Nurs. 2001; 7(3):281–299

[53] Radina ME. Breast cancer-related lymphedema: implications for family leisure participation. Fam Relat. 2009; 58(4):445–459

[54] Armer JM, Radina ME, Porock D, Culbertson SD. Predicting breast cancer-related lymphedema using self-reported symptoms. Nurs Res. 2003; 52(6):370–379

[55] Cormier JN, Xing Y, Zaniletti I, Askew RL, Stewart BR, Armer JM. Minimal limb volume change has a significant impact on breast cancer survivors. Lymphology. 2009; 42(4):161–175

[56] Ridner SH. Quality of life and a symptom cluster associated with breast cancer treatment-related lymphedema. Support Care Cancer. 2005; 13(11):904–911

[57] Armer J, Fu MR, Wainstock JM, Zagar E, Jacobs LK. Lymphedema following breast cancer treatment, including sentinel lymph node biopsy. Lymphology. 2004; 37(2):73–91

[58] Fu MR, Axelrod D, Cleland CM, et al. Symptom report in detecting breast cancer-related lymphedema. Breast Cancer (Dove Med Press). 2015; 7:345–352

[59] Bernas M, Askew R, Armer J, Cormier J. Lymphedema: how do we diagnose and reduce the risk of this dreaded complication of breast cancer treatment? Curr Breast Cancer Rep. 2010; 2(1):53–58

[60] Howlader N, Noone AM, Krapcho M, et al. Surveillance, Epidemiology, and End Results Program (SEER) Cancer Statistics Review, 1975–2012. Bethesda, MD: National Cancer Institute; 2015

[61] Nazarko L. Understanding lymphoedema in older people. Nursing and Residential Care. 2006; 8(6):254–258

[62] Armer JM, Stewart BR, Wanchai A, Lasinski BB, Smith K, Cormier JN. Rehabilitation concepts among aging survivors living with and at risk for lymphedema: a framework for assessment, enhancing strengths, and minimizing vulnerability. Top Geriatr Rehabil. 2012; 28(4):260–268

[63] Konecne SM, Perdomo M. Lymphedema in the elderly: a special needs population. Top Geriatr Rehabil. 2004; 20(2):98–113

[64] Wilson IB, Cleary PD. Linking clinical variables with healthrelated quality of life. A conceptual model of patient outcomes. JAMA. 1995; 273(1):59–65

[65] Ware JE, Jr, Sherbourne CD. The MOS 36-item short-form health survey (SF-36). I. Conceptual framework and item selection. Med Care. 1992; 30(6):473–483

[66] Basta MN, Fox JP, Kanchwala SK, et al. Complicated breast cancer-related lymphedema: evaluating health care resource utilization and associated costs of management. Am J Surg. 2016; 211(1):133–141

[67] Shih YCT, Xu Y, Cormier JN, et al. Incidence, treatment costs, and complications of lymphedema after breast cancer among women of working age: a 2-year follow-up study. J Clin Oncol. 2009; 27(12):2007–2014

[68] Radina ME, Armer JM. Surviving breast cancer and living with lymphedema: resiliency among women in the context of their families. J Fam Nurs. 2004; 10(4):485–505

[69] Radina ME, Armer JM, Stewart BR. Making self-care a priority for women at risk of breast cancer-related lymphedema. J Fam Nurs. 2014; 20(2):226–249

[70] Shigaki CL, Madsen R, Wanchai A, Stewart BR, Armer JM. Upper extremity lymphedema: presence and effect on functioning five years after breast cancer treatment. Rehabil Psychol. 2013; 58(4):342–349

[71] Stanton AW, Modi S, Mellor RH, Levick JR, Mortimer PS. Recent advances in breast cancer-related lymphedema of the arm: lymphatic pump failure and predisposing factors. Lymphat Res Biol. 2009; 7(1):29–45

[72] Stanton AW, Modi S, Bennett Britton TM, et al. Lymphatic drainage in the muscle and subcutis of the arm after breast cancer treatment. Breast Cancer Res Treat. 2009; 117(3):549–557

[73] Stout NL, Pfalzer LA, Levy E, et al. Segmental limb volume change as a predictor of the onset of lymphedema in women with early breast cancer. PM R. 2011; 3(12):1098–1105

[74] Stout Gergich NL, Pfalzer LA, McGarvey C, Springer B, Gerber LH, Soballe P. Preoperative assessment enables the early diagnosis and successful treatment of lymphedema. Cancer. 2008; 112(12):2809–2819

[75] Stout NL, Binkley JM, Schmitz KH, et al. A prospective surveillance model for rehabilitation for women with breast cancer. Cancer. 2012; 118(8) Suppl:2191–2200

[76] Soran A, Finegold DN, Brufsky A. Lymphedema prevention and early intervention: a worthy goal. Oncology (Williston Park). 2012; 26(3):249–249, 254, 256

[77] Shah C, Arthur DW, Wazer D, Khan A, Ridner S, Vicini F. The impact of early detection and intervention of breast cancer-related lymphedema: a systematic review. Cancer Med. 2016; 5(6):1154–1162

[78] Breastcanzcer.org. Available at: http://www.breastcancer.org/treatment/lymphedema/evaluation/diagnosis. Accessed April 18, 2016

[79] AHRQ. Available at: http://www.cms.gov/medicare-coverage-database/details/technology-assessments-details.aspx? TAId=66&bc=BAAgAAAAAAA&. Accessed April 18, 2016

[80] Yost KJ, Cheville AL, Weaver AL, Al Hilli M, Dowdy SC. Development and validation of a self-report lower-extremity lymphedema screening questionnaire in women. Phys Ther. 2013; 93(5):694–703

[81] Armer JM, Stewart BR, Shook RP. 30-month post-breast cancer treatment lymphoedema. J Lymphoedema. 2009; 4(1):14–18

[82] NLN. Position Statement of the National Lymphedema Network: Screening and measurement for early detection of breast cancer related lymphedema. Available at: http://www.lymphnet.org/pdfDocs/nlnBCLE.pdf. Accessed April 18, 2016

[83] Northern Ireland Cancer Network. Crest Guidelines Lymphoedema 2008. Available at: http://www.gain-ni.org/Publications/Guidelines/CrestGuidelines.pdf. Accessed April 19, 2016

[84] Mayrovitz HN, Macdonald J, Davey S, Olson K, Washington E. Measurement decisions for clinical assessment of limb volume changes in patients with bilateral and unilateral limb edema. Phys Ther. 2007; 87(10):1362–1368

[85] Stanton A, Modi S, Mellor R, Levick R, Mortimer P. Diagnosing breast cancer related lymphedema in the arm. J Lymphoedema. 2006; 1(1):12–15

[86] Killaars RC, Penha TR, Heuts EM, van der Hulst RR, Piatkowski AA. Biomechanical properties of the skin in patients with breast cancer-related lymphedema compared to healthy individuals. Lymphat Res Biol. 2015; 13(3):215–221

[87] Hacard F, Machet L, Caille A, et al. Measurement of skin thickness and skin elasticity to evaluate the effectiveness of intensive decongestive treatment in patients with lymphoedema: a prospective study. Skin Res Technol. 2014; 20(3):274–281

[88] Shah C, Arthur DW, Wazer D, Khan A, Ridner S, Vicini F. The impact of early detection and intervention of breast cancerrelated lymphedema: a systematic review. Cancer Med. 2016; 5(6):1154–1162

[89] ImpediMed. http://www.impedimed.com/products/ldexu400/. Accessed April 18, 2016

[90] Williams A. Breast and trunk odema after treatment for breast cancer. J Lymphoedema. 2006; 1(1)

[91] Degnim AC, Miller J, Hoskin TL, et al. A prospective study of breast lymphedema: frequency, symptoms, and quality of life. Breast Cancer Res Treat. 2012; 134(3):915–922

[92] Deng J, Ridner SH, Dietrich MS, et al. Prevalence of secondary lymphedema in patients with head and neck cancer. J Pain Symptom Manage. 2012; 43(2):244–252

[93] WHO. Lymphatic filariasis. Available at: http://www.who. int/topics/filariasis/en/. Accessed April 18, 2016

[94] Tam EK, Shen L, Munneke JR, et al. Clinician awareness and knowledge of breast cancer-related lymphedema in a large, integrated health care delivery setting. Breast Cancer Res Treat. 2012; 131(3):1029–1038

[95] Ferguson CM, Swaroop MN, Horick N, et al. Impact of ipsilateral blood draws, injections, blood pressure measurements, and air travel on the risk of lymphedema for patients treated for breast cancer. J Clin Oncol. 2016; 34(7):691–698

[96] Miller CL, Specht MC, Skolny MN, et al. Sentinel lymph node biopsy at the time of mastectomy does not increase the risk of lymphedema: implications for prophylactic surgery. Breast Cancer Res Treat. 2012; 135(3):781–789

[97] Jeffs E, Purushotham A. The prevalence of lymphoedema in women who attended an information and exercise class to reduce the risk of breast cancer-related upper limb lymphoedema. Springerplus. 2016; 5:21

[98] Bar Ad V, Cheville A, Solin LJ, Dutta P, Both S, Harris EE. Time course of mild arm lymphedema after breast conservation treatment for early-stage breast cancer. Int J Radiat Oncol Biol Phys. 2010; 76(1):85–90

[99] Morgan P, Moffatt C. Lymphoedema Framework. Template for Management: Developing a Lymphedema Service. London: MEP Ltd; 2007

[100] National Lymphedema Network. Patient Questionnaire. Available at: http://www.lymphnet.org/questionnaire.htm. Accessed June 15, 2012

[101] Weiss J, Daniel T. Validation of the Lymphedema Life Impact Scale (LLIS): a condition-specific measurement tool for persons with lymphedema. Lymphology. 2015; 48(3):128–138

[102] Devoogdt N, Van Kampen M, Geraerts I, Coremans T, Christiaens MR. Lymphoedema Functioning, Disability and Health questionnaire (Lymph-ICF): reliability and validity. Phys Ther. 2011; 91(6):944–957

[103] Viehoff PB, van Genderen FR, Wittink H. Upper limb lymphedema 27 (ULL27): Dutch translation and validation of an illness-specific health-related quality of life questionnaire for patients with upper limb lymphedema. Lymphology. 2008; 41(3):131–138

[104] Földi E, Földi M. Földi's Textbook of Lymphology. 3rd ed. Munich: Mosby/Elsevier; 2012

[105] Stout NL, Pfalzer LA, Springer B, et al. Breast cancer-

related lymphedema: comparing direct costs of a prospective surveillance model and a traditional model of care. Phys Ther. 2012; 92(1):152–163

[106] Fu MR, Chen CM, Haber J, Guth AA, Axelrod D. The effect of providing information about lymphedema on the cognitive and symptom outcomes of breast cancer survivors. Ann Surg Oncol. 2010; 17(7):1847–1853

[107] Shaitelman SF, Cromwell KD, Rasmussen JC, et al. Recent progress in the treatment and prevention of cancer-related lymphedema. CA Cancer J Clin. 2015; 65(1):55–81

[108] Petlund CF. Volumetry of limbs. In: Olszewski WL, ed. Lymph Stasis: Pathophysiology, Diagnosis and Treatment. Boca Raton, FL: CRC Press; 1991:443–452

[109] Armer JM, Stewart BR. A comparison of four diagnostic criteria for lymphedema in a post-breast cancer population. Lymphat Res Biol. 2005; 3(4):208–217

[110] National Accreditation Program for Breast Centers. Breast Center Standards Manual 2011. Available at: http://www.accreditedbreastcenters.org/standards/2011standardsmanual. pdf. Accessed June 15, 2012

[111] Armer JM, Stewart BR. Post-breast cancer lymphedema: incidence increases from 12 to 30 to 60 months. Lymphology. 2010; 43(3):118–127

[112] Meek AG. Breast radiotherapy and lymphedema. Cancer. 1998; 83(12) Suppl American:2788–2797

[113] Petrek JA, Heelan MC. Incidence of breast carcinoma-related lymphedema. Cancer. 1998; 83(12) Suppl American:2776–2781

[114] Chance-Hetzler J, Armer J, Van Loo M, et al. Prospective lymphedema surveillance in a clinic setting. J Pers Med. 2015; 5(3):311–325

[115] Ridner SH, Fu MR, Wanchai A, Stewart BR, Armer JM, Cormier JN. Self-management of lymphedema: a systematic review of the literature from 2004 to 2011. Nurs Res. 2012; 61(4):291–299

[116] Passik SD, McDonald MV. Psychosocial aspects of upper extremity lymphedema in women treated for breast carcinoma. Cancer. 1998; 83(12) Suppl American: 2817–2820

[117] Olson JA, Jr, McCall LM, Beitsch P, et al. American College of Surgeons Oncology Group Trials Z0010 and Z0011. Impact of immediate versus delayed axillary node dissection on surgical outcomes in breast cancer patients with positive sentinel nodes: results from American College of Surgeons Oncology Group Trials Z0010 and Z0011. J Clin Oncol. 2008; 26(21):3530–3535

[118] Giuliano AE, Hunt KK, Ballman KV, et al. Axillary dissection vs no axillary dissection in women with invasive breast cancer and sentinel node metastasis: a randomized clinical trial. JAMA. 2011; 305(6):569–575

[119] Petrek JA, Pressman PI, Smith RA. Lymphedema: current issues in research and management. CA Cancer J Clin. 2000; 50(5):292–307, quiz 308–311

[120] Gebruers N, Verbelen H, De Vrieze T, Coeck D, Tjalma W. Incidence and time path of lymphedema in sentinel node negative breast cancer patients: a systematic review. Arch Phys Med Rehabil. 2015; 96(6):1131–1139

[121] Cheville AL, McGarvey CL, Petrek JA, Russo SA, Taylor ME, Thiadens SRJ. Lymphedema management. Semin Radiat Oncol. 2003; 13(3):290–301

[122] Wilke LG, McCall LM, Posther KE, et al. Surgical complications associated with sentinel lymph node biopsy: results from a prospective international cooperative group trial. Ann Surg Oncol. 2006; 13(4):491–500

[123] Clark B, Sitzia J, Harlow W. Incidence and risk of arm oedema following treatment for breast cancer: a three-year follow-up study. QJM. 2005; 98(5):343–348

[124] Runowicz CD, Leach CR, Henry NL, et al. American Cancer Society/American Society of Clinical Oncology Breast Cancer Survivorship Care Guideline. CA Cancer J Clin. 2016; 66(1):43–73

[125] National Cancer Institute. Lymphedema PDQ. 2015. Available at: http://www.cancer.gov/cancertopics/pdq/supportivecare/lymphedema/healthprofessional

[126] Brown JC, Cheville AL, Tchou JC, Harris SR, Schmitz KH. Prescription and adherence to lymphedema self-care modalities among women with breast cancer-related lymphedema. Support Care Cancer. 2014; 22(1):135–143

[127] Alcorso J, Sherman KA, Koelmeyer L, Mackie H, Boyages J. Psychosocial factors associated with adherence for self-management behaviors in women with breast cancer-related lymphedema. Support Care Cancer. 2016; 24(1):139–146

[128] Manne S, Ostroff J, Sherman M, et al. Buffering effects of family and friend support on associations between partner unsupportive behaviors and coping among women with breast cancer. J Soc Pers Relat. 2003; 20(6):771–792

[129] Armer JM, Brooks CW, Stewart BR. Limitations of self-care in reducing the risk of lymphedema: supportive-educative systems. Nurs Sci Q. 2011; 24(1):57–63

[130] Mallinckrodt B, Armer JM, Heppner PP. A threshold model of social support, adjustment, and distress after breast cancer treatment. J Couns Psychol. 2012; 59(1):150–160

[131] Armer JM, Heppner PP, Mallinckrodt B. Post breast cancer treatment lymphedema: the hidden epidemic.

Scope Phlebol Lymphol. 2002; 9(1):334–341

[132] Armer JM, Henggeler MH, Brooks CW, Zagar EA, Homan S, Stewart BR. The health deviation of post-breast cancer lymphedema: symptom assessment and impact on self-care agency. Self Care Depend Care Nurs. 2008; 16(1):14–21

[133] Gerber LH. A review of measures of lymphedema. Cancer. 1998; 83(12) Suppl American:2803–2804

[134] Swedborg I. Voluminometric estimation of the degree of lymphedema and its therapy by pneumatic compression. Scand J Rehabil Med. 1977; 9(3):131–135

[135] Callaway CW, Chumlea WC, Bouchard C, et al. Circumferences. In: Lohman TG, Roche AF, Martorell R, eds. Anthropometric Standardization Reference Manual. Champaign, IL: Human Kinetics Books; 1988:39–51

[136] Tierney S, Aslam M, Rennie K, Grace P. Infrared optoelectronic volumetry, the ideal way to measure limb volume. Eur J Vasc Endovasc Surg. 1996; 12(4):412–417

[137] Impedimed.com. Medical applications for lymphedema 2016. Available at: https://healthcare.impedimed.com/knowledge-center/medical-applications/lymphedem. Accessed May 26, 2016

[138] Ridner SH, Bonner CM, Doersam JK, Rhoten BA, Schultze B, Dietrich MS. Bioelectrical impedance self-measurement protocol development and daily variation between healthy volunteers and breast cancer survivors with lymphedema. Lymphat Res Biol. 2014; 12(1):2–9

[139] Fu MR, Cleland CM, Guth AA, et al. L-dex ratio in detecting breast cancer-related lymphedema: reliability, sensitivity, and specificity. Lymphology. 2013; 46(2):85–96

[140] Tobin MB, Lacey HJ, Meyer L, Mortimer PS. The psychological morbidity of breast cancer-related arm swelling. Psychological morbidity of lymphoedema. Cancer. 1993; 72(11):3248–3252

[141] Ridner SH, Rhoten BA, Radina ME, Adair M, Bush-Foster S, Sinclair V. Breast cancer survivors' perspectives of critical lymphedema self-care support needs. Support Care Cancer. 2016; 24(6):2743–2750

[142] Andersen BL, Kiecolt-Glaser JK, Glaser R. A biobehavioral model of cancer stress and disease course. Am Psychol. 1994; 49(5):389–404

[143] Holahan CH, Moos RH, Schaefer JA. Coping, stress resistance, and growth: conceptualizing adaptive functioning. In: Zeidner M, Endler NS, eds. Handbook of Coping: Theory, Research, Applications. New York, NY: Wiley; 1996

[144] Lazarus RS, Folkman P. Stress, Appraisal, and Coping. New York, NY: Springer; 1984

[145] Zeidner M, Endler NS. Handbook of Coping: Theory, Research, Applications. New York, NY: Wiley; 1996

[146] Rose KE, Taylor HM, Twycross RG. Long-term compliance with treatment in obstructive arm lymphoedema in cancer. Palliat Med. 1991; 5(1):52–55

[147] Zeissler RH, Rose GB, Nelson PA. Postmastectomy lymphedema: late results of treatment in 385 patients. Arch Phys Med Rehabil. 1972; 53(4):159–166

[148] Ancukiewicz M, Russell TA, Otoole J, et al. Standardized method for quantification of developing lymphedema in patients treated for breast cancer. Int J Radiat Oncol Biol Phys. 2011; 79(5):1436–1443

[149] Hyngstrom JR, Chiang YJ, Cromwell KD, et al. Prospective assessment of lymphedema incidence and lymphedemaassociated symptoms following lymph node surgery for melanoma. Melanoma Res. 2013; 23(4):290–297

[150] Swartz RJ, Baum GP, Askew RL, Palmer JL, Ross MI, Cormier JN. Reducing patient burden to the FACT-Melanoma qualityof-life questionnaire. Melanoma Res. 2012; 22(2):158–163

[151] Harvey NL, Srinivasan RS, Dillard ME, et al. Lymphatic vascular defects promoted by Prox1 haploinsufficiency cause adult-onset obesity. Nat Genet. 2005; 37(10):1072–1081

[152] Demark-Wahnefried W, Peterson BL, Winer EP, et al. Changes in weight, body composition, and factors influencing energy balance among premenopausal breast cancer patients receiving adjuvant chemotherapy. J Clin Oncol. 2001; 19(9):2381–2389

[153] Rock CL, Demark-Wahnefried W. Nutrition and survival after the diagnosis of breast cancer: a review of the evidence. J Clin Oncol. 2002; 20(15):3302–3316

[154] Oremus M, Walker K, Dayes I, Raina P. Diagnosis and treatment of secondary lymphedema: technology assessment report 2010. Available at: https://www.cms.gov/Medicare/Coverage/DeterminationProcess/downloads//id66aTA.pdf. Accessed April 6, 2012

[155] MEDCAC. Lymphedema policy review. 2009. Available at: https://www.cms.gov/Regulations-and-Guidance/Guidance/FACA/Downloads/id51a.pdf. Accessed May 27, 2016

[156] Lasinski BB, McKillip Thrift K, Squire D, et al. A systematic review of the evidence for complete decongestive therapy in the treatment of lymphedema from 2004 to 2011. PM R. 2012; 4(8):580–601

[157] Lasinski BB. Complete decongestive therapy for treatment of lymphedema. Semin Oncol Nurs. 2013; 29(1):20–27

[158] Green JM, Paladugu S, Shuyu X, Stewart BR, Shyu C-R, Armer JM. Using temporal mining to examine the development of lymphedema in breast cancer survivors. Nurs Res. 2013; 62 (2):122–129

[159] Shyu C-R. Smart Infoware: Providing University Research Stakeholders Soft Power to Connect the Dots in Information Haystacks. Information Systems as Infrastructure for University Research Now and in the Future; 2012:55

[160] McNeill GC, Witte MH, Witte CL, et al. Whole-body lymphangioscintigraphy: preferred method for initial assessment of the peripheral lymphatic system. Radiology. 1989; 172(2):495–502

[161] Witte CL, Witte MH, Unger EC, et al. Advances in imaging of lymph flow disorders. Radiographics. 2000; 20(6):1697–1719

[162] Amaral F, Dreyer G, Figueredo-Silva J, et al. Live adult worms detected by ultrasonography in human Bancroftian filariasis. Am J Trop Med Hyg. 1994; 50(6):753–757

[163] Shetty GS, Solanki RS, Prabhu SM, Jawa A. Filarial dance–sonographic sign of filarial infection. Pediatr Radiol. 2012; 42(4):486–487

[164] Weiss M, Schwarz F, Wallmichrath J, et al. Chylothorax and chylous ascites. Clinical utility of planar scintigraphy and tomographic imaging with SPECT/CT. Nucl Med (Stuttg). 2015; 54(5):231–240

[165] Bourgeois P. Combined role of lymphoscintigraphy, X-ray computed tomography, magnetic resonance imaging, and positron emission tomography in the management of lymphedematous disease. In: Lee B-B, Bergan J, Rockson SG, eds. Lymphedema: A Concise Compendium of Theory and Practice. London: Springer; 2011:167–182

[166] Segers P, Belgrado JP, Leduc A, Leduc O, Verdonck P. Excessive pressure in multichambered cuffs used for sequential compression therapy. Phys Ther. 2002; 82(10):1000–1008

[167] Boris M, Weindorf S, Lasinski BB. The risk of genital edema after external pump compression for lower limb lymphedema. Lymphology. 1998; 31(1):15–20

[168] Miranda F, Jr, Perez MC, Castiglioni ML, et al. Effect of sequential intermittent pneumatic compression on both leg lymphedema volume and on lymph transport as semi-quantitatively evaluated by lymphoscintigraphy. Lymphology. 2001; 34(3):135–141

[169] Feldman JL, Stout NL, Wanchai A, Stewart BR, Cormier JN, Armer JM. Intermittent pneumatic compression therapy: a systematic review. Lymphology. 2012; 45(1):13–25

[170] International Best Practice Guideline for Lymphedema. Available at: http://www.woundsinternational.com/media/issues/210/files/content_175.pdf

[171] Carati CJ, Anderson SN, Gannon BJ, Piller NB. Treatment of postmastectomy lymphedema with low-level laser therapy: a double blind, placebo-controlled trial. [erratum appears in Cancer 2003;98:2742]. Cancer. 2003; 98(6):1114–1122

[172] Lawenda BD, Mondry TE, Johnstone PA. Lymphedema: a primer on the identification and management of a chronic condition in oncologic treatment. CA Cancer J Clin. 2009; 59(1):8–24

[173] Fu MR, Axelrod D, Guth AA, et al. Patterns of obesity and lymph fluid level during the first year of breast cancer treatment: a prospective study. J Pers Med. 2015; 5(3):326–340

[174] Cormier JN, Rourke L, Crosby M, Chang D, Armer J. The surgical treatment of lymphedema: a systematic review of the contemporary literature (2004–2010). Ann Surg Oncol. 2012; 19(2):642–651

[175] International Lymphedema Framework Position Document. Best Practice for the Management of Lymphoedema. 2nd ed. Surgical Intervention. Available at: http://www.lympho.org/mod_turbolead/upload/file/Resources/Surgery%20-%20final. pdf. Accessed January 28, 2016

[176] Cormier JN, Cromwell KD, Armer JM. Surgical treatment of lymphedema: a review of the literature and a discussion of the risks and benefits of surgical treatment. LymphLink;24(2):1–3

[177] International Society of Lymphology. The diagnosis and treatment of peripheral lymphedema: 2013 Consensus Document of the International Society of Lymphology. Lymphology. 2013; 46(1):1–11

[178] Position Statement of the National Lymphedema Network on the Diagnosis and Treatment of Lymphedema. http://www.lymphnet.org/pdfDocs/nlntreatment.pdf. Updated February 2011

[179] Granzow JW. The current state of surgery for lymphedema. LymphLink;28(4):3–6

[180] Brorson H. Circumferential suction-assisted lipectomy is the only surgical procedure that can normalize a large chronic non-pitting lymphedema. LymphLink;28(4):7–9

[181] Granzow JW, Soderberg JM, Kaji AH, Dauphine C. Review of current surgical treatments for lymphedema. Ann Surg Oncol. 2014; 21(4):1195–1201

[182] Helm TN, Lee TC. Metastatic carcinoma of the skin. Available at: http://www.emedicine.medscape.com/article/1101058-overview. Accessed October 19, 2012

[183] Corbett LQ, Burns PE. Venous ulcers. In: Milne CT,

Corbett LQ, Dubuc DL, eds.Wound, Ostomy, and Continence Nursing Secrets. Philadelphia, PA: Hanley & Belfus; 2003:163

[184] Young JR. Differential diagnosis of leg ulcers. Cardiovasc Clin. 1983; 13(2):171–193

[185] Callam MJ, Harper DR, Dale JJ, Ruckley CV. Arterial disease in chronic leg ulceration: an underestimated hazard? Lothian and Forth Valley leg ulcer study. Br Med J (Clin Res Ed). 1987; 294(6577):929–931

[186] Nelzén O, Bergqvist D, Lindhagen A. Venous and non-venous leg ulcers: clinical history and appearance in a population study. Br J Surg. 1994; 81(2):182–187

[187] Andersson E, Hansson C, Swanbeck G. Leg and foot ulcers. An epidemiological survey. Acta Derm Venereol. 1984; 64(3):227–232

[188] Reichardt LE. Venous ulceration: compression as the mainstay of therapy. J Wound Ostomy Continence Nurs. 1999; 26(1):39–47

[189] Capeheart JK. Chronic venous insufficiency: a focus on prevention of venous ulceration. J Wound Ostomy Continence Nurs. 1996; 23(4):227–234

[190] Kunimoto B, Cooling M, Gulliver W, Houghton P, Orsted H, Sibbald RG. Best practices for the prevention and treatment of venous leg ulcers. Ostomy Wound Manage. 2001; 47(2):34–46, 48–50

[191] Orsted HL, Radke L, Gorst R. The impact of musculoskeletal changes on the dynamics of the calf muscle pump. Ostomy Wound Manage. 2001; 47(10):18–24

[192] Bozeman PK. Arterial ulcers. In: Milne CT, Corbett LQ, Dubuc DL, eds. Wound, Ostomy, and Continence Nursing Secrets. Philadelphia, PA: Hanley & Belfus; 2003:168–172

[193] Patterson GK. Vascular evaluation. In: Sussman C, Bates-Jensen BM, eds. Wound Care: A Collaborative Practice Manual for Physical Therapists and Nurses. 2nd ed. Gaithersburg, MD: Aspen; 2001:177–193

[194] Myers BA. Wound Management: Principles and Practice. Upper Saddle River, NJ: Prentice Hall; 2004:201–228

[195] Slachta PA, Burns PE. Inflammatory Ulcerations. In: Milne CT, Corbett LQ, Dubuc DL, eds. Wound, Ostomy, and Continence Nursing Secrets. Philadelphia, PA: Hanley & Belfus; 2003:193–197

[196] Sibbald RG, Cameron J. Dermatological aspects of wound care. In: Krasner DL, Rodeheaver GT, Sibbald RG, eds. Chronic Wound Care: A Clinical Source Book for Healthcare Professionals. 3rd ed. Wayne, PA: HMP Communications; 2001:273–285

[197] Barton P, Parslow N. Malignant wounds: holistic assessment and management. In: Krasner DL, Rodeheaver GT, Sibbald RG, eds. Chronic Wound Care: A Clinical Source Book for Healthcare Professionals. 3rd ed. Wayne, PA: HMP Communications; 2001:699–710

[198] Naylor W, Laverty D, Mallett J, Eds. The Royal Marsden Hospital Handbook of Wound Management in Cancer Care. Malden, MA: Blackwell Science; 2001:73–122

[199] McPherson T, Fay MP, Singh S, Penzer R, Hay R. Health workers' agreement in clinical description of filarial lymphedema. Am J Trop Med Hyg. 2006; 74(3):500–504

[200] Ananthakrishnan S, Das LK. Entry lesions in bancroftian filarial lymphoedema patients–a clinical observation. Acta Trop. 2004; 90(2):215–218

[201] Sibbald RG, Williamson D, Orsted HL, et al. Preparing the wound bed–debridement, bacterial balance, and moisture balance. Ostomy Wound Manage. 2000; 46(11):14–22, 24–28, 30–35, quiz 36–37

[202] Szolnoky G, Borsos B, Bársony K, Balogh M, Kemény L. Complete decongestive physiotherapy with and without pneumatic compression for treatment of lipedema: a pilot study. Lymphology. 2008; 41(1):40–44

[203] Daróczy J. Antiseptic efficacy of local disinfecting povidoneiodine (Betadine) therapy in chronic wounds of lymphedematous patients. Dermatology. 2002; 204 Suppl 1:75–78

[204] Kunimoto BT. Management and prevention of venous leg ulcers: a literature-guided approach. Ostomy Wound Manage. 2001; 47(6):36–42, 44–49

[205] Hansson C, Cadexomer Iodine Study Group. The effects of cadexomer iodine paste in the treatment of venous leg ulcers compared with hydrocolloid dressing and paraffin gauze dressing. Int J Dermatol. 1998; 37(5):390–396

[206] Akesson H, Bjellerup M. Leg ulcers: report on a multidisciplinary approach. Acta Derm Venereol. 1995; 75(2):133–135

[207] Buttler T. Interdisciplinary chronic-wound care services involving podiatry – a strengthened model of care? Wound Pract Res. 2011; 19(4):229–233

[208] Impaired Skin Integrity. Miller-Keane Encyclopedia and Dicitonary of Medicine, Nursing, and Allied Health. 7th ed. 2003. Available at: http://medical-dictionary. thefreedictitionary. com/impaired + skin + integrity. Accessed April 24 2016

[209] Mustoe TA, O'Shaughnessy K, Kloeters O. Chronic wound pathogenesis and current treatment strategies: a unifying hypothesis. Plast Reconstr Surg. 2006; 117(7) Suppl:35S–41S

[210] Technology Assessment. March 3, 2005 AHRQ

[211] Sen CK, Gordillo GM, Roy S, et al. Human skin wounds:

a major and snowballing threat to public health and the economy. Wound Repair Regen. 2009; 17(6):763–771

[212] Administration on Aging. Services DoHaH. A profile of older Americans 2007; 1–19. Available at: http://www. wvseniorservcises.gov/Portals/0/pdf/Profiles of older Americans pdf

[213] American Heart Association. Peripheral Arterial Disease Statistics – 2008 Update. American Heart Association; 2008

[214] "Wound." Merriam-Webster.com. Merriam-Webster.

[215] "subjective data collection." Mosby's Medical Dictionary, 8th edition. 2009. Elsevier 25 Feb. 2016 http:// medicaldictionary. thefreedictionary.com/subjective + data + collection

[216] Garth James et al. Wound Repair Regen 2008

[217] De Negri B, et al. Improving interpersonal communications between health care providers and clients. Available at: http://pdf.usaid.gov/pdf_docs/PNACE294.pdf

[218] Zulkowski K, Ayello EA, Wexler S. Certification and education: do they affect pressure ulcer knowledge in nursing? Adv SkinWound Care. 2007; 20(1):34–38

[219] Gethin G. Evidence base for wound measurement. World Ir Nurs. 2005; 13(8):S6–S8

[220] Gethin G, Cowman S. Comparison of acetate tracing and digital planimetry to obtain area measurement of superficial leg ulcers. Poster presented at Wounds UK Conference; November 14–16, 2005; Harrogate

[221] Exudate. (n.d.) Miller-Keane Encyclopedia and Dictionary of Medicine, Nursing, and Allied Health, Seventh Edition. (2003). Retrieved April 9 2016 from http://medical-dictionary. thefreedictionary.com/exudate

[222] Institute for Clinical Systems Improvement (ICSI). Pressure Ulcer Prevention and Treatment Protocol. Health Care Protocol. Bloomington, MN: Institute for Clinical Systems Improvement (ICSI); 2012

[223] Miller-Keane Encyclopedia and Dictionary of Medicine, Nursing, and Allied Health, 7th ed. 2003. Available at: http://medical-dictionary.thefreedictionary.com/ induration. Accessed April 10, 2016

[224] Sibbald RG, Mufti A, Armstrong DG. Infrared skin thermometry: an underutilized cost-effective tool for routine wound care practice and patient high-risk diabetic foot self-monitoring. Adv Skin Wound Care. 2015; 28(1):37–44, quiz 45–46

[225] Charles H. The impact of leg ulcers on patients' quality of life. Prof Nurse. 1995; 10(9):571–572, 574

[226] Ebbeskog B, Ekman S-L. Elderly people's experiences. The meaning of living with venous ulcer. EWMA J. 2001; 1(1):21–23

[227] Rich A, McLachlan L. How living with a leg ulcer affects people's daily life: a nurse-led study. J Wound Care. 2003; 12(2):51–54

[228] Mudge E. Tell me if it hurts: the patients perspective of wound pain.Wounds UK. 2007; 3(1):6–7

[229] Mudge E, Orsted H. Wound infection and pain management made easy. Wounds International 2010;1(3): Available at: http://www.woundsinternational.com

[230] Brennan F, Carr DB, Cousins M. Pain management: a fundamental human right. Anesth Analg. 2007; 105(1):205–221

[231] Scholten W, Nygren-Krug H, Zucker HA. The World Health Organization paves the way for action to free people from the shackles of pain. Anesth Analg. 2007; 105(1):1–4

[232] Herr K, Coyne PJ, McCaffery M, Manworren R, Merkel S. Pain assessment in the patient unable to self-report: position statement with clinical practice recommendations. Pain Manag Nurs. 2011; 12(4):230–250

[233] Hirsh AT, Jensen MP, Robinson ME. Evaluation of nurses' self-insight into their pain assessment and treatment decisions. J Pain. 2010; 11(5):454–461

[234] Bergström G, Aniansson A, Bjelle A, Grimby G, Lundgren-Lindquist B, Svanborg A. Functional consequences of joint impairment at age 79. Scand J Rehabil Med. 1985; 17(4):183–190

[235] Jette AM, Branch LG, Berlin J. Musculoskeletal impairments and physical disablement among the aged. J Gerontol. 1990; 45(6):M203–M208

[236] Lundin M, Wiksten JP, Peräkylä T, et al. Distal pulse palpation: is it reliable?World J Surg. 1999; 23(3):252–255

[237] Collins TC, Suarez-Almazor M, Peterson NJ. An absent pulse is not sensitive for the early detection of peripheral arterial disease. Fam Med. 2006; 38(1):38–42

[238] Cina C, Katsamouris A, Megerman J, et al. Utility of transcutaneous oxygen tension measurements in peripheral arterial occlusive disease. J Vasc Surg. 1984; 1(2):362–371

[239] White RA, Nolan L, Harley D, et al. Noninvasive evaluation of peripheral vascular disease using transcutaneous oxygen tension. Am J Surg. 1982; 144(1):68–75

[240] Oh PI, Provan JL, Ameli FM. The predictability of the success of arterial reconstruction by means of transcutaneous oxygen tension measurements. J Vasc Surg. 1987; 5(2):356–362

[241] Padberg FT, Back TL, Thompson PN, Hobson RW, II.

Transcutaneous oxygen (TcPO2) estimates probability of healing in the ischemic extremity. J Surg Res. 1996; 60(2):365–369

[242] Arroyo CI, Tritto VG, Buchbinder D, et al. Optimal waiting period for foot salvage surgery following limb revascularization. J Foot Ankle Surg. 2002; 41(4):228–232

[243] Ballard JL, Eke CC, Bunt TJ, Killeen JD. A prospective evaluation of transcutaneous oxygen measurements in the management of diabetic foot problems. J Vasc Surg. 1995; 22(4):485–490, discussion 490–492

[244] Katsamouris A, Brewster DC, Megerman J, Cina C, Darling RC, Abbott WM. Transcutaneous oxygen tension in selection of amputation level. Am J Surg. 1984; 147(4):510–517

[245] Castronuovo JJ, Jr, Adera HM, Smiell JM, Price RM. Skin perfusion pressure measurement is valuable in the diagnosis of critical limb ischemia. J Vasc Surg. 1997; 26(4):629–637

[246] Utsunomiya M, Nakamura M, Nagashima Y, Sugi K. Predictive value of skin perfusion pressure after endovascular therapy for wound healing in critical limb ischemia. J Endovasc Ther. 2014; 21(5):662–670

[247] Yamada T, Ohta T, Ishibashi H, et al. Clinical reliability and utility of skin perfusion pressure measurement in ischemic limbs–comparison with other noninvasive diagnostic methods. J Vasc Surg. 2008; 47(2):318–323

[248] Centers for Disease Control and Prevention. National Diabetes Statistics Report: Estimates of Diabetes and Its Burden in the United States, 2014. Atlanta, GA: U.S. Department of Health and Human Services; 2014

[249] Sanders LJ. Diabetes mellitus. Prevention of amputation. J Am Podiatr Med Assoc. 1994; 84(7):322–328

[250] Ramsey SD, Newton K, Blough D, et al. Incidence, outcomes, and cost of foot ulcers in patients with diabetes. Diabetes Care. 1999; 22(3):382–387

[251] Pecoraro RE, Reiber GE, Burgess EM. Pathways to diabetic limb amputation. Basis for prevention. Diabetes Care. 1990; 13(5):513–521

[252] Ghanassia E, Villon L, Thuan Dit Dieudonné JF, Boegner C, Avignon A, Sultan A. Long-term outcome and disability of diabetic patients hospitalized for diabetic foot ulcers: a 6.5-year follow-up study. Diabetes Care. 2008; 31(7):1288–1292

[253] Resnick HE, Carter EA, Lindsay R, et al. Relation of lowerextremity amputation to all-cause and cardiovascular disease mortality in American Indians: the Strong Heart Study. Diabetes Care. 2004; 27(6):1286–1293

[254] American Diabetes Association. Concensus Conference on Diabetic Foot Management. 1999

[255] American Diabetes Association (ADA). Standards of medical care in diabetes-2011. Diabetes Care. 2011; 33:S11–S61

[256] Falanga V, Grinnell F, Gilchrest B, Maddox YT, Moshell A. Workshop on the pathogenesis of chronic wounds. J Invest Dermatol. 1994; 102(1):125–127

[257] Ayton M. Wound care: wounds that won't heal. Nurs Times. 1985; 81(46):16–19

[258] Kingsley A. A proactive approach to wound infection. Nurs Stand. 2001; 15(30):50–54, 56, 58

[259] Edwards R, Harding KG. Bacteria and wound healing. Curr Opin Infect Dis. 2004; 17(2):91–96

[260] Cutting KF, Harding KG. Criteria for identifying wound infection. J Wound Care. 1994; 3:198–201

[261] Mosby's Medical Dictionary. 8th edition. S.v. "Hydropsy." Retrieved March 3, 2016 from http://medical-dictionary. thefreedictionary.com/Hydropsy

[262] Wilson IAI, Henry M, Quill RD, Byrne PJ. The pH of varicose ulcer surfaces and its relationship to healing. Vasa. 1979; 8(4):339–342

[263] Romanelli M, Schipani E, Piaggesi A, Barachini P. Evaluation of surface pH on venous leg ulcers under Allevyn dressings. In: Suggett A, Cherry G, Mani R, Eaglstein W, eds. International Congress and Symposium Series. No. 227. London: Royal Society of Medicine Press, 1998:57–61

[264] Winter GD. Formation of the scab and the rate of epithelization of superficial wounds in the skin of the young domestic pig. Nature. 1962; 193:293–294

[265] Ring EFJ. Skin temperature measurement. Bioeng Skin. 1986; 2:15–30

[266] Margolis DJ, Allen-Taylor L, Hoffstad O, Berlin JA. The accuracy of venous leg ulcer prognostic models in a wound care system.Wound Repair Regen. 2004; 12(2):163–168

[267] Kurz N, Kahn SR, Abenhaim L, et al, eds. VEINES Task Force Report, The management of chronic venous disorders of the leg (CVDL): an evidence based report of an international task force. McGill University. Sir Mortimer B. Davis-Jewish General Hospital. Summary reports in: Angiology. 1997;48(1):59–66; and Int Angiol. 1999;18(2):83–102

[268] Heit JA. Venous thromboembolism epidemiology: implications for prevention and management. Semin Thromb Hemost. 2002; 28 Suppl 2:3–13

[269] Margolis DJ, Berlin JA, Strom BL. Risk factors associated with the failure of a venous leg ulcer to heal. Arch Dermatol. 1999; 135(8):920–926

[270] Sheehan P, Jones P, Caselli A, Giurini JM, Veves A. Percent change in wound area of diabetic foot ulcers over a 4-week period is a robust predictor of complete healing in a 12-week prospective trial. Diabetes Care. 2003; 26(6):1879–1882

[271] Kantor J, Margolis DJ. A multicentre study of percentage change in venous leg ulcer area as a prognostic index of healing at 24 weeks. Br J Dermatol. 2000; 142(5):960–964

[272] O'Meara S, Cullum NA, Nelson EA. Compression for venous leg ulcers. Cochrane Database Syst Rev. 2009(1):CD000265

[273] Kelechi TJ, Bonham PA. Measuring venous insufficiency objectively in the clinical setting. J Vasc Nurs. 2008; 26(3):67–73

[274] Eliska O, Eliskova M. Morphology of lymphatics in human venous crural ulcers with lipodermatosclerosis. Lymphology. 2001; 34(3):111–123

[275] Macdonald JM, Sims N, Mayrovitz HN. Lymphedema, lipedema, and the open wound: the role of compression therapy. Surg Clin North Am. 2003; 83(3):639–658

[276] Bollinger A, Fagrell B. Clinical Capillaroscopy. Toronto: Hogrefe & Huber; 1990:104

[277] Weissleder H, Schuchhardt C, eds. Lymphedema Diagnosis and Therapy. 3rd ed. Koln: Viavital Verlag GmbH; 2001:337–342

[278] Allen EV, Hines EAJ. Lipedema of the legs: a syndrome characterised by fat legs and orthostatic edema. Ann Intern Med. 1951; 34(5):1243–1250

[279] Herbst KL, Asare-Bediako S. Adiposis dolorosa is more than painful fat. Endocrinologist. 2007; 17(6):326–344

[280] Schook CC, Mulliken JB, Fishman SJ, Alomari AI, Grant FD, Greene AK. Differential diagnosis of lower extremity enlargement in pediatric patients referred with a diagnosis of lymphedema. Plast Reconstr Surg. 2011; 127(4):1571–1581

[281] Child AH, Gordon KD, Sharpe P, et al. Lipedema: an inherited condition. Am J Med Genet A. 2010; 152A(4):970–976

[282] Beninson J, Edelglass JW. Lipedema–the non-lymphatic masquerader. Angiology. 1984; 35(8):506–510

[283] Foldi E, Foldi M. Lipedema. In: Foldi M, Foldi E, eds. Foldi's Textbook of Lymphology. Munich: Elsevier GmbH; 2006:417–427

[284] Herbst KL. Rare adipose disorders (RADs) masquerading as obesity. Acta Pharmacol Sin. 2012; 33(2):155–172

[285] Bogusz AM, Hussey SM, Kapur P, Peng Y, Gokaslan ST. Massive localized lymphedema with unusual presentations: report of 2 cases and review of the literature. Int J Surg Pathol. 2011; 19(2):212–216

[286] Amann-Vesti BR, Franzeck UK, Bollinger A. Microlymphatic aneurysms in patients with lipedema. Lymphology. 2001; 34(4):170–175

[287] Bilancini S, Lucchi M, Tucci S, Eleuteri P. Functional lymphatic alterations in patients suffering from lipedema. Angiology. 1995; 46(4):333–339

[288] Lohrmann C, Foeldi E, Langer M. MR imaging of the lymphatic system in patients with lipedema and lipo-lymphedema. Microvasc Res. 2009; 77(3):335–339

[289] Fife CE, Maus EA, Carter MJ. Lipedema: a frequently misdiagnosed and misunderstood fatty deposition syndrome. Adv SkinWound Care. 2010; 23(2):81–92, quiz 93–94

[290] Schneble N, Wetzker R, Wollina U. Lipedema – lack of evidence for the involvement of tyrosine kinases. J Biol Regul Homeost Agents. 2016; 30(1):161–163

[291] Szél E, Kemény L, Groma G, Szolnoky G. Pathophysiological dilemmas of lipedema. Med Hypotheses. 2014; 83(5):599–606

[292] Arngrim N, Simonsen L, Holst JJ, Bülow J. Reduced adipose tissue lymphatic drainage of macromolecules in obese subjects: a possible link between obesity and local tissue inflammation? Int J Obes. 2013; 37(5):748–750

[293] Stallworth JM, Hennigar GR, Jonsson HT, Jr, Rodriguez O. The chronically swollen painful extremity. A detailed study for possible etiological factors. JAMA. 1974; 228(13):1656–1659

[294] Siems W, Grune T, Voss P, Brenke R. Anti-fibrosclerotic effects of shock wave therapy in lipedema and cellulite. Biofactors. 2005; 24(1–4):275–282

[295] Suga H, Araki J, Aoi N, Kato H, Higashino T, Yoshimura K. Adipose tissue remodeling in lipedema: adipocyte death and concurrent regeneration. J Cutan Pathol. 2009; 36(12):1293–1298

[296] DeLano FA, Schmid-Schönbein GW. Proteinase activity and receptor cleavage: mechanism for insulin resistance in the spontaneously hypertensive rat. Hypertension. 2008; 52(2):415–423

[297] Mazor R, Schmid-Schönbein GW. Proteolytic receptor cleavage in the pathogenesis of blood rheology and co-morbidities in metabolic syndrome. Early forms of autodigestion. Biorheology. 2015; 52(5–6):337–352

[298] Wollina U, Heinig B, Schönlebe J, Nowak A. Debulking surgery for elephantiasis nostras with large ectatic podoplaninnegative lymphatic vessels in patients with lipo-lymphedema. Eplasty. 2014; 14:e11

[299] Herbst K, Mirkovskaya L, Bharhagava A, Chava Y, Te CH. Lipedema fat and signs and symptoms of illness,

increase with advancing stage. Arch Med. 2015; 7(4):1–8

[300] Cornely M. Lipoedema of arms and legs. Part 2: Conservative and surgical therapy of the lipoedema, Lipohyperplasia dolorosa. Phlebologie. 2011; 40:146–151

[301] Rapprich S, Dingler A, Podda M. Liposuction is an effective treatment for lipedema-results of a study with 25 patients. J Dtsch Dermatol Ges. 2011; 9(1):33–40

[302] Tiedjen KV, Knorz S. Different methods of diagnostic imaging in lymphedema, lipedema and venous disorders: indirect lymphography, xeroradiography, CT and isotope lymphography. In: Cluzan RV, Pecking AP, Lokiec FM, eds. Progress in Lymphology: XIII International Congress of Lymphology. Amsterdam: Elsevier Science Publishers B.V.; 1992

[303] Dietzel R, Reisshauer A, Jahr S, Calafiore D, Armbrecht G. Body composition in lipoedema of the legs using dualenergy X-ray absorptiometry: a case-control study. Br J Dermatol. 2015; 173(2):594–596

[304] Fonder MA, Loveless JW, Lazarus GS. Lipedema, a frequently unrecognized problem. J Am Acad Dermatol. 2007; 57(2)Suppl:S1–S3

[305] Partsch H, Stöberl C, Urbanek A, Wenzel-Hora BI. Clinical use of indirect lymphography in different forms of leg edema. Lymphology. 1988; 21(3):152–160

[306] Herbst KL, Coviello AD, Chang A, Boyle DL. Lipomatosisassociated inflammation and excess collagen may contribute to lower relative resting energy expenditure in women with adiposis dolorosa. Int J Obes. 2009; 33(9):1031–1038

[307] Kozakowski J, Zgliczyński W. Body composition, glucose metabolism markers and serum androgens - association in women with polycystic ovary syndrome. Endokrynol Pol. 2013; 64(2):94–100

[308] Schmeller W, Meier-Vollrath I. Lipödem-aktuelles zu einem weitgehend unbekannter Krankheitsbild. Akt Dermatol. 2007; 33:1–10

[309] Greer KE. Lipedema of the legs. Cutis. 1974; 14:98

[310] Földi E, Földi M. Das Lipödem. In: Földi M, Földi E, Kubik S, eds. Lehrbuch der Lymphologie für Mediziner, Masseure und Physiotherapeuten. Munich: Elsevier, Urban & Fischer; 2005:443–453

[311] Sakiyama T, Kubo A, Sasaki T, et al. Recurrent gastrointestinal perforation in a patient with Ehlers-Danlos syndrome due to tenascin-X deficiency. J Dermatol. 2015; 42(5):511–514

[312] Mackenroth L, Fischer-Zirnsak B, Egerer J, et al. An overlapping phenotype of Osteogenesis imperfecta and Ehlers-Danlos syndrome due to a heterozygous mutation in COL1A1 and biallelic missense variants in TNXB

identified by whole exome sequencing. Am J Med Genet A. 2016; 170A(4):1080–1085

[313] Morissette R, Chen W, Perritt AF, et al. Broadening the spectrum of Ehlers Danlos syndrome in patients with congenital adrenal hyperplasia. J Clin Endocrinol Metab. 2015; 100(8):E1143–E1152

[314] Pinnick KE, Nicholson G, Manolopoulos KN, et al. MolPAGE Consortium. Distinct developmental profile of lower-body adipose tissue defines resistance against obesity-associated metabolic complications. Diabetes. 2014; 63(11):3785–3797

[315] Shungin D, Winkler TW, Croteau-Chonka DC, et al. ADIPOGen Consortium, CARDIOGRAMplusC4D Consortium, CKDGen Consortium, GEFOS Consortium, GENIE Consortium, GLGC, ICBP, International Endogene Consortium, Life-Lines Cohort Study, MAGIC Investigators, MuTHER Consortium, PAGE Consortium, ReproGen Consortium. New genetic loci link adipose and insulin biology to body fat distribution. Nature. 2015; 518(7538):187–196

[316] Lee KY, Yamamoto Y, Boucher J, et al. Shox2 is a molecular determinant of depot-specific adipocyte function. Proc Natl Acad Sci U S A. 2013; 110(28):11409–11414

[317] Taylor HS, Arici A, Olive D, Igarashi P. HOXA10 is expressed in response to sex steroids at the time of implantation in the human endometrium. J Clin Invest. 1998; 101(7):1379–1384

[318] Magnusson M, Brun AC, Miyake N, et al. HOXA10 is a critical regulator for hematopoietic stem cells and erythroid/megakaryocyte development. Blood. 2007; 109(9):3687–3696

[319] Singh S, Rajput YS, Barui AK, Sharma R, Datta TK. Fat accumulation in differentiated brown adipocytes is linked with expression of Hox genes. Gene Expr Patterns. 2016; 20(2):99–105

[320] Karpe F, Pinnick KE. Biology of upper-body and lower-body adipose tissue–link to whole-body phenotypes. Nat Rev Endocrinol. 2015; 11(2):90–100

[321] Wold LE, Hines EA, Jr, Allen EV. Lipedema of the legs; a syndrome characterized by fat legs and edema. Ann Intern Med. 1951; 34(5):1243–1250

[322] Shin BW, Sim YJ, Jeong HJ, Kim GC. Lipedema, a rare disease. Ann Rehabil Med. 2011; 35(6):922–927

[323] Rapprich S, Baum S, Kaak I, Kottmann T, Podda M. Treatment of lipoedema using liposuction. Results of our own surveys. Phlebologie. 2015; 44:121–133

[324] Petscavage-Thomas JM, Walker EA, Bernard SA, Bennett J. Imaging findings of adiposis dolorosa vs.

massive localized lymphedema. Skeletal Radiol. 2015; 44(6):839–847

[325] D'Ettorre M, Gniuli D, Guidone C, Bracaglia R, Tambasco D, Mingrone G. Insulin sensitivity in Familial Multiple Lipomatosis. Eur Rev Med Pharmacol Sci. 2013; 17(16):2254–2256

[326] Tins BJ, Matthews C, Haddaway M, et al. Adiposis dolorosa (Dercum's disease): MRI and ultrasound appearances. Clin Radiol. 2013; 68(10):1047–1053

[327] Nisi G, Sisti A. Images in Clinical Medicine. Madelung's Disease. N Engl J Med. 2016; 374(6):572–572

[328] Stormorken H, Brosstad F, Sommerschid H. The fibromyalgia syndrome: a member of the painful lipo[mato]sis family? In: Pederson JA, ed. New Research on Fibromyalgia. New York, NY: Nova Science Publishers, Inc.; 2006

[329] Starlanyl DJ, Roentsch G, Taylor-Olson C. The effect of transdermal T3 (3,3′,5-triiodothyronine) on geloid masses found in patients with both fibromyalgia and myofascial pain: double-blinded, N of 1 clinical study. Myalgies International: Supplement Scientifique 2001–2002;2(2):8–18

[330] Albrecht PJ, Hou Q, Argoff CE, Storey JR, Wymer JP, Rice FL. Excessive peptidergic sensory innervation of cutaneous arteriole-venule shunts (AVS) in the palmar glabrous skin of fibromyalgia patients: implications for widespread deep tissue pain and fatigue. Pain Med. 2013; 14(6):895–915

[331] Halk AB, Damstra RJ. First Dutch guidelines on lipedema using the international classification of functioning, disability and health. Phlebology. 2016; 12:0268355516639421

[332] Langendoen SI, Habbema L, Nijsten TE, Neumann HA. Lipoedema: from clinical presentation to therapy. A review of the literature. Br J Dermatol. 2009; 161(5):980–986

[333] Reich-Schupke S, Altmeyer P, Stücker M. Thick legs-not always lipedema. J Dtsch Dermatol Ges. 2013; 11(3):225–233

[334] Szolnoky G, Nagy N, Kovács RK, et al. Complex decongestive physiotherapy decreases capillary fragility in lipedema. Lymphology. 2008; 41(4):161–166

[335] Schneider M, Conway EM, Carmeliet P. Lymph makes you fat. Nat Genet. 2005; 37(10):1023–1024

[336] Witte CL, Witte MH. Contrasting patterns of lymphatic and blood circulatory disorders. Lymphology. 1987; 20(4):171–178

[337] Hespe GE, Kataru RP, Savetsky IL, et al. Exercise training improves obesity-related lymphatic dysfunction. J Physiol. 2016; 594(15):4267–4282

[338] Giacomini F, Ditroilo M, Lucertini F, De Vito G, Gatta G, Benelli P. The cardiovascular response to underwater pedaling at different intensities: a comparison of 4 different water stationary bikes. J Sports Med Phys Fitness. 2009; 49(4):432–439

[339] Herbst KL, Rutledge T. Pilot study: rapidly cycling hypobaric pressure improves pain after 5 days in adiposis dolorosa. J Pain Res. 2010; 3:147–153

[340] Marquez JL, Rubinstein S, Fattor JA, Shah O, Hoffman AR, Friedlander AL. Cyclic hypobaric hypoxia improves markers of glucose metabolism in middle-aged men. High Alt Med Biol. 2013; 14(3):263–272

[341] Erlich C, Iker E, Herbst KL, et al. Lymphedema and Lipedema Nutrition Guide. Foods, Vitamins, Minerals, and Supplements. San Francisco, CA: Lymph Notes; 2015

[342] Mohan V, Spiegelman D, Sudha V, et al. Effect of brown rice, white rice, and brown rice with legumes on blood glucose and insulin responses in overweight Asian Indians: a randomized controlled trial. Diabetes Technol Ther. 2014; 16(5):317–325

[343] Westfall TC, Westfall DP. Adrenergic agonists and antagonists. In: Brunton LL, Lazo JS, Parker KL, eds. Goodman and Gilman's The Pharmacological Basis of Therapeutics. 11th ed. New York, NY: McGraw-Hill Medical Publishing Division; 2006:237–295

[344] Marcelon G, Vanhoutte PM. Mechanism of action of Ruscus extract. Int Angiol. 1984; 3 Suppl 1:74–76

[345] Bouskela M. Microcirculatory responses to Ruscus extract in the hamster cheek pouch. In: Vanhoute PM, ed. Return Circulation and Norepinephrine: An Update. Paris: John Libby Eurotext; 1991:207–218

[346] Boudet C, Peyrin L. Comparative effect of tropolone and diosmin on venous COMT and sympathetic activity in rat. Arch Int Pharmacodyn Ther. 1986; 283(2):312–320

[347] Wang J, Zhao L-L, Sun G-X, et al. A comparison of acidic and enzymatic hydrolysis of rutin. Afr J Biotechnol. 2011; 10(8):1460–1466

[348] Kuppusamy UR, Das NP. Potentiation of beta-adrenoceptor agonist-mediated lipolysis by quercetin and fisetin in isolated rat adipocytes. Biochem Pharmacol. 1994; 47(3):521–529

[349] Kaviani A, Fateh M, Yousefi Nooraie R, Alinagi-zadeh MR, Ataie-Fashtami L. Low-level laser therapy in management of postmastectomy lymphedema. Lasers Med Sci. 2006; 21(2):90–94

[350] Brorson H. Liposuction gives complete reduction of chronic large arm lymphedema after breast cancer. Acta

Oncol. 2000; 39(3):407–420

[351] Martinez-Corral I, Ulvmar MH, Stanczuk L, et al. Nonvenous origin of dermal lymphatic vasculature. Circ Res. 2015; 116(10):1649–1654

[352] Scallan JP, Hill MA, Davis MJ. Lymphatic vascular integrity is disrupted in type 2 diabetes due to impaired nitric oxide signalling. Cardiovasc Res. 2015; 107(1):89–97

[353] Gulati OP. Pycnogenol® in chronic venous insufficiency and related venous disorders. Phytother Res. 2014; 28(3):348–362

[354] Berti F, Omini C, Longiave D. The mode of action of aescin and the release of prostaglandins. Prostaglandins. 1977; 14(2):241–249

[355] Yu Z, Su P. Effect of beta-aescin extract from Chinese buckeye seed on chronic venous insufficiency. Pharmazie. 2013; 68(6):428–430

[356] Conley SM, Bruhn RL, Morgan PV, Stamer WD. Selenium's effects on MMP-2 and TIMP-1 secretion by human trabecular meshwork cells. Invest Ophthalmol Vis Sci. 2004; 45(2):473–479

[357] Rutkowski JM, Boardman KC, Swartz MA. Characterization of lymphangiogenesis in a model of adult skin regeneration. Am J Physiol Heart Circ Physiol. 2006; 291(3):H1402–H1410

[358] Nourollahi S, Mondry TE, Herbst KL. Bucher's Broom and Selenium Improve Lipedema: A Retrospective Case Study. Altern Integr Med. 2013; 2(4):1–7

[359] Micke O, Bruns F, Schäfer U, et al. Selenium in the treatment of acute and chronic lymphedema. Trace Elem Electrolytes. 2000; 17:206–209

[360] Kasseroller RG, Schrauzer GN. Treatment of secondary lymphedema of the arm with physical decongestive therapy and sodium selenite: a review. Am J Ther. 2000; 7(4):273–279

[361] Lewin MH, Arthur JR, Riemersma RA, et al. Selenium supplementation acting through the induction of thioredoxin reductase and glutathione peroxidase protects the human endothelial cell line EAhy926 from damage by lipid hydroperoxides. Biochim Biophys Acta. 2002; 1593(1):85–92

[362] Horváthová M, Jahnová E, Gazdík F. Effect of selenium supplementation in asthmatic subjects on the expression of endothelial cell adhesion molecules in culture. Biol Trace Elem Res. 1999; 69(1):15–26

[363] Selenium in Nutrition: Revised. Washington, DC: National Research Council;1983

[364] Laclaustra M, Navas-Acien A, Stranges S, Ordovas JM, Guallar E. Serum selenium concentrations and diabetes in U.S. adults: National Health and Nutrition Examination Survey (NHANES) 2003–2004. Environ Health Perspect. 2009; 117(9):1409–1413

[365] Woo SL, Xu H, Li H, et al. Metformin ameliorates hepatic steatosis and inflammation without altering adipose phenotype in diet-induced obesity. PLoS One. 2014; 9(3):e91111

[366] Shin NR, Lee JC, Lee HY, et al. An increase in the Akkermansia spp. population induced by metformin treatment improves glucose homeostasis in diet-induced obese mice. Gut. 2014; 63(5):727–735

[367] Bannister CA, Holden SE, Jenkins-Jones S, et al. Can people with type 2 diabetes live longer than those without? A comparison of mortality in people initiated with metformin or sulphonylurea monotherapy and matched, non-diabetic controls. Diabetes Obes Metab. 2014; 16(11):1165–1173

[368] Lohman EB, III, Petrofsky JS, Maloney-Hinds C, Betts-Schwab H, Thorpe D. The effect of whole body vibration on lower extremity skin blood flow in normal subjects. Med Sci Monit. 2007; 13(2):CR71–CR76

[369] Kerschan-Schindl K, Grampp S, Henk C, et al. Whole-body vibration exercise leads to alterations in muscle blood volume. Clin Physiol. 2001; 21(3):377–382

[370] Stewart JA, Cochrane DJ, Morton RH. Differential effects of whole body vibration durations on knee extensor strength. J Sci Med Sport. 2009; 12(1):50–53

[371] Schmeller W, Meier-Vollrath I. Tumescent liposuction: a new and successful therapy for lipedema. J Cutan Med Surg. 2006; 10(1):7–10

[372] Stutz JJ, Krahl D. Water jet-assisted liposuction for patients with lipoedema: histologic and immunohistologic analysis of the aspirates of 30 lipoedema patients. Aesthetic Plast Surg. 2009; 33(2):153–162

[373] Wollina U, Goldman A, Heinig B. Microcannular tumescent liposuction in advanced lipedema and Dercum's disease. G Ital Derm Venereol. 2010; 145(2):151–159

[374] Gadelha AdR, de Miranda Leão TL. Rule of four: a simple and safe formula for tumescent anesthesia in dermatologic surgical procedures. Surg Cosmet Dermatol. 2009; 1(2):99–102

[375] Sattler G, Rapprich S, Hagedorn M. Tumeszenz-Lokalanästhesie – Untersuchung zur Pharmakokinetik von Prilocain. Z Hautkr. 1997; 7:522–525

[376] Schmeller W, Hueppe M, Meier-Vollrath I. Tumescent liposuction in lipoedema yields good long-term results. Br J Dermatol. 2012; 166(1):161–168

[377] Pollock H, Forman S, Pollock T, Raccasi M. Conscious

sedation/local anesthesia in the office-based surgical and procedural facility. Clin Plast Surg. 2013; 40(3):383–388

[378] Amron D. Liposuction Panel. Living with Lipedema and Dealing with Dercum's Disease. St. Louis, MO: Fat Disorders Research Society; 2016

[379] Hattori J, Yamakage M, Seki S, Okazaki K, Namiki A. Inhibitory effects of the anesthetics propofol and sevoflurane on spontaneous lymphatic vessel activity in rats. Anesthesiology. 2004; 101(3):687–694

[380] Takeshita T, Morio M, Kawahara M, Fujii K. Halothaneinduced changes in contractions of mesenteric lymphatics of the rat. Lymphology. 1988; 21(2):128–130

[381] McHale NG, Thornbury KD. The effect of anesthetics on lymphatic contractility. Microvasc Res. 1989; 37(1):70–76

[382] Quin JW, Shannon AD. The effect of anaesthesia and surgery on lymph flow, protein and leucocyte concentration in lymph of the sheep. Lymphology. 1975; 8(4):126–135

[383] Baumgartner A, Hueppe M, Schmeller W. Long-term benefit of liposuction in patients with lipoedema: a follow-up study after an average of 4 and 8 years. Br J Dermatol. 2016; 174(5):1061–1067

[384] Peled AW, Slavin SA, Brorson H. Long-term outcome after surgical treatment of lipedema. Ann Plast Surg. 2012; 68(3):303–307

[385] Binkley JM, Stratford PW, Lott SA, Riddle DL, North American Orthopaedic Rehabilitation Research Network. The Lower Extremity Functional Scale (LEFS): scale development, measurement properties, and clinical application. Phys Ther. 1999; 79(4):371–383

[386] Neutze D, Roque J. Clinical evaluation of bleeding and bruising in primary care. Am Fam Physician. 2016; 93(4):279–286

[387] Rapprich S, Loehnert M, Hagedorn M. Therapy of lipoedema syndrome by liposuction under tumescent local anaesthesia. Ann Dermatol Venereol. 2002; 129:711

[388] Wollina U, Graf A, Hanisch V. Acute pulmonary edema following liposuction due to heart failure and atypical pneumonia. Wien MedWochenschr. 2015; 165(9–10):189–194

[389] Sattler G, Eichner S. Complications of liposuction [in German]. Hautarzt. 2013; 64(3):171–179

[390] van der Lei B, Halbesma GJ, van Nieuwenhoven CA, van Wingerden JJ. Spontaneous breast enlargement following liposuction of the abdominal wall: does a link exist? Plast Reconstr Surg. 2007; 119(5):1584–1589

[391] Swanson E. No increase in female breast size or fat redistribution to the upper body after liposuction: a prospective controlled photometric study. Aesthet Surg J. 2014; 34(6):896–906

[392] Stutz JJ. Liposuction Panel. Living with Lipedema and Dealing with Dercum's Disease. St. Louis, MO: Fat Disorders Research Society; 2016

[393] Stutz JJ. All about lipedema. human med AG. 2015

[394] Busse JW, Bhandari M, Guyatt GH, et al. SPRINT Investigators & the Medically Unexplained Syndromes Study Group. Development and validation of an instrument to predict functional recovery in tibial fracture patients: the Somatic Pre-Occupation and Coping (SPOC) questionnaire. J Orthop Trauma. 2012; 26(6):370–378

[395] Tait MJ, Levy J, Nowell M, et al. Improved outcome after lumbar microdiscectomy in patients shown their excised disc fragments: a prospective, double blind, randomised, controlled trial. J Neurol Neurosurg Psychiatry. 2009; 80(9):1044–1046

[396] Stutz JJ. Liposuction of lipedema to prevent later joint complications [in German]. Vasomed. 2011; 23:1–6

[397] Boeni R. Weight loss and its relation to fat aspiration yields in liposuction: a survey in 48 patients. Dermatology. 2012; 224(4):320–322

[398] Cohen MM, Jr. Klippel-Trénaunay syndrome. Am J Med Genet. 2000; 93(3):171–175

[399] Gloviczki P, Driscoll DJ. Klippel-Trénaunay syndrome: current management. Phlebology. 2007; 22(6):291–298

[400] Luks VL, Kamitaki N, Vivero MP, et al. Lymphatic and other vascular malformative/overgrowth disorders are caused by somatic mutations in PIK3CA. J Pediatr. 2015; 166(4):1048–54.e1, 5

[401] Vahidnezhad H, Youssefian L, Uitto J. Klippel-Trénaunay syndrome belongs to the PIK3CA-related overgrowth spectrum (PROS). Exp Dermatol. 2016; 25(1):17–19

[402] Eerola I, Boon LM, Mulliken JB, et al. Capillary malformation-arteriovenous malformation, a new clinical and genetic disorder caused by RASA1 mutations. Am J Hum Genet. 2003; 73(6):1240–1249

[403] Jacob AG, Driscoll DJ, Shaughnessy WJ, Stanson AW, Clay RP, Gloviczki P. Klippel-Trénaunay syndrome: spectrum and management. Mayo Clin Proc. 1998; 73(1):28–36

[404] Oduber CE, Khemlani K, Sillevis Smitt JH, Hennekam RC, van der Horst CM. Baseline quality of life in patients with klippel-trenaunay syndrome. J Plast Reconstr Aesthet Surg. 2010; 63(4):603–609

[405] Mattassi R, Vaghi M. Management of the marginal vein: current issues. Phlebology. 2007; 22(6):283–286

[406] Cherry KJ, Gloviczki P, Stanson AW. Persistent sciatic vein: diagnosis and treatment of a rare condition. J Vasc

Surg. 1996; 23(3):490–497

[407] Servelle M. Klippel and Trénaunay's syndrome. 768 operated cases. Ann Surg. 1985; 201(3):365–373

[408] Lee A, Driscoll D, Gloviczki P, Clay R, Shaughnessy W, Stans A. Evaluation and management of pain in patients with Klippel-Trénaunay syndrome: a review. Pediatrics. 2005; 115(3):744–749

[409] Schook CC, Mulliken JB, Fishman SJ, Alomari AI, Grant FD, Greene AK. Differential diagnosis of lower extremity enlargement in pediatric patients referred with a diagnosis of lymphedema. Plast Reconstr Surg. 2011; 127(4):1571–1581

[410] Liu NF, Lu Q, Yan ZX. Lymphatic malformation is a common component of Klippel-Trénaunay syndrome. J Vasc Surg. 2010; 52(6):1557–1563

[411] Malgor RD, Gloviczki P, Fahrni J, et al. Surgical treatment of varicose veins and venous malformations in Klippel-Trénaunay syndrome. Phlebology. 2016; 31(3):209–215

[412] Adams DM, Trenor CC, III, Hammill AM, et al. Efficacy and safety of sirolimus in the treatment of complicated vascular anomalies. Pediatrics. 2016; 137(2):e20153257

[413] Hutzschenreuther P, Bruemmer H, Silberschneider K. Die Vagotone Wirkung der Manuellen Lymphdrainage nach Dr. Vodder. LymphForsch. 2003; 7(1):7–14

推荐阅读

Lymphedema

Brennan MJ. Lymphedema following the surgical treatment of breast cancer: a review of pathophysiology and treatment. J Pain Symptom Manage. 1992; 7(2):110–116

Cheville AL, Tchou J. Barriers to rehabilitation following surgery for primary breast cancer. J Surg Oncol. 2007; 95(5):409–418

Erickson VS, Pearson ML, Ganz PA, Adams J, Kahn KL. Arm edema in breast cancer patients. J Natl Cancer Inst. 2001; 93(2):96–111

Földi E. Massage and damage to lymphatics. Lymphology. 1995; 28(1):1–3

Földi E. Prevention of dermatolymphangioadenitis by combined physiotherapy of the swollen arm after treatment for breast cancer. Lymphology. 1996; 29(2):48–49

Földi E, Földi M, Weissleder H. Conservative treatment of lymphoedema of the limbs. Angiology. 1985; 36(3):171–180

Földi M. Treatment of lymphedema [editorial]. Lymphology. 1994; 27(1):1–5

Getz DH. The primary, secondary, and tertiary nursing interventions of lymphedema. Cancer Nurs. 1985; 8(3):177–184

Greene AK, Borud L, Slavin SA. Blood pressure monitoring and venipuncture in the lymphedematous extremity. Plast Reconstr Surg. 2005; 116(7):2058–2059

Greenlee R, Hoyme H, Witte M, Crowe P, Witte C. Developmental disorders of the lymphatic system. Lymphology. 1993; 26(4):156–168

Herpertz U. Lipedema [in German]. Z Lymphol. 1995; 19(1):1–11

Horsley JS, Styblo T. Lymphedema in the postmastectomy patient. In: Bland KI, Copeland EM, eds. The Breast: Comprehensive Management of Benign and Malignant Diseases. Philadelphia, PA:Saunders; 1991:701–706

Kepics J. Physical therapy treatment of axillary web syndrome. Rehabil Oncol. 2004; 22(1):21–22

Kim DI, Huh S, Hwang JH, Kim YI, Lee BB. Venous dynamics in leg lymphedema. Lymphology. 1999; 32(1):11–14

Koehler L. Axillary web syndrome and lymphedema, a new perspective. LymphLink. 2006; 18(3):9–10

Koehler L. Treatment consideration for axillary web syndrome. Paper presented at the National Lymphedema Network 7th International Conference, Nashville, TN, November 1–5, 2006

Leidenius M, Leppänen E, Krogerus L, von Smitten K. Motion restriction and axillary web syndrome after sentinel node biopsy and axillary clearance in breast cancer. Am J Surg. 2003; 185(2):127–130

Markowski J, Wilcox JP, Helm PA. Lymphedema incidence after specific postmastectomy therapy. Arch Phys Med Rehabil. 1981; 62(9):449–452

Mortimer PS, Bates DO, Brassington HD, et al. The prevalence of arm edema following treatment for breast cancer. Q J Med. 1996; 89:377–380

Moskovitz AH, Anderson BO, Yeung RS, Byrd DR, Lawton TJ, Moe RE. Axillary web syndrome after axillary dissection. Am J Surg. 2001; 181(5):434–439

National Cancer Institute (U.S.), Office of Cancer Communications. The Breast Cancer Digest: A Guide to Medical Care, Emotional Support, Educational Programs, and Resources. 2nd ed. Bethesda, MD: U.S. Dept. of Health, Education, and Welfare, Public Health Service, National Institute of Health, National Cancer Institute; 1984:78

NLN. Position Statement of the National Lymphedema Network. Lymphedema risk reduction practices. Available at: http://www. lymphnet.org/pdfDocs/nlnriskreduction.pdf. Accessed June 15, 2012

Petrek JA, Lerner R. Lymphedema: etiology and treatment. In: Harris JR, Lippman ME, Morrow M, Hellman S, eds. Diseases of the Breast. Philadelphia, PA: Lippincott-Raven; 1996:896–901

Petrek JA, Senie RT, Peters M, Rosen PP. Lymphedema in a cohort of breast carcinoma survivors 20 years after diagnosis. Cancer. 2001; 92(6):1368–1377

Ridner SH. Breast cancer lymphedema: pathophysiology and risk reduction guidelines. Oncol Nurs Forum. 2002; 29(9):1285–1293

Rosenfeld RG, Tesch LG, Rodriguez-Rigau LJ, et al. Recommendations for diagnosis, treatment, and management of individuals with Turner syndrome. Endocrinologist. 1994; 4(5):351–358

Shamley DR, Srinanaganathan R, Weatherall R, et al. Changes in shoulder muscle size and activity following treatment for breast cancer. Breast Cancer Res Treat. 2007; 106(1):19–27

Stanton AW, Levick JR, Mortimer PS. Cutaneous vascular control in the arms of women with postmastectomy oedema. Exp Physiol. 1996; 81(3):447–464

Winge C, Mattiasson AC, Schultz I. After axillary surgery for breast cancer–is it safe to take blood samples or give intravenous infusions? J Clin Nurs. 2010; 19(9–10):1270–1274

Genetics

Evans AL, Brice G, Sotirova V, et al. Mapping of primary congenital lymphedema to the 5q35.3 region. Am J Hum Genet. 1999; 64(2):547–555

Ferrell RE, Baty CJ, Kimak MA, et al. GJC2 missense mutations cause human lymphedema. Am J Hum Genet. 2010; 86(6):943–948

Fang J, Dagenais SL, Erickson RP, et al. Mutations in FOXC2 (MFH-1), a forkhead family transcription factor, are responsible for the hereditary lymphedema-distichiasis syndrome. Am J Hum Genet. 2000; 67(6):1382–1388

Alders M, Hogan BM, Gjini E, et al. Mutations in CCBE1 cause generalized lymph vessel dysplasia in humans. Nat Genet. 2009; 41(12):1272–1274

Irrthum A, Devriendt K, Chitayat D, et al. Mutations in the transcription factor gene SOX18 underlie recessive and dominant forms of hypotrichosis-lymphedema-telangiectasia. Am J Hum Genet. 2003; 72(6):1470–1478

Au AC, Hernandez PA, Lieber E, et al. Protein tyrosine phosphatase PTPN14 is a regulator of lymphatic function and choanal development in humans. Am J Hum Genet. 2010; 87(3):436–444

Ostergaard P, Simpson MA, Brice G, et al. Rapid identification of mutations in GJC2 in primary lymphoedema using whole exome sequencing combined with linkage analysis with delineation of the phenotype. J Med Genet. 2011; 48(4):251–255

Finegold DN, Schacht V, Kimak MA, et al. HGF and MET mutations in primary and secondary lymphedema. Lymphat Res Biol. 2008; 6(2):65–68

Brice G, Ostergaard P, Jeffery S, Gordon K, Mortimer PS, Mansour S. A novel mutation in GJA1 causing oculodentodigital syndrome and primary lymphoedema in a three generation family. Clin Genet. 2013; 84(4):378–381

McClelland J, Burgess B, Crock P, Goel H. Sotos syndrome: an unusual presentation with intrauterine growth restriction, generalized lymphedema, and intention tremor. Am J Med Genet A. 2016; 170A(4):1064–1069

Joyce S, Gordon K, Brice G, et al. The lymphatic phenotype in Noonan and Cardiofaciocutaneous syndrome. Eur J Hum Genet. 2016; 24(5):690–696

Surgical Procedures

Edwards MJ, Whitworth P, Tafra L, McMasters KM. The details of successful sentinel lymph node staging for breast cancer. Am J Surg. 2000; 180(4):257–261

Hill AD, Tran KN, Akhurst T, et al. Lessons learned from 500 cases of lymphatic mapping for breast cancer. Ann Surg. 1999; 229(4):528–535

Kissin MW, Querci della Rovere G, Easton D, Westbury G. Risk of lymphoedema following the treatment of breast cancer. Br J Surg. 1986; 73(7):580–584

Kwan W, Jackson J, Weir LM, Dingee C, McGregor G, Olivotto IA. Chronic arm morbidity after curative breast cancer treatment: prevalence and impact on quality of life. J Clin Oncol. 2002; 20(20):4242–4248

Mackay-Wiggan J, Ratner D, Sambandan DR. Suturing techniques. Available at: http://emedicine.medscape.com/ article/1824895-overview#showall. Accessed June 15, 2012

National Cancer Institute Website. A collection of material about sentinel lymph node biopsy. Available at: http://www. cancer.gov/cancertopics/factsheet/detection/sentinel-node-biopsy. Accessed August 18, 2004

Filariasis

Fife C, Benavides S, Otto G. Morbid obesity and lymphedema management. National Lymphedema Network. LymphLink. 2007; 19(3):2–4

Figueredo-Silva J, Dreyer G. Bancroftian filariasis in children and adolescents: clinical-pathological observations in 22 cases from an endemic area. Ann Trop Med Parasitol. 2005;

99(8):759–769

Filariasis.net. Information on filariasis. http://www.filariasis. org/. Accessed October 19, 2012

Mahamaneerat WK, Shyu CR, Stewart BR, Armer JM. Breast cancer treatment, BMI, post-op swelling/lymphoedema. J Lymphoedema. 2008; 3(2):38–44

Molyneux DH. Elimination of transmission of lymphatic filariasis in Egypt. Lancet. 2006; 367(9515):966–968

Ngwira BM, Tambala P, Perez AM, Bowie C, Molyneux DH. The geographical distribution of lymphatic filariasis infection in Malawi. Filaria J. 2007; 6:12

Ottesen EA. The global programme to eliminate lymphatic filariasis. Trop Med Int Health. 2000; 5(9):591–594

Wynd S, Durrheim DN, Carron J, et al. Socio-cultural insights and lymphatic filariasis control–lessons from the Pacific. Filaria J. 2007; 6:3

Axillary Web Syndrome

Bernas MJ. Axillary web syndrome, the lost cord, and lingering questions. Lymphology. 2014; 47(4):153–155

Cheville AL, Tchou J. Barriers to rehabilitation following surgery for primary breast cancer. J Surg Oncol. 2007; 95(5):409–418

Cho Y, Do J, Jung S, Kwon O, Jeon JY. Effects of a physical therapy program combined with manual lymphatic drainage on shoulder function, quality of life, lymphedema incidence, and pain in breast cancer patients with axillary web syndrome following axillary dissection. Support Care Cancer. 2016; 24(5):2047–2057

Josenhans E. Physiotherapeutic treatment for axillary cord formation following breast cancer surgery. Z Physiother. 2007; 59(9):868–878

Kepics J. Physical therapy treatment of axillary web syndrome. Rehabil Oncol. 2004; 22(1):21–22

Koehler LA, Blaes AH, Haddad TC, Hunter DW, Hirsch AT, Ludewig PM. Movement, function, pain, and postoperative edema in axillary web syndrome. Phys Ther. 2015; 95(10):1345–1353

Koehler LA, Hunter DW, Haddad TC, Blaes AH, Hirsch AT, Ludewig PM. Characterizing axillary web syndrome: ultrasonographic efficacy. Lymphology. 2014; 47(4):156–163

Koehler LA. Axillary web syndrome and lymphedema, a new perspective. LymphLink. 2006; 18(3):9–10

Leduc O, Sichere M, Moreau A, et al. Axillary web syndrome: nature and localization. Lymphology. 2009; 42(4):176–181

Leduc O, Fumière E, Banse S, et al. Identification and description of the axillary web syndrome (AWS) by clinical signs, MRI and US imaging. Lymphology. 2014; 47(4):164–176

Leidenius M, Leppänen E, Krogerus L, von Smitten K. Motion restriction and axillary web syndrome after sentinel node biopsy and axillary clearance in breast cancer. Am J Surg. 2003; 185(2):127–130

Marsch WC, Haas N, Stüttgen G. 'Mondor's phlebitis'–a lymphovascular process. Light and electron microscopic indications. Dermatologica. 1986; 172(3):133–138

Moskovitz AH, Anderson BO, Yeung RS, Byrd DR, Lawton TJ, Moe RE. Axillary web syndrome after axillary dissection. Am J Surg. 2001; 181(5):434–439

O'Toole J, Miller CL, Specht MC, et al. Cording following treatment for breast cancer. Breast Cancer Res Treat. 2013; 140(1):105–111

Reedijk M, Boerner S, Ghazarian D, McCready D. A case of axillary web syndrome with subcutaneous nodules following axillary surgery. Breast. 2006; 15(3):411–413

Severeid K, Simpson J, Templeton B, York R, Hummel-Berry K, Leiserowitz A. Axillary web syndrome among patients with breast cancer or melanoma referred to physical therapy. Rehabil Oncol. 2007; 25(1):25

Shamley DR, Srinanaganathan R, Weatherall R, et al. Changes in shoulder muscle size and activity following treatment for breast cancer. Breast Cancer Res Treat. 2007; 106(1):19–27

Shetty MK, Watson AB. Mondor's disease of the breast: sonographic and mammographic findings. AJR Am J Roentgenol. 2001; 177(4):893–896

Nevola Teixeira LF, Veronesi P, Lohsiriwat V, et al. Axillary web syndrome self-assessment questionnaire: Initial development and validation. Breast. 2014; 23(6):836–843

Torres Lacomba M, Mayoral Del Moral O, Coperias Zazo JL, Yuste Sánchez MJ, Ferrandez JC, Zapico Goñi A. Axillary web syndrome after axillary dissection in breast cancer: a prospective study. Breast Cancer Res Treat. 2009; 117(3):625–630

Winicour J. Axillary web syndrome. Proceedings of the 9th National Lymphedema Network International Conference; Orlando, FL; September 2010

Yeung WM, McPhail SM, Kuys SS. A systematic review of axillary web syndrome (AWS). J Cancer Surviv. 2015; 9(4):576–598

Tissue Dielectric Constant (TDC)

Czerniec SA, Ward LC, Refshauge KM, et al. Assessment of breast cancer-related arm lymphedema–comparison of physical measurement methods and self-report. Cancer Invest. 2010; 28(1):54–62

Mayrovitz HN. Assessing local tissue edema in postmastectomy lymphedema. Lymphology. 2007; 40(2):87–94

Mayrovitz HN, Weingrad DN, Davey S. Local tissue water in at-risk and contralateral forearms of women with and without breast cancer treatment-related lymphedema. Lymphat Res Biol. 2009; 7(3):153–158

Mayrovitz HN, Bernal M, Brlit F, Desfor R. Biophysical measures of skin tissue water: variations within and among anatomical sites and correlations between measures. Skin Res Technol. 2013; 19(1):47–54

Lahtinen T, Seppälä J, Viren T, Johansson K. Experimental and analytical comparisons of tissue dielectric constant (TDC) and bioimpedance spectroscopy (BIS) in assessment of early arm lymphedema in breast cancer patients after axillary surgery and radiotherapy. Lymphat Res Biol. 2015; 13(3):176–185

Mayrovitz HN, Weingrad DN, Lopez L. Assessing localized skin-tofat water in arms of women with breast cancer via tissue dielectric constant measurements in pre- and post-surgery patients. Ann Surg Oncol. 2015; 22(5):1483–1489

Radiation-Induced Brachial Plexopathy

Breast cancer discussion forum. Available at: http://community. breastcancer.org/forum/64/topic/698235. Accessed June 15, 2012

Stephenson RO. Radiation-induced brachial plexopathy. Available at: http://emedicine.medscape.com/article/316497-overview. Accessed June 15, 2012

Senkus-Konefka E. Complications of breast cancer radiotherapy. Available at: http://www.lymphedemapeople. com/wiki/doku.php? id=complications_of_breast_cancer_ radiotherapy. Accessed June 15, 2012

Step up, speak out. Available at: http://www.stepup-speakout. org/Radiation_Induced_Brachial_plexopathy.htm. Accessed June 15,2012

Diagnostic Imaging

Bräutigam P, Földi E, Schaiper I, Krause T, Vanscheidt W, Moser E. Analysis of lymphatic drainage in various forms of leg edema using two compartment lymphoscintigraphy. Lymphology. 1998; 31(2):43–55

Partsch H, Urbanek A, Wenzel-Hora B. The dermal lymphatics in lymphoedema visualized by indirect lymphography. Br J Dermatol. 1984; 110(4):431–438

Pecking A, et al. In vivo assessment of fluid and fat component in lymphedematous skin. Paper presented at: International Society of Lymphology Congress; Genoa, Italy; 2001

Svensson WE, Mortimer PS, Tohno E, Cosgrove DO. Colour Doppler demonstrates venous flow abnormalities in breast cancer patients with chronic arm swelling. Eur J Cancer. 1994; 30A(5):657–660

Szuba A, Shin WS, Strauss HW, Rockson S. The third circulation: radionuclide lymphoscintigraphy in the evaluation of lymphedema. J Nucl Med. 2003; 44(1):43–57

Complete Decongestive Therapy

Boris M, Weindorf S, Lasinski B, Boris G. Lymphedema reduction by noninvasive complex lymphedema therapy. Oncology (Williston Park). 1994; 8(9):95–106, discussion 109–110

Eliska O, Eliskova M. Are peripheral lymphatics damaged by high pressure manual massage? Lymphology. 1995; 28(1):21–30

Hocutt JE, Jr. Cryotherapy. Am Fam Physician. 1981; 23(3):141–144

Sequential Intermittent Pneumatic Compression

Bernas MJ, Witte CL, Witte MH, International Society of Lymphology Executive Committee. The diagnosis and treatment of peripheral lymphedema: draft revision of the 1995 Consensus Document of the International Society of Lymphology Executive Committee for discussion at the September 3–7, 2001, XVIII International Congress of Lymphology in Genoa, Italy. Lymphology. 2001; 34(2):84–91

Bock AU. Prinzipielle Überlegungen zur Apparativen Inter-mittierenden Kompressionstherapie. LymphForsch. 2003; 7(1):27–29

Dini D, Del Mastro L, Gozza A, et al. The Role of Pneumatic Compression in the Treatment of Postmastectomy Lymphedema: A Randomized Phase III Study. Boston, MA: Kluwer Academic Publishers; 1998

Hammond T, Golla AH. Overcoming barriers in the management of lower extremity lymphedema utilizing advanced pneumatic therapy. Open Rehabil J. 2009; 2:79–85

Lynnworth M. Greater Boston Lymphedema Support Group pump survey. Natl Lymphedema Network Newsletter. 1988; 10:6–7

Richmand DM, O'Donnell TF, Jr, Zelikovski A. Sequential pneumatic compression for lymphedema. A controlled trial. Arch Surg. 1985; 120(10):1116–1119

Ridner SH, McMahon E, Dietrich MS, Hoy S. Home-based lymphedema treatment in patients with cancer-related lymphedema or noncancer-related lymphedema. Oncol Nurs Forum. 2008; 35(4):671–680

Weissleder H. Stellenwert der Apparativen Intermittieren-den Kompression—Literaturueberblick. LymphForsch. 2003; 7(1):15–18

Wilburn O, Wilburn P, Rockson SG. A pilot, prospective evaluation of a novel alternative for maintenance therapy of breast cancerassociated lymphedema [ISRCTN76522412]. BMC Cancer. 2006; 6:84

Nutrition

American Cancer Society. Lymphedema: what every woman with breast cancer should know. Available at: http://www.cancer.org/Treatment/TreatmentsandSideEffects/PhysicalSideEffects/Lymphedema/WhatEveryWomanwithBreastCancerShouldKnow/index. Accessed June 15, 2012

Lymphedema People - Lymphedema Diet. Available at: http://www.lymphedemapeople.com/wiki/doku.php?id=the_lymphedema_diet. Accessed June 15, 2012

Medical News Today. Lymphedema risk for breast cancer survivors increased by obesity. Available at: http://www.medicalnewstoday. com/releases/133691.php. Accessed June 15, 2012

National Cancer Institute. Obesity and lymphedema. Available at: http://www.cancer.gov/cancertopics/pdq/supportivecare/lymphedema/HealthProfessional/page2#Section_29. Accessed June 15, 2012

Medication

Bassett ML, Dahlstrom JE. Liver failure while taking coumarin. Med J Aust. 1995; 163(2):106

Casley-Smith JR, Casley-Smith JR. Lymphedema the poor and benzo-pyrones: proposed amendments to the consensus document. Lymphology. 1996; 29(4):137–140

Casley-Smith JR, Morgan RG, Piller NB. Treatment of lymphedema of the arms and legs with 5,6-benzo-[alpha]-pyrone. N Engl J Med. 1993; 329(16):1158–1163

Cox D, O'Kennedy R, Thornes RD. The rarity of liver toxicity in patients treated with coumarin (1,2-benzopyrone). Hum Toxicol. 1989; 8(6):501–506

Faurschou P. Toxic hepatitis due to benzo-pyrone. Hum Toxicol. 1982; 1(2):149–150

Fentem JH, Fry JR. Species differences in the metabolism and hepatotoxicity of coumarin. Comp Biochem Physiol C. 1993; 104(1):1–8

International Society of Lymphology. The diagnosis and treatment of peripheral lymphedema. Consensus document of the International Society of Lymphology. Lymphology. 2003; 36(2):84–91

International Society of Lymphology. The diagnosis and treatment of peripheral lymphedema. 2009 consensus document of the International Society of Lymphology. http://www.u.arizona.edu/~witte/2009consensus.pdf. Accessed

June 15, 2012

Loprinzi CL, Kugler JW, Sloan JA, et al. Lack of effect of coumarin in women with lymphedema after treatment for breast cancer. N Engl J Med. 1999; 340(5):346–350

Loprinzi CL, Sloan J, Kugler J. Coumarin-induced hepatotoxicity. J Clin Oncol. 1997; 15(9):3167–3168

Morrison L, Welsby PD. Side-effects of coumarin. Postgrad Med J. 1995; 71(841):701

NLN. Position Statement of the National Lymphedema Network. The diagnosis and treatment of lymphedema. http://www.lymphnet.org/pdfDocs/nlntreatment.pdf. Accessed June 15, 2012

Surgical Approaches in the Treatment of Lymphedema

Goldsmith HS, De los Santos R. Omental transposition in primary lymphedema. Surg Gynecol Obstet. 1967; 125(3):607–610

International Society of Lymphology. The diagnosis and treatment of peripheral lymphedema. 2009 Consensus Document of the International Society of Lymphology. http://www.u.arizona.edu/~witte/2009consensus.pdf. Accessed June 15, 2012

Miller TA. Surgical approach to lymphedema of the arm after mastectomy. Am J Surg. 1984; 148(1):152–156

NLN. Position Statement of the National Lymphedema Network. The diagnosis and treatment of lymphedema. http://www.lymphnet. org/pdfDocs/nlntreatment.pdf. Accessed June 15, 2012

O'Brien BM, Khazanchi RK, Kumar PA, Dvir E, Pederson WC. Liposuction in the treatment of lymphoedema; a preliminary report. Br J Plast Surg. 1989; 42(5):530–533

Olszewski W. Risk of surgical procedures in limbs with edema (lymphedema). LymphLink. 2003; 15(1):1–2

Chronic Venous Insufficiency

Brand FN, Dannenberg AL, Abbott RD, Kannel WB. The epidemiology of varicose veins: the Framingham Study. Am J Prev Med. 1988; 4(2):96–101

Eliska O, Eliskova M. Morphology of lymphatics in human venous crural ulcers with lipodermatosclerosis. Lymphology. 2001; 34(3):111–123

Földi M, Idiazabal G. The role of operative management of varicose veins in patients with lymphedema and/or lipedema of the legs. Lymphology. 2000; 33(4):167–171

Goldhaber SZ, Morrison RB. Cardiology patient pages. Pulmonary embolism and deep vein thrombosis. Circulation. 2002; 106(12):1436–1438

Griffin JH, Motulsky A, Hirsh J. Diagnosis and treatment

of hypercoagulable states. Orlando: Education Program. American Society of Hematology; 1996:106–111

Harris JM, Abramson N. Evaluation of recurrent thrombosis and hypercoagulability. Am Fam Physician. 1997; 56(6):1591–1596, 1601–1602

Hobson J. Venous insufficiency at work. Angiology. 1997; 48(7):577–582

Johnson MT. Treatment and prevention of varicose veins. J Vasc Nurs. 1997; 15(3):97–103

Kim DI, Huh S, Hwang JH, Kim YI, Lee BB. Venous dynamics in leg lymphedema. Lymphology. 1999; 32(1):11–14

Silverstein MD, Heit JA, Mohr DN, Petterson TM, O'Fallon WM, Melton LJ, III. Trends in the incidence of deep vein thrombosis and pulmonary embolism: a 25-year population-based study. Arch Intern Med. 1998; 158(6):585–593

Vanhoutte PM, Corcaud S, de Montrion C. Venous disease: from pathophysiology to quality of life. Angiology. 1997; 48(7):559–567

Wounds and Skin Lesions

Andersson E, Hansson C, Swanbeck G. Leg and foot ulcer prevalence and investigation of the peripheral arterial and venous circulation in a randomised elderly population. An epidemiological survey and clinical investigation. Acta Derm Venereol. 1993; 73(1):57–61

Barton P, Parslow N. Malignant wounds: holistic assessment and management. In: Krasner DL, Rodeheaver GT, Sibbald RG, eds. Chronic Wound Care: A Clinical Source Book for Healthcare Professionals. 3rd ed. Wayne, PA: HMP Communications; 2001:699–710

Bowler PG, Jones SA, Davies BJ, Coyle E. Infection control properties of some wound dressings. J Wound Care. 1999; 8(10):499–502

Bozeman PK. Arterial ulcers. In: Milne CT, Corbett LQ, Dubuc DL, eds. Wound, Ostomy, and Continence Nursing Secrets. Philadelphia, PA: Hanley & Belfast; 2003:168–172

Callam MJ, Harper DR, Dale JJ, Ruckley CV. Arterial disease in chronic leg ulceration: an underestimated hazard? Lothian and Forth Valley leg ulcer study. Br Med J (Clin Res Ed). 1987; 294(6577):929–931

Capeheart JK. Chronic venous insufficiency: a focus on prevention of venous ulceration. J Wound Ostomy Continence Nurs. 1996; 23(4):227–234

Corbett LQ, Burns PE. Venous ulcers. In: Milne CT, Corbett LQ, Dubuc DL, eds. Wound, Ostomy, and Continence Nursing Secrets. Philadelphia, PA: Hanley & Belfast; 2003:163

Kunimoto BT. Management and prevention of venous leg ulcers: a literature-guided approach. Ostomy Wound Manage. 2001; 47(6):36–42, 44–49

Lazzari GB, Monteverdi AM, Adami O, Pezzarossa E. Collagenase for the treatment of torpid ulcerative lesions of the legs [in Italian]. G Ital Dermatol Venereol. 1990; 125(9):XXXVII–XLII

Myers BA. Wound Management: Principles and Practice. Upper Saddle River, NJ: Prentice Hall; 2004:201–228

Naylor W, Laverty D, Mallet J. Handbook of Wound Management in Cancer Care. London: Blackwell Sciences; 2001:73–122

Nelzén O, Bergqvist D, Lindhagen A. Venous and non-venous leg ulcers: clinical history and appearance in a population study. Br J Surg. 1994; 81(2):182–187

Orsted HL, Radke L, Gorst R. The impact of musculoskeletal changes on the dynamics of the calf muscle pump. Ostomy Wound Manage. 2001; 47(10):18–24

Patterson GK. Vascular evaluation. In: Sussman C, Bates-Jensen BM, eds. Wound Care: A Collaborative Practice Manual for Physical Therapists and Nurses. Gaithersburg, MD: Aspen Publications; 2001:177–193

Reichardt LE. Venous ulceration: compression as the mainstay of therapy. J Wound Ostomy Continence Nurs. 1999; 26(1):39–47

Sibbald RG, Williamson D, Orsted HL, et al. Preparing the wound bed–debridement, bacterial balance, and moisture balance. Ostomy Wound Manage. 2000; 46(11):14–22, 24–28, 30–35, quiz 36–37

Slachta PA, Burns PE. Inflammatory ulcerations. In: Milne CT, Corbett LQ, Dubuc DL, eds. Wound, Ostomy, and Continence Nursing Secrets. Philadelphia, PA: Hanley & Belfast; 2003:193–197

Young JR. Differential diagnosis of leg ulcers. Cardiovasc Clin. 1983; 13(2):171–193

Lipedema

Brorson H, Svensson H. Complete reduction of lymphoedema of the arm by liposuction after breast cancer. Scand J Plast Reconstr Surg Hand Surg. 1997; 31(2):137–143

Brorson H, Svensson H. Liposuction combined with controlled compression therapy reduces arm lymphedema more effectively than controlled compression therapy alone. Plast Reconstr Surg. 1998; 102(4):1058–1067, discussion 1068

Brorson H, Svensson H, Norrgren K, Thorsson O. Liposuction reduces arm lymphedema without significantly altering the already impaired lymph transport. Lymphology. 1998; 31(4):156–172

Földi M, Idiazabal G. The role of operative management of

varicose veins in patients with lymphedema and/or lipedema of the legs. Lymphology. 2000; 33(4):167–171

Harwood CA, Bull RH, Evans J, Mortimer PS. Lymphatic and venous function in lipoedema. Br J Dermatol. 1996; 134(1):1–6

Klose G, Strössenreuther RHK. Understanding lipedema. LymphLink. 2007; 19(1):1–6

Lehnhardt M, Homann HH, Druecke D, Palka P, Steinau HU. Liposuktion—kein Problem? Majorkomplikationen und Todesfälle im deutschsprachigen Raum zwischen 1998 und 2002. LymphForsch. 2004; 8(2):74–78

Lerner R. Understanding lipedema. LymphLink. 1998; 10(2): 1–3

Rudkin GH, Miller TA. Lipedema: a clinical entity distinct from lymphedema. Plast Reconstr Surg. 1994; 94(6):841–847, discussion 848–849

Stroessenreuther RHK. Die Behandlung des Lipoedems. In: Földi M, Kubik S, eds. Lehrbuch der Lymphologie für Mediziner, Masseure und Physiotherapeuten. 6th ed. Munich: Elsevier, Urban und Fischer; 2005

Szolnoky G, Borsos B, Bársony K, Balogh M, Kemény L. Complete decongestive physiotherapy with and without pneumatic compression for treatment of lipedema: a pilot study. Lymphology. 2008; 41(1):40–44

Zelikovski A, Haddad M, Koren A, Avrahami R, Loewinger J. Lipedema complicated by lymphedema of the abdominal wall and lower limbs. Lymphology. 2000; 33(2):43–46

Pediatrics

Browse N, Burnand K, Mortimer P. Diseases of the Lymphatics. London: Arnold; 2003:134–155, 158–166

Kinmonth J. The Lymphatics; Diseases, Lymphography and Surgery. London: Arnold; 1972:114–143, 280–298

Foeldi M, Foeldi E. Foeldi's Textbook of Lymphology for Physicians and Lymphedema Therapsits. 3rd ed. Munich: Elsevier; 2012:438–464

Olszewski W. Lymph Stasis: Pathophysiology, Diagnosis and Treatment. Boca Raton, FL: CRC Press; 1991:387–388

Weissleder H, Schuchhardt C. Lymphedema Diagnosis and Therapy. 4th ed. Essen: Viavital Verlag; 2008:118–129, 341–361

Traumatic Edema

Hutzschenreuther P, Bruemmer H. Die Manuelle Lymphdrainage bei der Wundheilung mit Ecollment—eine experimentelle Studie. Lymphologica Jahresband 1989:97–100

Wingerden BAM. Eistherapie Kontraindiziert bei Sportverletzungen? Leistungssport. 1992; 2:5–8

Rheumatoid Arthritis

Földi M, Földi E. Der rheumatische Formenkreis—allgemeine lymphologische Gesichtspunkte. In: Lehrbuch der Lymphologie. 3rd ed. Stuttgart: Gustav Fischer Verlag; 1993:374

Klippel J, Crofford L, Stone J, et al. Primer on Rheumatic Diseases. 10th ed. New York, NY: Springer; 1993

Schoberth H. Der entzuendliche Rheumatismus. In: Lehrbuch der Lymphologie. 3rd ed. Stuttgart: Gustav Fischer Verlag; 1993:375–378

Reflex Sympathetic Dystrophy

Cantwell-Gab K. Identifying chronic peripheral arterial disease. Am J Nurs. 1996; 96(7):40–46, quiz 47

Clodius L. Das Sudeck Syndrom: lymphologische und funktionelle Aspekte. In: Lehrbuch der Lymphologie. 4th ed. Stuttgart: Gustav Fischer Verlag; 1999:393–395

Kemler MA, Rijks CP, de Vet HC. Which patients with chronic reflex sympathetic dystrophy are most likely to benefit from physical therapy? J Manipulative Physiol Ther. 2001; 24(4):272–278

Mucha C. Ergebnisse einer prospektiven Beobachtungs-reihe zur funktionellen Therapie des Sudeck-Syndroms. Z Phys Therap. 1993; 14(5):329–333

Rockson SG, Cooke JP. Peripheral arterial insufficiency: mechanisms, natural history, and therapeutic options. Adv Intern Med. 1998; 43:253–277

第 4 章
综合消肿治疗（CDT）

4.1 简介

综合消肿治疗（complete decongestive therapy，CDT）是一种非侵入式、多步骤的淋巴水肿及其相关病症的治疗方法。该疗法已被多项研究证明其科学性和有效性。CDT 自 20 世纪 70 年代以来在欧洲国家广泛使用；80 年代逐渐进入美国医学界；90 年代，美国医学院在淋巴水肿管理培训课程中教授 CDT 的具体原则和治疗步骤，此后该疗法被正式接受。

4.2 历史背景

淋巴系统的发现史和综合消肿治疗的发展史概述如下。

4.2.1 淋巴系统的发现

和医学领域其他发现相比，淋巴系统发现时间相对较晚。希波克拉底（约前 460—前 377）曾经记录了含有"白血"的血管，亚里士多德（前 384—前 322）记录了含"无色液体"的血管。亚历山大学派的医师也知道淋巴系统的存在；他们将淋巴管描述为"牛奶状血管"。后来可能由于天主教会认为解剖学研究是有罪的，这个知识被遗忘了近 2000 年，直到欧洲文艺复兴时期，人们才再次发现淋巴系统。

1622 年，意大利医师 Gaspare Aselli（1581—1626）给狗做活体解剖时发现了乳糜管。

1651 年，法国迪耶普的医学生 Jean Pecquet（1622—1674）首次记录了乳糜池。他还记录了淋巴管瓣膜的存在，以及胸导管和锁骨左下静脉的联通。

瑞典人 Olof Rudbeck（1630—1708）是乌普萨拉大学数百年来最杰出的人物之一，他被誉为完整描述人体淋巴系统的第一人。

丹麦医师 Thomas Bartholin（1616—1680）也声称于 1652 年（或 1653 年）出版的一本书中首次完整描述了淋巴系统。他是第一个将淋巴管称为"淋巴管"，并将管道中的液体命名为"淋巴"（该词源于拉丁语 limpidus，意为"清澈的"或"透明的"）的人。Bartholin 和 Rudbeck 为究竟是谁第一次完整地描述淋巴系统进行了激烈的争论。

随着解剖学和注射方法的巨大进步，功能更强大的新型医学仪器被不断发明，解剖学家对人体淋巴系统的知识大大增长。1692 年，荷兰解剖学家 Anton Nuck（1650—1692）首次通过向淋巴管内注射汞的方法研究淋巴系统。后来，Mascani（1787）、Cruikshank（1789）和 Gerota（1896）对此方法进行了研究改进。

法国解剖学家 Marie P. C. Sappey（1810—1896）使用注射方法对人体淋巴系统进行综合形态研究以证明淋巴管的美丽；他的研究成果于 1885 年出版。汞或水银成为填充淋巴管标本的注射剂。注射工具是玻璃或黄铜制成的淋巴注射管。另一位法国解剖学家 Henri Rouviere（1875—1952）在 Sappey 的成果基础上继续研究，并于 1932 年出版了一本关于人体淋巴系统的专著《人体淋巴解剖学》（*L'antomie des lymphatiques de l'homme*）。

现代科技（CT、淋巴成像技术等）的发展使得我们能够更详细地观察并全面地了解淋巴系统。M.Földi、A.Gregl、E. Kuhnke（德国）、S. Kubik（瑞士）和 J. Casley-Smith（澳大利亚）等先驱为淋巴学研究做出了贡献，并为现代研究奠定了基础。

4.2.2 综合消肿治疗的发展

许多临床医师开始使用这个新知识治疗各种

病症。奥地利的外科医师 Alexander Von Winiwarter（1848—1917）曾经成功地使用抬高患肢、压力包扎和一种特殊的按摩方法治疗肢体肿胀。然而 Winiwarter 去世后，他的方法并没有得到进一步发展。

丹麦的 Emil Vodder（1896—1986）博士曾于 1928 年至 1939 年间在法国生活工作。Vodder"凭直觉"刺激部分慢性感冒患者和鼻窦炎患者肿大的淋巴结，并报道称疗法很成功，接受治疗的患者病情有所好转。他继续完善此疗法，并搬到巴黎进一步研究淋巴系统。Vodder 称这项方法为"淋巴引流按摩"，并在一次国际健康博览会上介绍推广。然而此时，医学界并不接受 Vodder 的方法，他的主要工作依然是在欧洲各国培训美容师。

1963 年，德国医师 Johnny Asdonk（1910—2003）在德国埃森工作时，了解到了 Vodder 的方法，并决定与 Vodder 见面。Asdonk 对 Vodder 取得的成果十分惊讶，并决定学习他的按摩方法。1969 年，Asdonk 在德国成立了第一所徒手淋巴引流（MLD）学校，聘请 Vodder 及其妻子 Astrid 作为老师。

随着淋巴系统解剖学和生理学的逐步发展，以及适应证范围的不断扩大，Vodder 的方法需要增加新技法，以及改良原技法。Vodder 和 Asdonk 对 MLD 的技术手法产生了不同的看法，并于 1971 年结束了合作。Vodder 搬到奥地利开设了自己的学校，Asdonk 则继续留在德国，并继续对徒手淋巴引流的有效性及其对淋巴系统的影响进行广泛的研究。

1974 年，根据 Asdonk 的研究成果，德国将 MLD 纳入国家医疗保险报销体系，使其成为淋巴水肿的治疗方法。1976 年，Asdonk 和 Kuhnke、Földi、Gregl 等人成立了德国淋巴学会。这些科学家之间的合作带来了一种新的治疗理念，即通过增加其他新的干预方法，治疗不同病因的水肿。今天，所有这些治疗方法的综合运用被称为综合消肿治疗（CDT）。1981 年，Földi 在德国弗赖堡建立

了自己的淋巴学和静脉学学校。

Kuhnke 在肢体体积测量方面取得的进展证明了 CDT 的有效性，并进一步确定了 CDT 在治疗淋巴水肿和其他相关病症方面的作用。精确测量肢体体积还提供了客观数据，证明在治疗淋巴水肿方面，综合使用被称为 CDT 的一整套治疗方法远比单纯使用徒手淋巴引流更为有效。

目前，世界各国大多数提供淋巴水肿治疗培训的学校均教授全套的 CDT，其中也包括经过改良的 Vodder 徒手淋巴引流。

4.3　综合消肿治疗的目标

目前，淋巴水肿尚无治愈方式；因此，治疗的主要目标是利用剩余正常的淋巴管和淋巴通路，使淋巴水肿恢复到潜伏状态（见第 3 章），使肢体恢复正常或接近正常尺寸，并防止再产生淋巴积液。其他目标包括预防和消除感染、减少和去除纤维组织。

4.4　综合消肿治疗各组成部分

综合消肿治疗包括徒手淋巴引流、压力治疗、消肿锻炼和皮肤护理等部分，本书将分别讨论。

4.4.1　徒手淋巴引流

徒手淋巴引流（MLD）是一种温和的人工治疗方式，由 Vodder 的 4 个基本手法组成："静止圆式""压送（泵送）式""铲式"和"旋转式"。所有手法均分为着力期和放松回复期两部分。

着力期，治疗师通过手部用力对患者皮下组织进行牵张刺激，促进毛细淋巴管锚丝和淋巴管壁平滑肌的运动。轻微定向压力也帮助淋巴液向适当的方向流动。在此阶段，手部力度的大小应足以促进

筋膜下层的皮下组织充分伸展，但不必过大，否则反而可能损伤锚丝或其他淋巴结构，也可能导致集合淋巴管痉挛。压力要小到能够避免血管舒张（活动性充血），治疗师施加的力的大小类似抚摸新生儿头部时用的力。但是，如果患处存在纤维组织，则需要加大用力。

放松回复期，治疗师手部停止用力，依靠患者自身的皮肤弹性，被治疗师推动的皮肤从治疗师手部被动回弹到其原始位置。在此无压力阶段，初级淋巴管会从组织间隙吸收组织液。

为了达到最佳效果，每次用力应持续约 1 秒钟，并以固定或动态方式在同一部位重复 5~7 次。

徒手淋巴引流技术不应与按摩技术混淆。

按摩，意为"揉捏"（源自希腊语 masso/massain），指诸如轻抚、揉捏、抖动等手法。按摩方法传统上用于治疗肌肉组织、筋腱和韧带相关疾病，为了达到理想效果，按摩的力度通常较大。

徒手淋巴引流是非常温和的，其目的是作用于皮肤和皮下浅表组织的各种液体和淋巴结构。几乎所有的淋巴水肿病症均发生在皮下组织，皮下组织是皮肤和肌肉组织之间的一层结缔组织。

徒手淋巴引流和按摩的唯一共同点是两种方法都靠手部实施，然而其作用手法、力度和适应证存在显著差异。我们必须强调两者的差异，决不能用按摩手法治疗淋巴水肿，也不能用"按摩"来描述徒手淋巴引流。

按摩的一个主要作用是增加被按摩部位的供血。通过按摩皮肤达到影响肌肉组织的目的。皮肤血流增加会导致更多的水分流出毛细血管进入皮下组织。在大多数情况下，这部分增加的水分必须依靠淋巴系统运输，而淋巴水肿患者的淋巴系统运转是不正常的。因此，按摩不仅会使已经不堪重负或受损的淋巴系统进一步过载，还可能使淋巴水肿引起的肿胀严重恶化。

徒手淋巴引流和按摩经常相互混淆的原因如下。一是人们总是认为所有用手进行的治疗都是某种形式的"按摩"；二是按摩可以有效地治疗水肿。然而，淋巴水肿和水肿是两个不同的概念，必须了解这些差异。尽管都会出现肿胀症状，但淋巴水肿和水肿的病因完全不同，治疗方法也不同（见第 2 章）。

徒手淋巴引流（MLD）的效果

MLD 最常见的效果如下。

● 促进淋巴液生成：拉伸毛细淋巴管的锚定纤维，刺激淋巴系统吸收更多淋巴液。

● 增加淋巴管的运动性能：轻度垂直刺激集合淋巴管壁平滑肌会提高淋巴管收缩频率；淋巴液生成的增加会提高淋巴液运送量，运送量增加导致淋巴管内压升高，内压升高会提高淋巴管收缩频率。

● 淋巴液反流：治疗淋巴水肿时，MLD 可以促使浅表淋巴管的淋巴液以与正常流动相反的方向流动。淋巴液通过侧支集合管、淋巴管间的吻合支或组织通道重新建立新的淋巴循环路径。

● 增加静脉回流：MLD 手法的定向压力增加了浅静脉系统的静脉回流；而作用于更深层次、更专业的 MLD 手法，特别是腹部手法，能增加深静脉系统的静脉回流。

● 舒缓：MLD 的轻微压力能抑制交感神经，兴奋副交感神经。

● 止痛：MLD 的轻微压力相当于 Melzack 和 Wall（1996）"门控理论"中的低强度刺激，致痛物质从组织中加速排出，可以控制疼痛。

> MLD 治疗淋巴水肿和相关病症的目的是引导淋巴液避开阻塞区域，流入更接近中央的、更健康的淋巴管，并进入静脉系统。

MLD 还应作用于受损淋巴附近的健康淋巴结和淋巴管。增强健康淋巴管的运动性能会产生"抽吸效应"，促进淤积的淋巴液从引流不足区流动进入到引流正常区。为了刺激淋巴液回流进入静脉系统，MLD 还应作用于颈部淋巴结。根据受损淋巴位置不同，治疗部位涉及胸部、腹部、同侧和对侧腋窝或腹股沟淋巴结组等。四肢水肿治疗需分段进行（如先治疗近端，再治疗远端）。

基本手法

静止圆式

治疗师手指或全手掌与患者皮肤接触，按椭圆形牵拉患者皮肤；可一只手或双手（交替或同时）进行。静止圆手法可应用于身体各部位，但主要用于淋巴结组、颈部和面部治疗。

着力期：沿着淋巴引流方向，腕关节以桡偏或尺偏方式画半圆，力度先增加，后减小。在着力期的前半部分，垂直牵拉集合淋巴管；在后半部分，平行牵拉集合淋巴管。牵拉过程中注意利用皮肤弹性。

放松回复期：施力手放松，保持与患者皮肤的接触，完全释放压力，依靠皮肤弹性将治疗师的手被动地带回起始位置（图 4.1a）。

拇指圆式是静止圆式的演变。治疗师用拇指指腹完成系列动作，主要应用于手、足、关节部位治疗和婴儿治疗（图 4.1b）。

压送（泵送）式

该手法通过做尺桡偏运动，向患者施加环形压力。该手法需使用整个手掌和近节指骨，主要应用于四肢治疗。泵送式是动态手法（即施力手从肢体远端逐渐移动到近端），可以用一只手或双手（交替）进行。

着力期：治疗师手部以尺偏姿势放在患者皮肤上，手腕微曲，拇指与手指呈反方向，手指伸开。

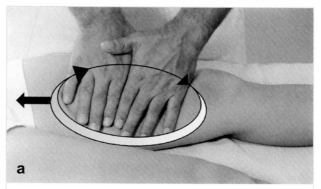
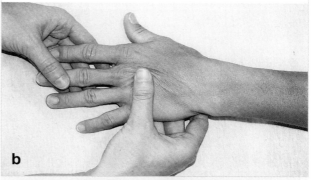

图 4.1 a. 静止圆式着力期（白色半圆部分）和放松回复期；b. 拇指圆式治疗指背部位

开始时，治疗师手部仅拇指、示指及虎口部位与患者皮肤接触。手腕做桡偏运动，伸展手腕，力度先增加，后减小，当全部手掌接触患者皮肤时，患者皮肤牵拉幅度达到最大。注意沿着引流方向施加压力（图 4.2）。

放松回复期：当患者皮肤伸展达最大弹性范围且治疗师手部处于桡偏姿势时，放松回复期开始，利用皮肤弹性将治疗师的手带回起始位置。治疗师手部向肢体近端滑动（不用力）约半个手掌宽度，即可开始第二个着力期治疗。

铲式

铲式手法一般用于治疗四肢（特别是远端肢体），由螺旋状运动组成。从前臂旋前、手掌呈尺偏姿势起始，运动至前臂旋后、手掌呈桡偏姿势。此手法为动态手法，可以用一只手或双手（交替）进行。

4

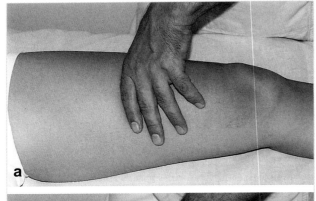

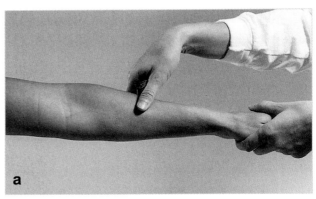

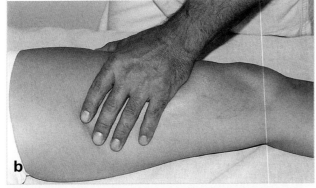

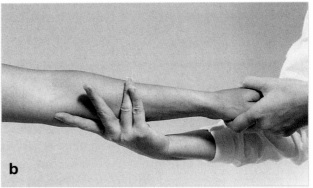

图 4.2　a. 着力期开始时手的姿势；b. 着力期结束时手的姿势

图 4.3　a. 着力期开始时的"铲形"手势；b. 着力期间的"铲形"手势

着力期：治疗师手掌呈尺偏姿势，手臂旋前，将手放在患者皮肤上（与集合淋巴管通路垂直）。示指和拇指之间的虎口部位与患者皮肤接触。着力期开始，施力手以螺旋状方式向肢体近端方向滑动。滑动过程中，逐渐增加力度，手掌和手指掌侧面与患者皮肤接触。治疗师手掌与患者皮肤表面完全接触时，力度达到最大值。手掌保持接触，手指呈扇形滑过皮肤，直至与肢体平行。在此阶段，力度逐渐降低（图 4.3）。

放松回复期：治疗师的手部、手指与患者肢体平行后，手不回到起始位置，而是重新呈手掌尺偏、手臂旋前姿势，向患者肢体近端移动一个手掌距离，并开始下一个着力期。

旋转式

该手法是动态手法，用于治疗大面积皮肤表

面，主要是躯干部位，也可用于四肢治疗，可以用一只手或双手（同时或交替）进行。

着力期：治疗师手腕提高，手下垂放在患者皮肤表面，与集合淋巴管通路保持平行。手腕屈曲，除拇指外的各指节处于自然状态，拇指呈约 90° 外展。所有指尖与皮肤保持接触。着力期开始，手掌以椭圆形运动（向尺偏方向）作用于皮肤。同时，拇指向外滑动。在此阶段，皮下组织相对于筋膜受到拉伸，且与淋巴液流动呈垂直方向。当治疗师手指和手掌完全接触患者皮肤时，皮肤在压力逐渐增加的情况下会向引流区拉伸。治疗师的手保持伸展状态，拇指内收，直至与手呈一条直线。此时手部减少用力，利用皮肤弹性将手带回起始位置，手放松（图 4.4）

放松回复期：手回到手腕屈曲状态，直至手腕再次提高。同时，手指沿着引流方向轻轻滑动（保

4

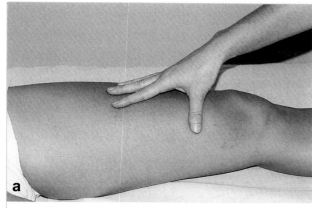

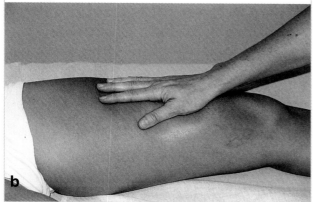

图 4.4　a. 着力期开始时的旋转式手势；b. 着力期结束时的旋转式手势

持皮肤接触），直至拇指呈约 90° 外展。在下一个着力期继续处于此位置。

在着力期和放松回复期，注意手指都保持在中立位。

其他技术

深腹法

这种方法主要用于刺激深层淋巴结构，如乳糜池、腹部胸导管、腰淋巴干和淋巴结、盆腔淋巴结和某些器官系统。手法作用于这些淋巴结构，特别是胸导管，可以加速淋巴向静脉角流动，并因此改善胸导管远端结构（包括下肢）的淋巴引流。刺激同一区域的深层静脉还可以改善静脉血液向心脏的回流。

深腹法有显著的疏解淋巴、静脉系统的作用，是治疗下肢肿胀的重要手段。

为刺激深层淋巴结构，深腹法施加的力度大于基本 MLD 手法的力度。因此，必须遵循以下原则以防止发生不良反应。

- 深腹法绝不能引发疼痛或不适。
- 存在禁忌证的患者不能使用该技术，具体禁忌证在本章后面会列出。
- 为减少腹肌张力和阻力，治疗过程中应抬高头部和腿部。
- 为避免患者呼吸急促和眩晕，本手法不同于基本 MLD 手法重复 5~7 次的做法，而是按照手部放置顺序依次进行一遍即应结束。

深腹法作用于患者躯干 5 个不同的位置（共 9 个动作），应结合腹式呼吸共同进行。具体手法（浅表和深层刺激）在第 5 章进行讨论。治疗师使用此法时应与患者的呼吸节奏相配合。呼气时手向腹腔内施力并停留，至下一次吸气（此时应注意观察患者对压力的反应）。患者开始吸气时，治疗师施加短暂轻微的阻力，然后停止用力，患者完成吸气。在这个阶段，治疗师的手移动到下一个位置，开始下一个呼气阶段；所有 9 个动作均重复此程序。

水肿法

水肿法的目的是促进患者四肢充满游离蛋白的水肿液向引流区流动。该方法的运用须符合以下条件：在实施本手法前，欲治疗区域的近端区域已先完成了基本 MLD 手法操作，同侧躯干的 1/4 象限没有水肿，肢体至少已经开始呈现消肿迹象。

水肿法较其他方法而言，施加力度较大，持续时间较长（5~8 秒），在着力期，治疗师双手从患者肢体远端向近端动态移动，覆盖患者部分肢体。使用水肿法后需使用重复治疗法（见第 5 章），并使用弹力绷带。

水肿法可分为浅表刺激和深层刺激两种。浅表刺激法指治疗师两只手同时作用于患者肢体的两侧，该方法适用于整个肢体（图 4.5）。

深层刺激法作用的部位更深，更有效。治疗师双手桡侧相对形成环形，对患者进行治疗。治疗时，治疗师双手同时移动，刺激皮下组织，促进淋巴液向肢体近端流动。该方法适用于小腿、足、手和前臂的治疗（图 4.6）。

如患者出现以下情况，则不能使用深层刺激法：脂肪水肿且疼痛、其他病因造成的肿胀部位疼痛、血友病、凝血障碍、静脉曲张或深静脉血栓。本章后列出的其他禁忌证也必须注意。

纤维法

该方法用于软化并融化淋巴滞留性纤维化，只有在肢体开始消肿后才可以使用。纤维法直接作用

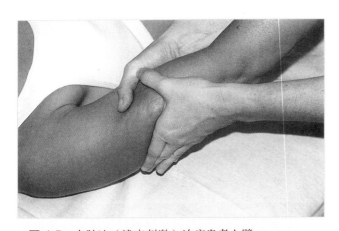

图 4.5　水肿法（浅表刺激）治疗患者上臂

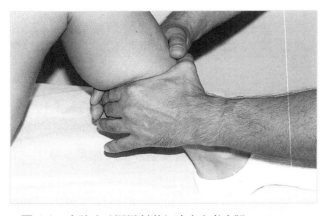

图 4.6　水肿法（深层刺激）治疗患者小腿

于淋巴管滞留性纤维化部位，比 MLD 基础方法施加的力度更大，持续时间更长；可能导致局部血管舒张。为提高纤溶效果，使用纤维法后应直接使用弹力绷带（最好与特种泡沫结合使用）。

纤维法有两种变体手法。第一种是"揉捏"法。治疗师用双手指肚轻轻提起患者皮肤下的纤维组织，一只手的拇指和另一只手的示指及其他手指呈相对姿势，轻轻地缓慢地揉捏皮肤，手法运动轨迹为 S 形。该方法类似按摩过程中的揉捏手法（图 4.7）。

第二种力度更大的方法是"拇指"法。治疗师用一只手轻轻提起患者的纤维组织褶。另一只手的拇指指腹向下平压皮褶，进行刺激（图 4.8）。

纤维法不得应用在放射性纤维化部位。其他禁忌证与水肿法禁忌证相同。

滋养血管法

该方法利用了较大血管（静脉）外膜中的丛状淋巴管引流通路，并提高了该通路的引流效果。这部分淋巴管结构作为额外的引流通道用来治疗淋巴水肿（图 4.9）。

徒手淋巴引流禁忌证

MLD 一般禁忌证包括如下几种。

- 心源性水肿：MLD / CDT 无法治疗由失代偿性心功能不全引起的肿胀。如果心源性水肿与淋巴水肿并发，可视病情考虑使用 MLD，但同时仍需由内科医师密切监测心肺功能情况。
- 肾功能衰竭。
- 急性感染：使用 MLD 可能加重病症。
- 急性支气管炎：MLD 技术可以兴奋副交感神经，可能引起支气管平滑肌收缩，从而加重急性期的症状。
- 急性深静脉血栓：禁止在水肿肢体和腹部使

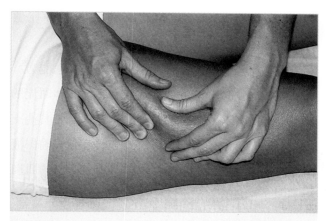

图 4.7　纤维法（"揉捏"法）治疗患者大腿

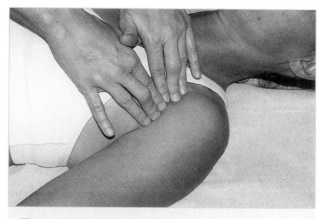

图 4.9　滋养血管法（头静脉）

4

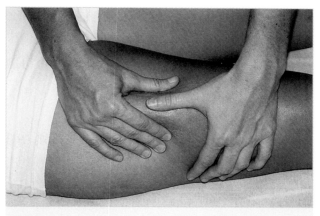

图 4.8　纤维法（"拇指"法）治疗患者大腿

用 MLD / CDT。

- 恶性肿瘤：在这种情况下，MLD / CDT 可作为姑息治疗手段，但必须与肿瘤医师密切合作。迄今为止，还没有科学证据表明 MLD（或其他人工治疗方法）会加速恶性肿瘤细胞扩散到身体其他部位或会促进恶性肿瘤的生长。

- 支气管哮喘：由于 MLD 技术可以兴奋副交感神经，可能引起哮喘发作。对于同时患有支气管哮喘的淋巴水肿患者来说，以逐渐增加治疗时间的循序渐进方式进行 MLD 一般来说是安全的。开始治疗时，治疗时间宜保持在 20 分钟左右，如果治疗期间或之后

患者未出现负面反应，下次治疗可以增加 5~10 分钟，直到达到正常的治疗时间为止。

- 高血压：在监测心功能的情况下，可酌情使用 MLD / CDT。

颈部局部禁忌证包括如下几种。

- 颈动脉窦综合征（颈动脉窦高敏综合征）：此类患者颈动脉分叉处的压力感受器对压力过度敏感，局部压力作用可以兴奋该压力感受器，故有可能导致心律失常的发生。

- 甲状腺功能亢进：颈部手法可能会加快甲状腺激素和（或）药物进入血液的速度。

- 年龄：60 岁以上的患者，颈动脉粥样硬化的风险程度可能会升高。

腹部局部禁忌证包括如下几种。

- 妊娠。

- 痛经。

- 肠梗阻。

- 憩室病。

- 主动脉瘤（包括腹主动脉触诊可触及明显波动的患者）。

- 最近接受过腹部手术。

- 深静脉血栓。

- 小肠和大肠炎症，克罗恩病、溃疡性结肠炎、憩室炎。

- 放射性纤维化、放射性膀胱炎、放射性结肠炎。
- 不明原因的疼痛。

4.5　压力治疗

淋巴水肿会损害皮肤组织的弹性纤维。这一点从淋巴水肿患者（包括原发性和继发性）的外观清晰可见，同时并发其他病理问题的淋巴水肿患者情况也是一样。尽管通过适当的治疗可以使淋巴水肿部位恢复到正常或接近正常的体积，但淋巴管系统是无法恢复正常状态的，皮肤也不可能完全恢复弹性。病患部位总是存在淋巴液再次淤积的风险。因此，对患肢或病患部位提供外部支持是管理淋巴水肿的重要步骤。压力治疗的主要目标是维持 MLD治疗期取得的消肿效果；也就是防止淋巴液再次在组织中淤积。如果不进行压力治疗，则无法成功治疗淋巴水肿。

根据治疗阶段的不同（参见本章），压力治疗中可选择特殊材料绷带（短拉伸绷带），或选择弹力衣，也可二者联合应用进行综合治疗。

4.5.1　压力治疗效果

弹力绷带和弹力衣可起到以下效果。

- 增强组织本身、组织中血管和淋巴管的压力。组织压力对毛细血管和组织间隙的液体交换起着重要作用。增加组织压力的效果在乘飞机出行过程中尤为重要（见第 5 章）。
- 改善静脉和淋巴回流。外部压力促使液体向肢体近端方向流动；还可以改善静脉和淋巴管瓣膜的功能。
- 减少有效滤过［毛细血管血压（blood capillary pressure，BCP）-组织液静水压（interstitial fluid pressure，IP）］。为了确定流出毛细

血管的流体值，须以毛细管的向外压力（BCP）减去向内压力（IP）（见第 2 章）。

- 提高肌肉和关节在进行活动时的泵送能力。骨骼肌的活力是静脉和淋巴系统液体回流的重要因素。肌肉和关节的泵送能力与其他支持机制一同作用，将液体送回心脏并确保液体进行不间断循环。外部压力为活动的肌肉组织提供了充足反作用力，提高了肌肉活动效率。
- 防止淋巴液再次淤积，维持 MLD 的治疗结果。压力治疗可以弥补受损组织的弹性功能不全。
- 有助于溶解和软化结缔组织和瘢痕组织。压力疗法尤其适用于治疗淋巴纤维化，并可以结合使用特殊泡沫材料来增加疗效。
- 为失去弹性的组织提供支撑。
- 根据使用材料的不同（弹力衣或低弹力绷带），弹力材料可提供高工作压和低静息压（参见本章）。

4.5.2　Laplace 定律

通过外部施压在身体某一部位实现的压力值通常以毫米汞柱（mmHg）测量。为使压力治疗达到预期效果，压力值必须从肢体远端到近端递减。正确使用绷带和弹力衣可以实现这一效果，然而如果弹力衣的测量或压力等级不准确，或者短拉伸绷带的使用不正确，则很可能引起并发症。

Laplace 定律（Laplace's Law）可以用于解释弹性材料的压力分级。该定律认为，如果气缸（末端）的半径（radius，r）增加，则需要相应增加张力（tension，T）以达到相同的压强（pressure，P）。这意味着如果使用相等的张力对气缸施压，则在缸体半径最小的部位压力最大。

正常人的四肢相当于气缸。如果在腿部进行压力治疗，且在腿末端和近端施加的张力（T）相同，则踝部（半径较小）的压强（P）将高于小腿（半径较大）的压强，小腿的压强将高于大腿的压强。

该定律可适用于任何圆柱形或锥形肢体。在骨骼突起的部位（如足踝、手腕、手足内外侧），由于凸起处压力介质半径较小、张力较大，因此压强较高，而凹陷处（足踝后面）压强较低。

基于以上原因，再加上肿胀的四肢通常失去其原有形状，因此需要使用填充泡沫与弹力绷带一起"构建"气缸。

弹力衣一般不需要填充，因为弹力衣在制作过程中已经实现了梯度压力。

4.5.3 弹力绷带

短拉伸绷带主要用于 CDT 的消肿阶段。这类绷带具有纺织弹性，通过交互编织的方式使棉纤维达到特定弹性程度。对于新制造的低弹力绷带来说，交互编织模式意味着绷带拉伸度为原始长度的 60% 左右。要了解不同绷带对组织和组织内血管的影响，必须先了解短拉伸绷带和长拉伸绷带的区别。

压力治疗要区分两种不同的压力：工作压和静息压。压力大小的决定因素有：绷带类型（短拉伸或长拉伸）、使用绷带时的张力、包扎层数和绷带状态（新旧）。绷带会随着时间的推移、重复使用和清洁而失去部分弹性。

工作压： 工作压是绷带对肌肉组织活动时的阻力大小。该压力是暂时的；也就是说，只有在肌肉膨胀时才起作用，其压力值取决于肌肉收缩的程度。工作压可以增加组织压力（tissue pressure，TP），挤压表层和深层的静脉和淋巴管，促使液体回流进入静脉和淋巴管。

绷带的弹性越低，工作压越高。短拉伸绷带

（弹力值 60%）对组织形成高工作压，并可在肌肉收缩时提供有力支撑。

长拉伸绷带（ACE 绷带）含有聚氨酯，工作压较低。新生产的长拉伸绷带拉伸程度超过绷带原始长度的 140%。这种相对较高的弹性使得绷带对肌肉组织活动的阻力较低，对静脉和淋巴系统，特别是深层系统的消肿效果很有限。

静息压： 静息压是绷带在组织静止时，即肌肉未收缩情况下的压力大小。静息压是持久性压力，压力值取决于使用绷带时的张力。张力（或拉伸）越大，绷带对组织施加的压力越高。因此，拉伸大的绷带在组织静止期间的压力较大。

长拉伸绷带的静息压相对较高，主要作用于皮肤（筋膜之上）的静脉和淋巴管。这种持久性压力可能引起被包扎肢体出现止血带反应。

短拉伸绷带对组织和血管的静息压非常低。因此，只要受过专门训练，正确使用短拉伸绷带，发生止血带反应的风险相对较低。

短拉伸绷带工作压较高，静息压较低，是治疗淋巴水肿和其他原因肿胀的首选弹力绷带。

长拉伸绷带会限制静止时静脉和淋巴管的运动，而在肌肉收缩时却无法为组织提供有力支撑。因此，长拉伸绷带不适合治疗淋巴水肿。

为避免静脉和淋巴管运动受限，并在治疗淋巴水肿时实现压力梯度，应使用多层弹力绷带。首先，在皮肤上涂保湿产品（见本章相关内容），敷上纯棉制品吸汗并保护皮肤免受填充物伤害。如前所述，填充的目的是保护突起的骨骼，使肢体成为圆柱形。为此，应使用软泡沫材料或合成棉绷带。在填充凹陷部位时（如踝关节后部、手掌），或为了增加对纤维化部位或伤口的压力时，应使用密度更高的泡沫材料。填充后，可选择不同宽度的短拉伸绷带进行包扎。绷带应用胶带固定，不能用绷带夹或别针。尖锐的绷带夹或别针可能会划破患者皮肤，带来感染的风险。

4

只有接受过低弹力绷带使用培训的治疗师、患者或看护人员，才能正确使用弹力绷带来治疗淋巴水肿。

弹力绷带在正确使用的前提下是安全有效的，也是 CDT 不可缺少的一部分。绷带主要用于 CDT 消肿阶段。患者初次使用绷带可能感到不便，但使用几次后基本都能适应。使用绷带期间，患者应保持正常活动，并进行消肿锻炼（见本章相关内容）。

低弹力绷带的详细说明和应用指南请参考第 5 章。

4.5.4 弹力衣

四肢消肿后（CDT 的第 2 阶段），淋巴水肿患者可以不再使用弹力绷带，而是改穿弹力衣。为了保持消肿阶段的治疗效果，患者必须终身穿弹力衣。弹力衣本身不会起到消肿作用，所以如果肿胀肢体尚未接受治疗，则不能穿弹力衣。

需要特别注意的是，为了确保弹力衣的长期效益，只有受过训练、充分掌握淋巴水肿病理及其相关情况的专业人员才能为患者进行准确的测量，并选择合适的弹力衣类型。弹力衣将成为患者生活的一部分，就像助听器或近视眼镜一样。不合适的、无效的弹力衣不仅效果不佳，还会给患者带来危险。必须有针对性地解决每个患者的诸多潜在问题和特殊需求，才能选择出舒适、支撑力好的弹力衣。

弹力衣的类型包括弹力手套、弹力袖套、弹力袜等，还有适合身体特定部位的弹力衣（例如弹力胸罩或背心）。弹力衣有不同尺寸、针织方式（圆织、平织）、风格、压力等级（或类别）及材料可供选择。患者可购买标准尺寸的成衣，也可量身定做。

压力等级

目前，国际上尚未对无缝弹力衣不同压力等级的压力值形成统一标准。压力等级是弹力衣在皮肤表面产生的压力水平，以毫米汞柱（mmHg）计量。为了确保压力治疗的效果，远端到近端的压力应实现梯度区别。不同压力等级的压力值以压强最高的肢体末端（足踝）测量值为准。

大多数美国制造商遵循的无缝（圆织）弹力衣压力范围如下（图 4.10）。

- Ⅰ级压力：20~30mmHg。
- Ⅱ级压力：30~40mmHg。
- Ⅲ级压力：40~50mmHg。

有缝（平织）弹力衣的压力等级划分更倾向于国际标准。

- Ⅰ级压力：18~21mmHg。
- Ⅱ级压力：23~32mmHg。
- Ⅲ级压力：34~46mmHg。
- Ⅳ级压力：大于 50mmHg。

低于 20mmHg 的压力不适用于治疗淋巴水肿，应归类为支撑作用弹力衣，这种压力又分为低支撑压力（8~15mmHg）和高支撑压力（15~20mmHg）。

在部分下肢淋巴水肿病例中，可以使用超过Ⅳ级的压力进行加压治疗。此时，患者除了穿Ⅲ级高筒弹力袜（或连裤弹力袜）之外，还可以叠穿Ⅲ级中筒（膝关节高度）弹力袜。需要注意的是，叠穿两层弹力衣产生的压力不是简单地把两个弹力衣各自压力加和。例如，两层Ⅲ级弹力袜产生的压力不是Ⅵ级，而是介于Ⅳ和Ⅴ级之间。

患者肢体活动受限是使用双层弹力袜的一个决定因素。比如，让关节炎患者穿一条Ⅲ级高筒弹力袜及一条Ⅱ级中筒弹力袜，可能比让他穿一条更高压力等级的弹力袜容易。

上肢淋巴水肿患者穿戴的弹力袖套平均压力等级为Ⅱ级，前提条件是患者没有需要降低压力等级

4

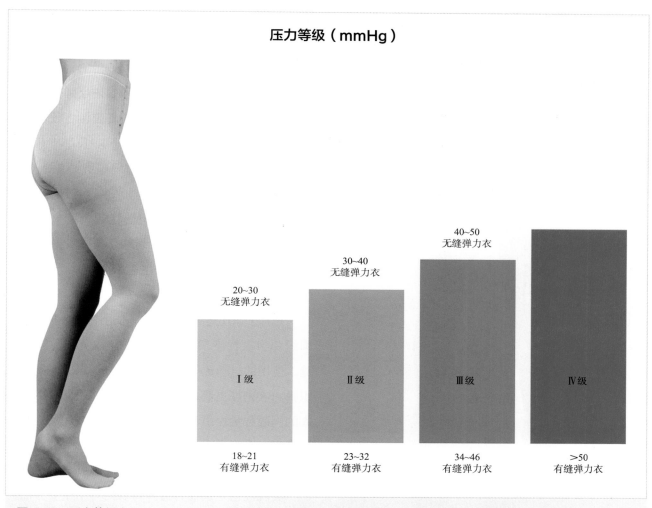

压力等级（mmHg）

20~30 无缝弹力衣	30~40 无缝弹力衣	40~50 无缝弹力衣	
I 级	**II 级**	**III 级**	**IV 级**
18~21 有缝弹力衣	23~32 有缝弹力衣	34~46 有缝弹力衣	>50 有缝弹力衣

图 4.10　压力等级

的禁忌证，如身体部分或完全麻痹、肢体无力等。如患者是上肢淋巴水肿，且要进行高强度和重复性活动，则需穿戴Ⅲ级弹力袖套。例如，患者可以在打高尔夫球期间使用Ⅲ级弹力袖套，在其他日常活动中使用Ⅱ级袖套。

下肢淋巴水肿患者通常需穿戴Ⅲ级弹力衣。同理，存在某些禁忌证时可能需要降低压力等级，在某些情况下也可能需要提高压力等级。

在确定患者适用的压力等级时，应综合考虑各项因素，如年龄、活动水平、皮肤状况、是否有充血性心力衰竭、是否有身体局部或完全麻痹、是否有糖尿病，以及是否需要护理伤口等。

如果在前期消肿阶段患者表现出较好的压力耐受性，则应能较快适应这些标准压力等级的弹力衣。此外，在为患者选择适用的弹力衣时，还应考虑患者自身身体状况，以及家人是否能提供支持。例如，70 岁的老年下肢淋巴水肿患者的身体状况可能无法承受Ⅲ级弹力衣，因此Ⅱ级弹力衣更能满足患者需求。

圆织（无缝）和平织（有缝）弹力衣

弹力衣分为平织（图 4.11）和圆织两种针织方法，所使用的材料都是某种橡胶制成的线（部分生产商使用非合成橡胶）。橡胶线外包裹一层棉质或合成材料以提升弹力衣的品质。经过包裹的弹力线更耐用，因为包裹层会限制或调节弹性纤维的拉伸并保护其免受汗液和皮肤软膏的腐蚀（图 4.12）。包裹层纤维更柔软，因此服装更透气，穿脱也更方便。弹力衣可以双向拉伸（图 4.13）。双向拉伸的

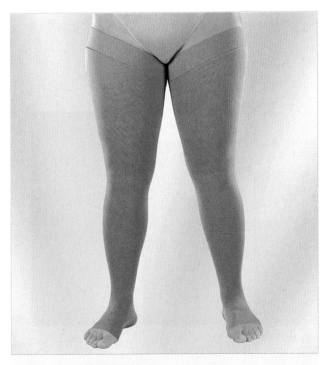

图 4.11　平织高筒弹力袜

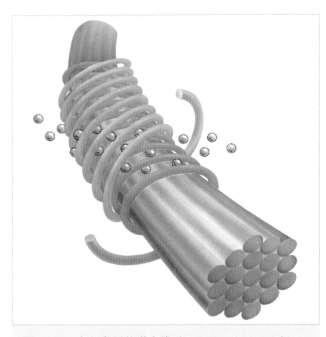

图 4.12　有包裹层的弹力线（Juzo USA Fibersoft）

延展性越好，穿着就越舒适。

圆织弹力衣用圆筒针织机编制而成，因此是无缝的。弹力衣从上到下使用相同数量的针数或网眼数。通过调整网眼大小并综合考虑内层弹性纤维的拉伸程度，实现弹力衣肢体末端部位围度较小，近端部位围度较大。

在平织弹力衣中，针数或网眼数根据患者测量结果不同而变化，因此弹力衣上下密度相同。平织弹力衣可以定制成任何形状或尺寸，也可以购买制好的成衣。只有平织弹力衣可以提供超过50mmHg 的压力；当然，也有较低压力等级的平织弹力衣。

选择平织还是圆织弹力衣，需要考虑各种因素。圆织弹力衣比平织弹力衣更便宜和美观，没有接缝，使用的材料更好、更轻薄。由于织法不同，平织弹力衣密度更高，成本也更高。然而，平织弹力衣的网眼数量由患者测量结果决定，因此只要测量值准确，平织弹力衣往往更合身。对于四肢严重变形的患者来说，这可能是选择弹力衣的决定性因素。

美观性也是选择合适弹力衣的一个重要方面。需要注意的是，弹力衣只有长期穿着才有效。如果患者对衣服不满意，不想穿，则无法起到治疗效果。如果想实现 IV 级压力，可以选择单件能够维持

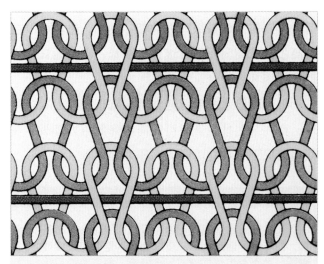

图 4.13　弹力衣的双向弹力

固定压力梯度的平织弹力衣，也可以选择穿一双Ⅲ级圆织弹力高筒袜（或连裤袜），再叠穿一双相同材质的Ⅱ级压力、膝关节高度（或大腿高度）的中筒袜。如选择穿平织弹力袜，则可再穿一双轻薄的尼龙袜（优选黑色）在外面以保持美观。

定制弹力衣和标准弹力衣

压力等级超过 50mmHg 的弹力衣仅能定做。高压力等级弹力衣需要根据患者的精确测量数据来制造。如前所述，定制的弹力衣通常是四肢严重变形患者的最佳选择。一些制造商还可定制带拉链的弹力衣，这对于自己无法穿上封闭式弹力衣的患者不失为一个良好的选择。

标准弹力衣和定制弹力衣均有Ⅰ~Ⅲ压力等级可供选择。大多数制造商生产的标准弹力衣分为不同型号和款式，可满足绝大多数患者需要。

定制的弹力衣非常昂贵，生产时间也很长。虽然某些淋巴水肿患者更适合穿定制的弹力衣，但并非所有淋巴水肿患者都需要定制。各种各样的标准型弹力衣降低了患者的成本，也更美观。

弹力衣的款式

定制弹力衣和标准弹力衣有不同款式和长度可供选择，还可选择不同方法的加固设计和内衬压力垫。有关款式和长度的简介，请见图 4.14~ 图 4.16。

加固设计用于防止衣服滑落，但可能出现止血带效应，使患者感到不适。加固方式包括吊袜带、臀部固定带（图 4.17）、肩带、在衣服近端内侧添加合成聚合物等（通常为点状或条纹状硅胶）（图 4.18）。

一些制造商提供黏合剂，可用于防止衣物滑落。

由致密泡沫材料做成的内置压力垫可确保凹陷部位（如踝关节后侧或手掌表面）的压力均匀分布。

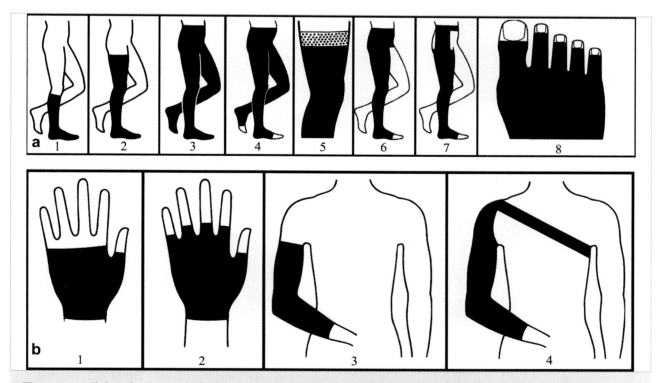

图 4.14 a. 弹力衣类型。1. 中筒弹力袜（膝关节高度）；2. 高筒弹力袜；3. 连裤袜；4. 活动性连裤袜；5. 加固型连裤袜（硅胶点）；6. 护臀连裤袜；7. 高筒吊带袜；8. 足尖开放式弹力袜。b. 弹力衣类型。1. 弹力手套；2. 护指弹力手套；3. 袖套；4. 肩带式袖套

4

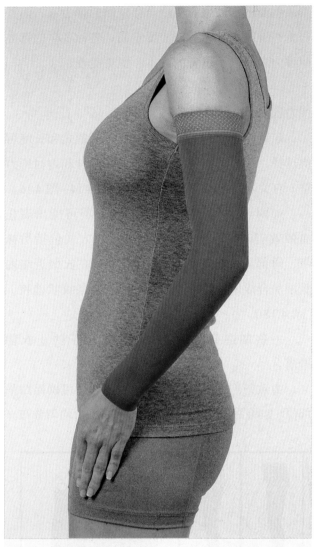

图 4.15 各种颜色的袖套

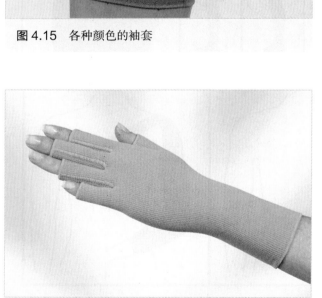

图 4.16 护指弹力手套

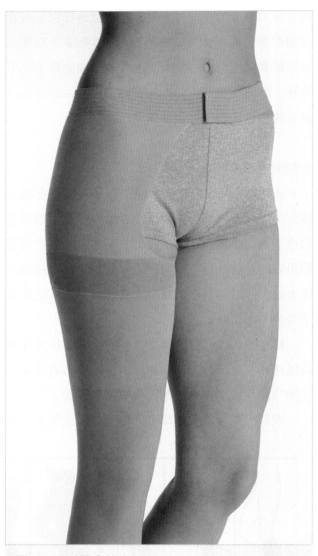

图 4.17 护臀高筒袜

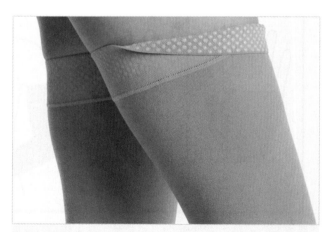

图 4.18 硅胶点加固式高筒袜

为了实现最佳疗效，弹力衣的压力等级、款式和长度应由综合掌握淋巴水肿病理学的治疗师和患者共同决定。弹力衣应每天穿着，早上起床后应立即穿上弹力衣。弹力衣应每 6 个月更换一次，如果感到衣服失去弹性，则应立即更换。有关弹力衣的测量问题，请参阅第 5 章相关内容。

穿脱弹力衣时，可使用辅助工具，如橡胶手套、方便穿脱的辅助用品、防滑垫等，这也有助于保护衣物免受损坏（图 4.19）。

弹力衣的护理

淋巴水肿管理中，弹力衣的主要作用是帮助维持综合消肿治疗（CDT）强化治疗阶段取得的消肿疗效。在水肿部位持续保持适当压力对于避免淋巴液的再次淤积至关重要。高品质的弹力衣用内含莱卡或橡胶的弹力线以连续编织方式制成，可以确保成品衣提供正确水平的压力。需要注意的是，质量较差的弹力衣，及所谓非标准、带弹性的衣物，不含莱卡或橡胶，不适合用于淋巴水肿管理。

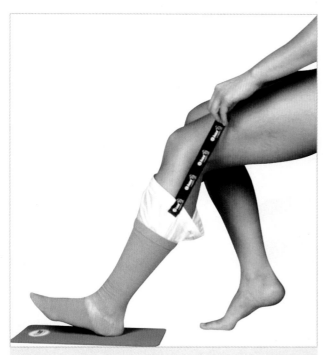

图 4.19　弹力袜穿脱工具

弹力袖套和弹力袜通常需要从早穿到晚。虽然弹力袜的弹性很强，且由耐用材料制成，但穿戴约 12 小时后，弹力也基本消失了，拉伸较多的区域（膝关节、肘关节）尤其如此，这些部位的磨损比其他部位更严重，这可能导致此部位淋巴液再度淤积，水肿复发。

弹力衣就如同患者的第二层皮肤，提供了受损部位皮肤无法提供的阻力；为了保持弹力衣的颜色、形状、弹力，维持最佳治疗效果，必须对弹力衣进行适当的护理。

每日清洗弹力衣有助于恢复和保持弹性，清除衣物穿戴期间留下的汗液、油脂、污垢、细菌和死皮。如果方法得当，经常清洗不会伤害弹力衣。然而，弹力衣确实比较容易损坏，哪怕只是某一次洗涤力度过大、使用了错误的烘干设置，或者使用了错误的清洗剂，都可能损害弹力衣性能。

弹力衣的弹性纤维会随着衣物磨损而消失。虽然适当的护理可以延长弹力衣的使用寿命，但基本上，弹力衣需每 6 个月更换一次。如果弹力衣出现磨损，并可能影响其压力功能时，也需更换弹力衣。一般来说，如果衣物在洗涤后无法恢复到原来的形状、出现抽丝或有孔洞、穿上感受不到压力或衣服变得更容易穿脱，则很可能需要更换新的弹力衣。

制造商为其生产的弹力袖套和弹力袜附上了完整的养护说明，使用者应始终遵循这些说明以达到最佳养护效果。以下关于如何护理和清洗弹力衣的具体方法是高品质弹力衣制造商普遍遵从的原则。

机洗与手洗

根据用户的喜好，弹力衣（袖套、袜、连裤袜、手套、面罩、背心等）可以机洗，也可以手洗。推荐每天清洗弹力衣，特别是在患者使用了乳液或乳霜的情况下（保湿乳液会破坏弹力衣的弹性纤维，因此只能在夜间脱去弹力衣后使用）。机洗时，建议将弹力衣放在网状洗衣袋中，以保护衣物（注意使用温和清洗模式）。

可以使用冷水，也可以使用温水洗涤，但不宜低于30℃（86°F）或高于40℃（104°F）。深色的弹力衣应使用冷水洗涤。患者最好常备两件弹力衣（一件穿，一件清洗），并交替使用，这样可有助于恢复衣物弹性并延长使用寿命。手洗方法如下。

① 将水盆或水槽装满水；

② 将弹力衣轻轻浸入水中；

③ 加少量洗涤液（见下文）；

④ 让弹力衣浸泡几分钟；

⑤ 为达到更好的清洗效果，可轻轻搓洗弹力衣，注意不要过度拉扯；

⑥ 将水倒出，重新接满干净的水，将弹力衣完全漂洗干净，特别注意接缝处的漂洗，清除汗液中残留的盐分和油脂；

⑦ 轻轻挤压弹力衣，去除多余的水分；

⑧ 请参阅下文的烘干方法。

洗涤方案

强力清洁剂、溶剂、石油提取物清洁剂等会破坏弹力衣中细小的纤维。应使用温和的肥皂或洗涤剂，不得使用漂白剂、氯化物、柔顺剂或其他衣物添加剂。一些制造商出售专用洗衣液，其特殊配方可以快速有效地去除油脂、体酸和盐分，且不会损坏弹力衣；推荐使用这些特别研制的洗衣液，这将有助于延长弹力衣的使用寿命。

烘干指南

弹力衣可以用机器烘干或自然晾干。如果使用烘干机，则应设置在非热（最高不得超过"低热"）烘干状态，温度过高可能会减弱甚至损坏衣服弹性纤维的性能。如果衣服上有硅胶带，则"非热"设置更有利于保护硅胶材料。

选择自然晾干弹力衣时，需注意不要过分拉扯、挤压或拧出衣服中的残留水分。为了加快晾干速度，可以用毛巾将弹力衣卷起，然后轻轻地挤压毛巾，最后将弹力衣放置晾干；不得将弹力衣长时间包裹在毛巾中。

无论弹力衣是悬挂晾干还是平铺晾干，均应避免阳光直射，还应将衣服内翻晾干。建议将毛巾搭在晾衣架上，然后把弹力衣平铺在毛巾上自然晾干。如果直接将衣服挂在衣架上或绳子上，水的重量会拉长衣物，使衣物变形。

其他材料

近年来，出现了一些可调节的压力装置供淋巴水肿和静脉疾病患者使用。这些装置基于"魔术贴"原理，使用无弹力、可调节的绑带实现梯度压力。一些装置使用泡沫垫进行必要的填充，另一些可以与传统的弹力衣组合使用（图4.20）。

临床医师普遍认为，这些装置不可用于疏通肿胀的肢体。综合使用短拉伸绷带与泡沫填充已经可以满足所有患者的各种压力需求。无弹力、可调节的压力装置可以作为CDT第二阶段夜间包扎的备选方案，但使用前提是患者肢体已经消肿，恢复正常或接近正常尺寸，此时使用此类装置可以平衡弹力衣提供的日间压力。晚上使用此类装置对肢体加压更安全，因为其可提供接近短拉伸绷带的低静止压。

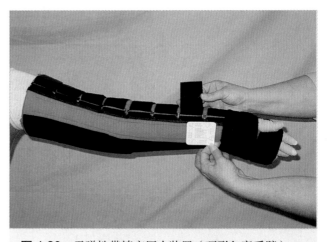

图 4.20　无弹性带填充压力装置（环形包裹手臂）

替代装置也可以在白天使用，作为对弹力衣的补充，特别是当水肿大面积减少导致皮肤松弛，或水肿态势严重不好控制时，单独使用弹性压力装置可能无法达到控制水肿的目的。那些无法（或不愿）在夜间使用绷带的患者也可以选择这种更昂贵的替代方案。大多数压力装置都是制成品，但也可以定做，可用于上肢、下肢、头颈部、躯干部位和外生殖器。此类装置的测量标准区别较大，建议咨询各个制造商。

选择合适的弹力衣

弹力衣非常重要，能有效帮助患者维持治疗阶段取得的消肿效果。如果弹力衣选择得不合适，或者不方便患者每天穿脱，则治疗难以奏效。弹力衣可从医疗设备供应商或提供订购服务的治疗中心订购。为患者提供治疗的治疗师是选择弹力衣的最佳人选，他们最了解应该考虑哪些重要因素。这些因素包括如下几种。

- 需要什么等级的压力才能保持消肿效果？
- 患者对压力有多敏感？
- 患者穿脱衣服有多困难？
- 患者有哪些生活习惯会影响服装选择？

了解弹力衣的构造是为患者选择合适弹力衣的一个关键因素。弹力衣的主要制造技术有 3 种：圆织、平织和"剪裁缝制"。

成品弹力衣

大多数成品弹力衣都采用圆织法，可以双向拉伸且没有缝隙。使用前，衣服看上去像是一根管子，双向拉伸很重要，这可以使弹力衣更贴合肢体的形状。圆织弹力衣的压力等级分别为 I 级（20~30mmHg）、II 级（30~40mmHg）、III 级（40~50mmHg）。由于压力等级限制，通常无法通过一件弹力衣直接实现 50mmHg 以上的压力，但可以通过叠穿多层弹力衣的方法实现。成品弹力衣通常比定制弹力衣便宜得多。如果患者肢体基本成比

例，没有过长或过短，肢体组织相对较硬，能穿得上此类弹力衣，则现成的（有时称为成品）弹力衣可能是最佳选择。此类弹力衣末端通常贴有一圈硅胶带，帮助将衣物固定在肢体近端。如果患者近端肢体组织非常柔软、松弛，圆织弹力衣可能会容易脱落。

定制弹力衣

如果患者肢体不成比例和（或）形状不规则，四肢很短或很长，治疗期间大量消肿导致组织异常松软或皮肤过度松弛，则最好选择定制的弹力衣。定制弹力衣有平织和缝制两种类型。此外，定制弹力衣也适用于皮肤褶皱较深或关节部位异常柔软的患者，由于此类弹力衣是平织的，因此不会嵌入或束缚敏感的关节或皮肤褶，且可以根据需要的形状进行裁剪缝合。平织面料能更好地控制柔软的组织，其效果类似短拉伸绷带，只是由于其拉伸程度有限且面料较硬，因此工作压更高，静止压更低。对此，不同压力等级报告均有所体现。例如，手臂报告压力等级为 I 级（14~18mmHg）、II 级（20~25mmHg）和 III 级（25~30mmHg）。有必要保持较小的总体压力，因为面料提供更高的工作压，可以更好地控制组织。定制弹力衣更容易穿脱，因为它们更符合患者四肢的具体形状，无需过度拉伸调整服装形状。定制平织弹力衣还可以进行各种针织调整，减少衣服堆叠，提高衣服的舒适性，特别是关节处的舒适性（图 4.21）。

患者注意事项

部分患者在选择弹力衣时面临特殊挑战。脂肪水肿患者的组织非常软，四肢形状不规则，并且对压力高度敏感。根据评估结果和水肿程度，此类患者最好选择 I 级或 II 级压力的平织定制弹力衣。

孕妇需要易于穿脱的弹力衣，可选择 II 级弹力衣解决静脉功能不全问题（除非孕前即诊断出患有

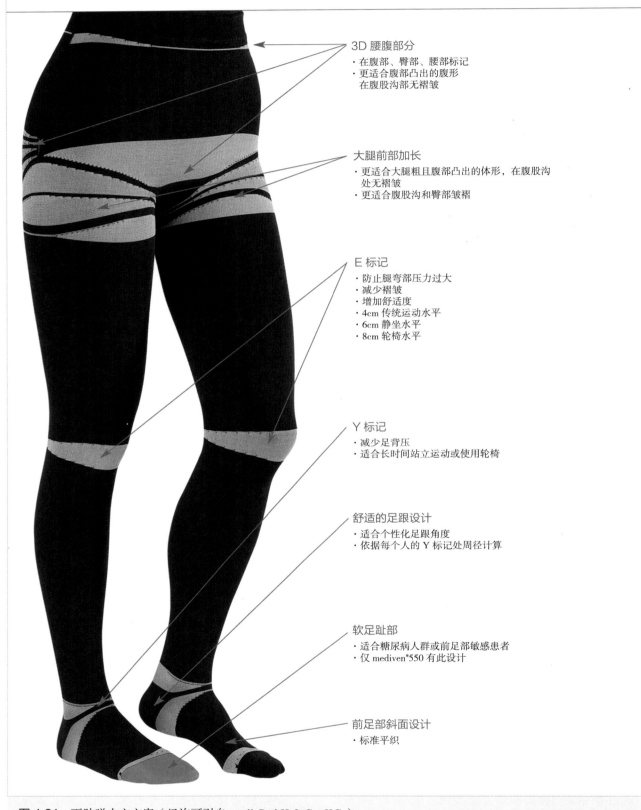

下肢解决方案

3D 腰腹部分
· 在腹部、臀部、腰部标记
· 更适合腹部凸出的腹形
  在腹股沟部无褶皱

大腿前部加长
· 更适合大腿粗且腹部凸出的体形，在腹股沟
  处无褶皱
· 更适合腹股沟和臀部皱褶

E 标记
· 防止腿弯部压力过大
· 减少褶皱
· 增加舒适度
· 4cm 传统运动水平
· 6cm 静坐水平
· 8cm 轮椅水平

Y 标记
· 减少足背压
· 适合长时间站立运动或使用轮椅

舒适的足跟设计
· 适合个性化足跟角度
· 依据每个人的 Y 标记处周径计算

软足趾部
· 适合糖尿病人群或前足部敏感患者
· 仅 mediven®550 有此设计

前足部斜面设计
· 标准平织

图 4.21 下肢弹力衣方案（经许可引自 medi GmbH & Co. KG.）

淋巴水肿），弹力衣腹部位置应可以调节以减少对腹部的压力。患有淋巴水肿的儿童一般需要定制弹力衣，由于儿童成长速度较快，因此其更换弹力衣的频率（每 2~3 个月）要高于成年人（每 4~6 个月）。对于儿童来说，应尽量选择柔软的面料，防止压迫关节，保护细嫩的皮肤。

消肿体积很大，或者喜爱运动的患者应该在小腿部位增加额外的压力支撑。此时，如果直接使用压力等级更高的高筒弹力袜，可能对胫骨前肌腱造成过大压力，因此可以考虑在高筒弹力袜外使用绷带，这种方法可以在不对足部或前踝施加过大压力的情况下达到控制膝关节以下水肿的目的。

对于手摸不到足部，缺乏手部力量，或由于骨关节炎而疼痛不已的患者来说，穿脱弹力衣可能是特殊的挑战，独居的患者尤其如此。为了帮助患者或护理人员独立穿脱弹力衣，培训和练习非常重要。建议有条件的淋巴水肿诊所展示不同的穿戴辅助工具，方便患者尝试不同的方法并购买适合自己的辅助工具。

乳胶手套是所有患者的重要工具，其可以帮助患者将弹力衣"按摩"到位，避免了衣物由于拉拽、指甲或珠宝刮擦可能造成的损坏。佩带手套时，乳胶过敏患者要小心！许多橡胶手套是由乳胶制成的。另外，一些患者再努力也摸不到足部，很难自己穿上弹力衣，还有一些患者从家人获得的帮助也很有限。

隐形绷带可作为替代品，它很适合全天使用，方便每日去除或更换（由家人帮助或依靠辅助工具），由于其提供的是非弹性压力，因此日间和夜间均可安全使用。

弹力衣虽然可以在日间提供有效的压力，但并不适合夜间使用，因为弹力衣在肢体抬高时会限制血流量，并且穿着弹力衣躺在床上时，衣服容易打褶。穿着高压力等级的连裤袜弹力衣非常具有挑战性。更好的方法是先穿一双高筒或中筒弹力袜，再穿一条专业骑行运动弹力裤，弹力裤可以选择五分长度（及膝关节），也可选择七分长度（及小腿）。这样患者就可以先穿腿部弹力袜，再穿弹力裤实现腿部到腰部的梯度压力。通过这种穿法，患者可以从一定程度上选择白天承受的压力等级；晚上回到家后，可以脱掉腰部高度等级的弹力衣，让腿部有一定自由并正常"呼吸"，同时还可以保持对腿部的压力。

对乳胶过敏的患者情况比较特殊。目前，大多数弹力衣都不含乳胶，尽管如此，订购弹力衣前必须检查其成分说明。可能会出现的特殊情况包括，需穿戴弹力袖套或手套但不对乳胶过敏的医疗专业人员（儿科医师或治疗师）可能会密切接触对乳胶过敏的患者，因此建议此类专业人员至少在工作时间内穿戴不含乳胶的上肢弹力衣。

某些弹力衣看上去比较容易穿脱，因此似乎更具吸引力，但应特别警惕此类弹力衣。例如，患者经常要求给弹力衣装上拉链方便穿脱。通常，拉链无法装在足踝处，但足踝恰恰是穿弹力衣时最困难的地方，因此，拉链往往不能起到预期的效果。另外，拉链无法纵向拉伸，限制了弹力衣在肢体上的滑动力，不方便患者调整拉伸程度。此外，对于压力等级较高的弹力衣来说，"拉上拉链"也是很困难的，还可能导致皮肤受伤。但是，拉链有助于肢体麻痹的患肢穿脱弹力衣。

许多患者要求连裤袜式弹力衣裆部放开，这样在使用厕所时更加方便，不必脱下弹力衣。然而下肢淋巴水肿患者经常面临外生殖器肿胀的风险，会阴处无压力的弹力衣可能增加患者出现此类并发症的风险。

上下肢弹力衣都配有加长部分（袖套或大腿裤套）。这些配件只是起到加长弹力衣的作用；如果患者肩部或髋侧肿胀，则需穿弹力背心或弹力裤等包裹性好的弹力衣才能提供足够的压力控制水肿。单纯封闭型袜子式弹力衣不足以控制足趾的肿胀，必须为每个足趾单穿趾套来获取包裹性压力（小趾通常无需压力）。

压力治疗禁忌证

在以下情况下，绝对禁忌对肢体进行压力治疗。

- 心源性水肿。
- 外周动脉疾病：踝肱指数（ankle / brachial index，ABI）小于 0.8 的患者禁用压力治疗。ABI 正常值大于等于 0.9 且小于 1.2，ABI 值大于等于 0.5 且小于 0.8 提示为中度动脉疾病，小于 0.50 提示为重度动脉疾病（见第 3 章）。

踝肱指数是踝动脉与肱动脉收缩压的比值。该比值可用于外周血管疾病患者的评估、治疗、定期复查。

- 急性感染（蜂窝织炎、丹毒）。

如出现以下症状，可以谨慎使用压力疗法（相对禁忌证），但需与转诊医师密切合作，共同确定适用哪个级别的压力。

- 高血压。
- 心律失常。
- 四肢敏感度下降或丧失感觉。
- 身体部分或完全麻痹，四肢无力。
- 年龄。
- 充血性心力衰竭。
- 轻度至中度动脉闭塞性疾病。
- 糖尿病。
- 恶性淋巴水肿。

4.6　运动和淋巴水肿

定期运动带来的益处不能忽视，尤其是对于淋巴水肿患者或者淋巴水肿高危人群。运动有以下益处：减轻和管理体重，改善精力、情绪和免疫功能，缓解慢性健康问题和疾病，进行社会交往和娱乐活动。

在 CDT 强化治疗阶段进行的运动称为"治疗性运动"。治疗性运动被证明是有效的，且应在治疗师的监督下进行。运动应在使用弹力绷带的同时进行，通过帮助组织重塑，促进淋巴液回流进入循环系统，消除水肿。关于治疗性运动的争议较少。在强化治疗阶段养成良好的运动习惯可以帮助患者加快结束医院治疗，转入以社区人员监督为主的运动计划。关于淋巴水肿运动的争议主要集中在这几个方面，即什么类型的运动对淋巴水肿患者是安全的，他们什么时候可以开始运动，运动量应该是多少？

2011 年，研究人员对运动和淋巴水肿的关系进行了系统评价。他们找到了 19 篇符合纳入标准的研究，大部分文章研究的是乳腺癌淋巴水肿（breast cancer-related lymphedema，BCRL）。研究显示，有明确证据表明，已知淋巴水肿患者或乳腺癌治疗后有上肢继发性淋巴水肿风险的患者进行抗阻训练是安全的。2016 年，研究人员分别就 BCRL 和运动发表了两篇独立的系统评价，该评价进一步支持此前的观点，即乳腺癌治疗后已知或高危淋巴水肿患者以循序渐进的方式进行运动是安全、有效的，但开始运动时应接受监督。

也许最引人注目的关于运动和 BCRL 的文章是 2015 年来自 Dieli-Conwright 和 Orozco 的研究，该文章总结了对乳腺癌幸存者与运动的各方面情况的最新研究。文章指出，运动是最重要的，是预防原发性和复发性癌症的因素之一，并进一步指出"虽然有大量科学知识支持患者参与运动，但运动依然是乳腺癌幸存者面临的一个挑战"。如果因为担心患淋巴水肿，或不了解运动已被证明是安全的，或因为已经患淋巴水肿而不愿运动，则患者的生命将面临风险。我们应为美国 280 万名乳腺癌幸存者提供更多的临床知识，指导他们进行安全有效的运动，并继续收集数据进行系统评价。

关于下肢淋巴水肿的研究仍然很少。宾夕法尼亚大学的研究小组曾在 2010 年就子宫癌幸存者下肢淋巴水肿治疗发表研究，后来又进一步更新了相关研究结果。研究认为，应支持子宫癌幸存者增加体能活动（physical activity，PA）。报告表明，体能活动或步行运动的运动量越大，下肢淋巴水肿发病率越低，因此体能活动或步行运动量最大的患者报告下肢淋巴水肿的比例最小。当然，这些都是初步结果，需要进一步的研究。此外，还需要对其他癌症引起的淋巴水肿和原发性淋巴水肿进行类比研究。目前，我们可以通过淋巴系统解剖学、生理学和病理生理学的知识来指导运动。无论淋巴水肿是何种原因引起的，运动都会对所有患者带来益处。

2011 年，美国淋巴水肿治疗协作网（National Lymphedema Network，NLN）修改了关于运动的意见书，新的指南反映了上述大部分研究结果。指南中的建议非常全面，医师在制订患者的个性化运动计划时应遵守指南中的建议。新的运动计划开始执行前，患者的病情应已得到良好控制。在认证淋巴水肿治疗师（cetified lymphedema therapist，CLT）的监督陪伴下开始运动是最佳选择。运动是自然的、循序渐进的过程，随着患者从强化治疗阶段进入自我治疗阶段，应该从治疗性运动进入其他运动模式。已经完成消肿治疗的患者必须在开始运动前穿上弹力衣。

所有运动都应逐步开展，进度要慢；每进入下一阶段的运动，都应对水肿部位进行评估，看其是否发生变化。此外，需特别注意患者的运动形式和技巧。根据具体情况，可能需要对运动方案进行调整，比如做不同组间运动需要充分休息。患者在运动时应穿弹力衣，上肢淋巴水肿患者应穿上带手套的袖套。

目前，研究人员正在探索淋巴水肿患者运动的压力要求以及各种加压方式，如商用运动装备。研究还需要探讨适量运动和较高强度运动的结果，以及曾被认为是"高危"的运动类型。想恢复进行高强度运动的患者，应接受特殊的干预措施。在恢复该运动前，必须明确此运动需要的力量、协调能力、持久性和灵活性，应根据身体对运动的反应决定是否继续此项运动。治疗师应鼓励患者主动进行运动，并记录运动情况和身体反应情况，运动中和运动后的细微变化也应记录在案，并根据具体情况调整运动方案。

淋巴水肿患者不应拒绝运动。任何类型的运动计划均应有足够的时间供患者调整适应。对于所有淋巴水肿患者或高风险人群来说，制订护理方案时均应遵循一般安全准则，并鼓励患者提高自身身体素质。

4.6.1　呼吸练习

深度腹式呼吸时膈肌的上下运动是促使淋巴液充分进入血流的重要因素。进行膈式呼吸练习等运动有助于腿部淋巴水肿患者恢复。膈肌的运动，以及腹部、胸腔和下背部的内外运动有助于促进整体健康、肠蠕动，并促进静脉血向心脏回流。

4.6.2　抗阻练习

力量训练可以提高肌肉力量，提高韧带、肌腱和骨骼的强度，并有助于控制体重。抗阻练习的典型方法是对抗重力，并重复多次练习。进行抗阻练习时，必须循序渐进，运动计划应适应患者的身体情况，既能达到改善淋巴液回流的目的，又不给受损的淋巴系统造成额外压力。某些力量训练对淋巴水肿患者有益，但研究认为，患者在运动时应始终穿着弹力衣或使用弹力绷带。

使用哑铃进行抗阻练习可能会造成伤害或运动过度。然而，在采取适当预防措施的情况下，使用哑铃进行抗阻练习可以带来很好的效果。

身体基础力量的提高有助于患者的日常工作与生活，防止肌肉或韧带扭伤或紧张。力量提高能恢复水肿肢体和周围关节的肌肉和生物力学平衡。开始进行抗阻练习时，应使用低重量哑铃，多次重复练习；而不是选择大重量哑铃，却只能练习 1~3 次。如果运动时保持对水肿肢体的压力（穿弹力衣），则该水肿肢体（或高危肢体）不太可能出现淋巴液淤积的情况。

2009 年 8 月，《新英格兰医学杂志》（*The New England Journal of Medicine*）的一篇文章讨论了乳腺癌淋巴水肿（BCRL）女性患者进行举重（力量）训练的情况。该文章总结了 Schmitz 等进行的一项为期 18 个月的研究，Schmitz 请 141 名上肢淋巴水肿病情稳定的乳腺癌患者每周 2 次循序渐进地进行力量训练。研究结果表明，力量训练对乳腺癌淋巴水肿部位的体积未产生负面影响，同时，还增强了肌肉力量，如果遵循相关安全准则，力量训练还可缓解手臂症状，降低淋巴水肿恶化的概率。2014 年，Cheeta 等人又进行了系统评价，研究认为循序渐进地进行抗阻练习可能可以降低 BCRL 的风险，同时不会增加水肿体积，也不会让病情恶化。

患者刚开始进行力量训练时应接受督导，由经认证的癌症运动教练或经认证的淋巴水肿治疗师进行监督。水肿肢体应处于稳定状态，即在开始运动前至少 3 个月内，肢体应已经消肿，且未发生感染。此外，患者应了解并遵循 NLN 关于"如何降低运动风险的指南建议"。

某些情况下，患者可能无法单独锻炼水肿肢体，或运动对淋巴水肿肢体有负面影响。这种情况下，患者可进行一般性、系统性训练，如轻度至中

等强度的步行或骑自行车练习。步行和骑行可以刺激膈肌呼吸，促进淋巴液向血液循环系统回流。

4.6.3　淋巴水肿患者的有氧运动

淋巴水肿患者应该抱着积极的态度生活，以前没有运动习惯的患者应考虑每天步行、游泳或骑固定自行车 20 分钟。正确的体能活动有助于改善淋巴回流、减轻肿胀，是患者保持体型、进行正常日常生活的重要方式。

许多患者询问可否继续进行患淋巴水肿前的运动，还是应该调整或变换运动方式。这取决于要做的究竟是什么运动。例如，网球和高尔夫球算不上是很有利于上肢淋巴水肿患者的运动方式。对于腿部淋巴水肿患者，跆拳道和腿部有氧运动风险很大，应该避免。但现实情况是，对某些患者来说，运动在日常生活中扮演着至关重要的角色，甚至影响着他们的个性，放弃所谓的"高危活动"会严重影响他们的生活质量。

事实上，没有人比患者自己更清楚究竟怎样做对自己的身体健康有好处。只要患者接受认证淋巴水肿治疗师的督导，运动中穿着弹力衣，且运动不会引起不适或疼痛，那么继续进行这些运动是不存在任何问题的。然而，如果在运动期间或之后水肿肢体受伤、感到紧张，或体积增加，则患者需要对运动进行调整，并咨询其治疗师或医师。运动过程的关键是谨慎和适度，必须循序渐进，这样才能改善淋巴回流，又不会给受损的淋巴系统造成额外压力。

有氧运动通常指大肌肉群的多次重复运动。长期效果包括降低静息心率，改善肌肉力量，控制体重以及增加静脉血和淋巴液回流。

必须了解的是，某些有氧运动和休闲活动可能

会引起肿胀加重，或造成伤害的可能性较大。淋巴水肿患者最好避免此类高危活动。例如，下肢淋巴水肿患者应避免足球、跆拳道和步态健美操，手臂淋巴水肿患者应避免网球、壁球和高尔夫球。

上下肢淋巴水肿患者适宜进行的活动包括（但不限于）如下几种。

- *游泳或水中有氧运动*：齐胸深的水可减少约 90% 的身体负重，水中运动可提高灵活性，增强肌力和肌张力。此外，身体表面承受的水压有助于淋巴液和静脉血回流。但必须避免水温过高［温度高于 35℃（94℉）］，即热水浴和按摩浴等。水温过高对淋巴水肿有负面影响。

- *步行*：在穿着弹力衣的同时，户外步行 20 分钟或跑步机锻炼（10~15 分钟，慢速）可以刺激循环系统，大大增强身体健康。运动要点包括正常步态步行，避免水肿腿拖行，避免跛行。

- *低强度骑行*：户外或健身房骑车 20~25 分钟，使用舒适、较宽的车座。卧式自行车腿部位置较高，是下肢淋巴水肿患者理想的运动器械。

- *瑜伽*：瑜伽动作的拉伸、深呼吸、放松可以对静脉和淋巴回流产生积极影响，是淋巴水肿患者的完美选择。但应避免力度过大的瑜伽练习，如果某些姿势不适，应自行调整或放弃。许多癌症中心和支持小组都可以找到专门针对癌症幸存者和淋巴水肿患者的瑜伽课程的资料。

- *Lebed Method（列别德运动法）*：这是一种相对较新的运动方式，专为淋巴水肿患者和癌症幸存者设计。该运动包含音乐和舞蹈，重点在于促进患者整体健康水平、关节活动度、平衡性、力量和耐力的改善。

- *消肿运动*：CDT 强化治疗阶段的运动方案，该方案由治疗师根据每位患者的需求、能力和限制量身定制而成。该锻炼方案每天进行 2 次，可以改善循环、灵活性和健康。

一般来说，患者在运动时应始终穿着弹力衣；运动的强度和持续时间应逐渐增加；应避免过度运动导致不适或疼痛；且应仔细观察四肢的任何尺寸或形状改变。总体建议是所有的淋巴水肿患者均应在各自锻炼方案中纳入每周 150 分钟的中等强度有氧运动。

4.7 皮肤和指（趾）甲护理

淋巴水肿患者容易发生皮肤和指（趾）甲感染。细心地护理这些部位对于 CDT 成功至关重要。一般情况下，细菌和其他病原体无法穿透皮肤，但如果皮肤出现外伤、发热或其他原因引起的缺陷，可能使病原体或感染源容易进入。淋巴组织富含蛋白质，是病原体理想的滋生地。此外，由于弥散范围扩大，局部免疫能力较低，影响了水肿部位免疫细胞及时发挥作用。淋巴水肿部位皮肤可能出现增厚或鳞状现象，增加了皮肤裂口和龟裂的风险。

链球菌是引起淋巴水肿患者感染的最常见的病菌。就身体某一部位而言，链球菌毒性不高，身体抵御反应较慢；因此，链球菌会繁殖并转移到身体其他部位。炎症可能发展为危急情况，并加速淋巴水肿的发展。因此，皮肤和指（趾）甲护理主要考虑的是预防和控制感染。

应指导患者进行清洁和保湿，保持皮肤健康和完整，包括检查皮肤伤口、观察是否有感染或炎症迹象等。应在治疗初期向患者提供预防措施清单。清单能帮助患者更好地遵守相关要求，避免发生可能使水肿恶化或引起感染的情况。预防措施和中高风险活动清单见第 5 章。

消肿治疗阶段，患者使用绷带前应先涂抹为敏感性皮肤、放射性皮炎和淋巴水肿设计的专用药膏或软膏。肢体消肿后，患者应穿着弹力衣，每天两次使用保湿软膏。淋巴水肿患者使用的软膏、肥皂及其他皮肤清洁用品应具有良好的保湿效果，不含香料，致敏性低，pH 值介于中性至酸性（pH 5.0 左右）。皮肤酸碱度可用 pH 值表示，pH 值范围从 0（极酸性，如柠檬汁）至 14（极碱性，如碱液）。pH 7 为中性（例如水）。正常皮肤 pH 值在 5.0 左右。

为了确定护肤品是否会导致皮肤过敏，应先在健康皮肤上进行测试，再用于淋巴水肿部位皮肤。

紧身弹力袖套、弹力袜、弹力绷带可能会刺激皮肤。部分患者可能对压力治疗使用的某些材料过敏。这种情况下，可选用其他替代材料。

在蚊虫肆虐的地区，应该将防蚊药涂抹在水肿肢体（部分保湿品具有天然驱蚊效果），避免蚊虫叮咬及可能引起的感染。

4.8 淋巴水肿管理的两阶段

成功的淋巴水肿管理分为两个阶段进行。第一阶段称为强化治疗阶段或消肿阶段，患者需每天去医院接受治疗，直至淤滞消除。治疗要想成功，必须每天坚持，且在治疗开始前，患者应全面了解综合消肿疗法的所有程序（见第 3 章）。医师不应收治无法坚持或不愿坚持每日治疗的患者。

强化治疗阶段的时间长短因患者病情的严重程度而异。平均来看，上肢淋巴水肿患者需接受 2~3 周治疗，腿部淋巴水肿患者需接受 2~4 周治疗。特殊情况下，这个阶段可能持续 6~8 周，并可能需要经历数次重复。

> 第一阶段治疗何时结束由接受治疗肢体的周长或体积测量结果确定。

当疗效进入平台期时，第一阶段一结束，患者立刻进入 CDT 的第二阶段，也称自我管理阶段。

根据患者淋巴水肿的分期不同，强化治疗阶段结束后，相关肢体或身体部位可能已经达到正常大小，或依然与正常肢体有差别。如果患者在淋巴水肿 1 期即开始接受治疗，软组织结构连续，也没有发生纤维化改变，则肢体预计可以恢复正常大小（与未病变肢体相比）。如果淋巴水肿晚期才开始接受治疗，患者皮下组织的淋巴、静脉已经纤维化，则淤积的淋巴液可以消退，纤维化部位可能可以软化。然而通常情况下，在 CDT 的强化治疗阶段，硬化的组织不会完全消退。纤维组织的减少是一个缓慢的过程，可能需要几个月或更长时间，而且主要在 CDT 的第二阶段实现。

在 CDT 的第二阶段，患者应管理、改善和维持第一阶段取得的效果。为了缓解晚期淋巴水肿相关症状，患者应严格遵守规定，必须每天穿弹力衣，夜间必须使用弹力绷带。自我管理是一个终身的过程；自我管理的同时，患者还应定期接受医师和治疗师的检查。

4.8.1 强化治疗阶段

本阶段包括皮肤和指（趾）甲护理、徒手淋巴引流、压力治疗和消肿运动。

皮肤和指（趾）甲护理

使用弹力绷带前，应先在水肿部位涂抹适量保湿剂或乳液。在 CDT 强化治疗阶段，应指导患者正确进行清洁和保湿，保持皮肤的健康和完整性，防止感染（见第 3 章）。

徒手淋巴引流

在本治疗的第一阶段，患者应至少每周 5 天、每天 1 次接受 MLD 治疗，每次治疗一般持续

30~60 分钟。具体治疗时间长短取决于被治疗肢体的数量，涉及的身体部位，以及病情严重程度。

对于第一阶段 MLD 来说，最重要的是找到充足、健康的淋巴引流区。这些淋巴通路和淋巴结将引导富含蛋白质的淋巴液回流，促进淋巴液绕过阻塞部位，重新进入静脉系统。

我们以单侧继发性上肢淋巴水肿为例介绍该治疗的基本程序（具体治疗顺序及其他病理学介绍见第 5 章）。大多数上肢淋巴水肿患者伴有同侧躯干相邻象限肿胀。一般来说，可以在相邻的躯干部位（如对侧躯干上象限和同侧躯干下象限）找到健康的淋巴管，也可以在同侧锁骨上窝找到健康的淋巴管和淋巴结。为了达到最佳疗效，可按以下程序分步进行。

首先是初步准备，即手法作用于相邻健康躯干、同侧锁骨上窝部位的淋巴结和淋巴管，手法刺激可以促进淋巴管运动，为阻塞部位富含蛋白质的淋巴液制造"吸力效应"。初步准备结束后，应开始治疗阻塞的躯干部位。该部位富含蛋白质的淋巴液会通过相关吻合支，经分水岭向此前被刺激的相邻部位引流（在此情况下，流经的是前后腋窝和同侧腋窝–腹股沟吻合支）。虽然在本阶段，MLD 并不直接治疗肿胀的肢体，但依然可以观测到水肿肢体周长及体积的减少。通常 2~4 次治疗后，即可观察到体积减少。

当四肢出现消肿迹象时，可简化初步准备程序，只刺激相关淋巴结（在此情况下，刺激的是对侧腋窝淋巴结和同侧腹股沟淋巴结）和吻合支。在此阶段，应逐步扩大被治疗部位的范围，开始治疗水肿肢体。为了避免压力过大（如引流区健康淋巴管过载），建议仅先治疗上臂。如水肿情况较严重，可以只治疗部分上臂。在后续治疗中，再治疗前臂、手和手指。

治疗师应在治疗初期便教授患者简单的自我 MLD 方法（见第 5 章）。该方法便于患者在强化治疗阶段每周周末以及自我管理阶段进行自我引流。

压力治疗

强化治疗阶段，治疗师应综合使用短拉伸绷带与适当的填充材料对患者进行综合压力治疗。MLD 和护肤结束后应立即使用绷带直至下次治疗开始，每天需佩戴绷带 23 小时。特别需要注意的是，患者不得在家里自行去除绷带。患者必须在下次治疗开始前在治疗场所去除绷带，原因是：治疗师可以根据绷带和填充留下的皮肤痕迹判断哪些部位需要增加填充，或是否需要调整绷带的张力。如果还未到预定治疗时间而提前几小时去除绷带，则淋巴液会在已治疗部位重新积聚，治疗师不得不重新花时间消除这部分液体。

患者在家中淋浴时，可用塑料袋等将绷带处包裹起来。在治疗场所去除弹力绷带后，可通过淋浴（如果提供淋浴设施）或使用湿布清洁肢体。

在强化治疗阶段，时间管理至关重要。根据使用的绷带和填充材料的数量不同，经验丰富的淋巴水肿治疗师可能需要 10~20 分钟（复杂情况时，需要时间会长些）包扎绷带，新手应该预留充足的时间完成这部分治疗。

在该治疗阶段，一个重要内容是指导患者，最好是其家庭成员，学会自我包扎法。自我包扎需要大量实践，因此在治疗初期即应让患者参与学习。另外，治疗时还应预留充足时间，指导患者学习和练习包扎。强化治疗结束后，为了保持并继续改善治疗效果，患者和（或）家庭成员必须熟练使用弹力绷带。因此，在强化治疗阶段，应定期评估和练习自我包扎方法。

在强化治疗阶段，如果周末期间绷带滑脱，则患者必须进行自我包扎。在自我管理阶段，许多患者晚间也需要包扎绷带。

消肿运动

消肿运动的目标是改善淋巴循环并最大限度地恢复淋巴系统功能。运动应每天至少进行 2 次，每次 10~15 分钟，运动时应戴着弹力绷带。为提高患者的依从性，治疗师须制定一个易于患者学习和执行的运动计划。运动计划应根据患者的个体需求和能力限制制定，运动持续时间要短。治疗中，患者应尽早执行运动计划，每天为运动预留专门时间。治疗师应定期监督运动进展情况。

除消肿运动计划外，治疗师还应与患者讨论确定娱乐活动计划。应尽量避免可能降低淋巴运输能力的高风险活动（见第 5 章）。制定良好的娱乐活动计划可以促进患者身体健康，改善淋巴回流，控制体重。

> 只要治疗师接受过整套 CDT 培训，那么接受其治疗的绝大多数淋巴水肿患者均会获益。为了保证治疗效果，患者良好的治疗依从性，也很重要。

以下原因可能导致治疗效果不佳。

- 治疗方法不正确：仅应用了 CDT 个别步骤（仅将 MLD 作为干预手段使用，未进行其他方法或包扎方式不当），使用气动压力泵不当，治疗师未经过系统培训等。
- 患者依从性不好。
- 患者患有恶性淋巴水肿：转诊医师认为 CDT（或 CDT 个别步骤）可作为姑息治疗。
- 自我引起的淋巴水肿：此类淋巴水肿由患者自残造成。多数情况下，应在肢体使用止血带，这可以减少淋巴和静脉回流以及肿胀的发生。如果医师明确诊断为自我引起（人工）淋巴水肿，可以给受影响的肢体打石膏，防止进一步伤害。
- 病情较为严重，特别是淋巴管纤维化，影响治疗进展。此类情况下，治疗无法快速见效，需要较长的治疗时间。
- 其他病症的影响：某些病症（见第 3 章）可能会拖慢治疗进展。

4.8.2　自我管理阶段

在临床医师的指导下，并在严格遵守规定的前提下，大多数患者能够维持并继续改善强化治疗阶段取得的效果。自我管理阶段的效果取决于患者能否正确坚持根据其自身情况量身定制的自我管理方案，这对于维持疗效及预防淋巴水肿进一步发展至关重要。必须注意的是，淋巴水肿相关症状可能会给患者带来消极的心理和社会心理影响，进而会对患者遵守自我管理规定造成障碍。为了促进患者遵守自我管理规定，应积极引导患者情绪，帮助他们深入理解自我护理方案，认识淋巴水肿的有关症状及治疗步骤，按降低风险操作指南实施护理（见第 5 章）。

许多患者报告体重和天气变化可能引起病情波动。女性患者通常在月经期间水肿加重。一般情况下，通过更严格地遵循自我管理规定程序可以缓解这些症状。

对于那些无法自我维持消肿效果，或在 CDT 第二阶段水肿加重的患者，有必要让他们回到诊所进行 CDT 后续治疗。后续治疗的频率是每周、每 2 周还是每月 1 次，是否还需要一个短期强化治疗疗程，应根据患者具体情况决定（见第 3 章）。

CDT 第二阶段的各组成部分与第一阶段相似。第二阶段的重点是自我完善和自我管理。

皮肤和指（趾）甲护理

患者应使用在强化治疗阶段学习的清洁和保湿方法，每天 2 次使用合适的保湿产品，保持皮肤的健康完好。

自我徒手淋巴引流

为了刺激淋巴引流，患者应每天至少进行 2 次简单的自我 MLD 和呼吸练习（见第 5 章）。

压力治疗

在本阶段，患者应穿着弹力衣进行压力治疗，弹力衣必须在日间全时段穿着。弹力衣的测量应在消肿阶段结束且患者已取得最大消肿成果时进行。医用弹力衣的测量方法见第 5 章。同时，患者应熟练掌握弹力衣的穿脱方法和护理方法。定期检查时（至少每 6 个月 1 次），治疗师应评估弹力衣的情况，并重新测量，确保弹力衣合适。弹力衣应每 6 个月更换一次，如果弹力材料损坏或失去弹性，应及时更换。患者应至少有 2 套弹力衣轮流穿着。

一般来说，确定弹力衣压力等级时应选择患者可耐受的最高等级。在部分下肢淋巴水肿病例中，患者可能需要叠穿 2 层弹力衣。如前所述，最重要的是保证患者的舒适度。某些情况下，可能需要选择压力等级较低的弹力衣以确保患者遵从穿着要求。如果患者未能连续穿着或从不穿着弹力衣，弹力衣就起不到治疗作用。

根据患者症状的严重程度和患病时间长短，治疗师可决定患者是否应在夜间继续使用弹力绷带。自我包扎方法参见第 5 章。

如果患者水肿加剧或进行了某种可能引发水肿的活动（如飞行、长时间站立或高风险活动），可以在弹力衣外叠加使用弹力绷带。

消肿运动

患者应继续遵循运动计划进行运动以维持和改善治疗效果。为取得最佳运动效果，患者在运动时应穿着弹力衣或佩戴弹力绷带。此外，还建议患者继续进行强化治疗期间临床医师同意的休闲活动。定期检查时，患者、医师和淋巴水肿治疗师应讨论并重新评估正在进行的运动计划和休闲活动。

大多数患者能够维持和改善强化治疗阶段取得的成果。患者水肿体积可能会进一步下降，组织可能会继续软化。同时，以下原因可能导致治疗进展停滞，水肿频繁复发或肢体体积持续增加。

- 患者未严格遵守规定，未保持个人卫生。
- 癌症复发。
- 症状非常严重（如前所述，淋巴管严重纤维化和硬化的患者治疗进展可能较慢）。
- 其他相关情况（见第 3 章）。

4.9　淋巴水肿的记录方法

记录治疗情况是必要的，原因如下。记录可以证明治疗的有效性，部分患者需要治疗记录才能在保险公司报销费用，记录还说明了患者病情进展情况。肿胀肢体体积的减少不仅表明治疗成功，还可以鼓励患者遵守治疗规定。

记录结果还帮助治疗师决定何时结束消肿阶段，并开始自我管理阶段。

确定何时结束第一阶段，开始第二阶段的方法包括相片记录、周长测量和体积测量。相片记录的好处是可以直观地对比治疗前后效果，观察伤口是否愈合和皮肤颜色的变化。肢体相关部位的周长测量反映该部位周长的变化。测量值虽不能直接反映肢体体积大小，但可以和正常肢体的周长值（单侧水肿病例）进行对比。周长测量也可用来确定弹力衣的尺寸。

多年来，医学界使用了多种方法测量肢体体积，包括复杂成像方法（磁共振成像）、生物电阻抗分析（BIA）、计算机断层扫描、红外电子测量，以及更为简便的排水量法，或根据肢体周长和圆锥公式进行几何测算（见第 3 章）。

每种测量方法都有各自的优缺点。成像方法成本高且耗时长，通常需要专业设备，而淋巴水肿治疗中心可能不具备专业条件。美国的治疗中心普遍使用的是周长数据仪（图 4.22，图 3.33）。该设备通过发射红外线来确定圆周长，然后根据圆锥体积计算公式计算肢体体积。该仪器的优点是内置不同

4

弹力衣制造商的弹力衣标准尺寸数据，可直接将测量结果与弹力衣尺寸进行对比。另外，该仪器也可调整适用其他弹力衣制造商的标准尺寸数据。

排水量法使用的是配有溢流口和烧杯的充满水的容器。将患者肢体部分或完全浸入水中，用烧杯收集排出的水量，水量即代表肢体体积。理论上，该方法虽然很精准，但并不适用于肢体有伤的患者；此外，该方法操作起来复杂费事，且无法得出肢体形状的具体信息。然而，在测量包括手足等肢体体积时，排水量法是一种可靠的方式。

淋巴水肿治疗中心另一种常用且相对准确的方法是周长测量，并根据圆锥体计算公式计算体积。肿胀的肢体类似无帽圆锥。从肢体一端开始每隔 4~6cm 测量肢体周长（通常间隔越小，数值越准）。计算体积时，可先计算每一小段（或锥体）的体积，再将每段体积相加得出总体积。体积的计算可借助各种计算机程序完成。

注意事项：精确的测量对于计算周长和体积至关重要。如果是人工测量，则每次测量应由同一个人进行。如果有多人负责测量，应使用弹簧式测量尺提高结果的精确度。测量时还应使用测量板（图4.23），并确保患者每次测量时保持相同的体位。

每次测量应在完全相同的位点进行；因此，需要记录患者测量图上的每个测量点的数据大小。

简单圆周测量的测量点：测量上肢推荐选取7 个测量点，分别为手部 1 个、手腕 1 个、前臂 2个、肘窝 1 个、上臂 2 个（表 4.1）；下肢测量则推荐足部 1 个、踝部 1 个、小腿 2 个、腘窝 1 个、大腿 2 个（表 4.2）。确定不同测量点的位置时，应以测量点距患者最长的手指（手臂测量时）或足跟（腿部测量时）的距离为标准确定，以确保多次测量的准确性。

计算肢体体积的周长测量：手、足应每隔 3cm进行分段测量（排水量法在测量手足体积时，更

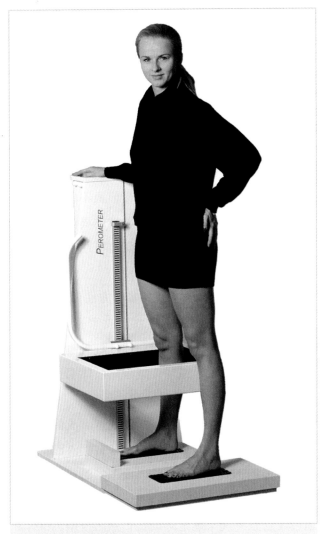

图 4.22　周长数据仪

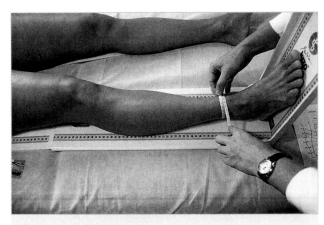

图 4.23　测量板

4

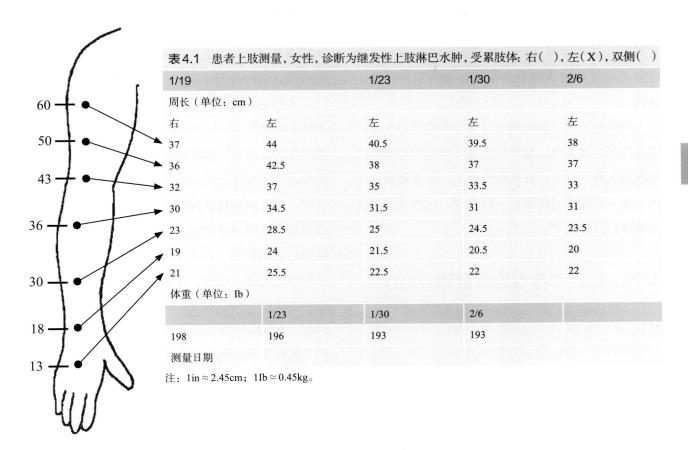

表4.1　患者上肢测量，女性，诊断为继发性上肢淋巴水肿，受累肢体：右（　），左（**X**），双侧（　）

1/19		1/23	1/30	2/6
周长（单位：cm）				
右	左	左	左	左
37	44	40.5	39.5	38
36	42.5	38	37	37
32	37	35	33.5	33
30	34.5	31.5	31	31
23	28.5	25	24.5	23.5
19	24	21.5	20.5	20
21	25.5	22.5	22	22
体重（单位：lb）				
	1/23	1/30	2/6	
198	196	193	193	
测量日期				

注：1in ≈ 2.45cm；1lb ≈ 0.45kg。

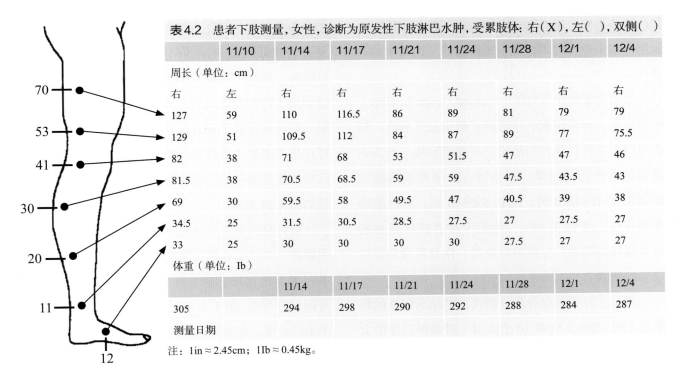

表4.2　患者下肢测量，女性，诊断为原发性下肢淋巴水肿，受累肢体：右（**X**），左（　），双侧（　）

		11/10	11/14	11/17	11/21	11/24	11/28	12/1	12/4
周长（单位：cm）									
右	左	右	右	右	右	右	右	右	
127	59	110	116.5	86	89	81	79	79	
129	51	109.5	112	84	87	89	77	75.5	
82	38	71	68	53	51.5	47	47	46	
81.5	38	70.5	68.5	59	59	47.5	43.5	43	
69	30	59.5	58	49.5	47	40.5	39	38	
34.5	25	31.5	30.5	28.5	27.5	27	27.5	27	
33	25	30	30	30	30	27.5	27	27	
体重（单位：lb）									
		11/14	11/17	11/21	11/24	11/28	12/1	12/4	
305		294	298	290	292	288	284	287	
测量日期									

注：1in ≈ 2.45cm；1lb ≈ 0.45kg。

可靠也更方便）。如果无需测量手足体积，则周长测量从手腕或足踝开始，并沿着肢体每隔 4cm 进行分段测量。初始测量的位置在患者测量图表上注明。

周长和（或）体积测量应至少每周进行 1 次以记录治疗进展情况。这两种方法都可用于单侧或双侧淋巴水肿的测量。在某些情况下，正常侧肢体可能出现一定程度的肿胀；一般来说，这种情况下该侧肢体会自行消肿。

4.10　癌症幸存者的综合消肿治疗

4.10.1　简介

由于认证淋巴水肿治疗师（CLT）每天接触的患者要么是癌症患者，要么曾经是癌症患者，因此治疗师必须熟悉癌症及其并发症，详细了解癌症干预措施，包括手术、全身治疗和放射治疗。了解特定的癌症诊断、治疗和治疗副作用，能提高淋巴水肿治疗的安全性并增强综合消肿治疗（CDT）的有效性。

美国国家癌症研究所（National Cancer Institute）研究表明，异常细胞的生长和扩散引发了癌症。癌症可以发生在身体任何部位，可能是环境、行为和遗传因素作用的结果。据估计，2016 年美国癌症新增病例 1685210 例，死亡 595690 例。男性患癌率为 43%，女性为 38%。癌症幸存者指已经被确诊为癌症的患者，包括治疗阶段、恢复阶段和复发阶段的患者。

淋巴水肿引起腹股沟或腋窝淋巴结床阻塞的概率为 15%~30%。切除 10 个或以上腋窝淋巴结的女性患上肢淋巴水肿和其他部位淋巴水肿的比例要高于切除 10 个以下淋巴结的妇女。同时罹患其他疾病、年龄增加、体重增加、体重指数（BMI）升高，相关肢体有蜂窝织炎感染史、放疗史、腋窝积

液、腋网综合征、化疗史、家族遗传史和腋下淋巴结摘除等情况均会增加乳腺癌幸存者罹患淋巴水肿的风险。

在固定的时间段为术后乳腺癌幸存者进行淋巴水肿生物阻抗（Impedimed）检查已逐渐成为标准护理程序的一部分。临床医师不仅可据此评估淋巴水肿状况，还可评估其他癌症并发症和患者整体健康状况。评估内容包括疼痛（发生率 30%~50%），化疗引起的周围神经病变（平均发生率 50%~60%），癌症引起的疲劳（发生率高达 80%），肩部疾病、平衡性、力量、心肺、骨骼变化，局部肿胀等。其他引发淋巴水肿的病因，如黑色素瘤也应纳入评估内容。生物阻抗尚未用于对双侧肢体的评估。

腋窝手术的另一常见并发症是腋网综合征（淋巴管打结），即淋巴集合管阻塞。2009 年，Lacomba 等人研究表明，女性乳腺癌术后幸存者中，48.3% 的人出现了腋网综合征。早期研究显示，淋巴管打结通常是自限性的，可能会自我解决。这种病症有多种表现形式，可能表现为近外侧躯干的局部淋巴集合管肉眼可见外突（Mondor 综合征），外突穿过腋窝、肘窝，延伸到拇指侧面。同时，患者关节活动度（特别是肩外展）和患肢的活动功能可能受限，影响放疗效果和日常功能性活动。治疗师最快可在患者术后 1 周即发现腋网综合征。淋巴管打结症状可能长期持续，成为慢性病症。腋网综合征症状如图 4.24 所示。

最容易引发下肢淋巴水肿的癌症是子宫癌、前列腺癌、淋巴瘤或黑色素瘤。妇科癌症中，宫颈癌幸存者淋巴水肿的发病率高达 36%，卵巢癌幸存者则只有 5%。躯干下部是否发生淋巴水肿取决于手术的程度，包括淋巴结切除部位（腹部、盆腔或腹股沟），是否有腹部或盆腔放疗史，以及骨盆或腹部的肿瘤负荷。妇科癌症治疗容易引起双下肢淋巴水肿。早期淋巴水肿检查和接受 CDT 可以降低患者下肢和（或）外生殖器淋巴水肿的发病率。

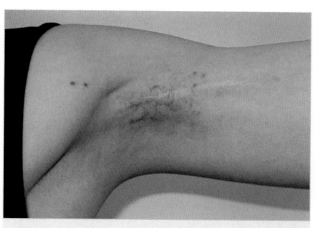

图 4.24　腋网综合征

患者身体功能、财务状况越好，参与社会活动越多，发生淋巴水肿可能性越低。

癌症的治疗取决于发病部位、肿瘤特征（激素易感性）、患者个体因素（年龄、医学并发症）和癌症阶段。肿瘤学家通常用 TNM 系统对肿瘤进行分期，T 代表原发肿瘤程度，N 代表区域淋巴结的受累，M 代表是否发生远处转移。每个字母后的符号代表受累程度（如果已知受累）。符号包括 X（未知）、0（无受累证据）、is（前期）和 1~4（受累程度）。TNM 系统的说明参见表 4.3。

癌症阶段的确定取决于原发肿瘤的位置，涉及肿瘤的程度、大小和数量，淋巴结受累情况，肿瘤细胞的病理报告，以及远处转移情况。癌症一般分为 I ~ IV 期，受累程度依次递增。III 期一般表明已发生区域淋巴结受累。癌症预后一旦确定，治疗师

表 4.3　TNM 肿瘤分期

T = 原发肿瘤	TX = 原发肿瘤的情况无法评估 T0 = 无原发肿瘤证据 Tis = 癌症前期，局部细胞异常，原位癌 T1~T4 = 原发肿瘤大小和范围
N = 区域淋巴结	NX = 区域淋巴结情况无法评估 N0 = 无区域淋巴结转移（淋巴结未发现肿瘤） N1~N3 = 区域淋巴结受累及程度
M = 远处转移	MX = 远处转移情况无法评估 M0 = 没有远处转移 M1 = 有远处转移

可据此制定适当的护理计划和治疗目标。

癌症引起的一个症状是癌症疲劳。高达 80% 的癌症幸存者会感受到疲劳，疲劳是癌症或癌症治疗引起的，是一种与患者近期身体活动无明显关系的身体、情绪和（或）认知疲劳、疲惫、压抑，是持续存在的主观感觉，会影响患者的日常工作、生活。癌症疲劳通常与其他症状同时发生，如疼痛、窘迫、贫血和睡眠障碍。因此，必须根据癌症位置、治疗方式和癌症阶段等对患者进行筛查，确定各种症状，并根据 NLN 最新发布的要求（2015 年第 2 版），从癌症诊断一开始就进行针对癌症疲劳的康复治疗。治疗方法包括在患者体能最好的时段进行间歇性有氧训练，逐渐延长工作时间并减少休息时间。节约体能也有助于对抗疲劳。减少日间休息时间至 1 小时以内有助于减轻夜间睡眠障碍。淋巴水肿治疗师在治疗癌症幸存者前必须询问其是否有癌症疲劳症状。

多项研究表明，淋巴水肿患者或高危人群进行有氧运动和抗阻运动是安全、有益的，但运动时应循序渐进，使用医师推荐的压力方式，并向医师报告所有负面反应，方便医师及时调整运动方案。

如前所述，BMI 大于 30 与淋巴水肿的发生有直接关系。因此，患者应参与运动，努力增加体内肌肉组织比例。锻炼还可以消除癌症疲劳。负重练习有助于预防骨质疏松。锻炼还有助于改善患者因手术和癌症治疗而受损的盂肱关节运动模式，增加肢体关节活动度，增强肢体力量。

CLT 应获得患者的书面或电子病历，而这可能需要患者的书面许可。由于癌症的治疗次数较多且治疗可能对患者认知能力造成轻微影响，所以，正在接受或曾经接受癌症治疗的患者可能很难记得治疗细节。CLT 需要研究过去和现在的医疗情况，以采取安全、适当的干预措施。这一点对于癌症还在进展的患者来说尤为重要。

癌症治疗手段包括手术、放疗和系统治疗，这

些内容会再进行更具体的介绍。需要注意的是，所有这些干预措施都有副作用，都会影响 CDT 治疗。本书稍后会探讨癌症患者应用 CDT 应遵循的安全指导原则。

4.10.2　手术

根据美国国家癌症研究所对"癌症术语"的定义，手术指切除或修复躯体受影响部位的过程。手术也可以是诊断性的。根据癌症发病部位、发病阶段和外科医师个人方法不同，手术干预方式可能有所不同。

手术前一般需要通过临床评估、影像诊断和实验室检查对癌症进行确诊。癌症手术的主要目的是预防癌症发生和预防已发癌症继续进展、协助实施其他癌症疗法（如插管治疗）或切除肿瘤负荷。癌症高危人群即使没有患癌，也可进行预防性手术。如果已经患癌，可以切除肿瘤，并对高危部位进行治疗，预防癌症复发。如果肿瘤边界不清晰，或发现了更大、更多肿瘤，则应确诊癌症晚期。

外科医师有时候需要扩大手术切除范围以清除可能存在的所有癌细胞，确保与肿瘤相邻的组织内没有癌细胞。某些情况下，癌细胞已侵入周围结构，无法去除整个肿瘤负荷，外科医师必须决定是否仍然需要切除肿瘤。这么做的目的是为了缓解疼痛或解决残疾状况，手术可以改善功能，减轻疼痛和（或）提高患者生存概率。

乳房手术指切除乳腺肿瘤，同时保留剩余健康的乳房组织。这种类型的手术通常被称为乳房肿块切除术或乳腺区段切除术。乳腺癌保乳手术后，需进行常规放射治疗；放疗会导致乳房发硬和乳房组织不对称。即使使用更先进的放射法，全乳放疗也会使得Ⅰ级和Ⅱ级淋巴结接受一定剂量的辐射，从而损伤淋巴功能。放疗后乳房的不对称性如图 4.25所示。

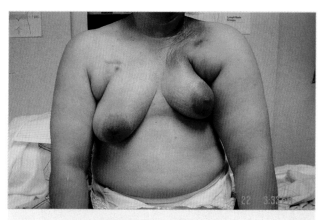

图 4.25　放疗引起的乳房不对称

乳房手术可以保留乳房的健康部分。然而，如果病变较大，乳房较小，或乳房有多处病变，或对侧乳房有癌变风险，通常建议进行乳房切除术。乳房切除后，有些女性选择使用乳房假体，有些则决定不使用任何假体。乳房切除术后不进行乳房重建的例子如图 4.26 所示。

手术可以重建身体被切除部位。乳腺癌乳房切除术后，女性可以选择手术重建被切除部位。一些女性选择进行乳房重建以实现乳房对称，改变乳房形状，或避免使用外部假体乳房。适合乳房重建的女性的条件包括年龄较小、无吸烟史、并发症较少。瘢痕体质、凝血障碍、糖尿病或伤口不易愈合的患者不适合接受乳房重建。再造可以在初次手术后立即进行，由乳腺外科医师和整形外科医师合作同时进行手术。如果术后计划进行放射治疗，因为放疗可能会带来并发症，如放射性纤维化、包裹性乳腺组织、脂肪坏死或乳房同侧肩部疾病等，故此时，应推迟再造手术的时间。放疗后的再造如图4.27 所示，该名女性患者可以选择再造手术类型和假体乳房的大小。表 4.4 列出了乳房重建术最基本的程序，包括 CLT 可能观察到的并发症。患者必须有足够的腹部脂肪才能进行手术。同时，患者必须严格遵守术后所有身体限制要求，这些要求因外科医师而异。所有进行乳房重建的妇女都有手术继

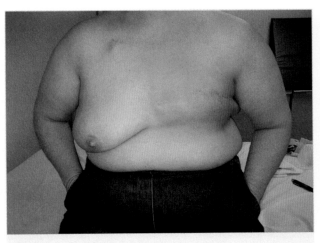

图 4.26　乳房切除术后未进行乳房重建

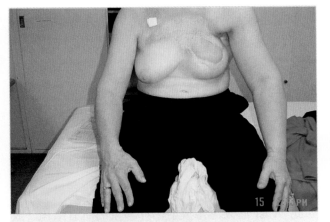

图 4.27　使用乳房假体进行乳房重建。注意患者左上肢出现淋巴水肿症状

表 4.4　乳房重建

重建方法	重建程序	康复考虑事项
TRAM ● 组织瓣 ● 横向腹直肌瓣	● 蒂状皮瓣 = 使用部分腹直肌及其血流供应、下腹部脂肪和皮肤建造乳房 ● 游离皮瓣 = 通过微血管外科手术用肌肉及组织建造乳房	● 乳房出现部分脂肪坏死 ● 剩余腹直肌无力 ● 髋屈肌紧张，患侧肩部功能受损 ● 注意早期姿势异常（屈曲） ● 腰痛
背阔肌皮瓣 ● 组织瓣 ● 背阔肌	● 使用部分背阔肌及其血流供应、脂肪、皮肤建造乳房	● 剩余患侧背阔肌无力 ● 患侧肩功能不全 ● 背部肌肉不对称或背部疼痛 ● 乳腺脂肪坏死
DIEP/SIEP ● 腹壁下动脉穿支皮瓣 / 腹壁浅动脉穿支皮瓣 ● 微血管外科手术	● 使用下腹部组织及少量腹直肌建造乳房	● 与 TRAM 相比总体发病率降低 ● 乳腺脂肪坏死 ● 腹直肌暂时无力 ● 髋部屈肌紧张，患侧肩部功能受损 ● 注意早期姿势异常（屈曲） ● 腰痛
SGAP ● 微血管外科手术 ● 臀上动脉穿支	● 使用臀大肌及其血流供应、脂肪、皮肤建造乳房	● 必须遵守术后禁忌事项 ● 腰部不对称导致腰痛 ● 患侧髋关节功能不全 ● 患侧肩功能不全
假体植入 ● 硅胶或生理盐水袋 ● 需要假体	● 即时植入 = 乳房切除时即植入固定假体 ● 延期植入 = 在胸大肌下放置扩展器，逐渐拉伸组织，后期植入固定假体	● 乳腺囊性紧张 ● 患侧肩部功能受损 ● 胸大肌紧张 ● 假体引起疼痛或压迫感 ● 感染

发的感觉障碍。由于手术改变了淋巴区域，徒手淋巴引流（MLD）顺序也需要相应进行调整。

4.10.3　放射治疗

　　根据美国国家癌症研究所对"癌症术语"的定义，放射治疗（放疗）指使用 X 射线、γ 射线、中子、质子或其他来源的高能辐射破坏癌细胞或减轻肿瘤负荷。辐射源可以是外部、内部或系统性的。放疗的副作用分为早期（急性）、晚期（慢性）两种，具体副作用因放射部位不同而不尽相同。早期副作用包括细胞快速分裂引起的后果，例如脱发，皮肤刺激（红斑、局部病变、水肿、口腔损伤），口干（可能是长期口干），肠和（或）膀胱功能障碍，癌症引发的疲劳、恶心、呕吐。早期副作用如图4.28 所示。局部放疗的晚期效应可能包括局部组织纤维化、重要器官损伤、肠和膀胱功能障碍、性欲和生育能力改变、皮肤纤维化、骨质疏松、记忆力衰退、肌肉纤维化和淋巴水肿，如图 4.29 所示。放疗还可能引起继发性癌症，儿童或青少年患者尤为如此。CLT 必须考虑放射治疗涉及的所有结构。放疗还可能影响深层结构，损害重要器官。因此，必须监测正在进行放射治疗的患者的生命体征。CLT 应避免触及患者疼痛或有伤口的皮肤区域。在放射治疗期间进行 MLD 治疗应征得肿瘤医师同意。

CLT 应评估放射区域和患者皮肤状况。刚完成放射治疗的患者皮肤可能变红、变脆。虽然变红

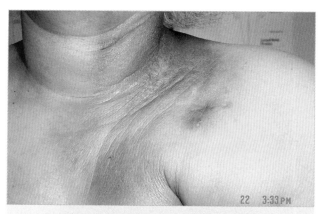

图 4.29　放射治疗的晚期副作用

的部分会慢慢消退，但放疗造成的组织改变会持续存在很多年，并导致治疗部位皮肤弹性、含水量下降。瘢痕组织面积大小和深度因放射种类、剂量不同以及癌症幸存者个体差异而各不相同。被辐射部位的皮肤和手术切口可能阻碍浅表淋巴液流动，并可能影响 CDT 效果。

放疗阶段，为了确保放疗剂量的吸收，禁止在放疗部位进行压力治疗。徒手治疗也应特别小心，要避免摩擦或拉扯对被放疗部位组织造成伤害，特别是邻近放疗部位的组织。如患者出现脆弱组织，应禁止使用徒手治疗，避免造成局部创伤。

4.10.4　乳房放射治疗

保乳手术

保乳手术指通过切除一部分乳房，包括异常组织和部分周围健康组织，以尽量保留剩余的乳房。接受保乳手术的患者均需接受放射治疗，这已成为标准流程。2014 年，美国肿瘤放射治疗协会（the American Society for Radiation Oncology，ASTRO）发布了关于Ⅰ期和Ⅱ期乳腺癌放射治疗（包括全乳放射治疗）的指南，以帮助恶性肿瘤患者缓解病情，降低她们接受手术的概率。2009年，ASTRO 制定了乳腺癌早期（包括局部乳房放疗患者）的治疗指南，重点介绍了肿瘤部位局部放

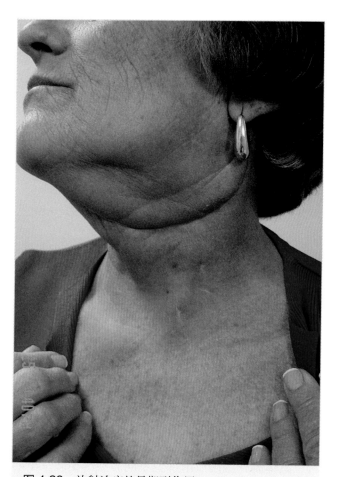

图 4.28　放射治疗的早期副作用

疗，并将疗程缩短至 1 周以内。ASTRO 建议年龄 50 岁以上，单一肿瘤且体积小于 2cm，肿瘤边缘清晰可辨，雌激素受体呈阳性，淋巴结呈阴性的乳腺癌患者可考虑局部乳房放疗。

乳房切除术

乳房切除术指切除同侧所有乳腺组织。目前，只有在出现 4 个或更多阳性淋巴结和（或）原发性肿瘤较大或恶性程度等级较高的情况才进行放射治疗。乳房切除术后进行放射治疗会减少局部癌症复发。

乳腺癌治疗的新方法

JAMA 进行的一项系统研究表明，对于接受保乳治疗，没有明显可触及、可疑淋巴结，肿瘤在 3cm 以下或更小，活检呈阳性的淋巴结为 3 个或以下的患者而言，切断腋窝淋巴结的危害大于其益处。

CLT 了解这些新的研究结果，以及当前的护理标准，将有助于其获得客户信任并提高 CDT 效果。这些信息也有助于 CLT 预测客户当前和未来的治疗需求。

4.10.5 化学治疗

化学治疗（化疗）是指使用全身性抗肿瘤药物，通过干扰肿瘤细胞 DNA 复制来治疗癌症，控制癌症进展或缓解病情。辅助化疗是在手术或放射治疗后进行的，目的是防止残留的癌细胞复发。新辅助化疗是在手术或放射治疗前进行的，目的是减少肿瘤负荷，预防性降低发病率或提高后续癌症治疗效果。

医学研究证明，系统性的综合治疗是消除癌症病症，延长患者生命最有效的方式。化疗与 DNA 细胞复制周期同步进行。

化疗可能会带来一些副作用。副作用是药剂产生的，副作用大小和给药剂量大小直接相关。化疗潜在副作用包括脱发、贫血、食欲改变、认知功能障碍、便秘、腹泻、癌症疲劳、水肿、感染、黏膜炎或裂口、恶心呕吐、周围神经病变、疼痛、性和生育功能问题、尿液变化等。

化疗的另一个副作用是化疗引发周围神经病变（Chemotherapy-induced peripheral neuropathy，CIPN）。这可能是由于化疗药物细胞毒效应所致。患者也可能在接受化疗前已经因为其他并发症引起了周围神经病变。不同的医学研究得出的结果不同，有些认为 CIPN 发病率为 30%，有些认为其发病率高达 80%。癌症幸存者可能由于服用某些药物导致感觉问题和运动问题。铂化合物、长春新碱、紫杉烷类、埃博霉素、硼替佐米、沙利度胺、来那度胺等都会引起 CIPN。CIPN 通常始于下肢或上肢，并逐渐向上延伸，类似穿袜子和戴手套的感觉。CIPN 刚开始可能是感觉变化。有时，可能会导致精细或粗大动作困难。治疗 CIPN 的药物包括类固醇、局部止痛剂、抗抑郁药、抗惊厥药、阿片类药物等。如果出现功能障碍或问题长期得不到解决，可聘请物理治疗师、专业治疗师等进行治疗。

CLT 必须熟悉每种药物的副作用。每日监测患者的医疗状况有助于治疗师安全有效地进行 CDT。监测包括检查每日医疗记录，进行实验室评估，密切监测患者生命体征。由于患者身体状况变化迅速，必须对接受化疗的患者进行监测。详见表 4.5。

4.10.6 靶向治疗

靶向药物用于阻止癌细胞在分子水平的生长。靶向治疗对正常组织的毒性较小，因此副作用比传统的化疗小。靶向药物包括小分子酪氨酸激酶和多激酶抑制剂、分化剂、血管生成抑制剂、单克隆抗

表 4.5 认证淋巴水肿治疗师（CLT）对化疗患者的每日监测表

监测目标	每日问题	观察情况
疼痛	认知	液体潴留 / 水肿
生命体征	癌症疲劳	皮肤 / 指（趾）甲
体重	有无食欲	脱发
体温	便秘 / 腹泻	
感染迹象		
化疗引发的周围神经病变（CIPN）		
实验室结果		
国际标准比值（INR）		
贫血		
中性粒细胞减少		

体、蛋白酶体抑制剂、组蛋白脱乙酰酶抑制剂、基因治疗策略和疫苗。

激酶抑制剂、血管生成抑制剂和单克隆抗体有抗药性问题。这些药剂通常被认为是非治愈性的。

目前，将这些药物与常规化学治疗剂组合使用可以改善疗效。

CLT 应熟悉相关靶向治疗药物，包括各自的副作用和治疗持续时间。较为常见的受体阳性乳腺癌幸存者的靶向治疗包括化疗药物赫赛汀和辅助激素药物他莫昔芬（绝经前妇女）或芳香酶抑制剂（绝经后妇女）。

4.10.7 CDT 安全干预指南

癌症幸存者进行 CDT 治疗，必须得到医师的许可。CLT 是有执业资格的专业人士，必须按照执业准则进行治疗。

癌症患者从医学上来说是很脆弱的。他们的医疗状况迅速变化，在癌症治疗期间尤为如此。如果患者出现任何新的症状或已有症状加重，包括发热、心脏异常、虚弱或疲劳、腿部疼痛或痉挛、异常关节疼痛、淤青、恶心、体重快速减轻、腹泻或呕吐、精神状态改变、头晕、视力模糊、昏厥、皮肤灰白或苍白、夜间疼痛而没有受伤史等，应立即联系医师。

此时，出于医疗考虑，可能会中断 CDT。CLT 必须呼叫医疗小组并向他们通报癌症幸存者医疗状况的变化。如果出现严重呼吸、心脏问题或出血等紧急情况，或是败血症、血流动力学改变等情况，癌症幸存者应立即被送往医院行紧急救治。

淋巴水肿恶化或快速发展的局部肿块征象，可能导致局部血管或神经损伤，必须向转诊医师报告。

局部疼痛、远端渐进性虚弱和感觉变化、继发尿控困难，这些症状可能表明肿瘤或不稳定的椎骨骨折压迫了神经组织，必须向医师报告。

CLT 在治疗癌症幸存者时可能发现癌症复发的迹象。CLT 应该与转诊医师充分讨论这些情况，尽量减少患者的焦虑。实际上，CLT 触摸的可能只是类似癌症复发的脂肪坏死组织或其他的异常组织区域。

恶性肿瘤患者患静脉血栓栓塞的概率是正常人的 4~7 倍。深静脉血栓形成的早期症状包括站立或行走时肿胀、疼痛和压痛，有灼热感，以及受影响腿部出现红斑。肺栓塞患者出现呼吸困难、心动过速、咳嗽、咯血、胸痛、呼吸频率增加和焦虑。

CLT 应每天监测患者主客观数据，熟悉癌症幸存者的医疗状况。因此，CLT 应能够做出适当、安全的临床决定，何时中断 CDT，以及如何提供适当的医疗护理。表 4.6 详细列出了最常见的癌症患者医学表现、体征和症状。

表 4.6　癌症治疗患者常见的医学结果

类型	表现	诊断	症状
代谢类	含钙量增加	肺肿瘤 食管肿瘤 头颈部肿瘤 宫颈肿瘤	初期 ● 胃肠道（gastrointestinal，GI）症状 中期 ● 中枢神经系统症状 晚期 ● 肾症状
	肿瘤溶解综合征（Tumor lysis syndrome）	血液肿瘤伴快速生长肿物 急性白血病 高度恶性淋巴瘤 医学检测中很不常见	初期 ● 多尿 ● 恶心、呕吐 中期 ● 肌肉无力 ● 关节疼痛 晚期 ● 疲劳、嗜睡 ● 心律失常 ● 抽搐 ● 尿液浑浊
血液类	发热性中性粒细胞减少症	积极化疗 真菌感染	初期 ● 中性粒细胞减少症 中期 ● 口内温度超过 38.3℃（101℉） ● 40℃（100.4℉）超过 1 小时 晚期 ● 没有局部感染症状 ● 感染性休克
结构类	脊髓压迫	转移性脊柱肿瘤 乳腺肿瘤 肺肿瘤 神经系统肿瘤 前列腺肿瘤 骨髓瘤	初期 ● 仰卧时局部疼痛加剧 中期 ● 无力 ● 麻木 晚期 ● 肠道和膀胱失控
	恶性心包积液	转移性肺 / 乳腺黑色素瘤 白血病 淋巴瘤 胸壁化疗	初期 ● 呼吸困难 ● 发绀 中期 ● 颈静脉扩张 ● 端坐呼吸
	上腔静脉综合征	肺肿瘤 淋巴瘤 中心静脉导管肿瘤	初期 ● 面部肿胀 ● 颈部粗大 ● 皮肤红润 ● 眼睛突出 中期 ● 上肢水肿 晚期 ● 心肺症状 ● 中枢神经系统症状 ● GI 症状

4

4.10.8　总结

　　癌症幸存者将继续向 CLT 寻求专业帮助，评估和治疗淋巴水肿。了解癌症及其并发症的 CLT 将能够为癌症幸存者提供安全、有效的干预治疗。

（张　路　李　佳　蒋　磊　张　超　高铸烨
宋　坪　杨添松　宋玉娟　王晓东　译）

参考文献

[1] Kwan ML, Cohn JC, Armer JM, Stewart BR, Cormier JN. Exercise in patients with lymphedema: a systematic review of the contemporary literature. J Cancer Surviv. 2011; 5(4):320–336

[2] Schmitz KH, Ahmed RL, Troxel AB, et al. Weight lifting for women at risk for breast cancer-related lymphedema: a randomized trial. JAMA. 2010; 304(24):2699–2705

[3] Keilani M, Hasenoehrl T, Neubauer M, Crevenna R. Resistance exercise and secondary lymphedema in breast cancer survivors- a systematic review. Support Care Cancer. 2016; 24 (4):1907–1916

[4] Nelson NL. Breast cancer-related lymphedema and resistance exercise: a systematic review. J Strength Cond Res. 2016; 30 (9):2656–2665

[5] Dieli-Conwright CM, Orozco BZ. Exercise after breast cancer treatment: current perspectives. Breast Cancer (Dove Med Press). 2015; 7:353–362

[6] Katz E, Dugan NL, Cohn JC, Chu C, Smith RG, Schmitz KH. Weight lifting in patients with lower-extremity lymphedema secondary to cancer: a pilot and feasibility study. Arch Phys Med Rehabil. 2010; 91(7):1070–1076

[7] NLN. Position Statement of the National Lymphedema Network. Exercise 2011. http://www.lymphnet.org/pdfDocs/nlnexercise. pdf. Accessed June 20, 2012

[8] Schmitz KH, Ahmed RL, Troxel A, et al. Weight lifting in women with breast-cancer-related lymphedema. N Engl JMed. 2009; 361(7):664–673

[9] Cheema BS, Kilbreath SL, Fahey PP, Delaney GP, Atlantis E. Safety and efficacy of progressive resistance training in breast cancer: a systematic review and meta-analysis. Breast Cancer Res Treat. 2014; 148(2):249–268

[10] Ostby PL, Armer JM. Complexities of adherence and post-cancer lymphedema management. J Pers Med. 2015; 5(4):370–388

[11] National Cancer Institute. http://www.cancer.gov/publications/dictionaries/cancer- terms?expand=C. Published May 15, 2015. Accessed October 30, 2015

[12] Siegel RL, Miller KD, Jemal A. Cancer statistics, 2016. CA Cancer J Clin. 2016; 66:7–30

[13] Silver JK, Baima J, Mayer RS. Impairment-driven cancer rehabilitation: an essential component of quality care and survivorship. CA Cancer J Clin. 2013; 63(5):295–317

[14] Drouin JS, Morris GS. Oncology Section EDGE Task Force breast cancer outcomes: a systemic review of clinical measures of cardiorespiratory fitness tests. Rehabilitation Oncology.. 2015; 33(2):24–36

[15] Schmitz KH, DiSipio T, Gordon LG, Hayes SC. Adverse breast cancer treatment effects: the economic case for making rehabilitative programs standard of care. Support Care Cancer. 2015; 23(6):1807–1817

[16] Torres Lacomba M, Mayoral Del Moral O, Coperias Zazo JL, Yuste Sánchez MJ, Ferrandez JC, Zapico Goñi A. Axillary web syndrome after axillary dissection in breast cancer: a prospective study. Breast Cancer Res Treat. 2009; 117(3):625–630

[17] Leidenius M, Leppänen E, Krogerus L, von Smitten K. Motion restriction and axillary web syndrome after sentinel node biopsy and axillary clearance in breast cancer. Am J Surg. 2003; 185(2):127–130

[18] Moskovitz AH, Anderson BO, Yeung RS, Byrd DR, Lawton TJ, Moe RE. Axillary web syndrome after axillary dissection. Am J Surg. 2001; 181(5):434–439

[19] Black J, Green D, McKenna C, Squadrito J, Taylor S, Palombaro KM. Therapists' perspectives and interventions in the management of axillary web syndrome: an exploratory study. Rehabil Oncol. 2014; 32(4):16–22

[20] Kim JH, Choi JH, Ki EY, et al. Incidence and risk factors of lower-extremity lymphedema after radical surgery with or without adjuvant radiotherapy in patients with FIGO stage I to stage IIA cervical cancer. Int J Gynecol Cancer. 2012; 22 (4):686–691

[21] American Joint Committee on Cancer. www.cancerstaging. org. Accessed October 31, 2015

[22] National Comprehensive Cancer Network. NCCN Clinical Practice Guidelines in Oncology: Cancer-Related Fatigue. Version 2.2015. Fort Washington, PA: National Comprehensive Cancer Network, 2015

[23] Schmitz KH. Exercise for secondary prevention of breast cancer: moving from evidence to changing clinical practice. Cancer Prev Res (Phila). 2011; 4(4):476–480

[24] National Cancer Institute. Dictionary of cancer terms.

http://www.cancer.gov/dictionary?CdrID=45570.
Accessed October 31, 2015

[25] Moran MS, Schnitt SJ, Giuliano AE, et al. Society of Surgical Oncology-American Society for Radiation Oncology consensus guideline on margins for breast-conserving surgery with whole-breast irradiation in stages I and II invasive breast cancer. Int J Radiat Oncol Biol Phys. 2014; 88(3):553–564

[26] Paul H, Jr, Prendergast TI, Nicholson B, White S, Frederick WA. Breast reconstruction: current and future options. Breast Cancer (Dove Med Press). 2011; 3:93–99

[27] Ogunleye AA, de Blacam C, Curtis MS, Colakoglu S, Tobias AM, Lee BT. An analysis of delayed breast reconstruction outcomes as recorded in the American College of Surgeons National Surgical Quality Improvement Program. J Plast Reconstr Aesthet Surg. 2012; 65(3):289–294

[28] Hirsch EM, Seth AK, Dumanian GA, et al. Outcomes of tissue expander/implant breast reconstruction in the setting of prereconstruction radiation. Plast Reconstr Surg. 2012; 129 (2):354–361

[29] Tukenova M, Diallo I, Anderson H, et al. Second malignant neoplasms in digestive organs after childhood cancer: a cohort-nested case-control study. Int J Radiat Oncol Biol Phys. 2012; 82(3):e383–e390

[30] McGale P, Darby SC, Hall P, et al. Incidence of heart disease in 35,000 women treated with radiotherapy for breast cancer in Denmark and Sweden. Radiother Oncol. 2011; 100(2):167–175

[31] Miller KD, Triano LR. Medical issues in cancer survivors–a review. Cancer J. 2008; 14(6):375–387

[32] Jin J. JAMA PATIENT PAGE. Breast Cancer Screening Guidelines in the United States. JAMA. 2015; 314(15):1658

[33] Smith BD, Arthur DW, Buchholz TA, et al. Accelerated partial breast irradiation consensus statement from the American Society for Radiation Oncology (ASTRO). Int J Radiat Oncol Biol Phys. 2009; 74(4):987–1001

[34] Rao R, Euhus D, Mayo HG, Balch C. Axillary node interventions in breast cancer: a systematic review. JAMA. 2013; 310 (13):1385–1394

[35] Demshar R, Vanek R, Mazanec P. Oncologic emergencies: new decade, new perspectives. AACN Adv Crit Care. 2011; 22 (4):337–348

[36] Morris GS, Brueilly KE, Paddison NV. Oncologic emergencies: implications for rehabilitation. Top Geriatr Rehabil. 2011; 27 (3):176–183

[37] Foulkes M. Nursing management of common oncological emergencies. Nurs Stand. 2010; 24(41):49–56, quiz 58

推荐阅读

Bringezu G, Schreiner O. Die Therapieform Manuelle Lymphdrainage. Lübeck: Verlag Otto Haase; 1987

Camrath J. Physiotherapie—Technik und Verfahrensweise. Stuttgart: Thieme Verlag; 1983

Chikly B. Who discovered the lymphatic system. Lymphology. 1997; 30(4):186–193

Despopoulos A, Silbernagel P. Color Atlas of Physiology. 5th ed. New York: Thieme; 2003

Eliska O, Eliskova M. Are peripheral lymphatics damaged by high pressure manual massage? Lymphology. 1995; 28(1):21–30

Földi E. Massage and damage to lymphatics. Lymphology. 1995; 28 (1):1–3

Földi E, Földi M, Weissleder H. Conservative treatment of lymphoedema of the limbs. Angiology. 1985; 36(3):171–180

Guyton A, Hall J. Textbook of Medical Physiology. 9th ed. Philadelphia, PA: WB Saunders; 1996

Hutzschenreuther P, Bruemmer H, Silberschneider K. Die Vagotone Wirkung der Manuellen Lymphdrainage nach Dr. Vodder. Lymph-Forsch. 2005; 7(1):7–14

Hutzschenreuter P, Ehlers R. Effect of manual lymph drainage on the autonomic nervous system [in German]. Z Lymphol. 1986; 10 (2):58–60

International Society of Lymphology. The diagnosis and treatment of peripheral lymphedema. Consensus document of the International Society of Lymphology. Lymphology. 2003; 36(2):84–91

Kuhnke E. Die Volumenbestimmung entrundeter Extremitäten aus Umfangsmessung. Eine Analyse der Fehler und die Möglichkeiten zu ihrer Beseitigung. Z Lymphol. 1978; 02(1):35

Kuhnke E. Wirkung und Wirksamkeit – Nachweismöglichkeiten unter besonderer Berücksichtigung manueller Behandlungsverfahren. Z Lymphol. 1978; 02(1):15: (Fortbildungsteil)

Kurz I. Einführung in die manuelle Lymphdrainage nach Dr. Vodder: Therapie I/II. 3rd ed. Stuttgart: Haug Verlag; 1984

Position Statement of the National Lymphedema Network on Exercises. http://www.lymphnet.org/pdfDocs/nlexercise.pdf

Melzack R, Wall PD. The Challenge of Pain. 2nd ed. London: Penguin Books; 1996

NLN. Position paper of the National Lymphedema Network. Lymphedema risk reduction practices. http://www.lymphnet.org/ pdfDocs/nlnriskreduction.pdf. Accessed June 27, 2012

Sander AP, Hajer NM, Hemenway K, Miller AC. Upper-extremity volume measurements in women with lymphedema: a comparison of measurements obtained via water displacement with geometrically determined volume. Phys Ther. 2002; 82(12):1201–1212

Schmitz KH, Ahmed RL, Troxel A, et al. Weight lifting in women with breast-cancer-related lymphedema. N Engl J Med. 2009; 361 (7):664–673

Tierney S, Aslam M, Rennie K, Grace P. Infrared optoelectronic

volumetry, the ideal way to measure limb volume. Eur J Vasc Endovasc Surg. 1996; 12(4):412–417

Vodder E. Die technischen Grundlagen der manuellen Lymphdrainage. Phys Ther. 1983; 4(1):16–23

4

第 5 章
治疗方案

5

5.1　总则

本章所述的技术不能代替有资质的培训中心所提供的综合淋巴水肿管理课程中的详尽内容。同很多手法的学习一样，利用综合消肿治疗（CDT）干预淋巴水肿，这项技术无法单纯通过书本、视频或周末课程来完全掌握。要掌握 CDT 的所有内容并为患者提供适合其情况的干预，需要有高水平的技能。培训的质量也将极大程度地影响治疗水平。CDT 已在欧洲安全、有效地应用了几十年，早在 20 世纪 70 年代已经成为淋巴水肿的标准治疗方法，那时德国国民健康保险制度也开始把淋巴水肿治疗纳入报销范围。为保证教学达到一定标准，德国的培训中心必须严格遵守由专业淋巴水肿培训认证机构的培训师和治疗师所制定的指南。一些美国的机构已经承认了淋巴水肿管理认证项目的必要性，以确保在治疗淋巴水肿及相关症状时，能充分地认识和肯定基础知识的重要性。

5.2　徒手淋巴引流（MLD）基本技术在身体不同部位的应用

Vodder 医师发明的徒手淋巴引流（MLD）技术有 4 个基本手法：静止圆式、泵送式、铲式和旋转式，它们对淋巴系统的影响和 MLD 的禁忌证，在第 4 章中已进行了讨论。MLD 技术中另有轻柔、有节奏的抚触称为轻抚法。这种方法来自更传统的按摩技术，用来刺激局部交感神经的活性，促进淋巴液的定向流动。

下文所述的技术和顺序适用于存在水肿但淋巴结未被清扫或采取放射治疗的情况。例子包括创伤后和术后水肿、妊娠引起的下肢水肿、部分或完全活动丧失引起的水肿（局部麻痹、瘫痪）、反射性

交感神经营养不良（当存在水肿时）、偏头痛（水肿存在于颅内血管周围区域）、循环性特发性水肿和类风湿关节炎。一般适应证在对应的章节中进行引述。

基本治疗顺序也可用于促进淋巴循环或通过降低交感神经活性达到舒缓放松的效果。

在淋巴水肿的治疗中，这些技术有助于淋巴液生成和提高淋巴管搏动率，从而促进淋巴液从引流区（见第 4 章）向静脉系统回流。如果肢体或身体某部分存在淋巴水肿则徒手引流顺序也要做相应修改，这部分内容将在本章后面讲述。

所有技术和顺序的共同点如下。

- 在所有基本轻抚法中，手的位置均符合淋巴系统的解剖学和生理学原理。

- *中央预处理：* 首先刺激最接近静脉角和淋巴结组的区域。这样可以促进周边区域的淋巴液引流。对于四肢，刺激从近端开始，并依照淋巴引流的方向向远端进行。

- *轻抚的强度：* 每次轻抚施加的压力应足够充分利用皮肤和皮下组织的弹性，并促进淋巴液形成和淋巴管的搏动。力度太大可能会导致血管舒张和淋巴管痉挛，不利于实现治疗目的。

- *轻抚的顺序：* 每种手法都包括发力阶段和放松归零阶段。在这两个阶段中，手施加的压力分别逐渐增大和减小。发力阶段的目标是通过拉伸位于淋巴管壁的锚丝和平滑肌组织促进淋巴液形成、淋巴管搏动和定向流动。放松归零阶段所产生的虹吸力使更远端区域的淋巴液向淋巴集合管内充盈。

- *轻抚的持续时间：* 因为淋巴液黏度相对较大，发力阶段需持续约 1 秒。为保证手的压力刺激充分作用于淋巴管，应在一个区域重

复 5~7 次轻抚。

● *轻抚的方向*：轻抚的方向以解剖学为基础，一般按照淋巴流向的生理模式。如果手术、放疗或创伤导致原有引流途径中断，则有必要改变淋巴流动的方向，绕过阻塞区域转向有足够淋巴流动模式的区域。

5.2.1　颈侧区和颌下区

一般适应证：其他引流区的预处理，术后（口腔科、整形手术等）和创伤后水肿（颈部甩鞭伤等），偏头痛，原发性头颈淋巴水肿的局部治疗，一般性的促进淋巴循环或通过降低交感神经活性达到放松舒缓目的。

如果将颈侧区作为其他引流区的预处理部位，则使用简略顺序。这个简略顺序由完整顺序中的前三种技术组成（具体见下）。

患者仰卧位，治疗师位于患者一侧。

1. 从胸骨到肩峰，轻抚 2~3 次。

2. 锁骨上窝淋巴结的按摩。在锁骨上窝画静止圆（水平面）。

3. 颈外侧深部淋巴结的按摩（图 5.1）。

4. 从耳垂到锁骨上窝画静止圆，必要时使用

双手（矢状面）。

5. 腮腺和后耳淋巴结的按摩（图 5.2）。

6. 手指在耳前和耳后画静止圆，随后重复步骤 3，即颈外侧深部淋巴结的按摩（双手，矢状面上）。

患者仰卧位，治疗师位于患者头侧。

颌下淋巴结按摩（图 5.3）。从下巴尖端沿着下颌的方向（上颈淋巴结）用远节指骨（第 2~5 指）画静止圆。必要时使用双手（指骨在水平面

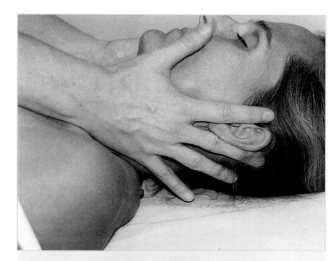

图 5.2　耳前与耳后淋巴结处画静止圆

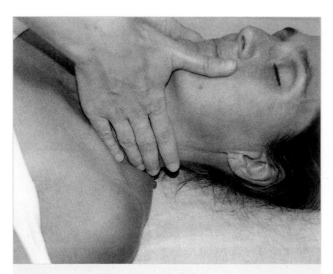

图 5.1　颈外侧淋巴结处画静止圆

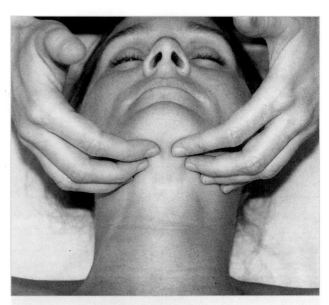

图 5.3　颌下淋巴结处画静止圆

上）。随后重复步骤 3 的颈外侧深部淋巴结的按摩。

患者仰卧位，治疗师位于患者一侧。

1. 肩部淋巴集合管的按摩。双手画静止圆，应覆盖颅骨到前部和后部上水平分水岭区域。一手放置在肩峰上，另一只手放置在肩膀内侧（双手均在水平面上）。

2. 轻抚（如步骤 1）。

5.2.2　简略颈部按摩顺序

颈侧部的引流区域见图 5.4。

1. 从胸骨到肩峰，轻抚 2~3 次。

2. 颈下淋巴结的按摩。在锁骨上窝画静止圆（水平面）。

3. 颈外侧深部淋巴结的按摩（图 5.1）。从耳垂到锁骨上窝画静止圆，必要时使用双手（矢状面）。

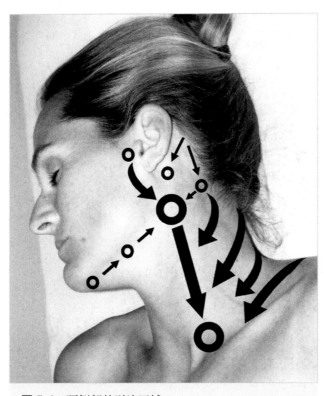

图 5.4　颈侧部的引流区域

5.2.3　颈后部和枕部

一般适应证： 手术后（口腔科、整形外科等）和创伤后（颈甩鞭伤等）水肿，偏头痛，原发性头颈淋巴水肿部分治疗，促进淋巴循环或通过降低交感神经活性达到舒缓效果（图 5.5）。

预处理： 颈侧部。

患者俯卧位，治疗师位于患者头端。

1. 从头后部开始，沿斜方肌逐渐下降至肩峰，轻抚 2~3 次。

2. 颈外侧深部淋巴结的按摩。从下颌角开始沿锁骨上窝（矢状面）画静止圆。必要时使用双手。

3. 枕部和头顶部的按摩。从头后部开始向头顶部（额状面）沿多个轨迹交替画静止圆。按摩方向为沿枕骨开始向着耳后淋巴结的方向。

4. 腮腺和耳后淋巴结的按摩。用手指在耳朵前面和后面画静止圆，随后重复步骤 2，即颈外侧深部淋巴结的按摩（双手，矢状面上）。

5. 肩部淋巴集合管的按摩。从肩峰开始，沿上方斜方肌朝锁骨窝方向，在双肩上交替使用泵送式技术。双手在水平面上。

6. 颈下淋巴结的按摩。在锁骨上窝处双手拇指画圆（水平面）。

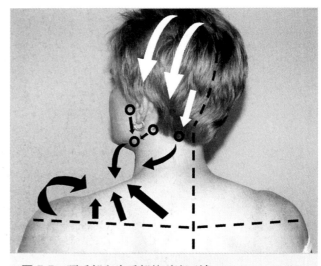

图 5.5　颈后部和头后部的引流区域

患者俯卧位，治疗师位于患者的一侧。

1. 椎旁淋巴结和血管的按摩。指腹在椎旁画静止圆（深度指压）。

2. 轻抚（如步骤 1）。

5.2.4　面部

*一般适应证：*术后（口腔科、整形手术等）和创伤后（颈甩鞭伤等）水肿，偏头痛，原发性头颈淋巴水肿部分治疗，促进淋巴循环或通过降低交感神经活性达到舒缓效果（图 5.6）。

*预处理：*颈侧部（如有必要，颈后部）。

患者仰卧位，治疗师位于患者头侧。

1. 沿着下颌、上颌、面颊和前额朝下颌角的方向（沿淋巴管的引流通道）轻抚 2~3 次。

2. 颏下和颌下淋巴结的按摩（图 5.3）。

3. 从下巴尖部沿着下颏的方向（上颈淋巴结）用远节指骨（第 2~5 指）画静止圆。必要时使用双

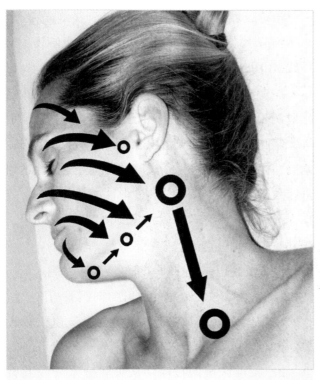

图 5.6　面部引流区域

手（指骨在水平面上）。随后沿颈外侧深淋巴结画静止圆（矢状面）。

4. 下颌和上颌的按摩。朝颌下淋巴结的方向交替画静止圆。随后，如步骤 2 所述，沿下颌角和锁骨上窝的方向画静止圆。

5. 鼻梁和脸颊区域淋巴管的按摩。

6. 从鼻梁开始，包括下眼睑，朝向脸颊画静止圆。随后，按步骤 2 按摩，目的是将淋巴液推向锁骨上窝。

7. 上眼睑和眉弓的按摩。沿耳前淋巴结方向交替画静止圆（一根或多根手指）（可选：眉弓画圆）。

8. 前额和颞区的按摩。从前额中间开始画静止圆直到太阳穴，按摩方向朝向耳前淋巴结。

9. 腮腺和耳后淋巴结的按摩。

10. 手指在耳前和耳后画静止圆，随后沿颈外侧深部淋巴结画静止圆（矢状面）。

11. 轻抚（如步骤 1）。

5.2.5　上背部

治疗区域为下水平分水岭线（尾侧线），上部水平分水岭线（颅侧线）和矢状分水岭线（中线）勾勒出的部分（图 5.7）。

*一般适应证：*单侧继发性上肢淋巴水肿的预处理（该顺序适用于健康象限），术后和创伤后水肿，促进淋巴循环或通过降低交感神经活性达到舒缓作用。

*预处理：*颈侧部（略；见颈侧部顺序，步骤 1~3）。

患者俯卧位，治疗师位于健康象限的对侧。

1. 腋窝淋巴结按摩。在背阔肌和胸肌之间双手平放画静止圆（矢状面），按摩方向朝向腋窝顶端（锁骨下干）。

2. 从后部矢状分水岭线开始，沿腋窝淋巴结

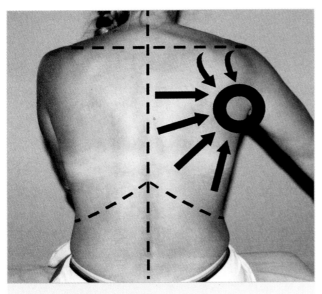

图5.7　上背部引流区域

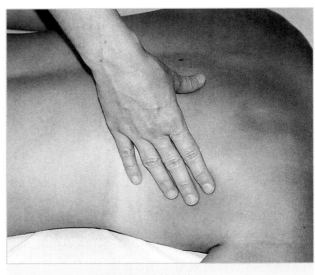

图5.8　在上背部应用的旋转技术

方向，在多个引流途径轻抚 2~3 次（沿淋巴管的通路）。

3．侧胸部的按摩。从水平分水岭线向腋窝淋巴结交替动态画静止圆（矢状面）。随后在腹股沟 – 腋窝（IA）吻合的胸部区域按摩。

4．上背部的按摩（图 5.8）从矢状分水岭线开始，沿着腋窝淋巴结方向（沿淋巴管的通路），在多个引流途径应用旋转技术。该技术应该覆盖前方所述的整个治疗区域（图 5.7）。

5．上背部和侧胸部的按摩。从矢状分水岭线开始，行交替旋转技术（一手在上方，一手在下方，下手平行于正下方的水平分水岭线）。旋转技术横向交替行进，朝向外侧，直至 IA 吻合的胸部区域。接下来进行步骤 3 所述的动态静止圆技术。

6．后腋窝间（PAA）吻合的按摩。双手画静止圆，按摩方向指向腋淋巴结。双手与矢状分水岭线平行对齐（额状面）。

7．椎旁淋巴结和血管的按摩（如有必要）。指腹在椎旁画静止圆（深度指压）。

8．肋间淋巴管的按摩。用指腹从侧面到内侧画静止圆，像波状运动，进行深度指压（贯穿前淋巴集合管）。

9．轻抚（如步骤 1）。

5.2.6　腰部

治疗区域为下水平分水岭线（到头侧线），水平臀沟分水岭线（到尾侧线）和矢状分水岭线（到中线）（图 5.9）勾勒出的部分。

一般适应证：单侧继发性和原发性下肢淋巴水肿的预处理（该顺序适用于健康象限），静脉水肿，脂肪水肿和脂肪 – 淋巴水肿，手术后和创伤后水肿，促进淋巴循环或通过降低交感神经活性达到舒缓效果。

预处理：颈侧部（略；见颈侧部第 1~3 步）、腹部、腹股沟淋巴结。

患者俯卧位，治疗师位于健康象限对侧。

1．从后部矢状分水岭线开始向腹股沟淋巴结推进（停留在腰部象限），在多个引流途径轻抚 2~3 次。

2．腰椎区域的按摩。从矢状分水岭线到臀部，交替应用旋转技术 [髂前上棘（ASIS）]。上

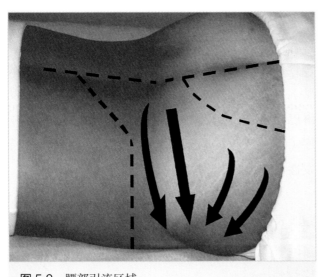

图 5.9 腰部引流区域

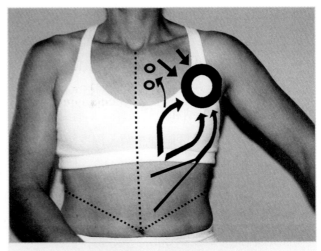

图 5.10 胸部引流区域。箭头表示淋巴引流方向

方的手平行于正下方的水平分水岭线；下方的手顺着后部双侧腹股沟（PII）吻合区方向。

3. 对 PII 吻合的按摩。双手同时在 PII 吻合部画静止圆，按摩方向朝向腹股沟淋巴结。双手平行于矢状分水岭线（额状面）。

4. 椎旁淋巴结和血管的按摩（如有必要）。指腹在椎旁画静止圆（深度指压）。

5. 轻抚（如步骤 1）。

5.2.7 胸部

治疗区域为下水平分水岭线（到尾侧线）、上水平分水岭线（到头侧线）和矢状分水岭线（到中线）勾勒的部分（图 5.10）。

一般适应证： 单侧继发性和原发性上肢淋巴水肿的预处理（该顺序适用于健康象限），手术后和创伤后水肿，促进淋巴循环或通过降低交感神经活性达到舒缓效果。

预处理： 颈侧部（略；见颈侧部轻抚顺序，步骤 1~3）。

患者仰卧位，治疗师位于健康象限的对侧。

1. 腋窝淋巴结按摩。在背阔肌和胸肌之间双手平放画静止圆（矢状面），按摩方向朝向腋窝顶端（锁骨下干）。

2. 沿多个引流途径（顺着淋巴管走向）轻抚 2~3 次，从前部矢状分水岭线开始朝向腋窝淋巴结方向（避开乳头）。

3. 健康乳腺淋巴管按摩。

4. 该技术将泵送技术和旋转技术交替、动态组合进行。下方手先进行动态泵送技术，放在腋窝淋巴结方向的 3 个位置：第一个位置在乳房皱襞，第二个位置在乳腺组织，第三个位置在乳头下方。上方手应用旋转技术，从前部矢状分水岭线开始，同样采用 3 个位置，沿着上水平分水岭线下方走向腋窝淋巴结。

5. 侧胸部按摩。

6. 从下部水平分水岭线到腋窝淋巴结（矢状面）动态、交替地画静止圆。随后为腹股沟－腋窝（IA）吻合的胸部区域进行按摩。

胸部和侧胸部的按摩。从前部矢状分水岭线开始，行交替旋转技术（一手在上，一手在下，下方手平行于正下方的水平分水岭线）。旋转技术横向交替行进，直至 IA 吻合的胸部区域。接下来应用动态静止圆手法，从 IA 吻合的胸部区域开始朝向腋窝淋巴结进行（如步骤 4 中所述）。

7. 前腋窝间（AAA）吻合区按摩。

8. 双手画静止圆，按摩方向指向腋窝淋巴结。双手与前部矢状分水岭线平行对齐（额状面）。

9. 胸骨旁淋巴结和血管按摩（如有必要）。

10. 指腹在胸骨旁画静止圆（深度指压）。

11. 肋间淋巴管按摩（图 5.11）。使用 3 个或 4 个指腹从侧面到内侧画静止圆，呈波状运动，进行深度指压（贯穿淋巴管）。

12. 轻抚（如步骤 2）。

5.2.8　腹部

请参阅第 4 章徒手淋巴引流腹部禁忌证列表中的内容。如果引起疼痛或不适则表明腹部技术不适用。不可在饭后立即进行按摩。患者应在治疗开始前清空膀胱。

腹部顺序可以分为浅表技术和深部技术两类。腹部技术，特别是当与腹式呼吸结合时，可促进胸腔内淋巴管运输能力的提高和扩大淋巴干直径。此外，腹部技术还有使腹部和盆腔内的器官及位于更远端（下肢）的淋巴引流区域消肿的效果。

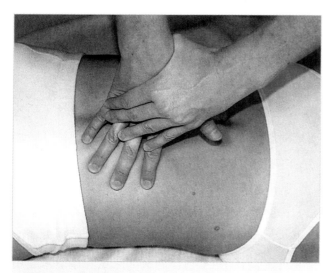

图 5.11　胸部的肋间按摩技巧

*一般适应证：*下肢淋巴水肿（原发性和继发性）部分治疗顺序以及涉及外生殖器的淋巴水肿，慢性静脉功能不全第 Ⅱ 和第 Ⅲ 阶段（静脉淋巴水肿），脂肪水肿和脂肪、淋巴水肿，外生殖器原发淋巴水肿部分治疗顺序，上肢淋巴水肿部分治疗顺序（特别是腋窝淋巴结清扫或放疗后），周期性特发性水肿的部分治疗顺序，促进淋巴循环。

腹浅表区治疗（改良）

*预处理：*颈侧部（略；见颈侧部顺序，步骤 1~3）。

患者仰卧位，腿部和头部抬高，手臂放松放在身体两侧；治疗师位于患者右侧（骨盆旁）。

1. 轻抚

① 轻抚 2~3 次，从耻骨开始，沿腹直肌到剑突，然后沿着胸廓和髂嵴回到耻骨上。

② 沿着升结肠、横结肠和降结肠轻抚 2~3 次。

2. 结肠的按摩

① *降结肠：*右手放在降结肠位置，指尖在胸廓上，手指向上指向锁骨中点。该技术需要使用双手；右手与皮肤接触并保持不动，即不施加压力；左手放在右手上，施加压力。在发力阶段，用中度（但柔和）压力向下施加到腹部（深处），然后沿着降结肠（尾部）方向，以部分手掌旋前姿势朝向乳糜池结束。在放松阶段，手放松，人体组织的弹性将手推回起始位置。该顺序重复 2~3 次。

② *升结肠：*治疗师位于患者的右侧（胸侧，面向患者足部的方向）。右手放在升结肠处，指尖靠近腹股沟韧带，手指向下指向耻骨。右手与皮肤接触但不发力；左手放在右手上施加压力。在发力阶段用中度（但柔和）压力向下施加到腹部（深处），然后沿着升结肠（头侧）方向，以部分手掌旋前姿势向乳糜池结束。在放松阶段，手放松，人体组织的弹性将手推回起始位置。该顺序重复 2~3 次。

③ 轻抚（如步骤 1）。

腹深部区治疗（改良）

该技术可以刺激胸导管尾部、乳糜池、较大的淋巴干、骨盆和腰淋巴结及腹部器官的淋巴系统。腹深部区顺序通过腹部 5 个不同的手部放置位置施行，并与患者的腹式呼吸相结合（图 5.12）。为了避免过度换气，治疗师在每个手位上只进行一个顺序。在理想情况下，整个顺序期间胸廓和腹部中心位置的按摩被重复施行，共 9 组按摩（取决于患者的反应）。在做每组按摩时，治疗师的手随着患者的呼气移向腹部区域，并在接下来的吸气起始阶段给出适度（但柔和的）阻力。然后治疗师抬手释放阻力但仍保持皮肤接触，直到吸气结束。在吸气和下一次呼气的间歇，将手移动到腹部的下一个位置。为了避免引起患者不适，治疗师与患者皮肤接触的手保持柔软且不发力。另一只手在与患者皮肤接触手的上方施加压力。

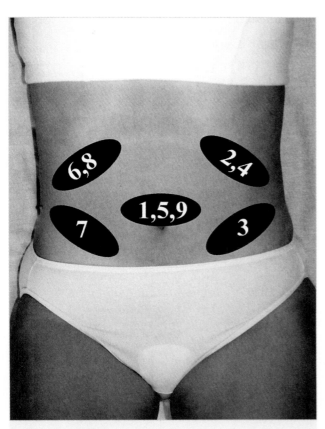

图 5.12　腹深部区技术中手的位置

预处理：颈侧部（略；见颈侧部顺序，步骤 1~3 ）。

患者仰卧位，腿部和头部抬起，手臂放在患者身体两侧；治疗师位于患者身边，手的位置如下。

1．腹部中心，超过脐部（如果接触患者的手摸到搏动的主动脉，则应换一个位置）。

2．对侧胸廓下方并与之平行。

3．对侧腹股沟韧带上方并与之平行。

4．重复步骤 2。

5．重复步骤 1。

6．同侧胸廓下方并与之平行。

7．同侧腹股沟韧带上方并与之平行。

8．重复步骤 6。

9．重复步骤 1。

5.2.9　上肢

一般适应证：手术后和创伤后水肿（包括部分瘫痪或完全瘫痪引起的不稳定性水肿），反射交感神经营养不良，类风湿关节炎，脂肪水肿，促进淋巴循环或通过降低交感神经活性起到舒缓效果。

预处理：颈侧部（略；见颈侧部顺序，步骤 1~3 和肩部淋巴集合管）。

患者仰卧位；治疗师位于相关象限同侧的患者侧（按顺序 1~3，治疗师站在患者头旁）。

1．腋窝淋巴结按摩。双手在腋窝淋巴结画静止圆；用靠近患者头部的手按摩，另一只手将患者的手臂保持在适当的高度位置。

2．手法覆盖整个手臂区域轻抚 2~3 次。

3．上臂中间部分的按摩。用靠近患者头部的手画静止圆，从内上髁开始。用几个手位覆盖上臂内侧，按摩方向朝向腋窝淋巴结。另一只手将患者的手臂置于舒适和抬高的位置。

4．三角肌前部和后部组织的按摩。在三角肌的前部和后部双手交替画静止圆；按摩方向朝向腋窝淋巴结。注意：在治疗上肢淋巴水肿时，该顺序的按摩方向均朝向 AAA 和 PAA 吻合区（图 5.13）。

5．上臂侧面的按摩。应用泵送技术，一只手靠近患者头部，从外上髁到肩峰，在上臂侧面使用各个手位按摩。另一只手将患者的手臂置于舒适并抬高的位置。

在上臂的侧面使用泵送技术和静止圆技术（双手交替），从外上髁开始，在几个手位进行，方向朝向尺骨鹰嘴。

6．肘窝的按摩。拇指画圆（一只手或双手交替）覆盖从肘窝上下各 5cm 范围。通过多种途径作用于从远端至近端的肘窝。在这个区域也可以用指腹画静止圆。

7．前臂的按摩

① 一只手放在手腕和肘部之间，在前臂的前部和后部施行铲式技术。为了用同一只手按摩这两个部位，患者的前臂分别旋前和旋后。另一只手托起手腕，使患者的手臂抬高到舒适的位置。

② 在手腕与肘部之间使用泵送技术和静止圆技术，覆盖患者前臂的前部和后部。患者的前臂分别旋前和旋后，以覆盖前臂的前后两面。

8．手背和手腕的按摩。拇指（一手拇指或双手拇指交替）在手背和腕后区画圆，从掌指关节（MP）开始，到茎突结束。

9．手掌和腕前区的按摩（图 5.14）。在手掌上用拇指画圆（一手拇指或双手拇指交替），从手掌中心到大小鱼际，向着手腕尺骨和桡骨边缘的方向（沿着淋巴管的方向）。

10．手指的按摩。从远端到近端，在每根手指上用拇指和其他手指画圆。

11．重复操作。使用适当的技术（取决于患者的状况）重复操作，覆盖肢体的特定部位或整个肢体以增加淋巴管的收缩运动。

12．轻抚（如步骤 2）。

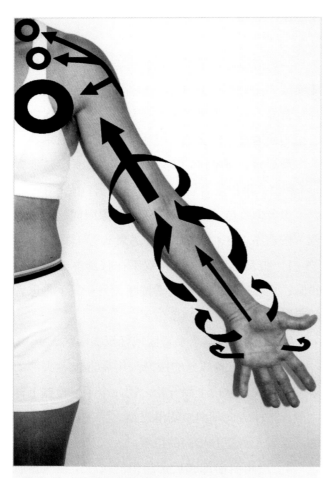

图 5.13　上肢的引流区域

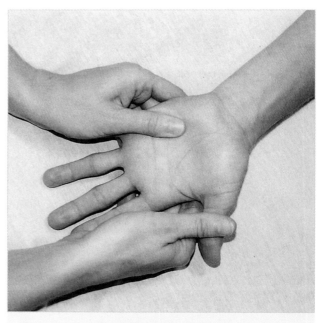

图 5.14　在手掌上用拇指画圈（尺骨）

5.2.10　下肢

一般适应证：术后（关节置换等）和创伤后水肿（包括部分瘫痪或完全瘫痪引起的不稳定性水肿），CVI 慢性静脉功能不全第 Ⅱ 和第 Ⅲ 阶段（静脉淋巴静脉水肿），脂肪水肿，外生殖器原发淋巴水肿部分治疗顺序，周期性特发性水肿部分治疗，促进淋巴循环或通过降低交感神经活性达到舒缓作用。

预处理：颈侧部（略；见颈侧部顺序步骤 1~3）、腹部。

腿前部

患者仰卧位，腿部略受外力外旋；治疗师位于患者治疗侧。

1．腹股沟淋巴结的按摩。双手同时画静止圆，在发力阶段沿着腹股沟韧带操作；此操作有 3 个手位，均位于股三角（图 5.15）。

① *第一手位*：上手平行于腹股沟韧带（第五掌指关节与患者的 ASIS 对齐），下手与上手对角定位（指尖接触腹股沟韧带）。

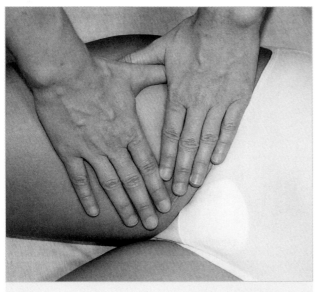

图 5.15　在腹股沟淋巴结上画静止圆（第二手位）

② *第二手位*：相同的手法应用于大腿内侧（股三角内侧）。

③ *第三手位*：双手平行于大腿内侧（矢状面），对位于内侧股三角远端顶点的淋巴结进行按摩。

2．整个腿部轻抚 2~3 次。

3．大腿前部的按摩。沿着髌骨基底部和 ASIS 之间的股直肌，应用交替泵送技术。

4．大腿前外侧的按摩。双手交替应用泵送技术和静止圆技术，从膝关节开始到肢体近端。侧面的引流通道沿着髂胫束，前面的引流通道通向股直肌。

5．大腿内侧的按摩。在大腿内侧交替画动态静止圆，从膝关节的内侧起，到腹股沟（矢状面）止。

6．膝关节的按摩

① 应用泵送技术覆盖腿前区域，手的按摩位置为 3 个或 4 个手位。

② 在膝关节内侧和外侧从远端到近端画静止圆（同步、动态）。

③ 在腘窝的多个手位从远端到近端画静止圆。

④ 在膝关节内侧（"瓶颈"区域）以下双手同时画静止圆。

7．小腿的按摩。在踝关节和腘窝之间的小腿处交替行铲式技术（患者屈膝）。治疗师可以使用任意一只手。在小腿前方应用泵送技术，在踝关节和膝关节之间的小腿处应用铲式技术（交替、动态）。

8．足部按摩

① 在踝关节和跟腱之间的多个手位画静止圆（同步、动态）。

② 拇指画圆（一手拇指或双手拇指交替）覆盖足背和足踝。可以从足趾或跖趾关节（MTP）开始用拇指画圆。

9．重复操作。使用适当的技术（取决于患者的状况），覆盖肢体的特定部位或整个肢体以增加淋巴管的收缩运动。

10．轻抚（如步骤 2）。

腿后部

对腿后部进行治疗时，如果患者采取仰卧位，肢体并不能像预期那样消肿（"腿部顽固性水肿"）；如果有更严重的水肿出现在下肢末端时（如小腿水肿较严重），则建议患者采取俯卧位进行治疗。腿后部的引流技术与腿前部的顺序相似（图 5.16 和图 5.17）。在仰卧位时，腹股沟淋巴结的按摩先于腿后部的治疗（图 5.15）。

患者采取俯卧位，腿部轻轻外展；治疗师位于患者同侧。

1．整个腿部轻抚 2~3 次。

2．大腿后侧的按摩。

3．腘窝与水平臀沟之间交替应用泵送技术（额状面）。

4．大腿内侧的按摩。在大腿内侧交替画静止圆（动态），从膝关节的内侧起，到腹股沟（矢状面）止。

5．在大腿后侧和外侧，双手交替应用泵送技术和静止圆技术按摩，从腘窝开始到肢体近端结束。侧面引流通道沿着髂胫束，后面引流通道沿着大腿后部肌肉组织（额状面）。

6．膝关节的按摩

① 覆盖腘窝，从远端到近端画静止圆或使用泵送技术（3 个或 4 个手位）。

② 在膝关节内侧（"瓶颈"区域）以下双手同时画静止圆。

7．小腿的按摩

① 在几个不同的手位实施交替泵送技术，要求覆盖足跟和腘窝之间的小腿肌肉组织。

② 应用泵送技术和静止圆技术，覆盖足跟和腘窝之间的小腿肌肉组织，采取多个手位。在踝和跟腱之间用拇指画圆（一手拇指或双手拇指交

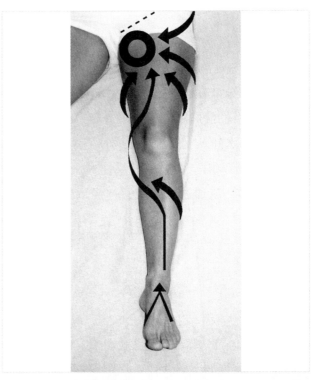

图 5.16　下肢前部的引流区域

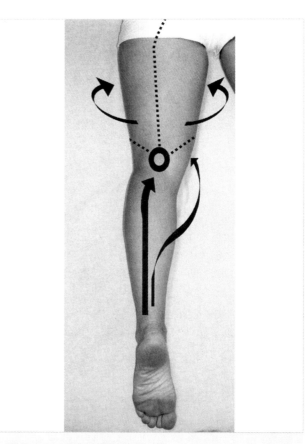

图 5.17　下肢后部的引流区域

替）。该技术可以结合被动踝关节运动，以发挥关节和肌肉的泵作用，从而更好地帮助引流。

8．重复操作。使用适当的技术（取决于患者的状况）覆盖肢体的特定部位或全部肢体，以增加淋巴管的收缩运动。

9．轻抚（如步骤 1）。

5.3　治疗顺序

在淋巴水肿治疗过程中，特别是治疗接受过淋巴结清扫和（或）淋巴结放射治疗的患者时，我们改良了徒手淋巴引流（MLD）在身体不同部位基本应用中所述的治疗顺序，并在文中适当位置对这些改良加以说明。

在四肢淋巴水肿病例中，患者同侧躯干 1/4 象限（包括外生殖器）也经常会发生淋巴液回流受阻现象。

5.3.1　躯干淋巴水肿

> 胸部、乳房、上背部的淋巴水肿也称为躯干淋巴水肿，是乳腺癌术后的常见问题。躯干淋巴水肿往往难以诊断，特别是如果患者未出现手臂淋巴水肿症状。同时，躯干淋巴水肿还可能被误认为是乳腺癌手术的副作用，被误判会慢慢自行痊愈。

躯干淋巴水肿报道病例较少、记录不全，现有研究资料不足以做对比研究。但文献表明，接受过乳腺癌治疗的患者发生躯干和（或）乳房淋巴水肿的概率高达 70%。

由于乳房、胸部、上背部和上肢的局部淋巴结引流入腋窝淋巴结群（图 1.7、图 1.8、图 1.17），因此，无论患者是否接受放射治疗，只要部分或完全切除腋窝淋巴组织就会造成淋巴回流不畅，可能导致胸壁和同侧乳房发生不同程度的肿胀（从很轻微到很严重的肿胀都可能出现），并可能伴发手臂肿胀。

其他导致淋巴回流受阻的因素包括乳房肿块切除术、乳房切除术、乳房重建术及活检、引流等临床操作导致的瘢痕等。胸壁或腋窝的纤维组织经放射治疗后，也可能阻碍淋巴正常回流。

某些乳房重建手术，如横行腹直肌肌皮瓣转移（TRAM-flap）乳房重建术，会破坏腹部淋巴回流，可能导致下腹部肿胀。

和四肢淋巴水肿一样，肿胀的乳房、胸部、上背部与不肿胀的另一侧对比，会有明显的不对称（图 5.18）。出现明显的肿胀前，患者通常会表现出其他症状，如感觉的改变（麻木、刺痛、饱胀感、压迫感、热感）、疼痛、肩部灵活性下降等。淋巴水肿明显可见时，可能是胸腔壁全部肿胀，可能是腋窝、肩胛骨区域、锁骨区域、乳腺切除或乳房肿物切除瘢痕线周围局部肿胀，可能是再造乳房或植入假体局部肿胀，也可能只是乳腺组织局部肿胀。

接受乳房肿块切除术或乳房重建术后，患者胸部可能变大、变重，乳腺组织的形状和厚度也可能随纤维组织而改变。由于患者在后续穿衣、佩戴文

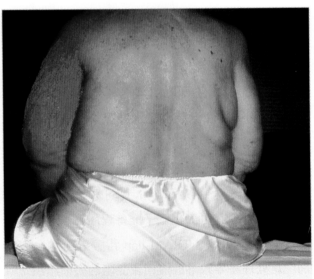

图 5.18　左侧躯干淋巴水肿

胸方面会遇到一些困难，身体外观也可能发生改变，因此患者可能承受较大的心理压力。

乳腺癌的术后肿胀预计最长不超过 3 个月。手术后肿胀几乎立即出现，这会给淋巴循环系统造成额外的压力。"正常"术后水肿与淋巴水肿之间的差异在于淋巴水肿在治疗完成后持续存在，组织纹理也会发生变化，如淋巴液淤滞后导致的纤维化。

目前，虽然有技术（皮褶测径、生物阻抗）可用于判断躯干和乳房水肿，但最实用的方法依然是对胸部、上背部和乳房部位进行主观检查，观察肿胀征象（不对称性、文胸肩带缝合处的压痕、橘皮现象、皮肤颜色变化），进行组织纹理触诊，比较身体水肿侧和正常侧皮褶厚度。治疗前后拍摄照片是评估疗效的有效方法。

大多数躯干淋巴水肿症状可采用 CDT 进行治疗。这种疗法可以在乳腺癌治疗后立即使用，以尽快消除水肿，促进伤口愈合，也可在后期治疗中视情况使用；无论是否伴有手臂水肿，患者可能在乳腺癌手术后的任何时间出现躯干淋巴水肿症状。

由于一般情况下很难判断患者躯干是否水肿，特别是对肥胖患者来说，因此建议假设所有四肢淋巴水肿患者均并发躯干水肿。在这种情况下，应首先对躯干进行消肿治疗，再治疗四肢水肿，且躯干消肿治疗准备工作更复杂。MLD 首先应用于颈部、胸部、上背部及腹股沟淋巴结处，其次应用于引导淋巴液从回流受阻的部位流向回流正常的部位。根据需要，还可应用其他软化纤维组织的方法。"单侧继发性上肢淋巴水肿"中所列的治疗顺序即基于这种假说而设计。

一旦相邻躯干象限阻塞疏通（一般以相邻水肿肢体出现减容为判断标准），即可开始重点治疗四肢淋巴水肿，并可简化躯干准备程序。

如患者接受过 TRAM-flap 乳房重建术，应特别注意处理易导致淋巴液回流受阻的瘢痕组织。

治疗一开始，即应指导患者自行进行 MLD（见 5.20.4 内容），并鼓励其每天至少进行 20 分钟的自我治疗。

皮肤护理

躯干皮褶之间的区域及乳房下部皮肤特别容易出现损伤和感染。应保持水肿部位清洁干燥，并涂抹适用于敏感皮肤、放射性皮炎和淋巴水肿的药膏或乳液（有关皮肤护理的更多信息见第 4 章）。

运动

躯干淋巴水肿通常伴有胸部和肩部运动受限，具体情况应由物理治疗师进行评估。患者应根据这些部位问题进行针对性训练，扩大日常活动范围，改善问题部位的功能。

根据患者瘢痕的位置和情况，治疗师可能需要对粘连的瘢痕组织进行适当的治疗以增加身体活动度。呼吸和有氧运动练习可以改善浅表和深层淋巴回流通路的通畅程度，进一步消肿。

压力治疗

一般来说，对水肿部位进行压力治疗难度较大，这是因为水肿部位皮肤组织比较柔软，或者因为放疗会引起皮肤刺痛。然而，为了解决淋巴液淤滞，避免肿胀进一步恶化，使用弹力绷带和（或）佩戴弹力文胸或背心非常重要。用弹力绷带对胸部进行环绕包裹时应特别注意不要影响血管移植部位的血液供应和（或）瘢痕愈合。

由于躯干部位缺乏肌肉泵送活动，应优先使用宽幅（15~20cm）中高弹力绷带，不要选用治疗四肢淋巴水肿常用的低弹力绷带。

可将定制的或批量生产的各种形状泡沫垫（图 5.19）插入弹力绷带、文胸或弹力背心，以增加淋巴液大量淤滞部位的压力或软化局部纤维组织。扁平泡沫垫可用于调整、固定弹力绷带，并有助于将压力均匀分布在更大的表面上。

躯干消肿后，患者应佩戴专业的淋巴水肿文胸（图 5.19）或弹力背心，以维持 CDT 取得的积极效果。弹力文胸和背心接缝少、肩带宽，既可购买成品，也可定制，能确保躯干和乳房组织获得有效支撑。弹力文胸和背心应舒适合体，能为躯干提供足够的支撑，不应挤压乳房组织；还可缝入装假体的内袋。

佩戴普通文胸或运动文胸的患者应注意避免文胸肩带过窄。如果需要，应使用加宽肩带或肩垫以避免肩部淋巴循环通路受阻。

5.3.2 单侧继发性上肢淋巴水肿

本病多见于手术切除腋窝淋巴结的患者和（或）对腋窝淋巴结进行放射治疗的乳腺切除术或乳房切除术后的乳腺癌患者。

应按以下顺序治疗直到躯干的水肿象限被疏通（图 5.20）。

患者采取仰卧位。

1. 针对颈侧淋巴结，包括肩部淋巴管，使用简略手法顺序操作方案（观察禁忌证）。

2. 激活对侧腋窝、对侧前胸淋巴结（肋间和胸骨旁手法略）。

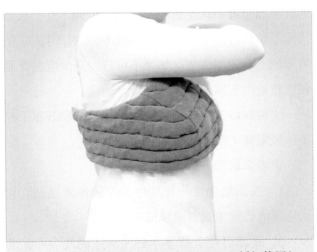

图 5.19　压力泡沫垫（图片经 Solaris, WI 授权使用）

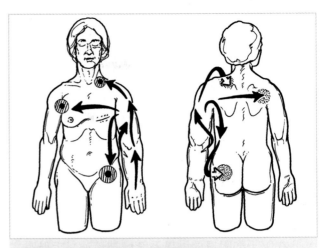

图 5.20　单侧上肢淋巴水肿引流方向

3. 激活并通过前腋窝间（AAA）吻合区，将淋巴液从受阻侧引导向正常侧。

4. 对水肿侧腹股沟淋巴结进行手法治疗。

治疗师走到治疗床另一边。

1. 激活并利用水肿侧腋窝 - 腹股沟（AI）吻合区进行引流。

2. 利用 AI 吻合区，促进淋巴液从躯干上象限阻塞的淋巴结向同侧腹股沟淋巴结流动，注意使用旋转式和静止圆式手法。

3. 用肋间和胸骨旁手法治疗水肿的躯干象限以利用深引流通路引流。

患者侧卧（或俯卧），水肿肢体向上。

重复治疗 AI 吻合区和肩部淋巴管。

患者采取俯卧位（或侧卧）。

1. 用手法治疗正常侧上背部（肋间和椎旁手法略）。

2. 激活并利用后腋窝间（PAA）吻合区，将淋巴液从受阻侧引向正常侧。注意使用静止圆式手法。

治疗师走到治疗床另一侧。

1. 利用 AI 吻合区，引导淋巴液从受阻塞的背部上象限流至同侧腹股沟淋巴结。注意使用旋转式和静止圆式手法。

2．用肋间和椎旁手法治疗阻塞的腰部以利用深引流通路进行引流。

患者侧卧（或俯卧），水肿肢体向上。

重复作用治疗 PAA 吻合区、AI 吻合区和肩部淋巴管。

患者采取仰卧位。

1．用手法重复治疗 AAA 吻合区、对侧腋窝淋巴结、同侧腹股沟淋巴结。

2．在水肿肢体上使用弹力绷带。

在躯干部阻塞的淋巴系统已被疏通且上肢是主要治疗对象时，应使用以下操作顺序。

患者采取仰卧位。首先使用躯干部简略手法方案（预处理）。

1．针对颈侧淋巴结，包括肩部淋巴管，使用简略手法顺序操作方案（观察禁忌证）。

2．手法治疗对侧腋窝淋巴结。

3．激活并利用 AAA 吻合区，促进淋巴液从阻塞侧流向正常侧。

4．手法治疗同侧（阻塞侧）腹股沟淋巴结。

治疗师走到治疗床另一边。

激活并利用同侧 AI 吻合区，促进淋巴液流向引流区。

患者侧卧（或俯卧），水肿肢体向上。

1．用手法重复治疗 AI 吻合区和肩部淋巴管。

2．激活并通过 PAA 吻合区，促进淋巴液从受阻塞部位流向正常侧。

3．使用基本手法方案［"主体流（bulk flow）"技术］治疗外上髁和肩峰之间的上臂外侧。

4．用手法重复治疗肩部淋巴管、AI 吻合区和 PAA 吻合区。

如果患者上肢肿胀严重，不建议在单次治疗期间完成全臂治疗，而应进行分步治疗：如仅治疗上臂（或部分上臂），这可以防止引流区健康的淋巴管负担过重。

患者采取仰卧位。

1．用手法重复治疗 AAA 吻合区。

2．手法治疗外上髁和肩峰之间上臂外侧。应使用改良的轻抚和泵送法，并联合使用泵送式和静止圆式手法（见 5.2.9，"上臂侧面的按摩"）。完成此顺序后，应重复治疗分水岭至预处理的引流区。

3．使用静止圆式手法（动态手法）从上臂内侧向外侧操作。重复治疗步骤 2 中的引流区。整个上臂均应以此方式进行治疗。

4．在头部静脉区使用滋养血管的方法（图 4.9）。

5．治疗肘、前臂和手部，方法如基本手法顺序方案所述。

6．如有必要，此时应同时使用消除水肿或弱化纤维的方法。

7．重复治疗上肢、AAA 吻合区、对侧腋窝淋巴结、同侧腹股沟淋巴结、肩部淋巴管。

患者侧卧（或俯卧），水肿肢体向上。

1．重复治疗 PAA 吻合和 AI 吻合区（同侧）。

2．在水肿上肢使用弹力绷带。

5.3.3　双侧继发性上肢淋巴水肿

本病常见于接受乳房切除术或乳房肿块切除术的乳腺癌患者，这些患者手术切除了和（或）放射治疗了腋窝淋巴结。在理想情况下，治疗时应在患者双侧上肢使用绷带。如果不可行，至少应在受累程度较重的上肢使用弹力绷带。

应按照以下顺序进行治疗，直至疏通开躯干相关区域阻塞（图 5.21）。

患者采取仰卧位。

1．按简略手法操作顺序治疗颈侧淋巴结，包括肩部淋巴管（观察禁忌证）。

2．*腹部治疗*：按基本顺序所述的浅表和深部（改良）手法进行治疗（观察禁忌证）。如果禁用

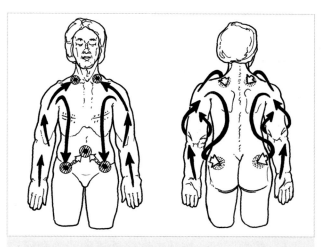

图 5.21　双侧上肢淋巴水肿引流方向

腹部手法，则应以腹式呼吸法代替。

3. 手法治疗双侧腹股沟淋巴结。

4. 激活并利用双侧 AI 吻合区促进淋巴液从阻塞象限流向引流区。

5. 自阻塞的躯干上部象限开始沿着腹股沟淋巴结的方向操作，利用双侧 AI 吻合区。注意使用旋转式手法和静止圆式手法。

6. 利用深层引流通路，对水肿的双侧躯干象限施行肋间手法和胸骨旁手法。

患者俯卧（或侧卧）。

1. 用手法重复治疗双侧 AI 吻合区。

2. 利用 AI 吻合区，促进淋巴液自阻塞的后躯干上部象限向腹股沟淋巴结方向流动，应注意使用动态旋转式手法和静止圆式手法。

3. 采用肋间和椎旁手法治疗双侧水肿躯干部位，利用深层引流通路引流。

患者仰卧。

1. 用手法重复治疗双侧 AI 吻合区，使用深腹（改良）方法，治疗双侧腹股沟淋巴结和肩部淋巴管。

2. 在双侧上肢或水肿严重侧上肢使用弹力绷带。

如果躯干部位的水肿被疏通，且上肢是治疗重点，则应使用以下顺序。

> 不建议在一次治疗中同时治疗双侧上肢。应优先治疗水肿更严重的上肢，直到阻塞被疏通，然后戴上弹力袖套。如果上肢肿胀严重，应分步治疗。例如，仅治疗上臂（或部分上臂），这样可以防止引流区健康的淋巴管过载。

一旦优先治疗的上肢阻塞被疏通，则应治疗另一侧手臂。患者采取仰卧位。

1. 按简略手法操作顺序治疗颈侧淋巴结，包括肩部淋巴管（观察禁忌证）。

2. 按照基本顺序使用深腹（改良）技术（观察禁忌证）。如果腹部方法禁用，则应以腹式呼吸替代。

3. 手法治疗双侧腹股沟淋巴结。

4. 激活并利用 AI 吻合区，促进淋巴液经分水岭流入引流区。

患者侧卧（或俯卧），水肿严重侧肢体向上。

1. 用手法重复治疗水肿严重侧 AI 吻合区和肩部淋巴管。

2. 使用基本方法（"主体流"法）治疗外侧上髁和肩峰之间的上臂外侧。

3. 用手法重复治疗水肿更严重侧肩部淋巴管 AI 吻合区。

患者仰卧位：

1. 手法治疗外上髁和肩峰之间上臂外侧（水肿严重侧）。使用改良的轻抚法和泵送法，联合使用泵送式和静止圆式手法，以及旋转法（见 5.2.9，上肢顺序 4~5）。按此顺序完成后，应重复作用分水岭至预处理的引流区。

2. 使用静止圆式手法（动态方法）自上臂内侧向外侧治疗。之后，重复治疗引流区。整个上臂均应以此种方式治疗。

3. 在头部静脉区域使用滋养血管法。

4．按照基本顺序方法，治疗肘、前臂和手。

5．如有需要，此时应增加使用消肿或软化纤维方法。

6．用手法重复治疗上肢、双侧腹股沟淋巴结、双侧 AI 吻合区、肩部淋巴管，并进行深腹（改良）法。

7．在双侧上肢或水肿严重侧上肢使用弹力绷带。

5.3.4　单侧继发性下肢淋巴水肿

本病常见于手术切除和（或）放射治疗腹股沟和（或）盆腔淋巴结的癌症患者（前列腺癌、膀胱癌、女性生殖系统肿瘤、黑色素瘤）。继发性下肢淋巴水肿也可能由创伤引起，并可能伴发同侧躯干下象限肿胀和（或）外生殖器肿胀。

应按以下治疗顺序治疗，直至躯干相关区域阻塞被疏通（图 5.22）。

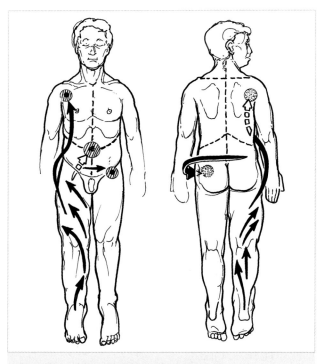

图 5.22　单侧下肢淋巴水肿引流方向

患者仰卧。

1．按简略手法操作顺序治疗颈侧淋巴结（观察禁忌证）。

2．手法治疗同侧腋窝淋巴结。

3．激活并利用 IA 吻合区将淋巴液从肿胀的躯干下部引至引流区。

4．手法治疗对侧腹股沟淋巴结。

5．激活并利用前腹股沟间（AII）吻合区将淋巴液从肿胀的躯干下象限引导至对侧的引流区。

6．*腹部治疗：* 按基本顺序所述的浅表和深层（改良）手法治疗（观察禁忌证）。如果腹部方法禁用，则应以腹式呼吸代替。

患者侧卧（或俯卧），水肿肢体向上。

1．用手法重复治疗水肿 IA 吻合区。

患者俯卧（或侧卧）。

1．手法治疗正常侧腰部区域（省略步骤 4）。

2．激活并利用后腹股沟间（PII）吻合区，促进淋巴液从肿胀的躯干下象限流向对侧的引流区。

3．在水肿侧腰部区域使用椎旁手法促进深层淋巴通路引流。

4．用手法重复治疗 PII 吻合区。

患者仰卧。

1．手法重复治疗 AII 吻合区、水肿侧 IA 吻合区、对侧腹股沟淋巴结和同侧腋窝淋巴结，以及进行深腹（改良）治疗。

2．在水肿肢体使用弹力绷带。

如果躯干相关区域阻塞被疏通且罹患淋巴水肿的下肢是主要治疗对象，则应使用以下顺序。

患者仰卧。按简略手法操作顺序做躯干准备（预处理）。

1．按简略手法操作顺序治疗颈侧淋巴结（观察禁忌证）。

2．手法治疗同侧腋窝淋巴结。

3．激活并利用 IA 吻合区促进淋巴液通过分水岭流向引流区。

4. 手法治疗对侧腹股沟淋巴结。

5. 激活并利用 AII 吻合区，促进淋巴液经分水岭流向对侧的引流区。

6. 按基本顺序进行深腹（改良）治疗（观察禁忌证）。如果腹部方法禁用，应以腹式呼吸代替。

患者侧卧（或俯卧），水肿肢体向上。

1. 用手法重复治疗水肿侧 IA 吻合区。

2. 激活并利用 PII 吻合区，促进淋巴液经分水岭流向对侧的引流区。

3. 使用基本方法（"主体流"法）治疗膝关节和髂嵴之间的大腿外侧。

4. 用手法重复治疗 PII 吻合区和 IA 吻合区（水肿侧）。

患者仰卧。

1. 用手法重复治疗 AII 吻合区。

> 如果下肢肿胀严重，不建议在一次治疗中治疗整个下肢。治疗应分步进行，如只治疗大腿（或部分大腿），这可以防止引流区健康的淋巴管过载。

2. 治疗膝关节和髂嵴之间的大腿外侧。应使用改良的轻抚法和泵送法，联合使用泵送式、静止圆式、旋转式手法。完成此程序后，应重复治疗分水岭至预处理的引流区。

3. 从大腿内侧向外侧操作，使用静止圆式手法（动态）。整个下肢均应使用此手法，并继续在引流区重复操作。

4. 在股静脉区域使用滋养血管法。

5. 按照基本顺序方法的说明，对膝部、小腿和足部进行手法治疗。

6. 如有必要，此时应增加消肿法或软化纤维法。还可能需要将患者转到俯卧位以方便治疗腿后部。

7. 用手法重复治疗下肢、AII 吻合区、水肿

侧 IA 吻合区、同侧腋窝淋巴结、对侧腹股沟淋巴结，并使用深腹（改良）方法。

患者侧卧（或俯卧），水肿肢体向上。

1. 用手法重复治疗 PII 吻合区。

2. 在水肿下肢使用弹力绷带。

5.3.5 双侧继发性下肢淋巴水肿

本病常见于切除和（或）放射治疗腹股沟和（或）盆腔淋巴结的癌症患者（前列腺癌、膀胱癌、女性生殖系统肿瘤、黑色素瘤）。创伤也可能引发继发性下肢淋巴水肿，并可能与同侧躯干下部肿胀和（或）外生殖器肿胀同时发生。在理想情况下，应在双下肢使用绷带。如果不可行，应在水肿严重侧下肢使用弹力绷带。

应使用以下顺序，直至躯干相关区域阻塞被疏通（图 5.23）。

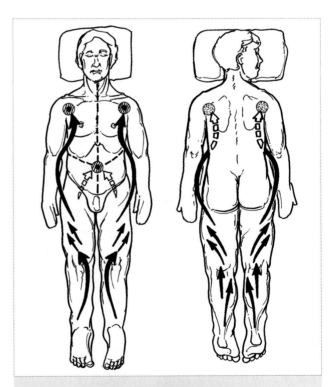

图 5.23 双侧下肢淋巴水肿引流方向

患者仰卧。

1．用简略手法操作顺序治疗颈侧淋巴结（观察禁忌证）。

2．用手法治疗双侧腋窝淋巴结。

3．激活并利用双侧 IA 吻合区，促进淋巴液从阻塞区流向引流区。

4．腹部治疗：按基本顺序所述的浅表和深部（改良）方法治疗（观察禁忌证）。如果腹部方法禁用，则应以腹式呼吸替代。

患者俯卧（或侧卧）。

1．用手法重复治疗 IA 吻合区。

2．疏通双侧肿胀的躯干下象限，向腋下淋巴结引流，使用改良的腰椎手法，即改良的轻抚法；使用旋转式手法从矢状分水岭向侧面操作，然后使用静止圆式手法（动态）沿着 IA 吻合区向腋窝引流；使用椎旁法以利用深层引流通路。

患者仰卧。

1．用手法重复治疗 IA 吻合区和腋窝淋巴结。

2．*用手法重复治疗腹部区域：浅表和深部*（*改良*）*方法。*

3．在双侧或水肿严重侧下肢使用弹力绷带。

如果躯干相关区域阻塞已被疏通，且下肢是治疗重点，则应使用以下顺序。

> 不建议在一次治疗中同时治疗双侧下肢。应先治疗水肿更严重的一侧，直至阻塞被疏通。如果肢体严重肿大，应分步治疗，如只治疗大腿（或部分大腿），这可以防止引流区健康的淋巴管过载。

被治疗下肢阻塞疏通后，即应继续治疗另一侧下肢。一般来说，如果双侧下肢阻塞均已疏通，患者可穿上短裤型弹力衣。为了保持已取得的腿部治疗效果，应使用弹力绷带。如果无法使用弹力绷带，患者在接受另一侧下肢治疗时，未接受治疗侧

应穿上至大腿高度的弹力衣（最好是相对价廉的成衣），治疗后患者应穿上连裤袜式弹力衣。

患者仰卧。使用简略手法操作方案做躯干准备（预处理）。

1．按简略手法操作顺序治疗颈侧淋巴结（观察禁忌证）。

2．使用手法治疗双侧腋窝淋巴结。

3．激活并利用双侧 IA 吻合区，促进淋巴液经分水岭流入引流区。

4．腹部治疗：按基本顺序中浅表和深部（改良）方法操作（观察禁忌证）。如果腹部方法禁用，则应以腹式呼吸代替。

患者侧卧（或俯卧），水肿严重侧肢体向上。

1．用手法重复治疗水肿严重侧的 IA 吻合区。

2．使用基本方法（"主体流"法）治疗膝关节和髂嵴之间的大腿外侧。

患者仰卧。

用手法重复治疗双侧 IA 吻合区。

下肢的治疗。

1．手法治疗膝关节和髂嵴之间的大腿外侧。使用改良的轻抚法和泵送法，联合使用泵送式、静止圆式、旋转式手法。完成此程序后，重复治疗分水岭至预处理的引流区。

2．使用静止圆式（动态）手法，自大腿内侧向外侧操作。应在整个大腿重复使用此手法，大腿完成后，应重复治疗引流区。

3．在股静脉区域使用滋养血管法。

4．按照基本顺序，治疗膝关节、小腿和足部。

5．如有必要，此时应增加消肿法或软化纤维法。患者可能需要转到俯卧位以方便治疗腿后部。

6．用手法重复治疗下肢、双侧 IA 吻合区、双侧腋窝淋巴结，并使用腹部方法。

7．应在双侧下肢或仅在水肿严重侧下肢使用弹力绷带。

5.3.6　单侧原发性下肢淋巴水肿

本病由淋巴系统发育异常（见第 3 章）引起，可能是先天性或遗传性淋巴系统问题。原发性下肢淋巴水肿可能伴发相邻的躯干下象限肿胀和（或）外生殖器肿胀。

患者对侧下肢也可能存在淋巴系统的先天畸形。如果治疗期间正常侧下肢的体积增加或者腿部组织发生任何变化，均应停止治疗 AII 和 PII 吻合区。

本病的治疗顺序与下肢继发性淋巴水肿治疗非常相似。原发性淋巴水肿患者的腹股沟淋巴结仍然存在，应进行激活。然而，干预的目的是避免使用这些淋巴结；使淋巴液能绕过腹股沟淋巴结，流向相邻躯干部位的引流区。

应按以下顺序进行治疗，直至躯干相关区域阻塞被疏通（图 5.22）。

患者仰卧。

1. 按简略手法操作顺序治疗颈侧淋巴结（观察禁忌证）。

2. 用手法治疗同侧腋窝淋巴结。

3. 激活并利用 IA 吻合区，引导淋巴液从肿胀的躯干下部流向引流区。

4. 用手法治疗对侧腹股沟淋巴结。

5. 激活并利用 AII 吻合区，将淋巴液从肿胀的躯干下部引导至对侧的引流区。

6. *腹部治疗*：按基本顺序浅表和深部（改良）方法操作（观察禁忌证）。如果腹部方法禁用，则应以腹式呼吸代替。

治疗师走到治疗床的另一侧。

用手法治疗水肿侧腹股沟淋巴结。

患者俯卧（或侧卧）。

1. 用手法治疗正常侧腰部区域（省略腹股沟淋巴结的治疗）。

2. 激活并利用 PII 吻合区，将淋巴液从肿胀的躯干下部引导至对侧的引流区。

3. 用手法治疗水肿侧腰椎旁区域，促进深层淋巴回流。

4. 用手法重复治疗 PII 吻合区。

患者仰卧。

1. 用手法重复治疗水肿侧 AII 吻合区、IA 吻合区、同侧腋窝淋巴结、双侧腹股沟淋巴结，并使用深腹（改良）方法。

2. 在水肿肢体使用弹力绷带。

如果躯干相关区域阻塞已疏通，且水肿下肢是治疗重点，则应使用以下顺序。

患者仰卧。按简略手法操作顺序做躯干准备（预处理）。

1. 按简略手法操作顺序治疗颈侧淋巴结（观察禁忌证）。

2. 用手法治疗同侧腋窝淋巴结。

3. 激活并利用 IA 吻合区，促进淋巴液经分水岭流向引流区。

4. 用手法治疗对侧腹股沟淋巴结。

5. 激活并利用 AII 吻合区，促进淋巴液经分水岭流入对侧的引流区。

6. 按照基本顺序使用深腹（改良）方法（观察禁忌证）。如果腹部方法禁用，则应以腹式呼吸代替。

患者侧卧（或俯卧），水肿肢体向上。

1. 用手法重复治疗水肿侧的 IA 吻合区。

2. 激活并利用 PII 吻合区，促进淋巴液经分水岭流向对侧的引流区。

3. 使用基本方法（"主体流"法）治疗膝关节和髂嵴之间的大腿外侧。

4. 用手法重复治疗 PII 吻合区和 IA 吻合区。

患者仰卧。

1. 用手法重复治疗 AII 吻合区。

5

> 如果下肢肿胀严重，不建议在一次治疗中治疗全部下肢。治疗应分步骤进行，如只治疗大腿（或部分大腿），这可以防止引流区的健康淋巴管过载。如果下肢末端肿胀明显（原发性淋巴水肿常见症状），应花更多的时间来治疗膝关节以下部位。

2．用手法治疗水肿侧下肢的腹股沟淋巴结。

如前所述，原发性淋巴水肿的腹股沟淋巴结应是额外的引流区域。腿部末端的淋巴液不应该被引导至腹股沟淋巴结，而是应绕过腹股沟淋巴结，这一点和继发性淋巴水肿的治疗相同。

3．用手法治疗膝关节和髂嵴之间的大腿外侧。

应使用改良的轻抚法和泵送法，联合使用泵送式、静止圆式、旋转式手法。按此顺序完成后，应重复治疗分水岭区至预处理的引流区。

4．使用静止圆式（动态）手法自大腿内侧向外侧操作。应在整个大腿区域重复使用此手法，大腿完成后，应重复治疗引流区。

5．用滋养血管法治疗股静脉区域。

6．按基本方法顺序治疗膝关节、小腿和足部。

7．如有必要，此时应增加使用消肿法或软化纤维法。患者可能需要转到俯卧位以方便治疗腿后部。

8．重复治疗下肢，包括腹股沟淋巴结；重复治疗水肿侧 AII 吻合区、IA 吻合区、同侧腋窝淋巴结、对侧腹股沟淋巴结，使用深腹（改良）方法。

患者侧卧（或俯卧），水肿肢体向上。

1．用手法重复治疗 PII 吻合区。

2．在水肿肢体使用弹力绷带。

5.3.7　双侧原发性下肢淋巴水肿

本病由淋巴系统发育异常（见第 3 章）引起，可能是先天性或遗传性淋巴系统问题。原发性下肢淋巴水肿可伴发相邻躯干部位和（或）外生殖器的肿胀。

本病的治疗顺序与双下肢继发性淋巴水肿的治疗非常相似。原发性淋巴水肿患者的腹股沟淋巴结仍然存在，应激活。然而，干预的目的是避免使用这些淋巴结；使淋巴液能绕过腹股沟淋巴结，流向位于躯干上部的引流区（腋窝淋巴结）。

应遵循以下治疗顺序，直至躯干相关区域阻塞被疏通（图 5.23）。

患者仰卧。

1．用简略手法操作顺序治疗颈侧淋巴结（观察禁忌证）。

2．用手法治疗双侧腋窝淋巴结。

3．用手法治疗双侧腹股沟淋巴结。

4．激活并利用双侧 IA 吻合区，促进淋巴液从阻塞区流向引流区。

5．腹部治疗：按基本顺序中的浅表和深部（改良）方法（观察禁忌证）。如腹部方法禁用，则应以腹式呼吸替代。

患者俯卧（或侧卧）。

1．用手法重复治疗双侧 IA 吻合区。

2．疏通双侧肿胀的躯干下象限，促进淋巴液向腋窝淋巴结流动，注意使用改良的腰部手法，即改良的轻抚法；从矢状分水岭开始以旋转式手法向侧面操作，使用静止圆式（动态）手法沿着 IA 吻合区向腋窝方向操作；使用腰椎旁侧手法促进淋巴深层引流。

患者仰卧。

1．用手法重复治疗双侧 IA 吻合区和腋窝淋巴结。

2．用手法重复治疗腹部区域，用浅表和深部（改良）方法。

3．在双侧下肢或水肿严重侧下肢使用弹力绷带。

如果已疏通躯干相关区域阻塞且下肢是治疗重点，则应使用以下顺序。

不建议在一次治疗中同时治疗双侧下肢，应优先治疗水肿严重的下肢。如果下肢肿胀严重，治疗应分步进行，如只治疗大腿（或部分大腿），这可以防止引流区的健康淋巴管过载。

被治疗下肢消肿后即应开始治疗另一侧下肢。一般来说，如果双侧下肢均已消肿，患者可穿着短裤型弹力衣。为了保持之前治疗的消肿效果，应使用弹力绷带。如果不可行，患者在接受另一侧下肢治疗时应穿着高筒弹力袜（最好是相对便宜的成衣），治疗后应穿着连裤袜式弹力衣。

患者仰卧。按简略手法操作顺序做躯干准备（预处理）。

1. 按简略手法操作顺序治疗颈侧淋巴结（观察禁忌证）。

2. 用手法治疗双侧腋窝淋巴结。

3. 激活并利用双侧 IA 吻合区，促进淋巴液经分水岭流入引流区。

4. 用手法治疗双侧腹股沟淋巴结。

5. 如前所述，原发性淋巴水肿的腹股沟淋巴结是额外的引流区域。双腿末端的淋巴液不应被引导至腹股沟淋巴结，而是应绕过腹股沟淋巴结，这一点和继发性淋巴水肿的治疗相同（见 5.3.5，"双侧继发性下肢淋巴水肿"）。

6. *腹部治疗：*按照基本顺序（观察禁忌证）所述，使用浅表和深部（改良）方法。如腹部方法禁用，则应以肢式呼吸代替。

患者侧卧（或俯卧），水肿严重的肢体向上。

1. 用手法重复治疗水肿严重侧的 IA 吻合区。

2. 使用基本方法（"主体流"法）治疗膝关节和髂嵴之间的大腿外侧。

患者仰卧。

用手法重复治疗双侧 IA 吻合区。

下肢的治疗如下。

1. 用手法重复治疗水肿严重侧对应的腹股沟淋巴结。

2. 用手法治疗膝关节和髂嵴之间的大腿外侧。

3. 应使用改良的轻抚法和泵送法，联合使用泵送式、静止圆式及旋转式手法。

4. 完成此程序后，应重复治疗分水岭区至预处理的引流区。

5. 使用静止圆式（动态）手法自大腿内侧向外侧操作。用该手法重复治疗整个大腿部位，完成大腿治疗后应重复治疗引流区。

6. 用滋养血管法治疗股静脉区域。

7. 按基本方法顺序治疗膝部、小腿和足部。

8. 如有必要，此时应增加使用消肿法或软化纤维法。患者可能需要转到俯卧位以方便治疗腿后部。

9. 用手法重复治疗下肢，包括腹股沟淋巴结；重复治疗双侧 IA 吻合区、双侧腋窝淋巴结、肿胀较轻的下肢对应的腹股沟淋巴结，并使用腹部方法。

10. 在双侧下肢或水肿严重的下肢使用弹力绷带。

5.3.8　外生殖器淋巴水肿

外生殖器淋巴水肿是一个具有挑战性的问题，会为患者带来长期的生理、心理和社会压力。本病男女均发病，但由于阴囊和阴茎的组织弹性较大，再加上受到重力作用，更常见于男性（图 5.24）。

由于外生殖器肿胀问题常不能确诊，因此并无确切的病例数据可用。此外，外生殖器水肿不像术后肢体肿胀一样被广泛讨论。

通常，外生殖器淋巴水肿在不治疗的情况下是不可逆转的，一旦发生，外生殖器纤维变性和水肿会日益严重。通过综合消肿治疗（CDT）可以有效控制水肿进展。在某些情况下，手术或外伤可能会导致外生

5

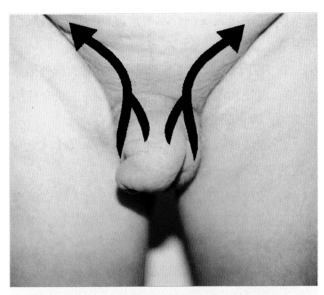

图 5.24　未进行包皮环切的生殖器淋巴水肿患者。箭头表示引流方向

殖器肿胀急性发作，并可能自行痊愈。

在大多数情况下，外生殖器淋巴水肿与下肢淋巴水肿相伴发生。

分类

外生殖器肿胀可分为恶性、良性、原发性和继发性。

恶性水肿

晚期盆腔和（或）腹部恶性肿瘤可能阻塞或减少外生殖器区域的淋巴静脉回流。

无明显诱因的外生殖器肿胀，明显地出现阴道分泌物或淋巴液渗漏，可能是恶性肿瘤进展的症状，需要由医师彻底检查。

原发性水肿

原发性外生殖器淋巴水肿通常由局部淋巴管和（或）淋巴结先天性畸形（发育异常）引起。与其他原发性疾病一样，水肿可能在出生时出现（罕见），或在成长中出现而无明显诱因。如果存在淋

巴系统先天畸形，则包皮环切等外科小手术即可能引发幼儿外生殖器水肿。

孤立的外生殖器水肿并不常见。在许多情况下会伴身体其他部位的水肿，如躯干下象限和（或）单侧或双侧下肢肿胀。

此外，肥胖的下肢淋巴水肿患者由于腹股沟区域及腹部淋巴系统的压力较大，患外生殖器水肿的风险会略有所升高。

继发性水肿

由于创伤，治疗妇科疾病，治疗睾丸、阴茎、泌尿系统、腹部、肠道疾病或前列腺癌而切除了淋巴管和（或）淋巴结（特别是盆腔淋巴结），或者进行了放射治疗，是继发性水肿的常见病因。

如果患者同时接受了手术和放射治疗，或有蜂窝织炎反复发作的病史，则患外生殖器水肿的概率会升高。

水肿可能在术后立即发生，或数年后与其他形式的淋巴水肿合并发生。数据显示，外生殖器水肿与下肢淋巴水肿并发者约占 10%。

手术后患外生殖器水肿的女性患者的发病率估计为 10%~20%。

在男性中，肿瘤手术（前列腺切除、膀胱癌手术）和（或）放射治疗引发外生殖器水肿的概率似乎较高。

丝虫病是流行病地区患者出现外生殖器水肿的另一个常见原因 [见第 3 章；图 3.4（a，b）]。

外生殖器水肿的一个常见的原因是使用了加压充气泵治疗下肢淋巴水肿。1998 年 3 月，Boris 和 Weindorf 等人在《淋巴学》（Lymphology）期刊发表文章，认为使用外部加压充气泵治疗下肢淋巴水肿导致的外生殖器水肿概率之高是完全不可接受的（见第 3 章）。

临床表现

外生殖器水肿的表现多种多样。在男性患者中，孤立的阴茎水肿很少见，大部分患者表现为阴茎和阴囊同时肿胀。阴囊可能严重肿胀，甚至导致行走困难。外生殖器水肿还可能伴有躯干下象限和（或）下肢肿胀。此外，耻骨区域也会发生肿胀，常导致阴茎缩回阴囊。

在女性患者中，小阴唇和大阴唇可能被肿胀包裹，肿胀部分可能自阴道延伸出几厘米。其他明显症状包括：明显的阴唇、阴道分泌物（淋巴漏），出现乳头状瘤或疣，这种情况常见于接受盆腔或妇科手术的患者。由于其他病因产生的阴道分泌物通常呈豆腐渣状、白色、较为浓稠。

根据肿胀程度不同，外生殖器水肿常引起排尿困难和性功能障碍等问题。

评估

其他情况，如进展的恶性肿瘤、肾病、肝病、心脏病或静脉问题都可能导致外生殖器水肿。在进行徒手淋巴引流 / 综合消肿治疗（MLD / CDT）前，必须对诊断进行彻底评估。

病史

- 患者是否接受过手术，为何种手术，有多少淋巴结被清扫？
- 患者是否曾患蜂窝织炎？起于什么部位？
- 患者是否有痛感？部分患者描述外生殖器周围有炸裂感或痛感（通常随治疗而减退）。男性患者通常有勃起疼痛。
- 手术或放疗后患者是否出现肠道功能或膀胱功能问题？
- 患者是否做了适当的个人清洁？
- 患者是否进行过包皮环切？

检查

- 检查所有湿润的区域，是否有淋巴囊肿、淋巴瘘（图 5.25）、淋巴渗漏（患者常使用卫生垫或失禁垫）。
- 检查肿胀范围：阴茎 / 阴囊、外 / 内阴唇、耻骨区、躯干下象限和（或）下肢（单侧 / 双侧）。
- 检查是否有瘢痕。
- 检查外生殖器区域的皮褶。
- 检查是否有乳头状瘤、疣。
- 检查是否有细菌感染或霉菌感染（患者经常抱怨外生殖器部位有恶臭；虽然淋巴液本身无异味，但其蛋白质含量很高，极易滋生细菌，造成恶臭）。

触诊

- 组织状况：纤维化、瘢痕。
- 其他相关部位的组织状况。
- 未进行包皮环切的男性患者的包皮可以拉回吗？

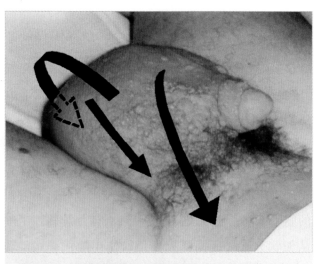

图 5.25　患有淋巴囊肿、淋巴瘘的外生殖器淋巴水肿患者。箭头表示引流方向

治疗

如前所述，外生殖器水肿通常伴下肢淋巴水肿。其治疗可以与下肢淋巴水肿综合进行，也可以单独进行。如果存在下肢水肿（或躯干下象限水肿），则应优先治疗外生殖器水肿，随后治疗下肢部淋巴水肿。

淋巴囊肿和（或）瘘、淋巴渗漏、细菌和真菌感染是常见的并发症。因此，细致的个人清洁工作至关重要。如果发生淋巴瘘，则该部位必须用药剂进行清洁消毒，且治疗时应佩戴无菌手套。

为了使治疗效果最佳化，治疗前可对引流区进行预处理，包扎外生殖器。后续根据治疗顺序，去除绷带，并对外生殖器肿胀区域进行徒手淋巴引流（MLD）。随后，应使用弹力绷带。外生殖器部位弹力绷带见本章后面讨论。

患者仰卧。

1. 按简略手法操作顺序治疗颈侧淋巴结（观察禁忌证）。

2. 用手法治疗双侧腋窝淋巴结。

3. 激活并利用双侧 AI 吻合区促进淋巴液流入引流区。

4. 如果腹股沟淋巴结健康，则按摩双侧腹股沟淋巴结。

5. *腹部治疗*：按基本顺序所述的浅表和深部（改良）方法进行治疗（观察禁忌证）。如腹部方法禁用，则应以腹式呼吸代替。

如患者出现躯干下象限阻塞，则应转为俯卧位，并按以下方式治疗腰部区域。使用改良的椎旁手法，从腰椎双侧朝向腋窝淋巴结操作，疏通阻塞的躯干下部；使用改良的轻抚法；使用旋转式手法从矢状分水岭区向侧面作用，使用静止圆式（动态）手法沿着 IA 吻合区向腋窝操作；使用椎旁手法激活淋巴深层引流。之后患者重新回到仰卧位。

1. *阴囊的治疗：* 在阴囊两侧使用静止圆手法，利用 IA 吻合区，促使淋巴液向耻骨区域流动，并进一步向相应侧的腋窝淋巴结流动。

2. 使用绷带（见 5.11.5 内容及本章有关男性外生殖器淋巴水肿弹力绷带使用的内容）。

5.3.9 静脉淋巴水肿

静脉淋巴水肿主要由静脉功能不全引起（病理学原因见第 3 章）。慢性静脉功能不全（CVI）患者的静脉瓣有缺陷，不能防止肌肉泵活动期间静脉血的逆向流动，这会对淋巴系统产生直接影响。

随着时间的推移，如果 CVI 得不到治疗，将不可避免地对淋巴系统造成损伤并降低淋巴液运输能力。CVI 3 期和 2 期淋巴水肿需要全面使用 CDT 进行治疗。如果存在静脉溃疡，则应在进行 CDT 前，根据医嘱使用伤口敷料和皮肤护理用品（见第 3 章）。治疗期间伤口保持覆盖，进行人工引流时应注意避开溃疡面和四周。治疗伤口区及四周时需佩戴无菌手套。疏导四肢淋巴阻塞大大提高了静脉淤滞性溃疡愈合的概率。

CVI 引起的淋巴水肿的治疗方案与原发性淋巴水肿的治疗方案相同；均不得使用软化纤维法和消肿法。

如出现任何深静脉血栓性静脉炎或肺栓塞症状（见第 3 章），患者必须立即就医，必须中止其他所有治疗直到症状消除。

患者仰卧，用简略手法操作顺序做躯干准备（预处理）。

1. 用简略手法操作顺序治疗颈侧淋巴结（观察禁忌证）。

2. 用手法治疗同侧腋窝淋巴结。

3. 激活并利用 IA 吻合区，促进淋巴液经分水岭流向引流区。

4. 用手法治疗对侧腹股沟淋巴结。

5. 激活并治疗 AII 吻合区，促进淋巴液经分水岭流向对侧的引流区。

6. 使用基本顺序的深腹（改良）方法（观察禁忌证）。如腹部方法禁用，则应以腹式呼吸替代。

患者侧卧（或俯卧），水肿肢体向上。

1. 用手法重复治疗 IA 吻合区。

2. 激活并利用 PII 吻合区，促进淋巴液经分水岭流向对侧的引流区。

3. 使用基本方法（"主体流"法）治疗膝关节和髂嵴之间的大腿外侧。

4. 用手法重复治疗 PII 吻合区和 AI 吻合区（水肿侧）。

患者仰卧。

1. 用手法重复治疗 AII 吻合区。

治疗下肢（经验表明，静脉血肿性水肿通常在肢体末端更为明显；在这种情况下，应用更多的时间治疗膝关节远端的组织。）

2. 用手法治疗水肿下肢的腹股沟淋巴结。

3. 用手法治疗膝关节和髂嵴之间的大腿外侧。

① 应使用改良的轻抚法和泵送法，联合使用泵送法、静止圆法、旋转法。

② 完成此程序后，应重复治疗分水岭至预处理的引流区。

4. 使用静止圆（动态）法自大腿内侧向外侧操作。应在整个大腿区域重复使用该手法，完成大腿治疗后，应重复治疗引流区。

5. 使用基本顺序治疗膝关节、小腿和足。

为了取得最佳消肿效果，此时患者应转为俯卧位，该姿势更有利于治疗小腿后侧。

6. 重复治疗下肢，包括腹股沟淋巴结。重复治疗水肿侧 AII 吻合区、AI 吻合区、同侧腋窝淋巴结、对侧腹股沟淋巴结，使用深腹（改良）方法。

患者侧卧（或俯卧），水肿肢体向上。

7. 手法重复治疗 PII 吻合区。

8. 在水肿肢体使用弹力绷带。由于患者静脉血管功能不全，弹力绷带通常只能在膝关节以下部位使用；具体使用情况取决于肿胀的严重程度，由医师酌情决定。

5.3.10　脂肪 - 淋巴水肿

脂肪 - 淋巴水肿通常发生在双侧下肢，该病的治疗方案与原发性淋巴水肿相似。综合消肿治疗（CDT）对于肿胀区域的淋巴水肿效果较好且见效较快；对脂肪水肿组织本身见效较慢，有时甚至完全无效。在治疗初期，治疗师可能需要手部稍稍用力或使用弹力绷带对病患部位施加少许压力。脂肪性水肿和脂肪 - 淋巴水肿部位通常极度敏感、疼痛，但几次治疗后，这种症状通常可以减轻。患者使用弹力绷带时，通常需要进行填充，特别是在胫骨前部区域。在某些情况下，最初几次治疗期间无须使用绷带。禁止使用消肿法和软化纤维法治疗本病。

应按以下顺序操作，直至躯干相关区域阻塞被疏通。

患者仰卧。

1. 用简略手法操作顺序治疗颈侧淋巴结（观察禁忌证）。

2. 手法治疗双侧腋窝淋巴结。

3. 手法治疗双侧腹股沟淋巴结。

4. 激活并利用 IA 吻合区，促进淋巴液从阻塞区流向引流区。

5. 腹部治疗：按基本顺序的浅表和深部（改良）方法治疗（观察禁忌证）。如果腹部方法禁用，应以腹式呼吸代替。

患者俯卧（或侧卧）。

1. 用手法重复治疗双侧 IA 吻合区。

2. 从双侧肿胀的躯干下象限区域向腋窝淋巴结进行治疗，使用改良的腰部手法，即改良的轻抚法；用旋转法从矢状分水岭区向侧面操作，使用静止圆法沿着 IA 吻合区向腋窝处治疗；使用椎旁手法促进深层淋巴引流。

患者仰卧。

1. 用手法重复治疗双侧 IA 吻合区和腋窝淋巴结。

2. 用手法重复治疗腹部区域，使用浅表和深部（改良）方法。

3. 在双侧或水肿严重侧肢体使用弹力绷带。

如果躯干相关区域阻塞被疏通，且下肢是治疗重点，则应使用以下顺序。

> 不建议在一次治疗中同时治疗双侧肢体。应首先治疗水肿严重的肢体，至阻塞被疏通。如果肢体肿胀严重，应分步治疗，如只治疗大腿（或部分大腿），这可以防止引流区的健康淋巴管过载。

被治疗下肢消肿后，则应继续治疗另一侧下肢。一般来说，如果双侧下肢均已消肿，患者可以穿短裤型弹力衣。为了保持前期治疗的腿部效果，应使用弹力绷带。如果不可行，患者在接受另一侧下肢治疗时应穿戴高筒弹力衣（最好是相对便宜的成衣），治疗后应穿着连裤袜式的弹力衣。

患者仰卧。按简略手法操作顺序做躯干准备（预处理）。

1. 按简略手法操作顺序治疗颈侧淋巴结（观察禁忌证）。

2. 手法治疗双侧腋窝淋巴结。

3. 激活并利用双侧 IA 吻合区，促进淋巴经分水岭流入引流区。

4. 手法治疗双侧腹股沟淋巴结。

5. 按照基本顺序所述，使用深腹（改良）方法治疗（观察禁忌证）。如腹部方法禁用，应以腹式呼吸替代。

患者侧卧（或俯卧），水肿严重侧肢体向上。

1. 用手法重复治疗 IA 吻合区。

2. 用基本方法（"主体流"法）治疗膝关节和髂嵴之间的大腿外侧。

患者仰卧。

用手法重复治疗 IA 吻合区。

下肢的治疗。

1. 用手法重复治疗水肿严重侧下肢对应的腹股沟淋巴结。

2. 手法治疗膝关节和髂嵴之间的大腿外侧。应使用改良的轻抚法和泵送法，联合使用泵送法和静止圆法，以及双手交替作用法。完成此顺序后，应重复治疗分水岭区至预处理的引流区。

3. 使用静止圆（动态）法自大腿内侧向外侧治疗。该手法应在整个大腿区域重复使用，大腿治疗完成后应重复治疗引流区。

4. 用滋养血管法治疗股静脉区域。

5. 按照基本顺序方法治疗膝关节、小腿和足部。

6. 用手法重复治疗下肢，包括腹股沟淋巴结。

如有需要，患者可俯卧。

按基本方法顺序治疗膝后部和小腿。

患者仰卧位。

1. 用手法重新治疗双侧 IA 吻合区、双侧腋窝淋巴结、肿胀较轻一侧腿部对应的腹股沟淋巴结，并进行腹部治疗。

2. 在双侧或肿胀严重的一侧肢体使用弹力绷带。

5.4 头颈部淋巴水肿

5.4.1 概要

头颈部淋巴水肿（HNL）的发病率远低于四肢淋巴水肿，但该病对患者及其家属造成很大影响，特别是病情严重时，如图 5.26 所示。HNL 会引起眼睑肿胀，进而影响视物，如影响阅读、写作、行走和驾驶。NHL 还会引起唇和舌水肿，进而影响发音、咀嚼、吞咽甚至呼吸，严重时可能需要进行气管切开术。接受喉头全切除术的患者也有可能出现呼吸障碍，此时颏下和前颈水肿阻塞了气管造口，需要使用类似管道或按钮的装置来维持气道，如图 5.26b 所示。即使水肿较轻，不会造成功能性障碍，但因为颈部和面部水肿明显易见，也可能会引起患者心理和情绪问题。HNL 经常被忽视、误诊，或被认为是癌症治疗后不可避免的结果且无法治疗。有时，临床医师虽然能够诊断 HNL，但由于缺乏经验而无法治疗。能够有效评估和治疗 HNL 能最大限度地提高患者的生活质量。本节所述内容旨在减轻临床医师的忧虑，协助其评估病情，制订治疗计划和管理 HNL。

5.4.2　病因

HNL 可能由原发性淋巴水肿引起，该病可能单独存在，也可能是 Hennekam 综合征、特纳综合征、米尔罗伊病、阿佩尔综合征或其他功能失调的病症之一。头颈部的原发性淋巴水肿不如四肢原发性淋巴水肿常见。

可能引起面部淋巴水肿的炎症包括：严重的酒渣鼻（包括鼻赘疣和耳道内增生）、寻常痤疮、梅－罗综合征和其他皮肤病。尽管全世界最常见的淋巴水肿的原因是丝虫病，但本书作者并未看到过任何丝虫病引起头颈部淋巴水肿的文献。更常见的情况如图 5.27 所示，HNL 是由于慢性感染、钝性创伤、手术、放射治疗或血管阻塞（恶性淋巴水肿）造成淋巴组织损伤，从而引起的继发性淋巴水肿。面部水肿还可能是某些美容手术或皮肤手术的潜在并发症，尽管美容手术后发生慢性 HNL 的病例并不常见。面部提拉手术后使用徒手淋巴引流术（MLD）减轻术后水肿已成为常规做法。根据手术改变的组织走向，需利用不同的面部引流通路。尽管任何手术后都可能出现引流障碍和瘢痕性水肿，但 NHL 在非恶性癌症手术后出现的概率并不高。与非恶性病变相比，切除恶性病变后 HNL 发生率较高的一个可能原因是，无须接受癌症治疗的患者通常不会在头颈部手术中切除淋巴管。

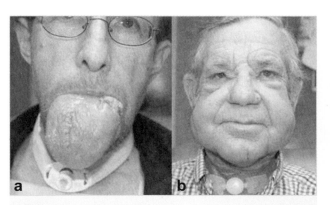

图 5.26　严重的面部淋巴水肿。a. 舌根切除 16 天后；b. 喉切 11 个月后

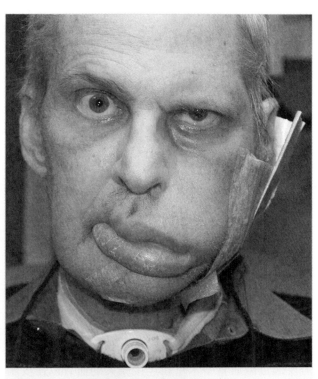

图 5.27　肿瘤复发患者出现水肿

5.4.3 癌症治疗后的 HNL

尽管化疗在 HNL 形成过程中的作用尚不清楚，但 HNL 最常见于接受过手术和（或）放射治疗的癌症患者，尤其是接受综合治疗的患者最为严重。以紫杉烷为基础的化学疗法已被证明会引发四肢淋巴水肿，也有记录表明接受顺铂放化疗联合治疗的患者可能会发生 HNL。然而，并没有文献表明只接受过化疗的头颈部癌症患者会发生 HNL；但有记录显示，肺癌患者使用培美曲塞会引起眼睑和眼眶周围区域肿胀。目前，尚没有充足数据表明当前普遍应用的化疗方案会直接导致慢性 HNL。

根据文献记载，接受头颈部放射治疗（放疗）的患者中，多达 48% 的人患有 HNL。放疗对淋巴系统的侵害可能很广泛，原发肿瘤、相邻的软组织、骨结构和相关的淋巴引流通道都可能被照射以缩小肿瘤、治疗微残留、预防肿瘤转移。组织纤维化是放射治疗的常见并发症，这会抑制淋巴管运动和有效的引流。接受头颈部放疗患者的被放疗区经常会发生慢性组织水肿，水肿部位通常包括面下部、颈部和锁骨上窝。如果癌症复发，再次放射治疗会造成更多的组织损伤、组织纤维化，HNL 的程度也会更为严重。

治疗头颈部癌症的手术通常需要切除肿瘤和周围的软组织。如果发生肿瘤浸润或因为放射治疗对骨骼造成严重损伤（骨骼坏死），也可能需要去除部分骨组织。根据手术情况，可能需要使用胸皮瓣和旋转皮瓣等带蒂皮瓣进行重建，在这种情况下，将保留患者原生静脉、动脉和淋巴管。在更复杂的情况下，可能需要将身体一个部位的游离组织移植到另一部位。例如，可以用前臂或大腿组织来替代舌部或咽部组织，或者如图 5.28 所示，填补因手术造成的面部组织缺损。移植这些"游离瓣"时，需要通过微血管手术重新连接相关的血管以使皮瓣成活。在这类手术中，通常不会重新连接淋巴管，

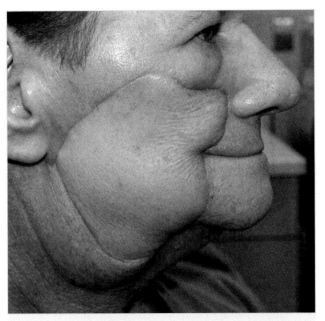

图 5.28 用大腿部位游离瓣进行面部重塑

因此，只有静脉血管能为"游离瓣"引流，这时常会导致相关部位严重肿胀。在头颈部癌症治疗过程中，淋巴结切除术是常见的外科手术，通常需要清扫 30 多个颈部、面部、纵隔、气管或锁骨淋巴结。如果因为肿瘤或严重的放射性瘢痕而需要切除部分颈静脉时，头颈部静脉血回流障碍会增加患 HNL 的风险。我们将这种淋巴和静脉回流障碍共同导致的水肿称为"混合性水肿"。与单纯的淋巴水肿相比，混合型水肿的治疗效果较差。另外，手术瘢痕可能会造成"陷门效应"，直接导致 HNL 的发生，即由于淋巴液无法通过瘢痕部位被切断的淋巴管，因此会在瘢痕上方而不是瘢痕下方形成水肿。癌症综合治疗特别容易导致不同程度的面颈部淋巴水肿，给病情评估和治疗都带来了挑战。

5.4.4 评估

Piso 等人在 2001 年发布了面部水肿的可靠评估方案，但 HNL 评估因设施、临床医师的不同而有所差异。评估方法不一致阻碍了客观数据的采集

和分析，无法确定最佳治疗方法，因此不得不依赖主观数据，如视觉判断、患者问卷调查表和临床医师评分表。尽管超声和磁共振成像已经成为评估头颈部水肿的诊断工具，但高科技设备在评估 HNL 的应用中依然作用有限。目前，医学界正在努力制订 HNL 标准评估方案。下文讨论 HNL 基本评估的各个部分。

临床评估

对患者进行临床评估是所有淋巴水肿评估的最重要方面，但在评估 HNL 患者时需要特别注意几个细节。评估必须包括的传统要素有：组织完整性、温度、颜色、坚实度、凹痕和组织变化情况。同时，评估还必须包括患者准确完整的病史，因为感染、甲状腺功能减退、过敏反应、术后血清肿、血肿、血管性水肿、肿瘤淋巴结转移或其他原因均会引起口腔内、面部或颈部水肿。如果患者的描述和病史与治疗师对淋巴水肿的诊断不符，应咨询患者的医师进一步确认。例如，面部水肿及颈静脉扩张意味着上腔静脉综合征，这通常是由于上腔静脉严重受压引起的，可能需要进行紧急医疗处理。

尽管患者的头颈部水肿可能十分严重，但如果患者患有其他疾病如躯干上部深静脉血栓（DVT）、脑血管意外（CVA）、短暂脑缺血发作（TIA）、颈动脉损害、充血性心力衰竭（CHF）、肾脏疾病、甲状腺功能亢进、组织破裂等，均会严重影响淋巴水肿治疗。如果治疗不当，可能导致脑血管意外（CVA），加重肿胀，特别是如果患者发生颈动脉肿瘤浸润且因为手法治疗导致血管破裂的情况下，可能导致患者死亡（颈动脉井喷）。因此，淋巴水肿管理可能会作为缓释治疗，暂时缓解由大面积水肿引起的不适或功能损害。缓释治疗可以改善患者的生活质量。如果治疗见效，且未对患者带来风险危害，应进行淋巴水肿治疗；然而，并非所有情况下治疗均适用，如果您对患者的安全有

疑虑，可与患者的医师进行进一步探讨，在开始任何 HNL 治疗前，先经过医师的批准都是十分必要的。

卷尺测量

卷尺测量是记录患者病情发展变化和评估治疗效果的重要手段。尽管所有人工测量都可能存在误差，但为了尽量保持测量的准确性，应确保每次测量都在同一部位且测量时拉直卷尺。为保持测量的一致性，应遵循以下规范。请患者坐直，平视前方，保持自然状态，然后进行测量。在患者皮肤上标记测量点，以确保卷尺位置一致。测量应以厘米为单位进行，并记录在表格或数据库中，以备将来进行比较。每次测量均应在患者躯干和头部同一位置进行，以确保数据采集一致。Smith 和 Lewin 发表的测量方案包括颈周、头围和点对点的面部测量，以上测量结果可用于对面颈部位进行综合评估。具体讨论见后文。

如图 5.29 所示，上颈周、中颈周、下颈周综合对比可以反映整个颈部综合变化，而不只是颈部局部变化。测量上颈周时，卷尺应水平围绕上颈部，紧贴下颌骨和下颏的下方。下颈周的测量以类似方法测量脖颈底部。中颈周测量选取上下颈部的中点进行。将这 3 组数据相加得出颈部综合数据，可用于后续比较。基线数据和后续数据之间的差异大于等于 2% 被认为具有显著差异。由于卷尺放置位置不同、患者姿势不同等变量可能带来测量误差，小于 2% 的差异不认为是有临床意义的显著差异。"2%" 的规则只可用于综合测量结果的比较，不能用于局部测量结果的比较。

颈部综合测量：

1. 上颈周：下颌骨下缘；
2. 中颈周：1 与 3 的中点；
3. 下颈周：颈部最下周。
来源：改编自 Smith and Lewin（2010）。

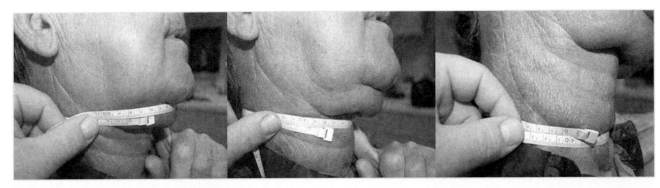

图 5.29　上颈周、中颈周、下颈周测量

面部综合数据

如图 5.30 所示，通过面部 7 组点对点测量，可以得出面部综合测量数据。先将左、右脸各 7 组数据分别相加，再将左右两侧的数据相加，即得到面部综合测量总数据。面部综合数据可以用 "2%" 的标准进行评判。虽然可以通过左右肢相互比较判断其中一侧是否发生了肿胀，但通过左右脸部数据相互比较不能判断左脸或右脸是否发生了水肿。头颈部的治疗往往是两侧同时进行的，即使仅进行单侧治疗，双侧同时水肿的情况也十分常见。目前，尚没有明确的百分比数据可用于区别正常状态和水肿状态。因此，在进行面部水肿测量时，应记录面部综合数据。

变化指标

如果综合数据出现了大于等于 2% 的变化，即可证明治疗有效。数据变化小于 2% 也不一定意味着症状没有缓解，还应考虑其他临床指标，包括但不仅限于组织硬度降低、水肿持续的时间和变化及明显的视觉改变。在进行评估时，临床医师应注意患者体重的增减，这也可能严重影响测量所显示的水肿变化结果。

其他测量数据

其他可用于测量评估下颏、颊部和下颌水肿的方法如图 5.31 所示。左右耳屏和左右下颌角之间的距离，以及头部的垂直周长和对角线周长也是有助于进行评估的数据。这些数据未包括在面颈部综合数据中，不适用于 "2%" 的评判标准，但可以协助判断有关治疗效果。此外，如出现额头、眉弓部、眼睑或口唇严重水肿时，也可以进行周长测量。如有需要，还可以对肿胀的唇、舌、鼻或耳进行测量，虽然这些测量并不常见。

面部畸形

有时，由于面部体表标志性特征已变形而无法识别，因此无法获得面部综合数据。引起该问题的原因包括：手术切除体表标志、组织破裂、肿瘤、无法移除的敷料或过度水肿，以上这些原因阻碍了

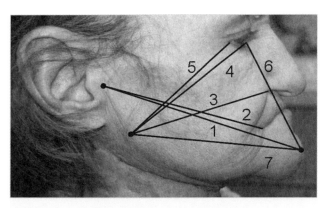

图 5.30　面部综合测量。1. 耳屏至颏隆凸；2. 耳屏至嘴角；3. 下颌角至鼻翼；4. 下颌角至内眼角；5. 下颌角至外眼角；6. 颏隆凸至内眼角；7. 下颌角至颏隆凸

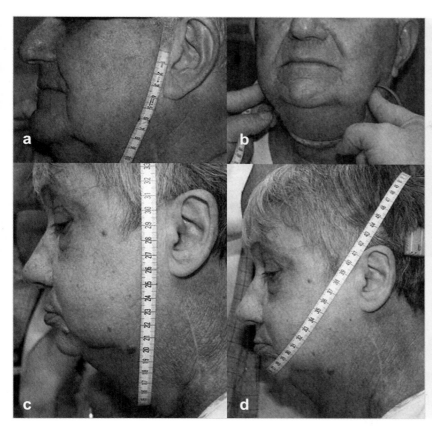

图 5.31 评估水肿的其他测量方法。
a. 左右耳屏距离；b. 左右下颌角距离；
c. 垂直周长；d. 对角线周长

医师的触诊。如果无法获得综合数据，则不适用
"2%"的判断标准，但获取部分数据可能也有助于
治疗。如果能通过与另一侧面部进行比对，确定面
部体表标志的位置，那么即便标志缺失，也可以获
得综合数据。例如，如果不能确定右下颌角，则可
以测量非水肿侧的左耳屏和左下颌角之间的垂直距
离。如果该距离为 5cm，则可以在右耳屏下方 5cm
处做标记，以此作为肿胀侧的表面标志。同理，如
果找不到左耳屏，可以先水平测量从右耳屏到鼻尖
的距离。如果距离为 13.5cm，则从鼻尖向左耳方
向大约 13.5cm 处即为左耳屏，以此完成面部综合
评分。如果双侧标志都缺失，如图 5.32 所示，则
应先创建耳屏标志，然后确定下颌角位置。通过拍
照片记录复建的标志位置和每个定点之间的距离有
助于未来评估时重新确定标志的位置。

颈部畸形

　　有时候，患者可能出现颈部畸形，影响上、

中、下颈部标志的确定及相应颈周的测量。颈部畸
形可能因为瘢痕、斜颈、皮肤褶皱、水肿或其他原
因形成。因此，测量时，卷尺放置的位置可能需要
区别于正常情况。如果畸形部位稳定，可以将这些
不规则标志作为测量点。令人意外的是，如果患者
纤瘦且下颌骨非常突出，那么如果该患者没有颏下
水肿反而很难单独测量上颈周和中颈周的数据，可
能需要借助外力保持卷尺在上颈部或下颌下侧适当
位置以确保数据的准确性。

照相记录

　　基本的照相记录可以很好地提供数据，用于评
估治疗前、治疗中和治疗后患者外观的改变。数码
相机可立即拍出高分辨率的照片，用于即时比较基
线和后续照片，甚至可以评估单次治疗前后患者的
变化。对比面颈部局部照片也有一定帮助，但最好
是选取三张一组的标准照片，即正面、右侧面、左
侧面各一张。重要的是，在每次照相期间，应保持

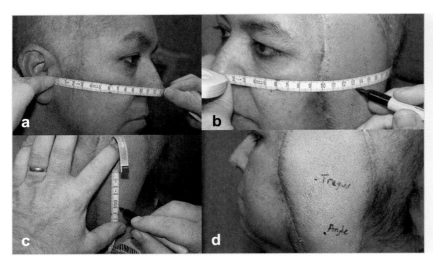

图 5.32　重建耳屏和下颌角位置。a. 测量现有耳屏至下颌角（图中未显示）及耳屏至鼻尖的距离；b. 重建另一侧鼻尖至耳屏距离；c. 重建耳屏至下颌角距离；d. 标记出潜在耳屏和下颌角的位置

相机角度一致，患者身体姿势一致，以及摄影师和患者之间的距离一致，这样才能确保相片的可比性。治疗前后的对比照可直接证明治疗效果，为患者和医师提供反馈，也为需要疗效证明以继续支付淋巴水肿康复服务费用的第三方出资人提供反馈。

3D 成像

尽管 3D 成像成本较高，且很少在大型设施以外使用，但该系统可以提供更精确的头颈测量数据，计算头颈部表面积、体积、点对点直线长度及曲线长度。目前 3D 成像技术和 3D 扫描技术一样，已经能够在较短时间内捕获患者面部和颈部的三维图像，不需要患者长时间保持静止。利用基线和后续图像计算头颈部体积将成为 3D 技术在 HNL 评估中最有效的应用。目前，3D 成像已能较好地印证患者面颈部是否发生肉眼可觉的变化，但由于对每次治疗期间患者的姿势是否能保持一致等尚存疑问，进行面颈部图像的综合对比依然比较困难。无论如何，该技术的标准测量模板和寻找面部标志的能力似乎为点对点测量带来了更好的前景，也可以避免人工测量时可能造成的误差。该技术能提高测量精度，提高数据的可靠性，并提高未来 HNL 的研究质量。

淋巴水肿量表

传统上，临床医师使用量表评定淋巴水肿的严重程度。其中最著名的是 Földi 量表，该表是在超过 10 万例患者的数据基础上建立起来的，将淋巴水肿分为 0、1、2 和 3 期，从肉眼不可见但可感知的水肿到纤维和组织变化严重不可逆的水肿（包括角化过度和乳头状瘤病）。大多数淋巴水肿评估量表（包括 Földi 量表）最初是用于四肢水肿病例的，并被默认为可应用于头颈部。不幸的是，这些量表未能考虑到 HNL 与四肢水肿存在的细微差异，使得根据量表得出的分类结果不完全符合 HNL 患者的描述。最近，Patterson 量表被用于评估咽部、喉部和舌内水肿，但仅限于通过内窥镜进行视觉评估，不能应用于面颈部的"外部淋巴水肿"。2010 年，MD 安德森癌症中心发布了头颈淋巴水肿（MDACC HNL）量表。MDACC HNL 量表尚未经过证实，用于记录 HNL 患者常见但未被 Földi 量表记录的病症。该量表包括一个 1a 期用于记录已经出现肉眼可见但按压无凹陷水肿的患者，一个 1b 期用于记录出现按压有凹陷、可逆水肿的患者。0、2、3 阶段和 Földi 量表的标准相同。表 5.1 是这两个量表的对比。应该注意的是，所有临床医师在使用量表分类时都是在进行主观的评估，

表 5.1 MDACC HNL 量表和 Földi 量表比较［改编自 Smith 与 Lewin（2010）］

MDACC HNL 量表	Földi 量表
0 期 肉眼不可见，患者诉有沉重感	0 期 肉眼不可见，患者诉有沉重感
1a 期 柔软，肉眼可见肿胀，按压有凹陷，可逆	1 期 临床肿胀，按压有凹陷，海拔升高肿胀减轻
1b 期 柔软，凹陷性肿胀，可逆	
2 期 坚实，不可逆，组织无变化	2 期 肿胀部位较硬，一天之中不会随时间变化而变化，组织无变化
3 期 硬，按压无凹陷，不可逆，组织发生变化	3 期 橡皮病临床症状，组织发生变化

注：MDACC HNL—MD Anderson 肿瘤中心头颈部淋巴水肿。

临床医师的判断可能根据培训程度和经验不同而有所差别。因此，进一步研究并制定一个更加全面、规范、使用方便、能准确描绘 HNL 特点的量表，可以为将来的临床研究提供更为严谨的比较数据。

5.4.5 HNL 的治疗

HNL 曾经被认为是难以治疗的病症。这种看法可能是因为人们对头颈部癌症及其治疗经验有限，不熟悉头颈部解剖学且 HNL 症状各异，也可能因为其与传统的四肢淋巴水肿治疗方法不同而无法确定治疗方法。由于头颈癌发病率相对低于乳腺癌及其他癌症，因此 HNL 治疗技术通常只在高级课程中教授，徒手淋巴引流（MLD）或综合消肿治疗（CDT）的认证培训通常并不涉及 HNL 治疗。头颈癌的发病率仅占所有癌症的 3%~5%，是三级治疗中心的治疗重点，因此，未在三级治疗中心实习的临床医师见到 HNL 患者的概率很小。

虽然 CDT 的主要治疗阶段包括 MLD 和压力治疗两部分，但要治疗头颈部淋巴水肿，还是应该使用 CDT 标准治疗方法。颈部、面部和肩部的运动伸展是提高患者语言功能和吞咽功能、扩大颈椎和上肢活动范围的常用康复方法。这些康复训练通常也适用于 HNL 患者，特别是当患者穿着弹力衣时。皮肤和伤口护理对于患者的术后恢复和放疗后恢复非常重要。皮肤和伤口护理应在医师指导下进行，一旦皮肤愈合，HNL 患者通常不需要持续的护理。根据情况，可能需要改变 MLD 方式或进行压力治疗。接受放疗的组织应谨慎处理，对头颈部进行压力治疗时，必须采取一定的预防措施。虽然 HNL 和四肢淋巴水肿治疗的差异性可能为治疗带来挑战，但通过适当干预可以有效治疗 HNL，如图 5.33 所示。其他治疗考虑如下。

门诊治疗与自我治疗

传统上，淋巴水肿患者在门诊接受治疗，认证淋巴水肿治疗师（CLT）每周数次为患者做 MLD 治疗、弹力绷带包扎和伤口护理，整个治疗周期可长达数周至数月。如果可能的话，建议 HNL 患者尽量在门诊接受治疗，治疗的频率和持续时间通常

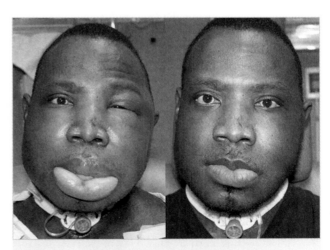

图 5.33 患者接受 10 次 MLD 治疗前后的对比照

短于四肢淋巴水肿治疗所需的时间。虽然在某些情况下可能需要进行扩展治疗，但很多 HNL 治疗每周仅需进行 2~3 次，持续 1~2 周，之后患者即可开始家庭治疗。患者在康复初期即应接受家庭治疗培训，以加强康复效果。治疗完成后，建议在第 1、3、6 个月对患者进行后续评估，以确定家庭方案是否合适，以及患者病情是否持续好转。根据患者病情进展，还可能需要调整治疗方案，更频繁地重新评估或延长治疗时间。当然，病情严重的患者每周就诊次数可能更多，整个治疗的持续时间也可能更长。

尽管门诊治疗是首选，但 HNL 患者也可以接受培训并使用"自我 CDT 法"，其中主要是自我徒手淋巴引流和自我压力治疗。自我治疗适用于轻度水肿患者，患者应具备自我治疗的身体能力和心理能力，并有照料者提供支持。当患者因为疾病、财务、交通、医疗资源受限等原因无法获得达标的淋巴水肿治疗时，也可以采取自我治疗。患者和（或）照料者接受培训后，可以在家里治疗及进行后续评估，并根据需要对治疗方案进行调整。

当然，治疗效果好坏是最重要的，自我 CDT 确实有其局限性。这可能与患者或照料者的技术能力或认知能力有关，自我 MLD 的操作没有连续性、不够准确，或者缺乏照料者的帮助。CLT 缺乏也是另外一个因素。然而，Smith 等人的报道显示，是否能严格遵守治疗程序是决定接受 MLD 治疗的患者能否成功消肿的主要因素。首次随访数据显示：严格遵守家庭治疗方案的患者中，74% 的患者水肿明显减轻；部分遵守家庭治疗方案的患者水肿明显减轻的比例为 56%；不遵守家庭治疗方案的患者总体未出现病情改善现象。

家庭自我淋巴水肿治疗方案是否适合患者，取决于患者或照料者是否有能力和意愿独立执行方案。例如，在患者由于明显的颈部瘢痕需要后颈引流时，最好先进行躯干前后引流以获得最佳效果。患者本人通常不能进行背部 MLD，必须有照料者帮助。如果没有照料者，且患者必须进行自我 MLD，则只能完成躯干前侧的引流，效率较低并可能不如后背引流有效，而有能力的照料者可以熟练地执行家庭治疗方案。因此是否有照料者，照料者是否有协助意愿必须在评估中予以考虑。最优方案是同时培训患者和照料者，并明确规定各自责任，以确保双方接受将履行的职责。

当 HNL 患者不方便接受门诊治疗时，自我 CDT 家庭方案通常成为主要干预措施。虽然家庭方案在一些严重的病例中也有成功的先例，但大部分患者的情况过于复杂，需要经验丰富的临床医师进行密集的门诊治疗才能取得显著改善。如果评估认为家庭方案无效，且无法进行合理的调整，则可能需要进一步的讨论来确定是否应由认证的淋巴水肿治疗师进行治疗。

HNL 的 MLD 治疗顺序

理论上说，HNL 的 MLD 治疗顺序与治疗四肢淋巴水肿的标准 MLD 顺序并无显著不同。HNL 引流旨在引导淋巴液从头颈部流向双侧腋窝，其顺序的选择取决于瘢痕位置或其他障碍因素。几乎所有部位都可以使用静止圆法作为 MLD 的主要手法，这也使自我 MLD 的培训容易进行。其他适用手法可由认证的淋巴水肿治疗师根据具体情况进行调整。标准 Vodder 程序规定速度（每秒 1 次）、频率（每个部位重复 7~10 次），直至作用至水肿部位，而水肿部位应至少重复操作 20~30 次。是否继续下一水肿相邻区域的治疗应由临床医师根据触感变化决定。

姿势

治疗期间患者的姿势可以随 HNL 治疗而变化。仰卧位或后倾坐位有利于为瘢痕明显或水肿严重的患者进行后面部和颈部引流。然而，许多

HNL 患者由于呼吸困难、脊柱后凸、颈部纤维化或其他问题，无法忍受仰卧位、俯卧位，甚至后倾坐位。在这种情况下，应让患者侧卧或坐直，并进行 MLD。坐位治疗的最大好处是患者可以保持呼吸畅通，并在治疗过程中保持舒适的状态。虽然坐位治疗可能会降低严重 HNL 的患者后路引流的有效性，但对于大多数接受后路、前路和躯干引流的患者来说，坐位 MLD 依然非常有效。

躯干引流

为了达到最佳治疗效果，必须疏通躯干部位的淋巴系统，打开淋巴通道，促进淋巴液从阻塞区向正常功能区流动。许多临床医师没有首先疏通躯干部位，而是直接治疗面颈部的水肿。这种做法我们是不推荐的。同样，另一种常见的错误做法是没有进行上肢水肿治疗中所包含的躯干治疗，而直接把患者水肿的颈部当作"正常"颈部处理。在患者出现 HNL 时，这种做法也是不恰当的。应先疏通淋巴回路的终点——锁骨上窝（terminus）、腹部、腋窝和躯干，再治疗水肿的头部或颈部。一个可能的例外情况是患者的水肿症状非常轻微，且没有接受过颈部或锁骨上窝的放射治疗。如果锁骨部位没有被损伤，可以使用简单 MLD 程序进行治疗，从头顶开始直接对颈部和面部进行治疗，不需要先疏通躯干或腋窝淋巴结。除此之外，在治疗头颈部水肿之前，必须先疏通躯干部位。

Strossenreuthe 和 Klose 曾叙述了坐位 HNL 的躯干后部引流。然而，为实现最佳引流效果，应优先选用标准躯干引流程序，对前后侧躯干分别进行引流疏通。如果患者处于直立坐位，临床医师或照料者可以通过图 5.34 所示的"三明治法"同时疏通前后躯干。在"三明治法"中，临床医师或照料者位于患者侧面。按以下步骤中 1、5、6、7、8 的顺序，将双手同时置于患者的前胸和背部，把患者像三明治一样夹在中间。双手同时画静止圆，横向

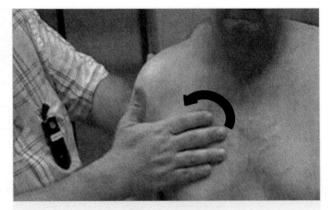

图 5.34　"三明治法"同时引流前胸和上背部

向腋窝作用，临床医师可以同时疏通患者同侧的前后躯干。一侧完成后，临床医师或照料者可以移动到对侧或重新摆放患者的椅子，完成躯干剩余部分的引流，整个躯干引流过程通常持续 5~8 分钟。这种躯干引流方式效率较高，可以在治疗期间留出更多的时间治疗面部和颈部水肿。

躯干 MLD 程序

标准躯干引流程序如下所示。如果存在凹陷性水肿，患者在进行躯干引流 30 分钟前（步骤 1~8）和引流过程中应佩戴"软化垫"。在进行步骤 9 时应去除"软化垫"，MLD 完成后应佩戴"平整垫"。有关压力垫的其他信息，见 5.11.2 内容。无论患者姿势如何均可按该顺序治疗，但坐姿时效果最好。

深部引流

1. 在锁骨位置画静止圆。
2. 腹部引流程序 / 腹式呼吸。

躯干浅表引流（靶向：腋窝淋巴结）

3. *腋窝淋巴引流*：手指放于腋窝处，上下画静止圆。

4. *胸部淋巴结引流*：手掌平放于腋窝下，靠近胸侧，垂直于腋窝的方向画静止圆。

5

5. *胸下部*：手掌平放，小指位于乳头处，掌心向内，画静止圆至腋窝处。

6. *胸中部*：向上移动一只手的宽度，掌心向内，画静止圆至腋窝处。

7. *胸上部*：将手放置于锁骨下方，掌心向内，画静止圆至腋窝处。

8. *锁骨上窝*：重复步骤 1 画静止圆。

在躯干另一侧重复步骤 1~8。

躯干引流完成后，取出"软化垫"，进行头颈部引流。

HNL 面部和颈部前路引流

完成躯干引流后即可进行头颈部 MLD。如果面部或颈部没有明显的瘢痕，可以进行前路引流，防止淋巴液通过颈侧和颈前流至腋窝淋巴结。这种方式特别适合接受了放射治疗但未接受手术治疗，或只有轻微手术瘢痕的患者。虽然通常来说，同时进行双侧面部 MLD 是优选方案，但我们推荐只进行一侧的颈侧和颈前自我 MLD，以避免同时刺激颈动脉窦。MLD 的方向是朝着颈侧和颈淋巴链进行。

HNL 前路 MLD 引流程序

1~8 如前文所述，进行双侧躯干引流。

9. *颈后*：掌心向下，朝耳朵方向画静止圆并向前移动（如果躯干后路已引流完毕，则颈后画圆时可以向后移动而不是向前移动）。

10. *颈侧*：手向前移动，指尖在耳下方。掌心向下往后移动，向右耳方向画静止圆（如果只治疗单侧，患者可用对侧手操作）。

11. *颈前*：将手移到颈前中线，下颏下方二指处。掌心向下，向耳部方向画静止圆（患者可用对侧手作用）。

12. *耳前和耳后区域*：双侧引流。耳两侧各放置两根手指。向下、向后画静止圆。

13. *面部侧面*：双侧引流。双手放平，置于侧颊和下颌骨，朝耳部方向画静止圆。

14. *面部正面*：双侧引流。双手放平，置于颊部正前方，朝着耳部方向往后画静止圆。注意避免双手向上（眼睛）移动，防止淋巴液流向下眼睑。

如果条件允许，患者相关水肿区域包括口内区域、鼻、眼睑和额头均可按照下述"口内 MLD"方法进行处理。

如无须进行其他治疗程序，可颠倒此顺序，按照步骤 14、13、12、11、10、9、8、7、6、5 再次进行引流，促进淋巴液从面部通过颈部向双侧腋窝流动。

完成该 MLD 程序后，应遵医嘱进行压力治疗。

瘢痕及其他阻碍因素

在某些情况下，患者严重的瘢痕阻碍了前路引流。此时，通过瘢痕按摩、去瘢霜、硅凝胶膜、弹力治疗带、筋膜放松疗法等方法可以软化和减轻瘢痕。瘢痕的减少可以提高淋巴液通过瘢痕区的能力，促进直接引流。已有文献表明可以重建头颈瘢痕部位的引流通道，该文章印证了长期以来的临床观念，即通过适当的干预，可以在一定程度上克服瘢痕的影响。然而，如果瘢痕过厚、组织破裂或形成肿瘤，则可能会迫使淋巴液偏离理想的引流通路，此时需进行后路引流。

HNL 面部和颈部后路引流

HNL 后路 MLD 程序旨在引导淋巴液绕过面颈部严重瘢痕部位。静止圆法可作为主要手法运用在几乎所有的部位。操作该程序前，需先进行躯干后部引流。该治疗程序应由医师或照料者完成。如需要进行自我 MLD，见本章有关综合头颈部自我 MLD 程序的内容。

HNL 后路 MLD 引流程序

1~8. 双侧躯干引流。

9. *颈后*：双手放平，向下做 MLD 至上背部。

10. 重复下部 MLD 操作，双手逐渐上推，穿过颈后并作用至头皮下方，促进淋巴液流入颈部和背部。

11. 逐渐移动双手至头皮侧面，使用 MLD 手法进行后路引流，促进淋巴液流入头后部和上颈部。

12. 双手移至耳前部位，使用 MLD 手法向上向后操作至头皮外侧。

13. 双手移至面部正前方，从中线开始往下向耳前部位画静止圆，避免向上用力，否则可能会压迫眼睑。

14. 向下移动双手按摩面颊和下颌区域。使用 MLD 手法向上操作至耳前部位，穿过耳部的主引流通路至头皮外侧。

15. 如果患者有口内水肿现象，此时应进行口内引流。

16. 双手移动至下颌和颏下区域，使用 MLD 手法向上操作至侧脸。

17. 继续以上述方式在上颈部引流，从中线开始向上移动，避开颈部瘢痕。先向后再向前，直到达到中线。

18. 头颈部引流完成后，再一次从后往前，按照步骤 17、16、15、14、13、12、11、10、9、8、7、6、5 顺序进行引流，促进淋巴液流入腋窝淋巴结。

全部程序完成后，遵医嘱进行压力治疗。

口内 MLD

口内水肿有轻有重，根据水肿部位结构不同，可能影响患者发音、咀嚼、吞咽和呼吸。MLD 可以缓解患者口腔内肿胀，但此法不适用于黏膜炎（图 5.35）、开放式手术伤口或其他组织损伤的患

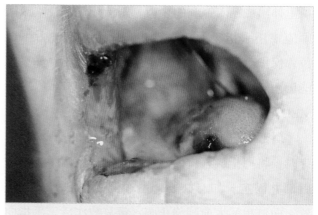

图 5.35 放疗引发的黏膜炎

者。根据手的大小、患者是否存在张口受限及水肿的严重程度，患者、照料者或临床医师可能使用 1~2 根手指进行口内水肿治疗。治疗时，应注意牙齿松动或锯齿状牙齿、伤口缝合、过敏性呕吐或咬合反射以避免受伤。由于口中较湿润，手指容易沿黏膜滑动。如果口腔和唇过干，可以使用安全的水性润滑剂。在大多数情况下，由于该区域的对侧引流面较大，建议使用双侧口内 MLD。个别情况下，口腔内会出现自由瓣，且该自由瓣也可能有水肿。由于自由瓣无法进行淋巴管对接，因此一般不推荐使用 MLD 治疗自由瓣水肿，但如果试治疗证明有效，也可以进行自由瓣 MLD 治疗。自由瓣会慢慢萎缩，MLD 通常不会影响该组织萎缩的速度。因此，在大多数情况下，口内 MLD 用于解决天然组织问题。口内 MLD 程序如下。

舌、口底和腭部的 MLD 程序类似侧路和后路引流程序。引流应从尽可能靠后的位置开始，具体以患者能承受的为准，引流时避开中线，在后侧部画静止圆。然后，前移到下一个相邻区域。重复此操作程序直到完成整个区域的引流。进行舌 MLD 需特别谨慎，由于没有舌下缓冲，MLD 可能造成舌与牙齿的摩擦，并因此导致组织损伤。如果肿胀不是太严重，可以请患者将舌伸直，在上下牙之间保持固定不动，再进行治疗。如果舌严重肿胀，从

口里伸出或贴着锋利的牙齿，则治疗期间，临床医师应该用手指、舌托或纱布支撑舌，保护舌下部位。保护舌部组织对于避免感染至关重要，如果可能因引流导致组织受伤，则应避免在该部位进行MLD。

唇部引流也应该在面侧部靠近口角处开始。治疗时，将拇指放入口内，示指在口外，两手指捏住唇部并固定。如有必要，可颠倒示指和拇指的位置。向口角的方向画静止圆。重复数次后，手指向唇中间移动，重复引流动作，直至到达中线。重新逆顺序开始引流，从中线开始，向两侧操作直到口角，至此完成一侧唇部引流程序。在另一侧唇部重复此操作。如果患者唇部严重肿胀，一次治疗中可能需多次重复此操作程序，但通常可即刻见效。在MLD 间歇期，将上下唇按压在一起，维持 10~20 秒，也有助于防止淋巴液重新涌入唇部。

面部和颊黏膜的 MLD 应作用于内外两侧组织。将 1~2 根手指置于肿胀的颊黏膜上，用另一只手扶在面颊外部。尽可能从靠后的位置开始，画静止圆。在颊黏膜前部、上部、下部重复此操作，直到对整个面颊的操作完成。面颊外部也可以此方式操作，此时，位于口内的手指提供支撑。进行单手操作时，患者可以将自己的拇指放入口内，其余手指支撑颊部，并画静止圆。由于这种 MLD 方法接触的组织较少，因此效率较低，但某些情况下也可能是有益的。

"内淋巴水肿"

口内 MLD 可有效缓解口腔水肿。不幸的是，MLD 尚未被证明能有效减少咽部或喉部水肿，即"内淋巴水肿"。咽喉部水肿可能会造成吞咽障碍和影响气道通气。虽然这些部位水肿持续 3~6 个月的情况并不罕见，且也存在放射治疗 2 年后颈内动脉部位水肿的病例，但咽喉部的持续肿胀究竟是水肿还是淋巴水肿依然存在较大争议。目前，除内

窥镜检查外，尚无其他方法评估组织特性，这也限制了上呼吸道和上消化道水肿的临床评估。无论病因如何，目前"内淋巴水肿"的治疗方法仅限于使用类固醇或其他抗炎药物。传统的直接治疗淋巴水肿的方法，如 MLD，无法作用于咽部和喉部，也因此无法使用。此外，尽管解剖学表明，通过MLD 作用于颈外部组织应该能够减轻内部肿胀，但并没有研究证明 CDT 可有效减轻喉部和咽部的肿胀。在此领域，还需进行进一步研究。

5.4.6 HNL 压力治疗

使用弹力衣和弹力绷带包扎治疗头颈部淋巴水肿尚有较大争议，支持者使用各种加压方法，反对者则不使用任何压力治疗。在头颈部使用压力治疗的主要问题是压力可能会压迫颈部大血管并引发发症（如缺氧、血栓形成和 CVA / TIA）。加压疗法会加重颈动脉阻塞，增加有严重脑血管疾病、CVA 病史或其他血管异常，如颈部主要血管受到肿瘤侵犯的患者的风险。治疗师应在初始评估中明确患者是否有这些禁忌证，即便没有禁忌证，也应在压力治疗开始前进行检查验证。过度的前颈加压也可能产生问题，最常见的就是阻碍气道或因加重其他已存在的呼吸问题引起呼吸窘迫。

过度加压的另一个不利影响是阻碍颈部淋巴引流，使面部水肿加重。这是评估时常见的一个问题，即颈部肿胀随着治疗而减轻，但面部肿胀却加重了。因此，临床医师必须确保弹力衣或绷带包扎不太紧。下颌绷带如果太紧会加重患者脸颊和脸部的肿胀。面部压力面罩如果过紧，会导致眼部和口部组织肿胀，使这些部位的水肿进一步加重。这种情况导致的水肿通常可以通过减压来逆转，当然，如果水肿过于严重，或患者体重大幅增加，可能需要调整弹力衣尺寸或重新制作弹力衣。治疗期间如果肿胀加重或治疗效果突然遭遇瓶颈，可能是病情

复发，阻碍了淋巴液的流动，如果调整弹力衣尺寸后症状依然没有改善，应由患者的内科医师进行评估。

对头颈部进行压力治疗并非没有风险，虽然可以根据患者情况对具体治疗方案进行调整，但也不是所有的 HNL 患者都适用该疗法。例如，患者接受了喉部手术，一侧颈动脉受阻，且严重的颈部水肿压迫气道，则可以调整压力治疗和 MLD 方案以避开危险区域，并对面颈部其余区域施加适当压力。如果对 HNL 压力治疗的禁忌证有疑虑，治疗师应与患者的医师进行沟通以确定患者的不良反应风险。如果风险过大，应禁止压力治疗。然而，压力治疗对大部分患者来说是安全、有效的。正确使用压力治疗已被证明是 CDT 治疗 HNL 的有效和必要部分，并应尽量坚持做治疗。但在治疗前，必须经过培训和认证以确保患者的安全。患者过度使用压力治疗，可能是为了加强疗效而有意为之，也可能是偶然为之。如果误用压力治疗的情况反复发生，必须对方案进行调整，或者停止使用弹力衣或绷带以确保患者的安全，尽管停止使用弹力衣可能会削弱治疗效果。

压力泡沫垫

在过去的治疗程序中，淋巴水肿治疗师可能会也可能不会在压力治疗中使用泡沫垫。记录显示，加压包扎时使用泡沫垫可以使压力更均匀地分布于组织，支撑对畸形部位的包扎，软化纤维组织。不同形状的泡沫垫可以定制也可以购买，但一般来说，如图 5.36 所示的软化垫和扁平垫可以帮助提高 HNL 治疗效果。使用这些泡沫垫时，可以用低弹力绷带或弹力衣固定。

软化垫也称"条状袋"或"施耐德垫"，用于MLD 治疗凹陷性水肿前。软化垫可以软化水肿组织，增加皮肤柔韧性，提高患处对治疗反应的灵敏度。在大多数情况下，开始 MLD 治疗前 30 分钟

应佩戴软化垫直至躯干引流程序完成。躯干引流完成后，应去除软化垫和弹力衣，进行颈部和面部治疗。除非患者的组织非常硬、高度纤维化，否则MLD 治疗后通常不再使用软化垫。

根据被治疗组织的坚实度，可以选择开孔泡沫软化垫或闭孔泡沫软化垫。"条状袋"最适合柔软的凹陷性水肿，将大概 12mm 长的小块（6~12mm）灰色开孔泡沫填充进一定长度的纱布管或纱布袋即可制成。灰色泡沫弹性好，非常适合制作"条状袋"。"条状袋"的优点包括使用位置灵活，适合面颈部有畸形的患者，必要时可使用在皮肤缝隙处，适应不同皮肤轮廓。缺点是耐用性不够强，且每次使用时均需重新整理纱布袋内的泡沫块以确保均匀分布。闭孔泡沫块无法均匀分布在"条状袋"内，更适合制作"施耐德垫"。

施耐德包装式泡沫垫，即"施耐德垫"，是指将泡沫放于两层柔软的手术胶带、斜纹布或其他柔软的黏性材料之间，制作成表面凸凹、可调整的平板，该垫可用于软化较硬的水肿部位，甚至增强纤维化皮肤的柔韧性。为了提高耐用性，减少对皮肤的刺激，在使用之前，应在这些泡沫垫上覆盖纱布或类似材料。一般来说，12mm 灰色开孔泡沫制作的泡沫垫已经可以解决柔软、凹陷性水肿问题。然而，严重水肿的治疗通常需要使用 6mm 的闭孔泡沫块。施耐德垫的优点是佩戴时不明显，可灵活调整，并可有效作用于软硬水肿。泡沫块位置固定，每一次使用可施加相同的压力。此外，施耐德垫还可以切割成各种形状，如需要覆盖更多部位，可进行扩展，如图 5.36b 所示。缺点是制作时间较长，无法在凹陷处使用，如果使用不当，闭孔泡沫块可能造成组织损伤。

想要软化组织，还可以选择面积更小、纹理细腻的闭孔泡沫片，泡沫片有多种形状，表面细腻柔软，可用于软化纤维组织、缩窄引流通路、改善淋巴流动方向。比起适用于较大表面积的 12mm 闭

5

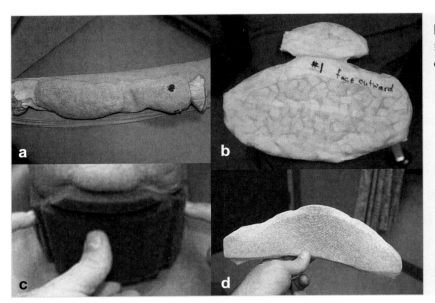

图5.36　不同种类的压力垫。a. 条状袋；b. 定制施耐德垫；c. 定制扁平垫；d. 斜角扁平垫

孔泡沫板或纹理较粗的制品，这类泡沫片要薄得多，可用于治疗 HNL，但使用前应仔细评估皮肤的整体状况。

最后，还可以选用软硬程度不同的夹层垫对头颈部进行压力治疗。夹层垫是将泡沫垫或其他材料缝入柔软的布料中制成的，因此可以直接作用于皮肤并清洗。夹层垫的另一个优点是持久耐用，形状、尺寸、纹理种类繁多，夹层垫质地可以很柔软，也可以很密实，密实者用于解决严重的组织纤维化问题。不过，质地硬实的产品可能引起组织破裂，因此在使用时必须非常小心。在严重纤维化的组织上使用硬实的夹层垫，只需 3 分钟便可软化皮肤，但若使用时间再长，则可能导致组织破裂，因此需密切监测方可使用。夹层垫可单独使用，也可配合弹力绷带一同使用，可使用非夹层的成品弹力衣，也可定做弹力衣以获得理想的覆盖和压力效果。

MLD 结束后，无论水肿处于哪个阶段，均应立即使用扁平垫配合弹力绷带包扎或穿弹力衣。扁平垫适用于所有接受压力治疗的患者，可帮助患者在 MLD 治疗后重塑并保持组织平滑，防止淋巴液再次淤滞，促进淋巴液持续流入腋窝淋巴结。扁平

垫通常由 12mm 开孔泡沫片切割而成，根据水肿情况，可切割成各种形状。颈部常用的扁平垫是长方形的，顶部为圆顶，如图 5.36d 所示。这种形状的扁平垫可以卡在下巴下面，并沿着颈部和下颌骨曲线固定。垫片应覆盖整个颈前和颈侧部，如果颈部两侧水肿，可延伸至下颌角，还可根据需要特别定制以供单侧使用。垫片边缘应该呈切面，这样可以更好地贴合皮肤，不会起折痕。如果要用于下面部或下巴，可以对垫片形状进行调整，还可以切割泡沫的外表面形成槽孔或出气孔以增强柔韧度，如图 5.36c 所示。垫片平滑的一面应始终与皮肤接触。佩戴扁平垫时患者应该感到舒适，且不应限制颈部运动。

所有扁平垫片均应由开孔泡沫制作，这是为了避免闭孔泡沫可能导致的组织破裂。12mm 灰色泡沫垫片可以提供组织需要的足够压力，又不会导致组织破裂，如果使用 6mm 泡沫则可能导致组织破裂。然而，如果患者体型娇小或眼睛附近需要额外垫片，6mm 泡沫更合适。其他泡沫制品包括更小的、可直接帮助淋巴回流的开孔泡沫制品，还有可直接贴在魔术贴上的 Velfoam，这种垫片非常软，可用于高度敏感的水肿部位。

此外，MLD 治疗后，似乎佩戴扁平垫片时间越长，淋巴回流的效果越好。然而，由于各种原因，HNL 患者通常难以忍受长时间穿弹力衣或保持弹力绷带包扎。有些报道说，部分患者穿弹力衣或绷带包扎时间超过 1 小时便会引发幽闭恐惧症，而其他患者却能整晚佩戴面罩睡觉。建议 MLD 后最短佩戴时间为 3 小时，但如果患者耐受性强，则可延长佩戴时间，通常佩戴时间越长治疗效果越好。

低弹力绷带

为 HNL 患者进行压力包扎难度较大，特别是使用传统的缠绕包扎时。包扎时，对颈部应保持较小压力，以避免血管收缩；如果可能，应避免颈部环形包扎。由于需要引导淋巴液从面部中线向两侧流动，因此使用绷带对面部进行压力包扎相当困难。尽管面部包扎并非完全不可能，但由于绷带通常会遮挡眼睛、口唇和（或）鼻子，造成患者功能障碍，因此可行性很低。更容易实现的面部加压方式是佩戴面部压力罩。然而，基于以前的经验，当患者的颈部周长大于 50cm 或对角线头部圆周大于 70cm 时，还是使用低弹力绷带进行下颌压力治疗效果较好。一般来说，即便有魔术贴延长带，这类患者也不宜使用现成的面部压力罩，因为不合适的面罩会降低治疗效果。使用弹力绷带治疗颏下水肿主要有以下两种方法。

第一种方法会使用一条完整的低弹力绷带。根据需要将泡沫垫放置在颈部或颏下区域，将绷带固定在泡沫垫上，从颈部斜向头顶进行对角线缠绕包裹，每一层之间重叠面积掌握在 50%~75%，确保面、颈部相关部位被完全覆盖，确保泡沫垫不移位，包扎好后用胶带或绷带夹固定。如果使用绷带夹，应注意其位置，确保绷带夹在泡沫垫上方，而不是皮肤其他部位。患者通常自己无法独立进行包扎，需要护理人员的协助。

另一种更简单的方法是，将绷带剪断，用较短的弹力绷带直接固定于泡沫垫。根据需要加压的颈部位置不同，可以进行垂直而不是水平的缠绕包扎，如图 5.37 所示。使用这种包扎法时，先固定泡沫垫位置，根据情况垂直或对角缠绕绷带，直到完成单层包扎。标记两端绷带的距离，如果长度为 70cm，则以该长度 2 倍计算，即裁剪一段 140cm 长的绷带。在大多数情况下，剩余的绷带长度足够用于再次加压包扎。将裁剪好的绷带对折，用别针、胶带或缝合的方式将绷带的两个边缘固定在泡沫垫上。将泡沫垫抵紧颈部，将绷带套进头顶；绷带两端的接口应处于泡沫垫的中间位置。调整压力合适后，用绷带夹固定绷带接口。如果需要，调整绷带位置，避免绷带夹或别针接触患者的皮肤。该方法的特点是利用双层绷带与泡沫垫给水肿部位施加足够的压力。由于这种方法是将绷带固定在泡沫垫上，因此大多数情况下患者可以容易地戴上或拿下绷带，增加了患者操作的独立性。

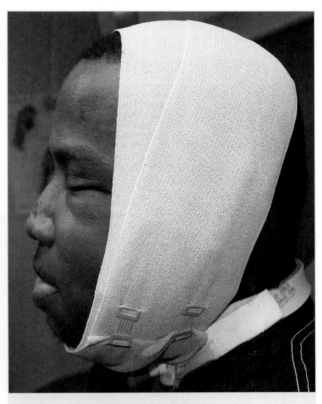

图 5.37　头颈淋巴水肿弹力绷带

成品 HNL 弹力衣

非定制的成品弹力衣是批量生产的弹力衣，没有详细的颈部或面部测量数据时也可以使用。这种弹力衣可能是"均码"的，也可能根据头颈部测量数据分为小、中、大 3 个尺码。下颌套用于 HNL 患者颈部和面部下方，不覆盖脸的中部和上部。部分下颌套只对颏下区域施压，而有一些下颌套也作用于整个颈部。图 5.38 展示了两种下颌套及垫片的使用方式。还有一些下颌套综合了这两种类型，其颈部长度和总长也有各种型号供选择。尽管不同制造商生产的弹力衣价格可能差别很大，但成品弹力衣总体比定制弹力衣便宜。由于其成本较低且随时可用，淋巴水肿诊所通常会常备这些弹力衣方便患者在治疗初期使用，也可供患者在家庭治疗时使用，或者在等待定制弹力衣期间作为过渡使用。这些成品弹力衣必须在淋巴水肿治疗师的监督下使用，以确保患者的安全。

另外，还可选择全脸压力通用面罩，但使用这种面罩时应特别谨慎；大多数 HNL 患者并不适用该面罩。原因如下：首先，通用面罩无法根据 HNL 患者个人的面部特征进行调整，佩戴后可能导致患者眼睛、耳或口移位，造成部分区域压力过大，另一部分区域压力不够，从而使得水肿分布不均匀；其次，通用面罩通常不具备良好的调节功能，无法进行适当的压力调整以预防组织损伤和水肿恶化。此外，患者还可用并非针对 HNL 设计的低成本羊毛或氯丁橡胶面罩和氨纶高领衫作为弹力衣的低价替代品。然而，在穿着所有此类用品前，患者必须接受认证治疗师的评估和监督。

定制 HNL 弹力衣

如果患者有条件，最好定制下颌套和全脸压力面罩。定制时，需对患者面部和颈部数据进行测量，测量可由制造商代表来做，也可由临床医师根据制造商的数据模板代为进行。通过定制，可以确保弹力罩完全符合患者的个人身体特征，制造商也会保证产品质量。根据供应商不同，修改调整定制的弹力罩通常只收取很少费用甚至不收取。定制的另一个好处如图 5.39 所示，可以进行个性化选择，如是否要制作眼罩、口罩，是否要遮挡耳、口，是否需要预留马尾辫的开口等。此外，还可以定制夹层弹力罩，即在两层材料之间加入其他材料，用于 MLD 后软化组织。由于使用的材料和制造过程的差异，定制弹力面罩的成本差异很大。定制弹力罩可能需要花费几百美元，高昂的费用可能会影响部分患者的选择。也有一些低成本的定制弹力罩，这些产品具备医疗功能，也可以使用，特别适合经济能力有限的患者，但质量和舒适度可能有所欠缺。定制的另一个缺点是由于定制需要时间，因此会延迟患者的使用时间。虽然一些供应商能够

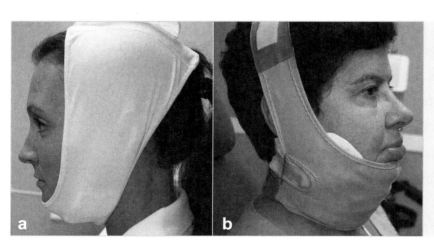

图 5.38　非定制加泡沫垫弹力衣。a. Jobst 面部成形术；b. Jobst Epstein 面部成形术

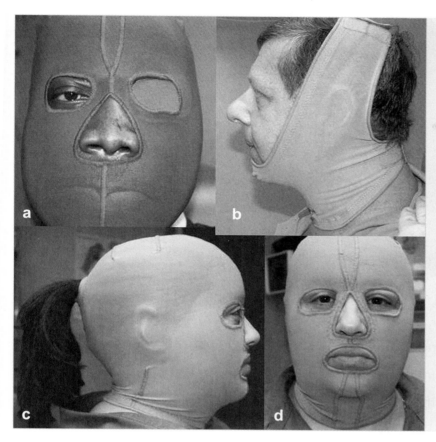

图 5.39　定制脸部弹力罩。a. 口部无开口眼罩；b. 下颌弹力罩；c. 马尾辫开口弹力罩；d. 标准面部弹力罩

处理加急订单，在几天内即可交货，但多数供应商往往需要几周的工期才能交货。有时，患者需要立即接受加压治疗，但定制的弹力罩却尚未到货。因此，综合考虑可选方案对于每位患者都是至关重要的。

5.4.7　弹力治疗胶带

做压力治疗时还可以使用弹力治疗胶带（如 K 带、运动胶带、肌肉胶带等），又称弹力胶带或肌内效贴。弹力治疗胶带在皮肤自然运动期间能帮助打开淋巴管，刺激淋巴引流，对于一些患者来说是非常理想的选择。如果使用得当，弹力治疗胶带将有效帮助患者在门诊或家庭治疗的基础上加强引流效果。弹力胶带还可以用于支撑肌肉、骨骼并管理瘢痕，然而由于胶带上的黏合剂可能对皮肤产生刺激，使用时必须谨慎。虽然患者情况各有不同，但均需留意胶带引起的不良反应，特别是接受过放射治疗的皮肤。对于 HNL 患者来说，该产品的负面影响主要是胶带使用在面部或颈部时非常显眼，当然并不是所有患者都会遇到这个问题。

总的来说，弹力胶带在面颈部的使用方法与在身体其他部位的使用方法一致，先找准锚点（即引流目的区），将整块胶带贴在锚点，调整胶带位置使其呈"手指"状向水肿部位辐射。如图 5.40 所示，根据患者水肿部位不同，HNL 患者常见锚点是前胸近腋窝处、锁骨上窝和肩胛部位。胶带可以双侧使用，也可以单侧使用，在某些情况中，如果患者的瘢痕明显影响了同侧引流，也可以使用胶带促进对侧引流。为了保证适度、舒适，贴胶带时可请患者仰头或侧头，最大限度拉直弹力绷带至"0弹力"，将绷带贴在患者肿胀部位，当患者脖颈回到正常位置时，胶带会自然收缩。一般情况下，胶带贴上后，应保持 2~3 天。在这期间，需要仔细

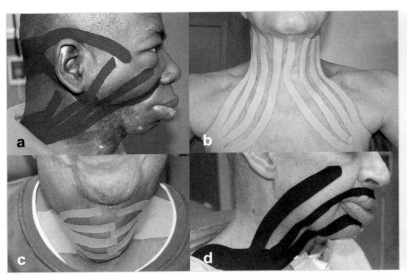

图 5.40 头颈部淋巴水肿弹力胶带。a. 单侧面部；b. 双侧颈部至腋窝；c. 双侧颈部至锁骨下窝；d. 对侧面部

观察患者皮肤，防止皮肤（特别是被照射组织）出现不良反应。如果使用时间过长，即使没有过敏史的患者也可能出现皮肤过敏现象。如使用得当，弹力胶带是治疗 HNL 的理想选择之一。

5.4.8 辅助 MLD 程序

单侧腋窝选择性 MLD 程序

由于既往治疗导致一侧腋窝在引流中不可用时适用此法。

1~8. 对腋窝可用侧躯干阻塞区域进行引流（见躯干引流程序）。

9. 按顺序对水肿侧躯干上胸部进行引流，使用 MLD 向可进行治疗侧腋窝引流。

10. 以静止圆手法对锁骨上窝、内侧进行引流，避开阻塞的腋窝。

11. 视情况进行头颈前部或后部引流。

12. 逆顺序进行头、颈和躯干引流，向正常侧腋窝进行引流。

头颈淋巴水肿综合自我 MLD 程序

当无护理人员且需要进行面后部引流时，适用此法。

1~8. 使用自我 MLD 手法疏通躯干前部阻塞区域（见躯干引流程序）。

9. *颈后*：绕过肩膀向耳和颈外侧画静止圆。根据患者的身体情况，该动作可用单手或双手完成。

10. *颈侧*：使用对侧手从后向前治疗一侧颈部。将指尖置于耳侧。绕过肩部自后颈向耳侧画静止圆。

11. *颈前*：将手移动到颈前中线，下颏下方两指节处。向后画静止圆并向耳移动。

12. 在颈部另一侧重复上述动作。

13. *耳前及耳后区域*：双侧操作。两侧耳旁各放两根手指，向后向下画静止圆。

14. *面侧部*：双侧操作。双手平放侧颊及下颏，向后画静止圆并向耳移动。

15. *面前部*：双侧操作。双手平放于面前部，向后画静止圆并向耳移动。避免向上碰触眼部导致下眼睑淋巴液淤滞。

如可行，此时可进行相关肿胀部位（如口内、鼻、眼睑和额头）的引流操作。

16. 再次逆顺序操作，按照 14、13、12、

11、10、9、8、7、6、5 的步骤促进淋巴液从面部通过颈部流向双侧腋窝。

前额、眼睑、鼻、耳的 MLD 程序

前额和眉部

1~8．双侧躯干引流。

9．如其他程序步骤 1~8 所述，进行面颈部标准操作程序。

面前部引流前，进行以下操作。

10．向后作用于太阳穴和头皮中部直至头后侧。

11．避开中线，继续进行后路和侧路 MLD，顺序为从上至下。

12．前额引流完成后，可进行面部其他部位引流。

13．再次逆顺序操作，促进淋巴液流入头后侧和颈部。

眼睑

1~8．双侧躯干引流。

9．如其他程序所述，进行面颈部标准操作程序。

如面侧部及前额（如有必要）引流完成，可进行以下操作。

10．自眼睑外侧开始，用指尖轻轻按摩。

11．向外画静止圆，避开中线。

12．向内眼睑移动，重复以上动作，完成整个眼睑的引流。

13．再次逆顺序操作，促进淋巴液流向面侧部。

鼻

1~8．双侧躯干引流。

9．如其他程序所述，进行面颈部标准操作程序。

如面侧部及前部引流完成，可进行以下操作。

如果鼻部有瘢痕，可向邻近的引流区引流，这意味着需要穿过中线引流。如果鼻部没有严重瘢痕，则进行如下操作。

10．从鼻外侧和鼻翼底部开始操作。

11．避开中线，画静止圆，向鼻中部移动，治疗整个鼻下部区域。

12．沿着鼻部往上移动，重复治疗鼻侧及鼻中部区域。

13．接近鼻上部时应小心，防止淋巴液流入眼睑。

14．完成鼻部引流后，再次逆顺序操作，促进淋巴液流入面侧部。

耳

1~8．双侧躯干引流。

9．如其他程序所述，进行面颈部标准操作程序。

瘢痕可能导致引流效果有限。颈部及相邻的面部区域引流结束后继续如下手法操作。

10．手指抓住耳离功能性引流区最近的部位。

11．向目标引流通路的方向画静止圆，如果此处有瘢痕，应避开瘢痕并边引流边向瘢痕移动。

12．完成耳部引流后，再次逆顺序操作，引导淋巴液流向面部。

5.4.9　总结

HNL 管理可以简单，也可以复杂。如本章所述，有效的评估是确定适合治疗的患者、制定有效治疗方案的关键。通过卷尺测量和照片记录变化，临床医师可以收集可靠的数据支持治疗，也可以研究提高治疗效果的方法。通过正确使用上述 CDT 方法，可以有效管理癌症治疗后的面颈部水肿，提高 HNL 患者的生活质量。

5.5　弹力胶带治疗淋巴水肿

5.5.1　概述和治疗有效性

20 世纪 70 年代，日本脊柱按摩师 Kenzo Kase 成为首位使用弹力胶带治疗淋巴水肿的治疗师。随后，该方法被引入欧洲并应用及发展了 30 余年。2008 年夏季奥运会期间，弹力胶带被引入美国，此后一直受到主流医学界的欢迎。关于弹力胶带使用效果的证据越来越多，但有些证据也相互矛盾；当前，临床实践中采用的技术多种多样，产品包括多家制造商生产的产品。近年来，治疗水肿（包括淋巴水肿）的技术应用逐步发展，显示出积极、令人欣喜的临床效果。Shim 对弹力胶带治疗淋巴水肿的基础研究显示，当患者使用弹力胶带并做被动活动时，淋巴流量可增加 24%~37%。当然，还需要进一步研究以证明弹力胶带治疗技术的有效性。

弹力胶带用于促进吸收淋巴负荷，改善血液和淋巴循环，促使液体避开拥塞部位，减少纤维化，增加组织迁移率，减轻疼痛，并促进激活肌肉。患者行动、呼吸、运动、MLD、血管搏动和血压变化使皮层变形，影响淋巴管运动性。患者呼吸或进行日常一般运动和治疗性锻炼时，使用弹力胶带会在表皮形成轻微拉扯，获得相当于 MLD 的效果。在有节奏的运动时，弹力胶带吸收皮肤的弹性，会对锚定纤维产生刺激性压力，促进初级淋巴管"开放连接"，吸收淋巴负荷。尽管确切的作用方式尚不清楚，但弹力胶带很有可能通过软组织内循环组织变化影响液体流动并输送淋巴液，从而帮助患者在完成常规治疗以后仍能持续获得治疗效果。

在处理皮肤褶积时，建议使用弹力胶带制造压力效果，从而帮助组织改变形状。人们还认为，浅层皮下负压效应可以将皮肤与筋膜层及皮下组织分离，使得淋巴通路流量增加（图 5.41）。最近的两项研究挑战了褶积的概念，提出可以在患者皮肤任

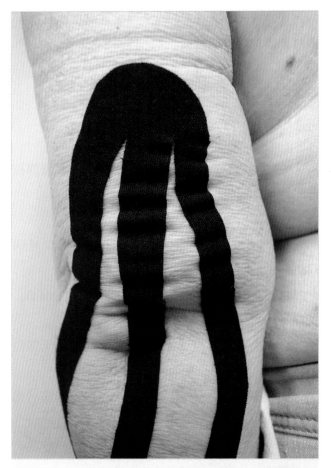

图 5.41　2 期左上肢淋巴水肿患者肘部常规扇形弹力胶带应用展示。胶带底部贴近理想的淋巴引流通路，尾部向远端延伸，覆盖拟治疗区域。请注意，应在屈肘时应用胶带以确保全幅运动并在自然状态下形成明显褶积（如图）

意部位使用胶带而结果不会改变。

与 MLD 类似，弹力胶带技术在淋巴水肿的早期阶段效果最明显。随着病程进展，患者出现脂肪组织病变、纤维化和皮肤弹性降低，皮下组织也会出现增生。在治疗 1 期和 2 期早期淋巴水肿乳腺癌患者时，研究人员能够证明弹力胶带技术可显著降低患者各围度测量值。研究同时表明，对于 2 期晚期和 3 期淋巴水肿患者来说，并非所有人都能取得有临床意义的治疗结果。晚期患者治疗结果不一致可能是由于纤维化程度加重及弹力胶带对液体流动的影响减小。

早期研究曾质疑弹力胶带能否代替绷带，但结

果显示治疗性弹力胶带能为患者带来更好的舒适度、满意度和生活质量指标，并且与使用绷带的对照组一样有效。除缓解水肿外，弹力胶带还可减轻沉重感和痛感，改善水肿上肢的关节活动度、力量和功能。

虽然淋巴水肿是由于身体机械功能不全引起的，但弹力胶带也被推荐用于治疗动力功能不全的病症，如水肿、术后血清肿及其他创后或术后情况。

大部分最新发表的研究重在讨论乳腺癌继发性淋巴水肿问题。同时，另有文献支持在原发性淋巴水肿患者的头颈部和下肢使用弹力胶带，且此类文献数量持续增加。

目前，研究人员和实践人员支持尽可能地使用弹力胶带辅助 CDT 全疗程的治疗。当前，弹力胶带并未被证明可以成为一种独立的治疗手段或能够取代任何 CDT 技法，但可提高当前的治疗标准。在发生 MLD 或弹力绷带禁忌证或并发症的情况下，弹力胶带也可作为一种备选方案使用。

5.5.2 安全性和并发症

治疗师在固定弹力胶带底部和尾部时，必须特别小心，不得施加任何拉力，以避免拉扯或刺激皮肤。治疗师还应避开皮肤皱纹、褶皱部位，在脆弱部位也应谨慎使用。通常，治疗师建议在正式治疗前一天将一小块胶带应用在未受影响的部位以评估不良反应。

据记载，弹力胶带可能增加患者表皮损伤的发生，使淋巴病水肿患者面临并发症的风险。5%~20% 使用弹力胶带的患者出现了炎症和过敏反应，许多人被迫退出相关研究。一项针对手臂淋巴水肿患者弹力胶带治疗安全性和耐受性的专项评估表明，被调查患者未出现严重的表皮效应或表皮损伤，但超过 40% 出现了轻度皮疹。

我们建议，使用弹力胶带治疗淋巴水肿患者的从业人员应同时获得 CDT 认证和弹力胶带认证以减少患者可能面临的风险。

5.5.3 适应证和禁忌证

对淋巴水肿患者而言，弹力胶带治疗法的适应证包括吻合激活（图 5.42~ 图 5.45）、全身和局部水肿（图 5.46 和图 5.47）、不便包扎的躯干和头颈水肿（图 5.48~ 图 5.52）、瘢痕管理、常规和替代引流通路（图 5.50）、淤斑（图 5.46）和疼痛缓解。如前所述，当由于压力禁忌证、成本、环境温度耐受、过敏和生活质量而不能或不易使用弹性绷带时，可使用弹力胶带作为绷带的替代品。

禁忌证包括：直接使用于新的瘢痕或切口部位、放射性纤维化部位、伤口部位、囊肿和瘘管；敏感皮肤；缺乏敏感性皮肤，如神经病变；脆弱皮肤；过敏；晒伤；深静脉血栓。同时应注意引发全身性水肿的问题，如心脏和肾脏疾病。

5.5.4 准备工作和材料

不同制造商生产的弹力胶带性能略有不同；通常，胶带是由 100% 棉制成的，一面涂有丙烯酸热活化黏合剂，使用寿命为 5 天，耐水，可在活动时使用，致敏性低。最初设计时，弹力胶带与"正常"皮肤具有相同的表皮厚度，纵向延伸率为140%。胶带卷有大约 10% 预拉伸量，分为 1 英寸（约 2.5cm）、2 英寸（约 5cm）、3 英寸（约 7.5cm）3 种宽度，也有预切版本。近来，一种有预切孔，允许横向扩展宽度的胶带，越来越受欢迎（图5.42）。水肿者应用弹力胶带的目的是覆盖和刺激较宽的皮肤表面，因此一般 3 英寸（约 7.5cm）的胶带是首选。

其他所需材料包括优质的碳涂层不锈钢剪刀，

可防止黏合剂积聚和生锈。还可能需要电动脱毛刀去除患者毛发，由于脱毛时可能对皮肤造成微小创伤，再加上胶带可能刺激皮肤，因此建议使用直刀片脱毛刀。

治疗中也可以使用运动喷胶或皮肤准备垫（通常用于伤口护理），在皮肤表面形成保护层，以防止创伤、刺激并方便去除胶带。除胶准备垫也有助于去除胶带；同时，大多数油基产品（如橄榄油、矿物油、婴儿油等）也可以使用。

5.5.5　应用

与 MLD 一样，使用弹力胶带的目的是引导淋巴液流向阻塞较轻的淋巴通路或淋巴结组。治疗前，应评估患者的最佳引流通路，包括横穿身体各个吻合区域贴胶带以激活淋巴管，沿四肢淋巴束贴胶带，刺激全身初始淋巴丛，寻找阻塞淋巴结的替代通路，以及绕过瘢痕和其他障碍的方法等。弹力胶带治疗策略应与患者淋巴管引流治疗策略相结合。

目前主要有两种弹力胶带淋巴治疗策略。最常见的是根据淋巴解剖学原理，与 MLD 通路基本重叠，被称为"定向"或"解剖学"胶带法。胶带底部贴在无阻塞的目标引流区域，尾部向后延伸，覆盖已阻塞的被治疗区域（图 5.43）。第二种方法的目标是覆盖大量皮肤表面，以最大限度地激活初始淋巴丛，该方案被称为"覆盖"或"区域"胶带方

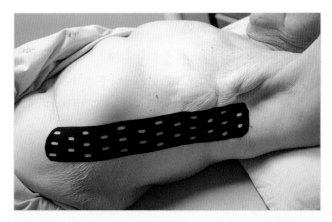

图 5.42　打孔带从受损的腋窝处穿过下水平分水岭至腋窝 – 腹股沟吻合区

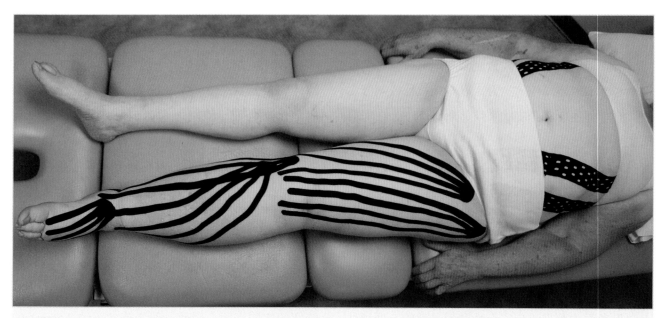

图 5.43　展示了 3 期原发性淋巴水肿患者在 MLD 治疗后应用传统结构学胶带治疗法。打孔带沿 IA 吻合双侧使用。胶带在下肢呈扇形分布，连续覆盖治疗区域的特定部位。一般水肿或原发性淋巴水肿可采用向同侧腹股沟淋巴结（受累）贴压的方法。如图所示，侧向重排也是一种适当的策略。继发性淋巴水肿应用侧向重排治疗，避免触及相关淋巴结

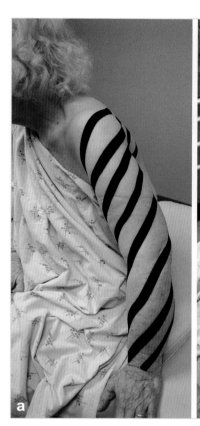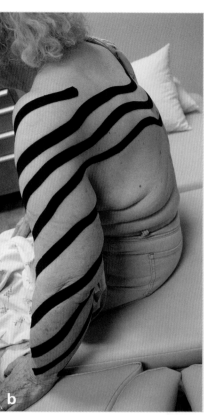

图 5.44　继发性左上肢淋巴水肿患者使用弹力胶带，以帮助激活手臂上的初始淋巴丛。每条弹力胶带单独使用，呈波浪形延伸，连接两侧腋窝淋巴吻合

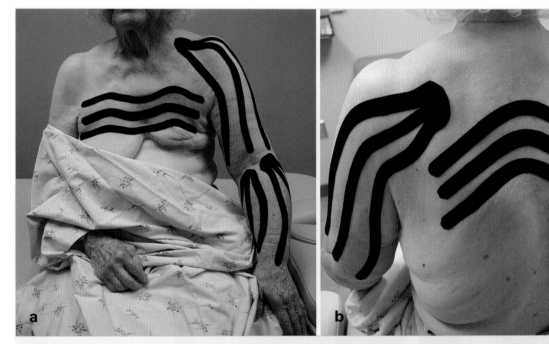

图 5.45　弹力胶带剪成扇形，底部不剪开或剪成多条，贴的时候按解剖学的淋巴引流路径贴或贴成波浪形，这样可以增加胶带与皮肤的接触面积并增强作用力度

5

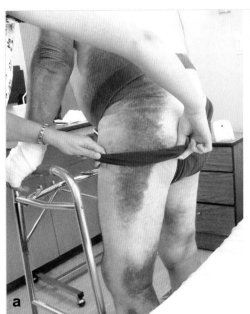

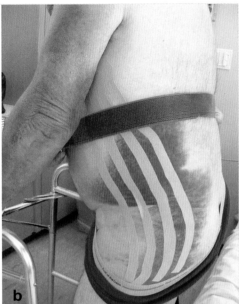

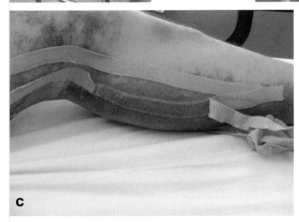

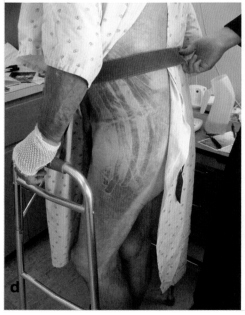

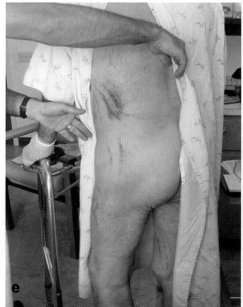

图 5.46　本案例患者使用胶带治疗淤斑并促进淋巴负荷吸收。患者是老年人，因此，使用较低强度的治疗策略，在已消肿的腋窝淋巴结处不再使用胶带。照片拍摄日期分别为 8 月 30 日、9 月 4 日和9 月 10 日。请注意 3 点：胶带末端的轻微着色提示带下形成负压，淋巴负荷吸收，整体恢复速度

5

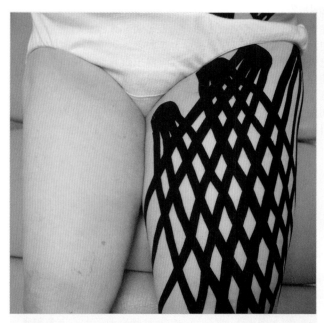

图 5.47 交叉使用胶带呈网格状，可增强对病灶部水肿或淤斑的作用强度。胶带尾部距离越近，作用效果越强

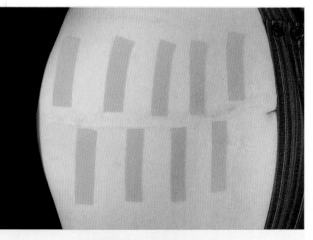

图 5.48 稳定瘢痕限制淋巴液流动评估后的治疗。将胶带剪成短条呈非对称形贴在瘢痕两侧，对组织形成机械应力。贴胶带时，胶带底部无须拉伸，中心部分应拉伸到约 50%。在后续治疗中应根据不同患者的行动受限情况，调整胶带方向和对组织的压力

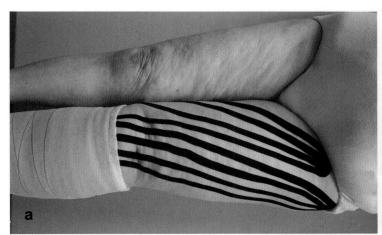

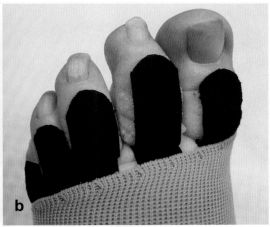

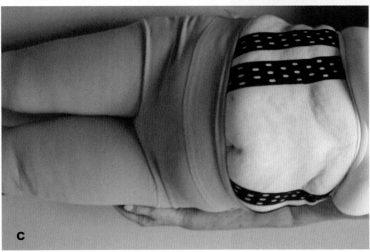

图 5.49 弹力胶带可以与弹力衣同时使用。穿弹力衣或戴弹力绷带前，可在压力近端或远侧贴弹力胶带。穿脱弹力衣时，应注意防止胶带脱落

5

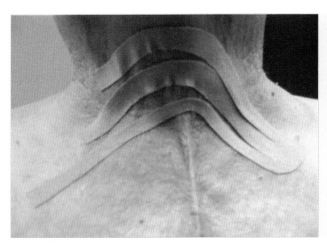

图 5.50　变更通路技术：弹力胶带可用来变更淋巴通路，使淋巴负荷绕行阻塞部位。由于胶带能影响锚丝和初始淋巴管，因此可利用淋巴管丛改变淋巴液通路，使淋巴液向任何方向流动。在图示病例中，患者颈部至肚脐有一个纤维化的瘢痕阻碍了淋巴液流动。为促进淋巴液从右上象限到左上象限的流动，在瘢痕近端贴胶带，按照 MLD 的方向引导淋巴液沿其他通路流动

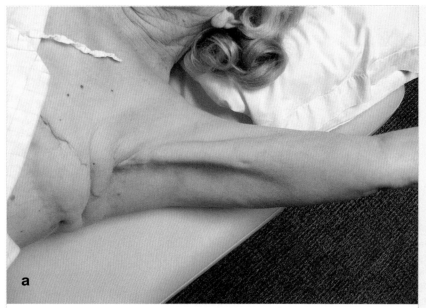

图 5.51　继发性左上肢淋巴水肿的腋窝网带方案：将扇形剪裁的胶带贴在各吻合处，包括从腋窝前后向右上象限延伸，左腋窝 - 腹股沟向左下象限延伸，上水平分水岭向左锁骨上淋巴结延伸，该方法可以增强 CDT 疗效。另外，该患者从乳房切除瘢痕处向肘部加贴了一条胶带，该胶带从远端向近端粘贴，无须拉伸胶带

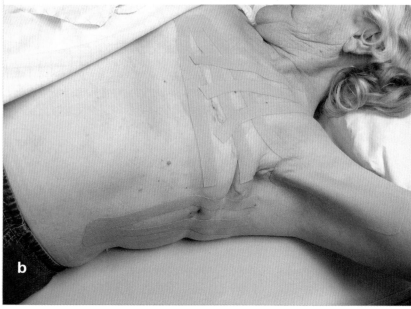

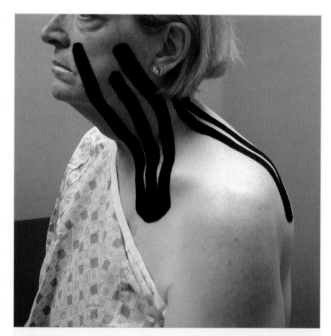

图 5.52　用胶带治疗头颈部淋巴水肿是非常有效的治疗策略，因为很难有其他方法能对头颈部保持持续压力。应用此法时，必须仔细考虑患者瘢痕位置和放射性纤维化程度。图示患者采用的是解剖学胶带法，胶带沿 MLD 的方向向左腋粘贴。扇形胶带底带贴在前后上水平分水岭的下方，尾带覆盖治疗区域。一般来说，根据患者情况和治疗策略，既可单侧也可双侧使用胶带

没有共用的底部。胶带单独剪裁使用，以更多覆盖治疗区域，使用更灵活，方便在不影响其他胶带的情况下贴撕其中一条胶带，并减轻扇形胶带底部对皮肤的刺激（图 5.45）。

淋巴水肿和一般性水肿技法

准备工作

- 将胶带卷放在患者的被治疗区，估计治疗所需的胶带长度。治疗时可以使用一条完整的长胶带（通常为 15.2~20.3cm），也可以将数条短胶带头尾连接使用（图 5.43）。

- 接下来，将胶带按照预估长度剪裁成扇形或其他所需形状。建议将胶带所有的方角都剪圆，避免因胶带黏性不够而翘起，当然这不是必需步骤。然后撕开贴纸，让底部与每个单独的尾分开，以便精确地贴在目标部位。确保皮肤干爽，没有油、乳液、汗液和毛发，就可以贴胶带了。

皮肤应用

- 尽可能让患者皮肤处于完全伸展的状态，如需要，也可用手帮助抚平皮肤。在拉伸状态下贴胶带，有助于患者在自然状态时皮肤及胶带形成褶积。褶积的效果在文献中已有讨论，也可在皮肤处于自然状态时贴胶带。在关节或皮肤部位使用胶带时，必须考虑到方便患者运动、减少过度拉力（图 5.41）。

- 胶带底部贴在"终点"，即淋巴液被引向的目标区域；尾部贴在治疗区域。

- 撕去每一条"尾带"的贴纸，尾带贴在皮肤上，注意不要以任何方式拉扯胶带。重复此动作，直到所有尾带都贴在治疗区域上。尾带可重叠或交叉，以增加作用强度。

- 胶带贴好后，治疗师应轻轻地纵向按压胶带，增加丙烯酸黏合剂的黏性。由于体温加

案。具体操作方法是在四肢螺旋状贴胶带，或在被治疗区域交叉状或波浪形贴胶带（图 5.44）。当利用初始淋巴丛增加引流时，无须考虑胶带具体的延伸方向，只需向任何阻塞较轻的区域延伸即可。Pop 等人发现螺旋状缠绕的效果要好于传统的"定向"胶带法。

此外，还出现了两种胶带剪裁技术。最早的"扇形"剪裁需估计覆盖治疗区域所需的胶带长度。通常保留 2 英寸（约 5cm）或更长作为底部，胶带其余部分被剪成尾部。扇形剪裁的优点是，尾部可以扩展以覆盖更大的表面积。尾的数目通常为 3~8 个，具体取决于皮肤特性、治疗师的经验、需治疗的表面积大小和胶带的宽度。尾的宽度通常是 0.25~0.5 英寸（0.64~1.27cm），根据具体情况可进行调整。第二种剪裁技术主张所有胶带单独使用，

热需要时间，胶带在贴上 30~60 分钟内达到最大黏性。贴胶带的 24 小时内，应避免撕除胶带以防止损伤皮肤。

淤斑 / 局灶水肿的特殊技法（图 5.46 和图 5.47）

- 皮肤和胶带的准备工作与前述相同。
- 局灶区域治疗指采用密度较低的解剖或十字交叉形式，增强对组织的压力和刺激。在此法中，临床医师可在局灶区创建"网格"，即胶带的底带和尾带与另一条扇形胶带垂直，形成格状花纹，覆盖整个区域。在淋巴系统正常区域，底带和尾带的方向并不重要，因为治疗目标是让淋巴负荷流入附近的功能区，并被区域内淋巴吻合运送走。

高强度胶带治疗策略（图 5.45 和图 5.47）

- 皮肤和胶带准备工作与前述相同。
- 治疗师可通过以下几种方法增强胶带的效果：增加治疗区域胶带的使用数量，把胶带更紧密地贴在一起，重叠反复贴胶带，选择波浪形而不是直线形贴法以增加胶带的覆盖面积。如前所述，胶带可相互重叠或交叉形成箭尾图案。当选择波浪形贴法时，胶带的凹陷和凸起会改变皮肤表层的机械应力，覆盖更大的区域，让刺激效果最大化。缩短胶带之间的间隔能增强作用强度，加宽间隔则是更为保守温和的方法。当胶带间宽度等于胶带本身宽度时，强度达到最大。

稳定瘢痕技法（图 5.48）

- 针对肥大、活动性降低、疼痛和粘连的稳定瘢痕部位，可使用另一种特别技法。该方法最典型的应用部位是外科切口，也适用于其他瘢痕。然而，该方法并不适用于大面积瘢痕，如烧伤、大范围放射性纤维化等。

- 皮肤准备如前所述。将胶带剪成 1 英寸 × 1.4 英寸（2.54cm × 3.56cm）条状，确保胶带能纵向伸展。
- 将胶带的一端放在瘢痕边缘，与瘢痕垂直。撕去贴纸，将其贴在皮肤上，注意不要拉伸胶带。将胶带的中心部分拉伸 50% 贴上。最后，自然地贴上胶带的末端。
- 第二条胶带的粘贴方法同第一条胶带，间隔宽度为胶带宽度，粘贴方向与第一条胶带相反。余下胶带均以此类推，交替方向粘贴。在后续治疗中，也可交替改变拉力的方向，从各个方向增强对组织的刺激。

与弹力绷带共同使用（图 5.49）

- 与弹力绷带同时使用胶带是非常有效的，同时胶带还可以作为绷带的替代品。胶带可用于绷带不适用的区域，如横跨吻合、瘢痕周围、头颈部和躯干。胶带还可贴在绷带和弹力衣的远、近端作为辅助治疗手段。

孔状弹力胶带（图 5.42 和图 5.43）

- 目前，市场上推出了一种独特的孔状胶带，由于孔的存在，胶带可以纵向、横向拉伸，不需要剪裁，并能节省宝贵的临床时间。穿孔让胶带更透气，减少了黏合剂与皮肤的接触。正负压差产生不同的机械应力并对淋巴管形成刺激。胶带可在被治疗区域整条使用。

5.5.6　患者教育

与 CDT 一样，弹力胶带治疗需要对患者进行细致教育。对刚开始接触治疗的患者，应告知其在使用胶带前后 60 分钟内避免做高强度活动，以保证胶带黏性。除非出现不良反应，否则不鼓励在使用胶带后 24 小时内撕除胶带，因为此时胶带黏性最大，撕除可能会引起表皮损伤。患者可以游泳和淋浴，但活动后应沾干胶带上的水分，并了解胶带可能持续保持湿润感长达 1 小时。如果胶带松动或出现脱落，应鼓励患者或护理人员小心地将松动部分的胶带剪去，以避免胶带进一步过早脱落。在紧急情况下，还需指导患者安全去除胶带，具体方法见后文。

应鼓励患者进行肌肉泵运动和伸展运动以及一般日常活动，以最大限度地发挥胶带效果，促进淋巴液吸收。胶带可以与绷带一同使用，也可以单独使用，两种方法结合使用在临床上被证明是非常有效的。弹力胶带和 MLD 使用也是互补的，结合使用可产生较好疗效。胶带的弹力对锚丝产生拉力，对淋巴集合管形成缓慢、平稳的牵引，从而产生血管收缩，这与 MLD 的效果相同。当弹力胶带与手法引流结合使用时，效果将会增强。

未经训练的专业人员不应在临床上应用弹力胶带，但可以慢慢指导患者正确使用弹力胶带以获得长期疗效。可通过供销商或在互联网上购买弹性胶带。如使用传统扇形剪裁的胶带，为方便患者理解，可将胶带比喻为章鱼。章鱼头部（底部）应贴在希望引导液体流入的地方，触须（尾部）紧随其后。应提醒患者"章鱼朝向你希望液体流向的地方游动。"

5.5.7　胶带去除

使用几天后，伴随表皮细胞脱落，胶带通常很容易移除。当胶带被润湿并沿着体毛生长方向移除时操作会更容易。如前所述，商用除胶剂和各种油类也有助于降低胶带黏性。在去除胶带过程中，先固定近端皮肤，用手指将皮肤往下按压，慢慢使胶带和皮肤分离，不要直接撕扯胶带。同时检查皮肤是否有损伤。我们建议，为促进表皮恢复，应在

被治疗部位调整胶带具体位置或间隔一天再使用胶带。

5.6　淋巴水肿常见并发症的治疗策略

典型的淋巴水肿患者通常有复杂的病史和临床表现，会出现各种各样、严重的并发症。从定义上看，继发性淋巴水肿的原因是身体创伤或淋巴组织切除，通常伴有周边结构的坏死。原发性淋巴水肿常因误诊和（或）护理计划设计不当而被忽视，使水肿日益严重和组织改变成为普遍问题。对于更严重的 2、3 级四肢淋巴水肿患者而言，必须进行更广泛的临床干预（强化 CDT），制订长期综合护理计划，才能取得较好的效果。

无论是原发性还是继发性淋巴水肿，根本原因是淋巴系统机械功能不全。在治疗遗传性发育不良或继发性组织损伤时，面临的挑战都是相同的，可预测到在病情的不同阶段会出现哪些情况。由于治疗师面对的是一个不那么积极活跃的淋巴运输系统，因此调整治疗方案，保持淋巴组织和周围结构的完整和良好状态非常重要。这可以更广泛地促进剩余淋巴引流，治疗和改善淋巴静止性纤维化及相关后遗症。如果免疫系统严重受损，患者可能会频繁发生感染，这些感染来势汹汹并危及生命。关于治疗的并发症问题，应注意的是，不恰当的治疗可能会给患者带来长久的负面影响，有损 CDT 护理高标准的声誉，因此应尽全力避免造成负面影响。以下几种被认为是淋巴水肿患者常见的并发症，应提高对其负面影响的认识，并审慎调整 CDT 方案，以确保提供安全有效的治疗。

5.6.1　手术瘢痕

手术瘢痕破坏了许多患者的表层血管。淋巴管可以自行修复，在不被干扰的情况下，新生淋巴管

将形成新的吻合。经研究发现，淋巴管修复的结构性不太强，也就是说经常会在修复过程中出现缺少瓣膜或平滑肌的情况；然而无论如何，这种修复对于避免淋巴结床远端组织发生继发性淋巴水肿至关重要。如果淋巴结被切除，则淋巴水肿发生的概率会升高，因为淋巴结代表整个淋巴管网的终点。如果没有这种内生的淋巴管修复，人一生中仅因割伤和组织撕裂就会导致淋巴运输的大量损失。

评估瘢痕以辨别其对淋巴运输的影响

评估身体某区域的淋巴流动是否受阻应建立在对四肢和躯干浅表解剖学理解之上。愈合不良、瘢痕增厚、发炎或形成瘢痕疙瘩都会导致淋巴液在瘢痕区远端聚集。在这种情况下，会出现可触及的组织变化（纤维化）和水肿组织点蚀（充血）。

治疗策略

MLD 治疗应充分利用瘢痕周围的侧支通路，尽量避免穿过瘢痕。总的来说，MLD 应最大限度利用最完整、有效的引流通路，充分利用治疗时间。激活瘢痕组织或其他针对瘢痕的技法只应在二级治疗期间应用，以避免浪费宝贵的 MLD 治疗时间。请记住，治疗的首要目标是利用完好、明显的淋巴集合管促进侧支引流而不是改善局部瘢痕。

5.6.2　清除瘢痕

在患者不知道 CDT 是当前主流的无创治疗淋巴水肿方法时，通常会选择外科治疗。接受外科治疗的人群中，原发性淋巴水肿患者最常见，这是因为大多数医师缺乏适当的诊断资源，原发性淋巴水肿病理生理学知识不足，以及缺少明确外因（特发性水肿）。

原发性淋巴水肿患者也可能接受不太激进的治疗方案，如集合管移植、微血管桥接、淋巴管 – 静脉吻合或抽脂。一些患者则接受了最激进的手术，即"清除"四肢大部分或全部水肿组织以减小肢体围度（图 5.53）。这些激进的手术清除了患者整个浅表淋巴网，使治疗师几乎找不到可用的淋巴组织来进行有效的替代引流。

清除程序

- 分期切除术（Sistrunk、Homans、Thompson）。
- 完全切除术（Charles）。

分期切除术

该手术指通过一个较大的纵向切口将皮下组织（脂肪、纤维化淋巴组织）到深筋膜部分切除。切口可沿小腿和大腿内侧或外侧延伸，手术方式同分期手术。切除的部分包括从切口向两侧延伸几厘米

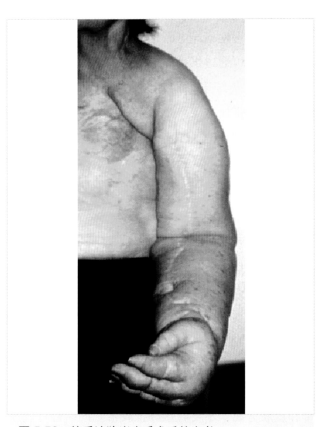

图 5.53　接受清除瘢痕手术后的患者

的范围，可有效切除大面积水肿的皮下组织。术前需使用强力止血带并保持 2 小时。Esmarch 绷带实际上是一条宽橡皮绷带，医师应以螺旋方式将它缠绕在患者病肢上，在巨大压力下，止血带可挤压出肢体内的静脉血，为手术做准备。将 Steinman 针钉入跟骨和胫骨近端，防止腿部接触外物（图 5.54）。

完全切除术

该类型手术指完全切除手术区所有皮肤。露出深筋膜，从切除的组织中获取中厚皮片，并将其缝合到肌筋膜上。手术前需进行与分期切除术类似的准备工作以减少失血，方便手术进行。切除所有组织使患者的身体外观发生极大变化，很不美观。通常情况下，在小腿部位使用 Charles 法切除，大腿部位采用 Homans 法或 Sistrunk 法切除。

治疗策略

Charles 手术后

由于患者的整个浅表淋巴管网已被切除，因此 MLD 对皮肤组织的治疗没有明显效果。由于皮肤直接与深筋膜相连，皮下没有可能发生肿胀的任何空间。另外，皮肤瘢痕直接连着筋膜，失去了正常的弹性，无法进行徒手淋巴引流（MLD）。足、踝和趾未切除的组织往往发生恶化（典型情况），比自然进程更快地发展为象皮病（图 5.55）。这些组织的长期有效引流依靠与肢体深淋巴管对接的穿支收集管。因此，治疗应包括以下内容。

- MLD 重点治疗肢体近端、未手术部位和深淋巴管。
- 充分滋润皮肤切除区域，改善皮肤含水状态和弹性（预计会缓慢改善）。

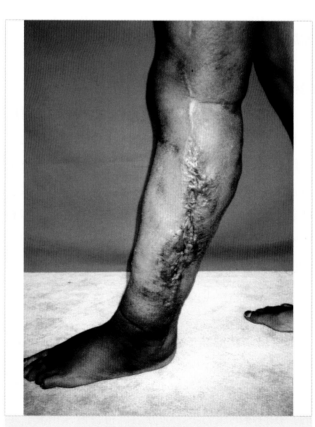

图 5.54 接受分期切除手术后的患者

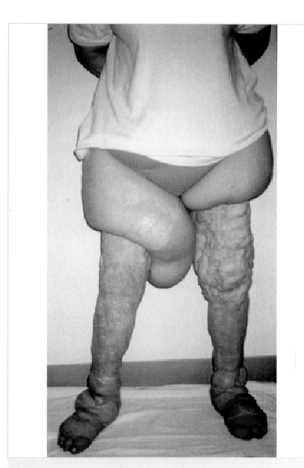

图 5.55 Charles 手术后的患者

- 对从足趾到水肿部位近端的所有组织（含水肿和瘢痕）进行压力治疗，包括手术部位（尽管没有肿胀）。
- 使用泡沫垫片填充问题区域，帮助塑造更明显的锥形肢体轮廓，促进血液和淋巴液梯度流动。
- 应了解肢体远端未手术部位的水肿问题仍将长期存在，且治疗效果不佳。此类患者通常需要更严格的随访，并制订家庭护理方案。

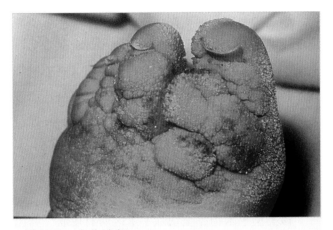

图 5.56　角化过度

分期切除术后（Homans、Sistrunk 和 Thompson）

这类手术对患者身体外观的影响要小得多，皮肤更有弹性、改变更小。如前所述，手术完全改变了皮下空间，大幅度减少了浅表淋巴管的数量。再加上原发性淋巴水肿患者最常见的组织发育不全，预期的治疗效果不会太好。当然，所有术后患者都可以接受 CDT，但个体治疗结果可能很难预测。考虑因素包括以下几项。

- 假设手术瘢痕会阻碍引流（截留液体）。
- 设计 MLD 时，最大程度地利用瘢痕周边的侧支通路。
- 与未手术肢体相比，预期缓解将会较慢。
- 预计需要压力等级较高的弹力衣。
- 预计需要压力等级较高的绷带以使皮肤软化和体积减小。
- 选择正常的垫片填充压力治疗策略即可（无须更改）。

5.6.3　角化过度

角化过度可以理解为淋巴淤滞引起的表皮增生，表现为局部皮肤过度增厚、有粗糙的老茧、疣状构造或乳头状瘤（图 5.56）。角化过度是 3 期淋巴水肿（象皮病）的关键病征之一，是慢性淋巴淤滞的常见后果，即继发性结缔组织病变。此类皮肤变化最常见于足趾，但也可能发生在淋巴液长期淤滞的部位。由于角化过度的表现特征很奇特，好像皮肤上长了苔藓，因此有时用"苔藓化"来形容。值得注意的是，静脉疾病（静脉水肿）出现角化过度的表现意味着应将其更准确地诊断为静脉淋巴水肿。

治疗策略

角化过度可能很严重，硬化、茧状的组织过度生长，且具有很强的治疗抗性。由于患者局部免疫系统缺陷，水肿组织愈合非常缓慢，因此应避免手术切除。角化过度，特别是足趾角化过度，通常意味着足趾形状已经改变，足趾看起来呈方形，不利于空气循环，容易潮湿和滋生细菌。经常与之相关的临床表现包括皮肤浸软、组织脆性和复发性感染。治疗建议如下。

使用闭孔泡沫（Komprex）和低弹力材料进行压力治疗

纤维化组织虽然最初很顽固，但还是会变软的。在持续的压力下，部分组织将会慢慢恢复，足趾横截面也可以从最初的方形恢复为圆形。

人工刺激组织

自行进行轻柔的皮肤按摩可以缓解肿胀，使硬化的皮肤变得柔软，慢慢恢复到正常质地。

使用乳液

Amlactin 是一种乳酸铵乳液，可慢慢让硬化组织变软。处方级乳液浓度为 12%，非处方（OTC）级浓度为 9%。应每天使用且仅用于角化过度部位并观察改善效果，避免产生不良影响。

保持良好的个人卫生

保持趾间干燥，皮肤清洁。避免感染对防止脆弱部位进一步病变最为重要。

5.6.4 异常褶皱

随着淋巴水肿日益严重，皮肤由于水肿、重力、肢体位置、皮肤弹性甚至遗传等因素形成褶皱（图 5.57）。在某些情况下，肢体在轮廓未改变的情况下体积增大，而其他情况下，可能出现明显、惊人的变形。当发生肢体轮廓异常时，治疗师必须相应地调整压力治疗策略。治疗前应考虑下列因素。

- 目前的肢体形状（倒锥形、狭窄区域、小叶生长）是否适合 Laplace 定律？
- 褶皱是否导致液体聚积，是否能使用绷带，对治疗有什么作用？
- 褶皱部位是否有反复感染？
- 皱褶部位是否清洁干燥，还是浸软并有细菌或真菌滋生？

治疗策略

治疗前，淋巴水肿看上去非常严重，治疗抗性很强。由于皮肤大面积纤维化、角化过度和淋巴液压力，存在小叶生长和变形的组织通常表现出耐点蚀的特质。重要的是采用合理、周全的方法进行治疗，举例如下。

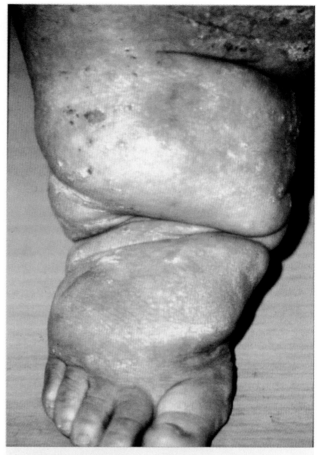

图 5.57　异常褶皱

- 清洁和检查皮肤褶皱。
- 必要时使用抗菌制剂进行治疗。
- 彻底干燥和保护皮肤；受保护的、未受刺激的皮肤可能非常脆弱。
- 用合成棉和（或）软泡沫带包扎该部位。
- （用垫片）构造连续、平滑的表面。
- （用垫片）构造窄小的四周，避免液体聚积（Laplace 定律）。

在任何情况下，如果绷带使用正确，则每次治疗都会观察到皮肤质地的改变，异常的肢体轮廓逐渐变得柔软正常，使下一次治疗更容易。简言之，肢体将一天天发生快速改变，即使形状改变巨大也会再次恢复正常。尽管出现异常褶皱的病例被归入象皮病，但不应认为其无法治愈。为适应肢体的异常轮廓，可对使用弹力绷带的治疗进行调整，建议如下。

- 调整绷带缠绕的方向［例如，不再使用足跟—足踝—足底（HAS）模式，仅使用"8"字形缠绕模式，如不可行则放弃缠绕足趾］。
- 先使用绷带：进行 MLD 之前，在肢体远端、非绷带区域（大腿）、肢体近端使用绷带，完成肢体包裹。
- 大量使用垫片应对缺陷和变形的组织轮廓。
- 延长远端（更严重部位）肢体绷带缠绕时间，重点解决近端消肿问题（例如，每 2 天重新缠绕一次绷带）。
- 大量使用胶带固定容易脱落或滑落的绷带。
- 大胆创新绷带使用方式。使用多层绷带构建理想的结构，达到理想效果。

5.6.5　气味和气味控制（淋巴漏）

随着阶段进展，淋巴水肿组织变得更容易泄漏淋巴液。淤滞的淋巴液具有难以描述的、典型的恶臭气味，所有患者均如此。在通常情况下，保持个人卫生和消肿可以控制这个问题。如果皮肤表面存在小创口，也可随着肢体消肿逐渐愈合。有时，淋巴液会在伤口（囊肿、擦伤、刺伤）周围结痂，黄色的渗出物干燥后呈痂状（图 5.58）。

治疗策略
- 用普通肥皂和清水仔细清洁。
- 使用柔软材料或伤口敷料保护脆弱的皮肤。
- 避免浸渍（使用吸水性敷料）。
- 注意观察蜂窝织炎的表现（常见）。
- 随着消肿治疗的进行，皮肤损伤可自行愈合。
- 避免对淋巴痂进行积极的清创处理。在结痂时，脆弱的下层皮肤尚无保护作用。应等待痂自然脱落。
- 用含凡士林的润肤乳软化结痂部位以促进

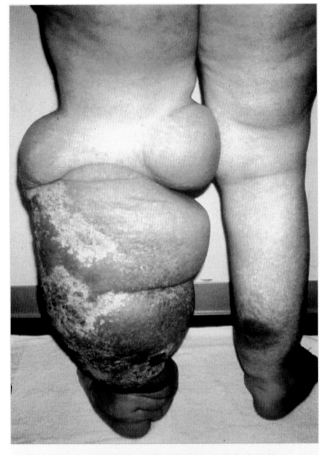

图 5.58　淋巴液在伤口周围结痂形成恶臭渗出物

脱落。

皮肤菌落

另一种气味来源可能是皮肤表面或皱褶中的细菌菌落。有些细菌会散发出特殊的气味，这类问题是可以治疗的。无论感染哪种类型的细菌，患者必须特别注意个人卫生，用抗生素软膏或其他外用制剂治疗，避免发展成蜂窝织炎。

治疗策略
- 三联抗生素软膏。
- 雾化 Flagyl 喷剂（需处方和提前准备）。
- 普通肥皂和水（用抗菌皂可能会产生抗药性）。
- 玉米淀粉（适用于潮湿的皮肤）。

- 淋浴后用毛巾擦干。

气味吸收剂

- 活性炭垫（用于伤口敷料外侧，不接触皮肤）。
- 造粒粉（按指示使用）。
- 雾化 Flagyl 喷剂（需处方和提前准备）。
- 剃须膏（在完好但有恶臭的皮肤部位大量使用）。

真菌气味

真菌感染产生典型的甜味或类似酵母的气味，感染通常存在于足部或皮肤皱褶等潮湿、温暖、阴暗的部位。感染有时还会发生在腹股沟部位，这是因为肢体体积大幅增加，不可避免地发生皮肤摩擦和接触。

治疗策略

OTC 抗真菌制剂可能足以防止感染。但是，应咨询医师以准确评估感染的严重程度和类型，确定是否需要特殊的口服药物治疗。通过治疗应能解决气味问题。

瘘

瘘是两个器官上皮层的异常连接，在淋巴异常的情况，瘘是淋巴管和皮肤表层之间产生的淋巴瘘管。淋巴水肿患者的瘘管可能存在于任何位置，如外生殖器和直肠区域、接受放疗的组织内及动静脉之间（如复杂的血管综合征）。某些原发性淋巴水肿患者的瘘管可能位于淋巴管和皮肤表层。在这种情况下，患者体液直接从这些瘘管泄漏，发出强烈的恶臭并引起感染并发症。

治疗

如果患者的情况可以耐受手术修复，则可以缝合瘘管。如果患者存在癌症等活动性疾病，则瘘管可能长时间存在且无法治愈。作为姑息治疗的一种方式，可使用活性炭垫控制气味，帮助患者维持尊严，让治疗师和患者在治疗过程中更加舒适。

5.6.6　真菌感染

腿、足部淋巴水肿患者通常会发生真菌感染，主要原因如下。

- 足趾横截面轮廓改变（呈方形而不是圆形）：不利于空气流通，更潮湿、阴暗、温暖（图 5.59）。
- 由于足的大小、形状异常导致可选择的鞋类极其有限：反复穿同一双鞋易发生再次污染。
- 局部免疫功能降低。

尽管真菌感染可能是急性的，但通常并不被视为治疗的严格禁忌证，除非组织极其脆弱或有创口。正常的护理计划一般要求在治疗前预防真菌感染，减少其扩散到其他区域的可能性，避免出现并发症。然而，如果感染并不严重，且在感染期间开始进行 CDT，治疗师应谨慎操作，并考虑以下建议。

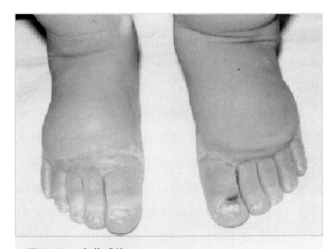

图 5.59　真菌感染

治疗策略

- 涂抹外用抗真菌制剂、穿弹力裤袜、足趾绷带时戴手套。
- 将膝关节以下部位缠绕上绷带（MLD 之前），避免感染其他区域。
- 在肢体近端、躯干部位（绷带以上区域）进行 MLD 治疗，避免接触感染处并防止感染扩散。暂时不需要在感染区域进行 MLD。
- 每天丢弃所有与感染处皮肤接触过的材料，避免再次污染。
- 丢弃被污染的鞋，指导患者避免将来可能出现的问题。

5.6.7 放射损伤

人数最多的一类淋巴水肿患者是接受过癌症治疗的患者（赤道以北的西半球）。

由于放射治疗是许多癌症治疗的黄金标准方案，淋巴水肿治疗师必须认真考虑放疗对淋巴水肿组织的继发效应。尽管治疗师小心谨慎、注意技巧、降低治疗强度，但 MLD 和压力治疗依然可能对放疗部位的组织产生严重影响。放射导致软组织微循环缓慢、组织萎缩（末梢枯死），缺血，形成瘢痕组织。软组织可能会发生明显改变，丧失弹性、柔软的质地和正常颜色。在评估放射效应时，淋巴水肿治疗师应熟悉以下情况。

毛细血管扩张

经过仔细检查，会发现部分患者接受放射治疗部位皮肤的浅表发生了视觉可见、触感不明显但永久性的变化。毛细血管扩张患者的血管呈蛛网状，毛细血管丛在外观上清晰可见，充血甚至出现静脉曲张（图 5.60）。虽然该临床表现初看之下令人担忧，但通常并不意味着严重的放射损伤。组织依然

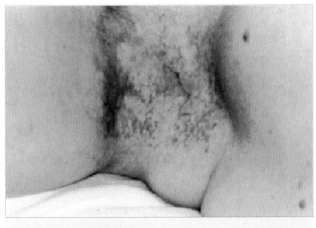

图 5.60 毛细血管扩张

富有弹性且触感正常。毛细血管扩张的原因与平滑肌微动脉环的交感神经运动失去控制有关。括约肌控制毛细血管丛内的动脉血流入，当括约肌失去作用时，血管局部压力增大。毛细血管受压扩张，扩大了毛细血管床，使血管更明显。

治疗策略

- 避免对相关部位的强力拉伸——即使正常的 MLD 也可能牵引力过大。
- 进一步评估该部位组织的状态，其可能意味着更严重的放射损伤，需要特别谨慎。是否存在放射性纤维化？
- 彻底滋润皮肤，指导患者进行细致的自我管理。

放射性纤维化

不同患者对放射治疗的耐受性差异很大，一些患者不会出现继发反应。而对另一些患者来说，缺血会使结缔组织缓慢增长至放疗区域。随着结缔组织面积越来越大，组织纹理、弹性和皮肤拉力继续变差。如果不接受物理治疗，纤维化可能随着时间的推移变得不可逆转，并引发许多其他问题。

浅表和深层放射性纤维化

触诊时，皮肤浅表的纹理变化可能是显而易见的。皮肤和皮下组织触感像连绵、密实的平面，失去了组织正常的弹性。在一些情况下，结缔组织的边缘清晰明确，和放射区域边界完全吻合。如果皮肤保持柔韧且未与下层结构粘连（可活动），通常认为情况不太严重。无论如何，浅表放射性纤维化仍可能带来问题，比如由于机械截流导致局部淋巴集合管运输能力显著降低。浅表神经和（或）血管截流问题也可能存在，会导致侧支静脉形成，引起麻木和（或）神经变化。

如果放射损伤大面积存在，软组织会慢慢发生严重改变，表现出颜色变化（锈红、棕色），皮肤完全丧失弹性并黏附于皮下结构（骨骼、软组织；图 5.61）。

深层放射性纤维化并发症

包括以下几方面。

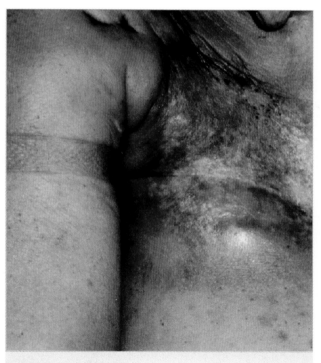

图 5.61　放射性纤维化

- **骨坏死**：骨膜损伤导致骨坏死、脱钙甚至骨吸收。这种情况是不可逆的。
- **肢体麻痹**：神经丛直接损伤和脱髓鞘导致的运动和感觉神经失常。继发性结缔组织的诱捕效应会导致功能和感觉完全丧失。这种情况是不可逆的。
- **侧支静脉形成**：纤维化会缓慢地诱捕静脉和动脉。深静脉绞窄导致静脉血淤滞，形成明显的侧支静脉。
- **皮肤脆弱**：皮肤可能变得非常干燥、质地变脆、萎缩、容易形成溃疡。如过度拉伸，皮肤可能被撕裂。

治疗策略：浅表放射性纤维化（非粘连）

显著改善受放疗影响的组织是一个缓慢的过程，且不应影响治疗的总体目标，即减小水肿肢体的体积。如需特别关注纤维化组织治疗，则建议制订单独的治疗方案和目标。

- 无论纤维化严重程度如何，都应避免使用深层技法（MLD 或其他）。
- 经常性涂抹保湿霜，保持水分，避免皮肤质地变脆或干燥。
- 研究放疗部位，明确淋巴引流受到哪些阻碍，制订策略，引导淋巴液重新流向侧支血管和吻合支。
- **在时间允许的条件下**：仅使用 MLD 技法（用指腹画静止圆）非常轻柔地拉伸组织，软化并促进结缔组织（胶原基质）重组。
- 每天触摸检测改善情况，始终根据硬化程度谨慎调整手法力度。关注患者反馈。
- 根据组织硬化程度不同，使用泡沫垫片（光滑或波浪形表面）施加轻微压力可能会使组织软化。需仔细研究每种治疗的结果，以进入中等强度治疗并避免组织损伤。

治疗策略：深层放射性纤维化（粘连）

当损伤范围较大且明显存在粘连时，淋巴水肿治疗师的主要关注点必须是在治疗期间避免继发性组织损伤。治疗期间固定患者体位时，皮肤撕裂、出血、持续疼痛和自发性骨折是令人担忧的问题。当主要神经和神经丛部位接受大剂量放射治疗时，水肿肢体出现弛缓性麻痹的情况并不罕见。

其他考虑因素

- 固定患者体位时，考虑接受放疗的组织和下层结构的不可延伸性（"冷冻"状态）。不宜采用仰卧位或俯卧位。

- 支撑松弛或不敏感的肢体，避免失去对肢体位置的控制（滑动）。

- 不要试图通过手法治疗来重塑或软化接受放疗的组织，因为它可能会造成严重，不可逆转的损伤或疼痛。

- 经常湿润组织，改善皮肤干燥和脆性。考虑使用专门的护肤产品。

- 不要试图利用严重受放射治疗影响的组织改善淋巴引流。明智地利用好治疗时间，多利用邻近的健康区域。

- 注意接受放射治疗的组织边缘可能有轻微皮肤撕裂。（MLD 技法）拉伸相邻正常的皮肤可能牵扯到萎缩、黏附的皮肤区域，引起轻微擦伤和撕裂。

- 指导患者合理调整生活方式，避免受伤，保持或改善目前组织的状态。不要采用激进的策略。

- 避免直接在接受大剂量放射治疗的组织进行压力治疗。弹力材料引起的刺激和过敏皮损可能愈合很慢。压力软化法过于激进，不适合应用。压力治疗风险过高。

- 严格禁止深层 MLD 技术。如果必须使用 MLD，仅应使用浅表 MLD 且力度很轻。严格避免使用本法是最安全的方案。

5.6.8　乳头状瘤

乳头状瘤是乳头表皮或黏膜的过度生长，是淋巴水肿进入第 3 阶段的重要表现。这种良性病变具有典型特征：组织呈鳞茎状或球状，中心富有脉管，内部充满液体（图 5.62）。一旦淋巴水肿变成慢性，炎症水平可能与角化过度和乳头状瘤存在直接关系。通常，乳头状瘤主要形成于患病最久的远端组织或沿着清除手术的瘢痕形成。部分乳头状瘤可能形成于薄且柔韧的组织，例如外生殖器乳头状瘤。值得注意的是，如果在乳头状瘤纤维化之前通过治疗实现局部消肿，乳头状瘤很可能显著萎缩甚至完全消失。

由于乳头状瘤很脆弱，机械应力（如使用毛巾、穿脱衣物、涂抹乳液等）很容易导致损伤。因此，它们常成为病原体的入口，导致蜂窝织炎反复发作。液体渗漏和出血也很常见，这让患者非常沮丧。淋巴渗出液常有恶臭气味，影响患者的尊严；限制了生活，特别影响患者的社交活动。

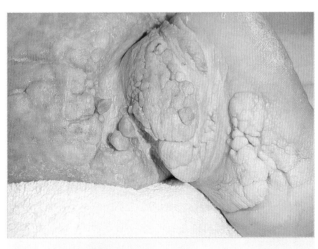

图 5.62　乳头状瘤

治疗策略：考虑因素

- 如果尚未纤维化，多数乳头状瘤会软化收缩。伤口不愈合和液体渗漏可能停止，继续进行压力治疗可能收到更好的治疗效果。

- 慢性纤维化乳头状瘤容易受伤和感染，需要手术切除。术前应先局部消肿以提高术后愈合水平。

尽管手术干预不被认为是治疗淋巴水肿的有效手段，但保护皮肤屏障至关重要，手术切除慢性乳头状瘤被认为是低风险的小手术，旨在解决引发蜂窝织炎的皮肤问题。

5.6.9　淋巴囊肿和静脉曲张

淋巴囊肿的形成原因是淋巴管充血和扩张（图5.63）。囊肿多见于先天性畸形；然而，手术造成的淋巴引流中断也可能导致淋巴集合管高压和反流，并形成囊肿。在皮肤薄且可伸展的区域（例如，腋窝和外生殖器部位）尤为如此。根据囊肿相关的组织结构（集合管、毛细管），可区分周围组织的充血水平和囊肿病因。如果囊肿由原发性畸形引起，则消肿治疗作用有限，因为潜在病因可能是瓣膜功能不全或深淋巴系统增生。在某些情况下，可以看到乳糜液从皮肤渗出。

如果囊肿是白色而非透明的，则表明有深肠道淋巴管或胸导管的乳糜液回流。淋巴静脉曲张类似于静脉曲张，指淋巴集合管曲张（图5.63）。在薄皮肤患者（老年）中，高血压、充血或曲张的淋巴管肉眼可见。但在皮下脂肪更厚的位置，这种现象并不常见。

治疗策略

- 囊肿极其脆弱，任何机械应力（绷带、衣

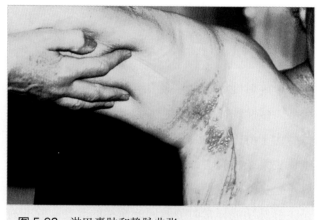

图 5.63　淋巴囊肿和静脉曲张

物、MLD、运动）都可能使其破裂。在使用弹力绷带前，应先在囊肿上使用无菌、高吸收性敷料。

- 根据患者病史或危险程度评估患者感染风险等级。始终明确应使用何种抗生素并事先备好完整处方。

- 如需要，与患者讨论蜂窝织炎的症状及合理的抗生素给药计划（在医师指导下）。

- 一旦相关部位彻底消肿，预计大多数囊肿问题都将解决（缩小或消失）。

- 如存在乳糜液回流，应考虑影像检查以确定是否需要手术治疗。复发性蜂窝织炎危及生命，病原体可通过乳糜囊直接进入深淋巴系统。

5.6.10　侧支静脉

在最初体检中，应仔细检查水肿象限并做好记录。如果淋巴水肿由外科手术引起，可能出现明显的继发性创伤。某些肢体或部位不对称可能需要进一步检查，例如未受放疗皮肤与接受放疗皮肤的对比，萎缩或肥厚组织，可触及或视觉可见肿块，异常突出或改变的静脉等。重要的是回顾肿胀形成的原因，区分不同的表现形式。静脉阻塞本身就可能导致水肿（静脉水肿）。

静脉阻塞的原因如下。

- 浅静脉或深静脉血栓。
- 肿瘤。
- 放射性纤维化、瘢痕组织、骨折等引起的机械性诱捕效应。

由于淋巴水肿是排除性诊断，因此必须仔细检查病史复杂的患者，避免忽视非典型病症。侧支静脉不是良性继发性淋巴水肿的典型特征。侧支静脉是主静脉功能异常时静脉回流途径的改变。除非有最新医学评估对侧支静脉形成原因进行明确，否则淋巴水肿治疗师必须将侧支静脉视为淋巴流动受阻的证据，要求医师检查（图 5.64）。

获得医师同意后，应开始或恢复治疗。如果侧支静脉与被放射区域直接相关，则由于放射性纤维化缓慢发展，很可能会发生静脉诱捕。在评估和问诊期间，患者应熟悉侧支静脉的形成和具体表现，并报告其缓慢渐进的病史。然而，如果侧支静脉是新近出现，但发展很快，并且患者并未注意到或出现在无关区域（不在放射治疗区域内），必须高度怀疑发生了阻塞（DVT、肿瘤），特别是当患者有癌症病史时。

治疗策略

- 上述原因引起的侧支静脉形成是慢性的，经

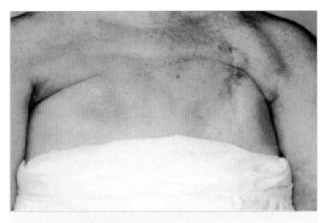

图 5.64　侧支静脉

治疗不会消退或消失。

- 当侧支静脉由 DVT 引起时，治疗前应遵循血管医学概述血栓后综合征（postthrombotic syndromes，PTS）指南。
- 如果放射区域出现侧支静脉，请参阅本章前文内容。侧支静脉不是治疗的重点。
- 当侧支静脉形成是由癌症引起时，应优先考虑癌症治疗。如果患者病情允许，医师可同意为患者进行 CDT，主要目标可能是姑息治疗。

5.6.11　肢体麻痹

由于意外伤害、癌症治疗（如钴辐射）或其他疾病（脊髓灰质炎、脊柱裂、多发性硬化等）造成大面积创伤的淋巴水肿患者肢体可能发生功能丧失、感觉不敏感和依赖性水肿等问题。尽管这些患者可以接受 CDT，但必须将他们归为"有特殊需求的群体"，因为如果不采用更高水平的护理和技法，治疗中的机械应力会使他们再次面临很大风险。这里主要关注的是组织脆性高易形成伤口。

治疗策略：考虑因素

- 使用绷带前，分析目标区域的横截面形状：椭圆形、骨突出、圆锥形、圆柱形？
  - Laplace 定律指出，较小的半径将承受更大的压力（$P = Tc / R$）。制定压力治疗策略时，应遵循 Laplace 定律（总梯度和局部压力分布）。
  - 采用适合塑形的填充策略。
- 注意观察组织萎缩和感觉丧失，为伤口压力治疗创造条件。
- 认识到患者需要完全依赖治疗师的技能，患者对舒适度的反馈不能用来评估治疗压力和强度是否合适。

- 使用绷带时，宁愿"太松"也不要"太紧"。
- 需每天彻底检查治疗区域，寻找红斑或"热点"。对这些区域的压力过大时要减小压力。每日施加压力的累积效应可能导致不可逆的组织损伤。
- 出现水疱或病变会大大延迟愈合时间。可能需要特殊的伤口护理，可能推迟 CDT 或与伤口敷料护理同时调整。
- 评估额外包扎对肢体重量的影响及患者移动的能力与风险。

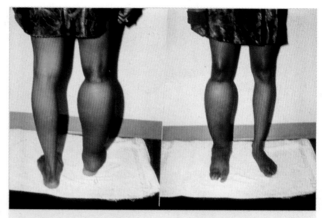

图 5.65　自诱型淋巴水肿

压力治疗技巧

除严重肿胀之外，手足横截面应呈椭圆形。根据 Laplace 定律，椭圆形区域必须向圆形填充，以改变压力分布。例如，对手背和手掌的充分填充将减小较小半径（桡骨 / 尺骨表面）压力并增加较大半径（手背 / 手掌）压力，从而避免出现"热点"和组织损伤。

5.6.12　自诱型淋巴水肿（人为）

虽然自诱型淋巴水肿在美国很少见，但相关病例的确存在。特别是在一些社会福利条件较好的国家，自诱型淋巴水肿更为常见，被认为是通过自残来获得政府福利的手段。

自诱型淋巴水肿的临床表现为水肿和非水肿组织具有明显的分界（图 5.65）。分界处常伴随皮下萎缩和变色，证明患者用止血带阻断淋巴液流动，引起组织出现慢性肿大或"疼痛性肿胀"。治疗开始时，患者用止血带系住近端肢体阻碍引流，可能会破坏治疗结果。除非患者的动机被纠正，否则综合消肿治疗（CDT）一定会失败。直接质问或指责患者自残可能效果适得其反，如有必要，应推荐患者转诊进行精神疾病评估或心理咨询。

5.6.13　恶性淋巴水肿

淋巴水肿治疗专家通常被视为终末期癌症患者的重要资源，可为患者提供终末期水肿和疼痛管理。恶性淋巴水肿指近端肿瘤阻塞了淋巴液和静脉血流出，影响动脉血流入，并损害神经结构从而引起剧烈疼痛、麻木或肢体麻痹（图 5.66）。

患有恶性淋巴水肿的患者需要大幅调整护理计划，但仍应被视为 CDT 的理想候选人，应为他们合理定制并适当调整最终治疗目标。恶性肿瘤被认为是 CDT 的相对禁忌证，但这是由于患者整体病史可能较为复杂。进行 CDT 需经医师同意，以解决治疗可能产生的不良影响和严重问题。

根据患者病情不同，调整后的 CDT 方案最终将遵循姑息治疗模式。然而，如果患者精力较好，疼痛能得到控制，那么患者的日常生活会极大丰富。因此，简单调整治疗方法（与简单的 CDT 相比）可能会在一段时间内非常有效，缓解患者的不适。随着病情的发展，典型的调整包括以下内容。

治疗策略：考虑因素

- 更多地依赖 MLD 进行疼痛和淋巴液管理。
- 降低绷带压力（非常低的静息压）。
- 由于活动限制度高（工作压高）和静息压

5

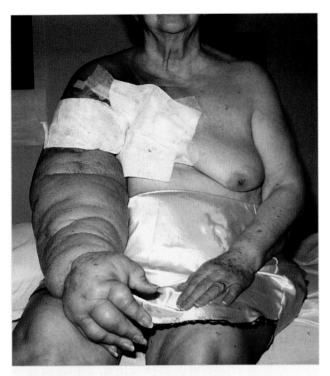

图 5.66 恶性淋巴水肿

低，对弹力绷带的依赖较大。

- 对弹性压力的依赖减小。高静息压时耐受性很差，无助于控制水肿。

- 放宽"强化阶段"的治疗要求。由于患者精力差、诊疗时间冲突和健康状况不佳，预计患者会取消预约。如果健康状况不断恶化，患者可能没有心情遵守每日治疗计划。

应该注意的是，MLD 是很好的疼痛管理方式，且已被证明是有效的、没有副作用的辅助手段。即使患者健康状况恶化，依然能接受 MLD 治疗。为此，应尽可能为患者做更多的 MLD 治疗。对患者和家属来说，这也是重要的临终关怀内容。

5.6.14 蜂窝织炎

淋巴系统机械受损的一个令人担忧的副作用是免疫缺陷导致感染（蜂窝织炎、丹毒）加重。有趣的是，肿胀程度（体积、严重程度）与蜂窝织炎的发生频率或严重程度似乎没有直接关系。许多轻微肿胀的肢体可能患有严重的蜂窝织炎，而肿胀严重的肢体可能具有惊人的抵抗力，可以抵御皮肤损伤或不良的卫生条件。无论临床表现如何，所有患者都必须接受宣教并熟悉蜂窝织炎的征兆、症状、预防措施和治疗方法，以快速阻止其进展（图 5.67）。尽早使用抗生素不仅可以避免严重并发症（中毒性休克、死亡），还可以保护相关组织免受继发性感染的影响。炎症会产生自由基，如果不通过功能性淋巴系统将其代谢掉，则会形成有毒的间质环境，加速皮肤反应性纤维化，并逐步发展为象皮病。蜂窝织炎的原因是 A 组链球菌和金黄色葡萄球菌等皮肤细菌的入侵。

蜂窝织炎的临床表现如下。

- 畏寒，然后发热。
- 严重不适。
- 恶心，头痛。
- 局部疼痛。
- 皮肤发热，发红。
- 边界不清。
- 迅速恶化，快速进展（数小时内）。

治疗策略：建议

- 立即使用抗生素。

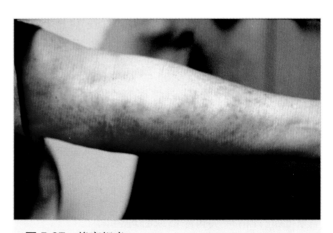

图 5.67 蜂窝织炎

- 如果正在进行 CDT，立即停止。
- 按时观察病情是否稳定和退热情况。
- 期待皮肤在几天内依然保持红热。
- 可能发生皮肤脱落。
- 体温正常后可恢复 CDT。

由于感染期间功能下降（动态和机械）的情况是暂时的，一旦核心体温恢复正常就可恢复 CDT，压力治疗和 MLD 可缓解肿胀并促进淋巴液的有效运输。长期预防措施包括保持卫生和避免皮肤损伤，保持水分，避免皮肤干裂或呈鳞片状。低 pH 值乳液可促进完整酸性层产生，对微生物的渗透性较小，同时还能减少皮肤表面的细菌数量。

5.7 儿童患者 CDT 方案调整

5.7.1 避免高风险治疗

目前淋巴水肿尚无根治的方法。惊慌失措、心烦意乱的父母与保守的淋巴水肿专家意见往往不一致，他们通常希望用激进的手术方法治疗。尽管出于善意，许多外科医师已经开始并继续尝试用各种手术治疗淋巴水肿，但事实上，这些手术并没有带来确切的益处。往往更常见的是，手术会导致明显的外观缺陷或淋巴损伤，并进一步延误患者开始进行 CDT。

手术

最常见的手术类型可归类为"减体积切除手术"。它无视逻辑，认为切除大量包含功能性淋巴管的皮下组织将改善整体状况。然而在大多数情况下，原发性淋巴水肿由血管和淋巴结发育不全引起，因此清除功能正常的淋巴管只会加重肢体残疾（图 5.68 和图 5.69）。

在某些情况下，患者会选择接受激进的

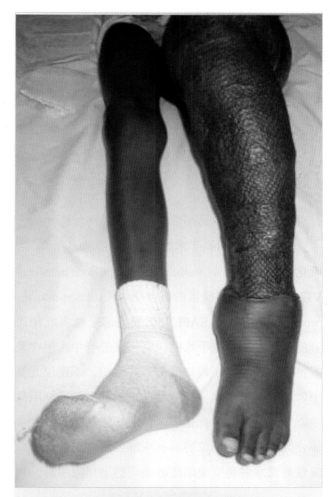

图 5.68 2005 年医院进行的切除手术研究

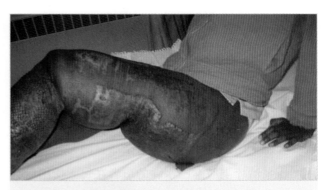

图 5.69 激进的 Charles 手术（1912）治疗 8 岁原发性淋巴水肿患者

Charles 手术（如图所示）。该手术将皮肤完全切除至肌肉筋膜，然后在筋膜上移植中厚皮片。其他切除手术如（Thompson 或 Homans）在患者身体上留下很长的切口，切口保留了皮肤表皮，但通过从皮瓣的任一侧进行剥离而切除了皮下组织。切除手术不适用于原发性淋巴水肿患者，尤其是儿童。

并发症包括如下几种。

- 形象变差和毁容导致的临床抑郁症。
- 伤口不愈合，截肢的风险。
- 感觉丧失。
- 功能受损。
- 手术切除后远端部位淋巴水肿严重恶化。

目前精密的外科手术如淋巴管-静脉吻合术、血管化淋巴结移植术（vascularized lymph node transfer，VLNT）和负压辅助蛋白质去脂术（suction assisted protein lipectomy，SAPL）正成为越来越多成年患者的选择。对这些手术的研究仍在进行中，但在某些情况下显示出了较好的前景。目前，不建议儿童患者接受此类手术。原发性淋巴水肿的常见原因是功能发育不全，因此相较于体液运输功能正常的个体，其自体供体部位容易出现淋巴水肿。此外，原发性淋巴水肿免疫缺陷患者通常感染风险很高。

5.7.2 中等风险治疗

加压泵

另一种常见的淋巴水肿治疗方法是应用间歇性气动加压（intermittent pneumatic compression，IPC）泵。尽管加压泵可缓解并暂时停止水肿发展，但其益处几乎都是暂时性的，并可能导致肢体根部和躯干内淋巴液异常大量淤滞。同时，大量使用加压泵治疗下肢淋巴水肿的患者在每天使用后会出现外生殖器淋巴水肿的情况。通过综合消肿治疗（CDT）能避免这种严重后果。与外科手术干预一样，儿童患者不应使用 IPC 治疗，应避免风险和并发症，并立即开始合适的治疗。

使用加压泵的顾虑包括如下几项。

- 暂时的、逐渐递减的缓解效果。

- 患侧躯干充血。
  - 下肢淋巴水肿患者外生殖器充血。
  - 上肢淋巴水肿患者胸部或背部充血。
- 不要去除蛋白质。
  - 加速纤维化。
  - 压迫区域脱水。
- 不受监控时使用压力不安全。
  - 效果减弱很普遍。
- 延迟本应立即开始的有效治疗。
- 消耗保守治疗的资源。
- 加压泵尺寸可能不适合儿童患者。
- 不利于患者身体活动。

弹力衣和绷带（不适合或技术不过关）

儿童患者在家中由护理人员帮助使用压迫工具的情况并不罕见。如果没有适当的培训或教育，父母可能盲目地使用压力治疗，不考虑其可能对儿童造成的伤害风险。1 岁以下的儿童太小，无法安全使用弹力绷带或弹力衣。根据 Laplace 定律，儿童患者肢体周长很小，受到的相对压力高于成人肢体。由于儿童的韧带和结缔组织柔软，跗骨和腕骨间空间很容易受压力影响。在年幼的孩子身上，骨会在压力作用下自发移动。

严格禁止使用高弹力绷带。如果压力合适，可以使用标准的低弹力绷带。能否使用低弹力材料应根据每名患儿的情况（年龄和其他因素）判断，并在接受淋巴水肿专科医师的培训后，与护理人员共同讨论决定。与弹力绷带相似，弹力衣具有较高的静息压，因此可能不适合 1 岁以下儿童或身材娇小的儿童。CLT 有责任明确必须停止使用的高风险治疗法或压迫工具，用医学上正确和安全的压迫治疗代替。

压迫治疗禁忌证包括以下几项。

- 肢体关键区域有深的、红色压痕或水疱。
  - 腿：足趾底部、足背、足跟、腿弯处、衣服近端边缘。

  ○ 手臂：手掌、手腕、肘弯处、衣服近端
    边缘。
- 弹力衣边缘卷起、窝叠或翻折。
- 压力等级无法识别或太高［压力等级水平
  （CCL）为 2、3、4］。
- 压迫，压力过高（如变窄）或长时间穿着导
  致肢体变形。
- 使用未获得医疗许可的品牌产品。
- 覆盖范围对于患病区域而言过于广泛（阻碍
  远端肢体引流）。
- 覆盖范围不足（忽略需要支撑的区域）。

5.7.3 儿童患者 CDT

即使淋巴水肿在患者婴儿期已经出现，也建议尽
早实施保守治疗。通过尽早开始合理治疗，有望显著
减轻疾病的长期影响，阻止其进一步发展（图 5.70）。

CDT 让患者免受手术和束缚，如使用气动加
压泵、肢体抬高和制动；鼓励儿童进行健康的活
动，积极参与治疗。CDT 的 4 个部分——MLD、
弹力绷带包扎、治疗性锻炼和通过细致的皮肤和
指（趾）甲护理预防感染——对成人患者来说，是
完美的治疗策略。然而，对儿童患者来说，自主家
庭护理治疗的教育包括选择一些适合儿童的、可耐
受的 CDT 方案，目的是充分利用儿童期较短的临
床治疗时间（强化阶段），让效果最大化。这也暗
示，患者年龄太小，应用压迫疗法（弹性或非弹
性）可能为时过早。

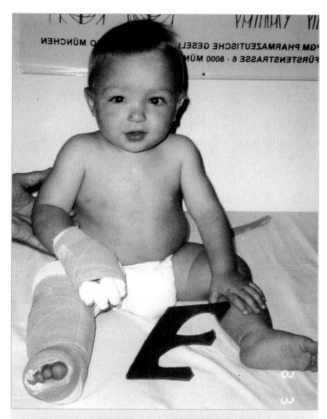

图 5.70　米尔罗伊病，右侧上下象限为患区。在开孔
泡沫和合成棉外层使用低弹力绷带

可能会带来严重且更令人不安的心理或情感后果。

有趣的是，与成人一样，许多淋巴水肿儿童在
多次创伤后都能免于感染，因此与其他患儿相比，
他们在正常活动方面的风险较低。对于每个孩子而
言，治疗者都应慢慢了解掌握他或她的免疫特性。
如果发生感染且某些活动可能是感染的直接诱因，
则需要对这些活动做出调整。大多数淋巴水肿不会
致残；而如果将孩子当作残疾人养大确实会让他们
处于劣势，可能无法体验童年的快乐和自由。

5.7.4 儿童患者实践指南

如上所述，要治疗儿童患者，必须对传统的治
疗方法做出重大调整，特别是治疗婴儿淋巴水肿患
者时。从对几十名患儿的治疗中，笔者收集整理了
如下临床经验。

活动和生活方式
由于淋巴水肿是慢性病且将持续终身，应鼓励
父母允许孩子从事体育、艺术、手工艺及户外游戏
等正常活动。有家长顾虑淋巴水肿增加了患者患急
性感染和蜂窝织炎的风险，这一考虑是合理的，特
别是患者皮肤受伤时。但是，不允许儿童正常游戏

CDT 的一般性调整

先向父母宣教

所有淋巴水肿儿童的父母都必须接受宣教,以真正认清淋巴水肿的慢性属性。该病目前尚无手术或药物可以治疗,依然是一种无法治愈的疾病;然而,通过早期、合理的指导,淋巴水肿相关的继发性组织变化(淋巴滞留纤维化)可以大大减少。在理想状况下,肢体周长可以保持在接近正常的水平。作为治疗目标,随着孩子的成长和 MLD 治疗的日益密集,患者免疫功能和区域淋巴引流也可得到加强。这些好处不容低估,长期来看,效果是非常积极和有益的。通过首先解决父母的恐惧,通常可以缓解患者及家属的过度反应、绝望和沮丧的情绪,与治疗师建立一种放松、充满信任的家庭伙伴关系,这有利于孩子的治疗和成长。不受限制的肢体功能使孩子能进行正常的身体和社会心理活动,在大多数管理良好的淋巴水肿病例中,这是可以实现的目标。对于所有父母来说,这个目标至关重要,有助于解决他们对淋巴水肿作为永久性"障碍"的强烈担忧。

如果父母坚信没有比 CDT 更好的治疗方法,他们将不再犹豫,并最终保护他们的孩子免受绝望、高风险和去尝试未经证实的替代疗法。

治疗师的目标包括以下内容。

- 不支持高风险手术治疗。
  - *建议进行成像管理:淋巴闪烁显像(LAS)* 被认为是不影响 CDT 的可选方法,可能有助于缓解父母的焦虑,确保更好地执行 CDT 计划。LAS 证明缺陷的确是存在的,这是论证不应该进行外科手术时的有力论据。
- 加强患者对 CDT 的信心。
  - 有丰富的文献资料支持可以将 CDT 作为黄金标准应用在所有情况下。其他护理方法都是辅助性的,不能替代 CDT。
  - 开始治疗之前进行 CDT 的教育,帮助父母了解后续需求并坚持进行治疗。
- 提供临床意见。
  - 尽管无法对程度、严重性、感染风险或治疗结果等问题做出绝对预测,但治疗师可以为问题提供合理的答案。
  - 成为父母的淋巴水肿顾问。和大多数医疗人员相比,CLT 接受过更专业、具体的培训,也可以为父母联系到本专业的最佳资源。
- 启动并调整 CDT 的治疗计划。

成为耐心、谨慎的护理人员

年幼的患者说不清楚困扰他们的是什么。如果没有明确的反馈,护理人员必须采取轻松、谨慎的方法进行压迫治疗,并应始终保持平稳心态,不能急于求成。无论患者年龄大小,过于积极的护理对淋巴水肿患者来说都不会有效。特别是对身体组织很脆弱的孩子来说,必须非常小心避免不适,最重要的是避免伤害。必须记住,舒适、快乐的患者才会是依从性好的患者。此外,这些患病儿童面临终身的身体挑战,没有能力控制自己正在接受的治疗方案,他们不应该被未经训练的治疗师治疗,否则压迫手术将是危险的。

父母可能因焦虑而对压迫治疗抱有过大期望,错误地认为"压力越大越好。"这通常是解除绷带后能立即观察到肢体在压迫作用下体积减小的效果所致。然而,与接受压迫治疗的所有人一样,过高的压迫更可能引发不适、疼痛或皮肤感染,可能使淋巴水肿恶化。如前所述,治疗儿童患者时应特别谨慎,避免给儿童造成他们说不清的严重伤害。

同样,父母做 MLD 治疗时,如果笨手笨脚或很粗暴的话可能会适得其反。淋巴管是脆弱的线状结构,可能因不恰当的治疗而痉挛或受伤。父母必须到诊所花时间学习相关技能。学习技能的重要性怎么强调都不为过，同样重要的还有花时间与治疗师进行交流。父母受教育程度越高，越有可能为孩子提供高质量的照顾。

治疗师的目标包括以下内容。

- 比较低弹力绷带与高弹力绷带和弹力衣的特点。
  - 让父母了解工作和静止压力、拉力和分层。
  - 描述为什么需要泡沫填充（多种原因）。
  - 以简单的语言解释 Laplace 定律，帮助父母了解重要填充材料的形状、位置及基本原理。
  - 简单介绍不耐受、疼痛或不良反应引起的症状。
- 介绍 MLD 原理和操作手法。
  - 强调轻触和在皮肤平面工作的重要性。
    - 在父母的皮肤上练习。反复练习直至正确掌握手法。
    - 每个手法都有着着力期和恢复期。
  - 解释必须遵循的消肿顺序的逻辑。
    - 水肿肢体是最后治疗的区域（与直觉相反）。
    - 目标是全面改善引流，使水肿肢体受益。
  - MLD 不是按摩！是一种软组织作用方法，不寻求改善或加强血液循环。手法中没有滑动、摩擦或揉捏。
    - 这对照护者来说很难理解。
  - 将手法简单化。
    - 单手作用，无须多个手法组合。
    - 单手即可覆盖较大的身体区域，因此无须变换过多的手部位置。
    - 仅限泵送式和静止圆式。这些都很容易学习，且具有 MLD 的所有好处。

游戏课程

根据年龄不同，大多数孩子需要适应这种"奇怪的新常规"及负责治疗的治疗师。必须提前计划并预留时间，使用"游戏课程"做好必要的准备和热身，创造舒适、安全的环境，让孩子适应治疗师的风格。

建议包括以下内容。

- 在治疗室安装电视或数字设备，分散孩子的注意力。
- 带来孩子喜欢的玩具、音乐和食物。
- 将柔软、干净的被子放在地板上，尝试在这里进行治疗并使用绷带。
- 如果有帮助，允许父母将孩子抱在腿上接受治疗。

在治疗期间，不停与父母共同对孩子进行口头提示，这种做法通常有很大价值。起初，这种游戏的形式可能看起来效率较低，也可能给寻求快速见效的父母带来更多焦虑；但是，如果跳过这一步骤，敏感的幼儿将不会遵守治疗计划的任何部分，最终效果会更差。

从半强化阶段开始

一般来说，年龄较小的儿童（小于 5 岁）对"半强化"方法的反应最好，因为总治疗时间减少到 2 周，而成人项目则为 4 周甚至更长。这种改良的 CDT 策略的一个好处是它允许在未来几个月内慢慢分配使用尚未使用的治疗时间。这些时间包括频繁的后续访问，访问中父母和治疗师可以检查家庭护理技术，并对儿童整体状况做实时了解。

治疗师的目标包括以下内容。

- 与父母和孩子建立融洽关系。
- 通过教育和给出临床建议缓解父母的焦虑。
- 意识到成人适用的方法过于激烈，会适得其反。

- 了解孩子的耐受性及 MLD 和压迫疗法的影响（如果有迹象显示）。
  - 将任务转交给护理人员之前负责孩子的医学照料。
  - 了解哪些治疗有效。
    - 调整或放弃任何看起来难以忍受、过早或过于激烈的治疗方法。
  - 将护理人员的责任交给父母。
    - 要求护理人员展示正确的手法技巧。
    - 在每次治疗期间重复展示，直到父母可以安全操作。
- 安排后续访问。
  - 频率取决于治疗师对护理人员技能的信心。
  - 在数周内进行初步随访，以后每 2~3 个月进行一次。

从提供 MLD 和自我照料建议开始

对于年龄小于 1 岁的幼儿，MLD 可能非常有效。这种"按摩式"治疗，包括温和、舒缓的皮肤操作，通常很容易被婴儿接受。家长可以在家中按商定的治疗顺序反复治疗，且可能发现治疗的最佳时间是在午睡时间或是孩子睡着的晚上。18 个月至 3 岁的儿童通常更为活跃，不太适应常规治疗，但也可能在小睡时和晚上更容易接受治疗。

正确的 MLD 治疗力度很轻，非常温和，孩子会积极接受，并慢慢将其视为父母和治疗师对自己的一种爱抚。随着时间的推移，孩子也将学会自我照料技能，并在成熟时进行自我 MLD 治疗。

MLD 的目标是让受影响区域和系统内的引流更为有效，同时缓解与淋巴水肿相关的慢性皮肤变化。对儿童来说，早期 MLD 干预对于减缓或逆转此类变化非常有效，特别是在手背、手指、足背、足趾部位。在部分患者中，外生殖器部位也会水肿，这也使 MLD 成为缓解慢性皮肤变化的重要家庭护理方案。

针对年轻患者的 MLD 目标。

- 养成新的常规，使患者对触摸不感到陌生。
  - 如果孩子感受到温柔和爱，会对 MLD 做出积极回应。
- 有效、安全地进行治疗。
  - MLD 可能是最初唯一合适的治疗形式，会带来许多益处。
- 提供一个工具。
  - 任何时候，只要父母抱着幼儿，就可以进行 MLD。
  - 对于非常活跃的孩子，小睡时或晚上可能是最佳定时治疗时间。
- 解决困难的部位。
  - MLD 是手指、足趾和外生殖器部位唯一适合的手法治疗方法。
  - 使用绷带是不可能的，也是不安全的。
  - 对于儿童来说，这些部位的病变往往迅速发展成为慢性病，这意味着 MLD 是重要的治疗方法。

5.7.5　CDT 的局限性

治疗儿童淋巴水肿时，父母和 CLT 都会感到沮丧和受限，这是很常见的。对于成人患者来说，治疗通常以全强度进行，改善效果可以预测并可以测量。这部分归功于患者对治疗的坚持和开放、清晰的沟通。成年患者能够接受全天 24 小时的压迫治疗，接受全身 MLD，并能够以 CLT 满意的方式进行自我护理。治疗师和每位患者之间是直接沟通的关系。

对儿童患者而言，几乎所有护理任务都落在试图学习每项所需技巧的护理人员身上。但在某些情况下，护理人员缺乏 CDT 所需的能力、灵活性、性格或其他特质和资源。在这种情况下，CLT 必须决定如何调整、增加或减少治疗程序或治疗手段，以维持家庭护理的安全有效性。对于年幼患者来说，CDT 的主要局限是治疗强度不够，因此最初的治疗效果较差。压迫是一种强大的治疗手段，可以产生直接、可测量和视觉上明显的治疗结果。虽然在孩子能够安全地承受这种治疗手段前，治疗师可能会要求父母不要进行压迫治疗，但他们也应该知道在大多数情况下孩子 1 岁以后可以接受更多的治疗手段。因此，随着治疗的进行，治疗师必须不断与父母沟通护理计划，以便尝试更多可能，取得更有效的结果。

压迫疗法

如前所述，如果缺乏精心的护理和技巧，压迫疗法的结果可能适得其反。我们期待家长在使用这种疗法时非常谨慎，同时也只有经过治疗师认真评估，才能向最负责任和谨慎的护理人员传授。在所有情况下，即使医师不熟悉淋巴水肿，但在讨论治疗方式，使用抗生素、药物或营养品（胃肠道吸收）时，都需要医师监督。

有些患者太小，不能接受压迫治疗。在其他情况下，谨慎的 CLT 可考虑在诊所调整使用绷带，以便更清楚地了解压迫疗法可能给患者病情带来哪些改善。定制的儿童绷带可能暂时不适合由父母帮助孩子使用，但可能会带来一些儿童对压迫治疗反应的重要线索。

随着婴儿学会站立和行走（9 月龄以上），腿部和足的淋巴水肿问题可能恶化。这时应该探索使用部分压迫治疗策略。唯一禁止使用强化压迫包扎的情况是象皮病，但这种情况很少见于婴儿。治疗师和父母必须仔细权衡好处和坏处，因为笨重的多层包扎可能会影响孩子安全"蹒跚学步"的能力。使用绷带后膝关节弯曲爬行变得更加困难，而在手臂淋巴水肿的情况下，绷带可能会在很大程度上损害触觉使孩子不能完成简单的抓取任务。由于这些原因，也考虑到儿童对压迫耐受水平，2 周（多于

10 次治疗）的强化阶段通常足以提供优质的护理，包括对父母进行家庭护理教育。

在这 10 天内，治疗师的目标包括以下内容。

- 在不施力的情况下实现可测量的软化和体积减小。
- 了解肢体独特的压迫梯度，为获得最佳的长期改善做好准备。
- 有效教授一名或多名护理人员使用基本和定制的 MLD 技法。
- 有效教授一名或多名护理人员安全使用弹力绷带。
- 如果条件合适，测量任何需要的弹力衣尺寸。
- 帮助父母了解感染的体征、症状和治疗方法。

压迫疗法考虑的因素如下。

- 分散孩子的注意力是关键。
  - 使用视频、书籍或玩具让孩子安静下来，固定绷带。有条理、快速、安全地工作。
- 治疗师必须起带头作用。
  - 自己先动手，然后再教授他人。
  - 研究自己工作的成果，准确记住使用的具体技法。
  - 重复有效的部分，调整无效的部分。
  - 了解肢体的特点及其对治疗的反应。
- 教授护理人员，但是应注意以下内容。
  - 预料到该技法可能过于复杂而无法掌握。
  - 提炼技法的核心内容，以便护理人员更好地掌握。
    - 增加或减少材料。
    - 在封套内填充泡沫垫片。
    - 使用足够的胶带固定各层次。
- 仔细评估家长掌握的情况。
  - 目标是每次治疗都获得改善。
  - 必须停止不安全使用绷带。
- 评估孩子的负担。
  - 睡觉时穿着使用不困难。

○ 清醒时穿着使用可能有困难，主要涉及运动和安全问题。

5.7.6　与年龄相关的 CDT 方案调整：从出生到第一步

徒手淋巴引流（MLD）始终适用。应让护理人员明白以下核心原则。

- 作用力仅停留在皮肤表层。
  - 无摩擦、挤压、滑动或揉捏。
  - 不是"按摩"。应避免使用这个词。
- 作用力的方向总是朝向水肿肢体近端。
- 每个手法都分为着力（作用）期和恢复（放松）期。
- 力度柔和，动作缓慢、舒缓。
- 仅演示 Vodder 博士的泵送式和静止圆式技法。
  - 省略旋转式和铲式技法。
- 切勿忽视足趾和手指，避免发生慢性变化。
- 请记住，"婴儿肥"会覆盖在水肿上方，不利于发现 MLD 的积极效果，即明显可触的软化或点蚀。
- 目前的目标是阻止水肿进一步发展，实现细微改善。
- 经常治疗是有益的，这也是目前唯一适合的方式。
  - 每次 20 分钟，每天 2~3 次。
  - 小睡时间，晚上，与父母联络感情的时间。

压迫疗法

除少数严重淋巴水肿病例外，应避免在婴儿期进行压迫治疗。应始终寻求医师的监督，以排除引起幼儿极端水肿的其他原因。

5.7.7　与年龄相关的 CDT 方案调整：从站立月龄到幼儿和更大年龄

儿童 MLD

- 经常进行日常护理。
- 始终强调所有核心原则。
- 每次随访都要与护理人员一起练习。
- 遵守并分析治疗顺序，根据效果进行调整。

压迫疗法

为抵抗重力影响，需要进行压迫治疗；以下预防措施仍然适用（图 5.71）。

- 如有任何不适、疼痛或不耐受迹象，必须降低压力。
- 出现止血带效应迹象必须及时纠正。

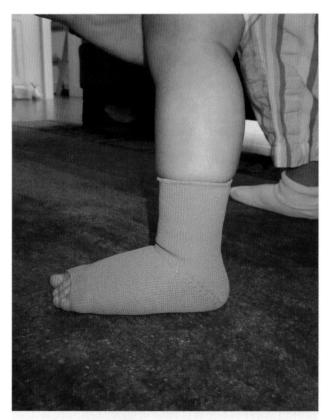

图 5.71　平织儿童踝袜。1 级压力

- 出现淋巴逆流动的迹象表明技术差，服装不合身或缺乏梯度。
- 必须解决并纠正皮疹、擦伤、水疱、过敏或红斑过多的现象。
- 肢体轮廓异常表示压力过高和（或）衣服不合身；还表明梯度未达到最佳。

一旦孩子开始站立和行走，就可以开始考虑使用弹力衣和绷带。每种类型的弹力衣物都有不同的压力，对所有年龄和有淋巴水肿表现的患者都是有益的长期策略。对于非常年幼的孩子，并且在皮肤没有发生慢性改变的情况下，弹力衣物具有诸多益处。

衣物的好处

- 衣物面料纺织时具有医学上正确的梯度压力。
  - 使用绷带需要靠护理人员来制造梯度压力。
  - 压力等级（支持强度）可以通过选择织物类别控制（始终为 CCL 1）。
  - 可以通过测量使弹力衣贴合患者身体，重点为水肿肢体部位。
- 与笨重的绷带相比，弹力衣是单层面料。所以它们有以下优势。
  - 对走路速度的影响较小。
  - 在温暖的气候或季节穿着凉爽。
  - 整体重量更轻。
- 需较简单的技术培训即可正确穿脱衣物。
  - 不容易错误穿脱。

衣物的问题

- 衣物是定制的，价格昂贵。
- 儿童患者生长速度很快，衣物更换很频繁。
- 应对衣物进行专业测量，以确保精确贴合。
- 如果不遵守相关注意事项，穿着衣物可能引

发危险。
  - 切勿在夜间（全天候）穿着。
  - 不允许衣物长时间卷边或堆叠。

5.7.8　弹力材料的特殊考虑因素

大多数弹力绷带的尺寸适合成年人，但对于幼儿或婴儿患者而言太大。以下针对材料的重要调整建议，旨在增强压力的积极效果，减少负面影响。

- 使用小尺寸的材料。
  - 选择 4cm 宽的低弹力绷带卷替换手足使用的标准 6cm 宽绷带卷。逐渐使用 6cm 或 8cm 低弹力绷带作为肢体部位使用的最大宽度绷带。
- 保护皮肤。
  - Velfoam 是一种对儿童皮肤作用温和的特殊产品。这种羊毛衬里泡沫填充材料非常适合脆弱的组织，应该与其他填充材料共同使用或替代使用（图 5.72）。
- 合成棉、泡沫卷。
  - Artiflex，Cellona 和 Rosidal Soft 的合成棉或泡沫填充物也可作为耐磨层广泛与泡沫结合使用。请记住，使用材料卷时会发生移位，因此这些衬垫应和扁平泡沫共同使用（图 5.73）。
- 考虑周长。
  - 省略足趾。足趾太小无法有效包裹。止血带效应更可能发生在小周长部位，如想尝试使用，应非常小心谨慎。用温和的 MLD 治疗足趾，加强手法操作。
  - 选择 4cm 材料包裹手指，使用传统材料如 Transelast 或 Elastomull。注意将绷带对折成双股，这有助于将绷带集中在较小的皮肤区域。
- 考虑材料使用的顺序。

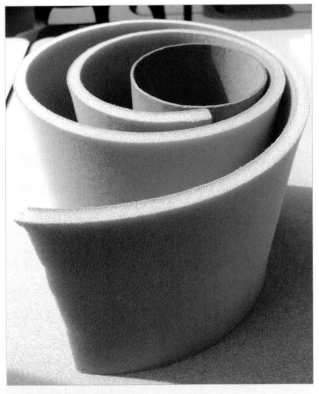

图 5.72　儿童皮肤适用的软泡沫卷（Velfoam）

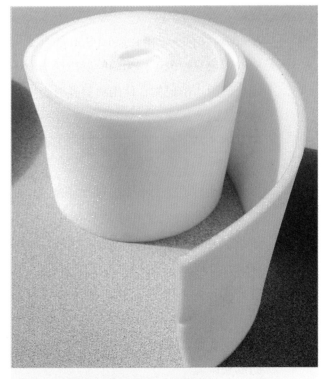

图 5.73　儿童皮肤适用的软泡沫卷（Rosidal Soft）

- 通常在使用乳液之后穿戴弹力织物（TG，Tricofix）；但弹力织物也可能刺激幼儿的皮肤。可以先使用合成棉，然后再使用弹力织物和泡沫或完全不用后两者（图 5.74）。
- 服装的作用。
  - 弹性套管可提供正确的医用梯度压力，比护理人员自行缠绕的绷带更精确。
    - 家长可以放心，他们担心自己"比专家差的包扎技术"带来的影响可以通过白天的梯度压力纠正。
  - 白天，孩子得以从笨重的绷带中解放出来。
  - 毫不影响孩子的正常发育，如爬行和步行的协调性。

5.7.9　总结

早发原发性淋巴水肿对淋巴水肿专家来说是一个令人不安的挑战，对于父母和其他亲近孩子的人来说，它是毁灭性的。一旦最初的冲击过去，大多数父母会积极寻求解决方案，但他们往往只发现自己对本领域的治疗缺乏临床知识、深入的理解和过硬的能力。训练有素的淋巴水肿专家成为家长最依赖的资源，为孩子的成长填补了空白，提供了看得见、安全、有效的治疗工具。

本部分致力于解释哪些是必须针对年轻患者进行的调整，以便可以从低强度开始进行 CDT，同时取得有价值的治疗效果。儿童 CDT 取得效果的一个最重要因素是父母或护理人员，他们应成为治疗师的直接延伸，负责孩子大部分日常生活中的治疗。虽然 CDT 是淋巴水肿的国际黄金标准疗法，但如果不遵守特殊的幼儿治疗注意事项，CDT 是存在潜在危险的。这一点必须明确告知护理人员并经常强化他们的意识。

只有患者把原发性淋巴水肿当成残疾时，这种

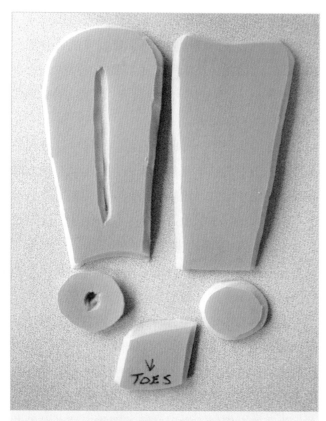

图 5.74 Velfoam 裁剪成适合下肢使用的形状

病症才会真的变成"残疾"。大多数成年原发性患者在儿童或青少年时期即被诊断为淋巴水肿，但他们并没有去过残疾人的生活，而是过着与常人毫无二致的充满能量、热情和乐观的生活。治疗师在治疗患者或与患者父母交流时，必须强化并表达一种健康的情绪和心理角度。

患儿的父母应该考虑允许孩子进行正常活动，包括身体接触类或力量型活动，只有在真正发生不良后果以后再限制活动。感染对部分患者很常见，但对另一部分患者很罕见，所以它不应该成为限制儿童在没有既往病史的情况下进行活动的原因。

免疫缺陷的确可能存在，但情况千变万化，且与淋巴水肿的严重程度无关，因此需要对每名患者的情况进行具体研究。对所有患者而言，当孩子达到 5 岁或以上时，即可增加治疗强度，获得和成人

治疗策略一样的预期效果。如果孩子能适应治疗，保持放松和配合，淋巴水肿专家将有更多机会深入探讨 MLD 和压迫疗法的应用。

5.8 CDT 方案调整：原发性和继发性淋巴水肿

5.8.1 原发性淋巴水肿患者的治疗方案调整

众所周知，淋巴发育不良（发育不全或增生）是原发性淋巴水肿的根本原因，该类患者的淋巴系统基本完整但发育不充分。但如果不进行影像学研究，利用邻近部位完好的淋巴系统（如单侧继发患者）引流的标准方案是否能取得同样可预期的结果将一直得不到确切答案，因为患者局部或整体淋巴系统的运输能力是不充分的。在制订护理计划时，治疗师应自问以下问题。

关于 MLD

- MLD 是否应从区域淋巴结开始，逐渐进行到身体肿胀部位？
  - 区域淋巴结是否完好无损？
  - 是否对其进行过手术取样或切除？
- 如果治疗区域淋巴结，治疗是否应跨越分水岭延伸至邻近地区？这是否足以确保良好的治疗效果？
- 引发身体其他部位肿胀的风险有多大？
- 应该积极治疗还是谨慎治疗？

关于压迫

- 仅存在远端区域水肿时，是否应包裹整个肢体？
- 是否有理由担心淋巴液流动会引发未受累区域的肿胀？
- 如果多个肢体肿胀，应对治疗进行哪些

调整？

● 现有的淋巴通路能承受压迫而不产生不良影响吗？

以下 5 种主要的患者治疗方案涵盖了常见的不同挑战，并有助于回答上述问题和顾虑。

情景 1：原发性淋巴水肿伴远端肢体受累

MLD 调整（图 5.75）

在原发性淋巴水肿病例中，MLD 治疗应始终包括区域淋巴结。尽管肿胀存在于同一象限，但临床医师不能确定局部淋巴结对治疗无效或不起作用。在大多数原发性淋巴水肿病例中，淋巴结和血管发育不全是遗传性发育不良的主要表现。有趣的是，在某些情况下，病情可能经过数十年的发展都不会累及整个肢体，这加强了导致这种发育不全变异的独特的未知性。

在这些病例中，如果可以在不造成伤害的前提下进行影像学研究，能够发现在没有任何腹股沟或近端肢体畸形的情况下，远端局部淋巴出现异常。事实上，大多数淋巴水肿病例无法呈现清晰的基本解剖图像。因此，临床医师通常面临着挑战，要在没有诊断研究明确指导的情况下，调整 CDT 使其适应不同类型的患者。

在这个例子中，肿胀很轻微，所以可以解释的是，腹股沟淋巴结本身位置较远，且还没有被近端象限影响出现继发性阻塞。测量时，肿胀边缘显示了小腿近端的正常周长（与另一条腿相比）。调整 MLD，加入对腹股沟淋巴结的治疗是一个简单的调整补充；然而，由于腿部远端是唯一受累区域，所以是否应治疗同侧腹股沟 – 腋窝吻合是个问题。

在这些特殊情况下，将腿部作为完好无损且健康的肢体对其治疗（朝向区域淋巴结），可以得到有效的治疗结果。因此，MLD 的目的是刺激局部淋巴管活动，引导淋巴液向完整的局部淋巴结方向流动。为了绕开腹股沟淋巴结而试图将远端淤滞的淋巴液部分转移到腋窝淋巴结是很难实现的，因为整个下象限到横向分水岭并没有堵塞。因此，应假定这部分淋巴管的功能是完整的，臀部、下腹和大腿的淋巴液仍然流向腹股沟淋巴结（远离分水岭）。

然而，重要的是要考虑到，在没有近端受累（小腿体积较大，大腿正常）的中、重度远端肢体水肿时，由于压迫治疗期间流经近端组织的淋巴液体积过大，CDT 期间可能会出现肿胀。如果发生这种情况，应利用同侧腹股沟 – 腋吻合引流。由于近端区域以前没有发生水肿，因此这些组织在强化期治疗后通常能恢复正常。

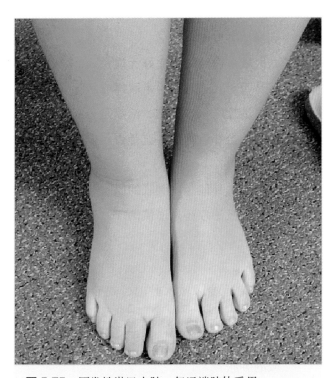

图 5.75　原发性淋巴水肿：仅远端肢体受累

MLD 调整变化总结：原发性淋巴水肿（仅远端肢体受累）

● 即使整个象限受累，治疗也应始终包括淋巴结。我们永远不知道它们将在多大程度上帮助提高治疗效果。

● 在远端肢体受累且不穿越分水岭的情况下，

对区域淋巴结进行治疗。

● 在累及近端肢体的情况下建立吻合。

● 小心治疗邻近区域淋巴结组（见下文"压迫治疗注意事项"）。

● 治疗中始终包括深淋巴系统（静脉角、胸导管、腹部）。

压迫治疗注意事项

有证据表明，对未受累近端组织的压迫治疗会对远端肢体区域造成不利影响。这一后果最有可能是高压情况下正常引流受阻引起的。随着绷带的使用，水肿组织在其工作压下软化和消肿，局部压力减轻。相反，未肿胀肢体缺乏这样的反应能力，因为压力下不存在消肿的问题。此外，由于淋巴管没有淋巴液"缓冲"，它们可能会在压力下塌陷，很难正常工作。

临床意义

压迫包扎是一种高效、有力的促进液体运动的方式。在原发性淋巴水肿中，淋巴系统（整体和局部）运输能力未知，再加上淋巴管和淋巴结解剖结构的变化，导致压迫效应难以预测。一般来说应注意如下内容。

避免压迫未受累的组织。

● 当水肿在膝关节以下时，包裹到膝关节以下。

● 如果手部和前臂受累，包裹前臂近端，不包裹上臂。

包扎受累组织肌肉和关节泵（自然静脉和淋巴泵）。

举例如下。

● 如果只有足部受累，仅包扎踝关节（低靴高度）。

● 如果从足趾到小腿远、中端受累，包扎踝关节和小腿肌肉泵。包扎至膝关节以下。

● 如果从足趾到膝关节受累，包扎踝关节、小腿泵和膝关节（恰好在膝关节上方停止包扎在技术上很难实现）。

● 如果整条腿受累，包扎至臀部。

检查是否出现新的阻塞。

如果绷带上方出现肿胀，且是由绷带引起的，应调整适应新出现的肿胀组织。

● 如果膝关节以下小腿绷带（膝关节高度）导致膝关节和大腿远端充血，则应包扎至大腿根部。

● 考虑交替包扎：周一半腿，周二全腿，如此重复，交替"充血"，让近端组织交替"阻塞"和"释放"。

情景 2：原发性淋巴水肿（单侧下肢完全受累）

一定要记住的是，原发性淋巴水肿常涉及腹股沟和盆腔淋巴结发育不良（图 5.76）。Kinmonth 的研究表明，即使只有单侧肢体有症状，发育不全通常也是双侧存在的。这一事实提醒我们在治疗计划中还要对完整、无损伤组织的状态进行临床评估。

当水肿"边缘"接近或包括近端肢体（上臂或大腿）时，仅对局部淋巴结进行治疗（如情景 1 所述）可能不足以吸收消肿治疗期间的淋巴负荷。经过仔细观察，我们可以看出肿胀可能确实累及了肢体连接的躯干部分。因此一般而言，当肢体水肿接近躯干分水岭时，应向邻近淋巴结群建立吻合。但是，要制订安全的治疗计划，必须考虑以下事项。

单侧下肢原发性淋巴水肿的注意事项及预防措施

应始终记录患者的完整病史，确定肢体受累程度，协助制订治疗计划。关键问题包括以下几项。

● 对侧腿是否稳定？

● 对侧腿是否出现水肿（第 1 阶段），甚至间歇性水肿？

● 对侧腿有没有患过蜂窝织炎？

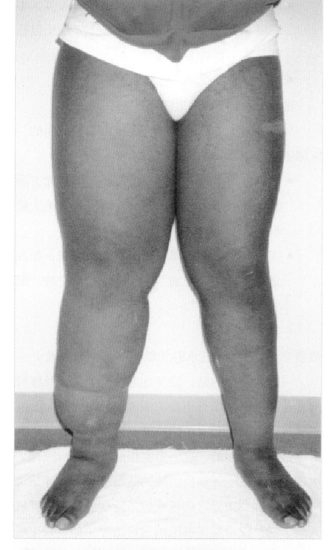

图 5.76　原发性淋巴水肿：单侧全腿受累

- 对侧腿 Stemmer 征是否为阳性（如果是，则对侧腿已受累）？
- 患者是否有任何与对侧腿相关的亚临床（第 0 阶段）主观反应？
- 当前是否有任何可触及或可见的肿胀未引起患者注意或未被承认？

如果这些问题的任何一个得到了肯定的回答，临床医师均应避免利用双侧腹股沟（interinguinal anastomosis，IIA）吻合进行治疗，这样对侧腿就不会因受累肢体额外淋巴负荷而受到影响。

值得注意的是，许多所谓的单侧肢体受累患者

确实有双侧肢体症状；然而，患者主观关注的是受累严重的肢体，而忽视了受累轻微的对侧肢体。

如果患者对侧肢体明显未受累，并且有完整的病史，临床医师可决定是否使用 IIA。

通常情况下应注意以下几点。

- 始终进行同侧 IAA 治疗（在这里多花点时间）。
- 每次治疗前，治疗师要仔细检查患者的对侧腿，以评估任何变化。
- 如果患者的对侧腿出现水肿，立即停止 IIA 吻合治疗。
- 可能需进行压迫治疗，以恢复对侧腿的平衡状态。

情景 3：原发性淋巴水肿（单侧上肢），成年患者（图 5.77）

除儿童患者之外（米尔罗伊病），原发性上肢淋巴水肿是很罕见的，很少在后期自然发生。在几乎所有单侧上肢淋巴水肿的病例中，对侧手臂不受影响，而且终身如此。临床经验表明，通过腋窝间吻合治疗受累手臂，造成未受累手臂不稳定的风险非常低。值得注意的是，下肢淋巴水肿主要由发育不良（发育不全）引起，而上肢淋巴水肿的主要原因尚未查明。实验动物模型也证实了这一结果。

由于该病与成人米尔罗伊病（如本文所述）的诊断滞后有关，预计将有以下挑战和好处。

- 成人更愿意接受治疗，必要时可以进行高强度治疗。
- 原发性淋巴水肿的成人患者通常特别希望获得哪怕只是轻微的改善。淋巴水肿是终身的挑战。训练有素的治疗师和全面的治疗体系最受患者欢迎。
- 预计会出现高度纤维化组织和蜂窝织炎病史。反复的蜂窝织炎会加速纤维化皮肤的变化。

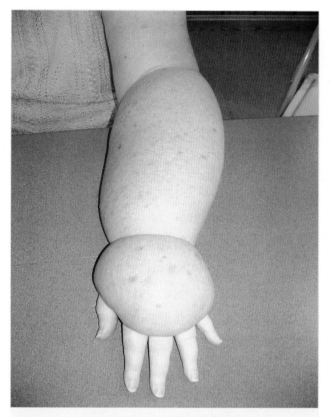

图 5.77　原发性淋巴水肿：单侧上肢受累

- 探索压迫梯度的变化，通过家庭压迫治疗获得最有效的长期效益。记住，患者的解剖结构有异常，因此淋巴液引流情况可能会出现相应改变。见场景 1 中关于基本原理和建议部分的讨论。MLD 治疗见 "MLD 注意事项：米尔罗伊病（儿童）"。

情景 4：原发性淋巴水肿，儿童（上肢和下肢合并讨论）

大多数上肢原发性淋巴水肿与米尔罗伊病有关。有些患者很小的时候就进行了适当的医疗干预，有些患者直到几十年后才开始。基于情景 2 和 3 中提出的观点，应制订治疗计划，把未受累身体部位的风险降至最低。该计划应根据对患者特定疾病类型（米尔罗伊病）的最新了解，通过观察、触诊、病史和当前严重程度来管理。

图 5.70 中，儿童单侧右臂和右腿受累，左上肢和下肢没有受累迹象。如前所述，通过侧腋窝间吻合（前、后）从右臂至左臂穿过矢状分水岭的治疗被认为是低风险的方法。相反，对于所有原发性下肢淋巴水肿患者而言，对侧腹股沟淋巴结的治疗具有高风险。此外，对儿童患者而言，随着成长，还应在治疗过程中检查腹部肿胀（肠发育不良引起的腹膜后腹水）和生殖淋巴水肿。如果认为肿胀将只停留在早期表现出来的肢体肿胀，那将是轻率的判断。与较晚期表现出的症状相比，早期症状说明功能不足更加严重，但随着时间的推移，症状可能会发生轻微或巨大的变化，因此我们必须全面了解患者表现并随时调整治疗方案。

以下建议是一种目前使用的保守方法，即用 MLD 治疗米尔罗伊病儿童患者。随着儿童年龄增长，淋巴区域继续表现出功能的强弱变化，治疗师据此不断调整 MLD 治疗方案。以下顺序是大致顺序，未包括精确步骤。

MLD 注意事项：米尔罗伊病（儿童）

累及单侧腿

- 治疗颈部、腹部。
- 治疗同侧手臂。
- 治疗受累腿至同侧腹股沟淋巴结。
- 不治疗对侧腿。

累及单侧手臂

- 治疗颈部、腹部。
- 治疗手臂至同侧腋窝。
- 治疗手臂至对侧腋窝（监测手臂过载现象）。
- 治疗手臂至同侧腿部（监测腿部过载现象）。

累及双侧腿

- 治疗颈部、腹部。
- 双侧治疗同侧手臂。
- 分别治疗双腿，包括腹股沟淋巴结。
- 不治疗 IIA 吻合。

累及单侧手臂、单侧腿

- 治疗颈部、腹部。

- 治疗手臂至同侧淋巴结和对侧腋窝。

- 如果同侧手臂不受累，治疗腿部至同侧淋巴结和腋窝。

- 如果同侧手臂受累，治疗腿部至同侧腹股沟淋巴结。

- 不得跨越 IIA 治疗（除非密切监控）。

累及单侧手臂、双侧腿

- 治疗颈部、腹部。

- 治疗手臂至同侧淋巴结和对侧腋窝。

- 治疗一侧受累腿至同侧未受累腋窝。

- 治疗另一侧受累腿仅至腹股沟淋巴结处（与受累臂同侧）。

- 不得跨越 IIA 治疗。

累及双臂、双腿

- 治疗颈部、腹部。

- 肢体治疗仅限于同侧区域淋巴结。

- 无论严重程度如何，都不要建立吻合。

压迫疗法注意事项：米尔罗伊病（儿童）

使用压迫疗法前，必须仔细考虑原发性淋巴水肿儿童患者的多重影响因素。

具体包括以下几项。

- 皮肤对多层低弹力复合绷带材料的耐受性。

- 如果不舒服，儿童不能清晰地沟通或反馈。

- 小半径情况下，治疗压力与超压水平（Laplace 定律）问题。

- 对步态、运动、平衡、功能和发育的干扰。

- 父母监督水平与能力，是否能安全管理被压迫治疗的肢体。

出于经常讨论的原因，对儿童淋巴水肿患者进行压迫治疗，均应非常小心。通常认为，12 月龄以下的婴儿太小不能接受压迫治疗，除非治疗师技能高超、经验非常丰富。超过 16 月龄时，患儿可以穿着弹力衣，也可以谨慎使用弹力绷带。尽管治疗师可以在患者更年幼时熟练地进行包扎，但家长需要每天重新包扎，并很有可能使用过强的压力。必须始终定制弹力衣，并熟练测量，压力等级不能超过 1 级（CCL 1）。

由于患者肢体周长较小，相对压力高于成人肢体，因此必须密切监测患者肢体的压迫梯度和配合度。

压迫疗法调整总结

- 12 月龄以下的婴儿（一般）不接受压迫疗法（这不是绝对禁忌证，而是强有力的预防措施）。

- 12 月龄以上的儿童只接受淋巴水肿专家治疗（如果治疗师没有儿童患者治疗经验，应寻求指导）。

- 弹力衣、弹力绷带均不会扰乱步态。早期更倾向于穿着弹力衣。

- 弹力衣比弹力绷带的压力分布更均匀，可能效果更好。

- 弹力绷带包扎方案必须考虑对发育节点的影响。

- 组织非耐受性必须最低。敏感性和柔软性都很高。

- 压力不得引起疼痛。记住，儿童患者的反馈能力是有限的。

- 与成人患者一样，应评估水肿边缘，压迫治疗仅包括关节和肌肉泵。避免通过过度包扎来寻求更好的引流效果。

情景 5：原发性淋巴水肿（双侧下肢），成年

由于双侧腹股沟淋巴结组都不能接收对侧受累肢体的淋巴液，中矢状分水岭必须被视为真正的"分水岭"，将两侧区域共同承担的淋巴负荷分开。如前所述，应利用同侧腹股沟淋巴结促进水肿再吸收。然而，如果远端出现中重度表现，单独对腹股

沟淋巴结的治疗很可能不会产生良好效果。

治疗方案的核心是双侧同侧腋窝淋巴结的治疗和深淋巴系统的准备（颈部、腹部的 MLD 顺序）。所有双侧淋巴水肿患者，无论是轻度还是重度水肿，其中矢状分水岭必须成为双侧区域的分界线。关于包扎，应根据水肿边缘和受累组织的状态，对各肢体进行有针对性的压迫治疗。

轻度双侧原发性淋巴水肿

如果是轻度双侧原发性淋巴水肿（图 5.78），治疗师应注意以下要点。

- 切勿穿过中矢状分水岭。
- 治疗每一侧肢体的腹股沟淋巴结。
- 如果全部肢体受累，则应建立双侧 IAA（见情景 1）。
- 在强化阶段，注意外生殖器受累情况。

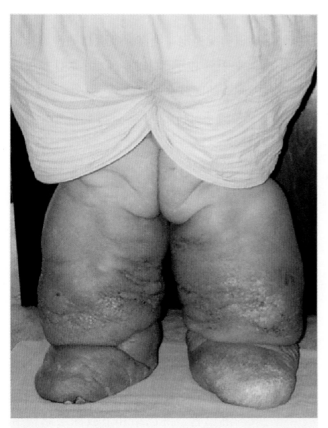

图 5.78　原发性淋巴水肿：双侧下肢

- 监测手臂是否有肿胀，这是非常罕见的并发症。

象皮病

对象皮病患者而言，关键问题如下。

- 肾功能（利尿能力）。
  - 预计大量液体会转移到中央循环。
  - 确定尿量，密切监测。
  - 部分患者需要医疗支持。
- 近端组织（大腿、躯干、外生殖器）阻塞或淤滞。记住，解剖结构异常时引流可能迟缓。
- 肢体体积减小速度过快，近端组织负荷过重。
  - 减轻压迫强度，增加 MLD 强度。
- 快速消肿导致绷带移位，失去握力和压力。
- 组织脆弱和松弛（病变速度可能很快）导致疼痛、蜂窝织炎发生率升高，以及易形成小伤口。

5.8.2　继发性淋巴水肿患者的治疗方案调整

继发性淋巴水肿由多种病因引起，包括创伤、未经治疗的慢性静脉疾病、肥胖、手术和其他原因。考虑到淋巴损伤的严重程度、时间顺序和其他可能使病情加重的因素，继发性淋巴水肿在治疗反应方面可能具有欺骗性。必须根据患者实际反应监测治疗强度，并相应调整方案使其适应每位患者。以下指导原则有助于治疗师做决策，避免对轻微病情过度治疗或对严重病情治疗不足。

情景 6：继发性下肢淋巴水肿（轻度，远端）

简单地说，如果继发性淋巴水肿是腹股沟淋巴结损伤（手术、放射治疗或其他原因）引起的，治疗师唯一关心的就是受损区域（如同侧腿、下躯干、臀部、外生殖器）。对这类患者通常通过深淋巴准备（颈部、腹部顺序），并通过两条吻合的侧支途径（腹股沟和腋窝 – 腹股沟），利用同侧腋窝淋巴结和对侧腹股沟淋巴结进行治疗。

如果淋巴水肿的临床表现刚刚出现，水肿边缘可能只涉及足趾、足背或足踝。为了提供周到、恰当的护理，应避免积极地进行 CDT，否则可能被视为过度医疗。

压迫疗法建议

- 与轻度远端原发性淋巴水肿（图 5.79，情景 1）一样，在受累部位、相关关节和肌肉泵使用绷带或弹力衣。本步骤有助于避免液体淤滞。
  - 如足部远端受累，绷带包扎至鞋高（低靴），适合穿踝（足踝高度）弹力袜。
  - 如足部和踝关节受累，绷带包扎至靴高或膝关节以下。两种包扎方式轮流使用，适合穿腿（膝关节高度）弹力袜。
  - 如足、踝或小腿远端受累，绷带包扎至膝关节以下用，适合穿腿（膝关节高度）弹力袜。

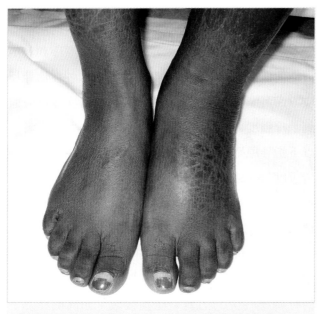

图 5.79　继发性淋巴水肿：轻度，单侧远端水肿

评估效果，然后调整方案

在部分受累肢体绷带包扎案例中，水肿可能会浸透绷带附近的组织，并在 MLD 后依然可见和（或）可触及。这并不是意料之外的结果，必须包扎更广泛的面积以达到消肿目的。有时可交替使用两种不同的绷带以增加压迫梯度的陡度。此类方案可能包括以下内容。

- 周一——包扎至足踝（结果：足部大幅消肿，但小腿饱和）。
- 周二——包扎至膝关节（结果：足部小幅消肿，小腿同时消肿）。
- 周三——包扎至足踝（重复）。
- 周四——如有必要，包扎至膝关节（如果结果相同，重复程序）。

这种调整的结果是能有效缓解远端区域的肿胀，同时避免近端区域淋巴液淤滞。根据包扎治疗结果，可以选择合适的弹力衣。如果小腿需要比预期更多的支撑，则需要一条及膝高的弹力袜。相反，如果小腿情况稳定，则需一条踝高的弹力袜。

注意远端手臂和手部水肿可以用类似方法治疗，以改善顽固的四肢水肿。

MLD 建议

部分轻度的远端肿胀会持续数月甚至数年，但不会明显发展到近端组织。因此，可以合理地假设，机械功能不足不代表象限整体功能障碍。简单的压迫治疗可能足以在一段时间内解决水肿问题。然而，如果采用 MLD 疗法，临床医师应考虑方案的使用范围和彻底性，避免浪费时间和资源。

方案调整包括以下内容。

- MLD 应始终涉及深层结构（颈部、腹部、呼吸系统）。
  - 深层系统完好无损，将继续通过完好的腹股沟淋巴管、淋巴结和下肢深层结构引流。MLD 可以通过有效通路提高引流效率，促进侧支引流。

- MLD 包括大腿、膝关节和小腿近端治疗。
  - 如果这些组织目前无水肿，则其功能正常；否则，淋巴液将开始淤滞。
  - 记住，浅表系统和深层系统之间存在穿支。

临床观察

单侧继发性淋巴水肿的典型治疗方案涉及同侧腋窝淋巴结和 IAA，很可能是无效的，因此这里可以忽略。

这一结论来源于临床经验，而低强度治疗的理论基础也支持了这个结论。其他方式治疗也是一种选择。治疗师应考虑以下事项。

- 淋巴损伤可能不是绝对的；因此，淋巴结构可能是部分完整的。
- 目前尚处于早期。创伤的更广泛影响可能会慢慢出现。
- 轻度远端水肿时，受累象限内的近端淋巴组织仍在工作（组织尚未出现肿胀）。
- 浅表创伤可能不会伤害深层结构，反之亦然。
- 深层淋巴系统功能正常，穿支帮助浅表收集管绕过创伤部位，排空淋巴液。
- 一些患者的储备功能较强。
- 创伤部位可能出现淋巴结 - 淋巴结吻合和愈合。
- 功能正常的近端淋巴组织（小腿、大腿、躯干）阻碍淋巴液向上象限流动，应向腹股沟淋巴结引流。因此，足部淋巴液不能穿过横向分水岭进入上象限。

情景 7：继发性淋巴水肿（单侧表现，双侧倾向）

类似于单侧原发性淋巴水肿，对侧肢体"不受影响，但易患"，部分继发性表现引发关注，并影响强化 CDT 前的护理计划。

在通常情况下，即使两侧下象限都受到近端同一创伤或破坏，淋巴管和淋巴结的机械性破坏也不是对称的（按照不同的时间线）。为了避免并发症，临床医师必须熟悉创伤的类型，并评估其对淋巴结构的影响，制订合理的护理计划。

5.8.3　淋巴水肿的潜在诊断和外科治疗进展

治疗师必须理解并意识到以下几点。

- 盆腔癌患者通常会进行双侧盆腔淋巴结取样。
  - 虽然目前只有一条腿受累，但另一条腿受累的倾向性很大。
- "根治性"手术的定义意味着淋巴结切除。
  - 常规子宫切除意味着仅切除器官。患者不易患淋巴水肿。"根治性"子宫切除使患者易患淋巴水肿。
- 盆腔癌的放射治疗可从内部或外部进行。
  - 外部光束辐射（穿过皮肤）可能带来可见和可触及的组织变化。医师会用记号标记指定放射区域。损伤可能从皮肤开始，但会广泛影响深层组织。
  - 内部辐射（近距离放射治疗）可通过放置在阴道或直肠内的辐射棒或辐射粒进行。组织损伤不可见或不明显。放射区在临床上变化不明显，但必须考虑到可能会有长期的辐射效应。CDT 禁忌证仍然适用。
- 盆腔和腹部器官淋巴引流。
  - 外科医师对受累器官的淋巴结进行取样分析，确定癌症阶段。
  - 外科医师通常会从左、右侧淋巴链中采集淋巴结样本，使四肢区域易水肿。
  - 深层淋巴结受损导致淋巴液流向远端完整的淋巴结和淋巴管（骨盆淋巴结回流至腹

股沟淋巴结和相关区域等）。

深淋巴结切除术患者的 MLD 建议

盆腔或腹部淋巴结取样，无论是切除还是放疗，都会干扰所有远端淋巴结和淋巴区域，导致机械功能不全。因此，从受累腿到未受累（尚未诱发）腿的 MLD 治疗忽视了双腿共同的深层引流系统。这种做法风险很高，被严格禁止，因为它很可能引发对侧水肿。

可替代方案如下。

- 治疗深层系统（颈部、腹部，如果禁止使用压力手法，则以腹式呼吸代替）。
- 治疗同侧腋窝淋巴结。
- 治疗同侧 IAA。
- 绕过腹股沟淋巴结治疗相关水肿下肢。
- 避开 IIA。
- 始终监测未受累对侧腿的变化。

压迫疗法建议

如果整个单侧象限受累（同侧臀、下腹、外生殖器），对躯干进行压迫治疗可能会有所帮助。然而，由于对侧下象限有患淋巴水肿的高风险，必须仔细考虑压迫治疗的选择，避免未受累肢体负荷过大。

弹力衣的配置应注意如下要点。

- 大腿高弹力袜，白天忽略近侧或躯干区域。
- 连裤袜，为易患（未受累）腿提供额外的压迫支持。
  - 这一"预防性"措施压力等级必须是 CCL 1，并且测量要轻，避免局部淋巴管负载过重。
  - 弹力裤部分可能有助于为近端组织提供必要的支持。
  - 不要一条腿穿长连裤袜，而另一条腿只穿半长袜，因为半长袜会对易患肢体产生止

血带效应。这一点对原发性淋巴水肿患者及对侧肢体尚未出现肿胀的患者均适用。

5.9　调整 CDT 适应姑息患者

5.9.1　设定现实目标

CDT 在姑息环境中的应用需要重新调整治疗目标以满足现实需求。对于正常患者适用的标准疗法在许多情况下会引起姑息患者的不适或剧烈疼痛，并进一步消耗他们的能量。在没有看到明显可测量的体积减小的情况下，治疗师可能错误地认为治疗是不合适的或徒劳的。在这种情况下，治疗师应该改变治疗方向，寻找其他治疗目标，改进治疗计划，这将得到患者、家属和医疗团队其他人员的高度赞赏。对这些患者来说，CDT 的巨大益处是提高舒适感，缓解疼痛，减轻其他与水肿相关的症状，以及维持或恢复组织功能。早期转诊和介入有助于预防或推迟淋巴漏和残疾的进展，缓解肢体肿胀和疼痛（图 5.80 和图 5.81）。

癌症症状缓解后，患者应力保每日在门诊进行康复训练。然而，姑息患者通常需要灵活地安排时间来解决许多其他需要关注的问题，包括肿瘤内科治疗、旅行住宿和协调家庭支持等。因此，淋巴水肿专家开始治疗时，必须了解和适应患者治疗期间的中断。

对于健康状况不佳的患者，可能无法真正区别 CDT 的两个阶段。临床治疗结束，进入家庭护理的患者可能依然需要继续强化治疗，而临床治疗效果可能由于上述各种条件限制，低于理想的强度水平。通常，压迫治疗和常规 MLD 治疗都是必需的，因为两种方法有各自独特的效果。在这两个阶段，家庭或社区医护团队的参与对于安全地执行治疗师的建议以及从第一次治疗开始即快速学习至关重要。但如果发生淋巴漏，必须定期去除绷带，更

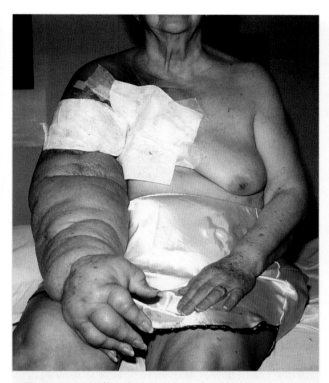

图 5.80 恶性淋巴水肿：右侧上肢，前视图

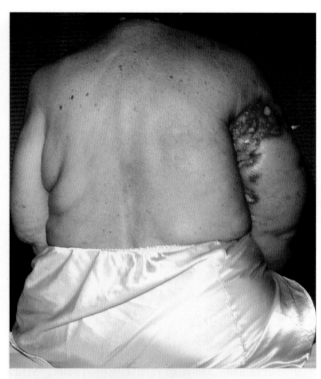

图 5.81 恶性淋巴水肿：后视图

换敷料，重新缠绕绷带。这需要称职、细心的护理人员进行照料。

半强化 CDT 解决最重要的问题，如皮肤完整性，蜂窝织炎的早期识别和管理，每日观察肿胀边缘以调整治疗方案，以及持续疼痛的管理。健康状况不佳可能在某个时间会发展成为姑息 CDT 的一种或多种绝对禁忌证，因此仔细和定期评估非常重要。不管如何，当患者和家属意识到无论并发症多么复杂多变，淋巴水肿专家仍然无条件地致力于为患者提供治疗时，就会支持治疗，满怀感激和希望。

5.9.2 每种 CDT 模式的优点和局限

姑息压迫疗法

阻塞的淋巴水肿通常对通过压迫来减小体积的尝试有抵抗力，在去除压迫工具几分钟后便会再次充满淋巴液。低弹力绑带能有效遏制这一情况，阻止肿胀发展，有力拉伸皮肤。将合成棉或泡沫填充物轻柔地使用在组织上，能保持淋巴液位移并成功缓解"爆裂"的感觉（图 5.81）。解决肿胀症状可显著减轻疼痛并增加舒适度。在进行压迫治疗前，如果患者有渗出性皮肤损伤，需要与伤口护理专家仔细协调。当水肿覆盖了关节时，患者的关节活动通常受限或完全不能运动。因此，即使轻度减轻水肿也可以解放关节，改善其功能和活动能力。

弹力衣（有正确医疗梯度的支撑长袜、袖套等）通常因为固有的高静息压力而很不舒适，如果尺寸不适合，则会收缩、卷曲或缠绕。穿戴后，会立即令患者产生悸动、不耐受和疼痛加剧的感觉。患者也许能耐受低压力等级的弹力衣，但无论压力等级多高，阻塞所致的淋巴水肿会超出弹性织线的作用范围，因此导致弹力衣不能提供所需的压迫。由于这些问题，许多患者仍然会选择低弹力绷带，提高舒适度直到生命结束。

压迫：一般性调整

● 低静息压力可以被更好地耐受。

● 减小绷带整体拉力。

● 使用开孔泡沫固定绷带（轻轻放置于水肿部位，耐受性良好）。

● 遏制水肿发展而不是积极减小水肿体积，阻止水肿进一步发展。

● 经常检查，护理皮肤，保持绷带强度。

● 管理伤口时可能需要频繁更换吸收层。

● 避免使用高弹性材料：效果太弱也许会引起疼痛。

姑息性徒手淋巴引流

患有绝症的患者利用 MLD 管理肿胀，MLD 另一个好处是镇痛。即使患者因疾病精力减弱，MLD 仍可用于疼痛管理，因此即使由于其他医学问题要对 MLD 进行调整，MLD 也总是被纳入考虑范围。由于阻塞的肿块扰乱了整个淋巴象限引流，因此 MLD 主要侧重于在躯干区域内创建侧支引流，其次是促进肢体引流。通过与医师密切合作，治疗师可以在避免刺激浅表和深层肿瘤病变的同时找到最佳通路。尽管量化肿胀部位的体积测量可能很困难，但治疗对缓解和改善与皮肤拉力相关的疼痛、伴随性疼痛、淋巴漏、活动范围受限和皮肤完整性降低至关重要。MLD 治疗是少有的温情、善良、有助于人际交流的疗法，这些使它受到欢迎。MLD 是 CDT 最宝贵的部分之一，因为治疗期间双方的触感交换在患者和护理人员之间形成了紧密的联系。

MLD：一般性调整

● 避免接触病变部位，作用于完整的皮肤。

● 找出完全引流通路（参考影像学研究）。

● 减少不必要的体位变换，维持患者精力。

● 最大限度提供舒适性，慷慨、细心地提供支持。

● 强调止痛效果。

● 医师指导的护理计划：确定相对和绝对禁忌证。

姑息性皮肤护理：淋巴漏管理

水肿引发的皮肤过度拉力可能会导致脆弱的淋巴囊肿，囊肿在压迫的机械应力下破裂，导致淋巴液大量泄漏。轻微擦伤或损伤，再加上萎缩性改变和脱水，可能导致患者病情进一步恶化。在一些情况下，皮肤浸润性肿瘤会形成非愈合性溃疡，直至患者生命结束。皮肤之间接触的区域包含水分、真菌和细菌菌落。进行多层压迫时可填入吸收性伤口敷料，并经常更换，以避免浸渍。应经常检查、尽早识别感染，并在每次缠绕绷带时重新评估。控制坏死病变组织的气味很重要：淋巴漏和厌氧菌让患者痛苦，感到不好意思、丧失尊严。必须将相关制剂掺入伤口敷料或涂抹在皮肤皱褶中以缓解患者的忧虑，帮助其参与社交活动。包括婴儿尿布在内的高吸收、非黏性材料可很好地用于绷带包扎。塑料背衬或尿布可吸收流体，减少多层绷带材料的饱和度并让浸渍情况减到最轻。

皮肤护理：一般性调整

● 淋巴囊肿、水疱和淋巴漏很常见。

● 控制渗出物以避免浸渍。

● 从第一天开始，强调保持卫生并指导护理人员。

● 减轻气味，管理真菌和细菌菌落。

● 大量涂抹乳液并检查皮肤裂缝。

● 保护脆弱的皮肤免受机械压力的压迫。

治疗性锻炼和姑息患者

应尽可能鼓励患者进行正常运动和活动。一般而言，只要加强了疼痛管理，治疗性锻炼就足够温和，可以为处于疾病晚期的患者接受。然而，标准淋巴水肿深呼吸锻炼可能是个挑战，特别是在存在呼吸困难时。此外，即使患者运动量很小，但骨骼中的转移性疾病也可能导致骨折，治疗师应掌握是否存在这种风险。肌肉无力或瘫痪也是挑战之一，需要采取更多被动而非主动的运动方式。

练习：一般性调整

- 评估患者的能力、疼痛、ROM、力量。
- 按照医师指导的计划评估患者综合健康状况；识别禁忌证。
- 将提高生活质量作为目标确定治疗策略。

家庭支持与教育

家庭或专业护理人员尽早参与姑息性 CDT 最为重要。姑息性 CDT 的本质是手法治疗，且治疗师在治疗中应手法准确，对患者充满理解和同情。MLD 在简化到核心程序后，很容易快速学习（例如，单手与双手技术），其步骤可以在两次临床治疗期间反复进行，促进镇痛和使淋巴液吸收效果最大化。压迫管理永远不应是患者的责任。患者可能没有办法脱去或拆除引发疼痛的弹力绷带或弹力衣，重新穿戴可能导致关节脱位、骨折、皮肤撕裂和止血带效应。如果患者无法给出反应，护理人员应每隔几小时监测患者舒适度、感觉、毛细血管灌注和皮肤完整性。

5.9.3　一般性水肿的 CDT 管理

如果疾病进展缓慢或者癌症治疗成功控制病情，则绝症患者的治疗策略非常类似于典型原发性和继发性淋巴水肿的治疗策略。护理计划根据肿瘤累及程度、位置以及淋巴组织（深层或浅表）不同而有很大差异。此外，肾功能不全、肝功能衰竭、心输出量减少和低蛋白血症（通过血清白蛋白水平监测）可能构成相对或绝对的禁忌证。患者对压迫

治疗的耐受性直接受到糖尿病、精神病、中枢神经系统功能紊乱和外周血管并发症的影响，可能导致治疗受到很大限制。

相对和绝对禁忌证需要在医师指导下对治疗策略进行调整，包括评估药物相互作用、器官衰竭的程度，以及 CDT 可能产生的潜在作用是否可能引起肿瘤恶化。急性 CHF、急性 DVT、血小板减少、严重神经性疼痛或骨痛、晚期外周血管疾病和糖尿病并发症可能构成无法解决的挑战。

间歇性气动压力（intermittent pneumatic compression，IPC）装置不适用于姑息治疗，因为几乎所有使用 IPC 的患者都会出现四肢或四肢根部水肿的现象。医学皮下引流技术作为 CDT 的替代选择或与 CDT 共同为癌症患者提供姑息治疗已在文献中有记载，值得进一步研究。该技术使用"蝴蝶"型针管插入皮下空间，连接到引流袋。应该强调的是，这种物理引流仅适用于终末期，在此之前不应该考虑，因为它会不可避免地带来感染和（或）淋巴漏的风险（图 5.82）。

下象限水肿的实用性调整

随着疾病进展到腹膜后淋巴结，单侧下象限水肿通常会发展到双侧下肢。无论是低蛋白血症（动

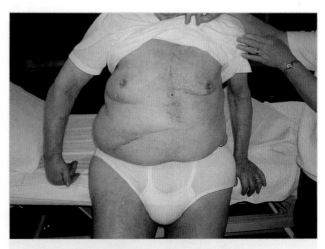

图 5.82　恶性淋巴水肿：双腿、躯干受累

力功能不全）还是淋巴液阻塞（机械功能不全），都可能让淋巴系统不堪重负，两种情况也可能同时存在，为混合性水肿。一般而言，治疗师的策略包括MLD 期间利用腋－腹股沟侧支通路（吻合）引流，因为在淋巴液移位期间很少发生上象限水肿。请注意，腹式呼吸能促进深层淋巴管（包括胸导管）引流，而颈部（锁骨上窝、静脉角）治疗促进中央部位引流消肿，有利于改善整个淋巴系统（图 5.83）。

当应用于混合或低蛋白水肿部位及近端区域时，压迫包扎可能非常有效。外生殖器受累是常见现象，无论压力水平高低均可能发生。因此，关注近端阻塞并保持 MLD 治疗以促进躯干引流是最合理、有效的策略。可以调整压迫疗法，一次治疗一个肢体，以此控制淋巴液体积并通过 MLD 辅助其吸收。在此情况下，可以从足趾到膝关节使用绷带，当患者可耐受时也可用绷带缠绕整个肢体。

依赖性

非癌疾病的发展可能导致患者绝对或持续时间内无法活动，并产生低蛋白依赖性水肿。在这种情

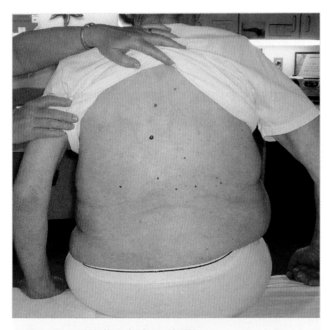

图 5.83　恶性淋巴水肿：后视图

况下，由于淋巴系统基本上是完整的，通过 MLD治疗局部淋巴结的重点是深淋巴结构（颈部和腹部），这可以帮助缓解远端肢体水肿问题。如果结合肢体定位抵抗重力（水平或升高），可能不再需要压迫治疗。外生殖器部位避免用烦琐的压迫方案，并获得显著的缓解。

调整方法（下象限）

特定 MLD

● 整合所有"一般性调整"。

● 在大多数情况下建立双侧 IAA。

● 腹部和（或）盆腔转移容易造成双侧下象限水肿，无 IIA。

● 如果单侧肢体受累，IIA 引流可能引发对侧下象限受累，应谨慎行事。

● 象限至分水岭通常满负荷运转，压迫治疗会使情况恶化。

● 预期外生殖器受累并对策略做相应调整。

● 注重控制手法轻重，以期达到舒缓镇痛效果。

● 控制患者体位以保证舒适度。

● 深 MLD 技术在所有受累区域都是禁忌的。

● 如是禁忌，可以在不作用于腹部的情况下进行呼吸辅导。

特定压迫疗法

● 整合所有"一般性调整"。

● 全腿绷带可能会让外生殖器、躯干淋巴系统不堪重负。做相应调整。

● 使用绷带保护皮肤，吸收皮肤之间接触区域的渗出物和汗液。

● 近端肢体可暂时作为远端水肿的淋巴蓄水库。一天全腿绷带、一天半腿绷带交替进行。

● 可避免压迫远端肢体（足、足踝、足趾）。轻度压迫即可。

- 如果存在神经病变，请注意视诊并保持警惕。如有必要，可改为中强度压迫治疗或完全放弃。

上象限水肿的实用性调整

与受累下象限一样，上象限调整应由医师对疾病进展进行评估指导。一般而言，浅表淋巴区域（上部或下部）可为深淋巴结构阻塞提供即时、可视和可触知的反馈。在晚期疾病中，非水肿象限总是面临风险，因为其在 MLD 侧支引流后接收多余淋巴液的能力很有限。当上象限向同侧下象限引流时，应每天检查是否有 Stemmer 征以测量患者还有多大接受更多淋巴液的能力。如果存在皮肤损伤、皮下肿瘤、放射性纤维化或混合性水肿（静脉血栓、低蛋白血症）等严重阻塞淋巴流的情况，则治疗计划可能受到严重限制。在这种情况下，治疗师必须在很大程度上依赖于一种主要的治疗方式（即 MLD 或压迫治疗）。

调整方法（上象限）

特定 MLD

- 整合所有"一般性调整"。
- 如果没有盆腔和腹部转移［腹部和（或）盆腔转移使双侧下肢易于水肿］，建立腋下 – 腹股沟引流。
- 颈部可能是唯一可进行深层治疗的部位（腹部禁忌）。
- 如果已知转移，在不作用于腹部的情况下进行呼吸辅导。
- 评估：颈部可能局部受累，因此也是禁忌。
- 建立鞘内引流（单侧倾向时）。
- 调整 MLD，将主要焦点放在躯干（避免病变，一定要彻底）。
- 并非每次治疗都会治疗肢体（强调躯干）。
- 同侧受累象限（肋间、胸骨旁、椎旁技术）

不施加重力。

- 如果不敏感，可以治疗肢体以获得舒适和保护。

特定压迫疗法

- 整合所有"一般性调整"。
- 全臂绷带可能会挤压乳房、躯干或同侧颈部：制订半肢绷带、全肢绷带交替使用策略（手指至肘部，然后至腋窝）。
- 使用绷带保护皮肤，吸收伤口渗出物及皮肤之间的汗液（腋下）。
- 手部可以不使用绷带，轻压可能足以防止反流。

5.9.4 结论

只要与姑息治疗小组密切合作，清楚了解水肿的病因、病变位置及其对标准引流通路的影响，就可以对姑息治疗中的标准消肿疗法进行调整。淋巴水肿治疗师可以成为治疗团队中的重要成员，通过显著改善患者身心舒适度来提高生活质量。

5.10 脂肪水肿治疗：了解诊断和患者概况

如第 3 章所述，关于脂肪水肿的精确病理生理学和病因学认知存在相当大的争议。如果没有清楚地了解脂肪水肿作为一种独特疾病的过程，患者通常会成为医疗界不准确评估和不完整（甚至有害）指导的受害者。

5.10.1 误导和误诊

脂肪水肿的特征明显不同于淋巴水肿或一般肥胖，但大多数患者的确患有肥胖，并遵循一般的减肥指南。不幸的是，受脂肪水肿影响最大的身体部位（臀部、腿部）对减重的反应很差，可以通过这一点进一步将其区别开来，视其为独特的疾病过程。与典型肥胖一样，随着热量摄入减少，健康状况改善，患者上半身、面部和颈部肥胖减轻。但臀部和腿部厚厚的脂肪和皮下组织顶多会变得更松软。脂肪水肿患者的结缔组织会变得松软，不具有弹性和可恢复性，无法使皮肤像减肥后那样恢复。由于皮肤支撑水平非常低，间质压力很低，这使液体在支撑不足的浅静脉和初始淋巴管中淤滞。

脂肪水肿在欧洲研究更多，但文献尚未被广泛翻译。文献的获取有限和国内研究不足使得相关人员对本疾病长期错误定性。无论如何，就患者而言，给脂肪水肿贴上不正确的标签是一种错误，乱贴标签永远不会产生好效果，并可能使该患者群体出现严重的情绪冲突。

5.10.2 心理透视和人格属性

尽管脂肪水肿似乎是肥胖的变种，但两组患者的人格特征存在明显差异。一般而言，肥胖的原因已被充分研究，即患者不愿意进行身体活动并伴有与情绪相关的食物大量摄入。相反，在绝大多数的脂肪水肿病例中，患者表现出非常强的减肥动机，具有丰富的情感和身体能量去完成任务。事实上，体重增加已经违背了他们的意愿或倾向。大多数患者都遵从治疗师的建议，包括完成自我包扎等艰巨的任务，没有抱怨，并对解决他们的身体问题寄予厚望。由于这种充足的动力，一些患者过度补偿，试图通过饮食和活动达到减肥效果的情况并不罕见。不幸的是，由于反复尝试均不能实现腿、臀部体积减小，患者可能会出现更多的负面情绪，导致绝望、幻觉、抑郁、自我厌恶、冷漠和继发性肥胖。

5.10.3 识别脂肪水肿和调整治疗

通过上网搜索，脂肪水肿患者可熟悉各种消除水肿或减缓肢体增大的治疗方法。然而，如果没有准确的医学评估，他们通常无法得出完整的自我诊断。在寻求解决方案时，患者通常寻求常规治疗，期望 CDT 能产生与治疗单纯淋巴水肿相同的结果。在诊所里，CLT 可能是第一个准确识别脂肪水肿的医疗专业人员，因此，第一次就得到正确诊断可能会令人感到意外欣喜甚至宽慰。

CLT 有责任告知患者最新的脂肪水肿病理、特征研究结果和治疗方案，因此患者初期的缓解放松可能会被预期的破灭所替代。许多脂肪水肿患者已经接受尝试 CDT，看看 CDT 对于脂肪水肿有什么作用。但是在这方面，却有很多失败的记录，重要的是避免使用没有可测量结果的模式、方法和治疗资源。不幸的是，许多脂肪水肿患者按照淋巴水肿治疗程序治疗，但他们本身根本没发生水肿（静脉或淋巴），因此属于过度治疗。相比之下，有些组合病症（脂肪 - 淋巴水肿）患者本可以收到良好治疗效果的，却由于对诊断的理解不充分而未参加治疗。显然，人们对于各种形式的脂肪水肿该如何治疗存在很多困惑。

脂肪水肿的形式

纯脂肪水肿

该表现出现在疾病进展的早期。脂肪水肿独立存在，无继发性淋巴或静脉并发症，具有以下特征（图 5.84）。

- 从足踝到膝关节、大腿或骨盆嵴充满柔软的脂肪组织。
- 容易淤伤，痛觉过敏。
- 无蜂窝织炎病史。

- 足部无水肿，Stemmer 征阴性。
- 无凹陷（包括小腿远端）。
- 无皮肤变化。

脂肪 - 淋巴水肿

如果不通过干预（即压迫）进行阻止，该表现将发展成为典型的淋巴水肿与脂肪水肿并存的情况（图 5.85）。病情不断发展进入严重阶段，就像纯淋巴水肿一样。淋巴水肿被认为是脂肪水肿未得到治疗的潜在继发性后果，特征如下。

- 从足踝到膝关节、大腿或骨盆嵴充满柔软的脂肪组织。
- 容易淤伤，痛觉过敏。
- 可能有蜂窝织炎病史（病情越严重越有

可能）。

- 足部可能没有，也可能为轻至重度受累；Stemmer 征阴性或阳性。
- 有轻至重度小腿受累，凹陷性水肿；随病情加重向腹股沟蔓延。
- 皮肤变化和凹陷（淋巴水肿的典型特征）。

脂肪 - 静脉 - 淋巴水肿

该表现表明静脉和淋巴系统的疾病进展（图 5.86）。必须注意的是，不同严重程度的三种情况可以任意组合（例如，主要是水肿，伴轻至重度静脉疾病及轻至重度淋巴水肿）。特征如下。

- 从足踝到膝关节、大腿或骨盆嵴充满柔软的脂肪组织。

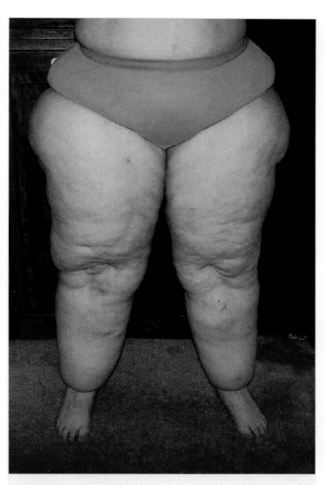

图 5.84　纯脂肪水肿

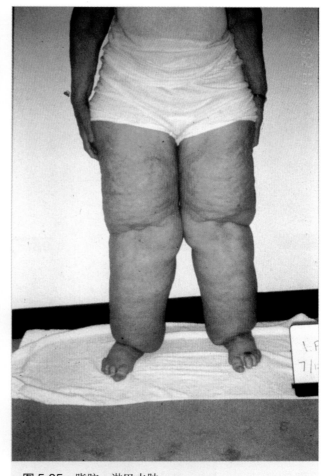

图 5.85　脂肪 - 淋巴水肿

- 容易淤伤，痛觉过敏。
- 可能有蜂窝织炎病史（病情越严重越有可能）。
- 足部可能未受累，也可能有轻至重度受累；Stemmer 征阴性或阳性。
- 含铁血黄素染色、溃疡、脂肪性皮肤硬化。
- 突出和（或）PTS 病史。
- 轻至重度小腿受累，凹陷性水肿；随病情加重向腹股沟蔓延。
- 皮肤变化和凹陷（淋巴水肿的典型特征）。

淋巴 - 脂肪水肿

该表现是淋巴水肿与脂肪水肿共存并平行发展（图 5.87）。因此，说淋巴水肿是继发的不太准确，因为从发病一开始淋巴水肿就可能有原发趋势。在某些情况下，似乎淋巴水肿是肿胀的主要原因，而

轻度脂肪水肿只有在伴有淋巴水肿时才能表现出来。此外，原发性淋巴水肿患者有肥胖倾向，也可能与脂肪水肿混淆。无论如何，大量脂肪组织占据淋巴水肿受累组织，治疗对消除水肿将会非常有效。特征如下。

- 从足踝到膝关节、大腿或骨盆嵴充满柔软的脂肪组织。
- 可能有蜂窝织炎病史（病情越严重越有可能）。
- 足部不太可能不受累；Stemmer 征阴性或阳性。
- 皮肤变化和凹陷（淋巴水肿的典型特征）。
- 静脉水肿成分较少。
- 淋巴水肿可能会掩盖下层脂肪组织。皮肤不那么柔软。

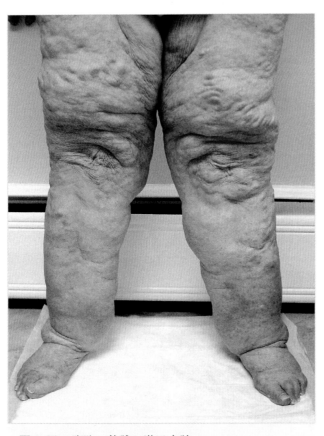

图 5.86　脂肪 - 静脉 - 淋巴水肿

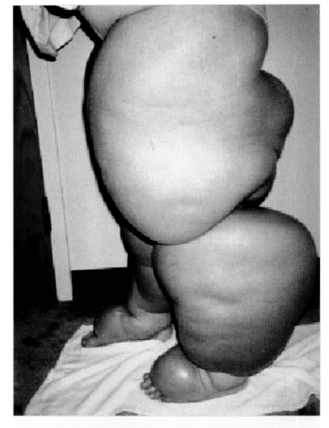

图 5.87　淋巴 - 脂肪水肿

5.10.4　治疗实用指南

纯脂肪水肿涉及淋巴系统的机械和动力功能不全。脂肪阻塞和皮肤顺应性增加（弹性较差）对浅表毛细淋巴管和淋巴导管中淋巴液的有效生产、收集和线性运动形成挑战。随着浅静脉被动充血和毛细血管通透性增加，大量蛋白质、水需要被吸收以保持间质液平衡。根据脂肪、静脉、淋巴管受累的独特组合，考虑到潜在的固有倾向，治疗可能很简单也可能很复杂。

单纯性脂肪水肿治疗

压迫脂肪组织不会减少脂肪细胞，但有利于缓解细胞液淤滞，通常能轻度减小体积。尽管病情早期仅需要弹力衣，但单纯脂肪水肿组织的超敏反应会影响大多数压迫治疗效果。弹力衣的高静息压及穿脱困难会造成衣物卷绕、堆积，再加上衣料需要剪裁，给患者造成困难、痛苦的第一印象。相反，如果使用大量合成棉和泡沫填充物及低静息压的低弹力绷带，则可以成功尝试压迫包扎疗法。为了防止患者不耐受，无论有没有进行压迫包扎，都可以在最初几次治疗期间进行 MLD，帮助患者缓解疼痛。经过短暂的强化治疗，在水肿体积减小量已达最佳状态、能精确测量弹力衣尺寸时停止压迫包扎。建议治疗方法如下。

- 无论是否使用弹力绷带，均进行 MLD 缓解疼痛。
- 保持短时间的强化阶段，适度减小水肿体积，提高患者对压迫治疗和弹力衣的耐受性。
- 停止使用弹力绷带，过渡到长时间穿弹力衣（仅限白天）。
- 在大多数情况下，自我包扎效率不高。
- 指导患者设定长期期望值和支持性生活方式。

脂肪 – 淋巴水肿的治疗

当脂肪水肿和淋巴水肿同时存在时，治疗进程和单纯原发性或继发性淋巴水肿一样。脂肪淋巴水肿的区域从踝到膝（病程长短与发生水肿部位有关），有时可能累及整个腿部，这使得水肿区域对压力的耐受性更高。这些区域的体积减小将更加明显，有利于治疗师和患者形成良好关系并长期进行护理治疗。淋巴水肿边缘向脂肪水肿转变的过程中，压迫会再次引起不适，带来的改善也很有限。由于淋巴水肿需要持续关注，在自我护理学习过程中，患者应花时间和注意力学习压迫包扎和穿脱弹力衣的技法。健康生活的其他因素包括体重管理和锻炼时必须穿着弹力衣。穿弹力衣能给脂肪组织提供原来没有的支持，运动更加舒适和富有成效，患者也有更多动力获得长期效果。然而，对于脂肪水肿而言，重要的是为进一步改善脂肪阻塞区域设定切合实际的目标，虽然目标可能很小。建议治疗方法如下。

- 用足够长的时间进行 CDT 强化阶段治疗，治疗淋巴水肿。
- 应用 MLD 技法和压迫包扎。预期淋巴水肿区域对压迫具有高度耐受性。
- 关于压迫包扎和弹力衣使用，对患者进行自我护理宣教。为取得长期效果，患者应坚持这一点。
- 指导患者设定长期期望值和支持性生活方式。

脂肪 – 静脉 – 淋巴水肿的治疗

由于皮肤的高顺应性，许多脂肪水肿患者的浅静脉通常很突出。如果不治疗，继发性 CVI 会引起肿胀，且随着肢体抬高和肌肉泵活动而改善。由于两个系统（静脉系统和淋巴系统）都需要顺应组织支撑以抵消间质压力的损失，使用压迫疗法是有好处的。如果静脉系统受累，水肿将显著改善并迅速恢复至基线水平。压迫包扎是实现体积减小的最佳方式，压迫包扎使过程既舒适又避免穿着今后因体积减小而变得不合适的弹力衣。该病没有典型的病症，似乎没有淋巴受累。在许多淋巴系统衰竭的脂肪水肿病例中，足部不受累，Stemmer 征仍为阴性。表明淋巴受累的一个迹象是压迫包扎能促进绷带上方的近端肢体运动。例如，膝关节高度的绷带不仅会促进局部水分吸收，还会向近端泵送淋巴液使其被淋巴组织吸收。在这方面，必须采用 MLD 改善仅凭压迫疗法无法实现的淋巴负荷的吸收和运输。建议治疗方法如下。

- 评估静脉和淋巴系统受累情况。
- 如果出现静脉水肿，只使用弹力绷带。后期过渡到长期穿着弹力衣。预期达到正常体积基线值。
- 如果静脉水肿和淋巴水肿合并存在，开始 CDT 强化阶段治疗。继续进行淋巴水肿自我管理的宣教。为取得长期效果，患者应坚持这一点。
- 指导患者设定长期期望值和支持性生活方式。

淋巴 - 脂肪水肿的治疗

如上所述，在这种组合中，淋巴水肿占有和脂肪水肿同样甚至更大的比例。因此，需要采取标准的治疗方法。脂肪水肿的存在降低了对体积减小后外观接近正常值的预期。患者应理解，压迫治疗除了阻止疾病进一步发展之外，对脂肪组织没有任何作用。皮肤在液体拉力下可能变得更平滑并因体积减小变得更松软，显示出低弹性和下层存在脂肪水肿。淤伤可能减少，敏感性可能降低，如果需要，可以采用更舒适、积极的治疗方法。建议治疗方法如下。

- 与单纯性淋巴水肿一样，采用 CDT 强化治疗。
- 预期对压迫治疗有更高的耐受性。

- 长期管理方式与单纯性淋巴水肿相同。
- 考虑到脂肪水肿的因素，不要期望完全恢复正常。
- 指导患者设定长期期望值和支持性生活方式。

5.10.5　替代治疗方法

对大多数患者和临床医师来说，脂肪水肿通常被归入肥胖，因此寻求或建议采取已被证明对纯粹肥胖患者有效的、更具侵入性和激进的治疗方法是可以理解的。当饮食控制和运动失败时，如果没有合理的建议，患者可能会寻求吸脂术、脂肪切除术、胃旁路术、皮肤减少术或其他手术治疗。脂肪水肿可能会对淋巴组织产生继发影响，故而此类手术的重要风险之一就是触发淋巴水肿。此外，脂肪分布不局限于一个区域（例如大腿外侧或臀部），而手术必须减少整个肢体的脂肪以确保美观。出于这些原因及与侵入性手术相关的其他原因，不建议通过手术治疗脂肪水肿。作为 CLT，在开始 CDT 疗程时即应与患者讨论这些问题，使患者的期望值与现实情况保持一致，避免进一步的损害。治疗师还应提醒患者，仅患脂肪水肿要远远好于同时患脂肪水肿和淋巴水肿。

5.10.6　弹力衣

穿着弹力衣是单纯性和合并性脂肪水肿重要的长期管理方式。考虑弹力衣最佳效果时，必须仔细考虑弹力衣的材料类型、压力等级、覆盖范围和特定测量技术。脂肪水肿的独特之处是结缔组织松散，这增加了皮肤的顺应性。触诊有时甚至可以摸到脂肪小叶。所有脂肪水肿患者的皮肤都非常松软，治疗师必须仔细考虑皮肤的脆弱、易受伤特质及高弹性织物可能带来的压痛和适得其反的压迫效应。哪怕是最轻柔的纺织品也会引起患者的皮肤淤伤和剧烈疼痛，这使弹力衣穿脱成为必须掌握的重要技术。一般来说，较厚的平织弹力衣效果最好，因为双向拉伸较少。它们的长度相当于肢体的真实长度而几乎没有额外的纵向拉伸，大大减少了堆积的可能。此外，这些针织品是粗线编织物，患者松散的组织可以得到结构性支撑。关于覆盖范围的重要考虑因素之一是从压迫组织到非压迫组织的过渡。通常，当脂肪水肿发展到膝关节以上时，即使臀部不受累也会选择穿戴连裤袜。虽然大腿脂肪水肿减轻，但如果没有足够坚固的臀部支撑，高筒弹力袜的作用区域会结束得过于突然。在这种情况下，弹力袜顶部边缘卷起，摩擦皮肤，给患者带来严重不适或疼痛。如果弹力衣继续覆盖至腰部，可以顺畅地实现从腿部近端到身体的过渡，从而避免不适。此外，还必须仔细考虑压力等级（强度）以改善穿戴舒适度和患者的长期依从性。对多名患者的观察表明，压力等级为 2 级的平织弹力衣是首选。2 级压力弹力衣平衡了衣物的结构、强度和弹性，适合穿脱，无须费力。顺利、快速地穿脱避免了忍受衣物堆积和长时间练习，整个过程舒适无痛。对部分淋巴水肿的患者来说，穿一段时间 2 级弹力衣后改穿 3 级弹力衣可能也是有好处的。

脂肪水肿和脂肪 - 淋巴水肿的最后一个特点是它会从小腿向足部发展。由于足和小腿之间距离很近但周长急剧减小，这种所谓"底钟"形外观对弹力衣测量和制作提出了挑战。测量时，应考虑以下关于平织 2 级压力连裤袜的建议。

- 由于皮肤弹性差，请考虑穿袜子测量。袜子能提供支撑并提升组织，否则组织会因重力作用而下坠。
- 如果是第一次测量，请在组织最松软的部位使用较轻拉力。为避免划伤组织，请快速测量每个点的数据，必要时通过更严格的估计方法来调整数据，而不是用量尺施加更大拉力。
- 一般而言，与记录"真实"周长相比，用较强拉力测得的数据更准确。脂肪组织可以被合适的弹力衣"聚集"，患者不会感到不适，同时还能获得更好的治疗效果。
- 测量大腿近端（"G"点），使用轻微压力。这使弹力衣能均匀过渡到躯干部位。
- 测量膝关节（"E"点），请避开腘窝褶皱。膝关节弯曲至 45° 并从髌骨顶点开始测量，测量包括大腿组织，至褶皱上方为止。这种测量结果使弹力衣在腿部弯曲时更合身。
- 测量足踝（"Y"点），足部背伸至 90°，从足跟开始测量至远端小腿组织，避免得到人为干扰后较小的测量数据。
- 测量足踝（"B"点），测量"底钟"处小腿最远端周长。

有关测量点的说明和如何进行测量的综合说明，见本章 5.16 节内容。

5.11　压力包扎的应用

淋巴水肿的成功治疗既离不开各式各样的弹力材料，也少不了专业的包扎技术。因此，只有对淋巴水肿及其后果有透彻了解，且受过培训的人，才能对患者进行加压治疗。

压力包扎的一般目标如下。

- 从肢体远端到近端创建出可感知的压力梯度。
- 创建一个实用、高效、舒适且持久的压力环境。

实用：关节和肌肉的运动只受到最小的限制，包扎不影响关节的正常活动。

高效：压力值应足够高，以达到 4.5.1 "压力治疗效果"中概述的目标，但不能限制动脉血供或引起止血带效应、不适或疼痛。

舒适：皮肤和其他结构（肌腱、骨性突起、小型圆周区域等）需用专门的填充物保护。

持久：应用绷带时应尽量将滑动的可能性降至最低。这一点不容忽视，因为患者需戴着弹力绷带进行消肿锻炼。

- 为短拉伸弹力绷带的应用创建合适的结构形状。

淋巴水肿的肢体往往形状不规则，关节附近也会出现很深的皮肤褶皱。面对这些不均匀的圆周和小叶部分，可以在其表面增加软性填充物，从而给压力包扎创建一个更合适的结构形状。

5.11.1　所需材料

要想安全有效地缓解肢体水肿，会用到多种压力材料。以下列出的这些材料，通常用于皮肤护理、淋巴水肿的加压治疗及其他相关情况。为避免过敏反应，所有材料均不含乳胶。美国压力材料的主要制造商是洛曼劳仕（Lohmann & Rauscher）和 BSN-Jobst。文中列出的材料可从专门经销商处购买（图 5.88）。

护肤剂

指导患者掌握正确的皮肤清洁和保湿技术，以保持皮肤健康和完整。淋巴水肿患者适用中性或低 pH 值的软膏或乳液，常用产品为 Lymphoderm 和优色林（Eucerin）。

弹力织物

这些棉制管状绷带常被用作底垫，以保护皮肤不受填充材料的伤害，也用来防止弹力绷带受到乳液和汗液的污损。洛曼劳仕（Lohmann & Rauscher）和 BSN-Jobst 这两家制造商可提供各种不同尺寸的弹力织物，以适应不同大小的肢体（如儿童或巨大的淋巴水肿肢体）。商品名分别为 TG 或 K（Lohmann & Rauscher）和 Tricofix（BSN-Jobst）。

弹力织物每卷长约 20m。一般来说，在治疗的消肿阶段，1 卷就够用了。应用弹力织物时，需在包扎绷带之前，根据患者肢体的长度剪下一段使用，而且每次治疗均需更换弹力织物。

纱布绷带

纱布绷带由弹性棉制成，用于手指、足趾及男性外生殖器的包扎。尤其是有黏性的纱布绷带常用于男性外生殖器的包扎。同时，也可以用纱布绷带把泡沫片（垫料）固定在合适的位置。纱布绷带有多种宽度和颜色（常见的有白色和米黄色）。商品

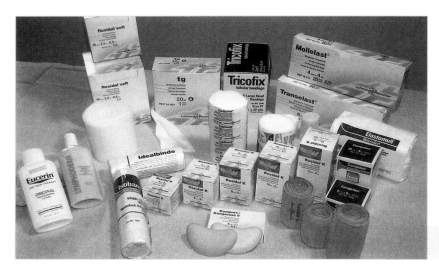

图 5.88　淋巴水肿治疗使用的材料

名为 Mollelast/Transelast（Lohmann & Rauscher）和 Elastomull（BSN-Jobst）。纱布绷带不得重复使用，每次治疗都需要更换。

垫料

垫料可使短拉伸绷带的压力均匀分布，并避免在肢体周围出现止血带效应。使用时，应将这些材料放置在弹力织物和短拉伸绷带之间。许多材料均可作为垫料使用，包括无纺布绷带、软泡沫、加压垫及成品绷带内衬。

填料绷带

填料绷带可以在整个肢体上使用（除指骨和趾骨外），并可以覆盖住较深的皮肤褶皱。填料绷带有多个宽度可供选用。商品名为 Cellona（Lohmann & Rauscher）和 Artiflex（BSN-Jobst）。无纺布填料绷带不可洗涤，脏污时需更换（通常每周 1 次）。

软泡沫

泡沫材料可提供有效填充并防止绷带滑动。软泡沫分泡沫卷和泡沫片两类。其中泡沫卷（Lohmann & Rauscher 的 Rosidal Soft）的材质非常柔软，且比填料绷带和泡沫片更耐用。泡沫卷的双螺纹表面对弹力绷带有防滑的作用。我们可以使用泡沫卷来代替或配合无纺填料绷带和 6mm 厚的泡沫片使用。泡沫卷可洗涤，有各种不同的宽度和厚度可供选用。

软泡沫片，通常尺寸为 91cm×183cm，推荐密度为 25.6kg/m³。使用时，临床医师可根据患者情况将其切割成适合的大小和形状，提供更柔和、也更均匀的压力分布。在对畸形四肢和小叶进行治疗时，常用软泡沫片来使肢体表面更平整，以便于压力包扎。使用纱布绷带可将软泡沫片固定在合适的位置。常用的泡沫材料厚为 6~12mm。6mm 厚的泡沫较轻便，具有最小回弹效果，比合成填料绷

带的压力分布更均匀。而 12mm 厚的泡沫材料则较笨重，更耐用，具有中等回弹效果，能极其均匀地分布压力。泡沫片不可洗涤，通常在整个消肿阶段都能使用。

绷带内衬

在条件允许的情况下，填料绷带、软泡沫材料等常规填充物可用现成的绷带内衬代替。绷带内衬一般由舒适、耐用且可机洗的材料制成。制作精良的绷带内衬里含有专门设计的通道，可增强淋巴液的定向流动。配合使用附带的切片软泡沫进行填充，可在局部产生压力，减少组织的纤维化。绷带内衬的尺寸非常多，上下肢均可使用。

高密度泡沫

该材料用于增加特定区域的肢体半径，如手掌表面及踝骨和跟腱之间的区域。如第 4 章所述，依据 Laplace 定律，半径越小，绷带产生的压力就越大。因此，压力包扎前需要将凹陷区域进行填充以增加半径，进而保护肢体。高密度泡沫具有纤溶性，常在淋巴滞留性纤维化区域使用，作用是软化组织中的纤维化部分。泡沫橡胶块有卷状、片状和预制形（椭圆形和肾形）等多种选择。在压力包扎中，泡沫橡胶片的边缘应裁切为斜面，以避免在皮肤上造成压痕。如果使用预制件，其边缘一般已由制造商进行了斜面处理。为了保护患者的皮肤，同时也为了防止泡沫橡胶片被护肤液和汗水污损，应将泡沫橡胶片包裹在弹力织物中。高密度泡沫的商品名为 Komprex（Lohmann & Rauscher）。高密度泡沫一般在整个消肿阶段都可使用。

颗粒泡沫填充袋和颗粒泡沫垫片

在适当情况下，可用颗粒泡沫填充袋对"顽固"的淋巴纤维化区域进行软化。一般临床医师会根据自己的需要，自行制作颗粒泡沫填充袋。制作时，

选取 6~18mm 的泡沫颗粒，将其放入弹力织物中。然后将开口端用胶带密封。填充袋中的泡沫颗粒，既可以选用软泡沫（效果最柔和），也可以使用高密度泡沫（效果最强），或者将两者混合在一起使用（效果中等）。泡沫颗粒可以在局部区域起到"微按摩"的效果，从而提高其纤溶性。颗粒泡沫填充袋具有良好的效果，但也需要注意，其产生的压力也要超过泡沫片。当患者进行了一段压力包扎，脱下填充袋时，皮肤表面会出现明显的凹痕。在压力包扎治疗过程中，不可每天使用颗粒泡沫填充袋，使用时也需谨遵医嘱。此外，服用抗凝药物的患者、血友病患者及静脉曲张患者也不适宜使用填充袋治疗。如患者在使用填充袋时出现不适或疼痛，应停止使用。

相比于临时制作的颗粒泡沫填充袋，内含软泡沫颗粒的颗粒泡沫垫片成品（图 5.19）是更为方便的选择。颗粒泡沫垫片有多种形状可供选择，可在许多复杂区域（如外生殖器区域和面部等）提供合适的轮廓填充和压力。

短拉伸弹力绷带

和徒手淋巴引流（MLD）、锻炼、皮肤护理一样，压力疗法也是综合消肿治疗（CDT）的重要组成部分。大多数淋巴水肿都会损伤皮肤组织中的弹性纤维，从而无法为皮下的肌肉组织和这些组织内的血液和淋巴管提供足够的阻力。此时通过外部加压来弥补受损组织的弹力不足，可以提供消肿所需的阻力，防止淋巴液淤滞。

弹力绷带一般在 CDT 的消肿阶段使用。在这一系列的治疗中，受影响肢体的体积几乎每天都在变化，因此外部压力也应随之改变。相比弹力衣（袖套、长裤），可随时调整的弹力绷带显然更合适。弹力衣一般用于 CDT 的第二阶段，即肢体的消肿和体积变化较小时使用。

为了获得期望的压力值之和，并对肿胀肢体产生有效影响，有时需使用多层弹力绷带达到治疗目的。短拉伸绷带有几种备选宽度（4cm、6cm、8cm、10cm 和 12cm）。短拉伸弹力绷带一般长 5m；其中 10cm 和 12cm 宽的短拉伸绷带长度可达 10m。这些加长的弹力绷带不仅使大腿部位的压力包扎更便捷，而且也利于患者自行包扎。一旦脏污或弹性明显下降，就应对短拉伸弹力绷带进行清洗（通常每周 1 次）。

为什么短拉伸弹力绷带可用于治疗淋巴水肿？

淋巴水肿管理的关键是为皮肤组织提供坚实的反作用力以应对皮下的肌肉活动，尤其是在站立、静坐、行走或进行治疗锻炼时。肌肉活动期间，通过增强皮肤组织的压力，可促进淋巴液和静脉血回流，防止淋巴液淤滞于皮下。当然，另一方面，同等重要的是，我们也要防止弹力绷带在休息时对组织施加过多压力，从而导致止血带效应，使淋巴液无法充分回流。

根据拉伸度的不同，弹力绷带可分为两类：短拉伸绷带和长拉伸绷带。短拉伸绷带由棉纤维制成，可在初始长度上拉长约 60%。而长拉伸绷带（通常被称为"Ace"绷带）含有聚氨酯，可在初始长度拉长约 140%。

在加压治疗中，弹力绷带可拉长的程度决定了两种不同性质的压力——工作压力和静息压力。工作压力由绷带对肌肉组织的阻力决定，且只在肌肉活动时才产生，因此是暂时的。休息时，也就是肌肉不收缩时，绷带对组织产生的压力叫作静息压力，这是持久性的。这两种不同性质的压力受各种因素的影响，如绷带的层数、绷带产生的张力等，其中最重要的就是所使用的绷带类型。

短拉伸弹力绷带的高工作压力可提供坚实的反作用力，使其成为治疗淋巴水肿的首选。而且由于短拉伸弹力绷带的静息压力较低，只要正确使用，就可避免止血带效应。

长拉伸绷带的效果正好相反，因此不适合淋巴水肿的治疗。肌肉活动时，其产生的工作压力太低，无法提供足够的阻力，不能避免淋巴液淤滞。另一方面，在休息时，它的静息压力又太高，可能会使血管和淋巴管过度收缩。

在评估阶段，临床医师就应确定消肿治疗过程中需要弹力绷带的数量。为确保干预成功，在治疗开始前就必须保证弹力绷带充足。要么由治疗中心准备足够数量的库存，要么患者自行负责在初始治疗前从经销商处订购所需的材料。

> 使用 2 套绷带，一套穿一套洗，交替使用，可以大大延长短拉伸弹力绷带和中拉伸弹力绷带的使用寿命。如果每天使用，制造商建议每 3 个月更换一次绷带。

加宽型短拉伸绷带

这种绷带的宽度可达 15cm 或 20cm，主要用于胸部和腹部。此外，对大腿进行包扎时，可在较窄的短拉伸绷带上使用宽型绷带，以提高稳定性或将较大的泡沫片固定在适当位置。品牌名称为 Idealbinde（Lohmann & Rauscher）和 Isoband（BSN-Jobst）。

应使用胶带（约 2.5cm 宽）来固定绷带材料，不用绷带夹或绷带针。尖锐的绷带夹或绷带针可能会损伤患者的皮肤，严重者将导致感染。

弹力绷带的洗涤指南

机洗还是手洗

与加压衣物一样，如果不能每天或定期清洗弹力绷带，脱落的皮肤细胞和油脂就会留在纤维中，破坏织物的完整性。弹力绷带可机洗，也可手洗，使用者可依据自身情况自由选择。推荐机洗，不仅可以洗得更干净，而且经脱水甩干后，绷带更容易悬挂和晾干。建议每日清洗，尤其是在使用乳液或霜剂时。当在机器中洗涤衣物时，建议将绷带展开放入网状洗衣袋中，以在洗涤时保护织物。洗涤时应选择轻柔的洗涤模式。

应在温水（40~60℃）中洗涤绷带；如果绷带非常脏，可以高温洗涤（95℃）。

最好有一套以上的绷带（一套穿一套洗）。交替使用能使其弹性恢复并延长使用寿命。

手洗小贴士

1. 首先在盆、桶、水槽或小浴缸里装满水。
2. 应将弹力绷带轻轻放入水中浸湿。
3. 加入少量洗涤剂（见下文）。
4. 将弹力绷带浸泡几分钟。
5. 为了更好地清洁，可以轻轻地揉搓，但不应过度拉伸。
6. 然后，清空水盆，再装满水，将洗干净的弹力绷带彻底浸泡或冲洗干净，以去除残余的来自汗液的盐分和油脂。
7. 轻轻挤压绷带去除多余水分。
8. 参阅下文介绍的干燥方式。

洗涤剂

刺激性清洁剂、溶剂、石油清洁剂等洗涤剂会破坏弹力绷带的细纤维。应使用温和的肥皂或洗涤剂，且不含漂白剂、氯、织物柔顺剂或其他洗衣添加剂。一些弹力衣制造商提供专用洗涤剂，其配方可快速、有效地去除油脂、体酸和皮肤盐分残留，而不会对织物造成损害；这类配方的洗涤剂也适用于清洗弹力绷带，可有效延长弹力绷带的使用寿命并保持其弹性。

绷带可以冲洗 50 次而不会失去弹性。虽然适当的护理会增加短拉伸绷带的使用寿命，但每过 6 个月或当绷带失去"硬度"出现萎缩时，仍需及时更换。

干燥指南

弹力绷带应风干。如果使用烘干机，表盘应设置在无热（最低温度）干燥循环模式，因为过度的热暴露可能会削弱甚至损坏绷带织物。当风干时，不要用力拉、挤压或拧出材料中的残留水分。如需加快干燥过程，可用毛巾卷起弹力绷带，轻轻挤压毛巾，然后将绷带晾干。注意请勿将绷带遗留在卷起的毛巾中。

无论绷带是悬挂晾干还是平铺晾干，都应避免阳光直射。建议将毛巾放在晾干架上，并将绷带放在上面晾干。不建议把绷带直接挂在架子上或杆子上滴干，因为水的重量会拉伸绷带。

既不需要，也不推荐熨烫短拉伸绷带。清洗完毕后，应将绷带悬挂起来，使它们平整而不扭曲。一旦干燥后，就要紧紧卷起来存放，以备将来使用。

短拉伸弹力绷带的填料护理

填充绷带、泡沫卷和纱布绷带的寿命要短得多。填充绷带因为更接近皮肤，所以更容易接触到油脂、体酸和皮肤盐分。填充绷带越新，材质越柔软，它们的缓冲能力也越大。同样的原则也适用于纱布绷带（用于手指和足趾的包裹）。一旦纱布开始走形并变脏，就该扔掉它，并打开新的一卷。

弹力织物或管状绷带（直接覆盖在皮肤上作为皮肤和绷带材料之间的底垫）是可以洗涤的。它们会在多次洗涤后磨损、变形。管状绷带可以成卷地采购，最好在使用几次后就更换新的。

5.11.2　淋巴水肿的包扎：泡沫垫料的选择

下面的清单可以帮助淋巴水肿治疗师构建一套周全且精细的压力包扎绷带组合。应该预料到的是，持续几周每天 24 小时连续压迫很可能在患者的部分关键解剖点部位引起不适。在最坏的情况下，可能会造成软组织损伤和循环障碍。患者穿戴弹力绷带的经验，无论正面的还是负面的，都直接影响长期疗程的成功和患者对家庭护理的依从性。

泡沫橡胶垫使用的目的和注意事项

每一个多层绷带复合体的任务（目标）如下。

- 在患肢上创建一个可感知且均匀的压力梯度。
- 在骨骼突出部位和触痛区域创建填充和保护。
- 保护皮肤和软组织结构免受过度刺激或伤害。
- 为外部的短拉伸弹力绷带创建一个可以依附的结构。
- 创建持久的加压环境，并允许进行日常活动。
- 为肌肉泵创造动态环境（即"反弹效应"）。
- 建立一套可被家庭护理复制并优化的宣教策略。
- 对瘢痕组织的沉积物（即淋巴纤维化）进行分解。
- 创造舒适的环境，以提高患者长期依从性。

家庭护理的长期依从性

必须强调的是，持续治疗的成功在很大程度上依赖日常不间断的压力治疗，包括正确创建压力梯度和使用多层短拉伸绷带。应牢记的是，在密集临床治疗阶段穿戴弹力绷带的经验，无论正面还是负面，都与患者家庭护理的依从性直接相关，也从另一个侧面反映了该治疗方案是否成功，以及该治疗师的技术水平高低。

造成依从性差的主要问题如下。

- 加压衣物不合身或弹力绷带应用不当所造成的不适感。

- 对患者缺乏包扎技术和治疗方案的宣教和指导。
- 患者和（或）治疗师在动机、想法和信心上的不足。
- 多重诊断，使长期策略变得复杂。
- 缺乏家庭和社区医疗保健体系的支持。

材料和注意事项

各类加压垫料的使用对于安全有效地减小肢体周长至关重要。压力包扎的最外层材料始终是一样的，即短拉伸、非弹性的纯棉布绷带（品牌有 Rosidal 和 Comprilan）。而内层材料则有多种选择。不过，值得注意的是，在 CDT 中，泡沫填充物相比合成棉衬垫能起到更优效果。只要定期使用这些材料，治疗师就会注意到许多显著的差异、效果和各类特性。

以下几点是各种泡沫与合成棉相比所独具的特性。通过熟悉各种泡沫的特点，治疗师可以根据需要精确制订填充策略，以获得最好的治疗效果。值得注意的是，即使泡沫有一些负面属性，也比使用合成棉填充或无填充更有利。

- 花时间量体裁衣，定制贴合的泡沫垫料；解剖学上正确匹配，既能确保均匀覆盖，也能增强舒适性。
- 在为不同的解剖区域选择垫料形状时，可参考 CDT 培训手册中的模板。
- 在使用过程中，请注意过敏反应或接触性皮炎，以及因泡沫垫互相重叠或相嵌而引发的皮肤严重刺激反应。

灰色开孔泡沫片 1

6mm（厚）×0.91m（宽）×1.82m（长）。

优点

- 可以给大多数患者一个好的开始（第一天治疗时不那么令人生畏）。

- 压力分布比合成棉均匀（既不会产生螺旋压痕，也不会聚成一团）。
- 四肢可以用一个连续层包裹（无须斜面处理）。
- 有效防止短拉伸绷带产生的擦伤（因为 Comprilan 和 Rosidal 的绷带含有"较粗"的编织层）。
- 体积最小（与其他泡沫片相比）。
- 易切割，易贴合四肢，对精准度要求低。
- 可在作用力更强的泡沫下方充当子层。
- 经济实用。

缺点

- 由于厚度和结构的问题，容易产生非常直接的压力。可能令部分患者有不适感。
- 与其他泡沫片相比，耐久性最低，不耐穿。
- 与其他泡沫片相比，结构完整性最低，可能会发生弯曲或下垂。
- 最小的"反弹效应"（肌肉泵动力）；在流体动力方面作用较小。

灰色开孔泡沫片 2

12mm（厚）×0.91m（宽）×1.82m（长）。

优点

- 患者通常在使用 6mm 厚的泡沫片后，过渡至 12mm 厚的泡沫片（因为需要改善舒适度，并进一步降轻水肿）。
- 与 6mm 泡沫片相比，产生的压力令人更舒适，也相对间接。
- 压力分布非常均匀（可以创建一致的压力梯度）。
- 四肢应处于"压"而不围的状态（可以减少用量至 2 片）。
- 与其他泡沫片相比，有中等耐久性。
- 与其他泡沫片相比，有中等结构完整性。
- 与其他泡沫片相比，有中等体积。

- 有中到高的"反弹效应"（肌肉泵动力）。
- 较为经济。

缺点

- 边缘必须进行斜面处理（以使压痕最小化），费时费力。
- 可能太过笨重（令部分患者反感）。
- 剪裁和贴合需要更多技巧。
- 边缘必须进行斜面处理，否则压痕可能损伤皮肤。

灰色开孔泡沫片 3

2.5cm（厚）× 0.91m（宽）× 1.82m（长）。

优点

- 与其他泡沫片相比，经久耐用。
- 结构完整性极高（适合用于夹板固定或桥接深皱痕）。
- 在需要避免受伤或保护创伤部位时，可提供最强保护。体积最大（不适合覆盖整个肢体）。
- 最佳应用场合：瘫痪患者（背部和掌夹板）、象皮肿患者（可桥接深皱痕，抵消高压力）。

缺点

- 大块泡沫使用时过于笨重。不可覆盖整个肢体。
- 必须始终小心谨慎地进行斜面处理。
- 操作难度大。
- 如果在高压包扎中使用，可能使皮肤组织负担过重。

Komprex 闭孔泡沫

1cm（厚）× 50cm（宽）× 1m（长）。

这种橙色泡沫是专为与皮肤密切接触而设计的。它也是目前唯一一种用于淋巴水肿治疗的闭孔泡沫制品。

优点

- 具有最高的耐用性、结构完整性和密度（长期居家护理的理想选择）。
- 强度最高：仅在使用过 6mm 和 12mm 的灰色泡沫后才能使用 Komprex。只在需要更高的强度时，才可过渡至 Komprex。
- 非常高的"反弹效应"（肌肉泵动力）。
- 四肢应处于"压"而不围的状态（可减少至相对放置的 2 片）。
- 可与其他泡沫结合使用（与灰色泡沫叠用或层压）。
- 低过敏性（但不应仅据此一点选用）。
- 对淋巴纤维化的软化最有效。

缺点

- 舒适感较差，压力过大（最适合患有重症纤维化的患者）。
- 最难切割和造型。
- 极其费时：边缘必须进行斜面处理（从而使压痕最小化）。
- 如果边缘没有进行专业的斜面处理，压痕可能很严重。
- 是最贵的泡沫制品。

Komprex-Binde 闭孔泡沫

厚 0.5cm 或 1cm，宽 50cm，卷状。

这种白色泡沫是另一种医学等级的闭孔泡沫。

优点

- 比橙色 Komprex 闭孔泡沫更柔软。
- 舒适性更高，且不像开孔泡沫那样容易垮塌。
- 可与其他泡沫层压使用。
- 耐用度极高。
- 结构性极强。

缺点

- 边缘必须进行斜面处理。

- 切勿螺旋覆盖肢体；压痕对引流极其不利，甚至可能适得其反。
- 宽度较窄，因此仅适用于制作较小的部件。
- 比灰色开孔泡沫更贵。

Komprex II开孔泡沫

长 65cm，宽 65cm。

这种白色泡沫是由缝在织物之间的平行泡沫圆筒组成的。并列排布的泡沫圆筒形成了一个凹凸不平的表面。

优点

- 提供高、低压力可以软化纤维化组织（3D 效果）。
- 与施耐德垫相比效果较温和。
- 可洗、耐用且可重复使用。

缺点

- 可能不适用于所有类型的患者（如脂肪水肿，皮肤脆弱，软性水肿）。
- 价格更贵。

Velfoam 开孔泡沫

厚 8mm，宽 50~150mm，卷状。

由于两侧都有羊毛衬里，所以这种填充材料可以直接接触皮肤。

优点

- 可在长筒袜、袖子和手套内起到极好的效果（保护腘窝和肘部褶皱）。
- 在面部、乳房和外生殖器等高敏感部位的填充效果极佳。
- 在儿童淋巴水肿的填充治疗中可以作为一个良好的起点。
- 可使用尼龙搭扣。

缺点

- 无法产生片状泡沫所拥有的结构和舒适度（因为太薄了）。

- 成卷供应，所以只能小片应用；无法用于全肢体覆盖。
- 相对较贵。
- 需要清洗或频繁的处理及更换。

Rosidal 白色软泡沫卷

厚 3mm 或 4mm，宽 10cm 或 12cm，卷状。

可作为合成棉类石膏敷料的替代品。

优点

- 可洗涤，可重复使用，价格低。
- 抓力比合成棉好。
- 其抓力主要来源于材质的高贴合性和低弹性。
- 切割时可避免撕裂。适合定制使用。

缺点

- 如果用作唯一的衬垫，其结构不足以牢固地固定住绷带。
- 如果使用过度，其弹性会导致较高的"静息压力"。

5.11.3 淋巴水肿的包扎：实用指南

该指南适用于肢体轻度水肿及部分重症水肿（包括身体畸形与大面积水肿）的压力包扎。

压力包扎的原理和目标

原理：短拉伸弹力绷带材料的工作原理

产生低静息压力

短拉伸弹力绷带产生的收缩力较小，可增加患者休息时的舒适度，并可防止血液循环障碍。之所以能有如此功效，是因为短拉伸绷带去除了普通弹力绷带中的弹力线，从而形成一个类似石膏的"鞘"包裹在四肢上，无论工作还是休息时都不会收缩。

产生高工作压力

短拉伸弹力绷带可产生较高的再填充阻力，它的非弹性成分既不受重力影响，也不会在新淋巴液形成物和流动淋巴液积聚的压力下拉伸变形。这保证了每次治疗的消肿效果。

创建压力梯度

在患者的水肿肢体上应用多层短拉伸绷带，可以产生从远端至近端的递减压力。压力梯度可通过以下技术实现。

技术：使用的方法及预期效果（基础或重症）
远窄近宽

包扎时，从远端到近端逐渐增加绷带宽度，从而使压力逐步分布在更大的表面上，从而减小近端肢体上的压力。

远厚近薄

从远端开始包扎，远端包扎得厚一点儿，近端薄一些。厚的部分将产生更大的压力。

重叠包扎

包扎时，每一层绷带与前一层绷带形成标准量的重叠（50% 以内）。由于肢体远端一般较细，其重叠的绷带也将更集中，以使远端的压力增大。

张力均匀

为了在肢体周围形成均匀的张力，每条绷带都应均匀地包裹在肢体四周。因此在包扎时，需要采用标准的"一拉一紧"的包扎手法。包扎过程中，当绷带从一只手转到另一只手上时，每只手都必须保证 180° 范围内的压力。

通用的压力包扎目标（基础或重症）

为了实现治疗目标，MLD 与压力包扎之间的互补必不可少。单独压力包扎不仅不足以消肿，有时只做压力包扎而没有 MLD 的话，甚至可能造成严重的并发症。为防止并发症的出现，请谨记以下几点。

防止已排出的淋巴液回流

多层短拉伸绷带产生的高工作压力可以抵消因重力、主动和被动充血等产生的回填力。造成淋巴液回流的原因通常为运动、热、摩擦、低度炎症或肢体下垂。

Starling 平衡定律（微循环）的影响

通过外部压力来增加间质组织的压力，可以使组织液的超滤下降（减少淋巴液形成）。同样，也可改善静脉循环系统对间质液的再吸收（减少组织中的水分）。与 MLD 结合，使富含蛋白质的液体（淋巴液）进入毛细血管（增加淋巴液的形成或体积）。

减小肢体体积（渐进式限制）

所有的压力包扎都通过"挤压"水肿的皮下组织空间来使液体流动。然而，用一种不那么激进的心态来应对淋巴水肿，在治疗上更合理，技术上也更安全，也可将其描述为"对肢体大小的渐进式限制"。必须明确的是，虽然单靠 MLD 就能在每次治疗中显著地减小肢体体积，但随后淋巴液一定会自动回流。因此每一次压力包扎的目标就是，用及时包扎来保持 MLD 的效果。在不剧烈挤压的前提下，获得水肿部位连续线性减小的治疗效果，与此同时，防止因回填而形成肿胀隔室。在不过度使用外力的情况下，通过使用多重低张力层包扎，保持患者皮肤完整性，进而保证舒适性及短期和长期的依从性。

分解瘢痕组织的沉积

淋巴水肿是一种以慢性组织炎症形式存在的，液体和结缔组织不断淤积的疾病过程，并伴随淋巴细胞性纤维化（化生）。与 MLD 相比，专业的压力包扎技术在治疗上显得更有效，也更彻底。无论患者瘢痕多严重及持续了多久，对大多数患者，压力包扎都能使瘢痕组织产生显著的软化和组织逆转。操作要点如下。

- 在每次包扎材料中加入合适的垫料。纤维组织的机械分解通常是通过局部放置更密集的泡沫垫料（Komprex）和增加压力来实现的。颗粒泡沫包（如施耐德垫）和其他专用垫料采用了类似的策略，例如通过"深埋"垫料，在纤维化的目标区域内留下压痕或"凹坑"。这样做能软化瘢痕组织，而且这一效果还可以得到保持，并进一步改善。
- 要求患者绑着绷带进行身体活动。这是CDT 的一个重要组成部分，就是为患者量身定制符合自身情况的锻炼计划。当绑着绷带进行锻炼时，复杂的机械力就可以与垫料一起作用，对纤维化组织施加影响，使硬化组织逐渐软化。

改善肌肉和关节"泵"

在使用高工作压力的复合绷带时进行锻炼，或者做简单的日常活动，都可加强淋巴引流。如果没有绷带的支撑，淋巴集合管的瓣膜（就像静脉的瓣膜一样）就会允许连续的液体柱形成，这就会导致运动过程中淋巴液的淤滞、回流和进一步积聚。

- 压力包扎帮助功能受损的淋巴管瓣膜工作。持续的外部压力可提高淋巴管瓣膜功能，增加淋巴管的固有收缩力，从而使其恢复正常功能，进而改善其对液体的推动力，达到进一步消肿的目的。
- 压力包扎可增强肌肉收缩力。肌肉筋膜与绷带之间的水肿部分，既要受到肌肉收缩和放松动作的挤压，也会受到来自绷带的高工作压力，从而形成一种自然的泵作用，加强了近端流体运动。

舒适体验增加患者的依从性

让患者舒适的目标怎么强调都不为过。每一位治疗师都应尽可能地亲自体验压力包扎，以获得同理心，从而更好地理解强化治疗的需求。随着舒适度的提高，患者的满意度、信任度、忠诚度、团队合作精神，以及持续参与家庭护理的可能性也随之增大（见 5.11.2 内容）。

重症压力包扎的实用指南

淋巴水肿压力包扎的基本原理也适用于重症患者。然而，为了在复杂的象皮病患者中取得成功，需要对标准方法进行更周全的调整。作为淋巴水肿治疗师，与较轻病例相比，此时需要更多的工具和技术。

使用多条弹力绷带

在重症病例中，弹力绷带没有标准数量。尽可能使用多层弹力绷带创建必要的渐变、支持和结构。需要注意的是，当肢体周长过大时，绷带的覆盖率必然会下降，此时如果要在大半径上产生更高压力（Laplace 定律）就需要提供更大的力量和更牢固的结构。可以考虑使用双倍长度（10m）的短拉伸绷带，这样不仅可以减少浪费，还可以避免用多条绷带进行包扎的麻烦。

使用大量的泡沫填充

在重症病例中，绷带的压力可能要大得多。为了抵消不适，需选用更厚的泡沫垫料。当然也可将不同类型和不同密度的泡沫层叠使用增加垫料的厚度。留出充分时间制定一个完善的填充策略，既需要处理好纤维化、褶皱、脆弱皮肤等问题，也不能影响患者的正常活动。只要能达到以上目标，使用多少填充物并无限制。

创建额外的结构

预计在 CDT 中，在象皮肿这样的重症病例，患者肿胀部位的体积每天都会大幅度缩小。这样的快速缩小势必会导致绷带移位、松弛或脱落，造成皮肤组织失去支撑，皮肤起皱甚至受伤。某些部位也会出现止血带效应或是淋巴液回填。此时，应选择更具结构性的泡沫垫料，例如 Komprex 或 2.5cm 厚的灰色泡沫。这些材料将起到"夹板"的作用，能固定住绷带，避免出现上述情况。此外，使用更多层绷带也能增加结构性，从而辅助解决这一问题。

更高的压力

治疗中度淋巴水肿患者时，可以采用中度压力。轻度压力包扎的好处显而易见：保持皮肤完整性，增强舒适感，减轻整体绷带重量，改善患者依从性，以及使家庭护理更容易等。然而，在面对重症患者时，通常由于纤维化的影响，我们不得不把压力提高到一个相当高的水平，才能获得所希望的消肿效果。此时可预计到的是，随着治疗的进行，水肿部位的淋巴液将大量转移，并导致绷带脱落松弛。为抵消这一现象，我们需要从一开始就对患部施加恒定压力。

水肿部位可充当填充物

部分临床经验显示，在最初治疗时异常水肿的肢体往往能抵消一定程度的不适感。患者说，最开始，当淋巴液最多、纤维化也最重时，尽管他们患部承受的压力巨大，但却有更高的舒适性和耐受性。这是因为严重水肿的部位和水肿纤维化的部分在治疗的过程中成了一种固有的内在填充物。然而，随着水肿部位缩小，这一缓冲作用也随之减弱，多数患者变得越来越不耐受。在这个治疗阶段，尽管整体压力在减小，但反而需要增加填充物。

每天调整压缩梯度

象皮病患者通常需要调整标准梯度。不规则的褶皱、小叶增生和严重的纤维化皮肤都可能抵消标准的压力梯度。因此，治疗师可能需要临时增加近端区域的压力，使其等于或大于远端肢体的压力。这种调整可以在短时间内尝试使用，只要不是每次治疗师如此，就不会有负面影响。通常，只要集中施加压力，即使患部顽固也会得到改善。随后，治疗师可将注意力转移到下一个更远的区域。通过这一特殊方式，尽管有时肢体远端的病症明显更严重，但我们却可以通过先消肿肢体近端来最终改善肢体远端的情况。在远端肢体水肿严重时（包括手、足、小腿或前臂等），为取得疗效，需要再次对压力梯度进行仔细调整。有时，即使创建的是标准的压力梯度，但近端压力导致远端区域恶化的情况也不少见。在处理这些水肿肢体时，近端压力急剧下降可能是获得远端改善的唯一方法。

保护皮肤褶皱和皱纹

在肢体轮廓异常改变严重的重症病例中，应避免将绷带缠入皮肤的褶皱和皮褶中，以避免出现止血带效应及皮肤破损。应首先用大量的合成棉或柔软的碎泡沫把褶皱区域包裹起来。这样做不仅能填补空隙，还有助于这些区域的空气流通，同时也有利于促进机械运动和日常清洁。然后再使用结构性强的泡沫（如厚的灰色泡沫或 Komprex 泡沫）为该区域做一个外壳，以便外部加压层能穿过（或跨越）褶皱区域对水肿部位施压，从而避免出现上述问题。

暂时忽略难以触及的皮肤区域

有这样一个病例，患者的小腿严重水肿，下垂超过足部接触到地面。这种情况下，最初的几个疗程可能无法充分覆盖最远端的区域。此时的策略应为：首先普遍软化整个小腿，在皮肤松弛到一定程度后，逐步把水肿组织慢慢包扎进绷带中。不过，裸露在外的区域应始终用管状纱布覆盖，以避免其直接接触地面。大可放心的是，在大多数情况下，上述困难通常只是暂时性的。

慎用弹性材料

压力包扎中，虽然使用非弹性包扎材料有最优的安全性和控制力。但在治疗重症象皮病时，由于水肿减少的速度过快，所以几乎不可能在日常治疗时可靠地固定住绷带鞘。为解决这一问题，可以考虑在最外层使用弹性"Ace"绷带，把整条绷带层紧紧地包裹在肢体上，使其随着水肿的减少而收缩。必须强调的是，弹性绷带存在使用禁忌，而且不能直接用在皮肤上。弹性材料必须始终在衬垫层上使用，而且不得在接合处横切。

弹性绷带的使用注意

- 不要将弹性绷带拉伸到 50% 以上。
- 确保每个绷带层完全平整。
- 不要让绷带加重皮肤的褶皱。
- 不要让弹性绷带嵌入接合处。
- 多层包扎时，只可使用 1~2 层。

利用弹力衣进行压力包扎

许多重症淋巴水肿的患者穿过（或使用过）弹力衣，治疗师在制定压力包扎的策略时，也可使用这些服装。可以将连裤袜在膝关节以上的任何位置剪开，成为短裤。它既可以作为最外一层来帮助绷带固定，也可作为最内一层来产生足够的抓力，以方便其他包扎材料的附着。

更积极地处理淋巴纤维化

温和的包扎方法一般很难对严重增厚的皮肤区域起作用。不过，必须正确识别纤维化，并将其与紧密、饱和的组织区域区分开，这些区域往往被误认为是纤维化。通常，皮肤上明显的角化过度与长期的皮下瘢痕组织相关。依照常规，这些区域在治疗初期可以承受更大压力和更多填充（Komprex）。此外，也有另一种情况，那就是表皮皮肤的完整性很好，但底层的真皮组织明显增厚，并出现瘢痕。不过，

无论面对何种情况，淋巴水肿消肿治疗的初始目标都是首先消除水肿组织中的液体成分，这一点很容易通过每周的测量来评估。而当初始的消肿治疗进入平台期后，如果此时肢体的大小仍然远离正常基线，那么就可以有把握地认为，剩下的肿胀部分可以归结为皮肤增厚、纤维化和（或）脂肪组织。

施耐德包的应用指南

- 为不同类型的皮肤选择相应密度的泡沫。
- 在重症象皮病中，角化过多时可以使用较大的灰色泡沫块或非常小的颗粒泡沫（Komprex）。
- 表皮正常但真皮组织严重增厚时，只能使用小的灰色泡沫颗粒。
- 避免每天使用施耐德包。
- 交替使用泡沫片，这样会有助于建立一个一致的压力梯度。
- 压力梯度很难通过大块的立方泡沫包来创建，因此近端液体流动可能难以实现。
- 除非患者受过良好训练，否则不要让他们在家中使用施耐德包。

5.11.4　上肢包扎

在综合消肿治疗（CDT）的消肿阶段（第一阶段）中，可应用于上肢的压力包扎材料如下（以下列出的数量对应 2 组弹力绷带）。

- 护肤乳液 1 瓶。
- 1 盒尺寸合适的弹力织物（管状绷带）。
- 1~2 盒（含 20 卷）纱布绷带（宽 4cm 或 6cm）。
- 4~6 卷合成无纺布填料绷带（10cm）或 2 卷 Rosidal 软泡沫绷带（10cm）。
- 2 卷 6cm 宽的短拉伸绷带，或适合手掌较小者使用的 2 卷 4cm 宽的短拉伸绷带。

- 2 卷 8cm 宽的短拉伸绷带。
- 4~6 卷 10cm 宽的短拉伸绷带。
- 2 卷 12cm 宽的短拉伸绷带。
- 用于固定绷带的胶带。
- 必要时：准备 1 片软泡沫（6mm 宽；23cm 厚）。
- 必要时：1 片 Komprex 泡沫垫或 1 卷软泡沫橡胶。

应用

一般来说，在使用绷带时可均匀预拉伸 30%~40%，重叠 50%~70%。患者应处于坐位。

皮肤护理

冲洗皮肤，然后全面涂抹合适的乳液。

弹力绷带

管状绷带的长度应剪切到可以在上肢的近端重叠约 12cm。这种重叠用于延伸和覆盖住整个弹力绷带的近端处，以保护它不受腋汗的影响。在肢体远端可以为拇指开一个孔（图 5.89）。

手指包扎

患者手指微张，掌心向下。肘下应放置一个支架以支撑手臂。

先用第一卷纱布绷带在手腕处选择一个开放式基点（绷带起始处为松头，无须固定），然后环绕一圈（图 5.90），随后逐步从手背环绕至小指（或拇指）。包扎手指时，应遵循从指尖环绕至指根的顺序，绷带间可有不超过 50% 的重叠。包扎时，施压要轻微，且不要覆盖住指尖。当完成一根手指的包扎后，需将纱布绷带经手背在手腕处环绕半圈（包扎时应始终避免反复缠绕绷带），随后再将绷带经手背环绕至下一根手指。其余 4 根手指可按上述方法如法炮制（图 5.91）。纱布绷带的边缘不应在手指的指尖和指根处滑动或转动。通常需要 1~2 条纱布绷带包扎所有手指。第二卷纱布绷带中任何

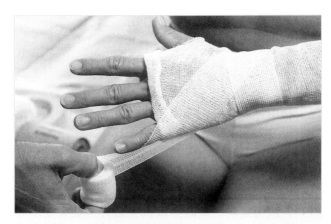

图 5.90　在手指上缠绕纱布绷带

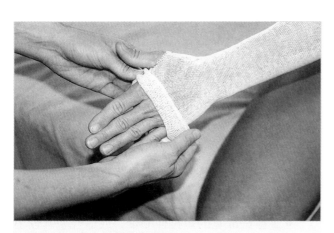

图 5.89　弹力织物的应用

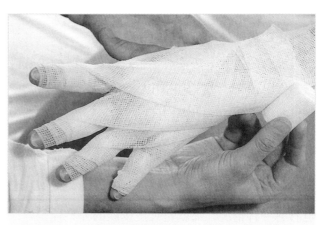

图 5.91　在手指上缠绕纱布绷带（指尖需留空）

未使用的部分都应该螺旋式（非环形）缠绕在前臂上。

完成后，应检查指尖的血液循环是否正常。当患者握拳时，绷带不应在指关节上滑动，手指上的皮肤不应裸露在外。

垫料

无纺布合成垫料（Artiflex 或 Rosidal）或软泡沫卷（Rosidal Soft）可充当手掌和手臂的垫料。为拇指开一个孔（图 5.92）；将垫料绕手腕一圈固定住。然后将垫料对折，从手掌开始逐步环绕至指节处（2~4 圈）（图 5.93）。接着将垫料逐步沿着从远端到近端的方向覆盖住前臂和上臂。肘窝处应进行多层填充以提供足够的保护（图 5.94）。一般来说，整个上肢大概需要使用 2 卷填料绷带作垫料（图 5.95）。

短拉伸绷带

先用 6cm 宽的绷带，在手腕处选择一个开放式基点（绷带起始处为松头，无须固定），并环绕一圈，然后对整个手掌进行包扎直至指关节，包扎时患者手指应微微张开（图 5.96）。为避免对拇指和示指间的鱼际间隙产生刺激，位于此处的绷带应折叠至 1/3 宽（具体宽度可根据手掌大小调整），

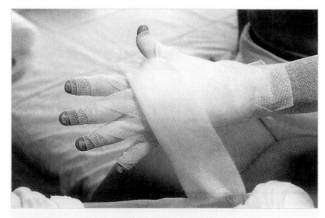

图 5.93　垫料在手部的应用

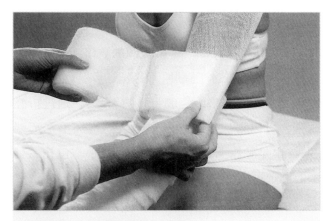

图 5.94　对肘窝处的额外填充

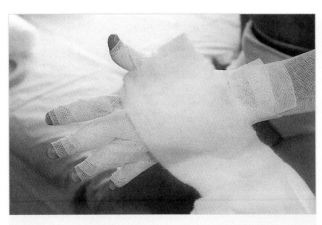

图 5.92　在手上包扎垫料

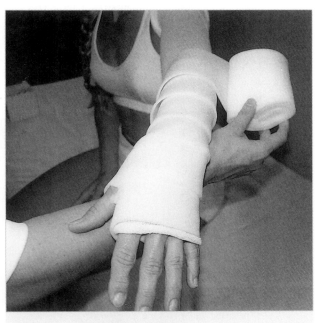

图 5.95　垫料在手臂的应用

5

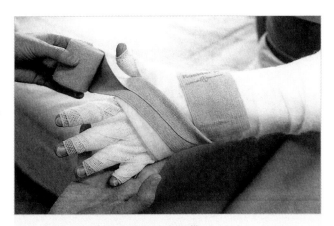

图 5.96　在手部包扎 6cm 宽绷带

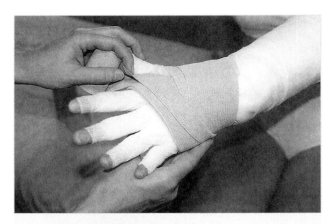

图 5.98　交替折叠以避免过大压力

不过需注意，不可扭曲绷带（图 5.97）。缠绕绷带时，需按照手掌 2 圈、手腕 1 圈的顺序缠绕。为防止手掌处的绷带过于臃肿，可采取近端折叠和远端折叠交替的方式来缠绕绷带（图 5.98）。通过折叠绷带，可以形成双层绷带层，从而增加手掌远端（通常也是肿胀明显区域）的压力。手掌包扎后剩余的绷带可以用于前臂的包扎（图 5.99）。

　　在连续使用绷带包扎时，后一条绷带的缠绕方向应和前一条相反。这样操作可以使整套绷带更有效，也更耐用。接下来，用 8cm 宽的绷带在手腕处环绕一圈，方向和前一条绷带相反（图 5.100），随后逐步包扎前臂和肘部（视肢体的大小而定）。在通常情况下，环绕方式包扎应有 30%~40% 的拉伸，50%~70% 的重叠。当用绷带包扎前臂时，患者应握拳并抵在治疗师的腹部（图 5.101）。这样做可以使前臂的包扎更有效，同时也能防止在包扎时因使用前臂肌肉而造成的止血带效应。接下来的 2 条绷带（2 条 10cm 宽或 1 条 10cm 宽 1 条 12cm 宽）在包扎时也应互为反向。为了创建从远端到近端的平滑梯度，包扎每条绷带都应从低压力区域开始（图 5.102）。在整个包扎过程中，治疗师应持续检查弹力绷带的压力梯度。此时，患者的反馈不仅必要而且有益。很重要一点是，绷带应结束于腋皱襞处，以防止腋窝和绷带之间形成积液（图 5.103）。弹力绷带可用胶带固定，弹力绷带在上肢近端的重叠部分应折叠在外层绷带上。

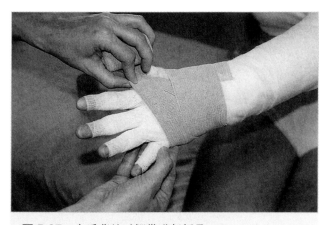

图 5.97　在手背处对绷带进行折叠

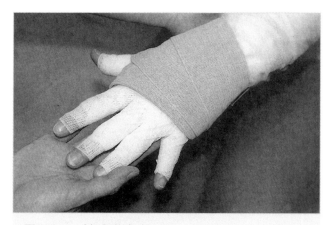

图 5.99　手部包扎完成

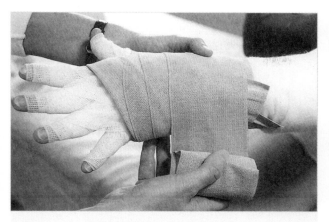

图 5.100　在手部和前臂包扎 8cm 绷带

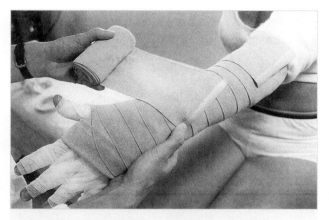

图 5.102　用 10cm 绷带从低压力区域开始包扎

5

5.11.5　下肢包扎

在综合消肿治疗（CDT）的消肿阶段（第一阶段），可应用于下肢的压力包扎材料如下（以下列出的数量对应 2 组弹力绷带）。

- 护肤乳液 1 瓶。
- 1 盒尺寸合适的弹力织物（管状绷带）。
- 1~2 盒纱布绷带（宽 4cm）。
- 2 块高密度泡沫片（肾形）。
- 6 卷合成无纺布填料绷带（10cm）或 2~3 卷 Rosidal 软泡沫绷带（10cm）。
- 4~6 卷无纺布填料绷带（15cm）或 2~3 卷

Rosidal 软泡沫绷带（15cm）。

- 2 卷 6cm 宽的短拉伸绷带。
- 2 卷 8cm 宽的短拉伸绷带。
- 6~8 卷 10cm 宽的短拉伸绷带。
- 8~12 卷 12cm 宽的短拉伸绷带。
- 4 卷加宽短拉伸绷带（12cm 或 20cm 宽，或视患者肢体大小而定）。
- 用于固定绷带的胶带。
- 必要时：准备 1 片软泡沫 7.6cm × 15.2cm（12mm 厚）。
- 必要时：准备 2 片 Komprex 或 2 卷软泡沫橡胶。

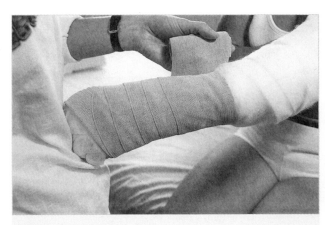

图 5.101　在前臂包扎 8cm 绷带

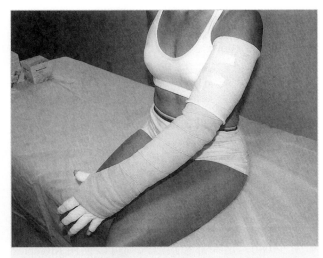

图 5.103　上肢包扎完成

应用

一般来说，绷带在使用时可均匀预拉伸 30%~40%，重叠 50%~70%。包扎足部和小腿时，患者应处于仰卧位；而对膝关节至腹股沟进行绷带包扎时，患者则应站立。

皮肤护理

清洗和浸泡皮肤，然后全面涂抹适合的乳液。

弹力绷带

管状绷带的长度应剪切到可以在下肢的近端重叠约 12cm。这种重叠用于延伸和覆盖住弹力绷带的近端处，以保护它不受腋汗的影响（见图 5.104）。

足趾包扎

先用第一卷纱布绷带，在跖趾关节区选择一个开放式基点（起始处为松头，无须固定），然后绕足背一圈，再将绷带引至踇趾处进行环绕（图 5.105）。接下来的足趾包扎要按以下顺序：从足背处开始用绷带对足趾进行包扎，在足趾上环绕 2~3 圈后，再拉回足背。包扎时，需避免足趾间隙处出现绷带滑动、翻卷等情况。此外，趾尖应裸露在外，不应包扎。按照以上步骤逐步将剩下的足趾都包扎好（由于小趾很少发生水肿，因此一般不需要包扎）（图 5.106）。一般来说，一卷 4cm 宽的纱布绷带（通常折叠成一半的宽度）足够包扎所有足趾。剩余绷带应螺旋式（非环形）缠绕在足上。完成后，应检查趾尖的血液循环是否正常。

垫料

无纺布合成衬垫（3 卷）或软泡沫卷（2 卷，Rosidal Soft）可充当足部和下肢的垫料（图 5.107和图 5.108）。足踝部和跟腱部则可以使用 Kromprex 的肾形泡沫配合上填料绷带进行填充（图 5.109）。在

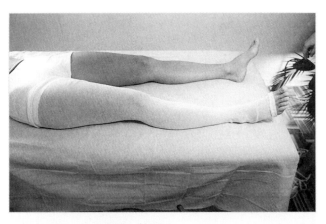

图 5.104　弹力绷带的应用

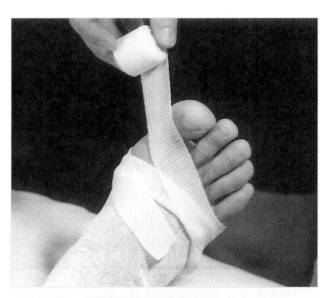

图 5.105　在足背处给纱布绷带选择一个起点

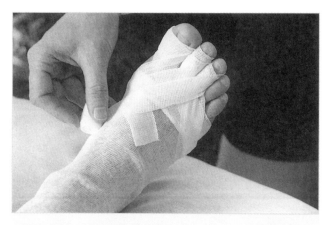

图 5.106　用纱布绷带包扎足趾

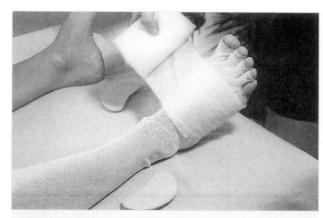

图 5.107　在足部使用垫料

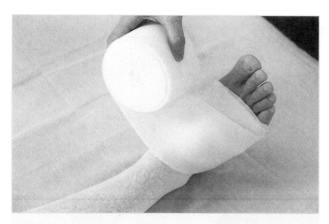

图 5.108　在足部使用垫料（软泡沫卷）

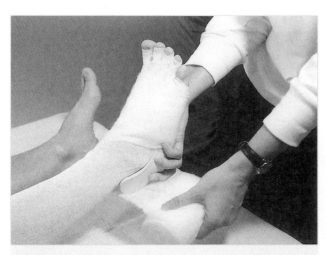

图 5.109　足踝后部的高密度泡沫片（Komprex）可以用填料绷带固定

胫骨区域可以填充两倍的合成填料绷带以提供额外保护。

短拉伸绷带

先用 6cm 或 8cm 宽的绷带（视足部大小而定），在跖骨处选择一个开放式基点（绷带起始处为松头，无须固定），然后环绕足部一圈（图 5.110）。在跖趾关节区环绕 3~4 圈后，可将绷带拉伸至足趾的间隙处。绷带的环绕方向应该朝着蹬趾的方向，由外向内，而且包扎时不要对足部形成张力。用同样的方式来对足跟部进行包扎，在包扎足跟部时可以使用"锁踵型"包扎法，从而为足踝提供更多的支撑力，并防止绷带滑动（图 5.111 和图 5.112）。在足跟上包扎弹力绷带时，踝关节的背伸度应为 70°~90°。将绷带从足底引向跟腱，覆盖住足跟和外踝之间的区域，然后再绕着足踝，覆盖住内踝和足跟之间的区域，随后再拉回足底（图 5.113）。继续以上步骤，对足部进行无张力的环形缠绕，并重复使用"锁踵型"包扎法，直至用完绷带，最后用胶带把绷带固定住。

下一条绷带（8cm 或 10cm 宽）的起始点为足踝上方，同样也是一个不需要固定的起始点。第二条绷带的缠绕方向应该与前一条绷带相反（在足部包扎弹力绷带时，应始终保持前后两条绷带的缠绕方向相反，这样做可以有效防止足内翻与足外翻。此外，这样做也可以使弹力绷带更有效、更耐用）。用第二条绷带包扎时，应采用环形包扎法，包扎住整个足跟和足部（图 5.114 和图 5.115）。

小腿用 10cm 或 12cm 宽的绷带包扎（通常需要 2~4 卷）。为获得从远端到近端平滑的梯度，均从低压力区开始缠绕绷带（图 5.116）。在整个包扎过程中，治疗师应持续检查弹力绷带的压力梯度。此时，患者的反馈不仅必要而且有益。最后可以用胶带把绷带固定在小腿上（图 5.117）。

接下来，患者应采取站位，直至包扎完剩下的

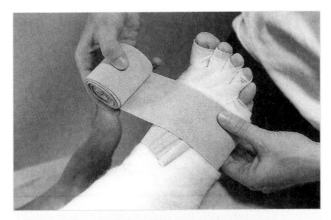

图 5.110　在跖骨处开始第一条短拉伸绷带包扎

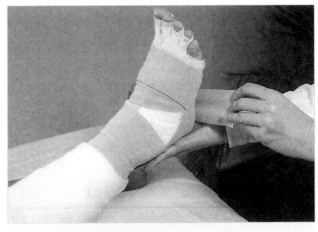

图 5.113　在足部包扎完第一条短拉伸绷带

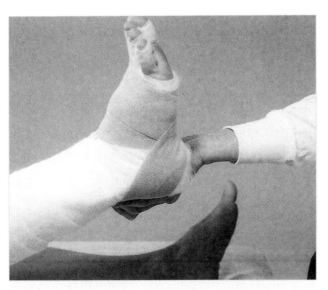

图 5.111　用"锁踵型"包扎法包扎外足踝

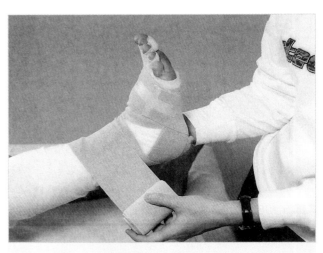

图 5.114　在足踝处开始包扎第二条短拉伸绷带

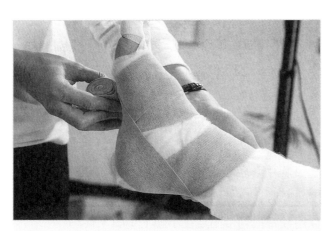

图 5.112　用"锁踵型"包扎法包扎内足踝

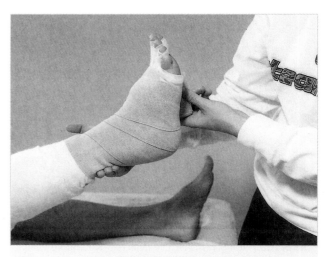

图 5.115　用第二条短拉伸绷带包扎足跟和足部

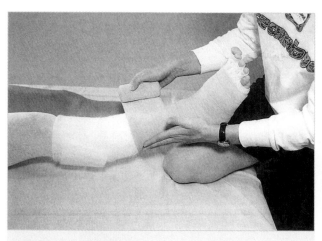

图 5.116 包扎小腿

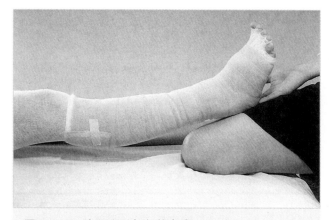

图 5.117 小腿和足部包扎完成

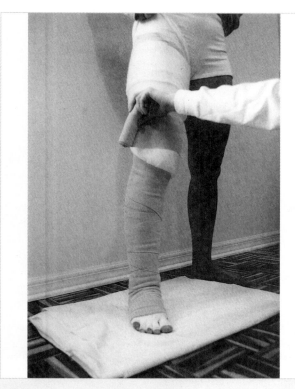

图 5.118 用 "8" 字法包扎膝关节

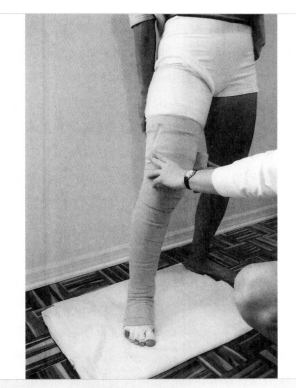

图 5.119 用短拉伸绷带包扎大腿

弹力绷带。包扎时，患者可以稍稍弯曲膝关节，从而将体重转移到正在包扎的下肢上。在膝关节和大腿上可以使用无纺布合成填充物或软泡沫卷充当垫料。当使用合成填充绷带时，将腘窝处层数加倍以提供额外的保护。膝关节和大腿应该使用 12cm 宽的短拉伸绷带包扎（通常需要 4~6 卷）。包扎第一条绷带时，先在膝关节下方选择一个开放式基点（绷带起始处为松头，无须固定），然后采用 "8" 字法包扎膝关节（图 5.118 和图 5.119）。大腿其余部分以环形包扎法逐步包扎至腹股沟区域。最后一条绷带（或是每条绷带）可以用胶带固定（图 5.120）。此外，还可以在大腿上包扎额外的 15cm

5

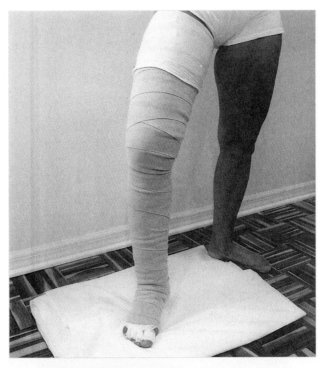

图 5.120　下肢包扎完成

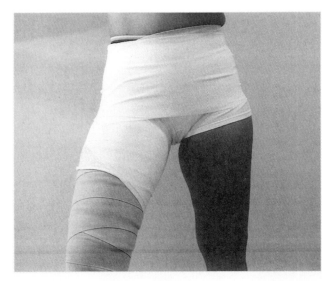

图 5.121　用较宽的短拉伸绷带（15~20cm）包扎髋关节

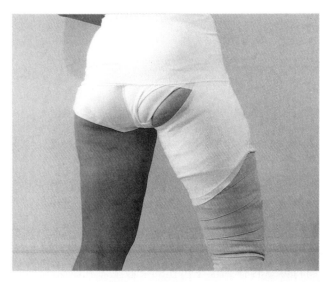

图 5.122　髋关节附件（后视图）

或 20cm 宽的中拉伸绷带以增加整体的稳定性。

髋关节附件

如果躯干下象限肿胀或为了防止腿部的弹力绷带滑动，可以使用 1~2 卷 20cm 宽的短拉伸绷带（视患者躯体的大小而定）包扎髋关节（注意：髋关节附件应直接包扎在皮肤上，患者需要把内裤穿在绷带外）。第一条绷带从大腿近端开始，环绕 1 圈固定（图 5.121），继续覆盖住躯干，将绷带从大腿外侧引至对面的髂嵴（为防止绷带滑落，至少应该把绷带 1/3 宽的部分包裹在髂嵴上）。再从髂嵴处将绷带环绕一整圈，包裹住整个躯干，然后将整个臀部包扎起来，随后逐步回到大腿（图 5.122）。继续用相同的包扎方法，直到整个躯干下部被完全覆盖。为防止出现止血带效应，在大腿近端应避免环形包扎。包扎完成后，需再次检查绷带的压力梯度是否正确。如果髋关节附件需要用 2 卷绷带，则可将 2 条绷带缝合在一起，以简化包扎。

5.12　泡沫垫料的包扎步骤

5.12.1　使用泡沫垫料包扎手臂

在包扎手臂时，合成棉（Artiflex 或 Cellona）只能用于肘部和手腕部（或手部）。其他部位都应选择泡沫垫料。表 5.2 为使用泡沫垫料进行手臂包扎的步骤和材料汇总。

表 5.2　使用泡沫垫料进行手臂包扎的步骤和材料

步骤	所需材料
涂抹乳液	优色林或其他低 pH 值的乳液
穿戴弹力织物	TG 或 Tricofix
在肘部、手部及腕部使用合成棉	Artiflex、Cellona 或其他
对前臂和上臂的泡沫垫料进行固定	Isoband、Idealbinde 或其他
手指的包扎	Transelast 或 Elastomull
手背部泡沫垫料的使用	Gray Vi inch、12mm 泡沫垫料或 Komprex
固定手背泡沫垫料	6cm 绷带
用短拉伸绷带对手部包扎	6cm Comprilan 或 Rosidal K
用短拉伸绷带对前臂和手肘包扎	8cm Comprilan 或 Rosidal K
用短拉伸绷带对手腕至手臂顶部包扎	10cm Comprilan 或 Rosidal K
视情况使用短拉伸绷带	10cm/12cm Comprilan 或 Rosidal K

弹力织物与合成棉

先穿戴好弹力织物，然后选择合适尺寸的合成棉垫料，在肘部折叠加厚（图 5.123）。

为提高肘部皱褶的防护水平，Artiflex 或 Cellona 使用量加倍做多层覆盖。

小提示：就大部分人的手臂而言，10cm 宽的材料最合适。

将泡沫垫料固定在恰当的位置

接着使用 15cm 的 Isoband 或 Idealbinde 固定绷带把泡沫垫料板粘住。图片中使用的是较厚的灰色泡沫垫（12mm），使用时被分成了两半（图 5.124 和图 5.125）。

小提示：固定绷带本身就是一个压力层，也是整个加压结构的一部分。因此，在使用时，请采用适度的张力，并尝试覆盖住所有的泡沫区域。在应用固定绷带时，应保持较宽间距，分布均匀，尽可能使泡沫垫料平整且牢固地贴合肢体。固定绷带包

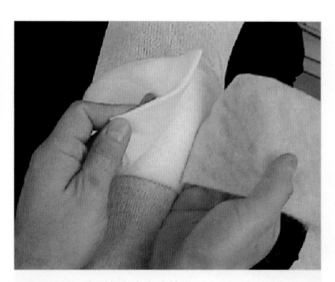

图 5.123　在肘部包裹合成棉

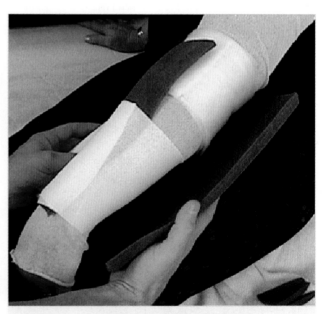

图 5.124　用短拉伸固定绷带把泡沫垫料板粘住

5

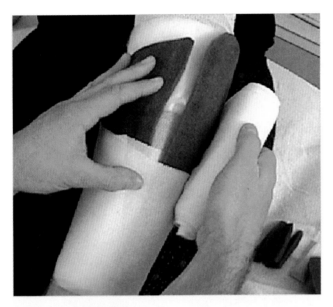

图 5.125 绑紧前臂

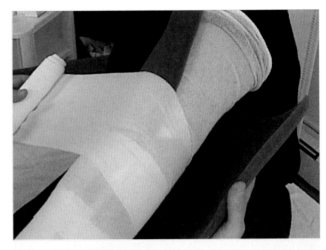

图 5.126 绑紧上臂的第一部分

扎到位后立刻使用胶带进行固定。

包扎时，患者手臂保持在伸直和伸展位，这样可以避免泡沫垫料移位，从而使肘关节包扎得更牢固，避免过早发生松动（图 5.126 和图 5.127）。

使用手指弹力绷带

将预折叠的手指绷带（Elastomull 或 Transelast Classic）轻轻固定在手腕近端的褶纹上。绷带的起点可以在泡沫上，也可以在接近泡沫的手掌基底部。

小提示：包扎时，治疗师应站在坐位患者的面前。在患者肘部放置一个软垫作为支撑，让患者伸展手臂，手掌朝下，手指伸直并张开。

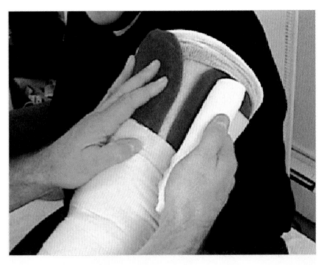

图 5.127 绑紧上臂的其余部分

选择合适的方向和开始包扎的手指

接下来，选择一个包扎的方向。如果绷带的包扎方向是由尺骨向桡骨，那么在包扎手指时，就先包扎拇指，再包扎示指。将绷带绕到每根手指的侧边，先螺旋式环绕到甲床，随后再绕回底部。应始终保持均匀的重叠和张力（图 5.128）。

小提示：在方向选择上没有对错之别。如果选

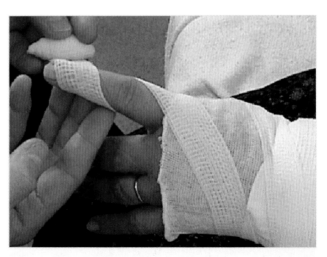

图 5.128 手指的压力包扎

择了相反的方向（从桡骨到尺骨），那么就先环绕小指，然后是环指。这样做的好处是，可以包扎出连续的几何图案，以直观地看出包扎步骤，并记住最终的外观和绷带的覆盖范围。

将手指泡沫垫料固定在合适位置

在本例中，泡沫片不仅用于手指的包扎，还被用于腕骨的手背侧区域（图 5.129）。这些添加的泡沫片在保持之前的包扎模式的同时，通过转移淋巴液，重塑肿胀组织，进一步加强了治疗效果。

在手部或腕部应用合成棉

合成棉并不是弹力绷带，因此应该轻柔包扎，并均匀分布。包扎到指关节区域即可，不要覆盖伸出的手指。可将关节作为最远端的标志（图 5.130）。

小提示：指关节可以看作是手背垫料和加压层的起点。如果用合成棉覆盖手指，泡沫垫料和加压层包扎起点也将过低，从而形成指尖压力区。包扎时，让患者尽可能张开手掌，展开手指，从而更清楚地观察指关节。

在手腕处环绕 6cm 短拉伸绷带

先在手腕处环绕 1 圈短拉伸绷带，紧接着将泡

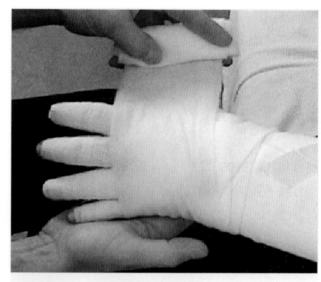

图 5.130　在手部应用合成棉

沫垫料固定在手掌和手背上。

定位和包扎垫料

将垫料固定在掌指关节处并与合成棉对齐。接下来按照之前的样式包扎，同时挤压并重塑出垫料的形状（图 5.131）。

小提示：这个步骤在操作时较为不便。因此，需要持续不断地对垫料进行柔和的整理与挤压，从而排出泡沫内的空气，并使垫料更为牢固。

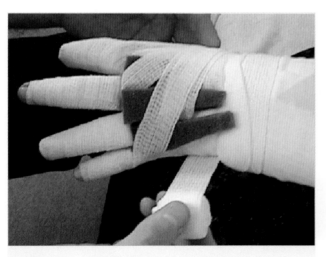

图 5.129　在手指和腕骨部位应用泡沫垫料

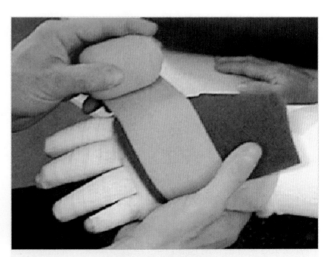

图 5.131　用 6cm 短拉伸绷带将泡沫垫料固定在手背上

用标准法包扎手背

在将绷带固定之后，先用绷带覆盖住掌指关节，然后将绷带引向虎口。之后从手掌下方绕上来，从外侧经过手背，并斜向包扎住拇指后方靠近手腕处（图 5.132）。

继续包扎掌指关节区

接下来继续将绷带从手掌下方绕上来，从外侧经过手背，覆盖住掌指关节区，重复 2 次（图 5.133）。

三角区

此时会发现，在掌指关节区上方，有一个小小的窄三角区没有被覆盖。在接下来的包扎中，使绷带从虎口处经过，从而覆盖住该三角区。包扎时，将压力和结构分配在最需要的地方（图 5.134）。最后用胶带固定住绷带的末端（图 5.135）。

用上述方法反复包扎，可以在掌指关节区构建额外的结构和形成压力。

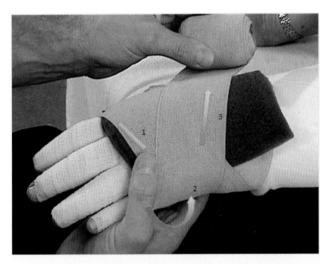

图 5.132　对手背的包扎。1. 先覆盖住掌指关节区；2. 经过手掌；3. 覆盖住手背，并拉伸至拇指后方

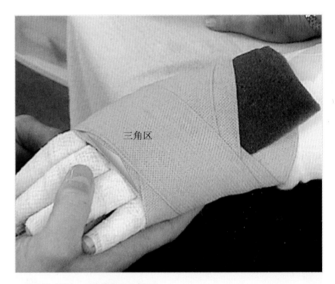

图 5.134　覆盖住三角区

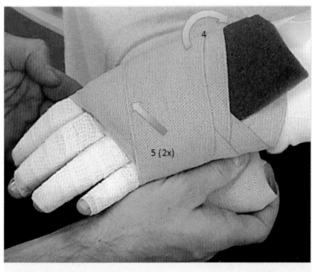

图 5.133　对手背的包扎。4. 经过手掌后，绕向手掌外侧；5. 经过掌指关节区形成三角区

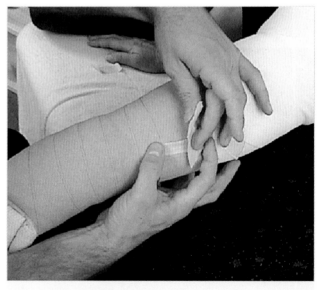

图 5.135　绷带末端用胶带固定

包扎中进行触诊

当手部包扎接近完成且牢固度和层数都足够时，就可以将剩下的绷带包扎在前臂上。

小提示：触诊是确保压力包扎正确无误的重要一环，仅依靠包扎本身很难使绷带真正牢固。治疗师应该养成触诊的好习惯，在每推进一步时，都要认真用双手评估包扎的情况。一般来说，一只手使用一卷 6cm 绷带来包扎就足够了。必要时，可以将整卷绷带都用完。

使用 8cm 短拉伸绷带包扎手腕

8cm 短拉伸绷带的起点位于近手腕的屈曲折痕处，包扎时避免覆盖手的鱼际位置。向上包扎之前，在腕部环绕 2 圈增强固定。向肘部进行螺旋等距包扎（约 50% 重叠），张力应平均（图 5.136）。

肘窝处的十字交叉

为了避免绷带陷入肘关节的褶皱处（也就是和折痕平行），包扎时绷带应该斜着经过肘窝（图 5.137）。在保持张力的情况下，在上臂完整环绕 1 圈（图 5.138）。接下来从相反的角度把绷带引向前臂，在经过肘窝时，形成一个"X"形（图 5.139）。接下来，用剩余绷带逐步向上包扎鹰嘴

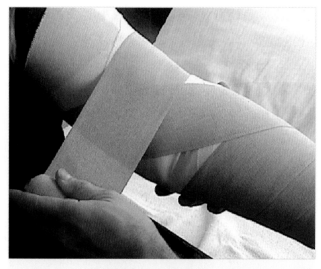

图 5.137　绷带斜着经过肘窝

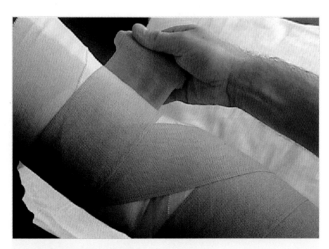

图 5.138　在上臂环绕 1 圈

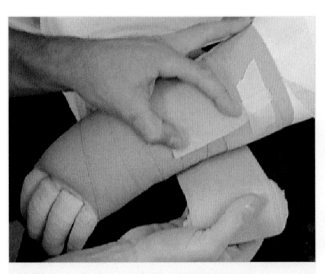

图 5.136　用 8cm 短拉伸绷带把手腕部缚紧

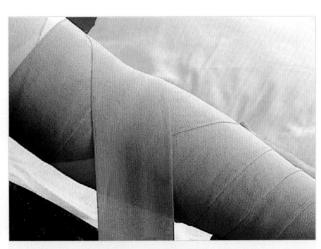

图 5.139　绷带在经过肘窝时，形成一个"X"形

部位。绷带每圈保持等距，且与中心线垂直（图5.140）。注意，不要再包扎出一个"X"形。

使用 10cm 短拉伸绷带包扎手腕

将 10cm 短拉伸绷带在手腕上方环绕 1 圈以上，以确保向上包扎前能积累足够的压力（图5.141）。

小提示： 如果环绕得不紧，绷带会处于包而不紧的状态，使手腕松弛失压。

逐步向上朝着腋下包扎，保持相等的间距

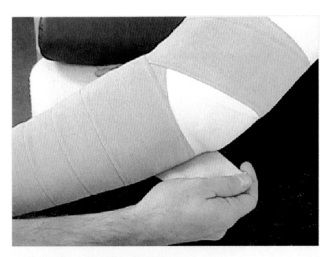

图 5.140　用绷带包扎肘部

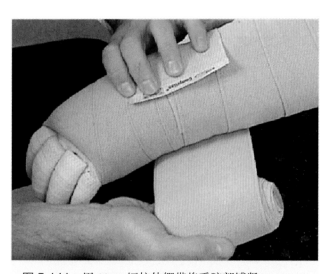

图 5.141　用 10cm 短拉伸绷带将手腕部缚紧

（50%）和均匀的压力。在手臂顶部结束第一条绷带的包扎并开始使用第二条 10cm 绷带。

使用第二条 10cm 绷带包扎

第二条绷带的起点和前一条相同。为了获得压力，在必要时可环形包扎数次。第二或者第三条绷带可按"人"字形包扎。

提示： 腕部包扎完毕后，为避免压力过大，缠后一条绷带时应和前一条保持一定距离。

"人"字形包扎法

如需再使用一条 10cm 绷带，就先在手腕处环绕 1 圈，然后采取和肢体中轴线相切的角度包扎，呈"人"字形。包扎时，"人"字形的交叉点位于同一条直线上，并对准腋窝。"人"字形包扎既可以避免"带状"压力，也可以避免在消肿时，绷带产生"手风琴"式滑动和松弛（图 5.142）。

提示： "人"字形包扎可以增强绷带的结构性，从而使绷带黏附性更强，有时也更僵硬。此外，这种包扎方式会过快消耗绷带，导致覆盖的面积减小。

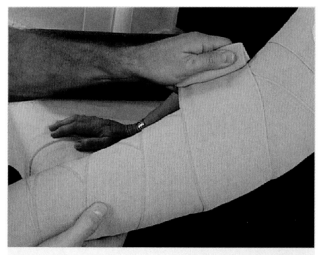

图 5.142　采用"人"字形包扎法将 10cm 绷带从手腕包扎至手臂

折叠弹力织物

在手臂的近端固定住绷带。此时应该轻轻地将多余的管状纱布从绷带顶部抽出，以避免弹力织物的末端被包裹进绷带里。一旦弹力织物被包裹进绷带，既可能对皮肤产生刺激，又可能像线团一样缠绕其中（图 5.143）。

瘫痪肢体的压力包扎

肢体瘫痪和淋巴水肿有时并存。因为在现代放疗技术发展之前，乳腺癌的治疗存在着臂丛损伤和局部淋巴破坏的风险。不过，幸运的是，随着技术的进步，肢体瘫痪的发生率已急剧下降。当然，即便如此，治疗淋巴水肿时依然免不了会遇到使用旧技术治疗、出现肢体瘫痪的患者。

各类肢体瘫痪（除淋巴结清扫或放疗造成的之外），无论其病因如何，都会造成患者依赖度上升，静脉高压（依赖性水肿）及易感染。这些情况会损伤淋巴管的正常功能，从而导致静脉和淋巴管（结合）不足。随着时间的推移，这种不足（高水分和蛋白质负荷）将导致与纯淋巴水肿相关的特征性组织病变和免疫功能障碍。

综合消肿治疗（CDT）也适用于瘫痪肢体的淋

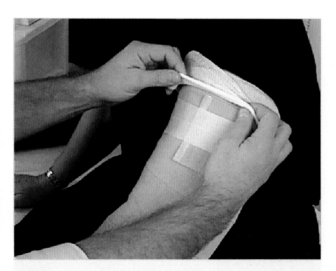

图 5.143　将多余的管状纱布从绷带顶部抽出并用胶带固定

巴水肿，不过由于实际疗效和是否正确地应用压力包扎（包括弹性和非弹性）息息相关，因此，应采取积极的措施预防其发生。

预防措施和禁忌证

需谨慎对待和专门考虑的内容如下。

- 无法整合患者对压力的反馈（感觉缺失）。
- 皮肤因失去水分而萎缩、变薄、极度脆弱。
- 骨骼与肌腱的体表标志更为突出。
- 非典型的肿胀模式。皮肤萎缩可能会导致手掌、足底和指（趾）腹肿胀。指（趾）间隙可能会前移，甚至可能会出现指（趾）脱套。
- 关节松弛和韧带萎缩可能使骨骼在受压时（尤其是足部）错位，并可能发生由重力引起的近侧关节（如肩关节和髋关节）的半脱位。
- 肌肉和关节泵的作用减弱，无法使静脉血液回流，也无法促进淋巴引流。
- 在 CDT 的强化阶段，骨骼和神经结构的损伤风险较高。

绝对禁忌情况如下。

- 强制遵守严格的锻炼计划。
- 强制在挛缩、半脱位或放射性损伤区域做超过活动度的动作。
- 使用高弹力绷带或强力弹力衣。
- 自行穿戴和脱下弹力绷带和弹力衣。
- MLD 期间的高强度治疗（水肿技术或纤维组织技术）。
- 对放射性纤维化的治疗。
- 治疗期间不正确的支撑（四肢必须牢固固定）。
- 大而笨重的绷带材料导致超重。

原理

许多问题都集中在压力包扎的应用上。为减少不良后果，治疗师必须具备一定的物理力学知识

（如 Laplace 定律）及有关工作压力和静息压力的动力学知识。

能少则少

压力包扎的目标是在不对相关组织、神经、下层骨骼结构和关节造成进一步伤害的情况下，达到使肢体消肿的目的。因此，要遵循"能少则少"的加压原则。即使是面对功能正常的肢体，在压力包扎时也是宁可压力过小而非过大。而当面对的是松弛麻痹的肢体时，应按照"能少则少"的原则。治疗师应自始至终努力寻找轻度加压和妥善填充的压力包扎方案，并严格执行。如果轻度加压就能产生合理的压力梯度并消肿，那么就无须增加压力或强度。

工作压力高，静息压力低

根据临床实践，合成不足（高水分和高蛋白负荷）造成的水肿对压力包扎的反馈非常明显。在没有肌肉泵作用的情况下，这些深度凹陷的水肿（在早期阶段表明淋巴淤滞性纤维化较少）需要一个高工作压力的多层绷带结构来抵消重力和水肿的张力。首先限制住水肿的发展，慢慢使水分回流到静脉内进行再吸收。然后配合合适且精确的加压梯度，使肢体始终处于消肿状态，逐步使淋巴液回流至躯干。

相反，如果静息压力过高，则会把压力局限在突出的肌腱和骨骼上。由于软组织的萎缩更快，随着突出部周围水肿的减轻，突出部位会变得更加明显，此时瘫痪的患者又不能及时给出感觉反馈，就不能对弹力绷带做出相应的减压调整，局部升高的压力和绷带的轻微收缩可能导致严重的组织损伤和溃疡。

Laplace 定律

手部萎缩时很容易受到压力的伤害，因此需要仔细分析横截面的形状（椭圆形）。即使严重肿胀，手的横截面仍然是椭圆形的，因此桡骨和尺骨半径较小，而手的背侧和掌侧半径较大。功能健全

的手横截面也是椭圆形的，但在疼痛和不适时会发出信号，从而指导调整压力。但瘫痪患者会失去这一重要的反馈机制。

部分解决方案是，使用尺寸较大、与整个手齐宽的手背垫和手掌垫来作为绷带下的垫料，从而使短拉伸绷带产生"向下按压的效果"，同时使绷带与侧面的接触（即腕间压力）最小化。

下面列出的这套压力包扎方案，主要是针对淋巴水肿合并手臂瘫痪的患者。该方案的原则和要素对任何无法忍受高弹力绷带的患者也有帮助。基于相同的核心原理，在简单修正之后可将这套方案应用于下肢的压力包扎。

密切监测

不管是作为一种最终考量，还是作为避免损伤的一项保护措施，都有必要在强化阶段的第一天（或连续几天）对肢体瘫痪的患者进行早晚各一次的监测。通过密切监测，可以对加压策略进行更细致的检查和评估，以提前修正，防患于未然。需要注意的是，如果不及时调整绷带，突出部位（热点区域）上的轻微红斑很可能会发展为开放性病变。

包扎步骤

1. *涂抹乳液*。将足量乳液均匀地涂抹在整个肢体上，避免留下多余液体。必要时，可以等待乳液吸收后再包扎。任何包扎中的肢体上均不允许出现液体的浸渍。

2. *创建手指保护结构*。使用合成棉或泡沫（Rosidal Soft）保护手指。裁剪的手指衬垫形状像箭头，可有效环绕每根手指，延伸部分可覆盖折痕。箭头形手指衬垫可有效保护每根手指掌面的指间隙和屈曲折痕（图 5.144~ 图 5.146）。

3. *步骤颠倒*。在手部提前使用合成棉进行保护。一般来说，在涂抹完乳液之后应先穿戴弹力织物，再覆盖合成棉。但考虑到这样做可能给皮肤带来的损伤，我们将这一过程反过来。先使用合成

5

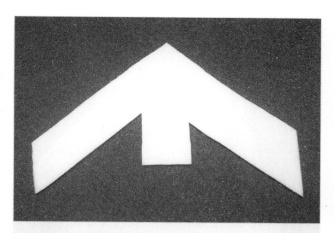

图 5.144　箭头形合成棉手指衬垫

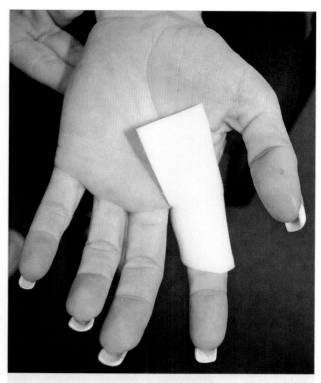

图 5.146　将箭头形手指衬垫包裹在手指上（手掌视角）

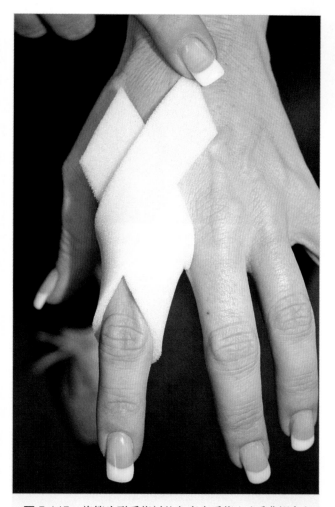

图 5.145　将箭头形手指衬垫包裹在手指上（手背视角）

置开洞，洞口边缘会使拇指的鱼际间隙受到摩擦损伤。而提前在该位置覆盖合成棉，能保护拇指的鱼际间隙不被磨损。而且即便是功能健全的肢体，弹力织物上的拇指孔洞也有开孔过小或被较强的拉力拉回鱼际空隙区域的风险。此外，在合成棉的保护下，即便多余的弹力织物在掌指关节区形成了卷边，也不会造成压痕，其压力会被合成棉抵消掉。

4. 用合成棉或泡沫包扎手指并固定到位。将手臂完全支撑在治疗底座上，为每一根手指包扎上手指保护部件，然后采用标准的手指包扎法，在每根手指上缠绕 1 圈，固定手指衬垫。这一步骤不仅可以牢牢地固定住手指衬垫，而且还能防止它们随后顺着标准手指绷带的包扎方向移动（图 5.147~图 5.149）。

5. 在每根手指上分别创建压力。单独对每根手指做标准的手指包扎（采用双层折叠纱布）以产生压缩力（图 5.150）。如手指异常肿胀，在包扎时可施加中等张力，并使间隔更紧密，从而在

棉轻轻包裹手掌和手腕，包裹的顺序从掌指关节区起，至手腕远端屈曲处止。提前使用合成棉是出于以下的考虑：手部穿戴的弹力织物一定会在拇指位

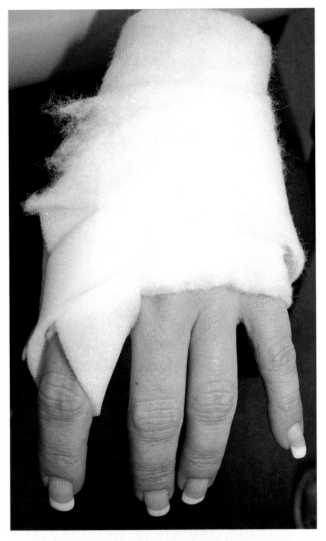

图 5.147　包扎步骤 1：将合成棉缠在手背上，然后给示指包上箭头形手指衬垫

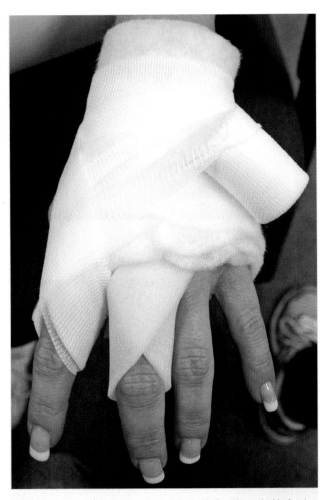

图 5.148　包扎步骤 2：用手指绷带将示指上的箭头固定住，只需缠绕一圈即可

手指表面形成均匀且较厚的覆盖。仔细检查手指基底部，确保棉片可以保护到每个屈曲折痕（图5.151）。为确保皮肤的完整性，包扎过程中不得出现任何卷边情况。由于整个手部覆盖了合成棉，只要手指绷带包扎得足够细致，就一定可以保持平整，也不会弄伤缠绕绷带的腕部。

6. *在肘部使用合成棉*。由于弹力织物是一种较为简单的稀松型棉织物，一旦吸收了水分，就容易变得粗糙。为避免其直接接触肘窝和突出的鹰嘴部，应首先使用一层合成棉。为了提供足够的保护，建议多用合成棉，有时可以覆盖整条手臂。应

用时应保持合成棉平整光滑，张力较低。

7. *应用弹力织物*。选择合适尺寸的管状纱布弹力织物，并在拇指处开一个洞。将弹力织物拉伸到合适的位置，并确保拇指孔洞和鱼际间隙之间有合成棉提供有效保护（图 5.152）。仔细将弹力织物下的合成棉抚平，从而减少随压力产生的压痕。

8. *固定手臂泡沫*。使用固定包扎法，将前臂和上臂的泡沫固定到位（图 5.153）。由于所需的压力非常低，薄型灰色开孔泡沫（6mm 厚度）是合适之选。考虑到患者此时的肩部和肘部已经存在半脱位的可能，在此过程中需格外小心，防止患者的肘部和肩部出现过伸现象。

5

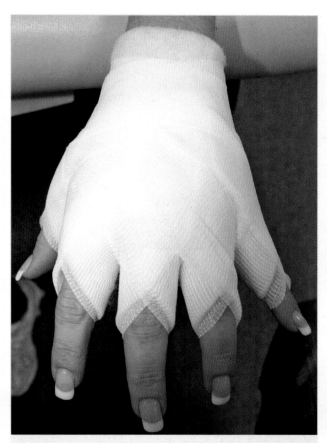

图 5.149　包扎步骤 3：用以上方法包扎所有手指

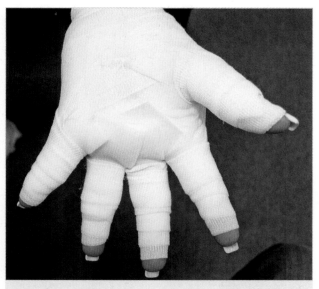

图 5.151　箭头形手指衬垫近端的小棉片可以保护屈曲折痕

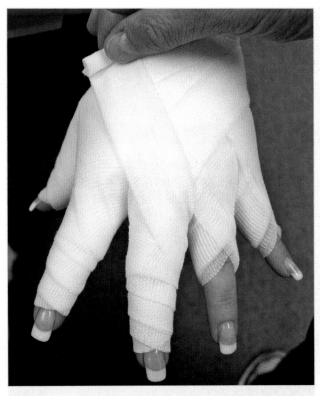

图 5.150　包扎步骤 4：在垫料之上采用手指压力包扎

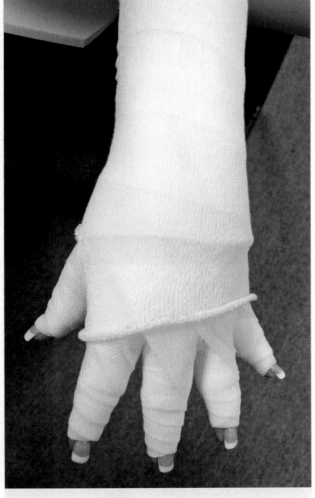

图 5.152　将合成棉覆盖在整条手臂上，然后穿戴上纱布弹力织物，并在拇指处开一个洞

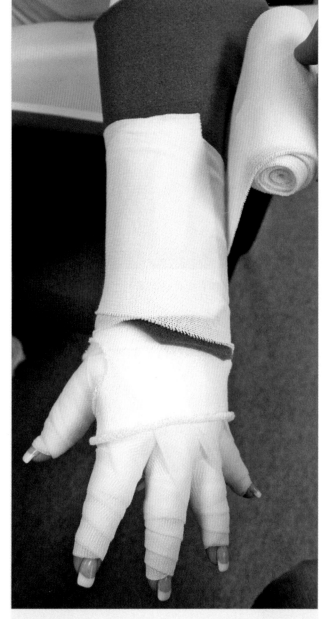

图 5.153 用短拉伸固定绷带将手臂处的泡沫缚紧

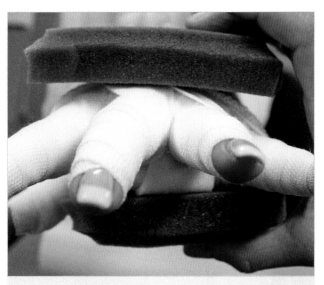

图 5.154 手部用泡沫垫。通过增加厚度为手的桡侧、尺侧面提供额外保护

② 泡沫需切割得比包裹着合成棉的手部略宽一些。边缘需做斜面处理，并背对手部。

③ 包扎时，请将手部轻轻地放在底座上，伸平，保证每次缠绕时手都保持水平。不过，需注意的是，绷带缠绕时的收紧方向应与手掌和手背保持平行，而不是在手的两侧向下拉，以避免出现握杯样手形。塑形步骤完成后，填充泡沫将被压平，从而更贴合手部，起到夹板的作用。

> 以上步骤遵循了 Laplace 定律，通过将手从椭圆形塑形到圆形（横截面），同时在手部外侧创建出一个陡峭的"下降"，从而避免绷带与突出的骨骼接触，并增强向下按压的效果。

9.*手部包扎*。对手部进行包扎时，需严格遵照标准模板（见用 6cm 短拉伸绷带缠绕腕部的方法）。除此之外，为尽可能避免受伤，还需在每一个步骤中增加以下措施。

① 在手背和掌心处使用双层厚度的衬垫代替通常使用的单层衬垫。此时可以考虑使用双层 12mm 厚的开孔灰色泡沫或一块 2.5cm 厚的开孔灰色泡沫（图 5.154）。

10.*手臂包扎*。

① 从手腕靠近手掌的褶皱部开始用 8cm 短拉伸绷带包扎，然后以低张力和均匀间距逐渐包扎到肘部。如果需要将手臂放入吊带（一般推荐这样操作），请在肘部折痕下停止包扎。如果手臂不放入吊带，保持笔直（通常不推荐这样操作），请使用

"X"形包扎法包扎肘部。只要做好了这一步，无论今后肘部处于何种位置，其折痕部位都能得到有效的保护。

② 使用 10cm 短拉伸绷带，从手腕开始包扎到手臂近端。包扎时，应保持均匀间距和低张力。如果需要屈臂放入吊带的话，在包扎到肘部之前，就需要把手臂弯曲成 90° 角。由于鹰嘴的顶部通常是一个典型的受压点，此时应考虑是否要放置额外的填充物（如"甜甜圈"形状的泡沫块）。在包扎肘部折痕时，一定要把张力控制在轻度的水平。

③ 如果需要对肢体施加更大压力，可以再以类似方式包扎一次 10cm 短拉伸绷带。不过，需要记住这一点，多层绷带形成的低压并不是简单累加成高压，而是通过形成更强的结构完整性对肢体施加更大的压力。

每天观察压力包扎的效果，以评估是否需要调整。

5.12.2 使用泡沫垫料包扎腿部

应用泡沫之前

在肢体上涂上乳液，选择尺寸适合小腿的弹力织物。弹力织物可以额外预留出几厘米，这样当包扎完成时，弹力织物可以反折在小腿绷带的顶部。接下来用绷带包扎足趾（关于足趾包扎的详细内容可在本章找到）。最后，在足、足踝和膝关节周围覆盖合成棉，但不要覆盖小腿，因为小腿的绝大部分区域需要使用泡沫。

表 5.3 为使用泡沫垫料包扎腿部的步骤和所需材料。

> 从包扎一开始，足部即应背伸，模拟正常功能位。这样做有助于泡沫的定位、舒适度的增加，以及增强足部功能。为了抵消重力对肿胀的负面影响，可以考虑在包扎时让患者仰卧。

表 5.3 使用泡沫垫料包扎腿部的步骤和所需材料

步骤	所需材料
涂抹乳液	优色林或其他低 pH 值的乳液
穿戴弹力织物（小腿或大腿）	TG 或 Tricofix
足趾包扎	Transelast 或 Elastomull
使用合成棉（膝关节、足踝或足部）	Artiflex、Cellona 或其他
用绷带固定泡沫垫料（小腿或大腿）	Isoband、Idealbinde 或其他
足部的泡沫垫料	预制片状 Gray Vi inch（12mm）或 Komprex
用绷带固定足部的泡沫垫料	6cm Comprilan 或 Rosidal K
短拉伸弹力绷带（罗马凉鞋式包扎）	6cm Comprilan 或 Rosidal K
短拉伸弹力绷带（足跟—足踝—足底）	8cm Comprilan 或 Rosidal K
短拉伸弹力绷带（足踝到膝关节，2 次）	10cm Comprilan 或 Rosidal K
短拉伸弹力绷带（膝关节到大腿中部）：1. 膝关节至最上端；2. 大腿远端至最上端；3. 踝至最上端；4. 附加短拉伸弹力绷带（如果需要的话）	12cm Comprilan 或 Rosidal K

将泡沫固定在适当位置

使用 15cm 白色短拉伸绷带，将制作好的泡沫块固定到位，并确保斜面朝向远离皮肤的方向（图 5.155）。先固定住前垫料，然后固定住后垫料。保持绷带光滑平整，避免切入未受保护的区域，并且需覆盖住所有暴露在外的泡沫。

使泡沫更贴合

固定绷带应作为预包裹物，使泡沫块牢固地贴合在肢体上，从而形成温和压力，并建立起整个压力包扎的基础结构（图 5.156）。

> 胫骨减压的目的是减轻胫骨突出部的压力；因此，"槽位"必须居中，做斜面处理并小心定位，以减轻不适。

足部包扎

第一条绷带压力包扎：罗马凉鞋式

在开始足部包扎前，需确保小腿的泡沫片已经就位。接下来，从跖趾关节区的边缘开始，使用 6cm 短拉伸绷带，以罗马凉鞋式方法包扎足部。请注意，不要覆盖足趾区域，可重复 2 次包扎以确保

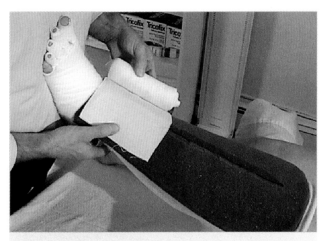

图 5.155　用短拉伸绷带将泡沫垫料固定在小腿下部

灰色泡沫固定到位（图 5.157）。

增加额外的衬垫

如果需要在足部使用第二块衬垫（在这种情况下，一般选择 Komprex），那么就在罗马凉鞋式的第二圈包扎时加入这个新衬垫。这样做不仅可以使第二块衬垫毗邻第一块，也能使其固定得更牢固（图 5.158）。需要注意的是，第二块衬垫的切面仍需做切面处理，而且需保持边缘向外，以减少对水肿组织的摩擦。

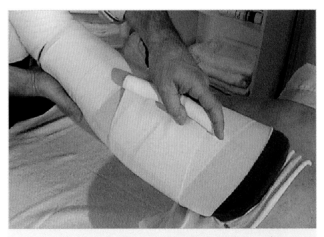

图 5.156　用短拉伸绷带将泡沫垫料固定在小腿上部

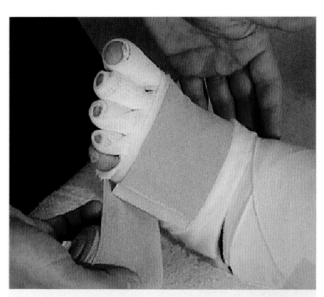

图 5.157　罗马凉鞋式包扎。在跖趾关节区缠绕 1 圈 6cm 短拉伸绷带

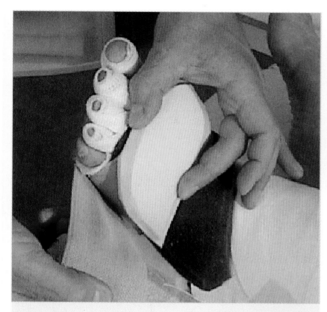

图 5.158　继续罗马凉鞋式包扎。在缠绕第二圈时将足背的泡沫垫片固定住

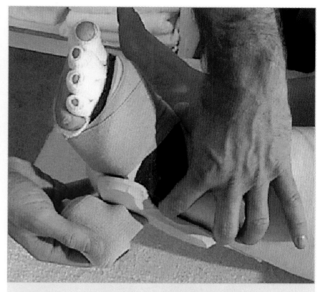

图 5.159　继续罗马凉鞋式包扎。固定住踝垫

在罗马凉鞋式结构内放入踝垫

当绷带直接从足趾下部出发，经足踝内侧或外侧绕上踝关节时，可以固定住一个踝垫（图 5.159）。尽量使绷带贴近地面，但同时需高于足跟。当绷带绕过跟腱时需立即将第二个踝垫固定到位。随后，再次使绷带贴近地面，保持张力，使踝垫牢牢地贴合在踝部。

> 有时可以根据足部的解剖学原理，来选择是从足踝内侧还是外侧缠绕绷带。选择标准是，确保在包扎结束时绷带处于最佳位置。

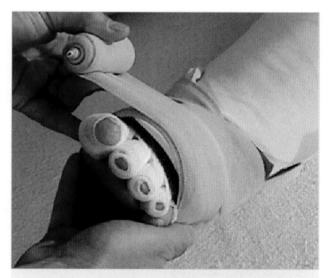

图 5.160　继续罗马凉鞋式包扎。绷带通过足背缠绕 1 圈，并覆盖住跖趾关节区

跖趾关节区的包扎

将绷带从足踝直接拉向跖趾关节区，用泡沫衬垫的边缘完全覆盖该区域。和手部包扎一样，此时会出现一个织物三角区。用绷带完全缠绕前足底 2 圈，一边对泡沫衬垫固定塑形，一边覆盖住该三角区（图 5.160）。由于包扎时，泡沫衬垫可能会后移，因此完成后需对泡沫衬垫进行手动调节，使其边缘靠近跖趾关节区。

足跟的包扎

再次将绷带从足趾拉向足跟，此时可稍微远离地面。把衬垫压平，并固定在外踝上，再次向外绕回足趾。在大部分情况下，第一条绷带的压力包扎可以在这个过程中随时结束（图 5.161）。

5

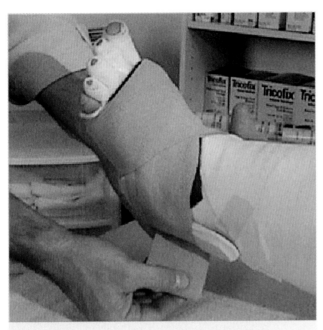

图 5.161 继续罗马凉鞋式包扎。在缠绕足踝时,逐圈向上

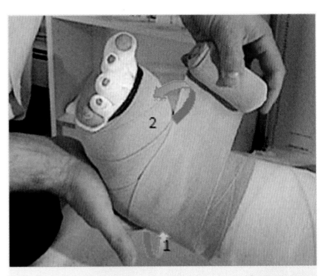

图 5.162 足跟 - 足踝 - 足底式包扎。1. 在足踝处缠绕 1 圈 8cm 短拉伸绷带;2. 绷带经足背绕向足底

足背也有楔形骨,一般来说,在高拱形足中尤为突出。因此,在包扎时需控制好张力的大小,对泡沫进行加工与塑形,使患者在包扎绷带后能耐受,也感觉舒适。

足底的包扎

将绷带以一个较大的角度拉向足底,并覆盖足弓。对足底和外侧足部施加张力,然后在胫骨前肌腱上用中等张力包裹绷带(图 5.163)。

压力会迅速在胫骨前肌腱的压痛区域形成。因此,在包扎到足弓区域之前,应避免形成张力。这样包扎也能将绷带材料锁定在一起,从而避免它们向后移动到足背和肌腱区域。

足跟的包扎

将绷带从足背直接拉向足跟。在包裹足跟时,应选择将绷带缠绕在足跟的中心区域,从而使绷带牢牢固定,以免从足跟的顶点滑落(图 5.164)。接下来再将绷带缠绕到足踝上,并重复之前足底、足跟和足踝的包扎步骤,直到有足够的压力和牢固的结构。

第二条绷带压力包扎:足跟 - 足踝 - 足底式(HAS 或 ASH)

从足踝开始

第二条绷带的包扎采用的是重复样式,可以在这一循环中的任何一个部位开始。在此,我们展示的是从足踝开始,经足底,然后再到足跟的包扎方式(ASH)。先将绷带在略高于足踝的小腿处缠绕 2 圈进行固定,为后面将要进行的重复包扎打下一个牢固的基础(图 5.162)。

记得患者要采用足背伸姿势模拟足部的功能性站立。这样做可以为胫骨前肌腱提供收缩和松弛的空间。保持这个姿势直至完成小腿包扎。

对骨突出部进行定位

通过手指触摸,寻找到位于骨突出部四周的衬垫。时刻牢记这些衬垫的作用,即将肢体塑形成所需的正常形态,并避免对骨突出部形成过大压力。

完成 HAS 包扎

完成整个绷带包扎后，将多余的绷带材料间距均匀（50% 覆盖率）地包裹在小腿上，并用胶带固定。

> 如果患者的足部较小，就不需要用完整条绷带，否则会产生过大的压力。如果足部较大，则可能需要用到部分第二条 8cm 绷带（图 5.165）。

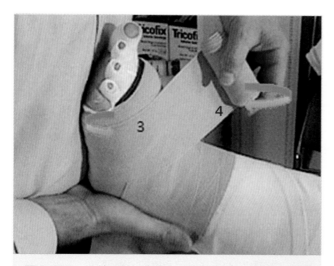

图 5.163　继续足跟 - 足踝 - 足底式包扎。3~4. 将绷带从足底开始，经足背绕向足踝

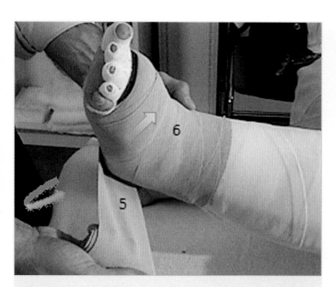

图 5.164　继续足跟 - 足踝 - 足底式包扎。5. 用绷带牢牢勾住足跟；6. 在足踝缠绕 1 圈。如果需要可以重复以上步骤

小腿的包扎

第三条绷带压力包扎

使用 10cm 短拉伸绷带，在小腿的末端缠绕 2 圈以确保牢固（图 5.166）。

> 进行这组包扎时，绷带不要覆盖到足部。因为先前的罗马凉鞋式包扎和 HAS 包扎已经在足部产生了足够的压力，同时也构建了足够的绷带层。打第三条绷带时尽量朝向小腿远端，但要避免绷带在胫骨前肌腱过度堆积。在整个包扎过程中，足部应保持背伸。

完成第一层

包扎时，采用螺旋式包扎法，以均匀间距（50% 覆盖率）和中等张力将绷带逐步包裹至小腿近端，并用胶带固定（图 5.167）。

> 将腘窝折痕作为标记点，避免绷带进入该区域。小腿后侧的泡沫片也应在此结束，并防止其直接接触皮肤。虽然该部位已经覆盖合成棉，但合成棉本身尚不足以抵消多层包扎的影响。

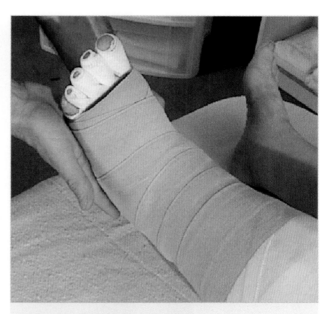

图 5.165　使用第二条 8cm 绷带

5

第四条绷带压力包扎：构建第二层

继续从小腿和足部之间的屈曲折痕处开始包扎。先将10cm短拉伸绷带在该部位缠绕2圈固定，然后逐步向上包扎（图5.168）。包扎时，采用"人"字形包扎法，每圈绷带之间保持等距和等张力。"人"字形包扎时各圈绷带之间的交叉点一般位于小腿的胫骨处。

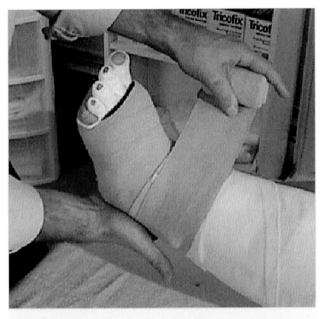

图5.166　将一条10cm短拉伸绷带固定在小腿远端的屈曲折痕上

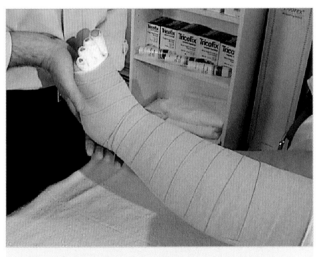

图5.167　螺旋式包扎至小腿近端。用胶带固定

"人"字形包扎法

"人"字形包扎法的优点是：与环形包扎法相比，"人"字形包扎可以减少包扎的"圈数"，并使绷带产生更显著的结构性。

> 包扎时切勿只使用"人"字形包扎这一种方案。因为做"人"字形包扎时，绷带的分布并不均匀，在部分区域可能过于密集。在实践中很容易发现，"人"字形包扎使用绷带量极大，而且很难在相邻两圈包扎之间保持一定的间隙。

第五条绷带压力包扎：开始第三层

与前两层的包扎一样，从小腿末端开始包扎第3组10cm绷带（图5.169）。注意不要在该部位施加过多压力，随后采用螺旋式包扎法等间距和等张力逐步地包扎至小腿近端。

> 在本例中，我们将螺旋式包扎和"人"字形包扎结合运用，从而使整条绷带既有和肢体中心线垂直的"圈层"，也有和中心线成一定角度的"圈层"。

最终结果

最终完成的小腿绷带应该看起来整洁、光滑且

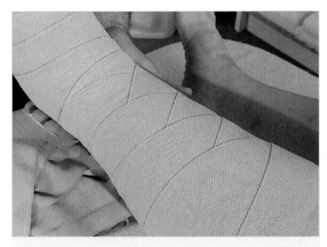

图5.168　用"人"字形包扎法将第二条10cm短拉伸绷带包裹住整条小腿

分布均匀（图 5.170）。需对包扎后的肢体进行耐心的触诊，以感知压力梯度和结构是否正确。

该套绷带也可以向上包扎到大腿上，从而实现对全腿的全面包扎。如果是这样的话，小腿部分还将增加一条从足踝到大腿的绷带。此时，在对小腿部分进行压力包扎时，就只需形成最终成品 75% 的压力，从而为最终的成品留出压力空间。在整个包扎过程中，最重要的是一定要始终保持足背伸姿势。此外，包扎完成后的触诊也必不可少。

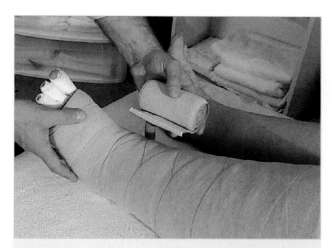

图 5.169　如果需要，用第三组绷带进行螺旋式包扎

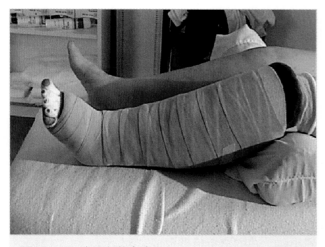

图 5.170　小腿包扎完成

膝关节和大腿

　　在进行全腿包扎时，一般建议患者采取站位。使身体的重心落在腿上，膝关节应笔直或稍弯曲，将剩余的绷带包裹完。只要之前在足部和小腿包扎时，患者采取了正确的足背伸姿势，此时的站立姿势应该不会有任何不适。

为大腿穿戴上弹力织物

　　患者站立位，根据其大腿的长度裁剪出适当大小的管状纱布弹力织物。剪裁时需略长一些，使其盖住膝关节，并与近端小腿部分的弹力织物相重叠，同时，在大腿近端也需留出足够的长度，可以通过卷边，将绷带边缘包在弹力织物中。

弹力织物应该尽量紧身，从而增加泡沫和外层绷带的附着力，确保它们紧紧地包扎在正确位置。

在膝关节处覆盖合成棉

　　用 15cm 合成棉包裹住膝关节，将材料进行双层折叠，以增加膝关节后侧的覆盖度（图 5.171）。

由于腘窝折痕部位受关节运动、膝关节弯曲及肌腱突出等多种因素的影响，是典型的触痛点位置。因此，在压力包扎中，必须注意抵消摩擦力和切削力。

将泡沫衬垫固定在适合的位置

　　先放置好大腿前侧泡沫衬垫，然后使用 15cm 固定绷带缠绕膝关节 1 圈，将前侧泡沫垫固定到位（图 5.172）。包扎时需使用中度张力，保证泡沫塑形成功，并保持绷带光滑，尤其是膝关节后侧。随后立即将大腿后侧的泡沫衬垫放置到位，再在大腿缠绕 1 圈，彻底固定泡沫衬垫。

将所有衬垫包裹起来

选择 15cm 固定绷带是因为其宽度足以覆盖所有可见的衬垫表面。此时的包扎目标是，在将泡沫衬垫固定到位的同时，创建出一个加压和结构性二合一的基底层。这一步完成之后，随后的压力包扎层就能更好地对肢体施加压力，而不需要再次对衬垫塑形了。此外，在重叠区域（膝关节部），使用固定绷带层也有助于对重叠区域更好地塑形，以消除冗余的体积。

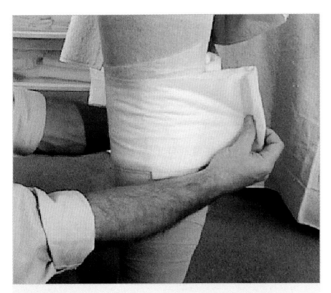

图 5.171　大腿的包扎：在膝关节部包裹合成棉

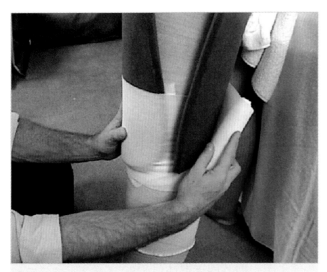

图 5.172　使用固定绷带将泡沫固定在大腿上

由于衬垫均由较厚的泡沫制成，因此需要对边缘进行斜面处理，使压痕最小化。斜边必须始终背对皮肤，以保证安全。

保持正确的姿势

要使膝关节的包扎稳固，患者必须保持腿部直立。在完成所有绷带层之前，请勿"测试"绷带。

对于不能直立行走的患者，建议采取半弯曲或完全弯曲 (90°) 的姿势。而对于可行走的患者，关节的运动通常会使固定的绷带逐渐软化。因此，必须从一开始就采取更牢固的包扎方式。

第一条绷带压力包扎：开始第一层

使用 12cm 短拉伸绷带，从膝关节下方的小腿处开始（图 5.173）。

从膝关节后侧向上包扎

随后以较大的角度斜向从膝关节后侧绕到大腿中部。

为了说明这一点，我们用后视图展示了这一过程。以较大的斜度穿过腘窝折痕的好处是，可以产生较少的"切削力"，增加了舒适性。把绷带绕向大腿中部而不是靠近膝关节的地方，也是为了确保能有这样一个角度。不过，这个角度只需要完成一次即可，随后的各绷带层可以从不同的角度穿过折痕。

缠绕大腿一圈，在膝关节后侧包扎成"X"形

在缠绕大腿中部时，绷带应保持住适度至紧绷的张力。此外，患者腿部应处于直立且承重的状态（图 5.174）。

必须完整地缠绕大腿 1 圈，以将绷带牢固固定在大腿上。随后将绷带以一个相反的角度向下倾斜到小腿，在腘窝折痕处形成"X"形（图 5.175）。

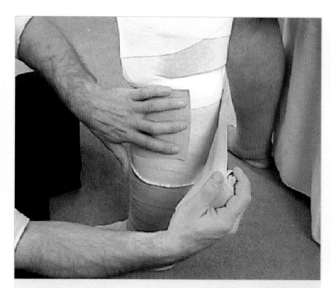

图 5.173 在膝关节下方开始用 12cm 短拉伸绷带包扎

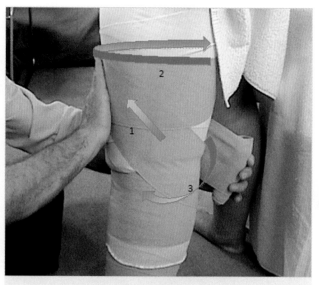

图 5.175 膝关节包扎顺序：1. 斜向上包扎；2. 在大腿上缠绕 1 圈；3. 斜向下包扎，在腘窝形成"X"形包扎

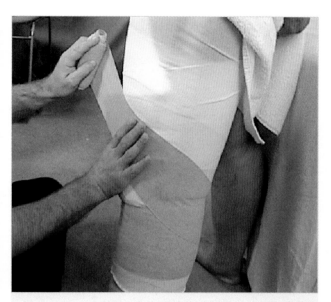

图 5.174 包扎大腿。先在膝关节下方缠绕 1 圈，然后经膝关节后侧，斜向上包扎大腿（后视图）

"X"形包扎可以在腘窝创建出 2 层保护层，并产生向外的推力，从而抵消随后平行于折痕方向的绷带层所形成的压力。

加入新的膝关节衬垫并将衬垫缚紧

使用剩余的 12cm 绷带将新的衬垫缚紧，并用胶带固定住绷带末端（图 5.176）。

在这组压力包扎中，膝关节衬垫属于可选配件。图中所展示的衬垫密度较高，可能并不适合所有患者。使用定制化衬垫是特殊治疗过程中的关键。

小心放置衬垫时，触诊感知衬垫下的骨骼结构。衬垫的作用是分配更高的压力，并将肢体重新调整到自然轮廓的形态。

第二条绷带压力包扎

将第二条 12cm 短拉伸绷带直接缠绕在膝关节上，仔细地将厚大的膝关节衬垫包裹起来并塑形（图 5.177）。在膝关节后侧拉伸绷带时需均匀用力。始终保持绷带光滑、整齐。将剩余绷带间距均匀（约 50%）螺旋式缠绕至大腿近端。

最后用胶带固定（图 5.178）。

第三条绷带压力包扎

贴着膝关节上方开始包扎第三条 12cm 短拉伸绷带，以"人"字形包扎法向大腿近端包扎（图 5.179）。由于"人"字形包扎使用绷带量大，容易使绷带形成较密集的堆积和较少的覆盖。因此在包

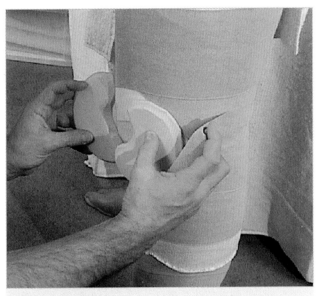

图 5.176　使用剩余绷带将膝关节衬垫缚紧（如需要）

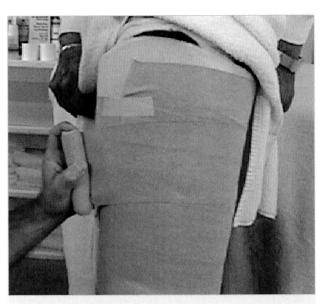

图 5.178　螺旋式向上包扎

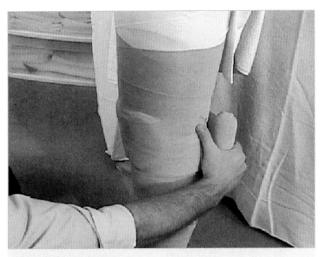

图 5.177　包扎第二条 12cm 短拉伸绷带

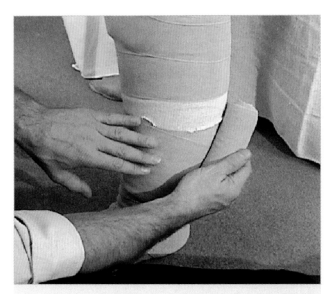

图 5.179　从足踝处开始包扎第三条 12cm 短拉伸绷带，螺旋式向上包扎

扎时应加宽间距（重叠 25%，也就是间隔 75%），以避免压力过大。此外，包扎经验不足者应避免在同一部位连续使用 2 组 "人" 字形包扎。

　　注意：如果肢体较为粗壮，绷带的使用速度会非常快，此时应考虑在最大的肢体上使用 2 倍长度的绷带。此外，大可不必将绷带层数局限在 3~4 层。采用轻度到中等张力包扎出

的多层绷带可以形成一个 "软石膏" 似的绷带鞘，从而产生高的 "工作压力" 和低的 "静息压力"。

第四条绷带压力包扎

　　如果需要给肢体施加更大的压力，可以从小腿末端开始缠绕第四条 12cm 绷带，以增加小腿绷带

的压力，并将小腿和大腿的绷带调整到有一个连续的压力梯度。

> 需要提醒的是，如果小腿段的压力还有余量的话，可以接受这一组额外的覆盖。但倘若小腿部分的加压力度已经完成，这一组覆盖可能导致加压过度，从而产生不适。在螺旋向上包扎时，应设定好一个较宽的间距，使绷带能够包扎至大腿近端。

> 进行这组包扎时，每圈绷带间可能会出现非常宽的间距，且没有重叠。我们无须为此担忧，因为淋巴水肿弹力绷带的最外层是用来将压力分布到更宽的肢体表面的，所以更宽的间距其实有利于创造更合适的压力梯度。

如有必要可增加绷带

通过触诊确认是否需要增加绷带层来获得所需的压力和结构。增加绷带层是一个可选项，如需要就可以采用。

检查压力梯度

每条弹力绷带包扎完毕后，都必须进行彻彻底底的触诊，以确保达到了需要的治疗效果。触诊时，需对整个肢体进行彻底触摸，在整体尺度上判断结构性、张力水平、平滑度和完整性是不是都达到了要求。触诊时的很多感受非常微妙，只能通过治疗师的反复评估加上患者的反馈，配合更多的练习和经验来逐步掌握。

包扎完毕后将弹力织物长出的部分翻卷

当整个包扎完成并通过了检查后，请将露出的弹力织物向上拉平。随后将弹力织物多出的部分向下翻卷，包裹绷带边缘，从而完成整个包扎（图5.180）。

> 对弹力织物的长度预估非常重要，需要预留出一定长度彻底覆盖住皮肤，从而避免皮肤接触到泡沫。此外，翻卷弹力织物包裹住绷带也可以有效防止弹力织物在绷带内滑动。

5.13　外生殖器水肿治疗

任何一个全面且经过治疗师深思熟虑的淋巴水肿治疗方案都不能忽略对外生殖器水肿的详细治疗。然而不幸的是，该治疗部分具有私密性，所以，多数认证治疗师的认知水平仍远远不够。根据笔者的经验，尽管直接的讨论可能令人不快，但患者永远会感激有人愿意开启这个对话。如果必要，临床可用综合消肿治疗（CDT）直接治疗该区域。

5.13.1　继发性外生殖器淋巴水肿

虽然发生率未经充分统计，但外生殖器水肿通常是下肢淋巴水肿的并发症。这可能是由于在使

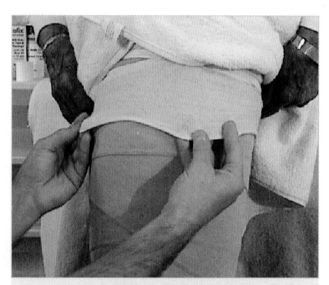

图 5.180　如果需要的话，可以用第四条 12cm 短拉伸绷带，按"人"字形包扎法包扎大腿。包扎完毕后，将弹力织物向下翻卷

用客观测量方法而不是主观评估的研究中，91% 的患者更容易被确诊为下肢淋巴水肿。这也很容易理解，因为考虑到人类天性中对隐私的保护，除少数明确指出的病例以外，大多数外生殖器淋巴水肿在临床评估中都没有公开报道过，也没有被充分讨论过。

通过这一部分的学习，我们将认识到，通过视诊或问诊对患者病情进行全面评估（包括对外生殖器的评估），对于综合治疗腹部下象限的水肿是多么重要。

考虑到下腹黑素瘤、泌尿生殖系统癌症和妇科癌症经常通过腹股沟 – 股和（或）髂淋巴结清扫治疗，而在治疗后，还要进行放射治疗。这样腿部和外生殖器的淋巴引流会受到同等程度的破坏。此外，据观察，盆腔淋巴结清扫患者的淋巴水肿风险也有明显升高（与其他手术相比），而且在所有癌症中，放射治疗所带来的水肿风险最高。而对于辅助放疗与淋巴水肿的关系，已经在多项乳腺癌相关性淋巴水肿的研究中得到了充分的证实。

外生殖器淋巴水肿在丝虫病中很常见，大部分是由寄生虫性梗阻和腹股沟淋巴管的继发性损伤所引起的。因此，在对此类患者进行评估时，必须始终考虑其居住地或旅游地是否存在丝虫病疫情。

如果外生殖器淋巴水肿是最近出现的（新发现的），且患者之前的水肿都仅限于腿部的肿胀，此时必须立即接受医师的转诊，以排除由于未确诊或复发疾病导致的淋巴梗阻。在目前已知的所有病例中，外生殖器淋巴水肿意味着引流区域淋巴管的近端受损，因此必须引起重视并调查潜在病因。在排除梗阻之前，都不应诊断为原发性外生殖器淋巴水肿。

5.13.2　原发性外生殖器淋巴水肿

与继发性外生殖器淋巴水肿一样，原发性外生殖器淋巴水肿发病率也难以评估。在 20 世纪 80 年代，Kinmonth 发表并得到其他人支持的发病率估计值为：10% 先天性，37% 早发性、33% 迟发性。病因可能有 3 种：遗传性再生障碍性贫血或瓣膜功能不全、不明原因的淋巴管阻塞和原因未知的淋巴结纤维化。原发性外生殖器淋巴水肿在病中并不常见（5%），更多出现在青少年和 20 岁早期青年人身上，并主要影响男性。考虑到大部分情况下女性更容易出现原发性淋巴水肿，因此在外生殖器淋巴水肿的病例中，男性外生殖器的解剖结构可能是造成原发性外生殖器淋巴水肿更高发的原因。由于男性外生殖器有着高度可扩展且在阴囊近端收窄的外部组织，这一结构对淋巴引流极为不利。在大多数病例中，原发性外生殖器伴一侧腿或双侧腿受累，而且腿部水肿在外生殖器淋巴水肿发展之前可能已有数年。

5.13.3　易导致淋巴水肿恶化的情况

由于绝大多数的外生殖器淋巴水肿都与癌症的相关治疗有关，因此，对患者之前的癌症治疗进行分析将有助于认证淋巴水肿治疗师（CLT）更有效地进行水肿治疗。通过研究病理报告和（或）直接咨询外科医师和放射科医师可以加快形成一个明确的护理计划，并确立最有效的徒手淋巴引流（MLD）步骤和加压策略。

浅表淋巴中断

基于基础和高级淋巴解剖学和生理学方面的培训，CLT 可以设计出一套经过深思熟虑、合乎逻辑且正当的护理计划，旨在获得更高效的治疗效果。例如，浅表腹股沟淋巴结的破裂对位于更深处的髂骨、腰椎及中枢没有不利影响。此外，如果仅在单侧进行治疗，则对侧的腹股沟淋巴结不会受影响。这一概述有助于认识到深腹部引流通路和对侧腹股沟淋巴结的浅表吻合侧支通路，以及同侧腋窝的浅表吻合侧支通路都是可行的治疗路径，治疗结果更有利且更可预测。

深层淋巴中断

当手术和（或）放射治疗涉及盆腔内（髂骨）或腹部（腰部）淋巴结时，所有经由这些结构（浅表淋巴结和淋巴集合管）排出的支流区域都被认为受到了二次破坏。在这种情况下，通常会将其他"完整"的腹股沟淋巴结误认为是可流通的肢体和外生殖器的淋巴引流通路。然而，随着近端淋巴中断，这些仍然"完整"的淋巴结和血管并不能有效地将深层的淋巴液排出。同样，在由于深层淋巴中断导致单侧腿部淋巴水肿的情况中，尚未受影响的对侧肢体仍然存在未来受累的高风险。因此，治疗时应始终避免远端淋巴中断，以避免在未受影响的危险区发生反流和潜在的劳损。

了解外科手术的基本知识，了解移除的病变器官及其结构，了解手术后淋巴引流的情况，这3点对于制订安全、高效的护理计划至关重要。大量案例表明，如果治疗计划忽视了对可流通的侧支引流进行彻底分析，实施了有害或无效的治疗方法，将导致对侧下肢或外生殖器肿胀。在这一点上，使用气动加压设备就是典型的负面教材。由于忽视了科学合理的理论基础，这种治疗导致许多腿部水肿患者发展为外生殖器淋巴水肿。

5.13.4 并发症

外生殖器淋巴水肿中最常发生且难以预见的并发症通常是皮肤组织的变化。虽然大部分的角化过度和乳头状瘤病形成于晚期肢体淋巴水肿中，但外生殖器皮肤也特别容易发生增生性变化。根据淋巴破坏或结构畸形程度的不同，反流物将充分利用皮肤的伸展性及其薄度，在表皮产生大量肉眼可见的充满液体的血管（囊肿）。在某些情况下，还会出现白色的乳糜状回流。这些水疱样囊肿（扩张的淋巴管）非常容易破裂，引起大量淋巴液漏出。无论行走、坐着还是站立，各类姿势，穿着的衣物等都会对外生殖器产生机械摩擦，从而使阴囊囊肿区域极易受伤。

由于皮肤上存在大量细菌，外生殖器部位感染容易复发，尤其是由囊肿破裂引起的感染。易破囊肿的存在加重了外生殖器部位的复发性红斑、蜂窝织炎及淋巴漏等常见病变。研究显示，85%的外生殖器淋巴水肿患者每年都经历一次至多次感染。考虑到这一点，在治疗过程中，诸如卫生状况、护理性加压治疗、抗生素给药，以及是否需要手术干预等问题都必须提上议事日程。在皮肤瘘合并乳糜反流的情况下，如果细菌借此进入胃肠道将危及患者生命，此时必须立刻进行手术干预。此外，反复出现的渗漏会导致皮肤发臭和溃烂。这不仅会使患者难堪，还会导致性功能丧失，并对生活质量造成破坏性影响。让人感到遗憾的是，在外生殖器水肿治疗中，由于缺乏负责任的指导，许多患者尽管不愿意，但也不得不接受过于激进的疗法。

5.13.5 外科手术治疗

对肢体进行手术切除（包括截肢）的基本原理是移除无法愈合的病灶、易感染的组织及异常肿大的部分，或是解除败血症患者面临的死亡威胁。在大多数情况下，CDT确实可以取代这一带来大量并发症的极端治疗方式，从而使肢体免于残缺或由于伤口闭合不良导致的后续截肢。

但在面对外生殖器淋巴水肿时则要换一种思路。如果外生殖器部位存在长期复发性感染且伴渗漏，并影响到了生活质量，此时就需要进行手术干预了。另外，如果外外生殖器严重变形，导致性交疼痛或无法性交时，手术治疗也值得考虑。受复发性感染影响的区域会出现明显的恶化，如果同时伴有恶臭液体流出，将会严重干扰患者与他人的社交生活。在年轻的患者中，这种并发症将使其情感生活严重受挫，甚至影响其正常的情感发育。

在一组研究中，近一半接受复位手术的患者报告说"治愈了"，而其他人则表示只有在 5~7 年后进行第二次手术后才会有明显的改善。在接受切除手术的女性中，2/3 的人在 10 年内不需要第二次手术。在另一项研究中，近 40% 的人完全消除了进一步感染，另有相当数量的人大幅度减少了抗生素的使用。不幸的是，我们怀疑只有完全切除所有病变的皮肤才能避免囊肿复发。

睾丸鞘膜积液

可能高达 30% 的男性外生殖器淋巴水肿与睾丸鞘膜积液有关。在触诊时，应该将这种积液带来的肿大和外生殖器淋巴水肿区分开。和外生殖器淋巴水肿不同的是，睾丸鞘膜积液患者的睾丸会肿大，但其阴囊皮肤仍然保持原有的薄度和柔软度。考虑到睾丸鞘膜积液通常是独立发展的，因此其治疗过程不需要使用 CDT，而应采用手术干预。如果睾丸鞘膜积液与阴囊淋巴水肿合并发生，也容易发现两个睾丸有明显的不对称性，有积液的睾丸将明显大于另一侧睾丸。不过，事实上，真正的阴囊淋巴水肿通常会使阴囊形成较厚的水肿皮肤，这会使医师难以对睾丸鞘膜积液进行可靠的评估。需要提醒的是，外生殖器淋巴水肿不是睾丸的淋巴水肿，而是阴囊和阴茎皮肤的水肿。当然，如果怀疑患有睾丸鞘膜积液，应寻求相关医师的指导，从而使诊断更为可靠。

5.13.6　保守治疗

在实施任何可能的手术干预前，都应采用强化 CDT 疗程来评估其有效性。对于一些患者来说，使用 CDT 进行外生殖器治疗是一种非常有效的策略，可以避免不必要的侵入性手术。而在选择进行手术的患者中，CDT 可以通过充分消除相关组织的积水为手术做准备，以帮助术后愈合并改善局部淋巴引流。

为 CDT 做好准备

同性治疗

从获得最佳护理效果的角度来看，如果能提供同性治疗无疑是最优选择。但可惜的是，在淋巴水肿治疗中，绝大部分治疗师是女性，而在外生殖器水肿方面，男性患者又居多，因此很难实现同性治疗。如果无法做到同性治疗，可以在治疗时请患者的重要家属（或伴侣）参与临床治疗。这样做不仅可以避免异性医师单独接触患者隐私部位时的尴尬，也可以消除患者因对专业治疗行为认知有偏差而可能产生的误解。一般来说，在儿童患者接受治疗时，无论治疗过程中是否会接触到外生殖器，都必须有第二位成年人在场。考虑到认证淋巴水肿治疗师（CLT）群体属于多学科背景专业人员，并非每一位都是医学专业毕业。因此每位治疗师在治疗时都应严格遵守相关的实践指南，指南对医师可以直接接触患者外生殖器的情况做出了明确限定。

戴手套

虽然在治疗期间，治疗师和患者皮肤间的直接接触有助于向患者传递正面信号，可以让患者体会到治疗师的同理心与关怀。但外生殖器接触则应当避免，治疗师应在接触患者外生殖器前戴上外科手套，从而与患者之间建立一个让人更舒适的情感和身体的边界。此外，戴手套还有卫生方面的考虑，可以保护淋巴漏，降低病原体进入高度敏感组织的风险。

形成一套可行的治疗方案

大多数外生殖器淋巴水肿患者都同时有腿部淋巴水肿。从 CDT 的角度来看，只有针对整个躯干下象限进行消肿治疗才能真正解决外生殖器淋巴水肿问题，这也是唯一有效和可行的方案。但另一方面，从患者的角度来看，由于外生殖器淋巴水肿本身给他们带来了难以计数的麻烦和痛苦，因此他们希望治疗方案能更针对外生殖器本身的消肿。为了缩小医患双方在目标和认识上的差距，治疗师必须向患者说明 CDT 的原理和步骤，使后者能真正理解什么样的治疗方案更有效，怎样做才能取得稳定的长期疗效。由于整个躯干下象限区域有相同的区域淋巴结和深层淋巴通路，所以在治疗时绝不能只治疗外生殖器水肿而不考虑整个躯干下象限的问题。如果只治疗外生殖器淋巴水肿，虽然可以暂时消肿，但如果不对腿部做辅助治疗，消肿治疗的效果很快就会前功尽弃。一般来说，只要将上述治疗时的通盘考虑提前告知，大部分患者都会认可治疗师的方案。

确实，很多治疗师在面对外生殖器淋巴水肿时一定会产生一种本能的不适。但如果因此就回避治疗，而只治疗患者的腿部水肿，这种行为不仅对于治疗本身毫无益处，也极不负责任。如果这样治疗，很可能把腿部的淋巴液转移到外生殖器上，从而导致外生殖器水肿恶化。因此，如果直接接触患者外生殖器确实有困难，治疗师应该毫不迟疑地将自己的患者转给能够胜任这项治疗的其他医师。

尽管一些做 CDT 的患者很可能只需要接受半强化式治疗（每周少于 5 天，每天只需 1 次），但外生殖器淋巴水肿却必须每天接受强化治疗。由于消肿治疗会带来尿频，而男性患者在排尿时又不得不取下阴茎和阴囊上的弹力绷带，因此弹力绷带的穿戴成了他们必须掌握好的基本技能。该技能只有通过每天的练习和专业的培训课程才可熟能生巧，倘若掌握不当，将因绷带误用而导致皮肤脆弱损伤。

记录和评估水肿大小及形状

在 CDT 开始之前，医师需测量并记录下水肿的体积和周缘，必要时，可以用照片记录。由于阴唇、阴囊和阴茎既不便于测量，也很难测量，因此用图片记录对于疗程的评估极为有用。为了提高这些照片的正确性，每次拍摄时都需采用统一的拍摄位置、距离、角度和背景物。只有这样做，今后在对照片进行比对时才能得出更明确的结论，进而验证治疗本身的进展程度。

接下来对双侧腿进行全面测量，根据治疗方案的规定，对细小和严重的水肿都要严格记录。在某些病例中，良性继发性外生殖器淋巴水肿的表现为：水肿仅出现在大腿近端、髋部、臀部，而暂时没有影响到大腿远端和小腿。值得注意的是，恶性淋巴水肿通常也表现为肢体近端的明显肿胀。因此，这些临床症状都应该得到专业医师的评估，来确定到底是何种疾病导致了目前的临床表现。

对耻骨上部、下腹部、髋部、臀部的皮肤进行触诊，以描述、测量和（或）拍照的方式记录下评估结果，以备将来参考。触诊时很容易注意到，大部分水肿都出现在组织的上半部。要想使外生殖器消肿，先要使同侧躯干的消肿。因此，在评估时清楚地记录下这些水肿的近端边缘将有利于明确 MLD 操作的彻底程度。

覆盖或遮挡

为了减少治疗过程中的压力和焦虑，大多数患者都希望能在治疗时尽量对外生殖器部位做覆盖或遮挡。在进行 MLD 时，应该先完成治疗过程所需的所有准备，随后才将外生殖器区域裸露出来。治疗师应时刻牢记，只有在进行直接接触治疗时才可以将外生殖器部位裸露在外。而且一旦治疗完成，就应该立刻重新遮挡或覆盖外生殖器。

提前进行压力包扎

虽然一般来说都是先完成 MLD，再进行压力包扎，但在治疗外生殖器淋巴水肿时，更明智的做法是提前进行压力包扎。之所以这样安排，首先是考虑到外生殖器淋巴水肿患者在排尿时必须自行拆解和包扎弹力绷带。这一复杂任务从治疗一开始就落在了患者或家庭护理人员的身上。虽然在每天的治疗时段里，治疗师可以帮忙处理，但毕竟治疗时间只占全天的一小部分，而排尿的需求在全天各时段中都有，因此，患者必须自行掌握弹力绷带的使用。所以，在安排治疗顺序时，将压力包扎提前将有助于患者更快地掌握好这项技能。其次，在外生殖器水肿的治疗中，对外生殖器的包扎难度极高、挑战极大，需要花费大量时间和精力才能取得最好的贴合度，这就要求从治疗一开始就直面这一难题，从而使用最多的时间达到最好的效果。第三，阴囊的皮肤组织基本没有张力，如果不通过压力包扎对其施加持续压力，那么淋巴液很可能会再次回流，造成阴囊再度水肿。所以，治疗外生殖器淋巴水肿时，提前进行压力包扎，不仅有助于治疗师检查治疗效果，也能帮助治疗师巩固已有的疗效。这样做可以使治疗师获得更充足的时间来研究、解决和熟悉早期可能出现的各类问题。

患者或家庭护理人员的培训

提前进行加压包扎也有助于获得患者的信任，能使患者意识到整个治疗过程不仅是循序渐进的，也是可以被逐步掌握的。在使用第一条弹力绷带进行包扎时，建议治疗师反复尝试"包扎、拆除、再包扎"的全过程，直到琢磨出最合适的压力包扎方式。整套包扎方法确定后，治疗师还需要从形状、大小、触痛度、皮肤的脆弱性、褶皱及绷带的附着力等多个方面考虑，进一步调整方案。在这之后还要完成对患者或家庭护理人员的指导。一般来说，大多数患者都非常愿意学习自我护理，都希望能在治疗过程中逐渐摆脱对治疗师的依赖。对患者或家庭护理人员的有效培训也有助于把治疗师从这些重复劳动中解放出来，从而将更多的精力投入到更关键的 MLD 中。

MLD 的具体步骤

下文所述 MLD 的步骤对原发性和继发性外生殖器淋巴水肿都适用。一般来说，除水肿较轻微的患者外，外生殖器淋巴水肿患者在治疗时都应该采取仰卧位，以获得最大的舒适度。如果有些患者在治疗前需要对腰椎和臀肌区域进行预处理，则可选择侧卧姿势。在整个治疗过程中患者应尽量避免俯卧位，以减少不适。如果患者的髋关节或臀部不受水肿影响，那么治疗全程都可以在仰卧位下进行。

治疗时的体位：患者仰卧，治疗师站在患者右侧。

1. *锁骨上窝的淋巴引流*。将手指平放在颈部两侧，覆盖住由肩峰、锁骨和外侧颈部围绕的区域。如果存在凹陷，则在斜方肌上轻轻施加压力，以实现完全的皮肤接触。避免在锁骨或上胸部施压。双手同时采用静止圆式向后部和内侧伸展，对淋巴液进行引流。

> 对锁骨上窝进行淋巴引流可以清空胸导管和所有支管，准备好静脉角（淋巴管－静脉吻合），因此对外生殖器的淋巴引流大有裨益。此外，在对锁骨上窝进行淋巴引流时，治疗师也可以将肩部和颈部包括在内。虽然这样做对生殖区的引流没有帮助，但有助于增加和患者之间的肢体接触，进而增加患者的信任度。

2. *腹部淋巴引流（两部分）*。浅表和深层刺激）：引流方向包括 5 个不同的区域，最后辅以结肠引流。

（1）轻抚法

① 用手指朝结肠的方向反复轻抚患者腹部，为避免患者感觉敏感，在轻抚时手指应紧密接触皮肤。

② 手指在髋部间来回横向轻抚患者腹部，轻抚时采用画笔式的动作。

③ 使用手指从耻骨联合上部开始沿中线向上轻抚，到胸腔下部后转向侧面，然后返回原点。

（2）结肠淋巴引流（浅表）

① 左下象限：将一只手（即靠近患者足部的手）放在左侧骨盆嵴上方，另一只手叠放于上。通

过手掌轻轻向上翻转的动作来应用静止圆式法进行 MLD，做完几组后，将双手放回原来位置。

② 右下象限：避开膀胱区域，使用和刚才相同的手法，在腹部的右下象限使用静止圆式法进行 MLD。如果患者腹部较大，可以在同一象限较外侧的腹部区域使用相同的手法做一组 MLD。

③ 右上象限：双手交换位置，将靠近患者头部的手轻轻放在患者腹部上，另一只手放在腹部顶端。两只手都需要放在最后一根肋骨（肝屈肌）的下方。通过手掌轻轻向上翻转的动作使用静止圆式法进行 MLD，做完几组后，将双手放回原来位置。

④ 横切结肠：双手保持和之前相同的方向，把手的位置移动至中线和肋骨之间。通过手掌轻轻向上翻转的动作使用静止圆式法进行 MLD，操作时手部处在剑突下方。

⑤ 左上象限：双手保持和之前相同的方向。把双手放在左胸腔（脾弯曲）下方，并通过手掌轻轻向上翻转的动作使用静止圆式法进行 MLD。

⑥ 回到左下象限：重复初始操作〔即步骤（1）〕中的动作完成整套引流操作。

（3）胸导管和乳糜池（深层）的淋巴引流

治疗体位——腿抬高（呈楔形）或屈曲成 45° 角，头部略微抬高（使用枕头）。

① 呼吸练习：腹式呼吸法是治疗能否成功的关键因素。因此，在治疗的一开始就应该花时间让患者掌握好腹式呼吸的力度和幅度。

② 配合患者的呼吸节奏，进行 MLD

● 呼气阶段，治疗师应将手放在治疗部位。在患者呼气的同时，以轻微的力量螺旋式向下按压。

● 吸气阶段，治疗师应将手放在治疗部位，并施加一个向下的阻力，让患者有被手按住的感觉。同时指导患者用更深、更有力的腹式呼吸将治疗师的手顶起。

● 完成吸气后，治疗师应迅速将手移到腹部的

另一个部位，然后在呼气的同时，以轻微的力量螺旋式向下按压。

● 在腹部 5 个不同位置，需完成共 9 次呼吸按压操作，每组操作都必须依照上述"呼吸三步骤"。在整个治疗过程中患者需保持呼吸的自然与连贯。

根据图上所示的顺序，完成对 5 个不同位置的 9 次呼吸按压（图 5.181）。

（1）腹部中心；

（2）左上象限；

（3）左下象限；

（4）左上象限；

（5）腹部中心；

（6）右上象限；

（7）右下象限；

（8）右上象限；

（9）腹部中心。

根据按压次数分配的不同，我们可以看出这 5 个位置的重要程度。其中，最重要的就是正对乳糜池的腹部中心。在 9 次呼吸按压中，共有 3 次直接对该处的乳糜池重点施压（首先从腹部中心开始，中间回一次腹部中心，最后在腹部中心结束）。第二重要的位置是位于胸导管和乳糜池外侧的左上象

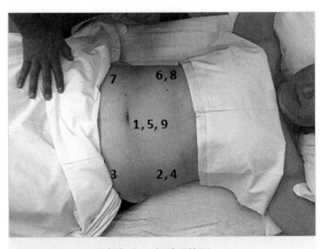

图 5.181　按顺序完成 9 次呼吸按压

限和右上象限，这两个位置也分别按压了两次。相比之下，由于左、右下象限离胸导管较远，不需要重点照顾，只按压了一次。

1. *右腋淋巴结引流：治疗体位——治疗师站在患者身旁。*

① 治疗师一只手（靠近患者下半身的手）托住患者的肘部，支起患者的手臂，另一手采用静止圆式法进行 MLD。患者的上臂需外展至 90°，治疗师此时应面朝患者足部的方向。

② 做第一组引流动作时，需沿着从远端向近端（即朝向躯干）的方向，在手臂内侧采用静止圆式法进行引流。

③ 第二组引流动作集中于腋窝。将患者的上臂外展，使胸肌和背阔肌处于放松状态，为接触整个腋窝创造条件。随后仍采用静止圆式法向内做 MLD。

2. *建立右侧腹股沟 – 腋窝（IA）吻合：治疗师站在患者左侧，对患者的右侧进行引流。*

① 治疗师站在患者左侧，使用"交通去堵法"建立起右侧的 IA 吻合。"交通去堵法"意思是当相邻象限（同侧上象限）的水肿逐渐消除后，下象限的水肿组织便会像交通拥堵恢复通畅后的汽车一样，一辆辆地快速启动，被迅速引流到没有水肿的区域。

② 第一步，在横向分水岭上方，动态地交替使用静止圆式法进行徒手引流，逐步推进至腋淋巴结。第二步，伸出一只手，从相对应的下象限（位于横向分水岭下方）开始，朝腋淋巴结引流。第三步，伸出两只手在右髋部开始引流，并逐步引流至腋淋巴结。接下来可以重复以上步骤，不断地把淋巴液从髋部引流到腋窝。

3. *对右侧的同侧下腹部和耻骨上部进行引流：治疗师站在患者左侧。*

在建立好 IA 吻合后，用旋转式手法按压下腹部和耻骨上部，向 IA 吻合方向引流。按压时需仔细观察，不要超过正中矢状面。随后采用静止圆式手法，跨越横向分水岭向着腋淋巴结方向按压。

4. *对左腋淋巴结的引流：治疗师站在患者左侧。*采用和右腋淋巴结相同的引流方式。

5. *建立左侧腹股沟 – 腋窝（IA）吻合：治疗师站在患者右侧。*采用和右侧 IA 吻合相同的治疗方案。

6. *对左侧下腹部和耻骨上部进行引流。治疗师站在患者左侧。*采用前文所述的方式。

7. *外阴部的治疗：主要针对男性患者。*不过，相关步骤（⑥之前）对女性患者也适用。治疗师需在患者两侧进行对称治疗（完成一侧的治疗后，在另一侧重复先前的治疗步骤）。在进行以下步骤时，治疗师应戴上手套。

① 站在患者一侧，暴露水肿的外生殖器。分开患者双腿，为治疗提供足够的空间。先用一只手（靠近患者下半身的手），将阴囊拉向一边。再用另一只手（靠近患者头部的手）在外生殖器的表面进行静止圆式按压，并将淋巴液向耻骨上方的区域引流。按压数次后，再采用旋转式手法按压耻骨上方区域，将淋巴液引流至 IA 吻合。只要时间允许，可重复按压几分钟。

> 在耻骨上部按压时，很可能会接近或碰触到腹股沟淋巴结。即使该淋巴结完好无损，我们也应把它看作是水肿的淋巴结，而不能将其当作可能的侧支引流通路。

② 采用静止圆式法按压阴囊（会阴）后侧，想象淋巴液经引流穿过臀分水岭。

③ 换到另一侧重复上述①和②两步。

④ 屈膝，在患者大腿近端后侧（近会阴或后阴囊处）采用静止圆式法按压，引导淋巴液穿过臀分水岭。该组动作可以多重复几次。

⑤ 换到另一侧重复上述步骤④。

步骤④和⑤的操作是为了让患者在整个治疗过程中都保持仰卧位，增加舒适感。不过，全程仰卧只适合那些髋部、臀部和腿部没有肿胀的患者。当腿部和（或）躯干下部受累时，就有必要让患者侧卧，进行"腰部和臀部"的改良治疗。这一额外步骤将为有效的外生殖器引流做好躯干的充分准备。

女性外生殖器淋巴水肿的治疗：按前述步骤进行。左右阴唇的自然分离使引流方向发生了明显的改变。调整手的位置，以在按压时能包围整个阴唇（和对阴囊的做法一样）。不过，需要调整的是，只需要用 1 根、2 根或 3 根手指（而不是整只手）来做静止圆式引流按压。

⑥ *阴茎的治疗*。这一步骤应视情况而定。如果阴茎没有水肿，就没有必要做这一步。反之，如果阴茎已经缩进（被包裹进）阴囊中，那么也无法做这一步。治疗师用一只手托起患者的阴茎，另一只手在整个阴茎体上做静止圆式引流按压。按压动作朝向耻骨区，轻轻用力做圆周运动。根据水肿大小和程度的不同，对阴茎引流时可以采取先近端、后远端的方式。

⑦ *包皮的治疗*。如果包皮中出现了淋巴水肿，那么症状很可能是最明显，也是最严重的。面对有包皮的患者，治疗师可以用指尖在包皮上做静止圆式按压，探索并了解肌理状况、柔韧度，以及是否有纤维化。这一步可以提供足够有价值的信息，帮助治疗师制订出更符合患者情况的压力治疗方案。

⑧ 如果患者是男性，可以给外生殖器做压力包扎，以巩固引流治疗效果。如果患者的腿部没有受累，整个治疗过程可以到此为止。若腿部有异常，可以按照下面的步骤⑨来处理。压力包扎放在步骤⑨之前或之后都可以。

⑨ *腿部的治疗*：如果患者的一条腿或两条腿

发生了水肿，就需要进行标准的单侧或双侧腿部引流按压。按压时，引流都朝着髋部推进，但需要格外小心，一定要避开外生殖器和正中矢状分水岭。在治疗原发性外生殖器淋巴水肿患者时，虽然可以对腹股沟淋巴结进行治疗，但这并不是侧支引流需要考虑的目标。

男性外生殖器淋巴水肿患者的压力包扎

外生殖器淋巴水肿有两种表现，既可能是阴囊和阴茎同时水肿，也可能只是其中一个水肿。不过，在接下来要介绍的压力包扎可行方案中，我们没有把两者分开，而是将它们当作一个整体来对待。当阴茎和阴囊同时受累时，先包扎阴茎，这样做能降低随后的包扎难度。这样做的另一个好处是改善阴囊绷带的附着性。如果阴茎没有水肿，也没有被阴囊的肿胀覆盖住，就没有必要进行压力包扎，除非发现有淋巴液转移进了阴茎。

男性患者外生殖器包扎最棘手的是如何防止包扎材料侵蚀患者皮肤。若处理不当，很可能导致疼痛、皮肤开放性损伤及感染风险增加。因此，在整个压力包扎过程中要有更细致的考量，尤其是在材料选择上。根据前文的描述，我们都知道泡沫填充物是治疗淋巴水肿的"良药"。它不仅能挤压走淋巴液（随后占据住这部分空间），还能增强绷带的牢固度，为水肿区域创建一个安全的保护罩。但可惜的是，大多数泡沫材料都有引发过敏的风险，不能直接接触皮肤。由于这一点，我们推荐选择低过敏的 Velfoam。Velfoam 泡沫采用开孔设计，带有羊毛衬里，可以直接接触皮肤；它非常薄，可以避免包扎后肢体体积过大；能水洗，可重复使用。此外，更重要的是，它能搭配 Velcro 魔术贴使用。

下文将按照阴囊包扎、阴茎包扎、绷带完成的顺序，全方位地介绍外生殖器的压力包扎。但需要提醒的是，其实这几个过程是各自独立的。先介绍阴囊包扎只是为了便于展示和说明，并没有先后含义。

所需材料：Velfoam 泡沫、剪刀、Velcro 魔术贴、纱布、Lenkelast 绷带或 Ace 绷带。

单独包扎阴囊

不管阴茎是否受累，我们都可以按照以下步骤包扎阴囊。而且如前所述，如果需要包扎阴茎，最好安排在阴囊包扎之前。在阴囊包扎中使用 Velfoam 泡沫，不仅是为了获得更好的附着性，也是为了保护皮肤不受纱布或粗织物的磨损。

原理

阴囊的根部进入会阴后方和耻骨前方，形成皮肤的扩张。包扎时，这种扩张（变宽）会使弹力绷带滑动而变成一根细绳。然后随着活动和水分的增加，细绳会造成皮肤的磨损、受伤和疼痛。此外，对于手拙、柔韧性差、缺少护理人员帮助的患者来说，给阴囊包扎绷带非常困难。这不仅会使压力包扎不充分，甚至会造成安全隐患。而使用泡沫材料则能避免上述麻烦。泡沫材料可以为皮肤创建一个安全、舒适的屏障，抵消织物滑动带来的影响，同时它在阴囊部位也形成了一个结实可靠的"架子"，可以提高压力包扎的整体附着力。

体位

站立，双足稍微分开，靠在可升降按摩床、支架或一般的床上。

1. 取一条 5cm 宽的 Velfoam 泡沫，将其放在阴囊后方并尽可能高地朝向会阴，估计所需的长度。末端可以重叠并用 Velcro 魔术贴固定（图 5.182）。

2. 取出第二条 Velfoam 泡沫，沿着阴囊的轮廓从左到右包裹住阴囊，用 Velcro 魔术贴固定（图 5.183）。

3. 如果需要额外保护，可在阴茎下方从左到右增加另外一条较窄的 Velfoam 泡沫（2.5cm 宽）。这样做可以有效保护阴囊下部（图 5.184）。

4. 每隔 5cm 或根据需要在整条 Velfoam 泡沫上贴上背胶魔术贴（勾面型）。接下来用纱布包扎阴囊时，这些勾面可以将纱布固定住（图 5.185）。

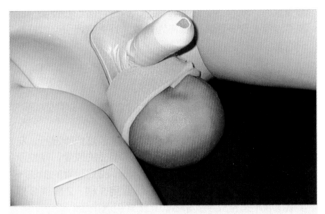

图 5.182 将一条 Velfoam 泡沫固定在阴囊底部

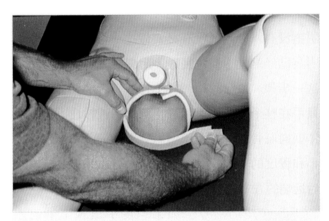

图 5.183 将第二条 Velfoam 泡沫按照从左到右的顺序固定在阴囊上

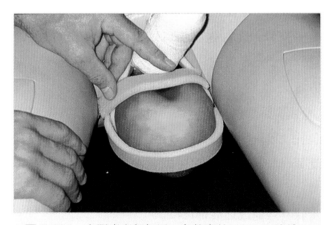

图 5.184 在阴囊底部加固一条较窄的 Velfoam 泡沫

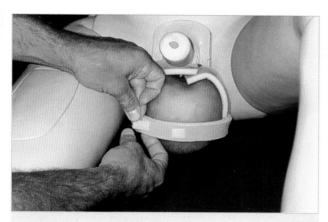

图 5.185　贴上背胶魔术贴（勾面型）

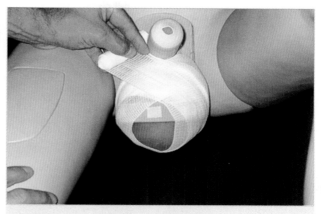

图 5.187　用纱布将整个阴囊包扎起来

5

5. 可根据阴囊的大小选用相应宽度（4cm、6cm、8cm 或 10cm）的纱布。考虑到最易遭受磨损伤害的阴茎根部和会阴部都已得到了有效保护，此时可以用后部固定的方式，将包扎的张力转换为压力，作用在阴囊表面上。如有必要，可以增加一条弹性绷带增加额外的静止压力（图 5.186~ 图 5.188）。

单独包扎阴茎

1. 首先根据水肿阴茎的长度和周长切割出一片大小适合的 Velfoam 泡沫片。对泡沫边缘做斜面处理，使边缘处的压力减小，从而最大限度地减少压痕。为了把整根阴茎都包裹起来，需要在泡沫片

的下部剪出一条缓和的弧线，以把整个阴茎根部包进来。包裹完成后，对边缘进行修剪，以避免重叠，并用 Velcro 魔术贴将泡沫片合拢起来。如果包皮也有水肿，可以在阴茎顶部套一个泡沫"帽"增加压力（图 5.189 和图 5.190）。

2. 选择宽度约为 6cm 的标准纱布（一般用来包扎手指或足趾）进行包扎。在包扎时，应该保持纱布的均匀和平滑。需要注意的是，必须确保纱布不超出泡沫覆盖的范围，尤其不要接触阴茎根部处的皮肤。否则，费尽心思打造的 Velfoam 保护就形同虚设了。缠绕时，由阴茎近端至远端逐渐增加纱布层数，以形成需要的压力梯度。与肢体淋巴水肿一样，治疗师在每次移除绷带后都要做触诊检查，

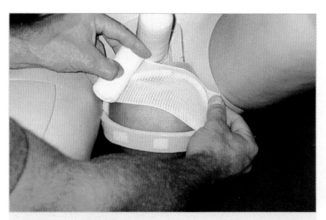

图 5.186　用纱布包扎阴囊，并将纱布固定在魔术贴的勾面上

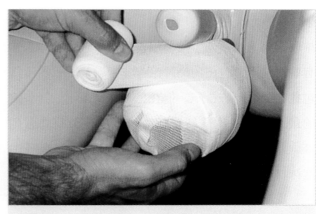

图 5.188　如有必要，可用一根中等拉伸绷带来增加压力

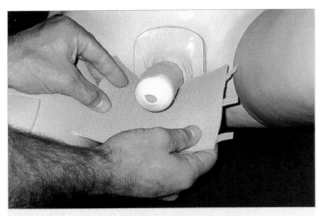

图 5.189 裁切出大小合适的 Velfoam 泡沫片

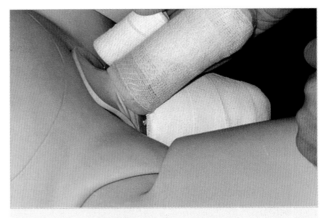

图 5.191 用纱布包扎增加压力梯度

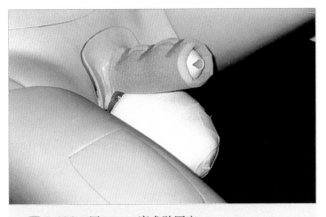

图 5.190 用 Velcro 魔术贴固定

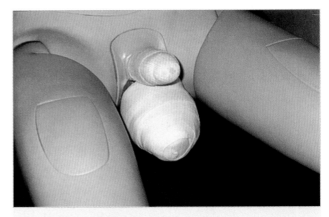

图 5.192 压力包扎完成：阴茎和阴囊是分开包扎的

以评估压力梯度的有效性，以便在下一次包扎中进行更好的调整（图 5.191 和图 5.192）。

包皮

包皮水肿时将向外肿胀，把整个龟头都包裹起来，严重时会把包皮口封住。这不仅增加了患者的排尿困难，也使外生殖器的清洁成了一大难题。在有些情况下，包皮的消肿治疗非常顺利，只需常规包扎，无须特殊措施。但在另一些情况下，当包皮的最远端发生皮肤纤维化时，包皮消肿将非常困难。此时，可以考虑在常规包扎材料中加入特殊的泡沫材料［如闭孔泡沫（Komprex）］，以强力"挤压"皮肤，从而达到消肿的效果。

另一种方法是在包皮内插入泡沫栓，从而在水肿的腔体中植入一个硬实的芯，以配合压力包扎。

包皮消肿比肢体消肿困难原因是包皮内没有骨骼，在做压力包扎时，没办法从内部对水肿施加压力。同样的情况也发生在阴茎的消肿上，因为阴茎体也不具备骨样的支撑结构，不能形成足够的内部反作用力。幸运的是，我们可以在水肿的包皮中植入一个人工的"泡沫骨骼"以提高压力包扎的效率。具体操作方法如下：先从外科手套上剪下一个指套，中间填充开孔泡沫，然后给指套涂抹上润滑油，最后从包皮口塞入包皮中。整个操作完毕后就可以进行正常的阴茎压力包扎或包皮包扎了。

阴茎和阴囊的整体包扎

阴茎和阴囊分别独立包扎的好处是，在需要时，只需对其中的一个进行拆解和重新包扎。比如患者在排尿时，只需拆解并重新包扎阴茎部分的绷带即可。考虑到在阴囊消肿的同时，患者的排尿次数也会变得频繁，因此这一处理确实能给患者提供更大的灵活性。但当消肿幅度太大时，也会造成绷带的附着性变差。为解决这一问题，可以尝试将阴茎和阴囊进行整体包扎。

1．根据上文的说明包扎好阴茎。

2．给阴囊制作"泡沫架"时，把阴茎根部也包括进去（图 5.193）。

3．在阴茎下方加固一条泡沫带（图 5.184）。

4．完成阴囊的包扎。包扎时，将绷带从阴茎根部上方穿过，从而将两部分的包扎整合在一起（图 5.194）。

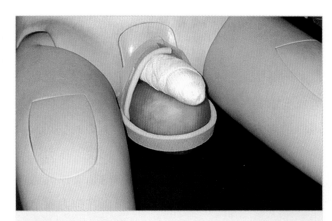

图 5.193　整体包扎：把阴茎也放进为阴囊制作的"泡沫架"里

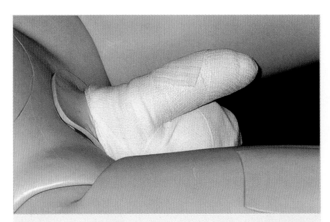

图 5.194　对阴囊进行包扎，包扎时纱布从阴茎上方穿过

阴囊水肿的消肿和缩小通常非常快，有时只要几小时，此时就需要立即对整体包扎做出相应调整。尽管这样的进展往往令人兴奋，但依然建议治疗师和护理人员仔细考量包扎的每个步骤，确保每一次包扎的安全性和一致性。虽然情感上大家都希望能立竿见影地彻底消除水肿，但舒适的、可耐受的、可控的消肿过程其实更值得我们去追求。而且在大多数情况下，对水肿的彻底逆转几乎是不可能的，相比短期见效，我们更需要的是长期的压力策略。鉴于此，任何加压治疗（包括外生殖器在内），都必须建立在熟练和安全的基础上。然后再辅之以信心和足够的实践，外生殖器水肿一定会缩小。与此同时，对水肿部位施加的填充和压力也可相应调低。这样一来，整个外生殖器压力包扎也将进入强度更低、操作更简化的阶段。在理想的情况下，患者在白天穿一件带有阴囊袋的加压服即可。压力包扎只在夜间（或需要时）进行。

可选择的材料

为提供额外的压力，可以在纱布层上再缠绕一条半弹性或强弹性绷带。这些高静息压绷带在肿胀消退时仍会继续收紧，从而使整个包扎的附着力更强。不过在应用弹性绷带时需要非常小心。建议使用轻微张力的弹性绷带，包扎时把绷带拉平，从而避免其滑动，并增加局部压力。可供选择的相关材料包括 Lenkelast 绷带或 Ace 绷带。

外生殖器淋巴水肿的弹力衣

一般注意事项

弹力衣在外生殖器淋巴水肿治疗中既有优点，也有缺点。选择弹力衣的重要前提是，治疗师必须对患者待治疗的水肿区有全面的了解，必须考虑到水肿区消肿后，其淋巴液的流向是否会引发邻近组织受累。在选择弹力衣时，最常见的错误是，只要求弹力衣覆盖住水肿区域，而忽视了相邻高风险区可能继发的水肿。事实上，对高危区的忽视常导致

5

新的水肿。同样的情况也发生在手臂的淋巴水肿治疗中。由于只有手臂肿胀，于是选择弹力衣时没有考虑对手部的加压，结果导致手臂的淋巴液转移到手上，造成手部淋巴水肿。

如前所述，大多数外生殖器淋巴水肿发生在盆腔或腰部淋巴结被手术和（或）放射治疗破坏时。由于淋巴结取样通常包括左右盆腔淋巴结，因此这两个下象限对于淋巴液的运输能力都有所降低。

覆盖骨盆区域的弹性弹力衣对于男性或女性外生殖器淋巴水肿患者都适用。一般这样的服装，除了主体部分（即内裤部分）会覆盖住臀部、腹部和外生殖器外，还会向下延伸到大腿，以使穿着更舒适。因此其形状更接近自行车短裤。但即便如此，依然是不够的。哪怕治疗的目标区域只是外生殖器区域，不考虑整个肢体下象限依然存在风险。因此治疗师有责任在患者的整个下肢保持住足够的压力。为此，可适当选择以下材料。

- 连裤袜（在左腿、右腿和内裤部分可选择不同的压力等级）。
- 自行车短裤搭配 2 条全腿长袜。
- 七分裤搭配 2 条及膝长袜。

以下是选择弹力衣时的错误做法，请避免。

- 只有自行车短裤。
- 选择连裤袜时，一条腿长，一条腿短。
- 只有七分裤，没有及膝长袜。
- 自行车短裤，仅搭配了两条及膝长袜。
- 只有内裤部分。

男性患者的注意事项

单独使用弹力衣既不适合，也不足以治疗外生殖器淋巴水肿。虽然弹力衣可以对皮肤组织施加向上的压力，并减缓水肿体积的增加，但它们不透气的特性会导致皮肤湿度增加，进而引发真菌感染。此外，如果只对皮肤提供向上的支撑力，那么阴茎和阴囊组织将被定型为这种形状，并开始永久性地

变厚。相反，向整个环周加压的压力包扎，不仅能轻柔地支撑起皮肤，保持皮肤的自然形状和干燥，还可以改善淋巴液的吸收和输送，减少新淋巴液的生成。因此，弹力衣应该是穿戴在外生殖器压力包扎之外的辅助材料，用以提高压力包扎的附着性，并抵消重力的负面影响。

在男性患者中使用弹力衣的另一个成功策略是：通过穿戴加压服饰，将一块大的衬垫固定在耻骨位置。由于该位置经常会聚积大量淋巴液，因此需要增加一块泡沫衬垫提供额外的压力，此时，用弹力衣来固定住这块衬垫，无疑是事半功倍的好办法。在选择弹力衣时，其裆部应能容纳住这块衬垫，并用轻柔的力量把它向内拉到水肿组织上。虽然这块衬垫确实显得又大又笨重，但它对于治疗棘手的区域非常有效。而且在消肿和病情稳定后，就可以立刻去除（图 5.195）。

阴囊袋。大多数服装制造商都能满足患者在弹力衣上增加各类袋子的需求。弹力衣上的这些袋子可以为弹力绷带和水肿的肢体提供更多的空间，避免产生过大的向上的提升力。通常来说，压力等级1 的织物就能为袋子提供充足的结构和支撑。通过直接定制而非后期改造的方式，可以在弹力衣上定制出压力均匀、面料轻薄的阴囊袋。随着消肿，阴囊体积变小了，我们还可以用很便宜的价格把这个袋子改小。由于阴囊袋没有为阴茎开孔，所以这个方法适合那些阴茎未受累的患者。

作为长期治疗的一部分，阴囊袋的使用可以帮助患者在白天的日常生活中摆脱外生殖器部位因治疗而过度肿胀的尴尬。它还能为外生殖器提供一定的提升力，并提供足够的空间，将压力包扎后的阴囊容纳在内。当然，从治疗效果来说，不带阴囊袋的标准弹力衣也够用了。因此，是否需要阴囊袋，主要由患者对于舒适和美观的要求而定。但不管有没有阴囊袋，我们都要坚持每天进行压力包扎，从而抵消变形、不透气、真菌感染等弹力衣的负面影

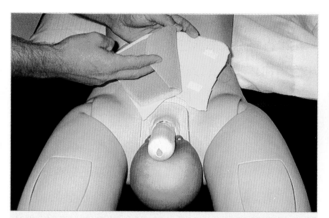

图 5.195　在耻骨上放一块衬垫（针对男性患者）

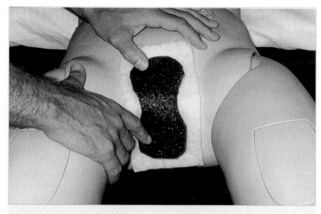

图 5.196　阴唇衬垫（泡沫加合成棉）

响，并达成最终的消肿目标。

女性患者的注意事项

对女性患者水肿的阴唇做持续施压治疗时，要让女性感觉舒适和安全，唯一的解决方案就是使用弹力衣了。所有标准弹力衣在裆部采用高度可拉伸的面料来增加透气性和降低压力，但这样的设计无法满足女性患者的需求，阴唇水肿的女性患者需要在裆部加压和采用结构型的面料，从而产生更强的压力。此外，还可以考虑在裆部增加定制的泡沫衬垫，以便在阴唇（一个或两个）和耻骨位置产生额外的压力。正如我们所讨论的，泡沫越大，当泡沫衬垫被拉向身体时，就能产生越大的压力。与男性患者相似，一定要考虑患者对材料的耐受性，避免接触性皮炎、皮肤磨损或压疮。

由于女性患者始终需要向上和向内的压力，因此持续进行压力治疗可能导致患者休息不好，进而造成不耐受和依从性差。此时明智的做法是，在睡觉时停止压力治疗或每天休息几小时，让皮肤呼吸，并从外生殖器被压迫的逼迫感中恢复过来（图5.196~ 图 5.198）。

在所有的病例中，液体淤滞都会造成细微但渐进的组织增厚（淋巴性纤维化），不过，压力和机械性刺激很容易改善这一问题。因此，在保证皮肤

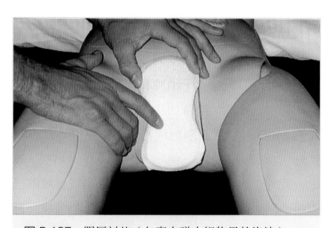

图 5.197　阴唇衬垫（包裹在弹力织物里的泡沫）

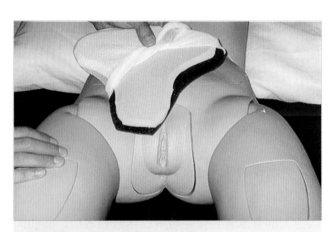

图 5.198　阴唇加耻骨位置的衬垫

柔韧性、厚薄度和柔软度的前提下，在长期治疗中，我们可以将表面凹凸不平的颗粒泡沫填充袋和平板泡沫护垫交替使用。这些衬垫应该覆盖所有涉

及的区域，包括上耻骨区。

另外，还可以通过分析患者的日常活动和职业姿势来增加治疗压力。比如说，跨骑姿势（自行车座椅或改装过的椅子）就可提供额外的压力。而外生殖器淋巴水肿的女童，则可以通过跨骑玩具（自行车、摇马等）来获得额外的治疗压力。

自我徒手淋巴引流（MLD）

在某些重要情况下，自我 MLD 确实有利于长期治疗的成功。但应用不当或应用过度就可能适得其反。在外生殖器淋巴水肿中，小心谨慎地使用 MLD 是必不可少的。因为这样做可以让患者不再依赖治疗师的治疗，从而让治疗师能把临床治疗时间更多地分配给躯干消肿和加压策略。虽然仍旧离不开淋巴水肿治疗师的检查和指导，但患者通过自我 MLD 可以提高参与度，也可以更好地做自我护理。

此外，患者还可以通过深呼吸来实现自我淋巴引流。因为无论在何种环境下，有规律的深呼吸都会提高全身淋巴引流的效率。根据观察，仅做深呼吸就能使淋巴水肿自行减少，因此这一方式不可被低估。

5.14　躯干淋巴水肿

5.14.1　胸部淋巴水肿

乳房或胸壁淋巴水肿经常被忽视，也经常被漏诊。原因之一是患者常无法准确描述自身的症状。因为大部分患者在做完腋淋巴结清扫术后，其肋间臂神经都会遭受损伤，故而无法正确感知淋巴水肿的症状。无论是"饱满"感还是"多余"感都可能被认为是手术带来的副作用。由于这些术后症状的出现时间往往早于该区域的水肿，因此患者一般很难注意到水肿的出现。此外，出于对身体外观的考虑，一些患者可能对该区域的检查犹豫不决。但无论患者自身对胸部淋巴水肿是否有明确的意识，临床医师都必须认真诊断躯干淋巴水肿是否存在，毕竟和四肢水肿一样，躯干水肿也有出现并发症的风险。所有在同侧接受过抗癌治疗或患有四肢淋巴水肿的患者都需要接受完整的胸透检查。虽然对于不治疗躯干水肿会带来哪些风险的研究还很有限，但我们仍需注意这一区域的治疗。如果不能在躯干水肿的早期阶段做出诊断，确实会对患者的预后产生不利影响。如果躯干淋巴水肿未能获得妥善治疗，躯干的上象限或四肢都会出现不同程度的疼痛和不适，与此同时，也会使患者产生更严重的焦虑或痛苦。此外，躯干部位较高的压力也会减少邻近肢体已经有限的淋巴回流。

乳房淋巴水肿的症状

乳房淋巴水肿的症状在很多方面与肢体水肿不同。乳房淋巴水肿虽然开始得很快，但通常在早期无凹陷症状。因此，在诊断时需要注意，不要把乳房淋巴水肿和放疗所造成的炎症混淆起来。尤其是给乳房较大的女性患者检查时，由于水肿会被厚厚的乳房组织覆盖，稍不留意，就可能检查不出。与肢体淋巴水肿一样，躯干淋巴水肿通常也表现为感觉"沉重"，出现红肿或红斑，不适或疼痛。出现这些症状后，患者很可能会极度恐慌，害怕自己是乳腺癌复发或是罹患了炎性乳腺癌。根据 Degnim 等人的一项前瞻性研究，79% 的乳房淋巴水肿患者出现过红斑。手术后，关于"沉重"感，有乳房淋巴水肿的患者比没有乳房淋巴水肿的患者报道高出 65%。

根据报道，患有乳房淋巴水肿的患者疼痛水平更高，对压力更敏感。虽然这可能是对胸腔水肿的神经感觉反应，但这一特征通常被认为是躯干淋巴水肿所特有的。此外，还应进行鉴别诊断，排除如蜂窝织炎、乳腺炎、Mondor 病（胸壁浅表血栓性静脉炎）、肋软骨炎和血清肿。部分患者还需要进行皮肤活检以排除乳腺癌复发、炎性乳腺癌或血管肉瘤，其中任何一种都可能和慢性乳房水肿同时发生。乳房手术后一般很少出现血肿，但一旦发生，也可能会引起乳房明显的不适和水肿。

在评估乳房淋巴水肿时，水肿位置的确切描述应参考乳房的象限或参考其相对于切口顶部或底部的位置。在一些病例中，患者可能会为了适应水肿而改变文胸的尺寸，治疗师可以利用这一点来量化水肿的大小。此外，伤口评估模板可用于量化局部纤维化区域的大小。对于伤口瘢痕，治疗师应该从压力包扎后的活动性和附着性这两点来评估，绘制并描写出其特性。评估时拍摄照片非常有用，因为单靠测量数据很难再现患者的情况。虽然也可以利用定制加压服的测量表或相关模板来进行评估，但事实上这些参考资料缺乏有效性研究，不值得在它们身上浪费时间。

一定要记住评估测量时的规则——必须使用前后一致的技术和方式来测量——只有这样才能为治疗提供真正可靠的参考。

侧乳房水肿

在一项相对较新的前瞻性分析中，124 名患者在 1 年的时间内接受了乳房淋巴水肿的体征和症状的随访。由于随访是从术后第三个月开始的，所以术后初期水肿被排除在外。根据分析结果，31%的患者（124 例中的 38 例）经临床检查发现乳房淋巴水肿。研究人员随后按象限定位乳房淋巴水肿，发现在 38 例新诊断的淋巴水肿患者中 78% 存在侧乳房淋巴水肿，最常见的是外侧下象限和内侧下象限（分别为 74% 和 50%）。该研究还比较了发生和未发生乳房淋巴水肿的患者在各症状发生率上的不同，包括乳房沉重感（65% vs 22%）发红（62% vs 29%）、肿胀（59% vs 22%）。尽管有以上症状，但笔者发现相对其他重度水肿而言，侧乳房

水肿患者的痛苦程度明显较低。

尽管乳房淋巴水肿对患者生活质量的影响不大，但出于健康考虑，以及对淋巴水肿相关并发症的担忧，治疗乳房淋巴水肿依然刻不容缓。其中最重要的两点考量：一是减少感染风险，防止蜂窝织炎；二是防止淋巴水肿进一步恶化。乳房较大的患者可能在乳房切除术切口的侧面出现多余的皮肤，形成类似"书页折角"的形状。这两块片状下垂物可能会刺激同侧肢体，并且皮肤皱褶可能成为局部真菌感染的部位。此外，当水肿发生在该部位时，其特殊结构所增加的摩擦也会使水肿恶化。在乳房下皱襞被保留的病例中，水肿通常聚集在乳房的从属部分。此外，不合适的文胸带也可能造成慢性淋巴液淤滞，进而导致皮肤加速纤维化，最终形成乳房淋巴水肿。图 5.199 就是由于文胸不合身而导致的显著的侧乳房凹陷水肿。

胸部伴上肢水肿

这可能是最直观的躯干淋巴水肿，因为它常发生在上肢淋巴水肿的躯干前部或后部。手术切除腋淋巴结会损害相应躯干象限的引流，从而导致肢体和相关根部区域剩余部分的淋巴水肿。在这种情况下，上肢淋巴水肿可能比邻近的躯干淋巴水肿更容

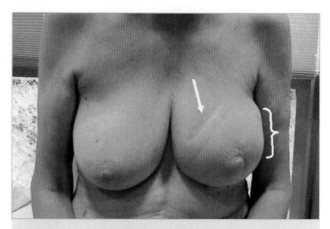

图 5.199　因为不合适的文胸（箭头部分）造成的侧乳房淋巴水肿（括弧部分）。该患者在做完肿瘤切除和腋淋巴清扫术 4 个月后出现了图中的乳房淋巴水肿

易被诊断和识别，这一方面是由于大家对躯干淋巴水肿的认识不够，另一方面也是因为需要患者脱下衣服，才能对躯干淋巴水肿做出正确的诊断。

虽然与患肢相邻的躯干充血或淋巴水肿应该很直观，也很容易被发现，但遗憾的是，许多治疗师都没能充分检查并发现躯干水肿。如前所述，部分漏诊可能是由于过度依赖患者描述。但由于术后该区域的感觉通常是丧失的，因此女性患者通常不会描述此症状。然而，对躯干水肿的诊断至关重要。对乳腺癌患者进行术后评估时，我们绝对有必要花时间全面检查整个躯干象限。很多患者会因乳房切除术后身体形象不佳，而不愿脱衣检查。此时，有的临床医师也会因这种不情愿而犹豫，有时甚至会同意患者不必脱掉所有衣服接受检查。然而，这样做很不专业，表面看是为患者考虑，但事实上却极大地损害了对患者的评估和治疗。在视诊时，临床医师应该仔细观察患者皮肤褶皱的变化，因为水肿常会把天然的皮褶"填满"，有时甚至会增加皮褶之间的空间。图 5.200 展示了如何通过乳房侧向组织皮褶的变化来鉴别躯干淋巴水肿。虽然将左右乳房进行对比是最有效、最直观地发现水肿的方法，

但是对于双侧受累的患者来说这可能难以实现。在观察双侧躯干水肿的患者时，医师可以通过内衣留下的压痕来帮助判断是否存在水肿。此外，需要补充的是，就大多数淋巴水肿而言，哪怕是双侧受累，但左右两侧的水肿在大部分情况下依然是不对称的。

关于躯干水肿的治疗，对相邻未水肿的象限进行彻底的消肿治疗至关重要。仅识别目标淋巴结并建立吻合通路是不够的，需要对躯干进行更广泛地消肿治疗，包括使用可能的深层引流技术等，这些都可以防止乳房淋巴水肿发展成慢性病症。此外，由于切口上方或下方都容易发生淋巴液淤滞，因此瘢痕管理也是整个治疗中不可缺少的组成部分。外科引流管区域的瘢痕在发生水肿时通常容易变厚。瘢痕管理与淋巴水肿治疗并行，不仅能改善引流管区的瘢痕组织，也能协助淋巴引流（见瘢痕和淋巴流动的相关讨论）。

外科手术对淋巴水肿的影响

当联合进行乳腺癌改良根治术和腋淋巴清扫术时，通常会切除位于胸小肌外侧和腋窝静脉下方的Ⅰ级和Ⅱ级腋淋巴结。而Ⅲ级腋淋巴结（位于胸小肌内侧）通常不会被清扫，因为这样做非但不能降低癌症的复发率，反而会增加出现淋巴水肿的风险。虽然也存在其他几条途径，但乳房的淋巴引流主要还是通过这些保留下来的侧腋淋巴结来实现的。在徒手淋巴引流（MLD）的治疗过程中，需要充分利用这些引流通路来实现乳腺淋巴引流的最大化。

胸淋巴结位于腋窝内侧第 2 肋和第 7 肋之间，被认为是乳腺淋巴的主要引流路径。因此，在MLD 治疗中，胸淋巴结应纳入所有躯干上象限。胸骨旁和胸廓内淋巴结协助淋巴液将引流至腋窝间吻合口附近的乳房内侧。上腹部和肋间淋巴结也有助于提供更深的引流通路。尖淋巴结（apical

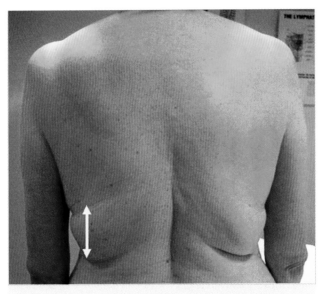

图 5.200 通过对比可以发现一侧躯干皮褶间隙增加，原因是淋巴水肿所导致（箭头部分）

nodes）是最后一个重要通路。由于在腋淋巴组中被划分为Ⅲ级，因此尖淋巴结一般在手术过程中会被保留，但依然可能在放疗中受到破坏。

近年来，许多外科医师采用前哨淋巴结活检术（sentinel lymph node biopsy，SLNB），以尽量减少在乳腺癌切除术中清扫淋巴结。采用前哨淋巴结活检术后，淋巴水肿的发病率总体减少约 1/3，尤其是乳房水肿。然而，其他研究未显示前哨淋巴结活检与较低的乳房淋巴水肿率之间的关系，这可能是由于缺乏诊断胸壁或乳房水肿的统一标准。由 Boughey 等人进行的一项对 144 名女性的前瞻性研究发现，乳房水肿与腋窝手术类型（前哨淋巴结活检与腋窝淋巴结清扫，$P=0.38$）或腋窝淋巴结清扫数量无关（$P=0.52$）。相反，与乳房水肿密切相关的因素包括体重指数（BMI，$P=0.004$）、切口位置（$P=0.009$），以及是否做过术前活检（$P=0.01$）。另一项由 Ronka 等人进行的前瞻性分析发现，在接受腋窝清创（axillary clearance，AC）手术且淋巴结呈阳性的 160 名女性中，48% 的人出现了乳房淋巴水肿；接受 AC 手术但淋巴结呈阴性的女性中，35% 的人出现了乳房淋巴水肿；仅接受 SLNB 手术的女性中，23% 的人出现了乳房淋巴水肿（SLNB 组和 AC 组之间 $P=0.001\sim0.0001$）。在 Degnim 等人进行的前瞻性研究中，124 名女性中大约 50% 在腋窝淋巴结清扫后患上了乳房淋巴水肿。Goffman 等人对 240 例接受放疗的患者进行了回顾性分析，乳腺水肿发生率为 9.6%。这项研究还确定了接受前哨淋巴结活检术的乳房淋巴水肿患者的预测指标，包括肿瘤位置（乳房的外上象限）和更高的 BMI。虽然乳腺外上象限肿瘤患者的乳房水肿发生率较高（$P=0.0042$，与其他部位相比），但利用肿瘤象限并不能显著预测肢体淋巴水肿。

在治疗淋巴水肿时具有难度的一个辩题是：如何管理好采用自体横行腹直肌肌皮瓣（TRAM 皮瓣）进行乳房重建的患者的乳房水肿。因为这些患者除了在每个躯干下象限都有横向大切口外，在每个躯干上象限也可能有多达 3 个切口。在通常情况下，我们建议 TRAM 皮瓣带蒂的患者避免穿戴文胸，因为这可能会损害乳房下区域的血液流动。应鼓励患者与外科医师讨论此问题，同时淋巴水肿治疗师也应了解当地外科医师的技术和偏好。这些患者的乳房淋巴水肿可能很难诊断，因为脂肪坏死或皮瓣脱落可能会使水肿不易被发现或是导致液体淤滞。此时，建议治疗师向乳房重建外科医师进行咨询，以弄清楚乳房重建术的具体过程和内容，从而更好地了解淋巴水肿患者的乳房解剖结构。由于腹直肌皮瓣转移再造时，获取腹部皮瓣用于乳房重建，因此供瓣区的腹部淋巴管可能受损。有关 TRAM 手术过程中微淋巴转移的研究正在进行中，希望这种方法可以帮助减少这一人群中的躯干淋巴水肿。此外，接受背阔肌肌皮瓣转移再造术的患者也有淋巴水肿的风险。Chang 和 Kim 在一家机构中回顾了 444 次即时乳房重建的病例（394 个自由皮瓣和 50 个背阔肌皮瓣），发现使用不同的乳房重建方案对淋巴水肿的发生率没有显著影响。此外，在 38 名已患有淋巴水肿的患者中，乳房重建并没有加重淋巴水肿，相反，23.7% 的患者有明显改善。

放疗和胸部淋巴水肿的关系

放疗是乳房淋巴水肿发展的主要原因。放疗引起的炎症和其他组织效应也会对放疗区内的淋巴管和淋巴结产生不利影响（图 5.201）。Clarke 等人发现，在其研究的 74 名患者中，41% 的患者出现了与放疗相关的（迟发性）乳房水肿，而且与早发性胸部水肿相比，其逆转性更差。Back 和同事的回顾性研究记录了 234 名患者在乳房接受放疗照射后立即发生乳房淋巴水肿的发生率为 21%。肿瘤位置和淋巴水肿的发生率高度相关，这是因为对肿

5

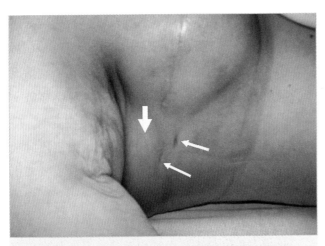

图 5.201 放疗导致的乳房淋巴水肿。可以看到放疗后，放疗区域和非放疗区域的皮肤出现了明显的分界，胸部淋巴水肿位于组织受损的区域内（粗箭头处）。之前手术引流（细箭头处）留下的瘢痕也"变深了"，进一步证实了侧胸存在水肿

瘤部位进行了增强剂量的放射，这使患乳房淋巴水肿的风险升高。与放疗相关的淋巴水肿的其他预测指标还包括低分次大分割放疗（每天少于 1 次，大剂量）和淋巴结清扫后的全腋窝照射。正如前面描述，除了对手术情况的了解，淋巴水肿治疗师也必须了解放疗的确切区域，以便为每位患者提供最有效的 MLD。

虽然前文描述了放疗对淋巴组织的影响，但术后接受放疗的乳腺组织也被证明比未接受治疗的对侧乳腺淋巴引流水平更高。虽然这似乎违背我们的直觉，但放疗后的持续炎症可能导致了淋巴液的持续流动。Perbeck 等人发现，在治疗后的 2~5 年里，手术时接受放疗照射的乳房的淋巴流量增加了4 倍，而手术时未接受放疗照射的乳房的淋巴流量增加了 2.5 倍。这些研究表明，手术和放疗后皮下淋巴循环都会发生变化。笔者推测，受到放疗的纤维细胞会导致胶原蛋白增加及沉积胶原蛋白的不完全吸收。由于手术和放疗增加了淋巴系统的负担，加上机械功能不全导致的淋巴液输送减少，使放疗范围内有可能发生淋巴水肿。

对治疗师而言，在治疗因放疗导致的胸腔淋巴水肿时，还需考虑放疗的其他副作用。除影响淋巴系统外，放疗还会破坏骨细胞，导致骨骼脱钙。因此需要避免在术后 3 个月内在患者的放疗区进行深层的徒手淋巴引流（MLD）。此外，在每次做MLD 前，都必须仔细检查皮肤，以及时发现皮肤有没有灼伤或破损。

其他因素导致的胸腔淋巴水肿

虽然手术治疗后血肿形成的病因尚未明确，但它被认为是最常见的术后并发症之一，并且也是躯干淋巴水肿发展的重要预测指标。Fu 等人发现有症状性血肿（血肿需要针吸）的患者发生躯干或上肢淋巴水肿的可能性是未出现症状性血肿患者的7.78~10.64 倍（$P<0.001$）。血肿的患者也表现出淋巴水肿症状加重，例如沉重、紧绷、僵硬、疼痛及活动受限。这是因为组成血肿的浆液积聚导致局部组织炎症，进而造成软组织纤维化，从而使发生淋巴水肿的风险升高。对于需要反复针吸血肿的患者来说，感染风险的升高也会提升淋巴水肿的风险。

在评估胸淋巴水肿时需要考虑的另一个重要因素是腋网综合征（axillary web syndrome, AWS）的存在。腋部手术后出现的腋网综合征会导致患者出现不适、疼痛和行动不便。腋网综合征的确切病因仍不明确，但根据现有的研究，腋网综合征可能是Mondor 病的一种变异。因为切除的结节显示有血栓形成和淋巴管扩张，有时也能发现有血栓栓塞的浅静脉。研究发现，在腋窝淋巴结清扫的患者中，腋网综合征的发生率高达 72%，而在前哨淋巴结活检患者中，发生率高达 20%。有关腋网综合征与淋巴水肿发病之间的相关性研究并不多。在由Torres Lacomba 等人进行的一项随机、单盲的临床试验中，研究人员认为腋窝淋巴结清扫术中淋巴管发生的损伤会导致淋巴系统过载，从而造成淋巴水肿。因此，在治疗计划的早期解决腋窝病变是有益

的，可以降低发生淋巴水肿的风险。

在临床上，我们知道手术会永久性地降低淋巴的传输能力，但是过紧的内衣也可能会暂时影响淋巴的传输。有时罪魁祸首恰恰就是不合身的文胸。积液结合炎症变化和淋巴循环改变，可导致慢性胸壁水肿或乳房淋巴水肿。当液体滞留在文胸的下边缘时，所产生的反应性纤维化会改变组织结构，并可能导致额外的液体滞留。虽然临床医师公认乳房水肿在本质上是进行性的，但就像肢体的淋巴水肿一样，治疗依然是有效的。

然而，值得注意的是，内衣并不是导致新发胸腔淋巴水肿的唯一因素，有时淋巴液会在切口和文胸边缘之间，或是在两个切口之间淤滞。此时理想的治疗措施既包括寻找替代（可以是压力较轻的）内衣、瘢痕处理等。必须在足够长的时间内消除积液，降低间质蛋白的含量，以减少或预防淋巴水肿的再积累。值得注意的是，不要把脂肪坏死（再造治疗后的正常过程）误判为软组织纤维化。这些在乳房重建后自然发生的坏死区域摸起来更坚硬，有时会有凹凸不平感。不要试图治疗这些区域，因为 MLD 对脂肪坏死无效。此外，手法引流还会进一步刺激慢性血肿形成。有时患者盲目的自我护理和引流操作反而会阻碍血肿的充分愈合。因此，躯干淋巴水肿的鉴别诊断对于确保患者的安全性和治疗的效果非常必要。

患有急性躯干和（或）上肢水肿的患者都需要谨慎对待。留置中心静脉导管的患者发生锁骨下静脉血栓的风险升高。患有锁骨下深静脉血栓（DVT）的患者也可能出现同侧肩颈部不适、同侧上肢或锁骨上区水肿、皮肤静脉扩张、颈静脉扩张或上肢发绀。

胸部淋巴水肿的治疗

治疗躯干淋巴水肿最重要的方式就是 MLD。整套 MLD 程序必须包括足够的对躯干深层淋巴通路的预处理，相邻的前胸和后胸的引流按压，以及外周深层引流按压（肋间、胸骨旁和椎旁）。此外，除了对水肿的乳房组织本身进行治疗外，还需确保非腋淋巴引流通路及其他相关通路的吻合。对于急性乳房淋巴水肿，单独使用 MLD 就可消除水肿。根据现有资料，早发性乳房水肿通过轻微干预（仅 MLD）即可在 3~18 个月自行消退。在 Degnim 等人的前瞻性分析中，通过对 38 例乳房水肿进行随访，发现 33 例接受治疗的患者中（治疗方案为：徒手淋巴引流结合或不结合压力包扎）有 23 例症状改善，另有 4 例没有变化，3 例症状恶化。这 3 例恶化的患者尽管接受了相关治疗，包括应用了 MLD，穿戴了加压文胸（2 例），也进行了压力包扎（1 例），但乳房淋巴水肿仍然发生了恶化。在某些情况下，乳房淋巴水肿缺乏改善或依从性较低，可能部分是由于与肢体水肿相比，轻度乳房淋巴水肿的痛苦程度较低，使患者在治疗时不够在意。

虽然 MLD 对一些患有乳房淋巴水肿的患者来说已经足够了，但对那些严重的淋巴水肿患者来说，则可能需要加入其他方式，如压力包扎、弹力胶带或弱激光疗法。此外，许多后胸部淋巴水肿患者可能需要靠绷带或弹力衣来压迫胸腔。使用 Isoband 或 Idealbine 进行圆周包扎很好地确定患者是否可以耐受弹力衣在该区域的较长时间的加压（请参阅本章先前有关压力包扎的必备材料部分）。Fabrifoam 公司生产的 SuperWrap 系列产品都附带有一层薄薄的泡沫内衬，这一设计有助于防止滑动。此外，该系列产品的一段还带有魔术贴附件，穿戴方便。轻度压力的塑形背心可以提供足够的间质压力以抵消躯干水肿。这些可在许多商店里买到。使用闭孔泡沫或各类泡沫组合制成的"泡沫垫"可以在问题区域集中施加压力（图 5.202）。而对于更多的弥漫性躯干水肿而言，治疗时可能需要使用弹力背心（见 5.16.5 内容）。弹力背心可以

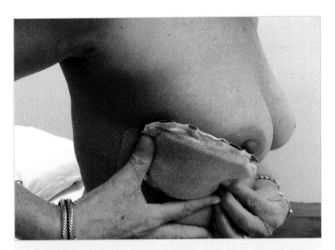

图 5.202 外侧乳房淋巴水肿的治疗：用弹性胶带和外侧胸垫辅助治疗（朝向皮肤的是颗粒泡沫，6mm 厚的灰色泡沫朝外）

与压力套筒重叠使用，以便在伴有肢体水肿的患者中实现压力区的无缝过渡。

弹力胶带治疗淋巴水肿有很好的效果。由 Kenzo Kase 开发的这种独特的胶带是模仿皮肤本身的弹性而设计的。贴布背胶上的波状图案有神经感觉刺激的作用，有助于减轻疼痛和水肿。目前关于弹力胶带治疗淋巴水肿的研究相对较少。Finnerty 等人进行了一项前瞻性研究，考察了弹力胶带对乳房淋巴水肿的影响，虽然很难确定环周测量值的变化，但研究确实发现弹力胶带有助于整体改善的组织结构。弹力胶带还可以减少瘢痕挛缩从而改善淋巴液的流动。弹力胶带在治疗乳房淋巴水肿时可以采用"扇形"方式。这样做的好处是，在不降低淋巴引流的情况下，通过促进淋巴液移动到躯干区域，来清除滞留的淋巴液。这是引导淋巴液通过侧干进入同侧腹股沟淋巴结的最优方法。

弱激光疗法（LLLT）能够软化组织纤维化和手术瘢痕，因此也可以治疗胸部淋巴水肿。例如，Dirican 等人发现 76.4% 的乳腺癌相关淋巴水肿患者在将 LLLT 引入传统的 CDT 计划后，改善了瘢痕迁移性。此外，在两轮弱激光治疗后，患者发现肩关节活动范围改善，水肿和疼痛减轻。另一项研究随机选择了 50 名接受弱激光治疗的乳房切除术后的女性患者，她们与安慰剂治疗组患者的肩关节活动能力和手部力量均有增强，但采用弱激光治疗的患者（每周 3 次，持续 12 周）的水肿确实得到了缓解。笔者推测，弱激光疗法可能会增强淋巴管直径和收缩力，改善伤口愈合，减少瘢痕粘连到皮下组织，并降低皮肤感染的风险。Demir 等人使用弱激光疗法（LLLT）对术后大鼠口腔黏膜进行了随机对照试验，发现 LLLT 组伤口愈合加速并且上皮化有所改善。

值得注意的是，相比单独治疗手臂，充气加压对躯干的治疗并无明显的效果。当然，必须指出的是，本研究中的患者没有被临床诊断为躯干淋巴水肿（临床诊断仅为显著的上肢淋巴水肿）。也有人为了评估这一潜在的水肿治疗方法，对 10 例有明显躯干淋巴水肿的患者做了气动治疗疗效的随访研究。虽然作者证明躯干水肿症状明显减轻，但没有报道躯干周长有明显缩小。因此还需要做进一步的研究，来确定充气加压装置治疗胸部淋巴水肿的有效性。

5.14.2 腹部淋巴水肿

一般来说，当水肿出现在身体的较小区域时更容易被识别，因此弥漫性腹水肿很容易被忽略。与胸腔积液一样，腹部淋巴水肿可伴也可不伴肢体水肿。由于淋巴水肿通常从远端开始，所以腹部充血通常是在肢体淋巴水肿发展和治疗过程中，在近端发生的继发现象。由恶性肿瘤引起的梗阻性淋巴水肿与近端充血、橘皮征和相关疼痛有关。虽然姑息治疗可以提高患者的舒适度，但也只有当患者正接受其他治疗，且处在医师的密切监护下，才可实行。与肥胖相关的腹部淋巴水肿者皮肤可呈现"鹅卵石"外观，其继发性皮肤损害包括局部蜂窝织炎或变色及局部疼痛。躯干淋巴水肿的鉴别诊断之一是与腹部水肿相关的乳糜反流，该现象常由胸导管的直接破损所致。

腹部淋巴水肿的成因

手术治疗和放射治疗引起腹部淋巴水肿的成因与胸腔淋巴水肿相似。手术切除腹股沟淋巴结和（或）盆腔淋巴结可导致腹部和下肢的继发性淋巴水肿。而对这些区域进行放射治疗，如对泌尿系统肿瘤的治疗，也会引发淋巴水肿。在治疗外阴肿瘤时的前哨淋巴结活检术，减少了腿部淋巴水肿的发生率，在腹部淋巴水肿方面可能也有效。外科技术（如垂直腹直肌肌皮瓣移植术）在改善下肢和腹股沟的淋巴引流和减少蜂窝织炎方面都有一定效果。

除了这些主要原因外，腹部淋巴水肿可能由渐进性下肢淋巴水肿引起，也可能是腿部压力治疗或 MLD 治疗的继发性现象。下肢淋巴水肿的患者有发生腹部淋巴水肿的风险，因为远端区域的淋巴液必须经由腹腔淋巴管网排出。因此，严重的腿部和外生殖器水肿可能会导致腹部淋巴水肿。弹力衣和其他内衣的边缘部分可能会把水肿困在腹部，从而扩大了受影响的区域（图 5.203）。治疗腹部淋

巴水肿的合理依据远不止是缓解患者的不适感。如不能有效治疗腹部淋巴水肿，慢性下肢淋巴水肿也不能改善。此外，继发性外生殖器淋巴水肿的风险令人担忧，因为它的进展会增加患蜂窝织炎的风险，同时也会使患者活动受限。治疗下肢淋巴水肿而不经腹部预处理，如反复使用充气加压装置，可导致相邻的躯干充血。在一项回顾性分析中，53例使用气动压缩的患者中有 23 例出现了动脉阻塞（$P<0.001$）。

与肥胖相关的下肢近端淋巴水肿或腹部淋巴水肿被称为大块局部淋巴水肿（MLL），该病症常会有更高的概率罹患蜂窝织炎。MLL 的特征之一是皮肤组织的橘皮化。根据对 5 名慢性 MLL 患者的病例分析，可见继发性血管瘤、慢性水肿、炎症反应以及纤维化等表现。虽然与肥胖相关的 MLL 难以治疗，但减轻体重与减少淋巴水肿双管齐下的联合治疗方案有助于降低淋巴水肿继发性并发症的产生，也有利于减少潜在疾病的发生。

腹部淋巴水肿的治疗

治疗腹部淋巴水肿从徒手淋巴引流（MLD）开

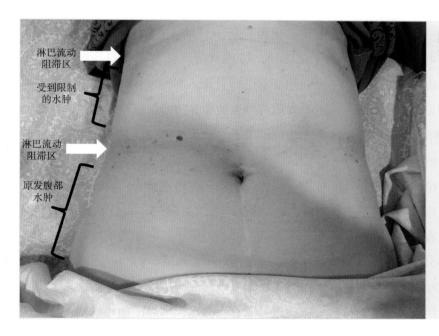

图 5.203　腹部淋巴水肿被限制在高腰弹力衣的腰带上方和文胸下缘之间

淋巴流动阻滞区

受到限制的水肿

淋巴流动阻滞区

原发腹部水肿

始。如果没有禁忌证，在加压治疗时，应采用表层和深层按压术（见 5.2 内容）。如果患者腹部肥大或水肿，则需要增加躯干的治疗范围，采取包括腹部内、外侧的按压术。应采用包括腰方肌技术和腰椎旁技术在内的后下象限深部技术。治疗期间和治疗后可重复做多次腹式呼吸，以增强深度淋巴引流。

对腹部的加压治疗可以说是困难重重。做加压包扎时，推荐用 Isoband 绷带或 Idealbinde 绷带并采用双侧"髋人字"包扎来为今后的治疗打下良好基础。这样做可使腹股沟打开，患者即使缠着绷带也能如厕。塑形服装，如 Spanx 或压力骑行裤可提供较长期的压力，也可穿着在绷带之外。对于体型大的患者，可用提供腰部支撑的腹带以获得可调节的压力。在订购弹力衣时，加压范围最好能延伸至脐以上。此时不推荐使用开放裆部的慢性弹力衣，由于这种服装允许液体在外生殖器区流动。由开孔泡沫与闭孔泡沫组合而成的泡沫垫可增加问题区域所需的压力。由于需要定期清洗这些物品，建议选购可清洗类用品。对出现复发性蜂窝织炎的腹部淋巴水肿患者，必须密切评估其外生殖器是否受累。可能有必要与传染病专家协商，帮助处理这些感染。

5.15　有伤口时的压力包扎

淋巴水肿治疗专家在治疗实践中可能需要处理伤口。其实淋巴水肿的病程中很少出现伤口，但常合并其他容易导致伤口的疾病，最常见的是血液循环系统疾病（可引起静脉、动脉或糖尿病溃疡），以及各种皮肤损伤（包括皮肤褶皱处的浸渍、水肿组织的机械损伤等）。之前的内容已经介绍了静脉病理学与淋巴损伤之间的密切联系及伤口的治疗。

在这一节中，我们将讨论如何在有开放性伤口的情况下进行压力包扎。考虑到大部分的开放性伤口均出现在下肢，我们也将以下肢为重点进行讨论。文献很少讨论如何在伤口上进行压力包扎，有

的也只是一些笼统的说法"先处理和包扎好伤口，然后再用短拉伸绷带来包扎"。但另一方面，关于创面护理的文献广泛地讨论了对水肿的压力治疗，但主要集中在单层加压与多层加压之间的争论及弹力绷带与非弹力绷带的差异。近年来，在创面护理文献中，短拉伸绷带压力包扎术的实用价值逐渐被接受，被纳入伤口护理的庞大工具库中。在许多情况下，水肿治疗往往是伤口痊愈的关键。随着我们对伤口愈合及淋巴系统和水肿间固有联系的理解，我们逐渐认识到淋巴水肿包扎是处理有伤口水肿的最佳手段。接下来，我们将讨论有伤口时应考虑的因素，以及治疗师在应用短拉伸弹力绷带时可能要做出的调整。

5.15.1　预防事项和禁忌证

实施压力治疗前，临床医师必须先对潜在的禁忌证和（或）预防事项进行评估。压力治疗不当可能导致不良后果。禁忌证包括深静脉血栓（DVT）和动脉闭塞性疾病。

做压力治疗前须评估动脉状态。这一评估既可在临床上进行（如动脉脉搏的触诊、毛细血管再充盈试验、观察是否存在间歇性跛行等），如有必要，也可进行全面的无创诊断检查，如踝肱指数（ABI）、经皮氧分压监测（$tcPO_2$）。这些测试已在第 3 章进行过深入讨论。ABI 值低于 0.5 即表示患者患有严重的动脉闭塞性疾病，此时，应严禁压力治疗。关于"临床医师如何在动脉流入轻度减少的情况下治疗水肿"将在后文中讨论。在压力治疗前，须通过双多普勒超声检查，排除深静脉血栓（DVT）。如检查结果呈阳性，应禁止压力治疗。除非患者持有转诊医师出具的压力治疗许可证明，且正处于抗凝治疗中。

当患者有以下情况时也应采取预防措施，包括糖尿病患者的感觉减退、因周围神经病变（与糖尿

病无关）或其他可能的神经病变引起的感觉障碍等。此外，心力衰竭也是水肿或创伤患者中常见的需预防的并发症。

> 对伤口的压力治疗最好分两阶段进行。第一阶段对伤口进行直接护理；第二阶段，巧妙利用短拉伸弹力绷带进行加压包扎。

5.15.2　伤口治疗

如上所述，第 3 章中已对如何正确处理伤口做了详细介绍。在大多数情况下，严重水肿且合并伤口感染的患者一般会交由淋巴水肿专科医师治疗，并制订出伤口护理计划。因此，在治疗的第一阶段，只需完全按照其已有计划完成伤口护理即可。若非如此，建议治疗师参考第 3 章中有关创面治疗和敷料应用的指导意见。

渗液过量的处理

治疗伤口渗液过量的患者时，对大量渗液进行有效管理是淋巴水肿专科医师的头等大事。伤口护理类产品中有许多专门为吸收大量渗液设计的产品。虽然有时转诊医师会对基础伤口敷料做出详尽指导，但即便如此，我们依然建议，应该由认证淋巴水肿治疗师（CLT）选择恰当的吸收性二次敷料处理渗液。

需对伤口渗液进行有效控制的原因有两点。首先是为了防止渗液在创面或周围完好的皮肤上淤滞，从而造成伤口愈合缓慢或因浸渍导致额外的皮肤损伤。其次是防止渗液从伤口敷料表面渗出，进而污染加压包扎材料。淋巴水肿的包扎材料原本是可重复使用的，但一旦被污染就要换。

治疗师在临床上偶尔也会遇到一些极端病例。即使是吸收效果最佳的伤口护理产品，也无法充分

吸收伤口或是从周围的水肿组织里渗出（又称淋巴漏）的液体。在这种情况下，治疗师可能需要放弃典型的伤口护理产品，使用更常规的吸收液体的产品，如女性护垫及尿片。使用时，将产品安全有效地放置于基础伤口敷料与压力包扎材料之间，起到吸收过量渗液，防止包扎材料受污染的作用。

随访频率

将渗液管理纳入治疗计划时，还应考虑患者的就诊频率。在淋巴水肿治疗的 CDT 模型中，默认治疗频率为每周 5 次。但在许多典型的伤口治疗诊所，通常的频率只有每周 1 次。如果临床医师在默认治疗频率为每周 1 次的诊所工作，则可能需要临时增加患者随访的频率，直到渗液得到控制。也就是说，在开始阶段很可能需要每天随访 1 次，之后随着淋巴漏和伤口渗液得到控制而逐渐减少次数。这种高频率的随访不仅可以保护加压包扎材料免受渗液的污染，还可降低渗液对完好皮肤和创面的不良影响，从而缩短治疗时间。

5.15.3　压力治疗的应用

在伤口包扎妥当、渗液得到有效管理之后，治疗就可进入第二阶段：直接在伤口敷料上进行淋巴水肿包扎。进行相关操作时，可参考 5.11.3 的淋巴水肿包扎部分，以了解如何使用标准的短拉伸弹力绷带和泡沫来消除足趾到膝关节的水肿。（考虑到许多创伤患者的水肿都为混合性的，因此在大多数情况下，短拉伸弹力绷带对膝关节以上的混合水肿帮助不大）。对创伤患者进行的压力治疗与前述的淋巴水肿包扎相同，使用标准包扎法来创建有效压力梯度时，治疗师们均需格外小心，严格遵循 Laplace 定律，使用不同密度的泡沫，保持弹力绷带合适的间距和层数，形成一致性甚至是紧绷感，以实现有效且安全的压力治疗。

标准淋巴水肿包扎法的优化

除淋巴水肿本身的难题外，治疗创伤患者时，治疗师也常受困于另一常见的病理现象，即患者变形的肢体使加压包扎成了一项几乎不可能完成的任务。只靠基本的淋巴水肿包扎根本无法创建出有效和安全的压力梯度。以下是几种常见的肢体变形，包括倒香槟酒瓶形、圆柱形和倒锥形。

倒香槟酒瓶形

许多患有严重静脉病的患者腿部会呈现出倒置香槟酒瓶的形状：足踝和下肢远端处因脂肪皮肤硬化症而呈现出肢体窄小且硬结严重的纤维化，而下肢近端有更典型的淋巴水肿性纤维化，伴随有凹陷性水肿和肢体周径增加。该情况也可被称为"肢体的严重（非渐变）圆锥化"。由于淋巴水肿包扎需要在较平缓的圆锥体上才能创建出合理的压力梯度。因此，面对该问题时，临床治疗师需在下肢远端处增加周径，从而人为地创建出更平缓的圆锥体以形成安全的压力梯度。我们可以通过使用额外的或更厚的灰色泡沫及使用额外的棉垫来增加肢体周径。

应对倒香槟酒瓶形腿的第二个策略是调整绷带在肢体上的层数。我们知道，在肢体半径相同的情况下，绷带层数与压力水平成正比（即层数越多，压力越大；层数越少，压力越小）。与此同时，在半径递增的圆锥体上，即便绷带层数相同，也能达到有效的压力梯度。基础的淋巴水肿包扎法就是基于这一原理，通过创造出渐变式圆锥体来创建安全有效的压力梯度。基于以上认识，在对倒香槟酒瓶形下肢进行加压包扎时，我们便可在窄小的下肢远端处加宽绷带层的间距，从而减少皮肤上的绷带层数（相应地减小压力），同时在粗大的下肢近端处将绷带的间距缩小，从而增加皮肤上的绷带层数（相应地增加压力），以此创造出安全有效的渐变式压力梯度。考虑到从足踝至膝关节的淋巴水肿

包扎一般需要使用 1 条以上的绷带，所以对绷带层的调整，既可以通过一条绷带来实现基本的压力修正，也可以通过第二甚至第三条短拉伸弹力绷带对压力进行强化修正。具体需要用到多少条弹力绷带才能实现有效的压力调整，每个病例各不相同，这需要治疗师视情况而定。此外，当治疗效果逐步显现，肢体形状向渐变式圆锥体发展时，临床治疗师也要在每次的随访中调整绷带层数。

圆柱形

面对圆柱形的肢体时，我们也需要对基本的淋巴水肿包扎法进行调整，以获得有效的压力梯度。圆柱形肢体在创伤患者中并不少见。由于从足踝到膝关节的肢体半径基本不变，在这种情况下，如果采取标准包扎法，在均匀泡沫层上均匀间隔包扎绷带层，将导致压力梯度缺乏。同样，我们也有两种优化方案来解决此问题。

第一个方法是，通过在肢体的近端处创建填充层人为地改变肢体形状，使近端肢体比远端肢体更粗，从而形成圆锥状。第二个方法是，调整绷带层数的分配，确保肢体远端的绷带层数多于肢体近端，从而在远端产生更大的压力。和之前提到的应对倒香槟酒瓶形的优化方案一样，可以用一条至多条绷带来完成这一调整。使用绷带的具体数量取决于每位患者各自的情况，以及需要的调整程度。在短拉伸压力包扎的治疗过程中，肢体的形状会逐渐向正常的圆锥形发展。此时，临床治疗师就需要对优化方案进行调整，使其逐渐向标准的淋巴水肿包扎方式靠拢。

倒锥形

有时，临床医师也会遇到这样的伤口水肿患者，他们的小腿看起来像一个倒锥形，小腿远端和足踝部粗于小腿近端处。显然，如果在这样的肢体上实施标准淋巴水肿包扎，肯定无法产生有效的压

力梯度。正如先前所说，为获得有效的压力梯度，有两个方式可供选择：一是通过使用额外填充层，使肢体形状更接近圆锥形；二是通过调整绷带层数的分配使远端压力大于近端压力。面对倒锥形时，将两者融会贯通不失为一个良策：一方面用泡沫或棉花等材料在小腿近端建立填充层，增大近端周径；另一方面，在小腿远端增加绷带层数，并同时减少近端的绷带层数。也就是说，临床医师可以在下肢近端增加棉花填充物和厚 12mm（或以上，如需要）的灰色泡沫，以使肢体呈现出近似圆柱体的形状。然后，采取上文提到的圆柱形应对法，在远端增加弹力绷带的重叠，并在近端减少重叠。当还需增加额外的绷带层时，是继续增加远端的层数还是回到标准的均匀包扎方式上，这一点由临床医师视情况决定。

加压治疗过程中不可避免地存在着动脉血流障碍、缺血性组织坏死等潜在风险。当患者合并有糖尿病或神经功能损伤等保护性感觉迟钝的疾病时，此类风险尤应引起注意。为确保压力包扎的有效及安全，需采取以下预防措施。首先，在绷带下用泡沫进行充分填充，防止缺血发生（一般来说，缺血常见于骨突处，如舟骨、胫骨嵴、踝骨、第一和第五跖骨的外侧缘等）。其次，确保足趾有足够的部分裸露在外，可随时进行神经血管检查。一般来说，神经功能障碍患者接受压力包扎时，其所需承受的压力水平要低于标准的淋巴水肿包扎。因此，治疗师可通过减少绷带的总使用量来减少整体的压力水平。

动脉功能不全

在治疗动脉灌注压低的患者时，应获得有关动脉灌注压不足的具体量化诊断报告。目前的文献支持采用短拉伸绷带轻度压力包扎缓解 ABI 大于等于 0.5 的患者的水肿。但即便如此，在包扎时，仍应当尽量减少绷带层数以减少压力。此外，动脉灌注

压低的患者在骨突处也更易发生缺血。因此，在这种情况下，采用短拉伸绷带加压包扎时，既需要为减轻水肿提供合适的压力梯度，也要兼顾对缺血的预防。为预防缺血，加压包扎时，应在骨突处额外加入开孔泡沫、灰色泡沫衬垫缓解压力。当然，更有效的方法是，在绷带下用泡沫将四肢完全包裹覆盖住。当短拉伸绷带在顶部施加压力时，这些如同垫子或枕头般的泡沫既能均匀地将压力传递到肢体，又能减轻骨突处的压力。此外，还可以对标准淋巴水肿包扎法进行调整，如减少绷带的使用，使肢体表面的绷带层数减少，从而降低压力。我们可以使用 2 条绷带来达成这一目标：一条绷带采用罗马凉鞋式和 HAS 图案相结合的包扎方式覆盖足部和足踝，另一条绷带则从足踝起到小腿近端止，覆盖住整个小腿。同样，也可以使用一条绷带来达到相同的效果。

5.15.4 负压创面治疗术和压力治疗

在处理患者的伤口时，治疗师在临床中还会遇到负压创面治疗（negative pressure wound therapy，NPWT），又称负压辅助创面愈合术。此时患者的淋巴水肿分两种情况，一种情况是患者原始伤口需要接受负压创面治疗，淋巴水肿只是伴发症；另一种情况是淋巴水肿导致了伤口需要接受负压创面治疗。不管何种情况，都推荐在负压创面治疗后进行压力治疗。

NPWT 的应用和管理需要适当的培训。未经训练的临床医师不应试图应用、修复或管理 NPWT 泵的敷料或设置。考虑到训练有素的临床医师已经确定了对 NPWT 的需求，如果需要对患者做压力治疗，可以在 NPWT 上进行。因此，最好由创伤专科医师和淋巴水肿专家共同合作，以确保治疗的安全性和最佳的治疗结果。根据一家 NPWT 设备制造商提供的使用指南，只要遵循以

下原则，即可对患者进行压力治疗。

- 溃疡的病理学表现显示需要进行压力治疗。
- 对可能导致组织损伤或患者不适的压力点要谨慎处置。
- 不要直接在负压创面治疗的负压吸盘上进行压力治疗。
- 在骨突部放置 NPWT 导管时，要特别注意防止进一步的创伤和（或）压力。

人们普遍认为 NPWT 的目标是从伤口中清除液体，但远不止于此。NPWT 治疗的目的列举如下。

- 施加可控的局部负压帮助收紧伤口边缘。
- 提供封闭，湿润的伤口愈合环境。
- 增加血流灌注，促进肉芽组织形成。
- 去除渗出液和感染物，并减少水肿。
- 促进细胞爬伸与增殖。
- 缩小伤口体积。
- 清除伤口的自由基。
- 减少伤口的微生物污染。
- 准备好创面床以备愈合。

压力疗法可以减少慢性溃疡中多余的蛋白质，因此压力疗法或 CDT 的目标与 NPWT 的目标一致，都是通过清除多余的液体和无用的物质来促进体表愈合。

很少有文献提及 NPWT 和压力治疗的联合应用，有的也只是提到了多层压力包扎，并没有提供关于压力治疗的细节。笔者从与全国临床医师的个人交流中了解到的情况是，许多诊所正在 NPWT 的基础上，实施着压力治疗。

在 NPWT 的基础上应用压力治疗时，需要注意避免损坏负压吸盘和真空管。在 NPWT 的治疗中，负压吸盘是一个放置在泡沫辅料上的硬塑料圆盘，它的一边压在伤口上，另一边通过真空管和负压创面治疗仪的真空泵相连。倘若直接在负压吸盘上进行压力包扎，就可能把这个硬塑料圆盘压入伤口床或是伤口周围完好的皮肤组织中，进而导致皮肤损伤。同时也可能影响负压吸盘和真空管的正常工作，干扰负压创面治疗仪的工作。作为训练有素的淋巴水肿专科医师，在做压力包扎时，应该具备处理不同组织类型和骨突的经验。因此，完全有能力把负压吸盘和真空管纳入考量范围，为患者制订出合适的压力包扎方案。

应该先完成 NPWT 的相关步骤，随后再开始压力包扎。通过与创伤专科医师合作，可以确定如何操作能使真空管的方向与压力包扎配合得最好。以下是在进行 NPWT 治疗同时应用淋巴水肿短拉伸绷带的改良建议。治疗师也可以根据自己的想法，设计出其他优化方案，为患者提供有效且无风险的压力治疗。

压力治疗的优化建议

尽管有伤口或 NPWT 存在，但在进行压力包扎时，我们仍应根据淋巴水肿的表现和肢体的形状来制订标准压力治疗方案。当这一基本包扎方案确定后，可以考虑根据 NPWT 进行微小的修改。简而言之，一是在负压吸盘周围放置泡沫进行保护，二是包扎弹力绷带时，将吸盘和真空管完全或大部分裸露在外。只要能满足这两点，就可以在既不干扰 NPWT 也不造成不良反应的情况下进行有效的压力治疗。

下肢优化方案

以下建议是基于标准的下肢压力包扎方案：假定使用标准方式中用到的 1.27cm 灰色泡沫完全包裹小腿及足背，并结合使用足踝泡沫片。注意，不建议在负压吸盘周围使用闭孔橙色泡沫。

穿戴弹力织物时，需要在负压吸盘的位置开一个小孔，并把 NPWT 的真空管从小孔中穿出。只要伤口 / 吸盘位于小腿之上，无论在前部还是后部，都要根据负压吸盘的位置，把它上方的灰色泡沫挖空一部分。切口的外表面需做轻微的斜面处理。这样处理后，泡沫可以正常地覆盖在肢体上，同时也可以放置在做 NPWT 的伤口敷料上方，并可以让真空管道伸出来。此外，这样处理后，灰色泡沫虽然围绕着负压吸盘，但同时又不对其造成挤压，形成了一个完美的保护。然后可以用轻度张力将泡沫用绷带包扎起来。选择轻度张力是因为需要在负压吸盘和真空管的周围包扎固定泡沫的绷带，而这样做必然导致绷带层的不均匀重叠。而且，轻度张力允许折叠固定绷带以使其能够尽量靠近吸盘和真空管。但需时刻注意的是，负压吸盘和真空管需始终保持在绷带外。

做压力包扎时的其余层是典型的短拉伸绷带，其施加典型的约 50% 的张力。这些绷带将以螺旋形或"人"字形图案进行包扎。在使用螺旋包扎时，我们需要对螺旋形图案进行微调，以避开负压吸盘和真空管。因此，在随后的包扎中，需要采用一种相反方向的螺旋包扎，来帮助改善前一条绷带在避开吸盘时所做出的调整。如果绷带的数量充足，还建议包扎 1 个或 2 个"人"字形图案，"人"字形的分叉点正好位于负压吸盘处，从而可以使"人"字形的绷带避开负压吸盘。

在笔者看来，最后的短拉伸绷带在包扎时是可以覆盖负压吸盘的。一是因为先前的绷带层都避开了这个区域，已经保护吸盘和真空管免受不必要的压力了。二是因为先前的泡沫保护层也足以抵消掉这最后一点直接对吸盘和真空管产生的压力。包扎完最后一条绷带后，把真空管从绷带下方横向或向上伸出，最后用胶带把真空管固定在弹力绷带的外侧。看到这里，经验丰富的治疗师一定会意识到，随着直接覆盖在伤口和吸盘上的包扎层减少，该区域的压力应该也低于其他区域。但大可放心的是，NPWT 的流体运动效应在很大程度上弥补了绷带内梯度压力的破坏。这同时也说明，这两种模式在一起使用时是互为支持的。

5.15.5 总结

对合并淋巴水肿或混合性病因水肿的创伤患者进行治疗，于任何一个淋巴水肿专科医师而言，都是一件既有难度，又极具价值的工作。他们的专业知识和技能在治疗带有水肿的伤口时大有用武之地。认证淋巴水肿治疗师的专业能力通常是伤口治愈的关键，如果处理不当，伤口数月乃至数年都无法痊愈。

5.16 弹力衣的测量

要继续保持和进一步提升第 1 阶段治疗中所取得的效果，选择的弹力衣必须能够满足患者的需求。选择时必须考虑正确的弹力衣类型（成品或定制）、压力水平、长度，以及必要时要考虑穿戴方法、患者年龄、体力（和身体缺陷）、生活方式、淋巴水肿类型及其他疾病。

大多数制造商生产各种尺寸的弹力衣。如果标准尺寸的弹力衣对于肢体来说太大或太小，或者是患者需要压力水平超过 50mmHg 的单件弹力衣，则应购买定制弹力衣。弹力衣的长度是由制造商使用的字母所表示的。这些字母代表弹力衣两端的测量点。例如，覆盖手腕（测量点 c）到腋窝（测量点 g）的袖套被称为 c-g 袖套，覆盖足部（点 A）到腹股沟（点 G）的露趾长筒袜被称为 A-G 长筒袜。

只有经过培训、充分了解淋巴水肿及其影响的人才能进行弹力衣测量。穿着不合身和无效的弹力衣会产生不良效果，还可能对患者造成危险。

测量时让助手填写测量表格上的数据会提高效率。

应在 CDT 强化阶段（第 1 阶段）结束时进行测量，此时肢体水肿最少。在理想情况下，应在早晨，治疗结束时或在移除弹力绷带后进行测量。

5

进行测量所需的材料包括制造商提供的测量板。这些测量板能够简化测量过程并提高准确度。所需的其他材料有 1 个公制卷尺（测量应以厘米为单位）、1 支无毒的皮肤记号笔、1 支笔和 1 张测量表（订购单）。

5.16.1　长筒袜和连裤袜的测量

周径和长度都要进行测量。应该用无毒、可擦记号笔在患者皮肤上每个周径测量点处做上标记（这些标记也会决定测量的长度）。在腿内侧，从每个测量点到足底进行长度测量（图 5.204）。

> 如果发生淋巴水肿的腿部的形状异常，应先在健肢上标记周径测量点的位置并进行长度测量。这一技巧有助于确定患肢上测量点的位置。

定制膝长款长筒袜的测量（A–D）

周径测量点如下（用无毒、可擦记号笔标出所有测量点的位置）。

- cA：在跖骨头周围，水平绕第五跖骨基底部的基部。测量应该松一些，需要患者站立，因为足部可能会因体重而呈"八"字形张开而使周径增加。如果测量太紧，第一和第五跖骨头区域承受的弹力衣的压力可能会使患者非常不舒服。

- cY：足背和足跟呈 45° 角，在踝关节处于最大主动背伸时进行测量。对Ⅲ级以上压力，通常建议测量结果增加至少 1cm 以便在穿着期间更加舒适。

- cB：踝部的最小周径。穿着弹力衣时此处的压力最大。建议进行多次测量以确定该点的位置，然后做标记。测量不要太紧。

- cB^1：跟腱和小腿肌肉组织过渡处的小腿

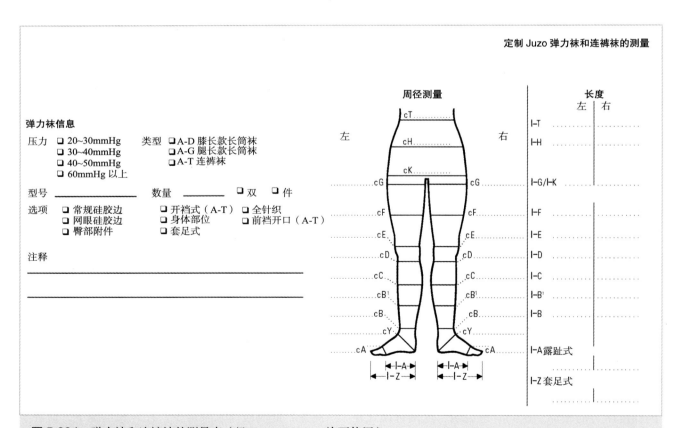

图 5.204　弹力袜和连裤袜的测量表（经 Juzo USA, Inc. 许可使用）

周径（踝关节跖屈有助于找到该测量点）。

- cC：小腿的最大周径。
- cD：膝关节的最小周径，在腓骨头区域。建议让患者屈膝并用卷尺进行测量，以确保在患者坐下时弹力衣不会进入或卷到膝关节后面。弹力衣应该足够长以包裹整个小腿肌肉组织。如果患者的小腿是柱状小腿，则可能需要弹力衣加上硅胶带以保持不滑动。

长度测量：露趾长筒袜，测量从 cA 到足跟的长度（I-A）；如果长筒袜露趾，则测量足趾到足跟的最长长度（I-Z）。从足底（即使是用地面或测量板）到周径测量点 cB 和 cD 的长度测量是在足踝 90° 背伸的情况下进行的。

标准尺寸膝长款长筒袜的测量（A-D）

- 周径测量点：cB 和 cC。
- 长度测量：从地面到周径测量点 cD（确定长筒袜的长度）。

定制腿长款长筒袜的测量（A-G）

除了 A-D 长筒袜的周径测量点之外的周径测量点如下（用无毒、可擦记号笔标出所有测量点的位置）。

- cE：绕腘窝和髌骨，腿微屈。
- cF：绕大腿中部。因为此处的大腿周径通常更大并且可能有很柔软的组织，所以为了更好地包含这一组织，在做周径测量时可以更紧一些。
- cG：患者站立时，绕大腿近端水平方向。

长度测量：在腿内侧，地面与每个周径测量点之间进行测量。

标准尺寸腿长款长筒袜的测量（A-G）

- 周径测量点：cB、cC 和 cG。

- 长度测量：在腿内侧，地面到周径测量点 cG。

定制连裤袜的测量（A-T）

除了 A-G 长筒袜的周径测量点之外的周径测量点如下（用无毒、可擦记号笔标出所有测量点的位置）。

所有测量均在患者站立时进行。

- cK：在与 cG 相同的高度进行测量，但包括大腿和臀部的周径。
- cH：臀部最大周径。对于有腹部下垂的患者，建议使用宽绷带（20cm）或让患者穿轻质弹性纤维短裤来支撑组织，以辅助进行准确测量。
- cT：腰部以上，刚好在髂嵴上方。建议在腹部顶点上进行测量，以确保弹力衣足够稳定，不会在穿着时下滑。如果在脐下方测量，弹力衣基本上都会下滑。在实践中，如果患者腹部大，该测量点可能不在其真正的腰部上。

根据情况，可以按照压力连裤袜腹部部位的全压力、部分压力或中性压力进行购买。还有腹部部位可调节且弹性大的弹力衣（妊娠或术后）。男性患者还可以定制有前裆开口的弹力衣。

地面和周径测量点 cG 之间的长度测量要在腿内侧进行。地面与 cH 和 cT 之间的长度测量在腿外侧进行。

标准尺寸连裤袜的测量（A-T）

- 周径测量点：cB、cC、cG 和 cH。
- 长度测量：从地面到周径测量点 cG。

根据患者情况，可以按压力连裤袜腹部部位的全压力、部分压力或中性压力进行购买。还有腹部部位可调节且弹性大的弹力衣（妊娠、术后）。男性患者还可以定制有前裆开口的弹力衣。

5.16.2 袖套的测量

需要测量周径和长度。用无毒、可擦记号笔在患者皮肤上标出每个周径测量点。前臂长度测量应该是从腕部（周径测量点 c）到各个测量点（图 5.205）。

定制袖套的测量（c-g）

周径测量点如下（用无毒、可擦记号笔标出所有测量点的位置）。

- c：环绕手腕部的最小周径，即从手到前臂的过渡处。

- c¹：此测量需要配合使用袖套与压力长手套进行。测量是绕前臂进行的，距离周径测量点 c 近端 6cm（该距离可能会有所不同；见 5.16.3 内容）。

- d：前臂周围，测量点 c 和肘部的中点。

- e：绕肘部，在肘窝内，手臂屈曲 30°~40° 进行，这样会方便穿戴，因为肘部在穿着期间总是会屈曲。应考虑患者的职业，因为在电脑前久坐的人肘部会长期屈曲，且屈曲的角度更大，所以，测量时使患者肘部保持更大的锐角可能会更好。

- f：绕上臂中间。

- g：绕上臂的近端，腋皱襞处。患者手臂位于身侧，将一张纸放在腋窝下，就可以很容易地确定该测量点。将纸张向手臂前方折叠并做好标记。

需要肩罩和肩带时标记如下测量点。

- h：垂直于腋窝和肩部。

- h-i：要得到肩带长度必须进行此测量。周径测量从测量点 h 跨过胸腔到对侧的腋窝。

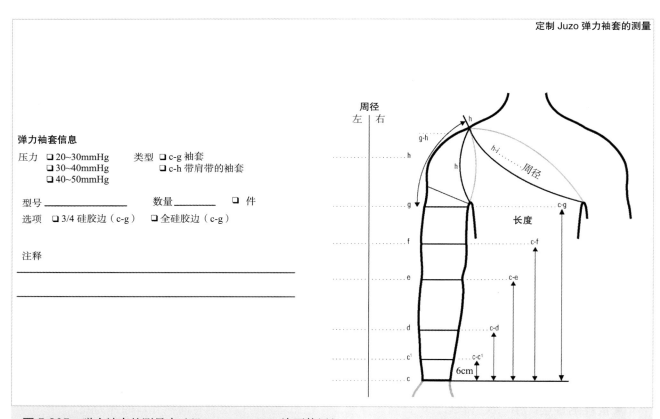

图 5.205 弹力袖套的测量表（经 Juzo USA, Inc. 许可使用）

长度测量从沿着前臂（臂旋后）的周径测量点 c 到每个周径测量点。

对于带肩套和肩带的袖套，需要测量额外的长度。

- g-h：长度测量在周径测量点 g 和 h 之间的肩部外侧进行。

标准尺寸袖套的测量（c-g）

- 周径测量点：c、e 和 g。
- 长度测量：从周径测量点 c，沿前臂到周径测量点 g（前臂旋后）。

5.16.3　手和手指弹力衣的测量

手和手指弹力衣的测量见图 5.206。

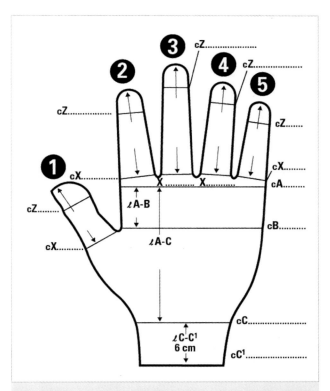

图 5.206　弹力手套的测量表（经 Juzo USA, Inc. 许可使用）

带有手指根部或不露手指的弹力长手套的测量

周径测量点如下（用无毒、可擦记号笔标出所有测量点的位置）。

尽管许多患者认为他们仅用袖套就可以控制好水肿，但如果患者要进行更多的活动、做剧烈运动或乘坐飞机，手部穿戴额外的弹力衣则是很明智的。

对有手部水肿史的患者，首选弹力手套来施加适当的压力。购买的弹力手套都要露出指尖，这样患者能获得更好的手指功能。购买时，手套和长手套是与袖套分开的，这样患者进行功能性活动时，可以把手部弹力衣脱掉。除非认为带有长手套或手套的袖套对于更好地控制水肿很有必要，否则很少如此订购。

测量 cA 和 cB 时，手指应稍微展开。

- cA：绕掌骨（第二和第五掌骨的基部）。
- cB：绕掌骨，拇指和示指之间的指蹼上（平行于 cA）。老年患者的手部肌肉萎缩时，该测量值可能小于 cA 的值。在这种情况下，必须调节 cB 的值，使其不小于 cA 的值，否则在穿戴弹力衣时，液体可能会积聚在手的末端。
- cC：绕手腕的最小周径，从手到前臂的过渡。
- cC^1：绕前臂，在周径测量点 cC 近端 6 厘米（也见长度测量 C-C^1）。
- cZ：绕过每根手指和拇指的远端，最好在手指的末端（手指根部不应该只到手指的关节或折痕部位）。
- cX：绕过每根手指和拇指的近端。在手指基部的掌面上可以很容易找到 cX。因为手指的周径很小并且如果测量时过紧可能会引起压力过高，所以测量时要小心，不要过紧。

手的长度测量根据测量点 cA 进行。其余手指和拇指的长度是从指蹼到甲床的近端。建议手指长度不要止于关节线处，因为这经常会造成不适和对皮肤的潜在刺激。长度测量可以直接测量手的掌面，也可以对手在纸上进行描图并测量描图纸，测量时患者的手应处在旋内状态。因为制造商不一样，这两种方法都是可行的，建议治疗师选择其中一种，并在测量时坚持使用这一方法，使测量结果更加准确。

由于 Laplace 定律，长手套和手套可能无法完全控制手部的水肿。有一些建议可能能够改善水肿，在确定长度测量时应该予以考虑。例如，如果 A-B 测量值偏大，则手背上的手套织物会过多，这会导致压力比长度更精确时施加的压力小。患者经常会要求手套手指的长度要短于手指到甲床的总长度。当患者在佩戴期间弯曲手指时，这可能会使覆盖手背的手套拉紧并更好地控制水肿。如果缩短手套的手指长度，则会失去这一拉紧的效果。

A-B：周径测量点 cA 和 cB 之间的距离。测量时手掌要打开。

C-C¹：周径测量点 cC 和 cC¹ 之间的距离。该测量确定了手腕伸展的长度。如果伸展小于 6cm，则应在适当的点进行 cC¹ 周径测量。

cZ-cX：测量每根手指周径测量点 cZ 和 cX 之间的长度。

对于不露手指的长手套，测量的手指长度是周径测量点 cX 和指尖之间的长度。

带有拇指指根的压力长手套的测量（手指无水肿）

周径测量点如下（用无毒、可擦记号笔标出所有测量点的位置）。

- cA：绕掌骨（第二和第五掌骨的基部）。测量时手指应稍微展开。
- cC：绕手腕的最小周径，在从手到前臂的过渡上。

标准尺寸压力长手套不需要长度测量。

5.16.4　颈部和下颏压力带及面罩

面部弹力衣有颈部和下颏压力带及部分或全面罩。可以购买全面罩，带或不带眼睛、鼻子或口部的开口。

根据水肿的严重程度和持续时间，购买面部压力面罩时可以选择针织材料或其他合成织物。

定制的针织材料面罩的压力通常更稳定、更持久，但是它们的周转时间通常要长并且生产成本高。由其他材料制成的面罩（通常用于烧伤护理和面部手术术后）的成本更低，其制作采用的是"剪裁和缝合"技术。这种压力面罩尺寸标准，但往往不太耐用。

至关重要的是，不要因使用压力面罩而使患者的气道受阻，所以必须仔细考虑所选择的压力面罩的覆盖范围。在购买压力面罩时，应考虑到可能有气管切开插管的情况；建议在订购有此需求的压力面罩之前，先咨询制造商。出于安全原因，如遇到紧急情况，我们并不鼓励用压力面罩遮住双眼。如果需要对眼睑施加压力，建议选用单独且易于拆卸的压力面罩，以便患者调整眼睛上的压力，并在需要时可以立即露出眼睛。

许多患者仅仅使用下颏带式压力面罩就可以控制水肿，因为他们的水肿只位于下颌下方或颈部区域。如果出现任何面部水肿，必须小心指导患者立即脱掉这种类型的弹力衣。在这种情况下，患者可能需要全面罩来充分控制水肿。有时要开始 CDT 需要定制面罩，并且在面罩中插入泡沫，这样可以在水肿减少时继续保持压力。然后再对患者进行测量并做一个贴合更好的面罩，在水肿稳定时长期使用。如果水肿不严重，可以用整形外科术后用于控制水肿的压力面罩，其价格更低廉。

5.16.5 上胸部和乳房的弹力衣

弹力文胸：如果出现乳房水肿，通常使用这种弹力衣（图 5.207）。

优点：背部的魔术贴可以调整位置且时尚，并有多种标准尺寸，只需在胸部（乳房下方）测量一个周径，价格也相对便宜。

缺点：穿戴时上背处可能不容易扣上；不能为躯干水肿提供足够的支持；并且腋窝部位的低开口可能会使液体淤滞。

弹力背心：这些定制的弹力衣有不同的压力等级（18~21mmHg 和 23~32mmHg），适用于上象限有水肿倾向的患者。可以购买套头式弹力背心或可选的门襟式（魔术贴、拉链）弹力背心，魔术贴和拉链可能位于弹力衣前部或后部。还可以购买带有弹力袖套的弹力背心（图 5.208 和图 5.209）。

弹力背心的测量

周径测量点如下（用无毒、可擦记号笔标出所有测量点的位置）。

- cH：垂直于腋窝和肩部。测量时不要抬高手臂。
- cT：绕腰部（最后一根肋骨下方）。
- cN：绕胸部，在腋下。

长度测量如下。

- S-S：该测量确定颈部开口位置。在肩部高度上于颈的前面确定颈部开口的测量点（S 代表的是肩高）。
- Q-U：该测量确定颈部开口的下部，并在开口的测量点之间进行测量。
- R-S：确定肩高（S）和颈部开口下部（R）之间的开口高度。
- T-S：腰围处（cT）与肩高（S）之间的长度。
- T-N：腰围处（cT）和胸围处（cN）测量点

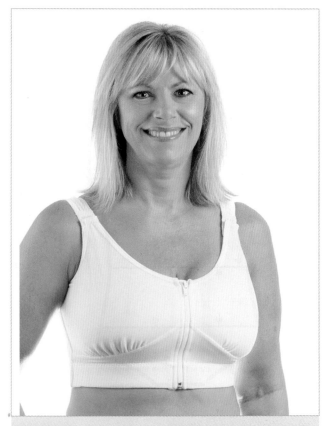

图 5.207 弹力文胸（经 Wear Ease, Inc. 许可使用）

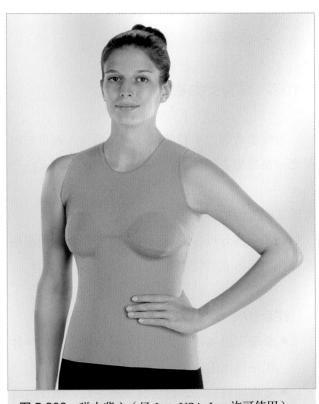

图 5.208 弹力背心（经 Juzo USA, Inc. 许可使用）

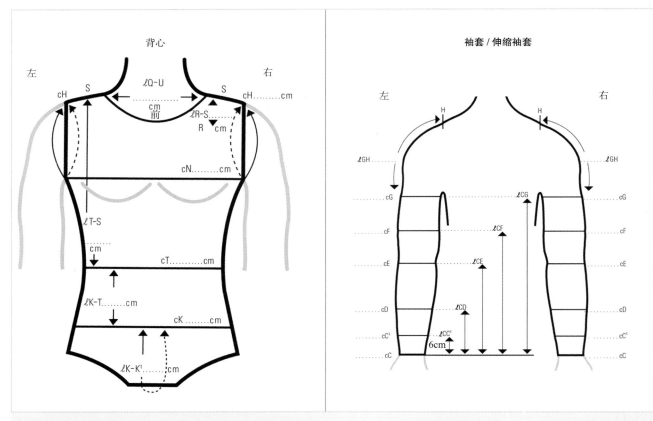

图 5.209　弹力背心的测量表（经 Juzo USA, Inc. 许可使用）

5.16.6　试穿弹力衣

治疗患者淋巴水肿的过程中，最令人期待的时刻之一是当患者的弹力衣送到而进行试穿时。

成功试穿的组成部分

有几个部分可以保证成功试穿弹力衣，还应向患者介绍弹力衣的使用方法。

注意事项

- 要确保患者在等待弹力衣送到时，其肢体体积是稳定的。
- 患者能够独立进行自我绷带包扎，或在所有弹力衣从制造商处发货并送到之前，患者必须继续其治疗。

- 一旦肢体体积稳定，应尽早订购弹力衣，然后在弹力衣送到之前，持续治疗可以聚焦于解决持续性组织结构的变化。
- 在试穿期间，应首先重新测量肢体体积，这样做的目的有两个。
  - 测量或订购弹力衣之后，检查肢体体积是否稳定。
  - 在患者独立使用弹力衣至少 1 周后，试穿能够为重新评估提供基线。
- 在重新评估弹力衣使用效果并确保肢体体积稳定之前，应持续为患者提供护理。

穿脱弹力衣

正确穿脱弹力衣的技巧是非常重要的，因为如果一件弹力衣合身且有效，但却无法穿上，那它就是没用的。建议门诊里至少准备几种不同类型的辅助穿戴用具供患者尝试。然而，最重要的穿戴工具是一双可以很好地抓住弹力衣的手套，这样可以使弹力衣位于正确的位置，同时避免弹力衣发生小问题或受到其他损坏。市场上有几种不同类型的手套，其表面都可以提供足够的"抓力"。所有弹力衣制造商也都销售穿戴手套，但这些穿戴手套也作为"工作手套"广泛使用在园艺中心里。它们通常是棉针织的，看起来手指和手掌处像在橡胶里"浸过"。但是，要注意患者是否对乳胶过敏。也可以用针织手套，它带有"毛毛雨"状的硅胶可以为乳胶过敏的患者群体增加抓力。露趾式下肢弹力衣可配合使用光滑的肢体覆盖物，可以在穿上弹力衣后通过足趾开口脱掉肢体覆盖物。这些也适用于上肢。最重要的事情之一是教患者穿/脱弹力衣，而不要把弹力衣拧成一团，因为这样弹力衣会无法拉伸至能够容易穿脱的程度。将弹力衣向内翻一半长度或翻到足跟可以更容易穿上弹力衣。在大多数情况下，制造商会给弹力衣穿着的说明书。将弹力衣均匀地铺展在整个肢体上是很重要的。还要确保患者也能脱下弹力衣。建议将弹力衣从顶部翻转再慢慢脱掉，这样能够保护弹力衣，从而使压力位于弹力衣的最远端部分。这会避免对弹力衣最远端的强烈拉扯，这对于指尖部位脱下弹力手套尤其重要。

其他考虑因素

　　弹力衣送到后，试穿弹力衣前应先对它进行评估。

- 正确的压力等级。
- 是否包含订购时选的所有选项。
- 正确的颜色。

患者第一次穿上弹力衣后，评估是否合身。

- 正确的长度。
- 衣服的舒适度。

- 坐姿、站立和活动时弹力衣能够很好地悬吊在肢体上。
- 不影响血液循环，不引起肢体麻木。

提高舒适度和贴合度

　　大多数制造商都建议要每天洗涤和穿着弹力衣，至少穿 3 天再来充分评估新弹力衣是否合身。通过以下方式可以稍微改善弹力衣的贴合度：洗涤使弹力衣"变松"，尤其是在最远端的部分，然后在弹力衣略微拉伸的状态下将其晾干。如果手套和鞋头过紧，可以塞入短粗的记号笔或软木塞，并使弹力衣反复风干，这样可以改善贴合度。对于袖套，将洗过的弹力衣的手腕部分拉伸到酒瓶的肩状位置，一开始 5~7cm 的长度进行风干，持续几天后可能会使弹力衣足够"放松"。在手套中插入泡沫填充物可能是必要的，以很好地控制手腕背部的水肿。在腘窝或肘窝内插入 Velfoam 垫可以减少对这些区域皮肤的刺激。强烈建议治疗师了解所有弹力衣系列的所有选项，因为在下订单之前，可以仔细考虑并解决许多舒适相关的问题。

　　所有制造商都有关于对不合身的弹力衣进行补货或重新制作的服务。进行订购的治疗师应熟悉这些服务，并对患者进行宣教，让他们在最初购买弹力衣时就了解这些服务。无法重新订购合身和有效的弹力衣的情况是非常少见的。在出现弹力衣不合身的情况时，制造商的区域销售代表会提供帮助，应通过制造商或耐用设备提供商直接联系区域销售代表。

5.17　弹力绷带替代方案：选择合适的家庭护理系统的指南

　　多层短拉伸绷带的局限性非常少，因此仍然是适用性最强且容易定制的淋巴水肿压力治疗方式。由于绷带包扎对技巧的要求高，因此它最适合 CLT 的领域。但在家庭护理中，仍需要长期进行持续弹力绷带包扎，以保持治疗时取得的消肿效果，在许多情况下，要不断努力才能获得进一步的改善。

在弹力绷带替代方案出现之前，技能的提高是通过对每名患者或护理人员进行持续的宣教得来的。这种实践教育过程通常从强化治疗的中间点开始。在护理过程的这一点上，患者通常已经取得了显著的进步，信任和信念也已经建立起来，这时持续的自我护理会很有价值。重要的是，在研究了肢体对多种绷带应用的反应之后，治疗师将给予患者关键的指导，帮助患者调整方法，这点已被证明有益于肢体的特殊需求。

5.17.1　替代方案的基本原理

推动开发替代方案是有益的，因为每位患者在适应这些淋巴水肿带来的新问题时都会经历一些难以接受的生活方式调整。事实上，大多数淋巴水肿患者都表现出与持续自我绷带包扎相关的强烈情绪，从简单的挫折感到抑郁或愤怒。简单地说，无法坚持家庭护理计划的最可能原因是不能胜任自我包扎绷带。

5.17.2　重要考虑因素

患者和治疗师都乐意接受能够简化绷带包扎步骤的替代方案，以解决这一影响生活质量的重大问题。步骤简单的压力治疗体系意味着花费更少的时间和精力，且挫折感更小，因此易于与患者进行讨论。然而，慢性淋巴水肿管理的普遍真理是，它需要一个彻底的解决方案。为了了解替代疗法的治疗要求，治疗师和患者必须考虑该替代方案是否有如下特点。

- 具备高工作压、低休息压的基本品质。

- 有压力梯度。
- 符合 Laplace 定律。
- 能够最大限度地减少压痕，保持皮肤的完整性。
- 保持或使肢体消肿。
- 维持或改善纤维化。

进一步的实际要求包括如下内容。

- 容易穿脱。
- 容易进行压力治疗，能每日准确常规治疗。
- 防止自己受伤。
- 经济上负担得起。
- 耐用。

5.17.3　产品类别

下面的概述将对设备类型各自优点和选择进行指导。最重要的是，要在将设备和患者进行配对之前，先透彻考虑列出的治疗和实际要求。

带衬垫的弹力袖套

在大多数情况下，这些产品的尺寸是可调的，因而具有低静息压、无工作压的特点。一些带衬垫的弹力袖套被用作底层，外面用典型的短拉伸绷带材料进行包裹。虽然它们确实能简化手臂的填充过程，但是这些弹力袖套仍然需要所有标准的外部绷带层及足够时间的练习来达到熟练应用。重要的是，不要认为带衬垫的弹力袖套可以单独使用并替代绷带。

最佳患者类型

淋巴水肿处在非常轻微的第 2 阶段（临床上一直明显），体积小，无纤维化。

有弹性的外部弹力袖套

轻便有弹性的弹力袖套可以穿在带衬垫的弹力袖套的上面。它们最低程度地增加了静止压，但没有施加工作压。它们是很吸引人的替代方案,但针对非常早期的淋巴水肿,其他效果不佳。由于外部压力层在衬垫的上面,很难获得压力梯度,并且不能解决关于手的 Laplace 定律。

最佳患者类型

淋巴水肿处在轻微的第 2 阶段(临床上一直明显),体积小,无纤维化。

带泡沫片的衬垫弹力袖套

这些产品基于最初的施耐德袋理念,将小泡沫片加入绷带中,以减轻纤维化。由于泡沫片嵌入到水肿的组织中,因此它们对很多类型的患者都不适用。外部弹力袖套可以穿在最外层或短拉伸弹力绷带层上。建议进行绷带包扎以获得工作压,但压痕对某些诊断和组织类型会是一个问题。

最佳患者类型

- 淋巴水肿伴纤维化。
- 无蜂窝织炎史。
- 无脆弱的毛细血管或脂肪水肿。
- 没有伤口。
- 不适用于单纯静脉水肿。

无弹力袖套

如果没有泡沫衬垫作为底层,这些产品穿在弹力衣上面最有效,这为非圆锥形肢体提供了压力梯度。这一子层还提供均匀的压力分布以使压痕最小化,它们还能提供所有工作压(无休息压)。因此,原则上,它们被认为是可以全天安全穿戴的。事实上,这些替代品最适合白天穿着,因为睡觉时难以牢牢固定住。另外,随着弹力衣的底层被移除,如果在晚上单独使用无弹力袖套,会出现严重的压痕。

最佳患者类型

- 单纯静脉水肿(白天增加额外支持)。
- 需要额外小腿支撑的单纯淋巴水肿(模拟白

天无水肿情况下绷带的高工作压)。
- 无足部或手部受累的淋巴水肿。

带有无弹性外套的衬垫弹力袖套

有专用衬垫层和短展外套的解决方案是弹力绷带的最佳模拟方案。用"D"形环和带有魔术贴的长带将这些材料进一步拉紧固定在肢体上。在高工作压、低休息压的环境,尽量通过一层绷带实现多层的效果,从而大大减少了工作量和时间投入。选择正确的尺寸和产品类型,以免因为液体被塑形并挤压到低压区而出现压痕。由于这些方法存在高度可变性,因此需要仔细考虑泡沫衬垫和用带捆扎。这些产品都没有充分解决手的问题;因此,除非不涉及手,否则仍然必须使用绷带。

最佳患者类型

- 上肢或下肢淋巴水肿,手足未受影响(手足可能需要改良的绷带包扎)。
- 轻度或中度淋巴水肿(第 3 阶段患者可能需要更多量身定制的长期策略)。
- 门诊没有高强度绷带压力、肢体消肿的情况。

5.17.4 替代设备的收益最大化

无论替代设备有何优缺点,都有一个几乎一致的需求,那就是改善患者生活质量。这些替代品对一些患者来说像救星,使他们能够继续生活并且面对淋巴水肿带给生活的挑战。虽然理论上每位患者在进入家庭护理阶段时都应该进行替代压力疗法;事实上,在找到改进方案之前,可能要克服很大的障碍,并且这些替代方案与标准弹力绷带的性能差不多。

治疗师必须留心寻求长期管理的最佳解决方案。这包括进一步改善临床治疗效果的潜力。如果只进行部分治疗(消肿不佳),淋巴水肿会变成慢性。当实现彻底消肿时，必须保持成果，以实现真正的肢体稳定和获得相关的益处。应该指出的是，一些患者最初反对持续的自我绷带治疗，但当他们看到自我绷带治疗所带来的好处时，态度会转变。因此，最好在一段时间内坚持进行自我绷带治疗，并在适当的时候过渡替代方案。有些人可能完全有能力执行这一医师的建议，但却不愿意去做。这类型患者可能不愿意进行任何自我护理，因此可能需要深入谈话以评估其在治疗中的配合程度。在某些情况下，这种患者并非不能坚持治疗，只是认为绷带让人心情沉重或是因为某些实际原因而无法坚持。在治疗师开始考虑哪些是最适合患者的替代方法之前，先进行深入讨论很重要，可使患者更好地理解"终点线"在哪儿。

有关键性作用的观察

- 首先确定患者在临床治疗早期是否可以采用替代方案。对于晚期患者，尚无替代方案可以达到使病情稳定及改善所需的细节水平和定制压力。而在缺乏家庭护理支持并且患者无法自行包扎绷带时，需求则变得很明确。在这种情况下，有必要调整和修改替代方案以尽可能地调整压力策略。
- 在强化阶段尽可能彻底地实现肢体消肿。消肿后的肢体更易于管理，体积更小，定制压力解决方案需求更低，材料使用更少，使体积也更小。
- 研究消肿时肢体的独特特征。肢体都是不同的；因此，通过"了解肢体"，治疗师可以将这些知识应用于整体策略、弹力衣的测量和选择及制定替代方案。
- 注意事项。
  - 最合适的压力是多少？有些肢体对于轻微压力起反应，有些则对大的压力起反应。
  - 有纤维化吗？如果存在淋巴淤滞性纤维

化，则局部可能需要大的压力。
  - 消肿的模式是什么？有些肢体可以均匀地消肿，有些则会分段消肿。
  - 是否有多余的皮肤、褶皱点、脆弱区域或脂肪组织要去处理？
  - 选择什么压力梯度效果最好？有时，近端压力导致手或足、前臂或小腿远端的问题。这应该会给随后的压力选择、材料、适合度和压力水平提供信息。
  - 涉及手或足吗？病情是轻度、中度还是重度？

根据此分析及产品类别和产品属性，选择能够满足肢体需求、不同复杂程度的替代方案。

5.17.5 患者宣教和长期压力治疗

在治疗的过渡点上，应从对患者进行自我绷带包扎的宣教切换到所选择的替代产品的自我应用。让患者带着替代产品离开，就像戴着绷带一样，以评估下一个治疗日的优点和缺点。通过在第一天实现控制，治疗师应该只采用替代装置，仔细观察肢体的独特需求。与绷带相比，这一模拟（实验）会对该替代方案的优、缺点给出丰富的反馈。从这时开始，可根据设备类别进行合理的修改。

5.17.6 按产品类别所建议的修改

带衬垫的袖套结合无弹性的外套

由于这类产品是最复杂的，它最接近多层短拉伸绷带。除非不担心会使保修无效，否则请不要改变该产品。通过用 Velcro 将额外的衬垫插入现有衬垫里可能可以支撑压力弱的区域。踝关节、背部、膝关节或肘部等区域可能会从这一步受益匪浅。如果肢体一直使用某种特定的泡沫类型且从中获益，例如闭孔橙色泡沫，一种特定的形状和图案，则可以采用这些。观察每个 Velcro 魔术贴带达到所需压力的张力水平，然后用胶带、魔术贴或其他方法标记它们，以便患者在家中可以轻松复制出这种张力水平。如果脆弱、柔软或易受伤害的肢体部位需要保护，请在使用该装置之前加入合成棉或替代保护性敷料。

带衬垫的袖套结合泡沫片

如果选择该产品，请仔细考虑泡沫片对皮肤的影响。如果仅对轻质弹性外部袖套进行试验，请记住该系统不符合弹力绷带的原则，因为它不施加工作压力。在大多数情况下，需要使用额外的弹力绷带层制造牵制效果，这会放大泡沫片的效果。应考虑在出现刺激性压痕的区域上，使用一层起保护作用的合成棉、薄泡沫或更基础的短展固定绷带的底层。要提高在手或足上的性能，要考虑在设备顶部或底部添加手足背垫，以增大压力，并符合 Laplace 定律。

无弹力袖套

这些非常简单的装置与互锁或连续重叠的材料条都不接近。如前所述，它们在弹力衣的子层中效果最好，能够均衡压力并减少压痕。由于没有泡沫，可以添加一个薄层改善效果。然而，这种泡沫不能太厚或太笨重，因为该装置缺乏张力并且可能弯曲或无效。

最后的考虑因素为患者能否买得起其他类似装置及装置的耐用性，因为当制造商能够确保其耐用性时，它们可能要便宜得多。

5.18　管理病态肥胖患者的注意事项

5.18.1　问题

据报道，2000~2005 年，美国 BMI 为 40 人群的病态肥胖增加了 50%，而 BMI 大于 50 人群的病态肥胖增加了 75%。这些患者通常有糖尿病和许多合并症（心脏、肺部、静脉功能不全等）引起外周性水肿，繁忙的淋巴水肿专科门诊中也经常见到原发性、继发性淋巴水肿或脂肪水肿的患者。这些患者通常不活跃，肌肉收缩减少，并且有睡眠呼吸暂停症状。

如果被问及，许多病态肥胖患者会说，由于需要抬高身体而使呼吸顺畅，他们不会躺在床上睡觉。在这些情况下，躺椅是首选，也可能完全坐直着睡觉，这样，在睡眠期间他们的腿不会达到心脏的水平高度。在这种情况下，这些患者的重力没有减少，就无法缓解腿部一直存在的静脉水肿。沉重的腹部会在患者坐下时对腹股沟造成压力，并增加静脉和淋巴回流的压力。所有这些因素都会导致持续的下肢静脉高压。

进行性静脉功能不全通常由肥胖引起，这会导致以静脉淋巴水肿为特征的功能不全综合征。有作者采用淋巴显像研究了肥胖诱导的淋巴水肿患者。所有患者的 BMI 大于 30（肥胖）。BMI 具有预测淋巴功能障碍的作用。BMI 大于 60 的患者淋巴显像异常，BMI 小于 50 的患者淋巴功能正常。作者们建议，如果患者 BMI 小于 50，则应转诊进行减肥手术，以避免发生淋巴功能障碍，因为其体重增加会导致淋巴功能减弱并超过阈值。

大幅减肥能够改善淋巴功能吗？一个病例研究和小病例系列表明，一旦突破体重阈值且合并淋巴功能障碍，这对大多数患者来说都是不可逆的。肥胖症间质生理学的研究表明，肥胖与淋巴水肿存在着相互关联，而肥胖可导致淋巴功能受损，但淋巴功能受损也会通过增加脂肪细胞活性和减少清除脂肪组织中大分子而导致脂肪沉积增加。

发现诸如睡眠呼吸暂停和病态肥胖的未治病症，并在开始治疗淋巴水肿之前解决这些问题，可以大大改善治疗结果。讨论体重管理时应理解患者。有一个很好的网上资源，来自美国国立卫生研究院的"与患者谈论减轻体重：给初级保健提供者的提示"。

5.18.2　设备

在淋巴水肿门诊中，在常见的病态肥胖患者的治疗计划期间，必须考虑患者和治疗师的安全。大多数治疗设备被评定为可以支持 350 磅（约 158.8kg）体重的患者。对于这一人群，淋巴水肿门诊必须有专门的设备和设施来治疗体重更重［650 磅（约 294.8kg）以上］的患者，包括跑步机、大厅里的家具、治疗室设备、洗手间和淋浴设施。这些患者需要更宽的治疗台，并应当将床头抬高至少 45°，因为许多患者平卧时不能舒适地呼吸。能够安全地降低和升高治疗台至关重要：一是在治疗期间安全地转移患者；二是保持良好的治疗师的人体工程学，避免对医患造成伤害。特别是，治疗师必须避免用自己的身体支撑患者的肢体进行绷带包扎，因为患者肢体重量容易超过 100 磅（约 45.4kg），这会增加治疗师受伤的风险。如需肢体支撑，可移动的凳子或长枕是优先选择。

体重测量范围广的电子秤也是必需品，因为大多数体重超过 350 磅（约 158.8kg）的患者通常不知道自己的实际体重。诊所的体重秤的最大承载量不超过 350 磅（约 158.8kg）。此外，在许多情况下，肥胖患者并不能同时双足站立在体重秤上来称体重。

5.18.3　治疗面临的挑战

文献将该患者群体描述为有"大量局部淋巴水肿"或有晚期水肿的局部软组织小叶的患者，其小叶下垂表面上具有橘皮和纤维化的迹象。这些小叶通常见于腿或手臂内侧、腹部或耻骨上区域，并且

被认为其随着局部淋巴管被坠积性脂肪或慢性皮褶感染的厚厚的褶皱压迫和阻塞而进展。

小叶可能是治疗中面临的一个挑战，因为它们使肢体形状非常不规则，这样在包扎弹力绷带期间不容易产生良好压力梯度。一些小叶可能重达 60~70 磅（27.2~31.8kg），并且无法向上悬挂或以常规方式应用适当的弹力绷带。用绷带包围小叶从而解决它，然后将其结合到完整的肢体绷带中可能是有效的。要减小体积可能需要手术切除，但术后仍必须采用压力疗法以避免复发。

深层皮肤皱褶很常见，并会带来许多挑战。它们易发生厌氧菌感染和（或）真菌感染，原因是卫生差及褶皱深处的黑暗潮湿条件。每次治疗都必须细致清洁和干燥皮肤。抗真菌外用剂（例如，制霉菌素粉或喷雾式甲硝唑制剂）通常有益于消除和（或）预防真菌和细菌感染。由于缺乏刺激，深层皮褶内的区域通常非常脆弱。刺激对于营造更健康的皮肤表面是非常重要的。

可以用柔软的衬垫打开皮肤皱褶以刺激皮肤，并随着周围组织的消肿开始完全消除皱褶的过程。可以通过在皮褶中插入泡沫条或厚伤口敷料垫软卷来产生压力。因此，2.5cm 厚的泡沫是合适的。在此过程中，泡沫必须倾斜以获得柔软的边缘并用柔软的材料覆盖以避免磨损。皮褶被填满后，应该将弹力织物应用于肢体，因为其表面质地比较粗糙，可能是有刺激性的。

必须经常用泡沫板在皮褶上架起"桥"状结构，以防止其被上方的弹力绷带层所影响。在许多情况下，需要较厚和较硬的泡沫，以便在柔软的肢体（通常是近端）上进行绷带包扎时提供必要的结构性。这种考虑为绷带提供了更好的抓拿力或防滑力，可防止绷带在肢体上滑动。喷胶复合泡沫层有助于制作不规则形状的压力垫。在高度水肿的组织，水肿早期非常迅速减少时，通常会引起绷带滑动，事实上，这应该是预料之中的。在治疗早期绷

带很容易滑脱，对患者进行教育将会很有帮助。

这能避免患者在早期阶段对治疗失去信心，此时组织水肿的显著减少是在患者预期之中的，并且速度通常很快。为了应对这种情况，中等或高弹力绷带的中间层可以为整个绷带提供更好的抓拿力，从而减少绷带从一次治疗到下一次治疗时发生滑动。无论如何，治疗师应该做好准备，以便在肢体形状迅速变化时每天重新调整绷带的应用。在市场上可以买到的氨纶自行车短裤或旧的已拉长的弹力衣，可以穿在弹力绷带外，帮助悬吊下肢绷带。

在门诊中，当双侧绷带包扎到腹股沟时，患者通常很难走动并执行身体的功能。在这种情况下，在日常门诊期间将双下肢绷带包扎到膝关节，隔些天再将绷带一次包扎到一条腿的腹股沟，这可能是可行的。另一种方法是教患者在晚上将绷带包扎到腹股沟，之后仅在第二天移除大腿的绷带以更好地进行活动。

由于以下几个因素，治疗结束时通常需要定制平织弹力衣来长期施加压力：不规则的肢体轮廓，需要强力对消肿了的组织进行控制和加压，以及应对顽固的皮褶。病态肥胖患者由于伸手有限而难以穿上弹力衣。定制弹力衣可以分模块穿戴（即膝长款 AD 或腿长款 AG 弹力衣，外穿一层到膝关节长度的 GT 自行车短裤或足踝长度的卡普里裤）。"腰部"的弹力衣必须经常测量，以使其延伸至腹部最高点上方（脐水平之上）。如果不考虑此步骤，则穿弹力衣时将会因为没有足够的抓拿力而滑动。

吊裤带通常有助于弹力衣的悬吊。将不同部位的单个弹力衣（AD、AG）分别穿戴到每个肢体而不是作为一体式弹力衣（即连裤袜、AT）时，穿戴就会变得非常容易。患者经常要求长度到腰部的弹力衣有一开裆，以方便上厕所。我们极其不鼓励这样做，因为开裆后无法给脆弱的外生殖器组织提供任何支撑，这可能促发以前没有外生殖器水肿的患者发生水肿。

在测量定制的平织弹力衣时，用赛纶或一层固定绷带包裹肢体可以"抬起"组织，就像穿上弹力衣时它会被抬起的一样，以更准确地测量平织弹力衣是如何支撑组织的。如果松散的悬挂的组织大幅水肿减少，那么这一点尤为重要。

薄型绷带替代物通常是夜间维持压力的最佳选择。它们也可以用于白天，与弹力衣相比，它穿戴更简单且更有效。薄型绷带替代品可以增加小腿组织的控制，使针织弹力衣的整体压力等级较低，并且使用绷带替代物作为第二层会更容易穿戴及很好地控制水肿。

在治疗期间，把运动纳入到每天的治疗中尤为重要。这类患者通常会长时间坐着。因此，在穿着弹力绷带的同时大大激活了肌肉的收缩功能，这会极大地增强压力效果。体重减轻是强化治疗后长期水肿持续改善的重要组成部分（图 5.210~图 5.214）。

患者倾向于关注他们的腿部水肿症状，而不关注这些症状的成因，即肥胖症。运动是健康生活方式的一部分，并已被证明有很多重要的益处，可以解决肥胖人群的许多合并症。仅运动不会引起显著的体重减轻，但已证明它对减重后的保持很重要。

5.19 家庭淋巴水肿疗法

传统上，淋巴水肿治疗主要在门诊进行。然而，随着医疗的进步，预期寿命的延长，保险福利的变化以及住院天数的减少，有一部分未被识别的淋巴水肿患者滞留在家中。这些患者身体虚弱，不能安全外出，不能独立去门诊就诊。不幸的是，目前很少有家庭护理机构或护理员可以提供淋巴水肿治疗，因此，居家无法外出的患者行动能力有限，不能获得必要的医疗服务。淋巴水肿治疗从业者必须考虑到所有患者的需求，并发起倡导，提议为患者提供全面的连续性关照。医疗机构有职责定义居家无法外出的意思。"你必须凭借帮助才能离开

5

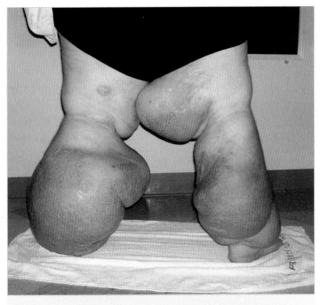

图 5.210　该组临床照片（图 5.210～图 5.214）显示了体重减轻可帮助综合消肿治疗取得良好效果。评估时，该患者体重减轻了 70 磅（约 32kg）。减重之前，他的体重约为 450 磅（205kg）

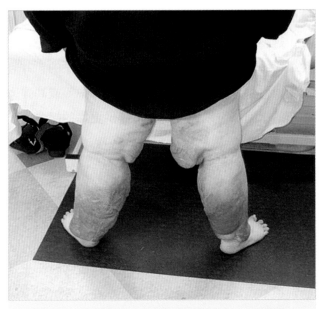

图 5.212　患者经过 7 次综合消肿治疗后的情况

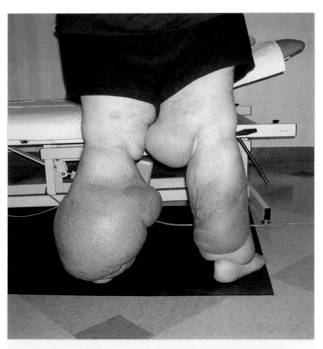

图 5.211　治疗始于 6 个月后患者能够乘坐交通工具出行之时。他又减掉了 70 磅（约 32kg）。请注意，他的右下肢在治疗开始之前已经有所改善

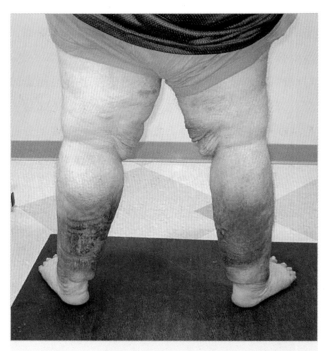

图 5.213　在为期 3 个月的疗程结束时，消肿效果较好，患者可以开始穿定制的平织高筒袜和自行车裤了

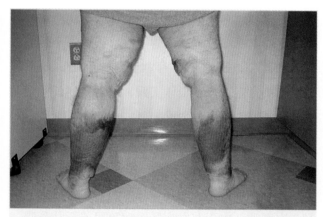

图 5.214　在 6 个月的随访中，到目前为止总体重减轻约 250 磅（113.5kg）

家，如使用拐杖、轮椅、助行器，特殊运输或靠他人的帮助。由于生病或受伤，或者因为病情而不建议你离开家，而且你通常无法离开家，因为这非常费劲。你可以离开家去接受治疗，偶尔因非医疗原因（例如参加某些活动）而短期离开。如果参加成人日托，你仍然可以获得家庭医疗保健。"（*Medicare and Home Health Care*, medicare.gov，2016 年修订）

许多淋巴水肿患者属于居家无法外出的范围。功能活动性降低、活动耐力受限及与慢性液体淤滞和开放性伤口相关的高感染风险可能限制患者获得适当治疗的能力。有时，水肿肢体可能很大，导致行动不便及居家无法外出。这类患者不应因无法离开家去门诊就医而被歧视。社会对提供基于证据的淋巴水肿疗法的家庭护理机构的需求不断增加。家庭护理团队必须包括 CLT 或护士，以确保治疗安全有效。正在进行的家庭健康团队轮岗培训对于项目成功至关重要。

家庭淋巴水肿治疗为患者提供了更好的护理途径。CDT 可以帮助预防淋巴水肿的进展并降低蜂窝织炎及通常与富含蛋白质的液体淤滞相关的伤口的风险。这有助于减少并发症、降低再住院率和降低医保成本。

5.19.1　家庭护理的并发症

在家中进行 CDT 存在一系列独特的治疗挑战。多种合并症、功能活动受损、日常生活受限、关节活动度和力量不足均会影响淋巴水肿临床医师的治疗。这些相同的问题通常会使患者无法离开家及无法进行传统的淋巴水肿护理。其他常见的并发症包括伤口、心血管系统、神经系统、免疫系统、内分泌系统和肺部疾病。由于该患者群体常见合并症的严重程度高，淋巴水肿治疗师必须了解护理的复杂性。不建议刚接受过培训的新手淋巴水肿治疗师在家庭护理中开始其治疗淋巴水肿工作生涯。

5.19.2　家庭环境——机遇与挑战

从设备到卫生，家庭环境有其独特的机遇和挑战。在传统的门诊环境中，可以随时使用诊所中卫生、有保护装置的高低桌、康复设备和治疗辅助设施。相比之下，家庭护理环境差别很大，治疗师可能会遇到促进或阻碍淋巴水肿治疗的环境条件。在为居家无法外出的患者治疗时，治疗师必须修改 CDT 的 5 个组成部分，以适应环境限制并获得成功的效果。

适当的身体机制对于保护治疗师至关重要，但与在临床环境中相比更具挑战性。治疗师可能需要使用枕头、园艺垫和保护性塑料屏障来防护身体及控制感染。在理想情况下，宜用医院的病床代替高低桌进行治疗。如果没有医院的病床，可以让患者在床、沙发、躺椅或椅子上完成 MLD 和压力疗法，具体取决于现有可用的物料。

通常用躺椅代替床，但这样做有其独特的挑战。虽然躺椅方便移动并且可以提供舒适的睡眠位置，但它也会阻碍腹部和腹股沟淋巴结区域淋巴液的流动。当代替床来使用时，躺椅会进一步阻碍四肢中的淋巴循环并产生压力点或具有较低阻力的区域，引发液体淤滞，例如在无支撑的小腿中积聚。可以用枕头或衬垫材料为受影响的肢体提供支撑和减轻压力。无论是否使用躺椅，许多患者都无法过渡到俯卧位。因此，必须考虑改变 MLD 顺序和位置以消肿。

另一个可能影响治疗结果的潜在问题是房屋的清洁。良好的卫生对淋巴水肿的治疗至关重要。虽然许多患者能够照顾自己和家庭，但仍有一些人做不到。在这些情况下，治疗师必须教育并帮助患者和家人创造一个清洁和利于康复的环境，以获得最佳治疗结果。清洁包括清洗绷带、更换床单及对地面吸尘以降低感染风险。如果患者自己不能保持一个健康的生活环境，则建议寻求家人、朋友和社区资源的帮助。如果资源有限，寻求社会福利工作人员的帮助肯定是可以的。

虽然养宠物能给患者提供情感陪伴，但它们也会给家庭护理治疗师带来挑战。最常见的宠物包括狗、猫、鸟和爬行动物。宠物皮屑、抓伤、唾液、咬伤和排泄物会影响皮肤卫生，并可能引发感染、皮肤破裂和伤口愈合减缓。持续观察可能会揭示出患者与其宠物之间的意想不到的相互作用。例如：猫去抓淋巴水肿的肢体，就好像肢体是猫抓板、喷雾绷带和伤口用品一样；狗舔伤口及皮肤上的淋巴漏；鸟啄食丧失感觉的皮肤开放性伤口；床单和绷带沾满动物毛或皮屑。在这些情况下，应额外对皮肤保护和细致卫生做宣教。因为宠物可能是患者唯一的陪伴，这些建议可能会遇到来自患者的阻力但必须巧妙地表达出来。

5.19.3 新的护理环境——管理指南和注意事项

家庭护理治疗师在治疗淋巴水肿患者时必须富有创造力和保持勤奋，以确保在有家庭环境限制的条件下治疗的有效性。为有效治疗这一人群治疗师需要有强大的临床基础。门诊或住院工作的经验对于建立修改家庭护理技巧和取得成功结果是必不可少的。此外，其他 CLT 有助于解决问题，开发创造性解决方案，分享最佳实践，并为找到其他帮助患者改善的方法提供咨询。

管理层和治疗师必须了解并同意完成淋巴水肿家庭护理计划所需的治疗持续时间和物资花费。考虑到行程距离，处于强化治疗阶段的患者通常每周看 3 次医师。由于并发症和医疗障碍或行动障碍，这些患者就诊的持续时间通常比常规门诊治疗更长。需要调整并权衡收费标准，以弥补淋巴水肿治疗与传统的作业治疗、物理治疗和言语治疗相比所花费的更多的时间。

2004 年美国家庭护理大会上展示了佛罗里达州医院家庭护理服务公司的一项回顾性研究。该研究发现，在家中进行淋巴水肿治疗具有成本效益。不仅去医院就诊次数减少，停留时间和认证期也缩短，蜂窝织炎发生率也低。此外，医院的再入院率降低，超过 89% 的患者有功能改善。

有时，由于 ADL 和移动性的问题，传统疗法可能会被用于治疗淋巴水肿。医疗保险和大多数保险公司不会报销 1 天内同一专科的两次就诊，即使其中一次就诊仅是为了治疗淋巴水肿。因此，同一专科的治疗师之间的沟通对于防止不可报销的就诊是必不可少的。在这些情况下，建议淋巴水肿治疗师在周一、周三和周五治疗患者，而同一专科的传统治疗在周二和周四进行。如果可能，由另一位临床医师做传统治疗，以保持每次就诊专为处理淋巴水肿或功能性作业治疗 / 物理治疗 / 言语治疗，这样会很有帮助。

多学科方法还包括专业护理服务。当作为一个护理和治疗团队工作时，建议该机构给未经认证的员工为期 1 年的培训提升能力，以更好地满足淋巴水肿患者的需求。基本了解多层弹力绷带、使用弹力衣和绷带替代品，细致的皮肤护理，副作用和治疗禁忌证，会取得成功的结果。

由于许多淋巴水肿患者有伤口，医疗机构需要制定由哪个学科提供伤口护理服务的政策。如果淋巴水肿和伤口护理都由同一位临床医师进行，则存在由于时间限制而无法完成重要治疗的风险。如果正在护理伤口，重要的是协调护理和淋巴水肿服务，以立即重新应用多层弹力绷带。在淋巴水肿治疗师到来之前，让护士先访视家庭，这能够使临床医师们专注于专业领域并提供更有效的治疗。

5.19.4 适当的推荐协议

需要设计特定的淋巴水肿家庭护理方案，以发现身体上和认知上适合在家中接受淋巴水肿服务的患者。如果患者的身体条件使其无法积极参与自我治疗或在认知上无法听从指示，则护理人员必须参与日常治疗。入院协调员需要书面协议来确定会从家庭护理环境中受益的淋巴水肿患者候选人。并非所有转诊都是合适的，使用筛查工具将有助于区分在家中可以安全治疗的患者与更适合住院或需要专业护理环境的患者。治疗师必须遵守其所在机构制定的规定，以确保护理成功。

书面协议的注意事项如下。

- 评估患者是否符合保险准则下的居家无法外出状态的标准。
- 男女特有的体重限度。这将有助于降低治疗师和患者受伤的风险。如果体重超过限度，则可以在特定的环境中更安全地照顾患者，该环境有额外的技术人员和设备来治疗水肿肢体并提供营养指导及体重管理指导。
- 听懂和执行简单口头指令的能力。由于自我管理的复杂性和淋巴水肿护理安全性的需要，患者必须能够指导其护理人员来协助。
- 行驶距离。家庭护理机构必须确定其机构可接受的行程时间和距离限制。这也是家庭护

理机构成本效益的一个考虑因素。

- 确定护理人员 / 支持系统。最重要的治疗方案是要有稳定且敬业的护理者，以便家庭护理结束后，还可以继续进行患者管理以防止其多次再入院。
- 患者愿意购买压力产品并坚持到底。由于大多数家庭护理患者由 Medicare（美国老年和残障健康保险）承保，他们通常必须自行支付弹力衣的费用。重要的是，他们要了解弹力衣和绷带替代品的费用。
- 禁忌。有时，医院可能会将那些正在接受淋巴水肿治疗但还没有住院的患者及正在接受紧急治疗的患者进行转诊。这些患者可能尚未稳定，因为他们在家中不会像在医院时那样每天 24 小时受到监测。患者必须在紧急事件后稳定一段时间，再在家中安全地开始治疗。因此，一系列禁忌证，特别是活动性的 CHF 和 DVT，将会帮助医院人员在患者住院前筛查中查出哪些是潜在的患者。

5.19.5 家庭护理环境中 CDT 的五个组成部分

徒手淋巴引流（MLD）

- MLD 方案可能需要创造性地适应患者的能力、物理空间限制和家庭情况。家庭护理淋巴水肿治疗师在没有人员支持的情况下独立工作，有时工作条件也不太理想。虽然 Vodder 的 4 种手法技巧都很重要，但由于患者的位置和治疗师身体力学的安全性，静止圆法和泵送式法是最常用的。

弹力绷带

- 如前几章所述，弹力绷带主要用于消肿的强化阶段。家庭护理治疗师可以在车里放一些绷带和伤口护理用品。这样做就可以随时使

用以防止耽误护理。在美国，这些用品目前可进行治疗报销的捆绑支付。由于这一人群的脆弱性和很高的跌倒风险，因此可能需要修改绷带策略。由于合并症，治疗师必须谨慎决定使用绷带层数以防止皮肤破裂和液体移位。泡沫层必须能够促进皮肤的完整性，并有助于防止绷带在两次就诊中间滑动。对于必须居家无法外出的下肢患者，很少因为摔倒的风险和移动的困难而使绷带滑动到膝关节以外。如果患者大腿出现水肿，可以使用绷带替代方法或改良的绷带技术。防滑鞋对降低跌倒风险至关重要。

弹力衣和替代品

根据定义，居家无法外出的患者离开家非常不容易。因此，家庭护理临床医师必须能够精通弹力衣和替代品的测量和试穿。这一人群很少能够穿、脱或忍受医学要求的压力等级的弹力衣。与压力水平更高的弹力衣相比，分层或组合压力水平较低的弹力衣或绷带替代品会有助于在治疗第 2 阶段期间维持消肿效果。在提出建议和弹力衣或替代品试穿时，需要评估功能活动性、手的灵活性、上肢力量、运动时的氧饱和度、向前弯曲触及足趾的能力及皮肤的完整性。

家庭护理服务停止后，联系本地耐用医疗设备（DME）供应商和支持性供应商代表对于获得有助于自我管理阶段的产品至关重要。治疗师拿到各类弹力衣和替代品的样品及穿脱装置会很有帮助，使患者在购买产品时有据可依。可能需要通过几种治疗来评估各种形式的弹力衣、穿戴装置的使用，并确定哪些是最适合患者的。在治疗从第 1 阶段向第 2 阶段过渡时，一些患者在一段时间内不能耐受超过一次或两次穿脱弹力衣。因此，可能需要多次就诊练习这些技巧，使患者能够独立照顾自己。

细致的皮肤护理

● 家庭护理患者可能更容易患蜂窝织炎。根据支持系统的不同，他们可能无法打扫房屋、洗澡或妥善照顾自己的四肢或皮肤。提倡细致皮肤护理的宣教对于降低复发感染的风险至关重要。对适当的医疗设备进行评估和给出建议，以促进患者的独立性和洗澡的安全性，这是护理计划的重要组成部分。职业治疗或家庭健康辅助转诊指导患者掌握新技能，学会安全、一致的洗澡技巧，将有助于加强适当的皮肤护理。社会工作者应将当地或国家政府帮助患者在家庭护理结束后进行房屋清洁和洗浴的项目信息提供给患者。

● 由于伤口渗出物和失禁，皮肤浸渍是常见的。皮肤护理霜、失禁垫、超长垫和由管状纱布包裹并固定的成人尿布、伤口敷料等有助于减少绷带污染和做好皮肤保护。即使在湿润的环境中，皮肤保湿也很重要。患者教育必须注重低 pH 值保湿剂的使用及如何将乳液涂到受影响区域并避开伤口床的方法。可以加入长柄泡沫或乳液涂抹器以增加患者的依从性。

教育

对患者和家人及护理人员的教育必须在第一次就诊时就开始。应强调有关治疗过程和 CDT 各组成部分的信息。留在患者家中的带有图片或图表的手册能够提供有关淋巴水肿治疗的基本信息，并成为出院后的重要参考。这些手册的内容应该包括淋巴水肿的教育、蜂窝织炎的症状和体征、降低风险的做法、皮肤护理、补救锻炼和压力技术。此外，指导人员应说明治疗禁忌证，以便患者了解何时需要致电医疗机构及是否需要移除绷带。在有必要移除绷带时，患者必须能够自己移除或有能够帮忙的护理人员移除绷带。预计患者需要更多时间和就诊次数才能完全理解淋巴水肿家庭计划。例如，可能需要通过重复宣教来回顾和简化家庭计划，包括补救锻炼和绷带及替代品和弹力衣的穿脱，以便顺利使用。

补救性家庭锻炼

补救性家庭锻炼计划必须简单明了，以促进患者依从性。要考虑患者活动性不足、活动耐力有限、ROM 减少和合并症，再决定推荐锻炼的强度。

5.19.6 实际应用和实用技巧

虽然下面列出的建议不是可以在临床中使用的"理想"方法，但它们可能有助于提高患者的独立性，并为身体功能和财力有限的患者提供实用的解决方案。当患者接受家庭护理服务与门诊康复治疗时，DME 的覆盖范围可能不同。因此，创造性解决方案和解决问题的方法可能包括如下内容。

- 治疗师应告知患者，在预约的治疗时间约 1 小时前，必须取下绷带并重新卷起。如果患者身体健康，清洁皮肤并进行补水也会很有帮助。

- 告诉患者如果由于液体渗出、伤口渗出物或失禁而弄脏了绷带，要去除绷带，以保持皮肤的卫生。

- 用一层带有标签边的胶带将绷带固定到肢体的最近端，这样做可以使脱下绷带更容易。胶带使用得越少，患者就越容易脱下绷带。

- 涂抹皮肤护理霜到近端和敏感皮肤区域将有助于促进失禁患者皮肤的完整性。

- 许多进行家庭护理的患者可支配收入很少，无法负担昂贵的弹力衣、替代品和 DME。因此，会缝纫的患者可以自行购买材料缝制压力替代品。在商店中可以找到各种类型的泡沫，这些泡沫由泳衣材料或氨纶覆盖，能

够在夜间促进压力治疗。自制替代品可以用魔术贴，"D"形环或短拉伸绷带固定。

- 没钱购买和更换用于绷带下的棉花或泡沫的患者可以用切成条状的羊毛毯子、柔软的棉花床垫或用短拉伸绷带包裹柔软棉质 T 恤来填充水肿凹陷处。

- 患者可以使用带有厚衬垫和黏胶刷的小油漆刷来扩大他们的可及范围，以完成自我 MLD 和减少纤维化。

- 创造性地使用厚材质的塑料食品袋可以帮助穿上下肢和露趾下肢弹力衣。

- 手套对于使穿着和脱下弹力衣更容易至关重要。穿戴弹力衣的手套可以用园艺手套或汽车手套代替。医用橡胶手套和洗碗手套效果不好，只会让患者受挫。

- 橡胶搁板衬垫可以帮助消除手部因使用弹力衣（比如手套）产生的皱纹，特别是对于手部有力量或关节活动度受限的患者。

- 为了便于穿脱露趾下肢弹力衣，可以在地面上使用防滑垫，比如鼠标垫、橡胶衬垫、切成块的瑜伽垫或园艺垫，将橡胶衬垫浴垫倒置放在垫子上也可以。这些物品中的橡胶将对弹力衣施加抓拿力并帮助其滑过足跟。

5.19.7 结论：搭建一座桥梁

总之，家庭淋巴水肿疗法是一项重要的服务，它填补了一个关键的缺口，并为传统上服务匮乏的一部分人群提供治疗。患者可以在家中完成 CDT 的整个疗程；或先在家中治疗，然后在适当时间转移到门诊进行。当家庭护理机构是医院系统的一部分时，住院、门诊、专业护理和家庭护理可以共同合作形成平稳连续的护理共同体。关于这点，淋巴水肿治疗师网应有书面协议，以帮助促进患者的依从性，改善功能结果，并为医院系统节省成本。如

果家庭护理机构不属于医院系统，则要鼓励治疗师采用跨学科方法为患者提供最佳治疗。

家庭护理治疗师有机会根据患者家庭环境定制治疗服务。临床医师根据个人能力和环境的限制，帮助患者挖掘实现淋巴水肿管理的最大潜力。通过使淋巴水肿患者以经济有效的方式利用他们现有的材料，他们的依从性会更好，因为该治疗符合他们的生活方式。最重要的是，通过在家中提供护理，患者不再因为无法使用门诊设施而不得不放弃治疗。虽然在家中进行淋巴水肿治疗可能需要定制治疗服务，但坚持基础 CDT 将带来成功的治疗结果。

5.20 患者宣教

成功的淋巴水肿管理需要训练有素的淋巴水肿治疗师和适当的、有利于淋巴水肿的护理及管理特殊要求的治疗环境。

5.20.1 淋巴水肿治疗师

淋巴水肿治疗师可以是接受过 CDT 专门培训的物理治疗师及其助手、职业治疗师及其助手、医师、护士、脊柱按摩师或按摩理疗师。美国的一些学校对治疗师进行适当的淋巴水肿管理的教育和认证；这些学校符合北美淋巴学协会（Lymphology Association of North America，LANA）的培训标准，以及 NLN 文件中的淋巴水肿治疗培训的最低要求。不幸的是，目前没有针对淋巴水肿治疗师的强制性培训标准，一些医疗保健专业人员自称是淋巴水肿治疗师，但实际上并没有参加并通过这些公认的培训项目。新成立的协会，北美淋巴水肿教育协会（North America Lymphedema Education Association，NALEA），是北美主要的淋巴水肿教育培训项目联盟，正在鼓励为进行综合（也称为复杂或完全）消肿治疗（CDT）的治疗师制定淋巴水

肿教育的国家标准。NALEA 成员学校就基于医学上合理的循证知识培养专业淋巴水肿治疗师所需的最低教育框架达成一致。

为了帮助患者找到经过良好培训的淋巴水肿治疗师，一些组织在其网站上建立了"治疗师定位器"，为找到符合建议培训标准的合格治疗师提供帮助。在网站上可以找到淋巴水肿网站资源（www. liplunetnet.org；访问时间为 2016 年 3 月 4 日）。北美淋巴学协会也在其网站上提供了一个链接（www. clt-lana.org；访问时间为 2016 年 3 月 4 日）。美国淋巴水肿框架项目（ALFP）开发了一个名为 Look4LE 的移动网络应用软件，该软件提供了经过培训的淋巴水肿专家的公共目录，其中包含在线注册和验证系统。患者可以安装这一免费网络应用程序，搜索全球范围内经过认证的淋巴水肿专家。

掌握 CDT 的所有组成部分需要很高的能力和技能。患者应确保该医疗机构中的淋巴水肿治疗师接受过淋巴水肿管理方面的专门教育和培训，并符合 LANA 的培训标准及 NLN 文件中对淋巴水肿治疗师的最低要求。

在大多数情况下，成功的淋巴水肿管理需要在强化阶段进行日常治疗。因此，理想的是治疗机构使用两位淋巴水肿治疗师来应对其中一位缺勤的情况，并进行专业交流和支持。

为患者提供一些信息并进行宣教，有助于长期成功管理淋巴水肿。在治疗的强化阶段早期，患者与淋巴水肿治疗师之间就应开始对话，内容为淋巴水肿管理的所有方面。治疗师充分了解患者的病情是获得患者依从性的关键。患者需要知道是什么原因导致了淋巴水肿，以充分理解为什么自我管理是 CDT 的必要组成部分（应使用易于理解的语言；患者信息样表在第 6 章）。应告诉患者忽视淋巴水肿自我护理的可能后果。了解某些活动（航空旅行、极端温度等）的风险有助于避免症状再次发生。

在强化阶段结束时，患者应具备必要的技能，

以安全有效地自我完成穿戴绷带和做 MLD，并执行定制的消肿锻炼计划。充分了解预防措施（见 5.20.5，上肢淋巴水肿和下肢淋巴水肿的注意事项）及淋巴水肿高度和中度风险的活动，这些应该在患者进入治疗第 2 阶段时完成。

5.20.2　自我绷带包扎

在强化治疗阶段（第 1 阶段）期间，治疗师给患者戴上的弹力绷带可能会在不用治疗的周末有轻度滑动。绷带滑动通常限于上臂或大腿。患者应该能够重新调整绷带，以避免由弹力绷带聚拢引起的液体重新淤滞和（或）止血带效应。因此，必须尽快并尽可能地让患者参与穿戴绷带的过程。在治疗的第一周结束时，患者应该能够比较轻松地在肢体的近端部分戴上衬垫和弹力绷带。

为了保持和改善在第一阶段治疗中取得的成果并进一步减少和软化纤维化组织，大多数患者必须在晚上继续穿戴绷带。即使夜间肢体体积没有增加且没有任何纤维化组织的患者，有时也会出现肢体体积的波动（原因在于生活方式、月经期、体重增加、气候等）。因此，要取得长期成果，每位患者都必须在经验丰富、训练有素的淋巴水肿治疗师的指导下，学会自我绷带包扎技术。

为了增进患者的依从性，治疗师必须尽可能地简化自我绷带包扎技术，不能指望患者的技术能够达到淋巴水肿治疗师的水平。不建议在没有临床医师监督的情况下使用高密度泡沫。绷带的自我管理主要在夜间，在患者坐位或卧位时穿戴。要使压力治疗有效，需要的绷带压力要更小。因此，材料的数量要远少于治疗的强化阶段，在此期间，患者每天佩戴弹力绷带 22~23 小时。

上肢

下面列出了夜间上肢穿上弹力绷带的推荐材料（自我管理阶段）。出于卫生的考虑（一套穿着、一套洗涤），以下为两套弹力绷带的材料。

- 1 瓶润肤露。
- 1 盒大小合适的弹力织物（管形绷带）。
- 1~2 盒（每盒 20 卷）纱布绷带（宽度为 4cm 或 6cm）。
- 2~4 个合成无纺布衬垫绷带（10cm）或 2 个 Rosidal Soft 泡沫绷带（10cm）。
- 2 个短拉伸绷带（4cm 或 6cm）。
- 2~4 个短拉伸绷带（10cm 或 12cm）。
- 固定绷带的胶带。

应用

应用绷带时通常需要 30%~40% 的均匀预拉伸和 50%~70% 的重叠。患者应坐在桌子上包扎绷带。

所有材料应按其使用顺序排列；应准备好每条弹力绷带（约 12cm 长）及配合使用的 2~3 条胶带。衬垫绷带不用胶带。

皮肤护理

仔细选择护肤品，不要导致皮肤发红。

弹力织物

应将管形绷带切成能够在肢体近端重叠约 12cm 的长度。该重叠用于延伸并覆盖近侧边缘上的完整弹力绷带以保护其免受腋下出汗的影响。在远端切开一个洞让拇指伸出。

手指绷带

手指微伸，手掌朝下。应在枕头下方放置一个枕垫以支撑手臂的重量。

开始包扎纱布绷带时，在手腕周围宽松地固定，然后从手背到小指（或拇指）进行包扎。为手指包扎绷带并覆盖 50% 甲床（图 5.215），指尖留空。绷带自手指经手背返回手腕，绕半圈（避免绕整圈），并继续以相同的方式包扎其余手指。纱布绷带的边界不应在手指的远端和近端滑脱或滚动。通常用一条纱布绷带包扎所有手指。第二条纱布绷带的未使用部分应绕前臂螺旋状缠绕（而非圆形）。手指绷带包扎不应该以手指开始或结束。包扎完成后，治疗师应检查指尖循环是否正常。

填充材料

用无纺合成填料或软泡沫绷带（Rosidal Soft）填充手和手臂。拇指处切开一个洞；用圆形包扎

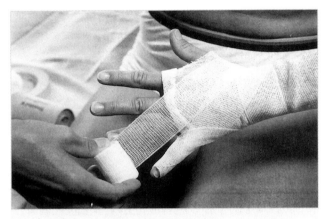

图 5.215 纱布绷带在手指上的应用

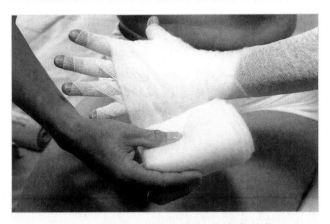

图 5.216 用合成衬垫绷带包扎手，包括指关节

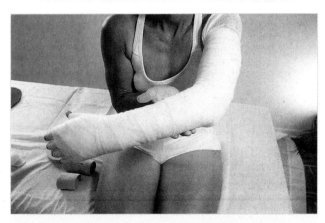

图 5.217 使用合成衬垫绷带填充手臂

法将衬垫绷带固定在手腕处。然后向下包扎 2~4 圈到指关节处（图 5.216）。用衬垫绷带继续覆盖前臂和上臂。用 2 卷衬垫绷带覆盖手和手臂（图 5.217）。请勿使用胶带固定填充材料。

短拉伸绷带

先将 1 条 6cm（或 4cm）宽的绷带松松地固定在手腕处，用绷带包扎手时要在手指稍微伸展的状态下操作（图 5.218）。绷带每绕手转动一圈、绕手腕半圈时，固定绷带。把剩余的绷带材料都用在前臂上（图 5.219）。绷带的末端用两条胶带固定。随后的绷带（10~12cm）方向与第一条绷带相反。这会使绷带更结实耐用。开始时将绷带松松地固定在手腕处，然后用环形包扎法覆盖前臂、肘部和上臂，重叠约 50%（图 5.220）。第三条绷带的末端可以在腋窝褶皱处，以防止液体在腋窝和绷带末端

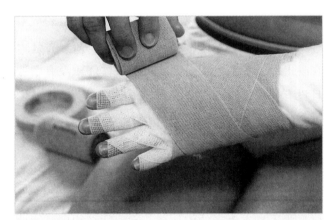

图 5.218 短拉伸绷带在手和手腕上的应用

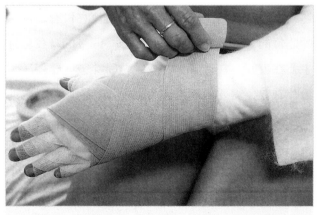

图 5.219 用剩余的短拉伸绷带加压包扎前臂

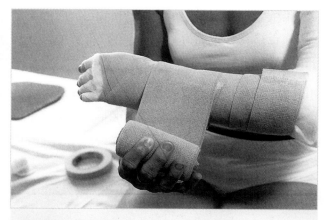

图 5.220　从手腕开始使用第二条短拉伸绷带

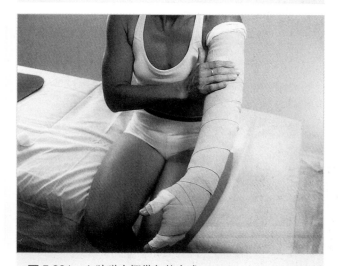

图 5.221　上肢弹力绷带包扎完成

之间淤滞（图 5.221）。

绷带的末端用 2~3 条胶带固定，弹力织物的重叠部分在绷带上折叠起来。

下肢

下面是 CDT 自我管理阶段（第 2 阶段）下肢弹力绷带的推荐材料。出于卫生的考虑（一套穿着、一套洗涤），以下为两套弹力绷带的材料。

- 1 瓶润肤露。
- 1 盒大小合适的弹力织物（管形绷带）。
- 如果需要足趾绷带，1~2 盒纱布绷带（4cm 宽）。
- 2 个高密度泡沫（肾形）。

- 3~5 个合成无纺布填充物（10cm）或 2 个 Rosidal Soft 泡沫绷带（10cm）。
- 2~4 个合成无纺布填料绷带（15cm）或 2 个 Rosidal Soft 泡沫绷带（15cm）。
- 4~6 个短拉伸绷带（10cm）或 2 个双倍长度（11 码或 10m）的 10cm 卷。
- 4~6 个短拉伸绷带（12cm）或 2 个双倍长度（11 码或 10m）的 12cm 卷。
- 固定绷带的胶带。
- 如有必要，由治疗师额外增加泡沫。

应用

应用绷带时通常需要 30%~40% 的均匀预拉伸和 50%~70% 的重叠。所有材料应按其使用顺序排列；应准备好每条弹力绷带（约 12cm 长）有 2~3 条胶带。衬垫绷带不用胶带。

用绷带包扎足部和小腿时，患者应该坐着，受影响下肢的足部放在另一把椅子上或另一条腿的膝关节上。在站立时，用绷带包扎膝关节到腹股沟。

皮肤护理

仔细选择护肤品，不要导致皮肤发红。

弹力织物

应将管形绷带切成能够在肢体近端重叠约 12cm 的长度。该重叠用于延伸并覆盖近端边缘上的完整弹力绷带（图 5.222）。

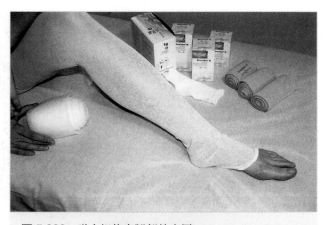

图 5.222　弹力织物在腿部的应用

5

足趾绷带（如有必要）

开始时，将第一条纱布绷带松松地环绕足部固定住，然后在蹋趾上扎上绷带。从足背处向足趾包扎，包扎 2~3 个环形圈，再次离开足趾包扎足背。避免绷带在趾蹼区滑动或滚动。足尖不要包扎。继续以相同的方式用绷带包扎剩余的足趾（第五趾除外，它通常不会水肿）。通常一条 4cm 绷带（通常折叠到半宽）足够包扎足趾。未使用的纱布绷带部分应绕足部做螺旋状缠绕（而非圆形）。完成后，应检查足尖循环是否正常。

衬垫材料

使用两卷或三卷无纺合成衬垫，或两卷软泡沫 (Rosidal Soft)，内衬在足部和小腿处（图 5.223）。Komprex 肾形泡沫被固定在内侧和外侧踝关节和跟腱与衬垫绷带之间。在胫骨区域上可以加倍包扎合成衬垫绷带，以提供额外的保护。

短拉伸绷带

开始时用一条 10cm 绷带，松松地绕着足部固定，用 3~4 个环形包扎足部直到趾蹼（图 5.224）。继续用这条绷带以"十"字形包扎足跟。在足跟上包扎弹力绷带期间，足踝处于 70°~90° 屈曲位（图 5.225 和图 5.226）。用胶带固定绷带。下一条绷带（10cm）的包扎从踝关节上方开始，松松地固定在与前一条绷带的相反方向（向相反方向上包扎弹力绷带能够避免绷带包扎限制足部的功能，即

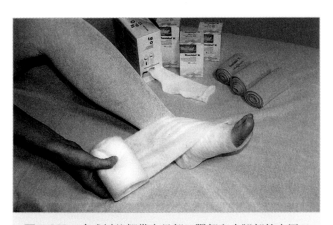

图 5.223　合成衬垫绷带在足部、踝部和小腿部的应用

这样做使绷带保持足部的功能并增加了绷带的耐用性）。目标是环形包扎小腿直到膝关节（图 5.227 和图 5.228）。用胶带固定小腿上的绷带。如果使用双倍长度的绷带，可以包扎至足部和小腿。

应在站立时包扎剩余的弹力绷带，并且将重心移动到被绷带包扎的腿，膝关节微弯。用无纺合成

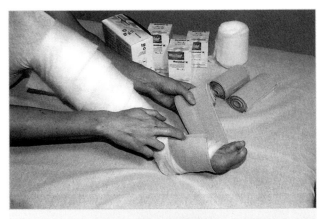

图 5.224　先用第一条短拉伸绷带绕着足部松松地固定住

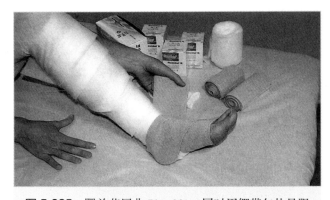

图 5.225　踝关节屈曲 70°~90°，同时用绷带包扎足跟

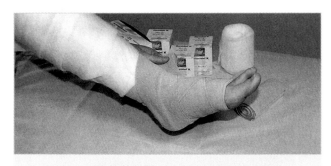

图 5.226　用短拉伸绷带"十"字形包扎足踝部

填料或软泡沫填料覆盖膝关节和大腿（图 5.229）。使用合成衬垫绷带包扎时，膝关节后部绷带层可以加倍，以提供额外的保护。膝关节和大腿应使用 2~3 卷 12cm 短拉伸绷带（或一条双倍长度的绷带）进行包扎。将第一条绷带松松地固定在膝关节以下，用环形包扎技术包扎膝关节和大腿部分（图 5.230）。用下一条绷带包扎余下的大腿部分。用胶带固定绷带，并将弹力织物的重叠部分在绷带上反折（图 5.231）。

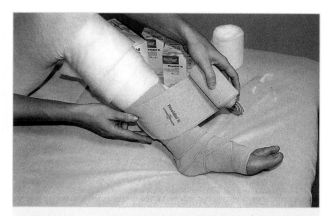

图 5.227 第二条短拉伸绷带先绕着踝关节松松地固定住

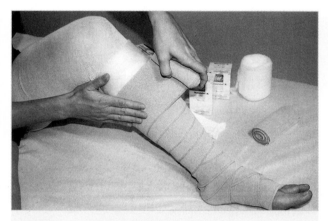

图 5.228 短拉伸绷带在小腿上的应用

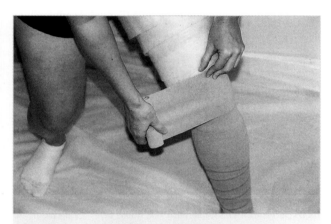

图 5.230 短拉伸绷带在膝关节和大腿上的应用

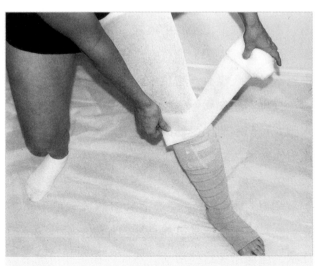

图 5.229 合成衬垫绷带在膝关节和大腿上的应用

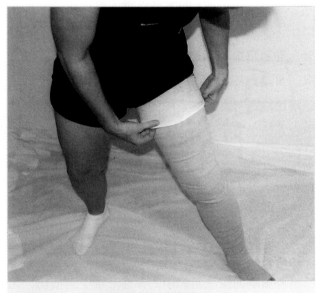

图 5.231 腿部弹力绷带包扎完成

5.20.3 锻炼

众所周知，一个良好的锻炼计划能够对健康的生活方式、整体福祉、能量水平的提高及压力和体重管理产生积极的影响。有淋巴水肿风险或患有淋巴水肿者锻炼还有如下好处：改善肢体灵活性、关节活动度；最重要的是增加淋巴引流和水肿区域的静脉回流，这会减少肢体大小和主观肢体症状。

研究表明，在运动时和运动后，水肿区域淋巴液和蛋白质的运输增加。还有研究表明，在 2 小时运动中，淋巴流动在前 15 分钟内增加 5 倍，剩余时间内增加 2~3 倍。除了对淋巴系统有益之外，肌肉活动和腹式呼吸对从四肢返回心脏的静脉血液也产生相当大的影响，这反过来也会对间质空间内的液体管理产生积极的影响；对于下肢淋巴水肿患者来说，静脉回流增加尤为重要。

为了更好地理解这些影响，有必要看一下淋巴和静脉系统的解剖学和生理学（见第 1 章）。

淋巴系统与血液系统密切相关，并且是淋巴液从身体组织流回血流的辅助途径。与血液系统相反，淋巴网及其血管不能形成一个闭合的循环系统。它始于身体组织中的小淋巴管（毛细淋巴管），流过不断增大的大淋巴管（淋巴集合管和淋巴干），最终通过静脉角进入血液系统的静脉部分，静脉角由颈部两侧的颈内静脉和锁骨下静脉形成。虽然血液通过动脉和静脉的流动是不间断的，但淋巴液通过淋巴管系统的运输被淋巴结所中断。淋巴系统没有中央泵；淋巴管有自己的推进系统，其中有一个平滑的肌肉组织网络，位于淋巴集合管和淋巴干壁上。

浅表淋巴管位于肌肉层和皮肤之间。通过活动，肌肉紧贴着皮肤收缩和舒张，从而增加淋巴活动性和淋巴液回流。在许多淋巴水肿病例中，受淋巴水肿影响的皮肤组织中的弹性纤维受到损伤，无法为下面的肌肉组织及这些组织内的血液和淋巴管

提供足够的抵抗力。因此，建议在运动时使用弹力绷带或穿弹力衣。外部压力会补偿受影响组织弹性的不足，提供改善淋巴回流和维持水肿减少所需的抵抗力。

血液循环系统是一个封闭系统，心脏是中央动力，血液和血管为其他结构元素。血管的主要作用是不间断地向所有身体组织供应营养和含氧血液，以及从组织细胞中带走代谢废物和二氧化碳。血液系统静脉侧血压远低于动脉侧血压；通过较大静脉内的瓣膜系统防止静脉血淤滞，特别是在下肢，这有助于确保静脉血液有效地运输回心脏。如果没有功能正常的瓣膜系统、肌肉和关节泵的帮助，腹式呼吸以及心脏在其松弛阶段（舒张期）的抽吸作用，血液就无法充分返回心脏。

运动对肌肉和关节活动的淋巴和静脉回流的积极影响，特别是在穿着弹力衣和进行腹式呼吸练习时，说明了为肢体淋巴水肿患者全面和量身定制锻炼方案的益处。

哪些锻炼可以被纳入患者的自我管理方案

关于适合受淋巴水肿影响个体的运动方案类型，研究者们尚未真正达成共识。研究表明，一个渐进式的锻炼计划，即从轻度锻炼开始，随着时间的推移适度增加强度，适合每位患者的需求和能力，不会增加淋巴水肿的风险。

虽然研究表明，那些有淋巴水肿风险或已经患淋巴水肿但还没有产生负面影响的人可以进行剧烈运动，仍然建议缓慢开始锻炼，这样可以避免发生水肿、拉伤和肌肉受伤的风险增加，并使患者能够观察水肿肢体对锻炼的反应。

灵活性运动和伸展运动（瑜伽）、游泳、水中有氧运动和步行可以成为消肿锻炼计划的有益补充。较高强度的活动可能会加剧与淋巴水肿相关的症状，应该避免这些活动。然而，在某些情况下，要提出一个关于淋巴水肿患者应该避免哪些运动的

一般性指南并不是一件容易的事。许多患者认为要继续进行其患淋巴水肿前的活动很重要，即使这些活动被认为是诱发淋巴水肿的高风险运动（见5.20.5，上肢淋巴水肿和下肢淋巴水肿的注意事项）。例如，在有益于上肢淋巴水肿患者的活动清单上网球或高尔夫球的排名不靠前。对于患有腿部淋巴水肿的患者，拳击和有氧踏板操是一种易引发受伤风险的活动，被认为是"高风险活动"。然而，对于许多人来说，这些运动对他们至关重要，在日常生活中放弃这些"高风险活动"对他们的幸福感可能产生严重影响。

对于大多数有淋巴水肿风险或诊断为淋巴水肿的患者，锻炼时通常可选以下几种方案。

- *灵活性和伸展运动*：这些运动可以使受影响部位的皮肤、肌肉和其他组织动起来，并帮助缓解通常与淋巴水肿有关的紧绷感。有效的灵活性训练还可以改善体能并帮助降低受伤的风险。通过改善运动范围，身体需要更少的能量来进行相同的运动；它还有助于使关节和韧带更灵活，从而减少受伤的可能性。腹式呼吸练习也是有益的（见下文）。研究表明，胸腔淋巴管的静脉回流和淋巴引流受到深呼吸运动引起的胸膜腔内压变化的积极影响。深腹式呼吸中膈肌的上下运动是淋巴液和静脉血充分回流的重要推动力。膈肌的运动与腹部、胸腔和下背部的向外和向内运动相结合，也有助于提升整体健康，促进蠕动和静脉血回流到心脏。
- *肌力训练*：见 4.6.2 内容。
- *有氧运动*：有氧运动通常用大肌群以重复的方式进行。一些长期益处包括静息心率降低、肌肉力量改善、体重控制及静脉血和淋巴液的回流增加。有氧运动有助于减轻体重并促进深呼吸，从而支持淋巴液和静脉回流（见 4.6.3 内容）。

淋巴水肿锻炼的一般规则

- *使用常识*：举重或跑马拉松不是开始淋巴水肿锻炼方案的最佳方法。锻炼应该逐渐开始，以避免扭伤和肌肉损伤，并应在积极锻炼后进行放松活动。研究表明，10~15 分钟的放松活动有助于淋巴系统去除淤滞的多余液体和代谢物。
- *观察*：在锻炼活动期间和之后，监测受影响肢体的舒适度、大小、形状、质地、沉重度或紧致度的任何变化都很重要。任何变化都可能意味着需要调整特定活动或进行休息。如果一种变化持续超过几天，应咨询医师或淋巴水肿治疗师。
- *与淋巴水肿治疗师或其他医疗保健专业人员合作*：在锻炼开始时，与提供指导和反馈的淋巴水肿管理专业人员合作是很有益处的。在许多情况下，需要制订个性化锻炼计划，考虑淋巴水肿的阶段，可能伴随的疾病（心脏问题、肺部问题、糖尿病等）或任何有副作用的药物。

与没有医学背景且不了解淋巴水肿具体问题的教师和培训师合作，可能会产生不良结果，例如发生水肿或受伤。

以下内容可作为消肿锻炼计划的指南，该指南包括呼吸和伸展运动，并且大多数患者能比较轻松地在治疗的自我管理阶段进行。治疗师可以改变锻炼方案以适应个人的要求；在理想情况下，在MLD/ 自我 MLD 治疗后 10~15 分钟进行锻炼，患者应在锻炼结束后抬高肢体休息 10~15 分钟。

上肢

- 锻炼上肢时应穿着弹力绷带或弹力袖套（水中进行的锻炼除外）。
- 锻炼时不应穿着紧身或限制性的衣服（紧身内衣或文胸，沉重的乳房假体）。

- 锻炼应每天进行 2 次，每次持续约 10~15 分钟。应该在一段舒适的时间内缓慢增加锻炼的持续时间。
- 锻炼应以一种缓慢和受控的方式进行，每次运动之前应放松肌肉组织。放松阶段至少应与锻炼的时间一样长。

应坐在凳子或椅子上进行锻炼，不要向后倒。然而，许多锻炼可以仰卧在地面上进行。在整个锻炼期间应采用适当的呼吸技巧。

腹式呼吸（重复 3 次）

（1）双手放在腹部。

（2）用鼻子深吸气到腹部（双手感觉呼吸是如何进行的）。

（3）用口呼气。

白天尽可能多地进行呼吸锻炼。

颈部锻炼（每次重复 2~3 次）

（1）慢慢转过头，尽可能向右看；头部恢复到正常位置；在头左侧重复。

（2）将头部向右转并尝试用耳朵触碰肩膀（不要耸肩）。返回起始位置并在左侧重复做。

肩部锻炼

肩部滚转（每次重复 3~5 次）

（1）在右侧和左侧交替旋转肩部。

（2）进行肩部滚转，向前和向后双肩进行。

耸肩（每次重复 3~5 次）

耸肩并吸气。在放松肩部的同时呼气。

手臂锻炼（每次重复 3~5 次）

手指

（1）将双手手掌和手指对放在一起。

（2）小指一起彼此远离再并合。

（3）环指一起彼此远离再并合。

接下来每根手指继续此步骤。

变换位置

（1）将手掌伸到身体前方，手掌朝上。

（2）一起活动拇指和示指，以使指腹相互接触；回到手张开的状态。

（3）一起活动拇指和环指，使指腹相互接触；回到手张开的状态。

接下来每根手指继续此步骤。

手

双手交替，放松的手放在腿上。

（1）握拳并保持约 3 秒。

（2）打开拳头，放松手约 3 秒。

（3）握拳并顺时针和逆时针旋转手腕。

（4）握拳并使其触碰到另一边的肩膀。

手臂和手

摘橘子

（1）伸出手臂并向前伸。

（2）握拳并将手放回腿部。

爬梯子

双臂交替持续 30~40 秒。

（1）双臂抬起放在头顶上方。

（2）想象有架梯子，伸手抓住横木并尽可能高地"攀爬"（保持坐姿）。

游泳

尽可能地模仿向前进行蛙泳的动作，将手臂移到身体侧面，然后移到膝关节，再移到前面。

手放在对侧膝关节。

双臂交替

（1）将一只手掌放在对侧膝关节上，用手向下推，然后用膝关节向上推。

（2）保持 5 秒。

用扫帚柄练习（每次重复 3~5 次）

"攀爬"扫帚柄

（1）双手垂直握住膝关节之间的扫帚柄。

（2）一只手抓住扫帚柄的底部，双手交替"攀爬"扫帚柄。

举重

（1）双手水平握住扫帚柄，手掌向上。

（2）将扫帚柄向上抬起并朝向头部，然后回到原来的位置。

拧扫帚柄

（1）双手水平握住扫帚柄，双手手掌向下并相距约 30cm。

（2）试着拧扫帚柄，一只手向前，另一只手向后。

（3）持续 3~5 秒，并朝反方向拧扫帚柄。

划皮划艇

（1）双手水平握住扫帚柄，双手手掌向下，相距约 30cm。

（2）向身体的一侧做"划桨"动作。

钟摆

（1）手握扫帚柄一端，将其垂直放在面前。

（2）将扫帚柄从一侧慢慢地移动到另一侧，就像钟摆一样。

（3）换手并重复。

用软球锻炼（每次重复 3~5 次）

肱二头肌弯曲练习

（1）一只手握球，掌心向上。

（2）弯曲手臂使球抵到肩膀上，然后回到起始位置。

（3）交替双手（放松的手放在大腿上）。

挤泡沫

（1）双手握球放在膝关节上，并尽可能用力挤压球。

（2）挤压约 10 秒。

擀面团

将球放在一条大腿上，用手（手指和手掌）将球滚到膝关节上。再将球滚回到大腿，然后双手轮流进行。

软球绕圈

（1）用一手握球，手臂伸展。

（2）在双手之间交换握球，让球绕身体转 2~3 个大圈。

（3）转换方向。

（4）抬起一条大腿，将球从大腿下方绕过转移到另一只手里；手和腿之间交替进行。

下肢

● 锻炼下肢时应戴弹力绷带或穿弹力衣（水中进行的锻炼除外）。

● 锻炼时不应穿着紧身或有限制性的衣服。

● 应每天进行 2 次锻炼，每次持续 10~15 分钟。应该在一段舒适的时间内缓慢增加锻炼的持续时间。

● 锻炼应以一种缓慢和受控的方式进行，每次运动之前应放松肌肉组织。放松阶段至少应与锻炼的时间一样长。

应该仰卧在地面上进行锻炼，最好是在垫子上或其他有一定硬度的表面上。在整个锻炼期间应采用适当的呼吸技巧。为了避免背部拉伤，可以在膝关节下放一个小垫枕。

腹式呼吸（重复 3 次）

（1）双手放在腹部。

（2）用鼻子深吸气到腹部（双手感觉呼吸是如何进行的）。

（3）用口呼气。

白天尽可能多地进行呼吸锻炼。

足部和腿部锻炼（每次重复 3~5 次）

足趾紧绷（双足交替或同时进行）

（1）弯曲足趾并挤压约 3 秒。

（2）放松足趾约 3 秒。

张开足趾（双足交替或同时进行）

（1）尽量张开足趾并保持约 3 秒。

（2）放松足趾约 3 秒。

足踝弯曲（双足交替或同时进行）

（1）足背伸，足趾指向远离身体的方向（膝关节后部仍贴地）。

（2）坚持约 3 秒。

（3）足跖屈，足趾指向胫骨方向。

（4）放松约 3 秒。

足踝旋转（双足交替或同时进行）

按顺时针和逆时针方向转动足踝。

骑自行车（约 1 分钟）

仰卧，像骑自行车一样在空中蹬腿。（如果使用健身自行车，应将速度调低以避免引发疼痛或扭伤）。

移动足跟

（1）足跟尽可能靠近臀部。

（2）返回起始位置，并双腿交替进行。

手推膝关节

（1）抬高一侧膝关节，用另一侧的手掌推膝关节。保持约 3 秒。

（2）放松约 3 秒，然后换边交替进行。

提臀

（1）屈膝，将双足平放在地面上。

（2）提臀并保持约 3 秒。

（3）臀部回到地面并放松约 3 秒。

下背部练习（每次重复 3~4 遍）

抱膝（头在地面上）

（1）单膝跪地，双臂抱膝。

（2）双臂抱膝并尽量靠近胸部。

（3）持续约 3 秒。

（4）把足部放回地面。

（5）双腿交替进行。

背部拉伸 1（头部和肩部在地面上，两手手掌向下压在地面上稳定身体）

（1）屈双膝并尽可能地靠近胸部。

（2）持续约 3 秒。

（3）将足部放回地面并放松约 3 秒。

背部拉伸 2（头部和肩部在地面上，两手手掌向下压在地面上稳定身体）

（1）屈双膝，足部平放在地面上。

（2）将膝关节移到右侧并尽可能靠近地面，保持约 3 秒。

（3）膝关节回到中间位置并放松约 3 秒。

（4）双侧交替进行。

用软球锻炼（每次重复 3~5 遍）

挤压

（1）将球夹在双膝间并挤压约 3 秒，放松约 3 秒。

（2）将球放在大腿下，向地面挤压约 3 秒；放松约 3 秒。

（3）双腿交替进行。

绕圈

（1）单膝跪地，用双手将球放到大腿后面，再回到前面。

（2）双腿交替进行。

步行

步行是下肢淋巴水肿患者一种很好的锻炼方式。如果使用楼梯锻炼器或跑步机，放缓速度以避免疼痛或拉伤。

记住用正常的步态行走。不要拖拉受影响的腿，不要跛行。

5.20.4 自我 MLD

简单易行的 MLD 技术是自我管理计划不可或

缺的一部分。在此阶段，患者已与淋巴水肿治疗师一同完成了强化阶段，并熟悉了 MLD 中使用的压力和技术。

> 在理想情况下，自我 MLD 方案应至少每天做 1 次，每次 10~15 分钟，直接在锻炼计划之前进行，之后再进行压力治疗。

下面是单侧上肢和下肢淋巴水肿的基本技术。可以根据患者的具体要求和身体限制来调整这些技术。重要的是，患者要理解轻抚时使用的正确压力，自我 MLD 环节不应变成揉捏或按摩环节。

上肢

该自我治疗中使用的静止圆法的原理与淋巴水肿治疗师使用的相同。应该在工作阶段使用较轻的压力画静止圆；在静止圆的休息阶段，手应该完全放松。压力的大小有时被描述为抚摸新生儿头部时所施加的压力。所画圆圈应足够大以拉伸皮肤，但手不应在皮肤上滑动。手臂的自我 MLD 最好在坐姿时进行。在同一位置每次轻抚应重复 5~7 次，如果没有额外要求，应使用健侧手做轻抚。

注意：图 5.232~ 图 5.234 描述了自我 MLD 技术用于左臂淋巴水肿的顺序。

预处理

（1）手指平放在双侧锁骨上方并画圆。压力指向颈部。用右手推拿左锁骨上方的皮肤会更容易，反之亦然（图 5.232）。

（2）在对侧的腋窝中心画圆。用受影响手臂侧的手放平施加压力，压力方向向下（深）进入腋窝（图 5.233）。

（3）从受影响的腋窝到对侧的腋窝进行轻抚（图 5.234）。

（4）在多个位置从受影响的腋窝到对侧腋窝画圆。压力指向健侧腋窝（图 5.235）。

（5）在同侧腹股沟淋巴结区把手放平（使用受影响的手臂）画圆。手位于腹股沟韧带稍下方，压力指向腹部（图 5.236）。

（6）手放平从受影响的腋窝到同侧的腹股沟淋巴结在多个位置画圆。压力指向同侧的腹股沟淋巴结（图 5.237）。

手臂

（7）从手掌开始到肩膀顶部结束，轻抚整个手臂。

（8）在受影响手臂的三角肌和肩膀上画圆；压力从多个位置指向颈部（图 5.238 和图 5.239）。

（9）放平手指从上臂的内侧到上侧画圆。将这一技术应用到整个上臂，从上向下直到肘部。压力指向上臂侧面（图 5.240）。

（10）从肘部到肩部，在上臂侧面再画圆。压力指向肩部。

在肘前部、前臂和手上画圆。转动前臂，以便可以触及它的各个侧面。压力总是指向上臂（图 5.241~ 图 5.244）。

（11）重复上臂步骤（可以根据自己的意愿用多种手位进行重复操作）。

（12）重复步骤（1）、（2）和（5）（可以根据自己的意愿用多种手位重复操作）。

下肢

该自我治疗中使用的静止圆法的原理与淋巴水肿治疗师使用的相同。应该在工作阶段较轻的压力画静止圆，在静止圆的休息阶段，手应该完全放松。所画圆圈应足够大以拉伸皮肤，手不应在皮肤上滑动。腿部的自我 MLD 应在仰卧位进行。每次轻抚应在同一位置重复 5~7 遍。

5

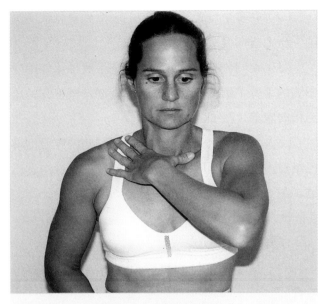

图 5.232　在两侧锁骨上方画静止圆

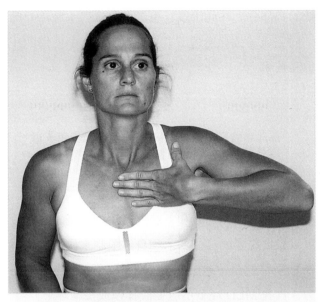

图 5.234　从受影响的腋窝到对侧腋窝做轻抚

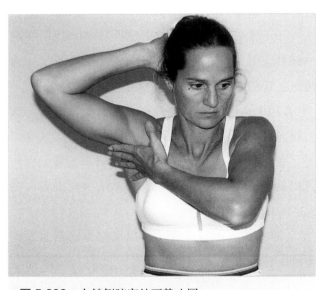

图 5.233　在健侧腋窝处画静止圆

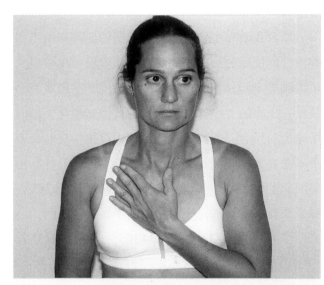

图 5.235　在多个位置从受影响的腋窝到对侧腋窝画静止圆

注意：图 5.245~ 图 5.248 描绘了用于左腿淋巴水肿的自我 MLD 技术顺序。

预处理

（1）手指平放在双侧锁骨上方并画圆。每一侧画圆单独进行，使用对侧手。换手进行另一侧操作。两侧的压力指向颈部（图 5.245）。

（2）在同侧腋窝中心画圆。手平放施加压力，

压力方向向下（深）进入腋窝（图 5.246）。

（3）手平放在躯干侧面画圆，从患侧腰部到同侧的腋窝淋巴结（多个位置）。压力指向同侧腋窝淋巴结（图 5.247）。

（4）手平放在对侧的腹股沟淋巴结区画圆。手位于腹股沟韧带略下方，压力指向腹部（图 5.248）。

（5）从患侧的腹股沟区到对侧的腹股沟淋巴结

5

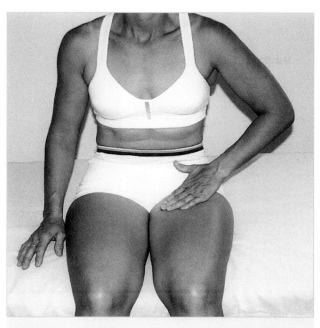

图 5.236　在同侧腹股沟淋巴结区画静止圆

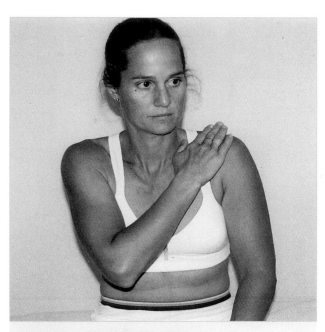

图 5.238　在肩峰处画静止圆

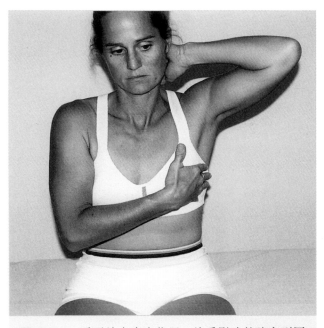

图 5.237　手平放在多个位置，从受影响的腋窝到同侧的腹股沟淋巴结画静止圆

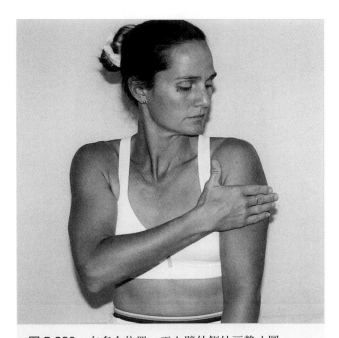

图 5.239　在多个位置，于上臂外侧处画静止圆

（多个位置）画圆。压力指向健侧的腹股沟淋巴结（图 5.249）。

（6）腹式呼吸：双手平放在腹部并吸气，吸气时腹部向上顶着手；呼气时手顺着下压；呼气结束时，双手垂直腹壁向下和平行腹壁向上按压（向胸腔方向）。重复 5 次（图 5.250 和图 5.251）。

注意：患者与治疗师讨论可能的禁忌证。

腿部

（1）从足踝（或膝关节）开始到侧腰部结束（图

5

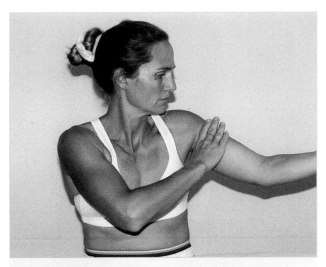

图 5.240　在多个位置，从上臂内侧到外侧画静止圆

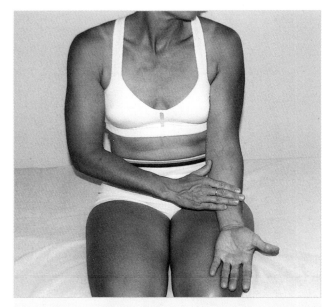

图 5.242　在前臂前部画静止圆

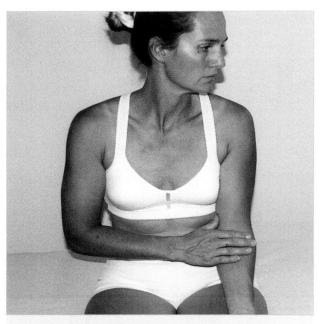

图 5.241　在肘前部画静止圆

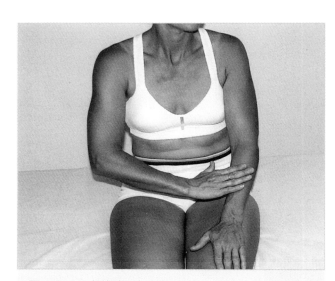

图 5.243　在前臂后部画静止圆

5.252），轻抚整个腿部。

（2）在多个位置于大腿外侧和臀部画圆。压力指向躯干（图 5.253）。

（3）双手平放从大腿内侧向外侧画圆。整个大腿都这样操作，从上向下直到膝关节。压力指向大腿外侧（图 5.254）。

（4）双手放在膝关节后面，手指平放画圆。压

力指向大腿（图 5.255）。

（5）在多个位置用一手或两手在小腿内侧、膝关节和足踝之间画圆。压力指向大腿（图 5.256 和图 5.257）。

（6）双手平放于小腿两侧画圆。压力指向大腿。在膝关节和足踝之间多个位置进行操作（图 5.258）。

5

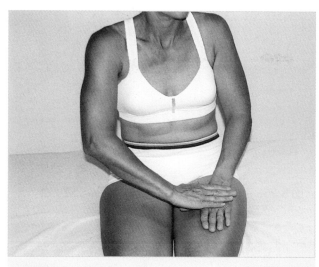

图 5.244　在手背上画静止圆

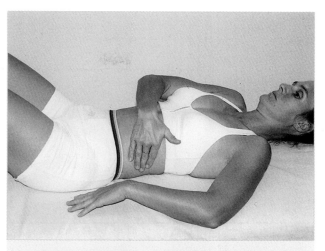

图 5.247　在多个位置，从患侧腰部到同侧腋窝淋巴结画静止圆

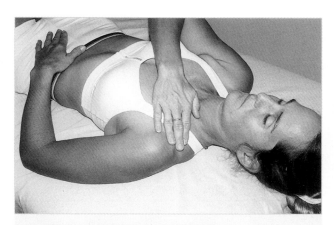

图 5.245　在两侧锁骨上方画静止圆

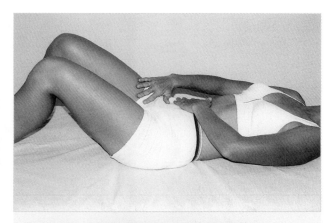

图 5.248　在健侧腹股沟淋巴结上画静止圆

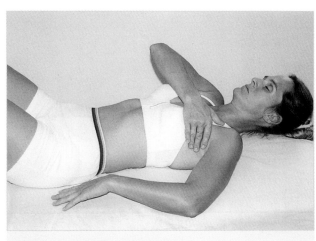

图 5.246　在同侧腋窝画静止圆

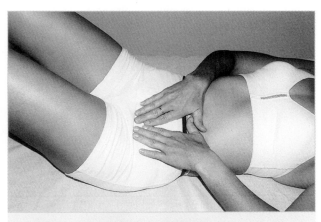

图 5.249　在多个位置，从患侧腹股沟区到对侧腹股沟淋巴结画静止圆

5

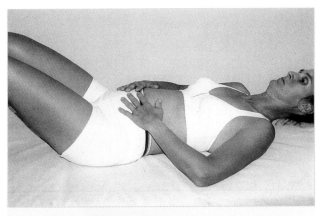

图 5.250　腹式呼吸：吸气

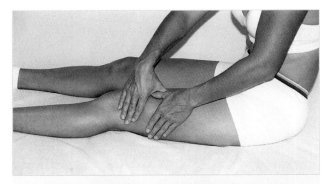

图 5.253　在多个位置，大腿外侧和臀部画静止圆

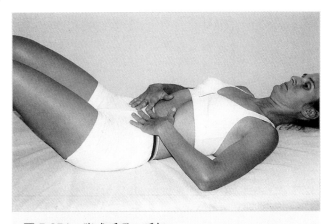

图 5.251　腹式呼吸：呼气

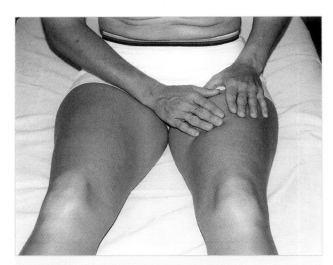

图 5.254　从大腿内侧向外侧画静止圆

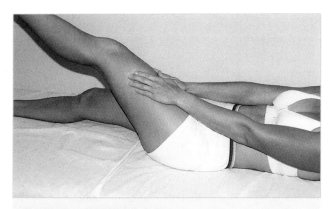

图 5.252　在腿部进行轻抚

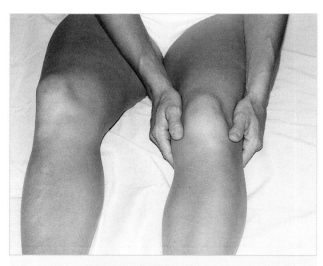

图 5.255　在膝关节后部画静止圆

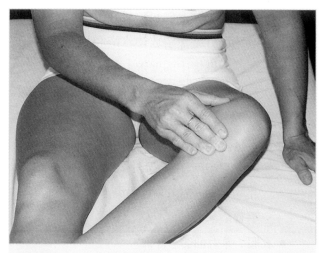

图 5.256　在膝关节内侧下方画静止圆

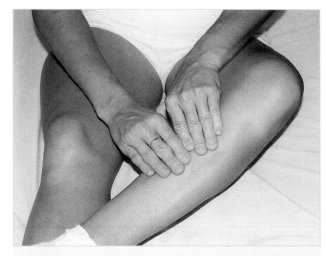

图 5.257　在多个位置，小腿内侧画静止圆

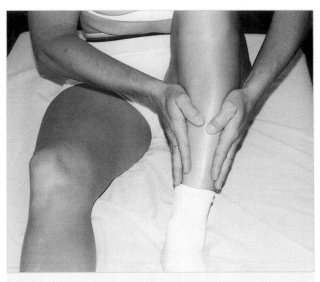

图 5.258　在小腿两侧画静止圆

（7）一只手平放在足后部，用手指画圆。压力指向足踝。

（8）再次轻抚腿部。（可以根据自己的意愿用多种手位进行重复操作）。

（9）重复步骤（2）、（4）和（6）（可以根据自己的意愿用多种手位进行重复操作）。

5.20.5　注意事项

接受过淋巴结切除和（或）放疗的患者都有患淋巴水肿的风险。这些治疗在一定程度上降低了淋巴系统从组织中去除液体和其他物质的能力（淋巴负荷）。淋巴水肿可能在手术或放疗后直接发生，也可能在数月甚至数年后发生，有些人可能永远不会发生。

某些活动和情况可能会通过进一步降低淋巴系统的运输能力或增加淋巴负荷而引发淋巴水肿，或加剧现有的淋巴水肿症状。了解风险因素后才能采取相应措施避免水肿和感染的发生，这在淋巴水肿患者和有患淋巴水肿风险的人群中是很常见的。了解必要的预防措施有助于防止现有淋巴水肿症状的恶化。

下面的操作和注意事项可能会产生累积效应。这些事件或情况中的一个或多个是否将成为触发因素取决于患者的整体健康状况（其他病情）和体能、初始治疗的程度（瘢痕形成、移除的淋巴结的数量）和肥胖等。

对淋巴水肿患者和有患淋巴水肿风险者应采取以下预防措施。在许多情况下，必须改变生活方式，但应保持正常的活动水平。换句话说，个人不应该因为害怕患淋巴水肿而不使用患肢。

这些预防措施的证据基础很少；以下大多数关于上肢和下肢淋巴水肿的注意事项均是基于对淋巴水肿病理生理学的了解及淋巴水肿管理领域专家的几十年来的临床经验。

上肢淋巴水肿的注意事项

- 避免皮肤受伤。
  - 园艺：戴手套。
  - 宠物：与宠物玩耍时要小心，避免抓伤；戴手套。
  - 蚊虫叮咬：使用驱虫剂，避免去蚊虫多的地方。
  - 指甲护理：指甲应该剪短。不要用剪刀剪指甲，也不要剪掉角质层。不要做美甲。
  - 剃毛：用电动剃须刀去除腋毛，不要用剃须刀片。
  - 注射：不要在水肿或有风险的手臂进行注射；要在臀部、大腿或腹部进行注射。
  - 静脉穿刺：不要从受影响的（有风险的）手臂抽血。在另一只手臂进行静脉穿刺，当双臂都受影响时，在下肢（可能存在某些禁忌证）抽血。如果合适，医师可以选择使用血管通路装置（VAD，port）。
  - 妥善处理小伤口：随身携带酒精棉签、局部用抗生素和绷带。
  - 如果吸烟，不要用患侧手熄灭香烟。
  - 手臂或身体上半部不要打孔或文身。
- 不要在受影响（有风险）的手臂上量血压。
  - 让临床医师在另一只手臂测量；如果双臂都受到影响，可在大腿或小腿上使用超大压力袖带（腿上量的血压读数可能会更高）。如果必须要在受影响的手臂上量血压，请确保袖带膨胀仅比收缩压高 10mmHg（这是脉冲停止的点）并且仅使用手动设备（自动化设备通常膨胀至非常高的压力，持续较长时间）。
- 避免高温。
  - 避免热水淋浴和热水盆浴。手臂不应放在高于 38.9℃ 的水中。使手臂彻底干燥，但要避免用毛巾擦洗或擦拭皮肤。

- 避免在手臂上放热敷袋和（或）冰袋。
- 避免进行桑拿浴或热水浴和旋涡浴；不要太靠近燃烧中的壁炉。
- 避免按摩手臂和上胸部（揉捏、抚摸等）。注意：MLD 不是一种按摩方式。
- 避免使用刺激皮肤的化妆品。
- 避免晒伤。在阳光下，要使用防晒霜，并用长袖衬衫或干毛巾遮盖住受影响的手臂。
- 衣服 / 弹力袖套 / 首饰。
  - 避免穿太紧的衣服（紧身文胸和袖子）。
  - 宜穿肩带宽并带衬垫的舒适文胸。
  - 不要佩戴紧的首饰（如戒指、手镯），避免戴弹性护腕。
  - 假体：与医师和（或）治疗师讨论哪种是适合你的外用乳房假体（较重的硅胶或较轻的泡沫）。
  - 全天穿戴弹力袖套。至少每 6 个月见一次治疗师，检查一下弹力袖套的情况。穿戴弹力袖套时要戴橡胶手套。如有必要，晚上使用绷带。
- 锻炼。
  - 始终与治疗师讨论适合患者的锻炼和活动。
  - 避免过度运动；一旦受影响的手臂有不适感，减少活动并抬高手臂。
  - 避免举起重物。
  - 逐渐增加运动的强度和持续时间。
  - 在锻炼期间和锻炼后监测肢体是否有大小或形状的变化。
  - 在锻炼过程中经常休息，使手臂得以恢复。
- 有益的活动。
  - 游泳、淋巴水肿锻炼计划、自我 MLD，瑜伽、水中有氧运动、步行。
- 中等风险活动。

○ 慢跑、骑自行车（带低风阻车把；尽可能少地握把）、楼梯训练器（不要使用握把；有时把手臂抬起）、跑步机（最低程度的握把）、骑马（松松地握住缰绳）、极限徒步旅行、爬山。

● 高风险活动。

○ 园艺（戴手套）、网球等球拍运动、高尔夫球、铲雪、移动家具、搬运行李、提重的杂货袋、擦洗、用受影响的手臂举重物（不超过 6kg）、激烈的骑马运动（抓住缰绳）。

如果想进行中、高风险活动，你应该与治疗师或医师讨论额外的预防措施（活动期间施加额外的压力）。

● 旅行。

○ 避免前往蚊虫肆虐的地区。

○ 乘坐汽车、火车或飞机旅行时，在弹力袖套外再戴一条绷带或弹力衣。增加中途停车的次数或经常从座位上站起来。

● 皮肤护理。

○ 保持皮肤细致清洁。

○ 检查皮肤是否有破裂、真菌感染或皮疹。

○ 每天保湿，特别是在淋浴或盆浴后保湿。使用合适的软膏或乳液（最好不含酒精和香精）。

○ 沐浴或盆浴后使皮肤彻底干燥（特别是在皮褶和趾蹼处）。使用柔软的毛巾，不要擦洗。

○ 如果你接受了放疗，请将医师推荐的药膏涂抹在因放疗而发红的皮肤上。避免在池水含氯的泳池游泳及在阳光下直晒。

● 营养。

○ 要保持理想的体重。

○ 淋巴水肿患者对饮食没有特殊要求。保持饮食均衡。如今，大多数营养学家都推荐低盐、低脂、高纤维的饮食。

○ 不推荐吃太少的蛋白质，因为这可能导致严重的健康问题。减少蛋白质摄入不会减少淋巴水肿中的蛋白质成分。

● 如果有如下表现，请去看医师。

○ 有任何感染迹象（发热、发冷、皮肤发红发烫）。

○ 注意皮肤瘙痒、皮疹、真菌感染或其他异常变化。

○ 手指、手、手臂或胸部水肿加重。

○ 感到疼痛。

下肢淋巴水肿的注意事项

● 避免皮肤受伤。

○ 不要赤足走路。

○ 宠物：与宠物玩耍时要小心，以免抓伤。

○ 蚊虫叮咬：使用驱虫剂，避免去蚊虫多的地方。

○ 趾甲护理：趾甲应该剪短，但剪趾甲时要小心、不要剪掉皮肤角质层。

○ 剃毛：用电动剃须刀去除腿部或下半身的毛发，不要用剃须刀片。

○ 注射：不要在有水肿（有风险）的腿、患侧的臀部或腹部进行注射。

○ 静脉穿刺：不要从受影响的（有风险的）腿部抽血。

○ 妥善照顾小伤：随身携带酒精棉签、局部用抗生素和绷带。

○ 穿结实的鞋以避免足踝受伤。

○ 不要在腿部或身体下半部打孔或文身。

● 避免高温。

○ 避免热水淋浴和热水盆浴。腿部不应放在高于 38.9℃ 的热水中。使腿部彻底干燥，但要避免用毛巾擦洗或擦拭皮肤。

- ○ 避免在受影响的腿上放热敷袋和（或）冰袋。
- ○ 避免进行桑拿浴、热水浴和旋涡浴。不要太靠近燃烧中的壁炉。
- ○ 避免在受影响的腿部和腰部进行按摩（揉捏、抚摸等）。注意：MLD 不是一种按摩方式。
- ○ 避免使用刺激皮肤的化妆品。
- ○ 避免晒伤。在阳光下要使用防晒霜，并用衣服或干毛巾遮盖住受影响的腿。

- 衣服／弹力袜／首饰。
  - ○ 避免穿太紧的衣服（起约束作用的内衣、裤子、袜子或长筒袜）。
  - ○ 不要佩戴紧的首饰（如趾环）；避免在足踝上佩戴弹力带。
  - ○ 全天穿着弹力袜或连裤袜。穿戴弹力衣时要戴橡胶手套。至少每 6 个月见一次治疗师，检查一下弹力衣的情况。如有必要，晚上使用绷带。

- 锻炼。
  - ○ 始终与治疗师讨论适合患者的锻炼和活动。
  - ○ 避免过度运动。一旦受影响的腿部有不适感，减少活动并抬高腿部。
  - ○ 经常抬高腿部；避免长时间站立、坐着或交叉双腿。
  - ○ 逐渐增加运动的强度和持续时间。
  - ○ 在锻炼期间和锻炼后监测肢体大小或形状的变化。
  - ○ 在锻炼过程中经常休息，使腿部得以恢复。

- 有益的活动。
  - ○ 游泳、淋巴水肿锻炼计划、自我 MLD，

瑜伽、水中有氧运动、步行、跑步机（10~15 分钟，慢速）、悠闲地骑自行车（15~20 分钟；使用宽而舒适的车座）、小腿肌肉收缩、深呼吸练习。

- 中等风险活动。
  - ○ 慢跑、骑自行车（超过 30 分钟）、楼梯训练器（超过 55 分钟）、跑步机（超过 15 分钟）、轻度骑马、打高尔夫球。

- 高风险活动。
  - ○ 跑步、网球等球拍运动、曲棍球、足球、摔跤、跆拳道、有氧踏板操、用受影响的腿部举重物、剧烈骑马、长时间坐着或站立。

如果想进行中、高风险活动，你应该与治疗师或医师讨论额外的预防措施（活动期间施加额外的压力）。

- 皮肤护理。
  - ○ 保持皮肤细致清洁（始终穿干净的内衣和袜子）。
  - ○ 检查皮肤是否有破裂、真菌感染或皮疹。
  - ○ 每天保湿，特别是在洗澡或沐浴后保湿。使用合适的软膏或乳液（最好不含酒精和香精）。
  - ○ 沐浴或盆浴后使皮肤彻底干燥（特别是在皮褶和趾蹼处）。使用柔软的毛巾，不要擦洗。
  - ○ 如果你接受了放疗，请将医师推荐的药膏涂抹在因放疗而发红的皮肤上。避免在池水含氯的泳池游泳及在阳光下直晒。

- 营养。
  - ○ 肥胖可能对水肿产生负面影响，因此要保持理想的体重。
  - ○ 淋巴水肿患者对饮食没有特殊要求。保持

饮食均衡。如今，大多数营养学家都推荐低盐、低脂、高纤维的饮食。

- ○ 不推荐吃太少的蛋白质，因为这可能导致严重的健康问题。减少蛋白质摄入不会减少淋巴水肿中的蛋白质成分。
- 如果你有如下表现，请去看医师。
  - ○ 有任何感染迹象（发热、发冷、皮肤发红和发烫）。
  - ○ 注意皮肤瘙痒、皮疹、真菌感染或其他任何异常变化。
  - ○ 手指、手、手臂或胸部水肿加重。
  - ○ 感到疼痛。
- 旅行。
  - ○ 避免前往蚊子肆虐的地区。
  - ○ 乘坐汽车、火车或飞机旅行时，在弹力衣外再穿一条绷带或长筒袜（见 5.20.6 内容）。增加中途停车的次数或经常从座位上站起来；经常地抬高腿部。

5.20.6　淋巴水肿患者的旅行

对于淋巴水肿患者和有患淋巴水肿风险的人来说，航空旅行具有挑战性。在飞行期间，机舱压力低于地面上的大气压，这会导致结缔组织中的压力变化。压力变化后，即使在正常组织中也可能会导致水肿。很明显，这些与旅行相关的问题可能会对淋巴系统受损的患者造成更严重的损害。

为了避免水肿的发作并防止已存在的淋巴水肿恶化，建议患者在航空旅行时穿上弹力衣。弹力衣会增加组织压力并且有效防止组织中的液体淤滞。

虽然淋巴水肿会给旅行造成一些困难，并需要做更细致的计划，但淋巴水肿患者不应该因此就不再乘坐飞机。以下建议旨在帮助淋巴水肿患者规划一个愉快的旅行。

5.20.7　淋巴水肿和航空旅行

商业航空旅行快速、安全、方便，并且在绝大多数情况下不会对健康产生任何有害的影响。然而，飞机环境和其他航空旅行相关的因素可能会对淋巴水肿患者或有患淋巴水肿风险（潜伏性淋巴水肿）的人群造成一定的压力。问题因素包括气压（和密度）、机舱压力和机舱环境（空气质量、座位）。

海拔高度对气压的影响

空气压力是由压在地球、身体、海洋及空气下方的空气的重量引起的。压力值取决于压力测量点以上的空气量；如果海拔升高，压力就会下降。特定海拔高度的确切压力取决于天气条件。要了解压力如何随海拔降低的一般概念，可以使用以下近似值：

根据经验，高度每增加 1000 英尺（304.8m），大气压力下降约 25.4mmHg。在海平面，大气压约为 101.3kPa；8000 英尺（2438.4m）处的大气压约是 75.2kPa。

机舱压力（机舱高度）

商用飞机能够在与人类生活不相容的高度飞行，但由于机载环境和增压系统，乘客和机组人员通常不会受到负面影响。在高海拔地区飞行的飞机舱受压，并且飞机内部的压力必须保持在机身的设计范围之内。虽然受到压力，但在高空飞行时，机舱压力小于地面上的机舱压力。打算在 40000 英尺（12192m）处飞行的飞机的机舱压力设计为：从出发机场的高度逐渐上升到最高 8000 英尺（2438.4m）左右，然后在下降期间慢慢减小压力，直到它与目的地机场的气压相匹配。

规定要求商用飞机要能够在最大授权飞行高度维持机舱高度不高于 8000 英尺（2438.4m）；对于大多数飞机而言，在 40000 英尺（12192m）处飞行时，机舱压力保持在 7000 英尺（2133.6m）左右水平。换句话说，在该高度飞行时，飞机内的空气就像在 7000 英尺（2133.6m）高的山峰上。参考上述信息，很明显 7000 英尺（2133.6m）处的空气压力（和密度）要低于海平面。一些新一代飞机能够保持较高的机舱压力。

海拔高度对空气密度的影响

简单地说，密度是任何物质的质量除以其体积的商。空气密度与压力成正比。随着海拔的升高，压力降低，空气密度也随之变小。因为空气是气体，所以它可以被压缩或膨胀。当空气被压缩时（导致压力升高），更多的空气会占据一个特定的体积，空气密度变大。当加在气体上的压力降低时，空气膨胀并占据更大的空间，空气密度变小。氧气占空气体积的约 21%（在海平面及低海拔高度），但由于空气密度随海拔升高而变小，吸入的氧气量会随着每次呼气而减少。因此，较少的氧气被吸收到血液中并在飞行期间在整个身体中循环。

机舱压力及对淋巴水肿的影响

许多患者说他们在飞行时开始发生肢体肿胀。1993 年在澳大利亚进行的一项研究中，490 位患者中有 27 位报告在飞机飞行期间发生淋巴水肿（15 例下肢和 12 例上肢），67 例患者报告已有淋巴水肿恶化（44 例下肢，23 例上肢）。

对此最合理的解释可能是缺少活动，特别是对下肢水肿者。

大多数飞机空间都很拥挤，乘客经常感觉不舒服，无法伸展身体或轻易离开座位。众所周知，即使是淋巴系统正常的人在长途飞行中也会出现足和足踝的水肿。不活动与淋巴引流受损相结合可能会引发更严重的后果。

不活动时，腿部处于下垂状态，随后静脉血液汇集，会导致下肢组织液增加。这可能足以引发潜伏性淋巴水肿患者的淋巴水肿发作，或者使已经存在的腿部淋巴水肿恶化。

除了不活动外，其他因素也可能在淋巴水肿患者中起关键作用。

机舱内空气压力的降低（空气重量施加在身体上的力），特别是在长途飞行中，可能引发淋巴水肿的发作或加剧已有淋巴水肿的症状。

减压确实对受淋巴水肿影响的组织或可能受淋巴水肿影响的组织产生一定的影响（筋膜上组织）。减压会使更多的液体从毛细血管过滤到组织中。一部分这种液体必须通过淋巴系统去除。由于滤过增加导致间质液增多，这可能引发或加重淋巴水肿。还可以假设舱室中较低的压力会使组织中的纤维化囊变圆，引起邻近结构的压力升高和（或）变形，例如淋巴集合管和毛细淋巴管的入口阀。这也可能导致水肿和（或）淋巴液吸收受阻。

在许多情况下，由于水肿引起持续拉伸，皮肤中的弹性纤维因淋巴水肿而受损。这是舱室低压环境下可能引起淋巴水肿恶化的另一个因素。

加压舱内的空气质量和湿度

飞机上的环境系统有过滤、温度控制功能，还负责将湿度保持在合理的水平。在现代化飞机中，一半的机舱空气是从发动机进气口吸入的新鲜空气，另一半空气是从机舱进行再循环和过滤的空气。过滤系统［一些飞机配备有高效微粒空气（HEPA）过滤器］可轻松将舱内污染物维持在低水平。每 2~3 分钟全部更换一次空气，这比典型的家庭或办公楼的环境系统效率要高。

然而，加压舱室中的湿度通常低于 20%。这相当干燥并且可能导致人脱水，这是淋巴水肿的另一个复杂因素。可以在航空旅行期间多饮水来抵消脱水的负面影响。必须强调的是，酒精有脱水作用，不应用于替代体液。

在飞行过程中避免水肿发作的方法

压力疗法似乎是避免航空旅行期间淋巴水肿的最有效措施。压力疗法［绷带和（或）弹力衣］会升高组织的压力。组织压力的升高有效地减少了组织中液体的淤滞并促进淋巴液和静脉血回流。

强烈建议进行飞行练习。航空公司通常提供关于飞行练习的小册子或视频演示，如果演示时穿着弹力绷带或弹力衣，则极为有益。

以下是给航空旅客的一些建议。

- 提前计划。
  - 如果有任何疑问，应咨询医师和淋巴水肿治疗师。医师可回答有关绷带、弹力衣或药物的安全问题。
  - 如果有患淋巴水肿的风险，请与医师和（或）淋巴水肿治疗师讨论，在飞行期间穿着合身的弹力衣或短拉伸绷带是否是有益的。
  - 出发前应该检查弹力衣的质量。如果你有多件弹力衣，请多带一件备用。如果前往高海拔地区，预防措施与飞行相同。
  - 旅行时应管理好自己的行李。如果与其他人或团队一起旅行，请让其他人帮忙搬运行李。如果独自旅行，请使用带轮子的行李箱，不要用水肿的手臂从行李传送带上取行李。
  - 随身携带处方药；如果有必要，请在离开前准备好处方上的药，以确保量足够整个假期使用。如果目的地是炎热或蚊虫肆虐的地区，请采取预防措施（防晒霜、驱虫剂和抗生素）。如果前往丝虫病流行的热带国家（特别是在雨季），请咨询医师需要携带的特殊药物。随身携带一些抗真菌粉剂（酒店房间的卫生间和淋浴可能是感染源）。
  - 携带润肤露，因为加压舱内的空气非常干燥。
  - 如果可能，请求坐在出口处的座位，这样能获得更大空间放腿。请务必要求坐在过道座位，以便定期起身而不会打扰旁边的人。
  - 穿上宽松舒适的衣服和以前穿过的舒适的鞋子。如果有腿部淋巴水肿，请不要在飞行过程中脱鞋。
  - 留出足够的时间办理登机手续并到达登机口。
- 飞行期间。
  - 穿上弹力衣。在弹力衣外穿上一条短拉伸绷带以抵消舱内低压的影响可能是一个好主意；在出发前与治疗师讨论这一点。
  - 多喝水或果汁，少吃饭，因为机舱内的空气非常干燥。
  - 请其他人帮忙把随身行李放在头顶的行李舱内。
  - 经常站起来并在机舱内走动。
  - 请勿在前方的座位下放置任何物品，留出空间伸展和锻炼腿部。
  - 如果手臂有淋巴水肿，要经常抬高手臂，带一个"挤压"球做肌肉收缩锻炼。
  - 如果穿有露趾长筒袜，建议在足趾和可能暴露的足部包扎绷带。
  - 除了手臂袖套外，可能还需要戴手套（或手指/手绷带）。如果长手套没有指根，可能要在手指上包扎绷带。
  - 最好在弹力衣外戴一条短拉伸绷带，以抵消舱内低压的影响，这一点应与治疗师进行讨论。
  - 做简单好记的肌肉收缩练习（旋转足部，交替抬起足跟和足趾等）。请治疗师推荐在飞行中适合进行的锻炼。
  - 放松，享受飞行。
- 抵达。
  - 在到达最终目的地之前，请勿脱掉弹力衣和其他绷带材料。
  - 抵达目的地后，淋浴和小睡是首要任务。

淋浴能彻底滋润肌肤。在穿好弹力衣时进行几个练习很有益处。

○ 如果在海滩上待很长时间，务必使用防晒霜并盖住患肢。如果腿部有淋巴水肿，在水中时应穿橡胶凉鞋。

5.21　手术治疗

5.21.1　淋巴水肿的手术治疗

淋巴水肿的手术治疗目前得到了国际淋巴水肿界的重视。尽管手术技术有所进步，但大多数临床医师认为，手术主要针对那些使用保守治疗方案（包括 CDT）无效的患者。最近对当代医学文献（2004~2011）的系统回顾总结了淋巴水肿外科治疗及其相关结果（表 5.4）。

首个淋巴水肿治疗手术是 Charles 手术，在 1918 年它被描述为肢体减积手术。该手术改良后包括保留皮肤搭桥和使用嫁接皮肤促进愈合（Sistrunk 和 Homans-Miller 手术）。这些手术存在严重并发症，包括出血和血肿、皮肤坏死、感染、DVT、肺栓塞、瘢痕或瘢痕疙瘩形成及治疗后淋巴水肿恶化或复发。1935 年，带蒂皮瓣出现，建立了从淋巴管受损的解剖区域到淋巴引流正常区域的连接。这些早期手术的结果各不相同，经常引

起感染和住院时间延长。Thompson 手术是在 1962 年引入的，通过创建一个埋藏的真皮瓣，在肢体的真皮和深层淋巴管之间建立联系。但该手术是不成功的，因为皮瓣往往不能存活，并且没有证据表明建立起了深层淋巴连接。

在过去几十年中，随着外科技术的进步用于淋巴水肿治疗的微创手术方法已被引入。这些手术分为切除术或减积术、吸脂术、淋巴旁路术和组织转移术。切除术涉及淋巴水肿区域皮肤和软组织的根治性移除（切除）。然后用皮肤移植物覆盖该区域以进行愈合。与该手术相关的并发症包括出血（血肿）、移植皮肤死亡（坏死）、感染、慢性伤口或延迟愈合、血凝块、瘢痕形成或外观不良、剩余淋巴管破坏和淋巴水肿复发。在作者所做的系统回顾中，共确定了 22 项研究，有 125 名患者接受了四肢（上肢或下肢）或外生殖器区域（阴茎或阴囊）的切除术（减积术）。总体积减小范围为 18%~118%，其中加权平均减少 91%。在一篇关于系统性淋巴水肿治疗的综述文章中，Mehrara 等人报道了切除术通常仅用于淋巴淤滞象皮病患者。

吸脂术作为一种现代技术被引入，用来去除皮下脂肪以减少肢体的整体大小。人们认为它比根治性切除术后发病率更低；并发症包括出血，感染，皮肤脱落，麻木和水肿复发。2004~2011 年，四项已发表的研究回顾了 105 位接受了吸脂术的患者。

表 5.4　淋巴水肿手术治疗的系统回顾结果（改编自 Cormier 等人）

手术	研究数量	患者人数	随访时间（月）	体积减小 (%)	淋巴水肿评估	质量分数，范围
切除术 / 减积术	6	125	18~72	22[a]	周径，红外体积测定	2
吸脂术	4	105	6~26	18~118	水置换，周径	6~12
淋巴重建术	8	2089	9~87	2~59	水置换，周径	4~8
组织转移术	4	61	12~120	+ 13~81	水置换，周径	4~11

注：a—切除或减积术后的体积减小仅在一项研究中有所报道。

尽管吸脂术术后的发病率要低于减积术，但患者仍需要穿弹力衣，并且记录的也有淋巴水肿复发的情况。

人们已经提出各种淋巴旁路技术可用于治疗淋巴水肿，目的是在淋巴通道和相邻静脉（最常见的选择）之间产生微观连接以"绕过"淋巴阻塞的区域。微血管淋巴管－静脉吻合术的优点是对组织的切除和破坏最小。然而，这些手术与高的早期失败率（例如，连接的变窄和瘢痕形成）密切相关。这些手术只能由经过大量微血管手术培训的高水平外科医师进行，因为这些手术是在显微镜下进行的。

组织转移术包括淋巴结移植和将远处淋巴结或淋巴组织移植到阻塞的淋巴管区域。与组织转移术相关的并发症包括皮瓣失败和淋巴结或组织供体部位并发症。特别是在淋巴结移植术中，供体部位的剩余淋巴结可能受损，导致淋巴结或组织收集部位的淋巴水肿。有 4 项研究评估了 61 位接受上肢和下肢淋巴水肿组织转移手术的患者，加权肢体体积减小了 48%，但有关持续体积减小的长期随访数据并未进行报道。

尽管有些研究报道称淋巴水肿手术治疗后体积明显减小，但大多数研究发现患者在术后仍需继续穿着弹力衣。手术治疗还需要有受过专业训练的内科医师参与，保险公司目前认为淋巴水肿手术的"有待进一步研究"。一般来说，这些治疗费用从 20000 美元到 40000 美元不等，且不包括术后护理、持续的 CDT、弹力衣和住院治疗费用。因为这些手术的保险覆盖很有限，通常选择接受手术治疗的都是比较富裕的患者。

5.21.2　淋巴水肿手术作为综合淋巴水肿治疗系统的一部分

介绍

非手术治疗仍然是淋巴水肿的一线护理标准内容。当淋巴水肿手术被列入患者的综合淋巴水肿治疗计划中时，它能带来单独非手术治疗无法实现的有效和长期的改善。这样的治疗方案可以令许多问题有显著改善，如复发性蜂窝织炎，无法穿上合体的衣服，手臂或腿部功能丧失，以及想减少淋巴水肿治疗和弹力衣的穿着。

成功的综合淋巴水肿治疗计划会选择正确的患者，以及为每位患者选择正确的手术类型，术前和术后由经验丰富的 CLT 及知识渊博且经验丰富的淋巴水肿外科医师进行淋巴水肿治疗，从而取得最佳治疗效果。淋巴水肿手术不是"快速修复"，并且仅用一种外科手术方法针对所有适应证或缺乏治疗随访，会产生不一致的结果。联合或分阶段淋巴水肿手术也可能获得更好的治疗效果。

淋巴水肿手术的患者选择

适合做淋巴水肿手术的患者愿意在任何外科手术前后继续进行淋巴水肿治疗。他们理解自我护理的重要性，并能根据自身情况在需要时继续进行压力治疗。这些患者也意识到及时更换弹力衣的重要性。不适合淋巴水肿手术的患者包括那些从未参加过保守治疗且从未穿过弹力衣的患者，及那些不愿参加 CDT 并总是寻找快速"奇迹疗法"的患者。其他限制患者进行手术的因素是吸烟、肥胖或病态肥胖。

一般而言，肥胖和病态肥胖会导致手术效果不佳，淋巴水肿手术也是如此。在考虑进行淋巴水肿手术之前，应参与一个协调项目进行有意义的减重，其中可能包括行为、饮食和社会心理咨询及可能要进行的减肥手术。许多肥胖患者的淋巴水肿即使在发生显著体重减轻后也可能是永久性的。

与外科手术选择相关的淋巴水肿的进展

在淋巴水肿的早期阶段，例如第 0 阶段和第 1 阶段，手臂或腿部的水肿主要由淋巴液组成。此时，更适合用 CDT 进行水肿的保守治疗。患者也可以对某种淋巴水肿手术有良好反应，例如淋巴管 – 静脉吻合术（lymphaticovenous anastomsis，LVA）或 VLNT，以逆转或大大减轻液体水肿。随着时间的推移，手臂或腿部的淋巴通道会分解、变硬，并无法有效清除多余的淋巴液（图 5.259）。

淋巴液的持续累积会导致组织中固体的永久沉积，尤其是病理性脂肪。这些固体沉积是永久性的，可以很容易通过 MRI 等检查看到（图 5.260）。在这种情况下，即使是由经验丰富的淋巴水肿治疗师进行 CDT，患者在保守治疗后仍然存在可测量的肢体体积差异。淋巴水肿的第 2 和第 3 阶段是普遍存在固体沉积的阶段。

淋巴水肿也会大大增加感染的风险，比如蜂窝织炎在淋巴水肿患者中可能很严重。这些感染需住院进行抗生素静脉注射治疗。手臂或腿部水肿经常导致功能障碍，干扰工作和日常生活。

淋巴水肿的液体或固体状态描述对于简化复杂淋巴水肿疗疗过程是很有用的。它使患者和临床医师更容易地交流疾病进展的程度，并更好地确定哪些治疗对患者的情况最有效。笔者并不打算用这种描述来完全或完整地描述淋巴水肿疾病的各个方面。

淋巴水肿的液体显著部分可以通过生理学微血管手术进行有效治疗。这些手术包括 LVA，VLNT 和淋巴管 – 淋巴管旁路术（lymphaticolymphatic bypass，LB）。在 LVA 手术中，淋巴通路直接连接到小静脉以绕过阻塞源。VLNT 手术涉及将淋巴组织从身体的另一个位置移植到受影响的区域。LB 涉及淋巴管之间的直接连接，该手术不常用。这些手术往往会减少治疗和弹力衣的使用，笔者甚至已经看到有些患者完全不再需要弹力衣。

当患者的淋巴系统损伤较小时，手术治疗往往会有更好的结果。因此，进行 LVA 或 VLNT 手术的最佳患者是早期淋巴水肿患者；患有更晚期疾病且存在大量固体沉积的患者是第二优选。在这些情况下，最好的保守疗法也不能再减小受影响的手臂或腿的体积并达到健侧水平。对这些患者，更好的方法是用 SAPL 治疗，以先除去过量的固体。

在发生过量固体沉积之前，当患者仍然处于淋巴水肿的液态阶段时，进行 VLNT 或 LVA 等生理手术是重要的。延迟保守或外科淋巴水肿治疗可能会使固体沉积，并可能需要患者进行 SAPL 治疗。在进行了 SAPL 手术并且愈合之后，VLNT 和 LVA 也可以用作第二阶段手术。第二阶段 VLNT 和（或）LVA 可以减少弹力衣的使用和所需的治疗，并且效果比单一方法更好（图 5.261）。

当用 VLNT 或 LVA 来减小体积时，许多研究显示了不同的结果。笔者发现，治疗结果好的患者先用保守疗法和压力疗法减少过量的液体体积，然后使用 VLNT 或 LVA 减小压力和治疗以保持成果。

SAPL 最好地解决了通常在以后的慢性病例中发现的永久固体沉积物。例如，受到晚期、慢性、无凹陷淋巴水肿影响的手臂或腿部，其尺寸从未减小到或接近对侧肢体的尺寸，健侧在淋巴水肿治疗过程中，其特征很可能是固体水肿，而不是液体水肿。在这种情况下，LVA 或 VLNT 可以改善主观淋巴水肿症状，例如肿胀感或沉重感，但不能减小总体体积。

进行 LVA 或 VLNT 时，不会有体积大幅度减小，而使用 SAPL 则可能大幅度减小水肿肢体体积。例如，在 Damstra 等人的一项研究中，固体淋巴水肿患者进行了 LVA 后，其过剩的体积几乎没有任何减少（图 5.262）。

淋巴水肿手术的类型

现代淋巴水肿手术如（LVA、VLNT、LB 和 SAPL）比以前根治性外科手术更精确，侵入性更小。之前的手术，例如 Charles 手术，涉及大规模去除皮肤和更深层组织，直到肌肉筋膜的水平，皮肤

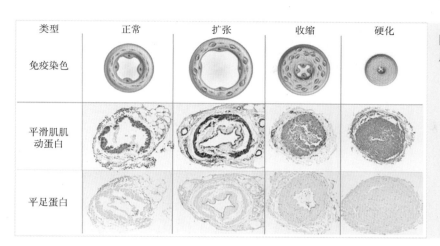

类型	正常	扩张	收缩	硬化
免疫染色				
平滑肌肌动蛋白				
平足蛋白				

图 5.259　淋巴集合管损伤的进展和相应的免疫染色结果

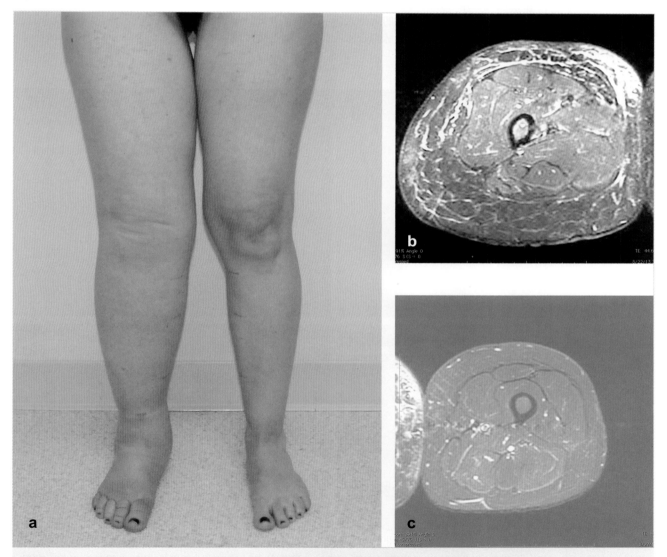

图 5.260　右腿患有慢性、固体、无凹陷水肿的患者的照片和 MRI 扫描图像。a. 腿部临床表现；b. 患有淋巴水肿的右腿上部的 MRI 横切面，过多的淋巴水肿固体或脂肪清晰可见（显示为灰色），淋巴水肿液体（显示为白色）散布在固体内及其周围；c. 未受影响的左腿上部的 MRI 横切面

5

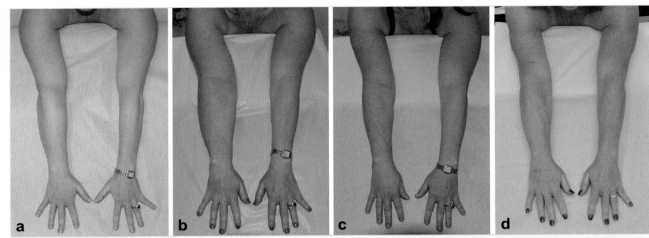

图 5.261 乳腺癌患者接受右侧乳房肿瘤切除术、腋窝淋巴结清扫术及放疗后，右臂出现淋巴水肿。a. 最开始时患者右臂出现液体、可按压的淋巴水肿，当时患者拒绝进行手术；b. 3 年后患者情况：尽管进行了保守治疗，淋巴水肿仍然进展并且患肢体积增加，成为固体、无凹陷的水肿；c. 患者进行负压辅助蛋白质去脂术（SAPL）后 2 个月；d. 患者在 SAPL 后 17 个月和分阶段淋巴管 – 静脉吻合术及血管化淋巴结移植手术后 2 个月，肢体体积稳定，减小了 98%，平均每天有 16 小时不穿弹力衣

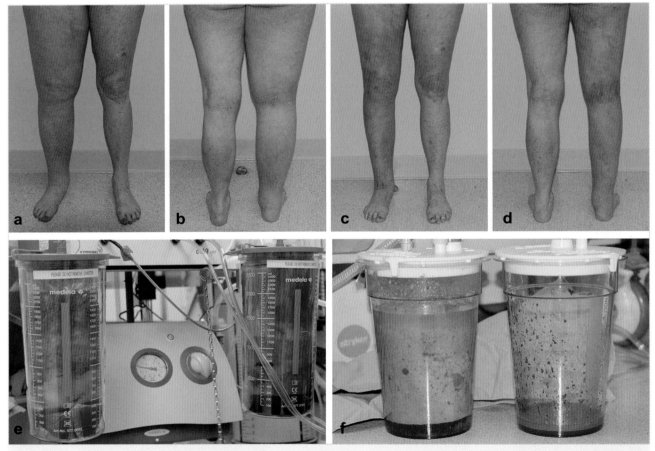

图 5.262 患者在进行子宫切除术、输卵管 – 卵巢切除术和淋巴结清扫术治疗卵巢癌后，右腿有慢性、不可按压，无凹陷淋巴水肿病史 4 年。她以前曾在其他地方接受过右侧大腿的血管化淋巴结移植术，以及右足和小腿的淋巴管 – 静脉吻合术，手术使肿胀和沉重的症状略微改善，但过量的体积并未减小。a-b. 施行 SAPL 之前的患者，体积超过 3554cm³；c-d. SAPL 后 8 个月患者右腿体积减小 82%，膝关节活动度增加；e-f. SAPL 期间去除的淋巴水肿固体和脂肪盛放于容器中

移植物位于伤口之上。此类手术的示例见图 5.263~图 5.265。这些侵入性手术现在仅限用于极少数极端病例，包括增厚、下垂和发炎的皮肤和组织。

淋巴管－静脉吻合术

淋巴管－静脉吻合术（lymphaticovenous anastomosis，LVA）手术直接连接淋巴管与附近静脉。这些连接的直径通常小于 1mm，需要超显微外科操作。1969 年 Yamada 最初描述了该手术，随后在 20 世纪 70 年代 O'Brien 等人又进行了描述。后来，日本的 Koshima 等人和意大利的 Campisi 等人描述了 LVA 技术的重大进展。手术通常用主动瓣膜连接静脉，使多余淋巴液单向流回到静脉系统。在手臂或腿的远端周边部分，更靠近手或足处，单个或多个浅表淋巴管与静脉相连接。在近端区域，靠近腋窝或腹股沟处，淋巴管较大且数量较少，通常连接数量较少（图 5.263 和图 5.264）。

吲哚菁绿成像（图 5.265）可以帮助绘制淋巴解剖图，并极大地帮助淋巴水肿外科医师在手术过程中找到微小的淋巴管。连接的位置和类型可能因患者而异，并且受患者的解剖学、外科医师的经验及淋巴水肿本身进展的影响很大。由于不需要供体部位且受影响的手臂或腿部仅有一小部分淋巴管进行连接，因此 LVA 的侵入性最小，并且在所有淋巴水肿手术中具有最低的整体手术风险和复发率（图 5.266）。这也使 LVA 成为预防未来淋巴水肿的理想选择。

淋巴管旁路术

1986 年，德国的 Baumeister 等人最初对淋巴管旁路术进行了描述。该手术涉及将受影响手臂或腿中的淋巴管直接连接到身体不同健康部位中的淋巴管。未受影响区域的长淋巴管被用作导管连接患病淋巴管与健康淋巴管，越过淋巴阻塞部位。笔者报道了肢体体积和淋巴转运指数有改善，也发现体积有减小，手臂的尺寸比腿部减小更多。虽然该手术存在一个理论风险，即获取供体部位会出现新的淋巴水肿，但这一风险似乎很低。

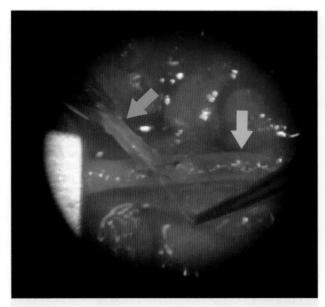

图 5.263 通过手术显微镜观察到的淋巴管－静脉吻合术（LVA）。淋巴管（绿色箭头）已连接到小静脉一侧（蓝色箭头）。可以看到异硫氰酸蓝染料从淋巴管排出到静脉

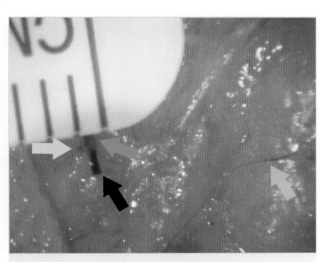

图 5.264 LVA 期间通过显微镜观察到的大淋巴管的尺寸（绿色箭头，直径约 0.6mm）。标尺上的标记增量为 1mm。黑色大圆柱体是 3-0 缝线，供尺寸参考（黑色箭头）。在淋巴管的左侧可以看到用于淋巴管至静脉吻合的两根 11-0 缝线（黄色箭头）。在手术部位也可以看到 11-0 缝线（蓝色箭头）

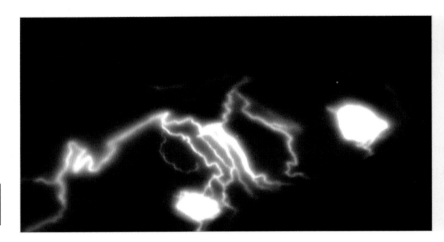

图 5.265 手术期间吲哚菁绿造影显示的足部淋巴管

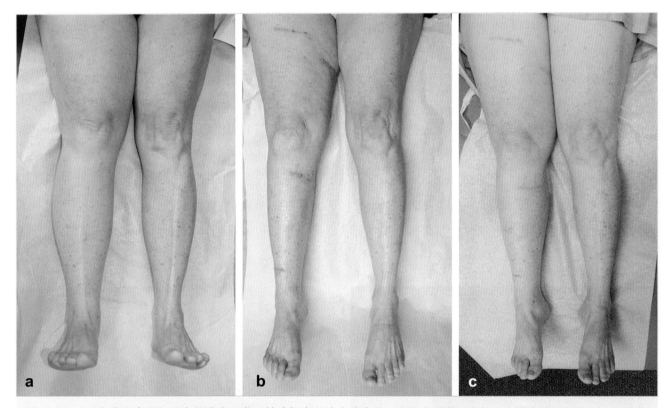

图 5.266 子宫癌患者进行子宫切除术、淋巴结清扫术和放疗治疗后，右腿出现淋巴水肿。a. 手术前的照片；b. 右腿淋巴管 – 静脉吻合术后 1 周的照片；c. 手术 55 个月后的腿部照片

血管化淋巴结移植术

血管化淋巴结移植术（vascularized lymph node transfer，VLNT）涉及将一些淋巴结和周围组织和脂肪（称为皮瓣）从未受影响的身体部位（称为供体部位）转移到受淋巴水肿影响的区域。据报道，供体部位包括腹股沟、躯干、锁骨上区域（靠近锁骨上方的颈部区域）、颏下区（下巴下方）、网膜和肠道周围腹部的肠系膜。供体部位的选择将受到患者解剖结构和淋巴水肿外科医师的培训和经验的严重影响。虽然大多数外科医师将淋巴结皮瓣转移到腹股沟或腋窝，但有些人更喜欢将皮瓣转移到手腕或踝关节上。

对 VLNT 最早的描述出现在十几年前，并且许多研究表明 VLNT 可有效改善淋巴水肿的症状和水肿。在 LVA 或 VLNT 手术之后，患者的治疗时间通常更少，并且进行压力治疗的时间也比手术前少。该手术可以大大减少有时甚至消除对持续淋巴水肿治疗和弹力衣的使用需求。感染肢体患蜂窝织炎等感染的发病率也有所降低。笔者发现，进行

VLNT 手术后腋窝手臂淋巴水肿患者的手背水肿也明显减轻（图 5.267）。如前所述，病情较轻的患者 VLNT 术后往往改善更显著。同样，患者选择非常重要，VLNT 可能无法像 SAPL 治疗那样有效治疗慢性淋巴水肿中的过量固体（图 5.268）。

5

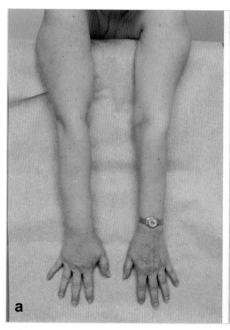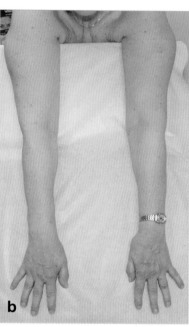

图 5.267　乳腺癌患者进行双侧乳房切除术、右淋巴结清扫术和放疗后，右臂出现淋巴水肿。a. 手术前的手臂；b. 右腋窝血管化淋巴结移植术联合腹壁下动脉穿支皮瓣术进行乳房重建，术后 4 年的稳定结果。患者不需要每日穿着弹力衣或治疗

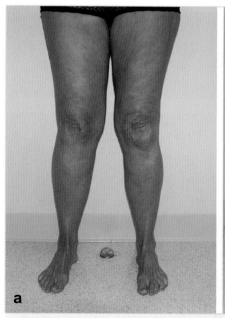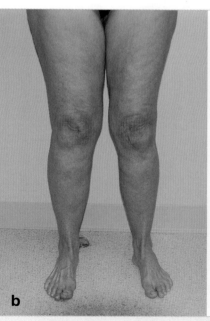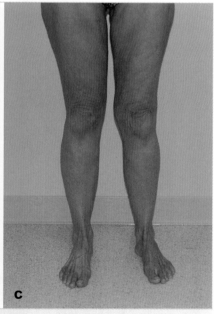

图 5.268　患者进行子宫切除术和双侧盆腔淋巴结清扫术后，右腿出现可按压、液体淋巴水肿。初次诊断时的治疗建议是由她的家庭淋巴水肿治疗师进行持续保守治疗，包括白天穿着压力为 30~40mmHg 的弹力衣，夜间穿着 JoViPak，并使用压力泵。患者症状和水肿进展，在初次出现症状 2.5 年后右腿进行了血管化淋巴结移植术（VLNT）。术后，水肿和肿胀的症状明显改善，出现水肿时消肿得更快。她夜间不再需要使用弹力衣或压力泵，并且淋巴水肿治疗的频率也降低了。a. 出现初始症状；b. 初始症状 19 个月后；c. 右腿行 VLNT 9 个月后

5

对于进行乳腺癌治疗后的淋巴水肿患者，可以在施行腹壁下动脉穿支（deep inferior epigastric perforator，DIEP）皮瓣乳房重建术的同时进行 VLNT。一起切取 VLNT 皮瓣和 DIEP 皮瓣，作为一个单元一起移植至胸部和腋窝。这样进行的乳房重建，具有优异的长期效果，同时改善了手臂和躯干的淋巴水肿（图 5.269）。该组合方法对于难治、复杂的患者尤其有效，这些患者在癌症治疗中胸部和腋窝软组织中产生了大量的瘢痕和放射性改变。

VLNT 已被证明可通过几种不同的机制改善淋巴水肿。如果可能，VLNT 受体部位的手术瘢痕松解可以在腋窝进行，松解瘢痕限制的静脉和淋巴管。在 VLNT 皮瓣中插入健康组织可防止该区域中瘢痕组织再积聚。使用不同的成像技术如淋巴显像和吲哚菁绿激光成像也显示了受影响区域中剩余

淋巴管直接再生到移植的淋巴组织中。此外，也有研究报道了一种消除淋巴液淤滞的直接泵送机制，还描述了组织纤维化的进一步减少和生长因子（如 VEGF-C）的表达增加。使用吲哚菁绿和（或）淋巴腺的术中成像可帮助找到皮瓣中的淋巴结（图 5.270）。

已有一些 VLNT 后出现手臂或腿部淋巴水肿的罕见病例被报道，水肿出现在皮瓣、腋窝和锁骨上（颈部）区域的皮瓣供体部位。使此类风险最小化需要经验丰富的淋巴水肿外科医师完全了解患者个人的淋巴解剖结构。虽然手术中存在供体部位出现淋巴水肿的风险，并且不应低估该风险，但医学文献中仅报道了个案，并且大多数淋巴水肿外科医师认为出现新的淋巴水肿的风险非常低。

淋巴水肿外科医师使用反向淋巴绘图，还通过绘制最靠近淋巴结皮瓣供体部位的手臂或腿部的淋

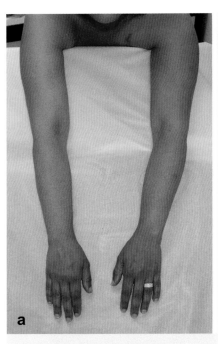
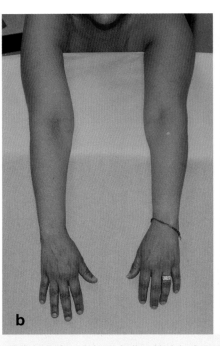
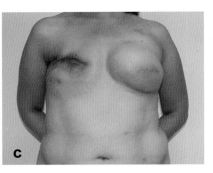
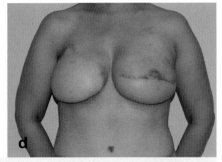

图 5.269　右侧乳腺癌患者进行了双侧乳房切除术、右侧腋窝淋巴结清扫术和右侧乳房和胸壁放疗后，右臂出现可按压的淋巴水肿。最初的乳房重建是在双侧使用组织扩张器。右侧组织扩张器发生感染并被取出，结果经放射治疗的右侧乳房皮肤紧紧地贴在胸壁上。其淋巴水肿的治疗方法是综合消肿治疗，包括徒手淋巴引流，使用绷带和弹力衣。她白天需要穿着一件压力为 30~40mmHg 的弹力衣来治疗淋巴水肿。她接受了左侧组织扩张器移除、右侧胸壁瘢痕清理和皮肤放疗及腹壁下动脉穿支（DIEP）皮瓣双侧乳房重建，并联合右侧腋窝血管化淋巴结移植术。术后，症状明显改善，患者不再需要每日穿戴弹力衣治疗其淋巴水肿。a. 手术前的手臂；b. 手术 20 个月后的手臂；c. 术前的乳房和胸壁；d. 术后的乳房和胸壁。注意，术中取出了左侧组织扩张器并用左侧 DIEP 皮瓣替换

巴结图来使供体部位淋巴水肿风险最小化。这类成像技术使用类似淋巴显像中使用的放射性示踪剂和（或）由外周淋巴管吸收的特殊蓝色染料（如异硫氰蓝）（图 5.271）。反向绘图使用成像和淋巴结识别技术，与癌症手术的标准前哨淋巴结定位中使用的类似。这使淋巴水肿外科医师能够识别并保存引流到相邻手臂或腿部的淋巴结，并避免移除或损坏这些

淋巴结。笔者还未收集到采用反向淋巴绘图时发生供体肢体淋巴水肿的病例报道。

负压辅助蛋白质去脂术

负压辅助蛋白质去脂术（suction assisted protein lipectomy，SAPL）可永久性清除淋巴固体和脂肪沉积，这些物质通常在疾病过程后期被发现，并

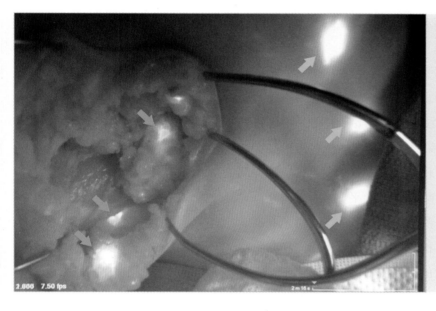

图 5.270　血管化淋巴结移植皮瓣术中，淋巴结的术中激光成像。将吲哚菁绿染料注入皮肤（蓝色箭头）并与淋巴液一起流动到有脂肪的淋巴结中（绿色箭头）。与反向淋巴绘图一起，该成像用于淋巴结的皮瓣设计，使淋巴液不会流动到邻近的手臂或腿

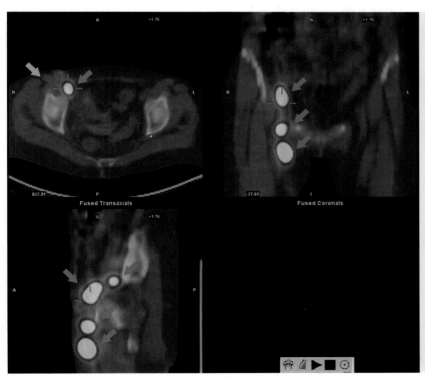

图 5.271　使用反向淋巴绘图来计划 VLNT 切取的图像。这些图像是 ^{99}Tc 示踪剂映射重叠在同一患者的 CT 成像上。吸收腿部注射的示踪剂的前哨淋巴结（红色箭头）清晰可见，然后在手术室中使用标准的手持式 Neoprobe 避开前哨淋巴结。绿色箭头表示远离前哨淋巴结的腹股沟 VLNT 取皮瓣部位

且保守淋巴水肿疗法、VLNT 或 LVA 手术对其无效。该手术与不适合用于治疗淋巴水肿的美容吸脂术不同。SAPL 是淋巴水肿手术的衍生物，也称四周负压辅助去脂（CSAL）术、淋巴水肿吸脂术和淋巴吸脂术。最开始的技术于 1987 年由瑞典的 Brorson 首次引入，这些年来已被改进，在长期临床随访中获得了显著的客观效果。

多数医学文献都支持这种手术治疗的安全性和有效性。这些文献包括一项为期 21 年的前瞻性研究，纳入了 146 名手臂受累患者；一项为期 10 年的前瞻性研究，纳入了 56 名腿部受累患者。最重要的是，SAPL 手术大大降低了严重肢体蜂窝织炎的发生率，及感染住院后用静脉注射抗生素治疗的数量。已发表的研究表明，感染发生率降低了 75% 或更多，过量体积平均减小超过 90%。在笔者发表的系列文章中，报道了手臂受累患者平均感染率下降约 80%，手臂受累患者的过量体积减小 111%，腿部受累患者的过量体积减小 86%。体积过量减小大于 100% 表明经治疗的手臂或腿的最终总体积小于健侧的肢体。SAPL 手术之后，整体治疗后的肢体变小并不罕见，特别是手臂（图

5.272）。无论引起淋巴水肿的原因如何，如手术、放射治疗、创伤或先天性疾病，对有固体淋巴水肿体积过剩的患者 SAPL 治疗的有效性似乎都是一样的（图 5.273 和图 5.274）。经统计，淋巴水肿显著减小，对日常活动的影响，患者的工作能力，肢体功能的改善，淋巴水肿相关情绪困扰的减少以及患者生活质量的明显改善也得到了证实。

当由经验丰富的淋巴水肿外科医师在 CLT 的支持下进行操作时，多种不同的成像检查表明 SAPL 不会进一步损害淋巴管。手术伤口愈合后，手臂或腿部的淋巴引流可以改善。我们还不知道有任何在经验丰富的淋巴水肿外科医师进行 SAPL 手术后淋巴水肿变得更糟的患者，医学文献中也未直接进行报告这样的患者。

必须强调的是，SAPL 在很多方面与美容吸脂术有明显差异，包括使用的手术技巧和仪器、手术的时长和难度及固体物质的去除。病理性淋巴水肿固体和脂肪要比正常脂肪坚固，更难以去除，因此需要不同的手术器械和技术（图 5.275）。由于受影响的手臂或腿的淋巴引流系统之前已被进展的淋巴水肿严重损坏，因此受淋巴水肿影响的手臂或腿

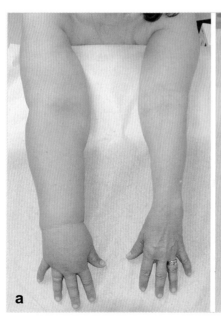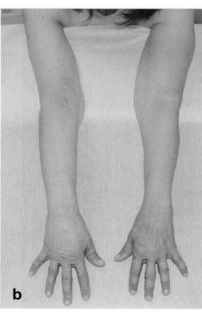

图 5.272　乳腺癌患者接受右侧乳房切除术、腋窝淋巴结清扫术和放疗后，右臂有慢性、固体淋巴水肿，病史 12 年。a. 进行 SAPL 前的患者；b. SAPL 后 8 个月，体积减小 116% 且稳定的患者（受影响的右臂体积小于左臂）

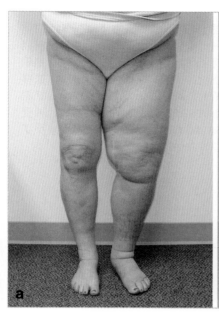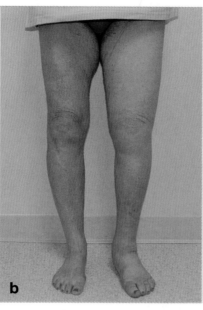

图 5.273　患者有左腿慢性、先天性、脂肪 - 淋巴水肿，病史 46 年，之前进行直接减积手术（Sistrunk 术）且整条左腿内侧有残留长瘢痕。接受 SAPL 治疗后，肢体体积减小了 86% 且稳定，关节活动度得到改善，淋巴水肿和症状减轻。a. SAPL 术前；b. SAPL 术后 21 个月

清除术后疏导水肿和液体沉积的能力大大受损。虽然接受美容吸脂术的患者可以使用相当于 1 级（15~20mmHg）的弹力衣进行充分治疗，并且在术后不进行淋巴水肿治疗，但进行 SAPL 之后情况并非如此。相比之下，接受 SAPL 治疗的晚期淋巴水肿患者需要使用定制的平织弹力衣和由经验丰富的治疗师在术后为其进行 MLD。

虽然 SAPL 能有效去除过量的固体沉积，但它没有解决导致淋巴水肿和液体沉积的病理生理学问题。因此，术后在 CLT 指导下继续穿着弹力衣对于防止病理性淋巴水肿固体和脂肪的再沉积是很必要的。对于一些患者，一旦 SAPL 术后愈合完成，稍后进行 VLNT 和（或）LVA，可显著降低术后对使用弹力衣的要求。

在 SAPL 手术之前和之后，非常需要进行淋巴水肿治疗，并且也无法给患者或治疗师一组简单的术后书面指南。术前试穿定制弹力衣是第一步。另一侧未受影响的手臂或腿部可用作一般模板，以订购术后所需的平织术后弹力衣。根据患者情况，在手术结束时将弹力衣或短拉伸绷带放在手术室中，以尽量减少术后水肿。额外的术后治疗和 MLD 可

以加速消肿，并且因为术后几个月肢体体积会减小，淋巴水肿治疗师必须重新为患者测量和定制合身的平织弹力衣。一旦患者在康复期间回家继续治疗，外科淋巴水肿治疗师与患者的淋巴水肿主治医师必须合作。

最合适进行 SAPL 手术的是慢性、按压无凹陷和固体淋巴水肿的患者。这些患者在完成整个 CDT 疗程后，肢体之间仍然存在显著体积差异。几乎所有准备进行 SAPL 的患者都在连续使用弹力衣，他们术后将被要求继续使用弹力衣。虽然对淋巴水肿治疗的需求在 SAPL 术后已经大大减少，但患者必须愿意与淋巴水肿治疗师继续保持联系。由于体积大幅度减小，症状和蜂窝织炎发作的改善，我们的经验是，对于手术后的患者来说，弹力衣的使用几乎不是一个问题。如下所述，晚些进行的 VLNT 和 LVA 可以降低对弹力衣的要求。

肥胖或病态肥胖患者，不能或不愿意进行术后压力治疗，并且不愿意在术后与淋巴水肿治疗师一同工作的患者不适合进行 SAPL。SAPL 也不适合患有液体淋巴水肿的患者，包括有早期或轻度的症状。

5

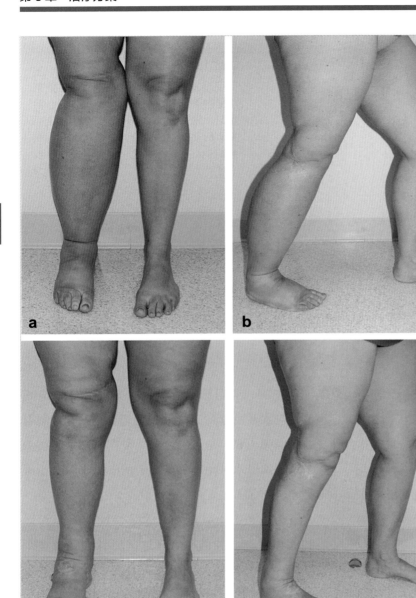

图 5.274　患者有右下肢慢性、固体淋巴水肿，病史 30 年，水肿发生前经历了严重创伤，进行了多次骨和软组织重建的手术，包括使用了多个皮肤移植物。a-b. SAPL 术前的患者；c-d. 右小腿 SAPL 术后 20 个月的患者。接受 SAPL 治疗后，她的小腿体积减小了 88% 并保持稳定

联合和分阶段淋巴水肿手术

　　可以联合或分阶段进行淋巴水肿手术以获得更好的治疗结果。VLNT 和 LVA 等生理手术可以在同一手术中联合进行，或分阶段进行，以提高效率。

　　分阶段淋巴水肿手术可分别治疗固体淋巴水肿和液体淋巴水肿。例如，在 SAPL 手术完成后，一旦愈合，可以进行 VLNT 或 LVA 以减少淋巴液的再沉积。因此，临床上已经联合 SAPL 和 VLNT

手术并采用分阶段方法来控制慢性固体淋巴水肿。首先，进行 SAPL 去除蛋白质固体并减少过量的体积。术后水肿稳定后，用 VLNT 改善淋巴引流并解决随后的液体再沉积。

　　分阶段 SAPL 和 VLNT 联合手术的医疗文献记录了水肿肢体体积的显著减小和对术后使用弹力衣的要求显著降低（图 5.276）。对患有手臂淋巴水肿的患者，这种联合方法会使体积减小超过 83%，并且仅在晚上和夜间需要使用弹力衣。腿部

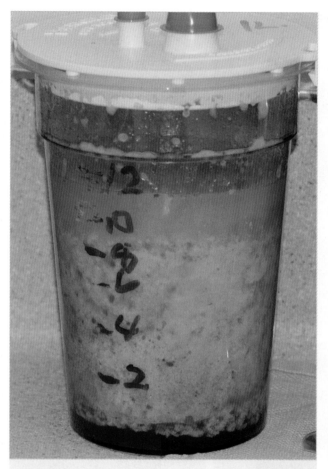

图 5.275 手术容器的照片，容器中有通过负压辅助蛋白质去脂术去除的异质性淋巴水肿固体

淋巴水肿患者具有相似的体积减小和显著的症状改善。

先天性淋巴水肿手术

VLNT 和 LVA 似乎在先天性（原发性）淋巴水肿患者中的效果较差，这点与继发性淋巴水肿不同。这些手术对淋巴水肿症状和水肿的改善似乎与受影响的手臂或腿的淋巴系统的剩余功能有关。在手术或放疗造成损伤之前，手臂或腿部的淋巴系统是正常的，能够更好地响应手术干预（如 LVA 或 VLNT 的早期干预），而因先天性缺陷造成的淋巴系统功能缺陷者则不能很好响应。

相比之下，SAPL 在治疗先天性淋巴水肿和继发性淋巴水肿引起的慢性、固体淋巴水肿同样有效（图 5.277）。在一项对先天性和继发性淋巴水肿患者的比较中，先天性组和继发性组平均 12 个月过量体积减小的百分比没有统计学意义（95% vs 83% 体积减小，$P=0.4$）。

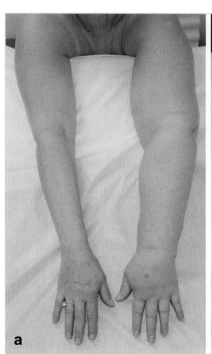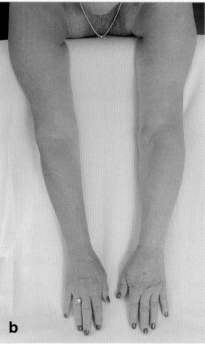

图 5.276 乳腺癌患者接受左侧乳房切除术、腋窝淋巴结清扫术和放疗后，有左臂继发性淋巴水肿，病史 4 年。她接受了分阶段负压辅助蛋白质去脂术（SAPL），随后进行了腹壁下动脉穿支（DIEP）皮瓣乳房重建和左侧血管化淋巴结移植术（VLNT）。患者肢体体积减小约 96% 并保持稳定，每天约有 12 小时不需要压力治疗。a. 经治疗和压力疗法，手术前的手臂照片；b. 同一患者 SAPL 后 59 个月 和 DIEP 及 VLNT 后 39 个月的照片

5

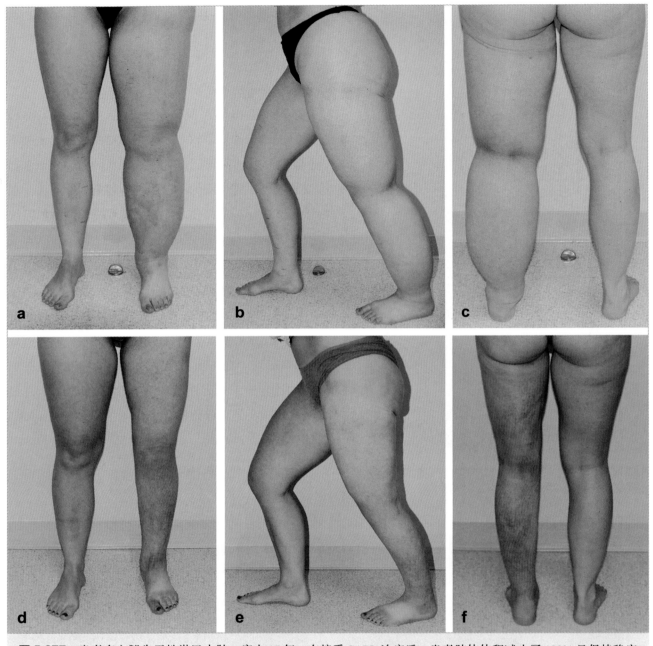

图 5.277　患者有左腿先天性淋巴水肿，病史 17 年。在接受 SAPL 治疗后，患者肢体体积减小了 123% 且保持稳定（消肿的左腿体积比右腿小）。a-c. SAPL 术前；d-f. 术后 10 个月

淋巴水肿疗法和淋巴水肿手术

应将合适的淋巴水肿疗法加入到手术治疗计划中，将其作为淋巴水肿治疗体系的一部分。如果没有淋巴水肿疗法，大多数接受淋巴水肿手术治疗的患者将无法获得最佳的治疗效果。由有淋巴水肿手术护理经验的 CLT 提供的术后 CDT 及患者每天进

行自我护理。

淋巴水肿外科医师必须与淋巴水肿治疗师密切合作，以确保在任何淋巴水肿手术前后都进行了最佳的淋巴水肿治疗。这对 SAPL 尤其重要，其术前和术后计划、测量和淋巴水肿治疗对手术的成功至关重要。长期淋巴水肿治疗应由患者的当地淋巴水

肿治疗师在淋巴水肿外科专家的指导下进行。

在手术前后将个体化淋巴水肿疗法整合到治疗计划中对于获得满意的治疗结果至关重要。这种疗法包括基础 CDT：皮肤护理、MLD、弹力绷带、家庭锻炼计划，并最终试穿弹力衣。CLT 的完整初步评估至关重要。治疗师应与患者讨论目前的弹力衣情况，评估他们是否有效管理肢体体积，并确定是否需要进行一些修改。修改可能需要从圆形针织弹力衣过渡到平织弹力衣以增强对肢体体积的控制。在咨询之后，治疗师可以确定患者是否需要增加弹力衣的压力等级，以及是否需要使用第二层弹力衣进一步控制和稳定其肢体体积。

如果 CLT 熟悉术后护理期间评估患者的骨科问题，也会有帮助。当患者由于严重淋巴水肿引起肢体体积过大而使术前关节活动明显受限时，通常需要该技能组合。一旦体积减小，患者就能够在康复时恢复功能性关节活动度，有时需要利用关节松动技术帮助成功恢复活动性。这些技能对于已经做过腿部 SAPL 手术的患者特别有用。

髌骨松动术及髂胫束松动术通常用于帮助患者恢复膝关节屈曲等功能。

不同淋巴水肿治疗师应用淋巴水肿疗法时会有很大差异，并且表现形式各异，例如，CDT 在美国就有其特点。即使是已完成一个熟悉项目指导工作的治疗师也可能无法完全按照指示来做。此外，有一些超出治疗师控制范围的限制，例如保险范围或诊所规定，可能会降低治疗师进行治疗的频率和强度。在做手术之前，应该对患者过去和现在的治疗方法的有效性进行评估。虽然它不是一个万全之策，但淋巴水肿外科医师和治疗师对新患者进行全面分析，可以收集数据，了解患者过去的护理程度。

进行并坚持 CDT 的患者通常仍有可测量的未消除肿胀。该肿胀主要是淋巴水肿的永久性固体沉积，特别是病理性脂肪。经验丰富的淋巴水肿治疗师都会在一些患者身上看到过这种表现，特别是那些处于疾病晚期的患者。即使由经验丰富的淋巴水肿治疗师进行最彻底的治疗，CDT 也不能将纤维化组织变为液体。不幸的是，有时临床医师将非常集中的淋巴液误认为永久性纤维化组织。在这些情况下，笔者认为必须采用强制 CDT 评估患者肢体的反应，并尽量减小肢体的体积。

即使由经验丰富的治疗师进行治疗，一些患者也不会对 CDT 和淋巴水肿疗法有良好的反应。可以用短拉伸绷带来给固体泡沫加压，但当绷带被移除时泡沫会快速展开，治疗停止后一旦暂时取下弹力衣和绷带，固体软组织就会反弹。实际上，在治疗后手臂或腿部会在短时间内感觉更轻更好，因为与泡沫状固体有关的液体已经减少了。但是，手臂或腿部永远不会恢复到健侧的大小。

这种慢性、固体淋巴水肿的病例可以用 SAPL 进行有效治疗。SAPL 可以去除永久性固体，但如果用 CDT 和淋巴水肿疗法，即使由经验丰富的淋巴水肿治疗师来做也无法获得这样的效果。外科手术干预自身减少了固体量，而淋巴水肿治疗却无法这样，并且在这种情况下，通过治疗实现的体积减小在手术前已经达到稳定水平。淋巴水肿疗法本身在手术前后均保持不变，手术是唯一的治疗变量。

总结

当为正确的患者选择了正确的手术，并且淋巴水肿治疗成为护理的一部分时，淋巴水肿手术是非常有效的。淋巴水肿手术可以显著改善症状，并且在保守治疗无效的患者中，也可以显著减小过量的体积。上述技术在多项研究中均已经证明是有效的，并且不再被认为是实验性技术。

获得最佳治疗结果不仅需要技术熟练和经验丰富的淋巴水肿外科医师，还应将手术作为综合治疗系统的一部分，该系统还包括认证淋巴水肿治疗师评估和治疗及恰当选择患者和手术。

所有淋巴水肿患者应继续采取标准的淋巴水肿预防措施，例如，无论是否接受过手术治疗，都应警惕其受影响的手臂或腿部的割伤和抓伤，及进行有风险的活动或在飞行中进行绷带治疗或压力治疗。

少量（但越来越多）经验丰富的淋巴水肿外科医师会为淋巴水肿患者进行手术治疗。与许多其他疾病过程一样，淋巴水肿的确切诊断及手术治疗尚未形成总体共识。每位淋巴水肿外科医师的培训经历和个人经验将严重影响该医师的首选技术。

在考虑手术治疗之前应该先进行保守的淋巴水肿治疗，并且在许多情况下它可能是进行淋巴水肿管理有效、低成本且非侵入性的首选方法。手术治疗不是"灵丹妙药"，需要淋巴水肿外科医师、治疗师和患者共同努力。当手术由经验丰富的淋巴水肿外科医师进行，并将其作为淋巴水肿疗法整体系统的一部分时，安全、持续和长期的改善方能实现。

5.21.3 认证淋巴水肿治疗师的乳房和腋窝重建入门指南

介绍

乳腺癌每年影响近 20 万美国妇女。保乳术已被认可为许多早期癌症的一项合理治疗选择。新的治疗方案已在手术治疗前加入新辅助化疗，以适合之前无法进行手术的患者。因此，今年只有 80000 名新乳腺癌患者将接受全乳房切除术治疗。

乳房重建是一种安全有效的方法，可以使患者在乳房切除术后恢复"整体感"。只有 20% 的手术候选者进行即时（15%~20%）或延期乳房重建手术，尽管记录中显示患者满意度高。乳房重建率低有多种因素，如患者教育不足、无法获得护理、社会经济变量（包括收入和种族）、医师偏见和医疗保健环境（大学 vs 私人诊所）。最近，管理式护理已经对这一幸存者问题产生影响，尽管联邦立法规定了 1998 年"妇女保健法案"中的强制保险范围。1998 年美国整形外科学会的研究表明，只有 30% 诊断乳腺癌的美国女性在诊断时被告知了她们可以选择重建。这些数据促成了纽约州的新立法，强制要求肿瘤外科医师对患者进行乳房重建方案的宣教。

大多数乳房重建包括在重建过程的某个阶段安装假体，其中近 60.5% 的患者使用永久性盐水或硅胶填充的乳房植入物。被用作其余 39.5% 的患者主要应用自然乳房重建。然而，与仅由皮肤和脂肪组织组成的更复杂的穿支皮瓣相比，87.3% 的自然技术是牺牲功能的肌肉皮肤重建。这很可能是因为自然穿支皮瓣只能由进行过专门显微外科训练的重建外科医师进行。

乳房重建术

乳房重建可以在乳房切除术时进行，被称为"即刻"乳房重建。在乳房切除术愈合后的任何时间进行的重建术被称为"延期"重建术。大多数乳房重建方法涉及几个"阶段"，其中重建有特定的顺序，以替换所需的皮肤、乳腺、乳头和乳晕部分。

使用盐水或硅胶填充植入物进行乳房重建是最常见的原发性乳房重建方法，其应用比例超过 60%。传统方法包括在胸大肌下方放置可调整的组织扩张器。为患者进行"组织扩张"，其中通过装置内的端口每周注射盐水或根据化疗方案进行调整，直到乳房达到满意大小。以分阶段的方式，患者回到手术室移除组织扩张器并用盐水或硅胶填充的永久性装置进行替换。几个月后完成乳头重建，通常用只需局部麻醉的局部组织瓣。最后是进行乳晕文身，可以在医院外进行。乳房重建的"一步法"已经普及，研究显示完全保留皮肤的乳房切除术在肿瘤学上是合理的，并且同时制备了脱细胞真皮基质，为重建部位的下端提供支撑。

美国食品和药物管理局（FDA）已对乳房硅胶植入物进行了密切检查，并排除了其与自身免疫性疾病（如纤维肌痛）的关联。在这些临床研究的背景下，研究者的注意力已转向进行重建手术的需求，未放疗患者在术后 10 年时做此类手术比例为近 40%，而先前进行局部放疗的患者高达 70%。这些植入失败患者的再次手术原因包括但不限于：包膜挛缩、感染、植入物暴露、植入物放气／破裂和疼痛等的治疗。

历史上，临床治疗已经引入了自体自然乳房重建术来解决植入物重建失败的问题。背阔肌肌皮瓣的皮瓣旋转是在 20 世纪 70 年代最早被引入的，用于从表面增加乳房植入物的体积，以防止感染或挤压，并作为减缓包膜挛缩的手段。在 20 世纪 80 年代后期，旋转横向腹直肌肌皮瓣（TRAM）在美国东海岸的学术中心得到推广，用于避免在重建过程阶段使用植入装置。TRAM 皮瓣乳房重建利用来自下腹部的多余皮肤和脂肪为合适的患者重建乳房，而不需要组织扩张或永久性装置。因为腹直肌被用于提供血管蒂进行重建，TRAM 皮瓣乳房重建技术后腹部力量减弱。在西海岸同时引入显微手术时，免费 TRAM 皮瓣乳房重建作为一种保持肌肉力量的装置被引入，因为只有腹直肌的一小部分被包括在重建皮瓣区域中。对免费显微手术 TRAM 皮瓣和后来的腹壁下动脉穿支（DIEP）皮瓣的接受奠定了我们现在所称的肌肉保留穿支皮瓣乳房重建的金标准的基础（表 5.5）。现在，保留乳头和乳晕的即刻自然乳房重建显微手术定义了乳房重建的规范，据报道，在已建立的中心，皮瓣失败率低，低于 1%。这些重建取得了很好的美学效果，具有最小的功能缺陷和不频繁的非计划再次手术。此外，它们定义了局部放射治疗患者的重建方法。

图 5.278 显示了保留双侧乳头和乳晕的预防性乳房切除术与即时双侧 DIEP 皮瓣自然乳房重建。图中显示了 64 岁 BRCA-2 阳性患者的术前外观，

表 5.5　显微手术重建皮瓣和供体部位

不涉及肌肉的皮瓣重建	供体部位
腹壁下动脉穿支（DIEP）皮瓣	腹部
腹壁浅动脉（SIEA）皮瓣	腹部
臀上动脉穿支（SGAP）皮瓣	上臀部
臀下动脉穿支（IGAP）皮瓣	下臀部
横半月形股薄肌（TUG）肌皮瓣	大腿内侧
股前外侧（ALT）皮瓣	大腿外侧
股深动脉穿支（PAP）皮瓣	大腿后部
胸背动脉穿支（TDAP）皮瓣	躯干后部
肋间穿支（ICP）皮瓣	躯干侧部

该患者想进行双侧预防性乳房切除术和立即自体乳房重建术。在术前咨询中，她希望获得更小、更年轻的外观。围手术期护理包括在医院中 CLT 进行 2 小时的术前淋巴水肿宣教，包括双侧手臂测量和回顾风险降低的实践，住院期间每日进行 MLD 并做持续主动的淋巴水肿教育。术中采用双侧灰色泡沫短拉伸绷带保护患者。患者在能够完成自我绷带包扎（航空旅行）之后才出院。她的重建分两个阶段完成，术后 6 个月的外观如图 5.278 所示。

图 5.279 显示了在放射区域用 GAP 皮瓣延期右侧乳房重建，结合左侧 GAP 皮瓣即刻乳房重建。（a）是 42 岁女性的术前外观，为乳腺癌患者，右侧有阶段 3 淋巴水肿，进行了改良根治性乳房切除术、腋窝淋巴结切除术、辅助化疗和局部放射治疗。除了预防性左侧乳房切除术和即刻 GAP 皮瓣外，她还选择使用 GAP 皮瓣进行延期右侧乳房重建。用局部皮瓣完成乳头重建，然后进行乳晕文身。她在进行乳晕文身时的术后外观如图 5.279（b）所示。请注意，在使用垂直乳房固定术完成预防性乳房切除术时，需要用右侧的椭圆形皮肤区域来替换皮肤。

腋窝重建

前哨淋巴结手术（SLNP）现已成为乳腺癌分阶

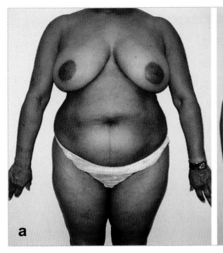
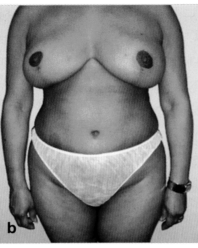

图 5.278 保留乳头和乳晕的预防性双侧乳房切除术，并即刻进行双侧腹壁下动脉穿支皮瓣的自然乳房重建

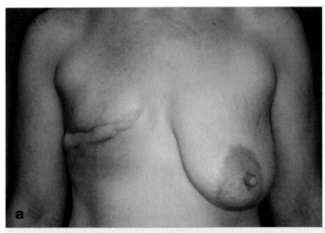
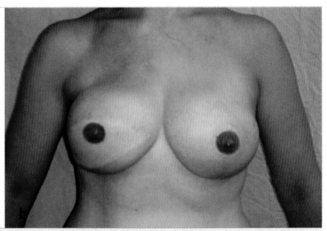

图 5.279 a. 用臀动脉穿支（GAP）皮瓣在放射区进行延期右侧乳房重建；b. 即刻用 GAP 皮瓣进行左侧乳房重建

段的常用标准，采用它是由于人们希望限制淋巴结切除术的发病率。SLNP 继发性淋巴水肿发生率为 3%～8%，因此，彻底 ALND 与接近 25% 的淋巴水肿终身风险相关。据报道，ALND 和局部放疗有近 50% 的终身风险。ALND 和局部放疗的晚期患者中有 47% 出现慢性上肢和胸壁疼痛综合征。通常，这些病症会重叠，许多患者将继发于放射性臂丛神经病变的疼痛误认为是肢体淋巴水肿导致的症状。

最近，研究者的兴趣已转向淋巴水肿和疼痛综合征的手术治疗。在减积手术和淋巴旁路手术这两种并不流行手术的基础之上，VLNT 已成为可能，为遭受顽固性手臂淋巴水肿和疼痛之苦的患者提供支持性护理。对 VLNT 的最好理解是，它是腋窝重建的一种手段。首先，手术造成的腋下瘢痕被切除，再次造成了类似淋巴结切除术的负面影响。臂丛神经成形术可作为重建过程中这一部分的辅助手段。然后将含有血管化淋巴结和淋巴结旁皮下组织的自体皮瓣转移到腋窝重建部位，在此重建部位利用显微手术技术重建血管供应至移植部位。使用 VLNT 进行腋窝重建可改善腋窝和侧胸壁的形态及上肢运动和功能范围（图 5.280）。

图 5.280 显示了左侧腋窝重建联合 VLNT 治疗继发性淋巴水肿。（a）图显示了一名 67 岁女性的术前外观，该女性患有左侧 2 期乳腺癌 13

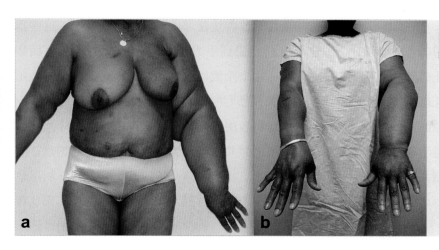

图 5.280　左侧腋窝重建与 VLNT 治疗继发性淋巴水肿

年，进行了保乳治疗（乳房肿瘤切除术、SLNP、ALND、辅助化疗和局部放疗）。在腋窝重建之前的一年中，她有 15 次蜂窝织炎发作，出现限制生活方式的上肢淋巴水肿和肱骨头坏死。根据她的年龄、合并症和对整形外科重建手术的需求，选择对患者进行左腋窝重建和 VLNT（38g，基于旋髂浅动脉的右腹股沟皮瓣设计）而不进行乳房重建。她术后 6 个月的外观见（b）图，左臂体积减小 54%并且功能得到改善。该患者在重建后的前 6 个月蜂窝织炎仅发作了一次，她对自己的治疗结果非常满意。她继续进行每日 MLD，白天穿戴 II 级弹力衣，夜间用替代品。

淋巴水肿界人士的担心一直集中在术后 VLNT供体部位可能出现淋巴水肿。因此，许多工作都集中在改进术前患者选择标准，研究术中淋巴绘图技术，以及确定最佳皮瓣获取部位，以限制前瞻性临床试验中的长期负面后果。腹股沟淋巴结初始收取部位正在被 5 级宫颈皮瓣所取代。更新的皮瓣设计有较低的发病率，供体部位出现蜂窝织炎、血清肿和索条影的病例较少。此外，研究重点一直是确定术后 CDT 对该患者群体的作用。鉴于自体乳房重建对手臂淋巴水肿有积极作用，自体腋窝重建可能为这些困难的临床病症提供一些积极效果也就不足为奇了。人们更大的担忧是确保对重建这一领域感兴趣的显微手术医师从当前淋巴水肿提供者处获得

适当的培训和教育，因为许多人还没有获得淋巴水肿治疗师的认证。

淋巴水肿患者的特殊考虑因素
积极的淋巴水肿护理

乳腺癌患者刚开始时都无法很好地吸收她们获得的关于癌症护理的手术方法、化疗、放疗和淋巴水肿相关风险的信息。许多中心已将护理人员、患者教育工作者和导航护士纳入患者护理中，为团队提供协助，帮助进行患者教育。令人遗憾的是，即使努力解决教育问题也仍达不到标准，患者需要自己消化肿瘤移除后继续生活的这一需求。这通常会导致重建计划的构思不佳和淋巴水肿护理不积极（有淋巴水肿者）。许多淋巴水肿患者认为从没有人告诉她们手术或放疗有导致继发性淋巴水肿的风险。这可能是由于信息过量和（或）选择性记忆造成的。然而，几乎没有治疗中心坚持 CLT 进行术前教育。想象一下，在所有手术干预之前和之后，所有术前患者都接受 CLT 进行的淋巴水肿教育，以确保降低风险，监测和围手术期使用弹力绷带。淋巴水肿护理的这一方面对于高危淋巴结阳性患者尤为重要，因为他们可能在诊断数月后进行连续外科手术，因为必须在重建过程完成之前先完成化疗和放疗。

植入失败

包膜挛缩，特别是受放疗区域中的包膜挛缩，是淋巴水肿治疗师在临床实践中可能遇到的最具挑战性的困难之一。几乎无法通过预处理或辅助治疗来促进粘连和固定的受放疗手术部位的液体运输，尽管受到严重影响的个体可能会受益于移除重建乳房时的植入物，以及通过手术治疗相关粘连（自体重建作为改善治疗效果的一种手段，可同时进行或不进行）。

背阔肌皮瓣重建的潜在不良影响

背阔肌皮瓣重建是局部放疗患者的一种常见的重建选择。遗憾的是，整形外科医师并未接受过 Vodder 的 MLD 技术的培训，也没有意识到乳房切除术前切口与背阔肌皮瓣供体部位后切口相结合的局限性。对于需要进行放射治疗的淋巴结阳性患者，其终身患有淋巴水肿的风险为 50%，因此不应进行背阔肌皮瓣重建，而很可能改用腹部或臀部穿支皮瓣重建，以保护进行乳房重建患者的后躯干的浅表和深部淋巴引流通路。

修改了的 MLD 顺序结合下游乳房重建部位和上游腋窝淋巴结移植

自体乳房和腋窝重建已被证明可以改善淋巴引流。目前正在进行的研究表明，在这些部位加入 Vodder 的 MLD 技术可能比改变这些区域周围液体引流路线更为有用。进一步的研究必须找到一种方法客观评估这些新方法的长期效果，并确定分阶段乳房和腋窝重建的正确顺序。

总结

乳房重建外科手术历来种类丰富，每种新手术都旨在消除之前方法的缺点。植入物重建仍然很受欢迎，因为对于仅受过有限的乳房重建显微手术培训的医师来说，这一手术较容易操作。未来的研究可能会探索改善重建部位淋巴引流的方法，这些重建部位已经受到手术的损伤和放疗的附加负面影响。要在这个领域取得卓越成就，这要求外科医师接受 CDT 培训并参与正在进行的临床研究。治疗能否成功将取决于临床医师和淋巴水肿治疗师间的坦诚交流，并共同努力为患者提供更好的护理。

（张　路　王明月　李　佳　胡冕华
蒋　磊　张　超　高铸烨　宋　坪
杨添松　宋玉娟　译）

参考文献

[1] Boris M, Weindorf S, Lasinski BB. The risk of genital edema after external pump compression for lower limb lymphedema. Lymphology. 1998; 31(1):15–20

[2] Feely MA, Olsen KD, Gamble GL, Davis MD, Pittelkow MR. Cutaneous lymphatics and chronic lymphedema of the head and neck. Clin Anat. 2012; 25(1):72–85

[3] Földi E, Földi M. Lymphostatic diseases. In: Földi M, Földi E, Kubik P, et al, eds. Földi's Textbook of Lymphology: For Physicians and Lymphedema Therapists. 2nd ed. Munich, Germany: Urban & Fischer; 2006:224–245

[4] Shenoy RK. Clinical and pathological aspects of filarial lymphedema and its management. Korean J Parasitol. 2008; 46(3):119–125

[5] Mottura AA. Face lift postoperative recovery. Aesthetic Plast Surg. 2002; 26(3):172–180

[6] Kim EY, Eisele DW, Goldberg AN, Maselli J, Kezirian EJ. Neck dissections in the United States from 2000 to 2006: volume, indications, and regionalization. Head Neck. 2011; 33(6):768–773

[7] Ziglinas P, Arnold A, Arnold M, Zbären P. Primary tumors of the submandibular glands: a retrospective study based on 41 cases. Oral Oncol. 2010; 46(4):287–291

[8] Klintworth N, Zenk J, Koch M, Iro H. Postoperative complications after extracapsular dissection of benign parotid lesions with particular reference to facial nerve function. Laryngoscope. 2010; 120(3):484–490

[9] Unlü Y, Becit N, Ceviz M, Koçak H. Management of carotid body tumors and familial paragangliomas: review of 30 years' experience. Ann Vasc Surg. 2009; 23(5):616–620

[10] Kao J, Conzen SD, Jaskowiak NT, et al. Concomitant radiation therapy and paclitaxel for unresectable locally advanced breast cancer: results from two consecutive phase I/II trials. Int J Radiat Oncol Biol Phys. 2005; 61(4):1045–1053

[11] Tribius S, Kronemann S, Kilic Y, et al. Radiochemotherapy including cisplatin alone versus cisplatin + 5-fluorouracil for locally advanced unresectable stage IV squamous cell carcinoma of the head and neck. Strahlenther Onkol. 2009; 185(10):675–681

[12] Guhl G, Diaz-Ley B, Sanchez-Perez J, Jimenez U, Garcia-Diez A. Pemetrexed-induced edema of the eyelid. Lung Cancer. 2010; 69(2):249–250

[13] Deng J, Ridner SH, Dietrich MS, et al. Prevalence of secondary lymphedema in patients with head and neck cancer. J Pain Symptom Manage. 2012; 43(2):244–252

[14] Büntzel J, Glatzel M, Mücke R, Micke O, Bruns F. Influence of amifostine on late radiation-toxicity in head and neck cancer–a follow-up study. Anticancer Res. 2007; 27 4A:1953–1956

[15] Glastonbury CM, Parker EE, Hoang JK. The postradiation neck: evaluating response to treatment and recognizing complications. AJR Am J Roentgenol. 2010; 195(2): W164–71

[16] Baumann DP, Yu P, Hanasono MM, Skoracki RJ. Free flap reconstruction of osteoradionecrosis of the mandible: a 10-year review and defect classification. Head Neck. 2011; 33(6):800–807

[17] Ahlberg A, Nikolaidis P, Engström T, et al. Morbidity of supraomohyoidal and modified radical neck dissection combined with radiotherapy for head and neck cancer: a prospective longitudinal study. Head Neck. 2012; 34(1):66–72

[18] Erdag TK, Guneri EA, Avincsal O, et al. Is elective neck dissection necessary for the surgical management of T2N0 glottic carcinoma? Auris Nasus Larynx. 2013; 40(1):85–88

[19] Klop WM, Veenstra HJ, Vermeeren L, Nieweg OE, Balm AJ, Lohuis PJ. Assessment of lymphatic drainage patterns and implications for the extent of neck dissection in head and neck melanoma patients. J Surg Oncol. 2011; 103(8):756–760

[20] Szolnoky G, Mohos G, Dobozy A, Kemény L. Manual lymph drainage reduces trapdoor effect in subcutaneous island pedicle flaps. Int J Dermatol. 2006; 45(12):1468–1470

[21] Piso DU, Eckardt A, Liebermann A, Gutenbrunner C, Schäfer P, Gehrke A. Early rehabilitation of head-neck edema after curative surgery for orofacial tumors. Am J Phys Med Rehabil. 2001; 80(4):261–269

[22] Piso DU, Eckardt A, Liebermann A, Gehrke A. Reproducibility of sonographic soft-tissue measurement of the head and neck. Am J Phys Med Rehabil. 2002; 81(1):8–12

[23] Katsura K, Hayashi T. Non-neoplastic process after neck dissection demonstrated on enhanced CT in patients with head and neck cancer. Dentomaxillofac Radiol. 2005; 34(5):297–303

[24] Smith BG, Lewin JS. Lymphedema management in head and neck cancer. Curr Opin Otolaryngol Head Neck Surg. 2010; 18(3):153–158

[25] Strossenreuther RHK. Practical instructions for therapists-manual lymph drainage according to Dr. E. Vodder. In: Földi M, Földi E, Kubik P, et al, eds. Földi's Textbook of Lymphology: For Physicians and Lymphedema Therapists. 2nd ed. Munich, Germany: Urban & Fischer; 2006;526–546

[26] Riutta JC, Cheville AL, Trerotola SO. SVC syndrome with a patent SVC: treatment of internal jugular venous occlusion after surgical and radiation therapy of esophageal cancer. J Vasc Interv Radiol. 2005; 16(5):727–731

[27] Lewin JS, Hutcheson KH, Smith BG, Barringer DA, Alvarez CP. Early experience with head and neck lymphedema after treatment for head and neck cancer. Poster presented at: Multidisciplinary Head and Neck Cancer Symposium; February 25–27, 2010; Chandler, AZ

[28] Patterson JM, Hildreth A, Wilson JA. Measuring edema in irradiated head and neck cancer patients. Ann Otol Rhinol Laryngol. 2007; 116(8):559–564

[29] Kubicek GJ, Wang F, Reddy E, Shnayder Y, Cabrera CE, Girod DA. Importance of treatment institution in head and neck cancer radiotherapy. Otolaryngol Head Neck Surg. 2009; 141(2):172–176

[30] Howlader N, Noone AM, Krapcho M, et al. SEER Cancer Statistics Review, 1975–2009 (Vintage 2009 Populations) based on November 2011 SEER data submission, posted to the SEER website. Available at: 2012. http://seer.cancer.gov/csr/ 1975_2009_pops09/. Accessed April 1, 2012

[31] Strossenreuther RHK, Klose G. Guidelines for the application of MLD/CDT for primary and secondary lymphedema and other selected pathologies. In: Földi M, Földi E, Kubik P, et al, eds. Földi's Textbook of Lymphology: For Physicians and Lymphedema Therapists. 2nd ed. Munich, Germany: Urban & Fischer; 2006:676–683

5

[32] Smith BG, Hutcheson KA, Little LG, et al. Lymphedema outcomes in patients with head and neck cancer. Otolaryngol Head Neck Surg. 2015; 152(2):284–291

[33] Maus EA, Tan IC, Rasmussen JC, et al. Near-infrared fluorescence imaging of lymphatics in head and neck lymphedema. Head Neck. 2012; 34(3):448–453

[34] Mukherji SK, Armao D, Joshi VM. Cervical nodal metastases in squamous cell carcinoma of the head and neck: what to expect. Head Neck. 2001; 23(11):995–1005

[35] Dietz A, Rudat V, Nollert J, Helbig M, Vanselow B, Weidauer H. Chronic laryngeal edema as a late reaction to radiochemotherapy [in German]. HNO. 1998; 46(8):731–738

[36] Popovtzer A, Cao Y, Feng FY, Eisbruch A. Anatomical changes in the pharyngeal constrictors after chemo-irradiation of head and neck cancer and their dose-effect relationships: MRI-based study. Radiother Oncol. 2009; 93(3):510–515

[37] Lacerda GdeC, Pedrosa RC, Lacerda RC, Santos MC, Brasil AT, Siqueira-Filho AG. Complications related to carotid sinus massage in 502 ambulatory patients. Arq Bras Cardiol. 2009; 92(2):78–87

[38] Rimmer J, Giddings CE, Vaz F, Brooks J, Hopper C. Management of vascular complications of head and neck cancer. J Laryngol Otol. 2012; 126(2):111–115

[39] Strossenreuther R, Asmussen PD. Compression therapy. In: Földi M, Földi E, Strossenreuther RHK, eds. Földi's Textbook of Lymphology: For Physicians and Lymphedema Therapists. 2nd ed. Munich, Germany: Urban & Fischer; 2006;564–627

[40] Ko DS, Lerner R, Klose G, Cosimi AB. Effective treatment of lymphedema of the extremities. Arch Surg. 1998; 133(4):452–458

[41] Rovig J. The story of JoviPak. Available at: http://www.stepup-speakout.org/ jovi_lymphedema_garments.htm. Accessed March 20, 2012

[42] Shim JY, Lee HR, Lee DC. The use of elastic adhesive tape to promote lymphatic flow in the rabbit hind leg. Yonsei Med J. 2003; 44(6):1045–1052

[43] Rock Tape. Available at: http://www.rocktape.co.uk/downloads/evidenceofefficacy.pdf. Published 2010. Accessed May 24, 2016

[44] Rodrick JR, Poage E, Wanchai A. Management of lymphedema with complementary, alternative, and other non-complete decongestive therapies: a summary of the ALFP. Lymph Link.. 2013; 26(4):S1934–S1482

[45] Malicka I, Rosseger A, Hanuszkiewicz J, Woźniewski M. Kinesiology Taping reduces lymphedema of the upper extremity in women after breast cancer treatment: a pilot study. Przegl Menopauz. 2014; 13(4):221–226

[46] Kase K, Wallis J, Kase T. Clinical Therapeutic Applications of the Kinesio Taping Method. 3rd ed. Kinesio Taping Association; 2013

[47] Parreira PdoC, Costa LdaC, Takahashi R, et al. Kinesio taping to generate skin convolutions is not better than sham taping for people with chronic non-specific low back pain: a randomised trial. J Physiother. 2014; 60(2):90–96

[48] Silva Parreira PdoC, Menezes Costa LdaC, Takahashi R, et al. Do convolutions in Kinesio Taping matter? Comparison of two Kinesio Taping approaches in patients with chronic non-specific low back pain: protocol of a randomised trial. J Physiother. 2013; 59(1):52–, discussion 52

[49] Taradaj J, Halski T, Rosinczuk J, Dymarek R, Laurowski A, Smykla A. The influence of Kinesiology Taping on the volume of lymphoedema and manual dexterity of the upper limb in women after breast cancer treatment. Eur J Cancer Care (Engl). 2016; 25(4):647–660

[50] Pop TB, Karczmarek-Borowska B, Tymczak M, Hałas I, Banaś J. The influence of Kinesiology Taping on the reduction of lymphoedema among women after mastectomy - preliminary study. Contemp Oncol (Pozn). 2014; 18(2):124–129

[51] Smykla A, Walewicz K, Trybulski R, et al. Effect of Kinesiology Taping on breast cancer-related lymphedema: a randomized single-blind controlled pilot study. BioMed Res Int. 2013; 2013:767106

[52] Pekyavaş NÖ, Tunay VB, Akbayrak T, Kaya S, Karataş M. Complex decongestive therapy and taping for patients with postmastectomy lymphedema: a randomized controlled study. Eur J Oncol Nurs. 2014; 18(6):585–590

[53] Gerasimenko MY, Knyazeva TA, Apkhanova TV, Kul'Chitskaya DB. [The application of the method of kinesio-taping technique for the combined non-pharmacological rehabilitation of the patients presenting with lymphedema of the lower extremities]. Vopr Kurortol Fizioter Lech Fiz Kult. 2015; 92(5):22–27

[54] Tsai HJ, Hung HC, Yang JL, Huang CS, Tsauo JY. Could Kinesio tape replace the bandage in decongestive lymphatic therapy for breast-cancer-related lymphedema? A pilot study. Support Care Cancer. 2009; 17(11):1353–1360

[55] Martins JdeC, Aguiar SS, Fabro EA, et al. Safety and tolerability of Kinesio Taping in patients with arm lymphedema: medical device clinical study. Support Care

Cancer. 2016; 24(3):1119–1124

[56] Białoszewski D, Woźniak W, Zarek S. Clinical efficacy of kinesiology taping in reducing edema of the lower limbs in patients treated with the Ilizarov method–preliminary report. Ortop Traumatol Rehabil. 2009; 11(1):46–54

[57] Tozzi U, Santagata M, Sellitto A, Tartaro GP. Influence of Kinesiologic Tape on post-operative swelling After orthognathic Surgery. J Maxillofac Oral Surg. 2016; 15(1):52–58

[58] Bosman J, Piller N. Lymph taping and seroma formation post breast cancer. J Lymphoedema. 2010; 5(2):12–21

[59] Ristow O, Hohlweg-Majert B, Stürzenbaum SR, et al. Therapeutic elastic tape reduces morbidity after wisdom teeth removal–a clinical trial. Clin Oral Investig. 2014; 18(4):1205–1212

[60] Taradaj J, Halski T, Zduńczyk M, et al. Evaluation of the effectiveness of kinesio taping application in a patient with secondary lymphedema in breast cancer: a case report. Przegl Menopauz. 2014; 13(1):73–77

[61] Lipinska A, Sliwinski Z, Kiebzak W, Senderek T, Kirenko J. The influence of kinesiotaping application on lymphoedema of an upper limb in women after mastectomy. Polish Journal of Physiotherapy. 2007; 7(3):258–269

[62] Kaya S, Akbayrak T, Guney H. Effect of kinesio taping with compression garment on lower extremity volume in primary lymphedema: a case report. Fizyoterapi Rehabiltasyon. 2008; 19(3):213

[63] Coopee R. Use of "Elastic Taping" in the treatment of head and neck lymphedema. Lymph Link.. 2008; 20(4)

[64] Bosman J. Lymphtaping for lymphoedema: an overview of the treatment and its uses. Br J Community Nurs. 2014; S12 Suppl:S12–, S14, S16–S18

[65] Chou YH, Li SH, Liao SF, Tang HW. Case report: manual lymphatic drainage and kinesio taping in the secondary malignant breast cancer-related lymphedema in an arm with arteriovenous (A-V) fistula for hemodialysis. Am J Hosp Palliat Care. 2013; 30(5):503–506

[66] Sijmonsma, J. Lymph Taping: Theory, Technique, Practice. Tjerk Veen: Fysionair; 2010

[67] Földi M, Földi E, Kubik P. Anatomy of the lymphatic system. In: Földi M, Földi E, Kubik P, et al, eds. Textbook of lymphology: For Physicians and Lymphedema Therapists. Munich, Germany: Urban & Fischer; 2003:20

[68] Földi M, Földi E, Kubik S. Textbook of Lymphology, 3rd ed. Elsevier 2012:323

[69] Browse N, Burnand K, Mortimer P. Principles of surgical treatment. In: Browse N, Burnand K, Mortimer P, eds. Diseases of the Lymphatics. London: Arnold; 2003: Chapter 10

[70] Strossenreuther R. Evaluation. In: Földi M, Földi E, Kubik P, et al, eds. Textbook of Lymphology: For Physicians and Lymphedema Therapists. Munich, Germany: Urban & Fischer; 2003:598

[71] Strossenreuther R. Physiotherapy and other physical therapy techniques. In: Földi M, Földi E, Kubik P, et al, eds. Textbook of Lymphology: For Physicians and Lymphedema Therapists. Munich, Germany: Urban & Fischer; 2003:520–521

[72] Dox I, Melloni J, Eisner G. The Harper Collins Illustrated Medical Dictionary. New York, NY: Harper Collins; 1993

[73] Kaiserling E. Anatomy of the lymphatic system. In: Földi M, Földi E, Kubik P, et al, eds. Földi's Textbook of Lymphology: For Physicians and Lymphedema Therapists. 2nd ed. Munich, Germany: Urban & Fischer; 2006:365

[74] Browse N, Burnand K. Differential diagnosis of chronic swelling. In: Browse N, Burnand K, Mortimer P, eds. Diseases of the Lymphatics. London: Arnold; 2003:163

[75] Weissleder H, Schuchhardt C. Lymphedema in tumor management. In: Weissleder H, Schuchhardt C, eds. Lymphedema Diagnosis and Therapy. 4th ed. Essen, Germany: Viavital Verlag; 2008:217

[76] Földi M, Földi E. Anatomy of the lymphatic system. In: Földi M, Földi E, Kubik P, et al, eds. Földi's Textbook of Lymphology: For Physicians and Lymphedema Therapists. 2nd ed. Munich, Germany: Urban & Fischer; 2006:262

[77] Weissleder H, Schuchhardt C. Lymphedema in tumor management. In: Weissleder H, Schuchhardt C, eds. Lymphedema Diagnosis and Therapy. 4th ed. Essen, Germany: Viavital Verlag; 2008:18

[78] Földi M, Földi E. Anatomy of the lymphatic system. In: Földi M, Földi E, Kubik P, et al, eds. Földi's Textbook of Lymphology: For Physicians and Lymphedema Therapists. 2nd ed. Munich, Germany: Urban & Fischer; 2006:240–242

[79] Cormier JN, Askew RL, Mungovan KS, Xing Y, Ross MI, Armer JM. Lymphedema beyond breast cancer: a systematic review and meta-analysis of cancer-related secondary lymphedema. Cancer. 2010; 116(22):5138–5149

[80] Towers A, Hodgson P, Shay C, Keeley V. Care of the palliative patient with cancer-related lymphedema. Lymphoedema. 2010; 5(1):72–80

[81] McBeth M. Palliative care: providing comfort through

lymphedema therapy. Paper presented at the 8th NLN International Conference; September 2008; San Diego, CA

[82] Weissleder H, Schuchhardt C. Lymphedema Diagnosis and Therapy. 3rd ed. Cologne: Viavital Verlag GmbH; 2001:243

[83] Lymphedema Framework. Best Practices for the Management of Lymphoedema: International Consensus Document. London: MEP Ltd; 2006

[84] Weissleder H, Schuchhardt C. Lymphedema Diagnosis and Therapy. 3rd ed. Cologne: Viavital Verlag GmbH; 2001:242

[85] Cheville A. Lymphedema and palliative care. LymphLink. 2002; 14:1–4

[86] Renshaw M. Lymphorrhoea: 'leaky legs' are not just the nurse's problem. Br J Community Nurs. 2007; 12(4):S18–S21

[87] Keeley V. Drugs that may exacerbate and those used to treat lymphedema. Lymphoedema.. 2008; 3(1):57–65

[88] Crooks P, Locke J, Walker J, Keeley V. Palliative bandaging in breast cancer-related arm lymphoedema. J Lymphoedema. 2007; 2(1):50–54

[89] Clein LJ. Edema. In: Al WE, ed. Palliative Medicine. Philadelphia, PA: Saunders Elsevier; 2005: 291–306

[90] Clein LJ, Pugachev E. Reduction of edema of lower extremities by subcutaneous, controlled drainage: eight cases. Am J Hosp Palliat Care. 2004; 21(3):228–232

[91] Stamatakos M, Stefanaki C, Kontzoglou K. Lymphedema and breast cancer: a review of the literature. Breast Cancer. 2011; 18(3):174–180

[92] Kinmonth JB. The Lymphatics. 2nd ed. Baltimore: Arnold; 1982

[93] Browse N, Burnand K, Mortimer P, eds. Diseases of the Lymphatics. London: Arnold; 2003

[94] Zvonik M, Földi E, Felmerer G. The effects of reduction operation with genital lymphedema on the frequency of erysipelas and the quality of life. Lymphology. 2011; 44(3):121–130

[95] Rönkä R, von Smitten K, Tasmuth T, Leidenius M. One-year morbidity after sentinel node biopsy and breast surgery. Breast. 2005; 14(1):28–36

[96] Vitug AF, Newman LA. Complications in breast surgery. Surg Clin North Am. 2007; 87(2):431–451, x

[97] Mayrovitz HN, Brown-Cross D, Mayrovitz BL, Golla AH. Role of truncal clearance as a therapy component. Home Health Care Management Practice OnlineFirst.. 2009; 10(1177):1–13

[98] Ridner SH, Murphy B, Deng J, et al. A randomized clinical trial comparing advanced pneumatic truncal, chest, and arm treatment to arm treatment only in self-care of arm lymphedema. Breast Cancer Res Treat. 2012; 131(1):147–158

[99] Ridner SH, Murphy B, Deng J, Kidd N, Galford E, Dietrich MS. Advanced pneumatic therapy in self-care of chronic lymphedema of the trunk. Lymphat Res Biol. 2010; 8(4):209–215

[100] Degnim AC, Miller J, Hoskin TL, et al. A prospective study of breast lymphedema: frequency, symptoms, and quality of life. Breast Cancer Res Treat. 2012; 134(3):915–922

[101] Majeski J, Austin RM, Fitzgerald RH. Cutaneous angiosarcoma in an irradiated breast after breast conservation therapy for cancer: association with chronic breast lymphedema. J Surg Oncol. 2000; 74(3):208–212, discussion 212–213

[102] Norman SA, Localio AR, Kallan MJ, et al. Risk factors for lymphedema after breast cancer treatment. Cancer Epidemiol Biomarkers Prev. 2010; 19(11):2734–2746

[103] McLaughlin SA, Wright MJ, Morris KT, et al. Prevalence of lymphedema in women with breast cancer 5 years after sentinel lymph node biopsy or axillary dissection: patient perceptions and precautionary behaviors. J Clin Oncol. 2008; 26(32):5220–5226

[104] Clarke D, Martinez A, Cox RS, Goffinet DR. Breast edema following staging axillary node dissection in patients with breast carcinoma treated by radical radiotherapy. Cancer. 1982; 49(11):2295–2299

[105] Boughey JC, Hoskin TL, Cheville AL, et al. Risk factors associated with breast lymphedema. Ann Surg Oncol. 2014; 21(4):1202–1208

[106] Rönkä RH, Pamilo MS, von Smitten KA, Leidenius MH. Breast lymphedema after breast conserving treatment. Acta Oncol. 2004; 43(6):551–557

[107] Goffman TE, Laronga C, Wilson L, Elkins D. Lymphedema of the arm and breast in irradiated breast cancer patients: risks in an era of dramatically changing axillary surgery. Breast J. 2004; 10(5):405–411

[108] Jones G. The pedicled TRAM flap in breast reconstruction. Clin Plast Surg. 2007; 34(1):83–104, abstract vii

[109] Parrett BM, Sepic J, Pribaz JJ. The contralateral rectus abdominis musculocutaneous flap for treatment of lower extremity lymphedema. Ann Plast Surg. 2009; 62(1):75–79

[110] Chang DW, Kim S. Breast reconstruction and lymphedema. Plast Reconstr Surg. 2010; 125(1):19–23

[111] Perbeck L, Celebioglu F, Svensson L, Danielsson R.

Lymph circulation in the breast after radiotherapy and breast conservation. Lymphology. 2006; 39(1):33–40

[112] Brooks C. Radiation therapy: guidelines for physiotherapists. Physiotherapy. 1998; 84:387–395

[113] Fu MR, Guth AA, Cleland CM, et al. The effects of symptomatic seroma on lymphedema symptoms following breast cancer treatment. Lymphology. 2011; 44(3):134–143

[114] O'Toole J, Miller CL, Specht MC, et al. Cording following treatment for breast cancer. Breast Cancer Res Treat. 2013; 140(1):105–111

[115] Torres Lacomba M, Yuste Sánchez MJ, Zapico Goñi A, et al. Effectiveness of early physiotherapy to prevent lymphoedema after surgery for breast cancer: randomised, single blinded, clinical trial. BMJ. 2010; 340:b5396

[116] Kropf N, Macadam SA, McCarthy C, et al. Influence of the recipient vessel on fat necrosis after breast reconstruction with a free transverse rectus abdominis myocutaneous flap. Scand J Plast Reconstr Surg Hand Surg. 2010; 44(2):96–101

[117] Joffe H, Goldhaber S. Review of upper extremity deep venous thrombosis. Am Fam Physician. 2003; 67(6):1345–1346

[118] Finnerty S, Thomason S, Woods M. Audit of the use of kinesiology tape for breast oedema. J Lymphoedema. 2010; 5:38–44

[119] Dirican A, Andacoglu O, Johnson R, McGuire K, Mager L, Soran A. The short-term effects of low-level laser therapy in the management of breast-cancer-related lymphedema. Support Care Cancer. 2011; 19(5):685–690

[120] Ahmed Omar MT, Abd-El-Gayed Ebid A, El Morsy AM. Treatment of post-mastectomy lymphedema with laser therapy: double blind placebo control randomized study. J Surg Res. 2011; 165(1):82–90

[121] Demir T, Kara C, Ozbek E, Kalkan Y. Evaluation of neodymium-doped yttrium aluminium garnet laser, scalpel incision wounds, and low-level laser therapy for wound healing in rabbit oral mucosa: a pilot study. Photomed Laser Surg. 2010; 28(1):31–37

[122] Williams SK, Rabbani F. Complications of lymphadenectomy in urologic surgery. Urol Clin North Am. 2011; 38(4):507–518, vii

[123] Van der Zee AG, Oonk MH, De Hullu JA, et al. Sentinel node dissection is safe in the treatment of early-stage vulvar cancer. J Clin Oncol. 2008; 26(6):884–889

[124] Shon W, Ida CM, Boland-Froemming JM, Rose PS, Folpe A. Cutaneous angiosarcoma arising in massive localized lymphedema of the morbidly obese: a report of five cases and review of the literature. J Cutan Pathol. 2011; 38(7):560–564

[125] Földi M, Földi E, Kubik P, eds. Textbook of Lymphology: For Physicians and Lymphedema Therapists. Munich, Germany: Urban & Fischer; 2003:631

[126] Weissleder H, Schuchhardt C. Lymphedema Diagnosis and Therapy. 3rd ed. Cologne: Viavital Verlag: 2001:277

[127] Partsch H, Flour M, Smith PC, International Compression Club. Indications for compression therapy in venous and lymphatic disease consensus based on experimental data and scientific evidence. Under the auspices of the IUP. Int Angiol. 2008; 27(3):193–219

[128] European Wound Management Association (EWMA). Focus Document: Lymphedema Bandaging in Practice. London: MEP Ltd; 2005

[129] KCI V.A.C. Therapy Clinical Guidelines. A Reference Source for Clinicians. 2014:52

[130] Beidler SK, Douillet CD, Berndt DF, Keagy BA, Rich PB, Marston WA. Inflammatory cytokine levels in chronic venous insufficiency ulcer tissue before and after compression therapy. J Vasc Surg. 2009; 49(4):1013–1020

[131] Kieser DC, Roake JA, Hammond C, Lewis DR. Negative pressure wound therapy as an adjunct to compression for healing chronic venous ulcers. JWound Care. 2011; 20(1):35–37

[132] Todd M. Managing chronic oedema in the morbidly obese patient. Br J Nurs. 2009; 18(18):1120–1124

[133] Fife CE, Benavides S, Otto G. Morbid Obesity and Lymphedema Management. LymphLink. 2007; 19(3):1–3

[134] Lentol J. Information and access to breast reconstructive surgery law10094-B/S.6993-B; Chapter 354; Health. In: New York State Assembly Committee on Codes: Annual Report 2010. Available at: http://assembly.state.ny.us/comm/Codes/2010Annual/index.pdf. Accessed May 5, 2012

[135] Davies HOB, Popplewell M, Singhal R, Smith N, Bradbury AW. Obesity and lower limb venous disease - the epidemic of phlebesity. Phlebology. 2016; •••:1–7

[136] Greene AK, Grant FD, Slavin SA, Maclellan RA. Obesityinduced lymphedema: clinical and lymphoscintigraphic features. Plast Reconstr Surg. 2015; 135(6):1715–1719

[137] Greene AK, Grant FD, Maclellan RA. Obesity-induced lymphedema non-reversible following massive weight loss. PRS Global Open. Available at: www.PRSGlobalOpen.com p.1–3

[138] Mehrara BJ, Greene AK. Lymphedema and

obesity: is there a link? Plast Reconstr Surg. 2014; 134(1):154e–160e

[139] http://www.niddk.nih.gov/health-information/health-topics/weight-control/talking-with-patients-about-weightloss-tips-for-primary-care/Pages/talking.aspx

[140] Rosenberg AE. Pseudosarcomas of soft tissue. Arch Pathol Lab Med. 2008; 132(4):579–586

[141] Moseley A, Piller N. Exercise for limb lymphedema: evidence that it is beneficial. J Lymphoedema. 2008; 3(1):51–56

[142] Lane K, Jespersen D, McKenzie DC. The effect of a whole body exercise programme and dragon boat training on arm volume and arm circumference in women treated for breast cancer. Eur J Cancer Care (Engl). 2005; 14(4):353–358

[143] Position Statement of the National Lymphedema Network on Exercises. Available at: http://lymphnet.org/pdfDocs/nlnexercise.pdf. Accessed March 4, 2016

[144] Sumner DS. Hemodynamics and pathophysiology of venous disease. In: Rutherford RB, ed. Vascular Surgery. 4th ed. Philadelphia, PA: WB Saunders; 1995;1673–1698

[145] Johannson, et al. Controlled physical training for arm lymphedema patients. Lymphology. 2004; 37 S uppl:37–39

[146] Box R, Marnes T, Robertson V, et al. Aquatic Physiotherapy and Breast Cancer Related Lymphoedema. 5th Australasian Lymphology Association Conference Proceedings; 2004:47–49

[147] Pendleton D. Staying alive. AOPA Pilot. 2002; 45(10):121–122

[148] Nagda NL, Koontz MD. Review of studies on flight attendant health and comfort in airliner cabins. Aviat Space Environ Med. 2003; 74:101–109

[149] Electronic Code of Federal Regulations 14 CFR, Chapter 1, Part 25, Section 25–831

[150] Casley-Smith JR, Casley-Smith JR. Lymphedema initiated by aircraft flights. Aviat Space Environ Med. 1996; 67(1):52–56

[151] Cormier JN, Rourke L, Crosby M, Chang D, Armer J. The surgical treatment of lymphedema: a systematic review of the contemporary literature (2004–2010). Ann Surg Oncol. 2012; 19(2):642–651

[152] Mehrara BJ, Zampell JC, Suami H, Chang DW. Surgical management of lymphedema: past, present, and future. Lymphat Res Biol. 2011; 9(3):159–167

[153] Greene AK, Grant FD, Maclellan RA. Obesity-induced lymphedema nonreversible following massive weight loss. Plast Reconstr Surg Glob Open. 2015; 3(6):e426

[154] Mihara M, Hara H, Hayashi Y, et al. Pathological steps of cancer-related lymphedema: histological changes in the collecting lymphatic vessels after lymphadenectomy. PLoS One. 2012; 7(7):e41126

[155] Becker C, Assouad J, Riquet M, Hidden G. Postmastectomy lymphedema: long-term results following microsurgical lymph node transplantation. Ann Surg. 2006; 243(3):313–315

[156] Cheng MH, Chen SC, Henry SL, Tan BK, Lin MC, Huang JJ. Vascularized groin lymph node flap transfer for postmastectomy upper limb lymphedema: flap anatomy, recipient sites, and outcomes. Plast Reconstr Surg. 2013; 131(6):1286–1298

[157] Gharb BB, Rampazzo A, Spanio di Spilimbergo S, Xu ES, Chung KP, Chen HC. Vascularized lymph node transfer based on the hilar perforators improves the outcome in upper limb lymphedema. Ann Plast Surg. 2011; 67(6):589–593

[158] Granzow JW, Soderberg JM, Kaji AH, Dauphine C. An effective system of surgical treatment of lymphedema. Ann Surg Oncol. 2014; 21(4):1189–1194

[159] Granzow JW, Soderberg JM, Dauphine C. A novel two-stage surgical approach to treat chronic lymphedema. Breast J. 2014; 20(4):420–422

[160] Damstra RJ, Voesten HG, van Schelven WD, van der Lei B. Lymphatic venous anastomosis (LVA) for treatment of secondary arm lymphedema. A prospective study of 11 LVA procedures in 10 patients with breast cancer related lymphedema and a critical review of the literature. Breast Cancer Res Treat. 2009; 113(2):199–206

[161] Granzow JW, Soderberg JM, Kaji AH, Dauphine C. Review of current surgical treatments for lymphedema. Ann Surg Oncol. 2014; 21(4):1195–1201

[162] Yamada Y. The studies on lymphatic venous anastomosis. Nagoya J Med Sci. 1969; 32:1–21

[163] O'Brien BM, Sykes P, Threlfall GN, Browning FS. Microlymphaticovenous anastomoses for obstructive lymphedema. Plast Reconstr Surg. 1977; 60(2):197–211

[164] Campisi C, Eretta C, Pertile D, et al. Microsurgery for treatment of peripheral lymphedema: long-term outcome and future perspectives. Microsurgery. 2007; 27(4):333–338

[165] Koshima I, Inagawa K, Urushibara K, Moriguchi T. Supermicrosurgical lymphaticovenular anastomosis for the treatment of lymphedema in the upper extremities. J Reconstr Microsurg. 2000; 16(6):437–442

[166] Chang DW. Lymphaticovenular bypass for lymphedema management in breast cancer patients: a prospective

study. Plast Reconstr Surg. 2010; 126(3):752–758

[167] Boccardo F, De Cian F, Campisi CC, et al. Surgical prevention and treatment of lymphedema after lymph node dissection in patients with cutaneous melanoma. Lymphology. 2013; 46(1):20–26

[168] Baumeister RG, Siuda S, Bohmert H, Moser E. A microsurgical method for reconstruction of interrupted lymphatic pathways: autologous lymph-vessel transplantation for treatment of lymphedemas. Scand J Plast Reconstr Surg. 1986; 20(1):141–146

[169] Weiss MF, Baumeister RG, Zacherl MJ, Frick A, Bartenstein P, Rominger A. Microsurgical autologous lymph vessel transplantation: does harvesting lymphatic vessel grafts induce lymphatic transport disturbances in the donor limb? [in German]. Handchir Mikrochir Plast Chir. 2015; 47(6):359–364

[170] Lin CH, Ali R, Chen SC, et al. Vascularized groin lymph node transfer using the wrist as a recipient site for management of postmastectomy upper extremity lymphedema. Plast Reconstr Surg. 2009; 123(4):1265–1275

[171] Cheng MH, Huang JJ, Nguyen DH, et al. A novel approach to the treatment of lower extremity lymphedema by transferring a vascularized submental lymph node flap to the ankle. Gynecol Oncol. 2012; 126(1):93–98

[172] Coriddi M, Skoracki R, Eiferman D. Vascularized jejunal mesenteric lymph node transfer for treatment of extremity lymphedema. Microsurgery. 2016

[173] Brorson H, Svensson H. Skin blood flow of the lymphedematous arm before and after liposuction. Lymphology. 1997; 30(4):165–172

[174] Tobbia D, Semple J, Baker A, Dumont D, Johnston M. Experimental assessment of autologous lymph node transplantation as treatment of postsurgical lymphedema. Plast Reconstr Surg. 2009; 124(3):777–786

[175] Cheng MH, Huang JJ, Wu CW, et al. The mechanism of vascularized lymph node transfer for lymphedema: natural lymphaticovenous drainage. Plast Reconstr Surg. 2014; 133(2):192e–198e

[176] Aschen SZ, Farias-Eisner G, Cuzzone DA, et al. Lymph node transplantation results in spontaneous lymphatic reconnection and restoration of lymphatic flow. Plast Reconstr Surg. 2014; 133(2):301–310

[177] Viitanen TP, Visuri MT, Sulo E, Saarikko AM, Hartiala P. Antiinflammatory effects of flap and lymph node transfer. J Surg Res. 2015; 199(2):718–725

[178] Vignes S, Blanchard M, Yannoutsos A, Arrault M. Complications of autologous lymph-node transplantation

for limb lymphoedema. Eur J Vasc Endovasc Surg. 2013; 45(5):516–520

[179] Pons G, Masia J, Loschi P, Nardulli ML, Duch J. A case of donor-site lymphoedema after lymph node-superficial circumflex iliac artery perforator flap transfer. J Plast Reconstr Aesthet Surg. 2014; 67(1):119–123

[180] Lee M, McClure E, Reinertsen E, Granzow JW. Lymphedema of the upper extremity following supraclavicular lymph node harvest. Plast Reconstr Surg. 2015; 135(6):1079e–1082e

[181] Masia J, Pons G, Nardulli ML. Combined surgical treatment in breast cancer-related lymphedema. J Reconstr Microsurg. 2015

[182] Dayan JH, Dayan E, Smith ML. Reverse lymphatic mapping: a new technique for maximizing safety in vascularized lymph node transfer. Plast Reconstr Surg. 2015; 135(1):277–285

[183] Damstra RJ, Voesten HG, Klinkert P, Brorson H. Circumferential suction-assisted lipectomy for lymphoedema after surgery for breast cancer. Br J Surg. 2009; 96(8):859–864

[184] Brorson H. Complete reduction of arm lymphedema following breast cancer - a prospective twenty-one years' study. Plast Reconstr Surg. 2015; 136(4) Suppl:134–135

[185] Brorson H. Liposuction normalizes lymphedema induced adipose tissue hypertrophy in elephantiasis of the leg - a prospective study with a ten-year follow-up. Plast Reconstr Surg. 2015; 136(4) Suppl:133–134

[186] Brorson H, Ohlin K, Olsson G, Karlsson MK. Breast cancerrelated chronic arm lymphedema is associated with excess adipose and muscle tissue. Lymphat Res Biol. 2009; 7(1):3–10

[187] Brorson H. From lymph to fat: liposuction as a treatment for complete reduction of lymphedema. Int J Low Extrem Wounds. 2012; 11(1):10–19

[188] Schaverien MV, Munro KJ, Baker PA, Munnoch DA. Liposuction for chronic lymphoedema of the upper limb: 5 years of experience. J Plast Reconstr Aesthet Surg. 2012; 65(7):935–942

[189] Boyages J, Kastanias K, Koelmeyer LA, et al. Liposuction for advanced lymphedema: a multidisciplinary approach for complete reduction of arm and leg swelling. Ann Surg Oncol. 2015; 22 Suppl 3:S1263–S1270

[190] Brorson H, Svensson H, Norrgren K, Thorsson O. Liposuction reduces arm lymphedema without significantly altering the already impaired lymph transport. Lymphology. 1998; 31(4):156–172

[191] Granzow J, Andersen G, Soderberg J. Lymphatic anatomy

is not damaged by suction assisted protein lipectomy (SAPL) Surgery. Submitted, NLN Conference

[192] Qiu SS, Chen HY, Cheng MH. Vascularized lymph node flap transfer and lymphovenous anastomosis for Klippel-Trénaunay syndrome with congenital lymphedema. Plast Reconstr Surg Glob Open. 2014; 2(6):e167

[193] Jemal A, Siegel R, Xu J, Ward E. Cancer statistics, 2010. CA Cancer J Clin. 2010; 60(5):277–300

[194] Jacobson JA, Danforth DN, Cowan KH, et al. Ten-year results of a comparison of conservation with mastectomy in the treatment of stage I and II breast cancer. N Engl J Med. 1995; 332(14):907–911

[195] Lee MC, Rogers K, Griffith K, et al. Determinants of breast conservation rates: reasons for mastectomy at a comprehensive cancer center. Breast J. 2009; 15(1):34–40

[196] Bezuhly M, Temple C, Sigurdson LJ, Davis RB, Flowerdew G, Cook EF, Jr. Immediate postmastectomy reconstruction is associated with improved breast cancer-specific survival: evidence and new challenges from the Surveillance, Epidemiology, and End Results database. Cancer. 2009; 115(20):4648–4654

[197] Yueh JH, Slavin SA, Adesiyun T, et al. Patient satisfaction in postmastectomy breast reconstruction: a comparative evaluation of DIEP, TRAM, latissimus flap, and implant techniques. Plast Reconstr Surg. 2010; 125(6):1585–1595

[198] Reuben BC, Manwaring J, Neumayer LA. Recent trends and predictors in immediate breast reconstruction after mastectomy in the United States. Am J Surg. 2009; 198(2):237–243

[199] American Society of Plastic Surgeons. Are breast cancer patients being kept in the dark? Available at: http://www.plasticsurgery.org/ News-and-Resources/Press-Release-Archives/2009-Press-Release-Archives/Are-Breast-Cancer-Patients-Being-Kept-In-The-Dark.html. Accessed May 5, 2012

[200] Hartocollis A. Before breast is removed, a discussion on options. The New York Times, 2010:A23. Available at: http:// www.nytimes. com/2010/08/19/nyregion/10surgery.html. Accessed May 5, 2012

[201] Albornoz CR, Bach PB, Pusic AL, et al. The influence of sociodemographic factors and hospital characteristics on the method of breast reconstruction, including microsurgery: a U.S. population-based study. Plast Reconstr Surg. 2012; 129(5):1071–1079

[202] Niemeyer M, Paepke S, Schmid R, Plattner B, Müller D, Kiechle M. Extended indications for nipple-sparing mastectomy. Breast J. 2011; 17(3):296–299

[203] US Department of Health & Human Services. Silicone gelfilled breast implants. Available at: http://www.fda.gov/MedicalDevices/ProductsandMedicalProcedures/ImplantsandProsthetics/Breast-Implants/ucm063871.htm. Accessed May 5, 2012

[204] US Department of Health & Human Services. Update on the safety of silicone gel-filled breast implants (2011) - Executive Summary. Available at: http://www.fda.gov/MedicalDevices/Productsand-MedicalProcedures/ImplantsandProsthetics/BreastImplants/ucm259866.htm. Accessed May 5, 2012

[205] US Department of Health & Human services. Breast implant complications booklet. Available at: http://www.fda.gov/MedicalDevices/ProductsandMedicalProcedures/ImplantsandProsthetics/BreastImplants/ucm259296.htm. Accessed May 5, 2012

[206] US Department of Health & Human Services. Risks of breast implants. Available at: http://www.fda.gov/MedicalDevices/Productsand-MedicalProcedures/ImplantsandProsthetics/BreastImplants/ucm064106.htm. Accessed May 5, 2012

[207] Schneider WJ, Hill HL, Jr, Brown RG. Latissimus dorsi myocutaneous flap for breast reconstruction. Br J Plast Surg. 1977; 30(4):277–281

[208] Dinner MI, Hartrampf CR, Jr. Re: Drever: lower abdominal transverse rectus abdominis myocutaneous flap for breast reconstruction. Ann Plast Surg. 1983; 11(5):453–454

[209] Bunkis J, Walton RL, Mathes SJ, Krizek TJ, Vasconez LO. Experience with the transverse lower rectus abdominis operation for breast reconstruction. Plast Reconstr Surg. 1983; 72(6):819–829

[210] Schusterman MA, Kroll SS, Weldon ME. Immediate breast reconstruction: why the free TRAM over the conventional TRAM flap? Plast Reconstr Surg. 1992; 90(2):255–261, discussion 262

[211] Alpert BS, Buncke HJ, Jr, Mathes SJ. Surgical treatment of the totally avulsed scalp. Clin Plast Surg. 1982; 9(2):145–159

[212] Allen RJ, Treece P. Deep inferior epigastric perforator flap for breast reconstruction. Ann Plast Surg. 1994; 32(1):32–38

[213] Blondeel PN, Boeckx WD. Refinements in free flap breast reconstruction: the free bilateral deep inferior epigastric perforator flap anastomosed to the internal mammary artery. Br J Plast Surg. 1994; 47(7):495–501

[214] Massey MF, Spiegel AJ, Levine JL, et al. Group for the Advancement of Breast Reconstruction. Perforator flaps: recent experience, current trends, and future directions

based on 3974 microsurgical breast reconstructions. Plast Reconstr Surg. 2009; 124(3):737–751

[215] D'Angelo-Donovan DD, Dickson-Witmer D, Petrelli NJ. Sentinel lymph node biopsy in breast cancer: a history and current clinical recommendations. Surg Oncol. 2012; 21(3):196–200

[216] Golshan M, Martin WJ, Dowlatshahi K. Sentinel lymph node biopsy lowers the rate of lymphedema when compared with standard axillary lymph node dissection. Am Surg. 2003; 69(3):209–211, discussion 212

[217] Boneti C, Korourian S, Bland K, et al. Axillary reverse mapping: mapping and preserving arm lymphatics may be important in preventing lymphedema during sentinel lymph node biopsy. J Am Coll Surg. 2008; 206(5):1038–1042, discussion 1042–1044

[218] Goldberg JI, Riedel ER, Morrow M, Van Zee KJ. Morbidity of sentinel node biopsy: relationship between number of excised lymph nodes and patient perceptions of lymphedema. Ann Surg Oncol. 2011; 18(10):2866–2872

[219] Deo SV, Ray S, Rath GK, et al. Prevalence and risk factors for development of lymphedema following breast cancer treatment. Indian J Cancer. 2004; 41(1):8–12

[220] Shah C, Vicini FA. Breast cancer-related arm lymphedema: incidence rates, diagnostic techniques, optimal management and risk reduction strategies. Int J Radiat Oncol Biol Phys. 2011; 81(4):907–914

[221] Tsai RJ, Dennis LK, Lynch CF, Snetselaar LG, Zamba GK, Scott-Conner C. The risk of developing arm lymphedema among breast cancer survivors: a meta-analysis of treatment factors. Ann Surg Oncol. 2009; 16(7):1959–1972

[222] Andersen KG, Kehlet H. Persistent pain after breast cancer treatment: a critical review of risk factors and strategies for prevention. J Pain. 2011; 12(7):725–746

[223] Gärtner R, Jensen MB, Nielsen J, Ewertz M, Kroman N, Kehlet H. Prevalence of and factors associated with persistent pain following breast cancer surgery. JAMA. 2009; 302(18):1985–1992

[224] Becker C, Pham DN, Assouad J, Badia A, Foucault C, Riquet M. Postmastectomy neuropathic pain: results of microsurgical lymph nodes transplantation. Breast. 2008; 17(5):472–476

[225] Saaristo AM, Niemi TS, Viitanen TP, Tervala TV, Hartiala P, Suominen EA. Microvascular breast reconstruction and lymph node transfer for postmastectomy lymphedema patients. Ann Surg. 2012; 255(3):468–473

[226] National Institute of Lymphology. Ongoing clinical research at our centers of excellence in the care of lymphedema: ICG lymph node mapping in the setting of VLNTx. Available at: http://www.nilymph.com/ongoing-clinical-research-our-centers-excellence-care-lymphedema. Accessed May 5, 2012

[227] Kasseroller RG. The Vodder school: the Vodder method. Cancer. 1998; 83(12) Suppl American:2840–2842

[228] Cheville AL, McGarvey CL, Petrek JA, Russo SA, Taylor ME, Thiadens SR. Lymphedema management. Semin Radiat Oncol. 2003; 13(3):290–301

[229] Cohen SR, Payne DK, Tunkel RS. Lymphedema: strategies for management. Cancer. 2001; 92(4) Suppl:980–987

[230] Thiadens SR. Current status of education and treatment resources for lymphedema. Cancer. 1998; 83(12) Suppl American:2864–2868

[231] Alderman AK, Hawley ST, Waljee J, Mujahid M, Morrow M, Katz SJ. Understanding the impact of breast reconstruction on the surgical decision-making process for breast cancer. Cancer. 2008; 112(3):489–494

[232] National Institute of Lymphology. Proactive "protect the limb" protocol. Available at: http://www.nilymph.com/proactive. Accessed May 6, 2012

[233] US National Institutes of Health. Outcomes after perforator flap reconstruction for breast reconstruction and/or lymphedema treatment. Clinical Trials.gov website. Available at: http://clinicaltrials.gov/ ct2/show/NCT01273909. Accessed June 28, 2012

推荐阅读

Białoszewski D, Woźniak W, Zarek S. Clinical efficacy of kinesiology taping in reducing edema of the lower limbs in patients treated with the Ilizarov method–preliminary report. Ortop Traumatol Rehabil. 2009; 11(1):46–54

Bringezu G, Schreiner O. Die Therapieform manuelle Lymphdrainage: ein aktuelles Lehrbuch einer erfolgreichen Behandlungsmethode. Lübeck, Germany: Haase; 1987

Brown JC, Schmitz KH. Weight lifting and physical function among survivors of breast cancer: a post hoc analysis of a randomized controlled trial. J Clin Oncol. 2015; 33(19):2184–2189

Browse N, Burnand K, Mortimer P. Diseases of the Lymphatics. London: Arnold; 2003:175–207

Brorson H, Ohlin K, Olsson G, Långström G, Wiklund I, Svensson H. Quality of life following liposuction and conservative treatment of arm lymphedema. Lymphology.

2006; 39(1):8–25

Cherry KJ, Gloviczki P, Stanson AW. Persistent sciatic vein: diagnosis and treatment of a rare condition. J Vasc Surg. 1996; 23(3):490–497

Cohen MM, Jr. Klippel-Trénaunay syndrome. Am J Med Genet. 2000; 93(3):171–175

Coopee R. Use of "Elastic Taping" in the treatment of head and neck lymphedema. Lymph Link.. 2008; 20(4)

Damstra RJ, Voesten HG, Klinkert P, Brorson H. Circumferential suction-assisted lipectomy for lymphoedema after surgery for breast cancer. Br J Surg. 2009; 96(8):859–864

Driscoll D, Gloviczki P, Hussmann D, et al. Paper presented at: K-T Support Group Meeting; July 18–19, 2008; Rochester, MN

Földi M. Treatment of lymphedema. [editorial]. Lymphology. 1994; 27(1):1–5

Foeldi M, Foeldi E. Foeldi's Textbook of Lymphology for Physicians and Lymphedema Therapists. 3rd ed. Munich: Elsevier; 2012

Funayama E, Sasaki S, Oyama A, Furukawa H, Hayashi T, Yamamoto Y. How do the type and location of a vascular malformation influence growth in Klippel-Trénaunay syndrome? Plast Reconstr Surg. 2011; 127(1):340–346

Getz DH. The primary, secondary, and tertiary nursing interventions of lymphedema. Cancer Nurs. 1985; 8(3):177–184

Gleim IN, Gleim GW. Pilot Handbook: A Comprehensive Text/ Reference for All Pilots. 8th ed. Gainesville, FL: Gleim; 2008

Gloviczki P, Driscoll DJ. Klippel-Trénaunay syndrome: current management. Phlebology. 2007; 22(6):291–298

Grotting JC, Urist MM, Maddox WA, Vasconez LO. Conventional TRAM flap versus free microsurgical TRAM flap for immediate breast reconstruction. Plast Reconstr Surg. 1989; 83(5):828–841, discussion 842–844

Hocutt JE, Jr. Cryotherapy. Am Fam Physician. 1981; 23(3):141–144 Hutzschenreuter P, Ehlers R. Effect of manual lymph drainage on the autonomic nervous system [in German]. Z Lymphol. 1986; 10(2):58–60

Jacob AG, Driscoll DJ, Shaughnessy WJ, Stanson AW, Clay RP, Gloviczki P. Klippel-Trénaunay syndrome: spectrum and management. Mayo Clin Proc. 1998; 73(1):28–36

Janniger CK. Klippel-Trénaunay-Weber syndrome. 2012. Available at: http://emedicine.medscape.com/ article/1084257-overview. Accessed June 28, 2012

Kaya S, Akbayrak T, Guney H. Effect of kinesio taping with compression garment on lower extremity volume in primary lymphedema: a case report. [in Turkish]. Fizyoterapi Rehabilitasyon. 2008; 19(3):213

Kinmonth J. The Lymphatics; Diseases, Lymphography and Surgery. London: Arnold; 1972

Klippel-Trénaunay Support Group. Description of Klippel-Trénaunay syndrome. Available at: http://www.k-t.org/ description.html. Accessed August 9, 2008

Lawrance P. Innovations in the management of chronic oedema. Br J Community Nurs. 2009 S uppl:S14–S21

Lee A, Driscoll D, Gloviczki P, Clay R, Shaughnessy W, Stans A. Evaluation and management of pain in patients with Klippel-Trénaunay syndrome: a review. Pediatrics. 2005; 115(3):744–749

Lipinska A, Sliwinski Z, Kiebzak W, Senderek T, Kirenko J. The influence of kinesio taping application on lymphoedema of an upper limb in women after mastectomy [in Polish]. Fizjoterapia Polska. 2007; 7(3):258–269

Liu NF, Lu Q, Yan ZX. Lymphatic malformation is a common component of Klippel-Trénaunay syndrome. J Vasc Surg. 2010; 52(6):1557–1563

Liu Q, Zhou X, Wei Q. Treatment of upper limb lymphedema after radical mastectomy with liposuction technique and pressure therapy [in Chinese]. Zhongguo Xiu Fu Chong Jian Wai Ke Za Zhi. 2005; 19(5):344–345

Lymphology Association of North America (LANA). Certified lymphedema therapist candidate information brochure. Available at: http://www.clt-lana.org. Accessed June 28, 2012

Mattassi R, Vaghi M. Management of the marginal vein: current issues. Phlebology. 2007; 22(6):283–286

Moodie D, Driscoll D, Salvatore D. Peripheral vascular disease in children—Klippel-Trénaunay syndrome. In: Young JR, Olin JW, Bartholomew JR. eds. Peripheral Vascular Diseases. 2nd ed. St. Louis, MO: Mosby; 1996:541–552

Mulliken JB, Young AE. Vascular Birthmarks: Hemangiomas and Malformations. Philadelphia, PA: Saunders; 1988

Muscari-Lin E. Truncal lymphedema. LymphLink 2004;16(1):1–2, 21

Nagda NL, Koontz MD. Review of studies on flight attendant health and comfort in airliner cabins. Aviat Space Environ Med. 2003; 74(2):101–109

National Cancer Institute (US), Office of Cancer Communications. The breast cancer digest: a guide to medical care, emotional support, educational programs, and resources. 2nd ed. Bethesda, MD: US Dept. of Health, Education, and Welfare, Public Health Service, National Institute of Health, National Cancer Institute; 1984:78

NLN. 2010 Position Statement of the National Lymphedema Network. Training of Lymphedema Therapists. Available at: http:// www.lymphnet.org/pdfDocs/nlntraining.pdf. Accessed June 28, 2012

North American Lymphedema Education Association. Available

at: http://lymphedemaeducationassociation.org/about.html. Accessed June 28, 2012

Oduber CE, Khemlani K, Sillevis Smitt JH, Hennekam RC, van der Horst CM. Baseline Quality of Life in patients with Klippel-Trénaunay syndrome. J Plast Reconstr Aesthet Surg. 2010; 63(4):603–609

Olszewski W. Lymph Stasis: Pathophysiology, Diagnosis and Treatment. Florida: CRC Press; 1991:387–388

Pendleton L. Staying alive. Available at: http://www.qopa.org/careerpilot/tastaying_alive.html. Accessed September 5, 2012

Qi F, Gu J, Shi Y, Yang Y. Treatment of upper limb lymphedema with combination of liposuction, myocutaneous flap transfer, and lymph-fascia grafting: a preliminary study. Microsurgery. 2009; 29(1):29–34

Rayman RB. Cabin air quality: an overview. Aviat Space Environ Med. 2002; 73(3):211–215

Rönkä RH, Pamilo MS, von Smitten KA, Leidenius MH. Breast lymphedema after breast conserving treatment. Acta Oncol. 2004; 43(6):551–557

Rosenfeld RG, Tesch LG, Rodriguez-Rigau LJ, et al. Recommendations for diagnosis, treatment and management of individuals with Turner syndrome. Endocrinologist. 1994; 4(5):351–358

Ruggiero FP, Mitzner R, Samant S, et al. Neck dissection classification. Emedicine. Available at: http://emedicine.medscape.com/article/849834-overview. Accessed June 28, 2012

Schook CC, Mulliken JB, Fishman SJ, Alomari AI, Grant FD, Greene AK. Differential diagnosis of lower extremity enlargement in pediatric patients referred with a diagnosis of lymphedema. Plast Reconstr Surg. 2011; 127(4):1571–1581

Senderek T, Breitenbach S, Halas I. Kinesio taping: new opportunities in physiotherapeutic treatment of pregnant women [in Polish]. Fizjoterapia Polska. 2005; 5(2):266–271

Servelle M. Klippel and Trénaunay's syndrome. 768 operated cases. Ann Surg. 1985; 201(3):365–373

Silverstein MD, Heit JA, Mohr DN, Petterson TM, O'Fallon WM, Melton LJ, III. Trends in the incidence of deep vein thrombosis and pulmonary embolism: a 25-year population-based study. Arch Intern Med. 1998; 158(6):585–593

Tsai HJ, Hung HC, Yang JL, Huang CS, Tsauo JY. Could Kinesio tape replace the bandage in decongestive lymphatic therapy for breast-cancer-related lymphedema? A pilot study. Support Care Cancer. 2009; 17(11):1353–1360

US Department of Transportation, Federal Aviation Administration. Pilot's handbook of aeronautical knowledge. FAA-H-8083–25A.

Oklahoma City, OK: United States Department of Transportation, Federal Aviation Administration, Airman Testing Standards Branch; 2008. Available at: http://www.faa.gov. Accessed June 28, 2012

Williams A. Breast and trunk oedema after treatment for breast cancer. Lymphoedema. 2006; 1(1):32–39

Weissleder H, Schuchhardt C. Lymphedema Diagnosis and Therapy. 4th ed. Essen: Viavital Verlag; 2008

第 6 章

行政管理事务

6.1 介绍

那些可能患有原发性或继发性淋巴水肿、静脉功能不全及其他获益于综合消肿疗法的患者，应接受淋巴水肿管理保健专职人员的专业治疗。有些病例相对简单，有些病例则可能涉及更复杂的因素，如皮肤病变、外生殖器水肿或可能会加重现有症状的其他病理因素。有些患者患淋巴水肿几十年后才去接受淋巴水肿的专业临床治疗。很多时候，患淋巴水肿的肢体肿胀巨大，让人难以理解水肿为何会恶化到如此失控的程度。不论情形有多么简单或复杂，护理人员都应每天关注患者的状况，以期让淋巴水肿管理取得最好的效果，直到患病肢体消肿为止。如果一周只进行 2~3 次治疗，疗效可能不令人满意，并带来更多问题。如果不能每天更换压迫绷带，则绷带可能会松动，造成止血带效应；可能患者会将绷带移除，从而导致淋巴液在肢体内沉积。如此，则临床医师将不得不将部分疗程时间用于二次移除淋巴液。这将会极大地延缓治疗进度。

将淋巴水肿患者患肢尺寸减小到正常或接近正常体积，对患者和医师而言都是值得的。这种临床经历有益而颇具挑战，对于患者所遭受的痛苦，以及专职技术人员在成立淋巴水肿门诊之前所遇到的各种困难，都是一种回报。

本章将重点讨论建立淋巴水肿专病门诊的一些关键问题，包括独立的治疗中心门诊和现有专病门诊两种。

6.2 淋巴水肿专病门诊的建立

淋巴水肿专病门诊的成立和良好运转会受到一些因素的影响，包括人员配备、门诊面积和设施及市场营销。

6.2.1 人员配备

需要为诊所配备能力强、技术熟练的人员，要能够掌握消肿疗法的所有内容，以便为患者进行适当的干预治疗。所以，人员受训的质量会极大地影响其对患者的护理水平。

要提供高标准的护理，有必要对治疗师就淋巴水肿护理进行详细教育和培训。建议治疗师完成 CDT 项目培训，并完成 135 个学时的学习。培训应包含 1/3 的理论课程和 2/3 的实践课程。

成功的淋巴水肿管理要求在强化阶段每天都要进行治疗；因此需要两名淋巴水肿治疗师，以便提供轮班服务。独立的治疗中心有必要至少再另外配备一人，负责接听电话和接待访客，同时负责处理保险和账单事宜。

6.2.2 门诊面积

美国各州对卫生保健机构（保健中心、或诊所）最小面积和设计要求的规定有所不同。这些规定可从专业的行业协会那里获取。

门诊需要有两间治疗室、两间厕所、一间淋浴室、一间健身房、一个接待区（包括候诊室）及一间储藏室。

治疗室

每间治疗室面积为 7~9m^2，配备如下设备：治疗台（高度可调，并能支撑患者体重）、椅子、衣服、挂钩、滚凳（rolling stool）、用于放置绷带和填充物的架子以及患者的教材。

最好的患者护理计划包括为每两间治疗室配备一名治疗师。如果想有更充裕的时间照顾患者，则为每间治疗室都配备一名治疗师。

厕所 / 浴室

每间厕所面积为 $5m^2$，配有轮椅。为了能让患者保持适当的卫生，治疗中心应配备一间浴室。在每天两次的治疗间期，患者须佩戴压迫绷带，而在家里洗浴之前须将绷带移除。为了保证疗效，患者在家中一般不应移除绷带（除非绷带引起患者肢体疼痛或麻木）。患者在家中洗浴时应使用防护罩或较大的塑料袋保护戴着绷带的肢体。若治疗机构中没有洗浴设施，则患者在家洗浴时，应将绷带盖好；在诊所时，移除绷带后在诊所的洗漱池处用面巾清洗患肢。

健身房

健身房面积为 $28\sim46m^2$，用作诊所的运动场所。若要进行集体健身或集体会议，则须设置 $305m^2$ 的房间。

接待室

接待室为 $37m^2$，作为患者的候诊室。

若治疗机构每两天进行一次治疗，则除接待区之外，还应另外增设一个 $37m^2$ 的休息室，应配备冰箱、微波炉、咖啡机或茶具，音像设施及舒服的休息区域。

储藏室

储藏室应有 $5m^2$，用于储藏绷带和其他材料。

6.2.3　诊所的设备

诊所正常运营需要配备如下基本设备。

- 接待区和治疗室的家具。
- 可调节高度的治疗台。
- 包扎材料（详见本章后面关于启动淋巴水肿治疗项目所需材料的相关内容）。
- 音像设备和其他用于患者宣教的材料。

- 电脑和软件（肢体测量项目）。
- 数码相机。
- 测量软尺和文件表格。
- 手动血压计。
- 健身运动设施（软球、棍棒、治疗弹性带等）。
- 基本的办公设施。

6.2.4　诊所的营销

不论淋巴水肿治疗中心是独立的机构，还是作为某家诊所的一部分，都应采取必要措施确保其成功运营。以下是让诊所能够为淋巴水肿社区和医师们所知晓的一些建议。

直接向社区医师发送电子邮件或登门拜访

相关资料应包括诊所的介绍手册和服务内容。设计手册时，应注意到医师比较繁忙，更喜欢精确、简短、中肯的资料。在手册的封面上设计一幅图，将淋巴水肿患者在进行人工淋巴液引流治疗和消肿疗法前后状况进行对比，这样会有助于清楚表达观点。

在网站上列出执业治疗师名单

CDT 培训中心一般会提供一份专业治疗师名单，有助于患者在网站上找到执业治疗师。

与淋巴水肿相关的执业治疗师名单可参考 NLN 发布的季刊。该刊物包含淋巴水肿患者和治疗师的宝贵资料。支付一定费用后，治疗师和诊所都可以将名字列于该刊物上。

诊所手册

手册列明诊所服务的内容，应在健康展会、与乳腺癌 / 淋巴水肿相关的活动上以及肿瘤科、心血管科和整形外科医师办公室内分发。

举办演讲

机构人员可在当地诊所和健康护理机构进行演讲。每次演讲期间机构人员可以派发教育材料（如海报、幻灯片）。

广告

当地报纸和其他媒体可提供广告服务。

保险公司

应联系保险公司所在服务区域内的医疗事务部，向其宣传诊所提供的服务。

6.3　开展淋巴水肿治疗项目所需的材料

在开展淋巴水肿治疗项目之前，中心应准备好详尽的物品清单。治疗中心应储备足够的包扎材料；如果没有，在开始治疗之前，中心人员应告知患者向供应商直接订购所需的包扎材料。治疗师应对每位患者在消肿治疗阶段需要包扎材料的大概数量进行评估。

第 5 章 "所需材料" 对淋巴水肿治疗进行了详细的描述，并给出了上肢和下肢淋巴水肿绷带包扎所推荐的材料清单。

维持足够数量的淋巴水肿包扎材料所需的初步开支为 2000~3000 美元（足够 10~15 位患者使用）。

- 短拉伸绷带。
  - 4cm 宽，10 卷；
  - 6cm 宽，20 卷；
  - 8cm 宽，20 卷；
  - 10cm 宽，40 卷；
  - 10cm × 10m 规格，5 卷（双倍长度）；
  - 12cm 宽，40 卷；
  - 12cm × 10m 规格，5 卷（双倍长度）。
- 宽短拉伸绷带（白色）。
  - 15cm 宽，5 卷；
  - 20cm 宽，5 卷。
- 垫料绷带。
  - 10cm 宽，30 卷；
  - 15cm 宽，40 卷。
- 软质泡沫。
  - 最好是 6mm 和 12mm 厚度，建议密度为 $0.026g/cm^3$，每种 1 张。
- 高密度泡沫。
  - 10 片小尺寸 Komprex 肾形泡沫垫（型号：0）；
  - 2 卷（8cm × 2m × 1cm）；
  - 4 张（100cm × 50cm × 1cm）。
- 可以用灰色泡沫代替泡沫垫卷（Rosidal Soft 软质泡沫）。
  - 10cm 宽，30 卷；
  - 15cm 宽，15 卷。
- 纱布绷带（手指和足趾绷带）。
  - Mollelast 固位绷带：10 箱（200 卷），规格 4cm × 4m；或 8 袋 Elastomull 弹性绷带，规格 1 英寸 × 4.1 码（2.5cm × 3.7m）；
  - 10 箱（200 卷），规格 6cm × 4m；或 17 袋 Elastomull 弹性绷带，规格 5cm × 3.7m；
  - Transelast（皮肤颜色）绷带：10 箱（200 卷），规格 6cm × 4m。
- Stockinettes 弹力绷带（管状纱布）。
  - 2 箱，用于细手臂或儿童的腿部（Lohmann 5 号或 Tricofix D5）；
  - 2 箱，用于 "正常" 手臂和小腿（Lohmann 6 号或 Tricofix E6）；
  - 4 箱，用于粗手臂和 "正常" 腿部（Lohmann 7 号或 Tricofix E6）；
  - 5 箱，用于非常粗的手臂和超过 "正常" 尺寸腿部（Lohmann 9 号，或 Tricofix F7/G9）；

○ 2 箱，用于非常粗的腿部，小尺寸躯体（Lohmann K1 号）；

○ 2 箱，用于极粗的腿部和躯体（Lohmann K2 号）。

● 乳液。

○ 10~15 瓶 8 盎司（236mL）或 5 瓶 32 盎司（946mL）（Lymphoderm、Eucerin 等品牌）。

● 其他。

○ 5 个卷绷带器；

○ 教育材料（海报等）。

为了便于进行淋巴水肿管理，经销商会提供事先包装好的绷带包。这些绷带包可用于上肢或下肢淋巴水肿包扎。它一般包含两整套短拉伸绷带、弹力布袋、垫料和纱布绷带。绷带包中一般不包括泡沫，诊所必须单独订购。订购绷带包，而不是分开订购包里的每种材料，可以简化订购流程。经销商一般会额外收取绷带包的打包费。

6.4　报销和记账

若供应商通过私人付款的方式结账，则诊所应收取其合理的费用，包含各种材料的成本（绷带、填料等）及利润。治疗中心应将治疗所需的各项费用清单张贴出来。

医疗保健是一项随时变化且相当复杂的工作。淋巴水肿管理服务由物理治疗师、治疗师助理、职业治疗师、职业治疗师助理、推拿师和护士共同提供。保险的报销操作会因供应商和治疗机构不同而有所不同。供应商应与保险公司协商和咨询相关患者的报销政策。同时也建议向有关的专业协会询问最新政策和规定。

在过去几年，《1998 妇女健康与肿瘤权利法案（WHCRA）》对淋巴水肿治疗的报销产生了积极的影响，这部联邦法律于 1998 年 10 月 21 日起生效，规定了为乳房切除术缴纳保险费的集体健康项目（以及支付个人保险费的付款人），还必须为乳房切除术后的重建手术和人体修复术缴纳保险费。这部法律同时还将乳房切除术所导致的物理并发症（如淋巴水肿）的治疗和管理纳入保险范围。

这部法律没有规定必须采用何种治疗，具体由保险公司自行确定。

患者如在 WHCRA 生效前领取保险费遇到问题，则应联系相关保险公司，并询问如下问题。

● 《1998 妇女健康与肿瘤权利法案（WHCRA）》是否会影响我的淋巴水肿治疗的保险费？

● 对于淋巴水肿治疗，我的保险是否覆盖了淋巴液人工引流和整个消肿治疗过程？

● 是否只有物理治疗师做 MLD/CDT 才可以报销？其他作业治疗师、注册护士或推拿师做的治疗是否可报销？

患者还应向其所在州的保险部门了解，如果她们参加了集体保险或个人健康保险项目，WHCRA 是否对她们还适用。

付款人一般不为弹力绷带和弹力衣购买保险。最新的规定已经将梯度弹力衣包含在内。医疗保险和医疗补助服务中心（CMS）已于 2003 年 10 月 1 日起将弹力衣纳入治疗静脉淤血溃疡的保险范围：根据规定，对于压力范围在 30~50mmHg 之间的弹力衣，并且如果开放性静脉溃疡患者已经接受过外科治疗或其他保健人员的治疗，则弹力衣可以纳入保险范围内。

CMS 的条款规定，如果符合相关要求，则用于治疗或保护功能的弹力衣可以纳入保险范围。因为从长期看来，淋巴水肿管理也需要依靠弹力衣，所以提供淋巴水肿治疗的机构应提倡将淋巴水肿护理所使用的弹力衣纳入保险范围。

淋巴水肿诊所应从专业经销淋巴水肿管理材料的商家购买压缩材料。根据治疗机构的实际情况，对所使用的材料，患者可向材料供应商补偿相关费用或直接从商家订购必要的治疗材料。

6.4.1　CPT（现行流程术语）代码

使用正确的代码，对于成功进行淋巴水肿管理而言，是最为重要的且通常也是最困难的问题。正确使用代码，是一门学问。这门学问常因代码名称的定义和代码综合使用方法的频繁变化而变得更加复杂。

5 位数代码适用于医疗保健提供方所提供的医疗服务或采用的医疗流程。现行程序术语代码由美国医疗协会 CPT 编辑会员会所编制，并且已经成为业内代码标准。

以下 CPT 代码常用于淋巴水肿管理的报账。医疗保健提供方应注意，这些代码会因为付款人不同而有不同的解释。

- 时间代码。
  - 当使用时间代码用于医疗记账时，医疗服务提供方必须遵守 CMS（医疗保险和医疗补助服务中心）关于服务要求单位的指导方针。
    - 评估代码。
      - 97001：物理治疗评估。
      - 97003：作业治疗评估。
- 治疗代码。
  - 97140：人工治疗技术（如运动或协助运动、MLD、徒手牵引），一个或多个区域。费用以 15 分钟为单位进行计费。
  - MLD 的时长为 30 分钟至 1 小时，视情况而定。
  - 97530：由治疗提供方（通过动态的活动来提升功能性表现）进行治疗、直接（一对一）与患者接触。按 15 分钟 1 次的增量计费。
  - 可与绷带或不与绷带一起，用于治疗

患肢。
  - 97110：治疗流程，一个或多个区域。按 15 分钟 1 次的增量计费。
  - 可与绷带或不与绷带一起，用于治疗患肢（治疗弹性带、球等）。
  - 97535：自我护理或家庭护理培训。自我护理管理、自我 MLD 患者教育、自我绷带包扎、注意事项、适当的活动指南。按 15 分钟 1 次的增量计费。
  - 97750：身体能力测试、测量，包括周缘和体积测量，并提交书面报告（测量表、体积项目），按 15 分钟 1 次的增量计费。
  - 97504：矫正器的装配与使用培训。上下肢与躯干弹力衣的测量。
  - 97039：未入册的治疗程序。呼吸锻炼、深度腹部技术、治疗师在使用绷带前，对患肢进行皮肤护理、使用低 pH 值润肤霜、抗生素药膏或进行其他皮肤治疗。

6.4.2　ICD-10 代码

《健康保险流通与责任法案》（The Health Insurance Portability and Accountability Act，HIPAA）规定，卫生保健人员须根据标准代码来进行诊断和服务报销流程。

ICD 代表国际疾病分类，该体系内的代码被用于将医疗诊断或术语转化为一个编码系统。这个编码系统目前正用于医疗界，并于每年 10 月份进行更新。ICD-10 是一份医疗分类清单，由世界卫生组织（WHO）所制定，是对国际疾病分类和相关健康问题（international classification of diseases and related health problems，ICD）的第十次修订。它包含了疾病、症状、异常发现、主诉、社会环境及伤病外因等所用代码。该系统的编码通过字母和数字混合分类方法来对每种诊断进行区别。新的

ICD-10 编码系统包含诊断和症状所用的 60000 种不同编码。100 多个国家使用 ICD 系统来报道和跟进世界范围内的死亡率和疾病发生率。美国根据世界卫生组织的 ICD-10 系统，开发出了一套临床修订编码系统（ICD-10-CM），用于医疗诊断。之前自 1979 年起一直使用的编码系统（ICD-9-CM）已经变得过时，并且已不具备足够的描述功能，已于 2015 年 10 月 1 日被新的 ICD-10-CM 系统所取代。该新系统能显著提升报道中的特异性和临床信息描述能力，从而允许通过单个代码传递更多的信息（表 6.1）。

6.5 表格和格式样本

以下是一些表格样本，对淋巴水肿诊所的建立可能会有所帮助（图 6.1~ 图 6.11）。

表6.1　淋巴水肿 ICD-10-CM 代码

I 89.0	淋巴水肿，其他处未分类
I 89.1	淋巴管炎
I 89.8	其他特定非感染性淋巴管和淋巴结紊乱（乳糜紊乱）
I 97.2	乳腺癌切除术后淋巴水肿综合征
Q 82.0	遗传性淋巴水肿（下肢）
M 79.89	其他特定软组织紊乱（四肢肿胀）
M 90.89	其他特定非炎症性外阴和会阴紊乱（外阴水肿）
R 60.0	局限性水肿
R 60.1	全身性水肿
R 60.9	水肿，未指明
I 87.019	某下肢血栓后综合征，并有溃疡
I 87.029	某下肢血栓后综合征，并有炎症
I 87.039	某下肢血栓后综合征，并有溃疡和炎症

患者信息

日期：_____

患者姓名：_____

地址：_____

城市：_____ 州：_____ 邮编：_____

出生日期：_____

电话号码：（_____）_____（主机）

（_____）_____（转）_____（商务）

婚姻状况：_____（已婚）_____（未婚）_____（其他）

社保账号：_____

患者单位：_____

地址：_____

城市：_____ 州：_____ 邮编：_____

电话：（_____）_____

配偶 / 父母 / 其他重要联系人姓名：_____

地址（如与患者地址不同）：_____

城市：_____ 州：_____ 邮编：_____

请备好保险卡以供复印使用

保险公司：_____

保单持有人姓名：_____ 保单持有人出生日期：_____

主治医师：_____

医师地址：_____

电话：（_____）_____ UPIN 号：_____

您是如何得知我们机构的？_____

您的电子邮箱是否已经收到我们机构的手册？：_____ 是 _____ 否

您是否已经收到了我机构有关隐私条例的通知？_____ 是 _____ 否

图 6.1 患者信息表

淋巴水肿评估

姓名：＿＿＿＿＿＿＿＿＿＿＿＿＿＿＿＿＿＿＿＿＿＿　日期：＿＿＿＿＿＿＿＿＿＿＿＿＿＿＿＿＿＿＿

1. 您患淋巴水肿多长时间了？＿＿＿＿＿＿＿＿＿＿＿＿＿＿＿＿＿＿＿＿＿＿＿＿＿＿＿

2. 您是否有淋巴水肿感染？＿＿＿＿＿＿＿＿＿＿＿＿＿＿＿＿＿＿＿＿＿＿＿＿＿＿＿＿＿

3. 淋巴液是否泄漏过？＿＿＿＿＿＿＿＿＿＿＿＿＿＿＿＿＿＿＿＿＿＿＿＿＿＿＿＿＿＿＿＿

4. 您是否使用过预防性抗生素？＿＿＿＿＿＿＿＿＿＿＿＿＿＿＿＿＿＿＿＿＿＿＿＿＿＿

5. 您是否使用利尿剂治疗过淋巴水肿？＿＿＿＿＿＿＿＿＿＿＿＿＿＿＿＿＿＿＿＿＿＿＿

6. 您是否使用苯并吡喃酮治疗过淋巴水肿？＿＿＿＿＿＿＿＿＿＿＿＿＿＿＿＿＿＿＿＿

7. 您是否服用其他药物治疗过淋巴水肿？＿＿＿＿＿＿＿＿＿＿＿＿＿＿＿＿＿＿＿＿＿

8. 您的家中是否还有其他人患有淋巴水肿？＿＿＿＿＿＿＿＿＿＿＿＿＿＿＿＿＿＿＿＿

9. 您的哪个肢体患有淋巴水肿？

（请勾选适用的所有选项）　左臂＿＿＿＿＿＿　右臂＿＿＿＿＿＿

左腿＿＿＿＿＿＿　右腿＿＿＿＿＿＿

10. 您是否对淋巴水肿进行过治疗前的处理？

（请勾选适用的所有选项）　外科手术＿＿＿＿＿＿　弹力衣＿＿＿＿＿＿

抗生素　＿＿＿＿＿＿　气泵　＿＿＿＿＿＿

徒手淋巴引流＿＿＿＿＿＿＿＿＿

11. 您是否患有支气管哮喘？＿＿＿＿＿＿＿＿＿＿＿＿＿＿＿＿＿＿＿＿＿＿＿＿＿＿＿＿

12. 您是否患有高血压？＿＿＿＿＿＿＿＿＿＿＿＿＿＿＿＿＿＿＿＿＿＿＿＿＿＿＿＿＿＿＿

13. 您是否患有糖尿病？＿＿＿＿＿＿＿＿＿＿＿＿＿＿＿＿＿＿＿＿＿＿＿＿＿＿＿＿＿＿＿

14. 您是否患有过敏症？＿＿＿＿＿＿＿＿＿＿＿＿＿＿＿＿＿＿＿＿＿＿＿＿＿＿＿＿＿＿＿

15. 您是否患有心脏疾病？＿＿＿＿＿＿＿＿＿＿＿＿＿＿＿＿＿＿＿＿＿＿＿＿＿＿＿＿＿＿

16. 您是否患有肾脏疾病？＿＿＿＿＿＿＿＿＿＿＿＿＿＿＿＿＿＿＿＿＿＿＿＿＿＿＿＿＿＿

17. 您是否患有血液循环疾病？＿＿＿＿＿＿＿＿＿＿＿＿＿＿＿＿＿＿＿＿＿＿＿＿＿＿

18. 您现在正在服用什么药物？＿＿＿＿＿＿＿＿＿＿＿＿＿＿＿＿＿＿＿＿＿＿＿＿＿＿

19. 您是否接受过放疗？＿＿＿＿＿＿＿＿＿＿＿＿＿＿＿＿＿＿＿＿＿＿＿＿＿＿＿＿＿＿＿

20. 您是否接受过化疗？＿＿＿＿＿＿＿＿＿＿＿＿＿＿＿＿＿＿＿＿＿＿＿＿＿＿＿＿＿＿＿

21. 您接受过何种手术？＿＿＿＿＿＿＿＿＿＿＿＿＿＿＿＿＿＿＿＿＿＿＿＿＿＿＿＿＿＿＿

22. 您是通过哪位医师了解到我们机构的？＿＿＿＿＿＿＿＿＿＿＿＿＿＿＿＿＿＿＿＿

姓名：＿＿＿＿＿＿＿＿＿＿＿＿＿＿＿＿＿＿＿＿＿＿＿＿＿＿＿＿＿＿＿＿＿＿＿＿＿＿

地址：＿＿＿＿＿＿＿＿＿＿＿＿＿＿＿＿＿＿＿＿＿＿＿＿＿＿＿＿＿＿＿＿＿＿＿＿＿＿

图 6.2　淋巴水肿评估

淋巴水肿评估（续）

电话：（　　　　）＿＿＿＿＿＿＿＿＿＿＿＿＿＿＿＿＿＿＿＿＿＿＿＿＿

23. 我们是否可以写信给这位医师或与他探讨您的淋巴水肿病症？

是＿＿＿＿＿＿＿＿否＿＿＿＿＿＿＿

24. 若您在我机构接受治疗，您需要在家中时也遵守我们的护理规定。内容如下。

①穿戴弹力袖套或长袜。

②夜间也要戴绷带。

③认真护理皮肤，以防止感染。

④进行辅助治疗，以促进淋巴液的流动。

您是否准备好遵守这些护理规定？＿＿＿＿＿＿＿＿＿＿＿＿＿＿＿＿＿＿＿＿

图 6.2（续）　淋巴水肿评估

体检评估表

患者姓名：_____　　日期：_____

出生日期：_____

总体外观：_____　　外生殖器：_____
_____　　_____
_____　　_____
_____　　_____

皮肤状况：_____　　骨骼：_____
_____　　_____
_____　　_____
_____　　_____

五官：头部_____　　神经系统：_____
　　耳朵_____
　　眼睛_____
　　鼻子_____　　其他部位：_____
　　咽喉_____
颈部：_____　　_____
_____

胸部 / 肺部：_____

心脏：_____

腹部 / 背部：_____
_____

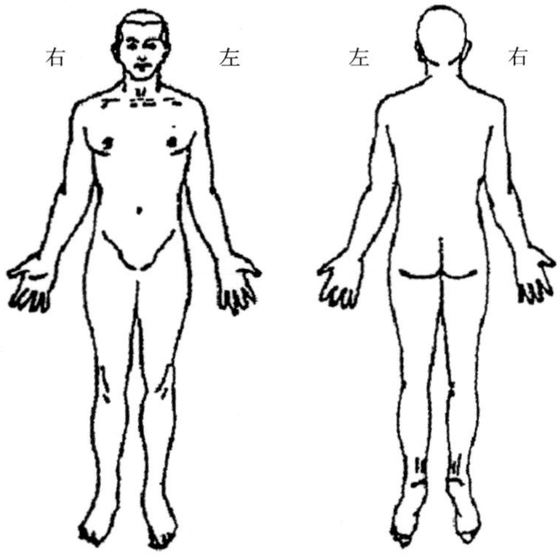

图 6.3　体检评估表

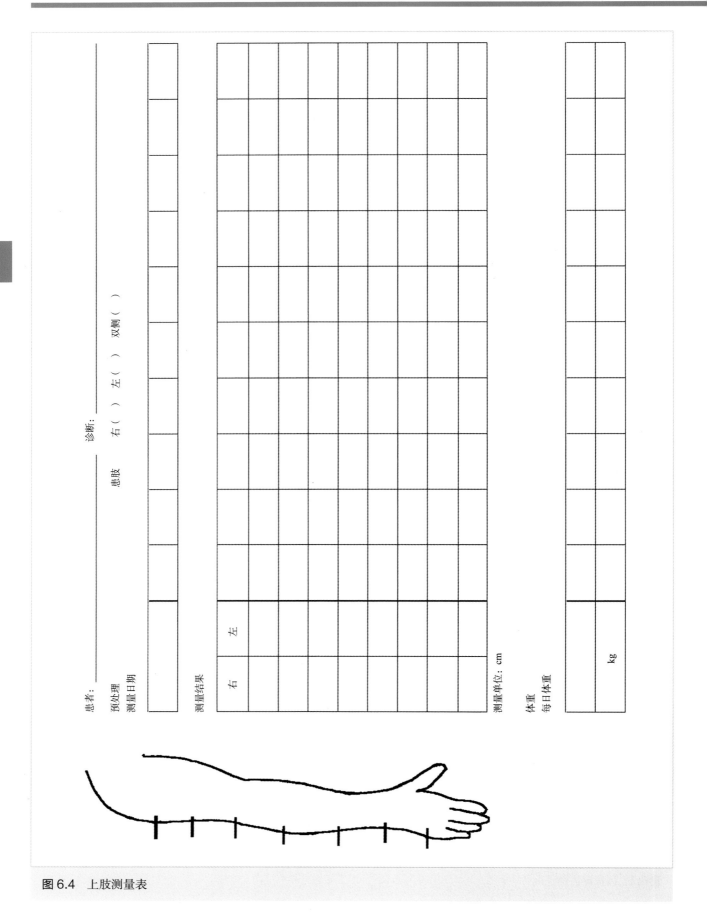

图 6.4　上肢测量表

6

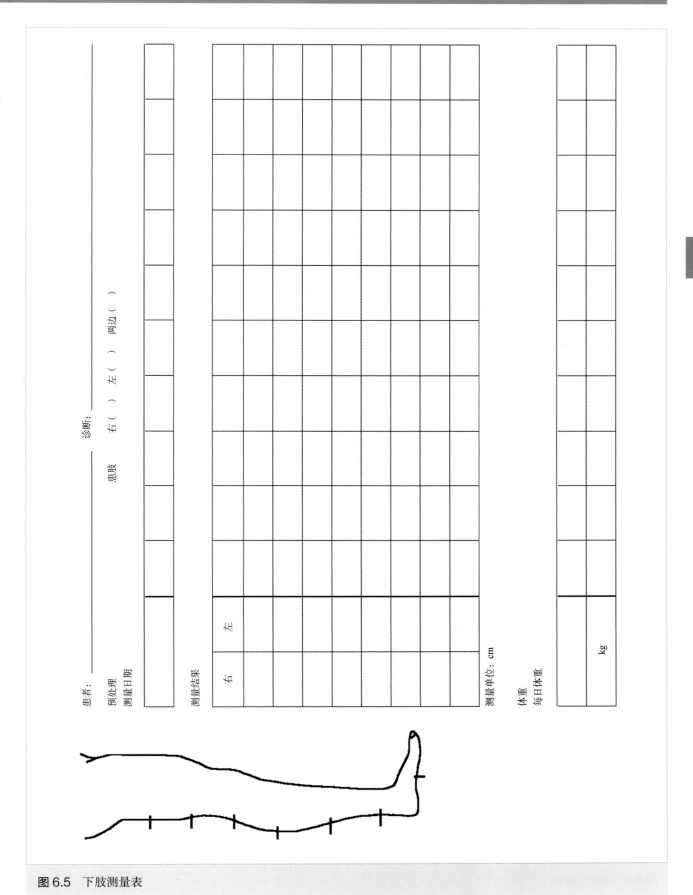

图 6.5　下肢测量表

治疗进度表

患者姓名: _____

出生日期: _____

日期	

图 6.6　治疗进度表

照片使用授权同意书

本人_____在此授予某机构或组织（医疗机构名称和地址）绝对的、不可撤销的权利，允许其获取并使用我本人的或包含我本人在内的照片。

上述组织出于公共医疗信息、医务人员及诊所人员工作的目的有权使用所选择的照片的全部或部分、单独使用或与其他照片一起，在任何媒介上使用、重新使用、出版及重新出版所选择的上述照片，包括（但不限于）展示、宣传、广告、商用。

如果他们选择 是_____ 否_____可以以我的名义使用我的照片。

限制：_____ 不可使用面部照片_____ 其他_____

我在此放弃_____由于使用上述照片而发生的任何索赔和诉求的权利，包括但不限于任何诽谤、侵权等。

该授权的被授权人还应包括_____ 的法定代表人、被许可人及代理人等。

我本人已满 18 岁，已经阅读并完全理解上述内容。

成年人授权　　　　　　　　　　**未成年人授权**

_____　　　_____
（参与人姓名）　　　　　　　　　　（未成年人姓名）

_____　　　_____
（签名）　　　　　　　　　　　　　（签名）

　　　　　　　　　　　　　　　　_____
　　　　　　　　　　　　　　　　（与参与人的关系）

_____　　　_____
（见证人）　　　　　　　　　　　　（日期）

图 6.7　照片使用授权同意书

隐私条例通知
患者同意书

医疗机构名称：＿＿＿＿＿＿＿＿＿＿＿＿＿＿＿＿＿＿＿＿＿＿＿＿＿＿

　　卫生与公共服务部已编制了《隐私条例》，以确保个人的医疗保健信息得到隐私保护。《隐私条例》还为部分医疗保健机构提供了一套标准，以便患者同意使用和公开其医疗信息，用于进行治疗、付款或医疗操作。对于患者，我们希望您知晓，我们尊重您个人的隐私，并且我们将会尽最大努力来保障和保护您的隐私。我们总是会采取合理的防范措施来保护您的个人隐私。在适当和必要的时候，我们会尽量少地将您的信息提供给那些需要您的医疗保健信息和关于治疗、付款和医疗操作信息的人或机构，以便更好地为您提供医疗保健服务。

　　我们还希望您能知晓，您完全有权从我们这里获取您的个人病例信息。一些机构可能会与您有间接的治疗关系（比如说实验室等只与医师而非患者交流的机构），您的个人的健康信息会向这些机构公开，以便于进行治疗、付款或医疗操作。这些机构调取信息时在大多数情况下不需要获得患者许可。

　　您可以拒绝同意我们使用或公开您的个人健康信息，但必须提供书面拒绝声明。

隐私条例通知接收回执（书面格式）

　　我（患者姓名）＿＿＿＿＿＿＿＿，已经收到并审阅了＿＿＿＿＿＿＿＿（医疗机构）的隐私条例通知。

　　患者或患者监护人签字：＿＿＿＿＿＿＿＿＿＿＿＿＿＿＿＿＿＿＿＿＿＿＿＿＿＿

　　日期：＿＿＿＿＿＿＿＿＿＿＿＿＿＿＿＿＿＿＿＿＿＿＿＿＿＿＿＿＿＿＿＿＿

图 6.8　隐私条例同意书

关于使用和向第三方公开医疗信息的
患者授权书

机构名称：_____

第一部分：如下授权信息都必须填写

　　我在此授权使用与公开我个人的如下健康信息。我清楚本次授权是自愿的。我知晓，如果收到信息的机构并非卫生机构或者医疗服务人员，所公开的信息将不再受联邦隐私法规的保护。

患者姓名：_____ 身份证号：_____

提供信息的个人 / 机构：

_____

收到信息的个人 / 机构：

_____

信息详情描述（包括日期）：

_____

_____

第二部分：在医疗机构或医疗服务人员要求时提供如下信息

1．医务人员必须填写如下声明：

要求提供授权的医务人员是否因使用或公开上述信息而收取费用？

　　　是_____　　否_____

2．患者必须仔细阅读并做出如下声明：

我知晓，一旦我签署该文件，将表明我已经收到该文件的副本。

患者草签：_____

第三部分：如下授权信息都须填写

患者或患者代表必须仔细阅读并签署如下声明：

1．我知晓本授权书将于_____ / _____ / _____（年 / 月 / 日）到期。

　　患者草签：_____

2．我知晓，在任何时候都能以书面形式通知机构取消该授权。我知悉取消授权将不会对授权取消之前的任何操作产生任何影响。患者草签：_____

患者或患者代表签字：_____

患者或患者代表名字（打印）：_____

与患者的关系：_____

图 6.9　医疗信息使用授权书

医疗须知函

日期：

主题：

致患者：_____

我很荣幸于_____（日期）见到了_____先生 / 女士。他 / 她_____之后，患上了原发性或继发性淋巴水肿，患处为_____。我们每天将对他（她）进行综合消肿治疗，疗程为_____周时间，我们相信他（她）将会因此而受益。

综合消肿治疗（CDT）

每套 CDT 方案包含以下四个步骤。

1．认真清洗及护理皮肤和指（趾）甲，包括消除感染。

2．进行徒手淋巴引流（MLD）。这是一种人工徒手技术，能刺激淋巴管进行更频繁的收缩运动，并将水肿液排泄到邻近功能正常的淋巴系统内。MLD 从刺激邻近［颈部、对侧或同侧的腋窝和（或）腹股沟］的淋巴管和淋巴结开始，然后按身体各部分顺序进行徒手消肿，即患病躯干、患肢上部、患肢下部、手腕（踝）及手（足）。这样就将水肿液和淋巴管阻塞物排向静脉角和功能正常的淋巴区，通过身体的中线，向下排至腹股沟或经过肩膀顶部，然后围绕背部等。

3．淋巴引流后立即实施加压包扎。将绷带从患肢远端包扎到近端，在远端应施加最大压力，在近端施加最小压力。该操作需要使用几层棉绷带或泡沫材料，以确保能为特定的纤维化区域增加压力或提供均匀的压力分布。绷带不会阻碍血液循环，反而会增加皮肤和皮下组织间隙的压力。这可以防止水肿液的重新淤滞，同时也能防止额外的水肿液超滤到细胞间隙内。

4．为患者包扎好绷带后，引导他们在室内进行一系列的肌肉和关节运动进行消肿。这些运动可以增加淋巴液在所有通畅的淋巴管和连接静脉角的间接渠道内的流动性。

该疗法能减少他（她）的水肿并稳定病情。否则，他（她）的水肿将会加重，并会导致各种并发症。

我们还会指导患者做好家庭自我护理工作，以便他（她）在家中也能自己继续进行治疗。

致意！

图 6.10　医疗须知函

淋巴水肿患者须知

什么是淋巴水肿？

淋巴水肿是身体某一部分的肿胀，多数发生于四肢。它还可能发生在面部、躯干、腹部或外生殖器区域。淋巴水肿是体表组织内富含蛋白质的体液淤滞的结果。如果不对淋巴水肿进行治疗，将给患者造成严重的病理和临床后果。淋巴水肿一旦出现，这种慢性、渐变的症状将不会自行消失。

淋巴水肿的病因

淋巴水肿分为原发性和继发性两种。原发性淋巴水肿是由淋巴系统的先天畸形所致，并且可能在患者出生时就伴随存在，或在出生以后发病，通常在青春期或妊娠期间发生。原发性淋巴水肿通常会影响到下肢，但也可能出现在上肢。

继发性淋巴水肿更多地是由于癌症手术或放疗所致。乳房切除术或肿块切除术等手术移除了淋巴结和（或）辅助淋巴结，这是美国继发性淋巴水肿的最常见原因。其他原因还包括外伤或淋巴系统感染。严重的静脉功能不全也可能导致淋巴水肿发病。

原发性和继发性淋巴水肿可能会影响到上肢或下肢。一般而言，原发性淋巴水肿多涉及腿部，而继发性淋巴水肿多发生在上肢。

淋巴水肿的症状

在淋巴水肿早期（第 1 阶段），可暂时简单地通过抬起肢体来减轻症状。不过，若没有经过恰当治疗，富含蛋白质的水肿液会导致患病组织逐渐硬化，这种症状被称为淋巴纤维化，这是第 2 阶段（中期）的淋巴水肿症状。其他并发症，比如真菌感染、组织硬化及很常见的肿胀肢体体积急剧增加，这些症状一般会出现在淋巴水肿的第 3 阶段（后期）。

原发性和继发性淋巴水肿通常只会影响到某一肢体；若影响到了两个肢体，则肿胀的发生会是非对称性的。

治疗方法

药物治疗： 通常可以服用利尿剂来控制淋巴水肿。但事实证明，该方法从长期来看对于治疗症状具有不良效果。利尿剂会减少肿胀组织中的水分，而蛋白质分子仍然会存留于组织中。一旦利尿剂失效，这些蛋白质将会继续从水肿区域吸收水分。

手术： 有几种用于淋巴水肿治疗的手术。可以说，在 20 世纪，这些手术效果并不持久。

空气压力泵： 这个机械装置带有套管，套管内有压缩空气，套在患者肿胀的肢体上进行加压操作。如使用不当，这些装置可能会给淋巴水肿患者造成严重的并发症。有些时候，可以在专业治疗师的监督下结合其他治疗方法使用该设备（详见下文）。

综合消肿治疗（CDT）： 鉴于淋巴水肿尚无法治愈，治疗的目标是要减轻肿胀并保持消肿状

图 6.11　淋巴水肿患者须知

6

态。对于大多数患者而言，这个目标可以通过熟练运用 CDT 实现。该方法是安全、可靠、无害的。CDT 对于原发性和继发性淋巴水肿都具有长期疗效。它包含两个阶段和如下联合疗法。

徒手淋巴引流（MLD）：该手动治疗技术可以增加某些淋巴管的活性，并可手动移除组织间隙液体。如能正确使用，一系列的 MLD 治疗可以将患肢体积减小到正常尺寸或接近正常尺寸。MLD 的第一阶段须每天进行治疗。

压力疗法：皮肤中的弹性纤维由于淋巴水肿而受到了破坏。为了防止淋巴液重新淤滞，有必要对患肢施加足够的压力。

压力疗法还可以改善肌肉泵的功能，帮助减少纤维化组织并改善静脉和淋巴回流。

在 CDT 第一阶段，压力疗法可以使用特殊的短拉伸绷带。这些绷带材料在每次 MLD 治疗后使用，用于防止已经通过 MLD 疗法排出的淋巴液再次于患肢中淤滞。一旦患肢消肿，患者在白天都应穿着弹力衣。在某些情况下，患者在晚上也有必要戴上绷带。为了获得最佳的治疗效果，专业人员还应调整弹力衣，因为不合适的袖子和长裤会导致负面效果。衣服的类型（圆织或平织）和压力等级的选择取决于多种因素，比如患者年龄和水肿严重程度。对于上肢淋巴水肿，衣服的压力等级为一级（20~30mmHg）或二级（30~40mmHg）；对于下肢淋巴水肿，衣服的压力等级为二级到三级之间（40~50mmHg）或四级（大于 50mmHg）。在某些情况下，上肢弹力衣压力等级有必要达到三级，而对于患淋巴水肿的下肢则有必要使用四级以上的弹力衣。这个压力效果可以通过在衣服上外加两层弹力袜或在弹力袜外包上绷带来实现。

为了获得最佳的治疗效果，患者每天必须穿着弹力衣，并且每 6 个月更换一次。

运动：治疗师为每位患者量身设计一套运动方案。这些消肿运动可以加强关节、肌肉的泵作用，患者在使用这套运动方案的时候，应穿戴弹力绷带或弹力衣。患者应避免进行可能导致疼痛的激烈活动或运动。不论对于患肢还是非患肢，做运动时都应放缓动作。

皮肤护理：淋巴水肿患处皮肤很容易发生感染，而且常常是干燥的。应采用 pH 值较低且不含酒精和香味剂的护肤霜来保持皮肤湿润并防止皮肤感染。如果患肢出现了真菌感染，患者应联系医师获取建议或进行处置。

注意事项

淋巴水肿治疗师将会向患者详细解释如何预防感染和其他并发症。以下列举了一些基本的指导建议。

避免皮肤受伤：在花园里工作、与宠物玩耍及做家务时，应注意防范皮肤受伤。避免使用剪刀修剪指（趾）甲，也不要修剪角质层。即使是很微小的伤口都会导致感染。

避免被蚊虫叮咬：在户外应使用防蚊剂。蚊虫叮咬可能会造成感染。

做运动时应保持谨慎：避免过于疲劳的运动；患者与治疗师讨论相关运动和活动安排。

图 6.11（续）　淋巴水肿患者须知

避免过热：过热的淋浴、日光浴、桑拿浴都会对淋巴水肿造成负面影响。应避免温度的极端变化（热／冷）、避免对患肢进行按摩（瑞典式）或使用任何可能会导致皮肤瘙痒的化妆品。

请告知所有医疗保健人员您患有淋巴水肿，并应避免让患肢受伤或对其使用针灸等疗法。

营养很重要：淋巴水肿患者没有特别的饮食限制。今天，大多数营养学家建议食用低盐、低脂肪的食物。肥胖对水肿有负面作用。

旅行：避免被蚊虫叮咬。乘坐飞机时，要记得在衣服外再包上绷带。

衣服：衣服太紧身可能会阻碍正常的淋巴回流。避免穿着过紧的文胸、内裤或袜子，同时确保佩戴的珠宝首饰宽松。

就诊：若有任何感染迹象（发热，发冷，皮肤发红、发热）、真菌感染，或者发现与淋巴水肿相关的其他异常变化均应就诊。

一般提示：白天切记要穿上弹力衣；如有必要，晚上也应戴上绷带。白天应尽可能地把患肢抬高；每天需要进行相应的运动治疗。如有任何关于淋巴水肿的疑问，一定记得向医师或治疗师咨询。

图 6.11（续） 淋巴水肿患者须知

（杨添松　张　路　许　斌　蒋兆媛　贾冠春　译）

推荐阅读

American Medical Association. CPT Look Up Page. Accessed September 5,2012.

https://ocm. ama-assn.org/OCM/CPTRelativeValueSearch. do? submit button = accept

Centers for Medicare and Medicaid Services. Accessed September 5,2012. http://www.cms. gov.

Centers for Medicare and Medicaid Services. The Women's Health and Cancer Rights Act.

https://www.cms.gov/Regu- lations-and-Guidance/Health-Insurance-Reform/

HealthlnsReformforConsume/downloads/WHCRA-HelpfuL Tips_2010_06_14.pdf. Accesssed September 5,2012

Electronic Code of Federal Regulations 14 CFR, Chapter 1, part 25,section 25-831.

http://ecfr.gp0access.g0v/cgi/t/text/text-idx?c=ecfr&tpl=/ecfrbrowse/Titlel4/14tab_02.

Electronic Code of Federal Regulations 14 CFR, Chapter 1, part 25,section 25-841.

http://ecfr.gp0access.g0v/cgi/t/text/ text-idx?c=ecfr&tpl=/ecfrbrowse/Titlel4/14tab_02.

Lymphology Association of North America Certified Lymph¬edema Therapist Candidate information brochure, http:// www.dt-lana.org. Accessed June 29,2012

索引